Ratschko/Brück · Die Arzthelferin

Dr. med. Karl-Werner Ratschko
Dr. med. Dietrich Brück

Die Arzthelferin

Lehrbuch und Leitfaden
für die Ausbildung und den Beruf
des Arzthelfers/der Arzthelferin entsprechend
der Ausbildungsverordnung vom 10. Dezember 1985
und dem Rahmenlehrplan
der Kultusminister der Länder

27., überarbeitete Auflage
865 Abbildungen und Tabellen
mit umfangreichem Farbanteil

Begründet von
Dr. med. Dietrich Brück

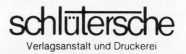

schlütersche
Verlagsanstalt und Druckerei

CIP-Kurztitelaufnahme der Deutschen Bibliothek

Ratschko, Karl-Werner:
Die Arzthelferin: Lehrbuch u. Leitf. für d. Ausbildung u. d. Beruf d. Arzthelfers/d. Arzthelferin entsprechend d. Ausbildungsverordnung vom 10. Dezember 1985 u. d. Rahmenlehrplans d. Kultusminister d. Länder / Karl-Werner Ratschko. Dietrich Brück. Begr. von Dietrich Brück. — 27., überarb. Aufl. — Hannover: Schlütersche, 1987.
(Fachbücher für medizinische Assistenzberufe)
ISBN 3-87706-263-6
NE: Brück, Dietrich [Begr.]

Anschrift des Verfassers:
Dr. K.-W. Ratschko
Havkamp 23
2360 Bad Segeberg

© 1987 Schlütersche Verlagsanstalt und Druckerei — GmbH & Co. —, Georgswall 4, 3000 Hannover 1.

Alle Rechte vorbehalten.

Das Werk ist urheberrechtlich geschützt. Jede Verwertung in anderen als den gesetzlich zugelassenen Fällen bedarf deshalb der vorherigen schriftlichen Einwilligung des Verlags.

Eine Markenbezeichnung kann warenzeichenrechtlich geschützt sein, ohne daß dies besonders gekennzeichnet wurde.

Druck: Schlütersche Verlagsanstalt und Druckerei — GmbH & Co. —, Georgswall 4, 3000 Hannover 1.

Vorwort zur 27. Auflage

Die 26. Auflage ist gut aufgenommen worden, so daß von mir keine Notwendigkeit zu Veränderungen — soweit sie nicht aus sachlichen Gründen sein mußten — gesehen wurde.
Die Einführung der neuen Gebührenordnungen im kassenärztlichen Bereich ab 1. Oktober 1987 erforderte die Neubearbeitung der Kapitel 40, 41 und 43. Zahlreiche weitere Abbildungen wurden farbig gestaltet, die ab 1. Januar 1988 geltende Röntgenverordnung wurde berücksichtigt, und die Darstellung einiger Krankheiten (z. B. Hochdruck, Hepatitis) wurde ergänzt.
Für zahlreiche Hinweise und Anregungen möchte ich mich wiederum herzlich bedanken.

Bad Segeberg, Juni 1987   Dr. med. K.-W. Ratschko

Vorwort zur 26. Auflage

Die lange überfällige Neuordnung der Arzthelferinnen-Ausbildung, die mit der Veröffentlichung der Ausbildungsordnung für Arzthelfer(innen) am 17. Dezember 1985 und der endgültigen Genehmigung des bundeseinheitlich erarbeiteten Rahmenlehrplanes der Kultusminister der Länder für die schulische Ausbildung des Arzthelfers/der Arzthelferin im Januar 1986 weitgehend abgeschlossen wurde, erforderte eine gründliche Neubearbeitung des vorliegenden Lehrbuches und Leitfadens.
Die 26. Auflage wurde völlig neu strukturiert und besteht jetzt aus drei Hauptteilen mit 49 Kapiteln. Das 50. Kapitel gibt eine Übersicht über die dem Verfasser bekannte ergänzende Literatur für die Arzthelferin. Ein stark erweitertes Stichwortverzeichnis erleichtert das Auffinden von einzelnen Sachverhalten oder Begriffen. Die zahlreichen Formulare, insbesondere aus der Kassenpraxis, wurden ergänzt und sind jetzt ausgefüllt wiedergegeben. 112 Abbildungen in den Bereichen Anatomie, Physiologie und Pathologie sowie Praxislaboratorium und Verwaltungsarbeiten sind vierfarbig wiedergegeben und erleichtern das Verständnis.
„Die Arzthelferin" ist ein Lehrbuch und Nachschlagewerk für die Auszubildende, das sie während der gesamten Ausbildungszeit begleiten soll. Die durch Ausbildungsordnung und Rahmenlehrplan vorgeschriebenen Ziele sind berücksichtigt. Dies war nicht ohne eine erhebliche Erweiterung auf nunmehr knapp über 800 Seiten mit 864 Abbildungen und Tabellen möglich. Das vorliegende Lehrbuch vermittelt anschaulich, übersichtlich und zielgerichtet das für die Arzthelferin erforderliche Wissen. Damit ist es auch ein idealer Leitfaden für die Arzthelferin im Beruf. Zusätzlich zu dem Lehrbuch ist für die Ausbildung die Unterweisung in der Praxis bzw. der Unterricht in der Berufsschule unentbehrlich.

Dem Verfasser ist die Neubearbeitung der 26. Auflage durch die Mitarbeit im Ausschuß der Sachverständigen des Bundes für die Neuordnung des Ausbildungsberufes „Arzthelfer/Arzthelferin" sowie im Rahmenlehrplanausschuß „Arzthelfer/Arzthelferin" der Kultusministerkonferenz sehr erleichtert worden. Viele wertvolle Anregungen, die sich im Verlaufe der mit großer Ernsthaftigkeit geführten Diskussionen ergaben, konnten im vorliegenden Lehrbuch berücksichtigt werden.

Für Mithilfe habe ich Frau Elisabeth Breindl, Bad Segeberg, Frau Studiendirektorin Hildegard Kostka, Kiel, Herrn Hans-Peter Bayer, Bad Oldesloe, Herrn Hans-Werner Buchholz, Bad Segeberg, Herrn Peter Fingerhut, Fahrenkrug, und Herrn Steuerberater Niederland, Hannover, zu danken. Zahlreiche Anregungen verdanke ich Auszubildenden, Arzthelferinnen, Lehrern und Ärzten, die im einzelnen nicht genannt werden können.

Bedanken möchte ich mich auch bei den Mitarbeitern der Schlüterschen Verlagsanstalt und Druckerei. Ohne ihre fachkundige Unterstützung hätten meine Vorstellungen nicht in der vorliegenden Form verwirklicht werden können.

Über Anregungen und Kritik würde ich mich auch weiterhin freuen.

Bad Segeberg, Juni 1986   Dr. med. K.-W. Ratschko

Inhaltsverzeichnis

Teil A Ausbildung und Beruf 1

1. Gesundheitswesen 2
2. Der niedergelassene Arzt und seine Praxis 12
3. Ausbildung der Arzthelferin 26
4. Berufsausübung der Arzthelferin 41
5. Arbeitsschutz und Unfallverhütung —
   rationelle Energieverwendung 57
6. Recht am Arbeitsplatz 70
7. Umgang mit Gesunden und Kranken 83
8. Hilfeleistungen in Notfällen 90

Teil B Medizin 107

B 1 Anatomie, Physiologie und Pathologie

9. Medizinische Fachsprache 109
10. Allgemeine Anatomie 115
11. Allgemeine Krankheitslehre 129
12. Bewegung des Körpers 145
13. Steuerung des Körpers 174
14. Transport, Abwehr und Wärmeregulation 188
15. Nahrung und Verdauung 213
16. Atmung 235
17. Ausscheidung 245
18. Fortpflanzung 250
19. Verbindung zur Umwelt 268
20. Topografie 282

B 2 Mikrobiologie, Hygiene und Pharmakologie, Prophylaxe und Rehabilitation

21. Mikrobiologie und Infektionslehre 293
22. Praxishygiene 304
23. Arzneimittel, Heil- und Hilfsmittel 313
24. Prävention, Prophylaxe und Rehabilitation 320

B 3 Diagnostik und Therapie

25. Untersuchung des Patienten 343
26. Behandlung des Patienten 362
27. Besondere diagnostische und therapeutische Maßnahmen . . . 381
28. Physikalische Therapie 405
29. Verbandlehre 420

B 4 Praxislaboratorium

30. Arbeiten im Praxislabor 448
31. Urinuntersuchungen 476
32. Blutuntersuchungen 502
33. Weitere Laboruntersuchungen 531

Teil C Verwaltung 541

C 1 Kassenpraxis

34. Sozialgesetzgebung 543
35. Gesetzliche Kranken- und Unfallversicherung 554
36. Kassenärztliche Versorgung 567
37. Behandlungsausweise, Vorsorge- und Berechtigungsscheine . . 578

C 2 Verordnungen, Bescheinigungen und Abrechnungen

38. Verordnungen 605
39. Bescheinigungen 619
40. Gebührenordnungen 634
41. Abrechnung von Leistungen 646
42. Abrechnung mit sonstigen Kostenträgern 681
43. Durchführung der Kassenabrechnung 689
44. Privatliquidation 703

C 3 Verwaltungsarbeiten

45. Datenverarbeitung in der Praxis 715
46. Praxisorganisation 726
47. Schriftverkehr 741
48. Zahlungsverkehr, Mahnverfahren 752
49. Grundlagen der Buchführung 770

Anhang

50. Literaturübersicht 780
Abbildungsnachweis 785
Stichwortverzeichnis 787

Teil A
Ausbildung und Beruf

1. Gesundheitswesen
2. Der niedergelassene Arzt und seine Praxis
3. Ausbildung der Arzthelferin
4. Berufsausübung der Arzthelferin
5. Arbeitsschutz und Unfallverhütung – rationelle Energieverwendung
6. Recht am Arbeitsplatz
7. Umgang mit Gesunden und Kranken
8. Hilfeleistungen in Notfällen

1 Gesundheitswesen

1.1. Übersicht

Unter dem Begriff „Gesundheitswesen" werden drei große eigenständige Bereiche zusammengefaßt:
- **der Gesundheitsschutz** (allgemeine Hygiene und Sozialhygiene)
- **die Gesundheitspflege** (Gesundheitsfürsorge, Präventivmedizin- und Krankheitsvorsorge, Prophylaktische Medizin)
- **die kurative Medizin** (Wiederherstellung der Gesundheit)

Gesundheitsschutz
Hierunter werden alle Maßnahmen zusammengefaßt, mit denen das Auftreten von Krankheiten oder die Minderung der Leistungsfähigkeit verhindert werden soll. Hierzu gehören die Maßnahmen der allgemeinen Hygiene, der Arbeits- und Betriebsmedizin, des Umweltschutzes, der allgemeinen Seuchenbekämpfung, Maßnahmen der Unfallverhütung, der Überwachung des Arzneimittelwesens und der Gesundheitseinrichtungen u. a. m.

Gesundheitspflege
In diesen Bereich gehören alle Maßnahmen, um Gesunde vor gesundheitsschädlichem Handeln zu bewahren (z. B. Gesundheitsaufklärung — *primäre Prävention*), Gefährdete und Vorgeschädigte vor Erkrankung zu schützen (z. B. Impfprophylaxe, Vorsorgeuntersuchungen, Früherkennungsuntersuchungen — *sekundäre Prävention*) und bereits Erkrankte vor erneuter Erkrankung oder Verschlimmerung der Erkrankung zu schützen (z. B. Infarktsportgruppen nach Herzinfarkt — *tertiäre Prävention*)

Kurative Medizin
Hierher gehören alle Maßnahmen zur Wiederherstellung der Gesundheit von Erkrankten oder Verletzten durch niedergelassene Ärzte und Zahnärzte sowie im Krankenhaus, einschließlich der Maßnahmen zur Rehabilitation.

Die genannten Aufgaben des Gesundheitswesens werden durch die drei großen Säulen des Gesundheitssystems in der Bundesrepublik Deutschland übernommen: dem öffentlichen Gesundheitsdienst, dem Krankenhauswesen und der ambulanten Versorgung durch niedergelassene Ärzte und Zahnärzte.

Kosten des Gesundheitswesens
Etwa 7 Prozent des gesamten Bruttosozialprodukts werden heute für die Erhaltung und Wiedererlangung der Gesundheit ausgegeben. Für 1983 wur-

Gesundheitswesen 3

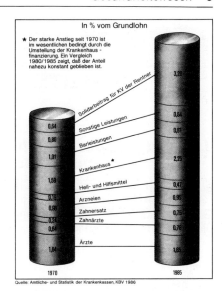

Anstieg der Ausgaben der gesetzlichen Krankenversicherung in Prozent vom Grundlohn

den vom Statistischen Bundesamt Gesamtausgaben für den Bereich „Gesundheit" von über 214 Mrd. DM errechnet. Davon werden etwa zwei Drittel von der Sozialversicherung getragen, der Rest verteilt sich auf Arbeitgeber, private Krankenversicherungen sowie private Haushalte.

Beschäftigte im Gesundheitswesen

Rund 1,8 Mill. Personen sind im Bereich des Gesundheitswesens im weitesten Sinne beschäftigt. In dieser Zahl sind die mit der Herstellung von Arzneimitteln, Zahnprothetik u. ä. befaßten Personen (etwa 240 000) ebenso enthalten, wie das Personal in den Krankenhäusern (rund 700 000) und im ambulanten ärztlichen und zahnärztlichen Bereich (rund 240 000) wie auch in den Gesundheitsverwaltungen (Behörden, Krankenkassen, Versicherungen usw.).

Soziale Sicherung

Möglich wird ein dergestalt ausgebautes Gesundheitswesen durch ein System sozialer Sicherung (das „soziale Netz"), daß durch Prinzipien wie *Solidarität* und *Subsidiarität* eine allgemeine, hochqualifizierte Gesundheitsversorgung ermöglicht.

Prinzipien der Sozialversicherung:

Solidaritätsprinzip

Darunter versteht man den Grundsatz, daß alle zu versichernden Risiken gemeinsam von den Versicherten zu tragen sind, die Leistungen jedoch teilweise unabhängig von der Beitragshöhe gewährt werden (z. B. in der gesetzlichen Krankenversicherung).

> **Subsidiaritätsprinzip**
> Darunter wird verstanden, daß die Sozialversicherung für diejenigen festgelegten Versicherungsfälle unterstützend eintritt, die vom einzelnen nicht bewältigt werden können. Dies Prinzip ist allerdings im Rahmen der Sozialversicherung häufig verlassen worden.

1.2. System der sozialen Sicherung in der Bundesrepublik Deutschland

§ 20 Abs. 3 des Grundgesetzes der Bundesrepublik Deutschland legt das „Sozialstaatsprinzip" fest. Es gehört zu denjenigen Bestimmungen des Grundgesetzes, die auch mit einer Zweidrittelmehrheit des Bundestages nicht geändert werden können.

„Der Sozialstaat ist ein Staat, der den wirtschaftlichen und wirtschaftlich bedingten Verhältnissen auch in der Gesellschaft wertend, sichernd und verändernd mit dem Ziele gegenübersteht, jedermann ein menschenwürdiges Dasein zu gewährleisten, Wohlstandsunterschiede zu verringern und Abhängigkeitsverhältnisse zu beseitigen oder zu kontrollieren." (§ 20, 3 GG)

Das Sozialrecht strebt von seiner Zielsetzung her an, daß jeder Erwachsene die Möglichkeit hat und darauf angewiesen ist, den Lebensunterhalt für sich und seine Familie zu verdienen. Wenn dies durch Krankheit, Tod, Unfall, Behinderung o. ä. nicht gewährleistet ist, ist es Aufgabe des Sozialstaates, für Abhilfe zu sorgen.

Ausgewählte Gebiete des Sozialrechts sind im Sozialgesetzbuch (SGB) zusammengefaßt.

Sozialgesetzbuch

Mit dem Inkrafttreten des allgemeinen Teils des Sozialgesetzbuches (am 1. Januar 1976) ist eine wichtige Grundlage für die Zusammenfassung des gesamten Sozialrechts in einem Gesetzbuch geschaffen worden. Das stark zersplitterte, teilweise schon über 100 Jahre alte, oft geänderte und ergänzte und wenig einheitliche Sozialrecht soll im Laufe der Jahre so zusammengefaßt und den heutigen Bedingungen angepaßt werden, daß es auch für den Laien leichter wird, mit den Sozialgesetzen umzugehen.

Im allgemeinen Teil des Sozialgesetzbuches (**SGB I**) sind u. a. allgemeine Bestimmungen über Sozialleistungen und Leistungsträger, die einzelnen Sozialleistungen und zuständigen Leistungsträger sowie Grundsätze des Leistungsrechts geregelt.

SGB IV legt die gemeinsamen Vorschriften für die Sozialleistungsträger wie z. B. Geltungsbereich, versicherter Personenkreis, Leistungen und Beiträge sowie die Rechtsgrundlagen für die Versicherungsträger fest.

Das am 18. August 1980 erlassene **SGB X** regelt die Verwaltungsverfahren, den Schutz der Sozialdaten, die Zusammenarbeit der Leistungsträger und ihre Beziehung zu Dritten.

Spezielles Sozialversicherungsrecht
Die Einzelheiten des Sozialversicherungsrechtes sind in der Reichsversicherungsordnung (*RVO*), dem Handwerkerversicherungsgesetz, dem Gesetz über die Krankenversicherung der Landwirte, dem Gesetz über eine Altershilfe der Landwirte u. a. geregelt. Es ist beabsichtigt, die Gesetze in das Sozialgesetzbuch einzufügen. Für das Gesundheitswesen ist die Reichsversicherungsordnung von besonderer Bedeutung, auf die an anderer Stelle (Kapitel 34 ff.) noch näher eingegangen wird.

Durch die Sozialversicherung ist heute der überwiegende Teil der Bevölkerung gegen die materiellen Auswirkungen von Krankheit, Arbeitslosigkeit, Alter und Berufskrankheiten und -unfällen geschützt. Getragen werden die Leistungen durch Beiträge aller Versicherten und ihrer Arbeitgeber sowie aus staatlichen Mitteln.

Die *Sozialgerichtsbarkeit* gibt dem Versicherten die Möglichkeit, Entscheidungen seiner Sozialversicherung (gesetzlichen Krankenkasse, Rentenversicherung usw.) auf ihre Rechtmäßigkeit überprüfen zu lassen.

1.3. Gliederung des Gesundheitswesens
Die Aufgaben des Gesundheitswesens teilen sich das *öffentliche Gesundheitswesen,* das *Krankenhauswesen* und der *Bereich ambulanter Versorgung.*

Öffentliches Gesundheitswesen
Hauptaufgabe des öffentlichen Gesundheitswesens ist die Gesundheitspflege sowie die Überwachung der Gesundheitseinrichtungen und gesundheitlichen Verhältnisse einschließlich der Seuchenbekämpfung. Die Behandlung von Patienten gehört nicht dazu. Zur Erfüllung seiner Aufgaben kann sich das öffentliche Gesundheitswesen auch der Hilfe Dritter, z. B. niedergelassener Ärzte, bedienen. Die Finanzierung erfolgt durch den Staat.

Krankenhauswesen
Krankenhäuser sind Einrichtungen, in denen Patienten untergebracht und ärztlich versorgt werden. Unterschieden werden nach ihren Trägern die *öffentlichen Krankenhäuser* (des Bundes, der Länder, der Kreise und Gemeinden oder ihrer Zusammenschlüsse) von den *freigemeinnützigen* (der kirchlichen Einrichtungen, Genossenschaften und Stiftungen) und den *privaten Krankenhäusern.* Die Finanzierung erfolgt bei Investitionen für Neu- und Umbaumaßnahmen durch den Staat (Länder und Kommunen), ansonsten über einen mit den Krankenkassen ausgehandelten Krankenhauspflegesatz.

Ambulante Versorgung
Die ambulante Versorgung von Erkrankten, aber auch Maßnahmen der Gesundheitspflege wie z. B. Impfprophylaxe, Vorsorge- und Früherkennungsuntersuchungen, erfolgt durch die *niedergelassenen Ärzte.* Diese sind freiberuflich in eigener wirtschaftlicher Verantwortung tätig. Der überwiegende Teil der niedergelassenen Ärzte (weit über 90 Prozent) ist zur kassenärztlichen Versorgung zugelassen und erbringt somit Leistungen im Rahmen der

Sozialversicherung. Mitglieder gesetzlicher Krankenkassen können, ohne selbst Kosten übernehmen zu müssen, einen Arzt (oder Zahnarzt) ihrer Wahl in Anspruch nehmen, die Kosten werden von der gesetzlichen Krankenkasse übernommen (Naturalprinzip). Die Abrechnung erfolgt über die Kassenärztlichen Vereinigungen der Kassenärzte. Privatpatienten erhalten direkt von ihrem Arzt eine Rechnung.

1.4. Öffentliches Gesundheitswesen

Als öffentliches Gesundheitswesen werden die Gesundheitsbehörden des Bundes, der Länder sowie die staatlichen und kommunalen Gesundheitsämter zusammengefaßt. Nicht zum öffentlichen Gesundheitsdienst werden die Krankenhäuser wie auch in der Regel die Ärztekammern gerechnet.

Oberste Gesundheitsbehörden sind auf Bundesebene das Bundesgesundheitsministerium, auf Landesebene die meist den Sozialministerien zugeordneten Gesundheitsabteilungen.

Bundesgesundheitsamt

Das Bundesgesundheitsamt ist eine selbständige Bundesoberbehörde mit Sitz in Berlin. Es hat zahlreiche übergeordnete Aufgaben im Bereich der Medizinalstatistik, für das Arzneimittel- und Apothekenwesen sowie in der Rauschgiftbekämpfung. Seine Hauptaufgaben sind:

- Ermittlung und Vermittlung wissenschaftlicher Erkenntnis auf dem Gebiet der öffentlichen Gesundheitspflege zur Beratung von Regierung und Parlament,
- Forschung auf dem Gebiet der öffentlichen Gesundheitspflege,
- Ausführung gesundheitlicher Rechtsvorschriften, deren Vollzug besonderes wissenschaftlich-technisches Wissen bei der Behörde voraussetzt.

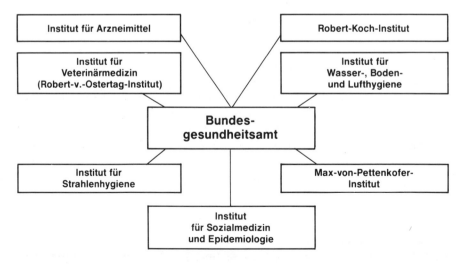

Gliederung des Bundesgesundheitsamtes

Medizinaluntersuchungsämter

Sie dienen in erster Linie der Seuchenbekämpfung. Sie führen diagnostische Untersuchungen bei Epidemien sowie laufend zur Infektionsquellensuche, zur Kontrolle der Dauerausscheider und der Beschäftigten in Lebensmittelbetrieben durch. Die dort tätigen Hygieniker und Bakteriologen stehen den Ärzten beratend in epidemiologischen Fragen zur Seite.

Staatliche Gewerbeärzte, Gewerbeaufsichtsämter

Die staatlichen Gewerbeärzte haben die Bekämpfung der Berufskrankheiten und die Mitwirkung im Unfallschutz zur Aufgabe. Der technische Arbeitsschutz wird durch die Gewerbeaufsichtsämter versehen. Gewerbeärzte und Gewerbeaufsichtsämter haben sich in besonderem Maße auch um den Schutz der Bevölkerung vor gesundheitsschädigenden und belästigenden Einwirkungen von Industriebetrieben zu bemühen.

Gesundheitsamt

Das Gesundheitsamt leistet die eigentliche praktische Arbeit des staatlichen Gesundheitsdienstes in der Bevölkerung. Es steht unter der Leitung eines Amtsarztes.

Die Größe der Gesundheitsämter richtet sich nach dem Umfang und der Bevölkerungszahl des jeweiligen Kreises bzw. der kreisfreien Stadt. In großen Kreisen können auch selbständige Nebenstellen bestehen. Ein Teil der Aufgaben des Gesundheitsamtes kann auch durch Verträge niedergelassenen Ärzten übertragen sein. Außer mit Ärzten sind die Gesundheitsämter mit Gesundheitsingenieuren, Gesundheitsaufsehern, Sozialarbeitern, medizinisch-technischen Assistentinnen, Arzthelferinnen und Verwaltungspersonal besetzt.

Die Aufgaben des Gesundheitsamtes lassen sich in 7 Punkten zusammenfassen:

Aufgaben des Gesundheitsamtes

1. Aufsicht über die Arztpraxen, das ärztliche Hilfspersonal, die Apotheken und die Krankenanstalten,
2. Überwachung und Förderung der allgemeinen Orts- und Umwelthygiene, einschließlich des Verkehrs mit Lebensmitteln,
3. Bekämpfung der übertragbaren Krankheiten, einschließlich Desinfektion, Impfungen und Überwachung der Bakterienträger,
4. Durchführung der Gesundheitsfürsorge,
5. Ausstellung amtsärztlicher Zeugnisse und Erstattung von Gutachten,
6. Gerichtsärztliche Tätigkeit,
7. Gesundheitserziehung der Bevölkerung.

1.5. Krankenhauswesen

Aufgabe der Krankenhäuser

Krankenhäuser sind Einrichtungen, in denen durch ärztliche und pflegerische Hilfeleistungen Krankheiten, Leiden oder Körperschäden festgestellt, geheilt oder gelindert werden sollen (bzw. Geburtshilfe geleistet wird) und in denen die Patienten untergebracht und versorgt werden können.

Arten von Krankenhäusern

Wir unterscheiden *Akut-* von *Sonderkrankenhäusern* sowie *Krankenhäuser der Grund-* von solchen der *Regel- und Maximalversorgung.*

Akutkrankenhäuser dienen der Erkennung und Heilung von akuten Erkrankungen. Die Verweildauer (die Zeit, die ein Patient im Krankenhaus verbringt) liegt durchschnittlich bei etwa 14 bis 15 Tagen. Im Bundesgebiet gibt es über 2000 Akutkrankenhäuser mit fast 500 000 Betten. Über 9 Millionen Patienten werden im Jahr in den Akutkrankenhäusern behandelt.

Sonderkrankenhäuser (z. B. psychiatrische Landeskrankenhäuser, Rehabilitationszentren, Kurkliniken usw.) dienen im Gegensatz zu den Akutkrankenhäusern der Behandlung von meist chronisch erkrankten Patienten, die einer besonderen Pflege oder Betreuung bedürfen. Die durchschnittliche Verweildauer in den Sonderkrankenhäusern ist meist hoch. Es gibt über 1000 Sonderkrankenhäuser im Bundesgebiet mit etwa 200 000 Betten, die pro Jahr etwa 1,2 bis 1,4 Millionen Patienten aufnehmen.

Krankenhäuser der Grund- und Regelversorgung bestehen meist nur aus wenigen klinischen Abteilungen wie für Innere Medizin, Chirurgie, Frauenheilkunde, selten auch noch Kinderheilkunde. Dort werden alle stationär zu behandelnden Patienten mit häufiger vorkommenden bzw. ohne besondere Spezialkenntnisse und -erfahrungen sowie besonderen Einrichtungen und Geräten zu behandelnden Erkrankungen betreut. Im Gegensatz hierzu verfügen *Krankenhäuser der Maximalversorgung* — meist handelt es sich um große städtische Häuser oder Universitätskliniken — über Abteilungen in allen großen Gebieten der Medizin mit der erforderlichen Spezialausstattung.

Organisation des Krankenhauses

An der Spitze des Krankenhauses steht die *Krankenhausleitung,* die aus dem *Ärztlichen Direktor,* dem *Pflegedienstleiter* und dem *Verwaltungsdirektor* besteht. Nachgeordnet sind der Ärztliche Dienst, die medizinischen Einrichtungen und die Krankenhausapotheke, der Pflegedienst, die Verwaltung, Versorgung und Technik. Krankenhäuser sind sehr personalintensiv, bei Häusern der Regelversorgung kommt auf jedes Bett des Krankenhauses etwa ein Mitarbeiter.

Krankenhausfinanzierung

Zu unterscheiden sind *Investitionskosten* (etwa 15 Prozent der Gesamtkosten der Krankenhäuser), die vom Staat (Ländern, Gemeinden) übernommen werden, von *Betriebskosten,* die durch Pflegesätze, die von den Krankenkassen bzw. den (Privat-)Patienten getragen werden. Die Pflegesätze liegen bei Krankenhäusern der Regelversorgung etwa zwischen 200 bis 300 DM pro Pflegetag. Krankenhäuser sind wegen der hohen Personalkosten, die etwa 70 Prozent des Haushaltes in Anspruch nehmen, sehr teuer.

Belegkrankenhäuser, belegärztliche Versorgung

Ein *Belegarzt* ist *ein in eigener Praxis tätiger niedergelassener Arzt*, der neben seiner ambulanten Tätigkeit noch (auf vertraglicher Basis geregelt) Betten in einem öffentlichen, einem gemeinnützigen oder einem privaten Krankenhaus „belegt". Die belegärztlichen Leistungen werden direkt mit dem (Privat-)Patienten bzw. bei Mitgliedern der gesetzlichen Krankenkassen über die zuständige Kassenärztliche Vereinigung mit der Krankenkasse abgerechnet. Das Krankenhaus berechnet die mit dem Aufenthalt des Patienten (Unterbringung, Verpflegung, Betreuung) entstandenen Kosten ohne Arztkosten.

Kassenärzte benötigen für die belegärztliche Tätigkeit eine Genehmigung ihrer Kassenärztlichen Vereinigung. Im Bundesgebiet gibt es über 5000 Belegärzte.

1.6. Berufe im Gesundheitswesen

Heilberufe

Außer dem Arzt, dessen Ausbildung und Tätigkeit in Kapitel 2 dargestellt wird, gehören zu den Heilberufen noch der *Zahnarzt*, der *Apotheker* und der *Tierarzt*.

Zahnarzt

Aufgabe des Zahnarztes ist die Diagnostik und Therapie von Zahn-, Mund- und Kieferkrankheiten sowie die Eingliederung von Zahnersatz. Nach 10 Semestern Studium und bestandener Prüfung erhält der Zahnarzt die Approbation, die ihn zur Ausübung des zahnärztlichen Berufes berechtigt. Für eine Tätigkeit als Kassenzahnarzt benötigt der Zahnarzt eine Zulassung zur kassenzahnärztlichen Tätigkeit durch den Zulassungsausschuß bei der zuständigen Kassenzahnärztlichen Vereinigung (KZV).

Apotheker

Aufgabe des Apothekers ist die Herstellung und Abgabe von Arzneimitteln, wobei die Herstellung heute sehr stark in den Hintergrund getreten ist, da die meisten Medikamente als Fertigpräparate von der pharmazeutischen Industrie bezogen werden. Apotheker wird man nach einem mehrjährigen Studium, bestandener staatlicher Prüfung und erteilter Approbation.

Tierarzt

Der Tierarzt hat die Aufgabe, „Leiden und Krankheiten der Tiere zu verhüten, zu lindern und zu heilen, zur Erhaltung und Entwicklung eines leistungsfähigen Tierbestandes beizutragen, den Menschen vor Gefahren und Schädigungen durch Tierkrankheiten sowie durch Lebensmittel und Erzeugnisse tierischer Herkunft zu schützen und auf eine Steigerung der Güte von Lebensmitteln tierischer Herkunft hinzuwirken" (Bundestierärzteordnung). Die Approbation wird nach tierärztlichem Studium und einer Prüfung erteilt.

Helferinnenberufe

Für die Tätigkeit in den Praxen der Ärzte, Zahn- und Tierärzte sowie in den Apotheken gibt es für jeden Bereich einen Helferinnenberuf (Arzt-, Zahnarzt-, Tierarzt- und Apothekenhelfer/-in), der durch eine auf der Basis des Berufsbildungsgesetzes erlassene staatliche Ausbildungsordnung (bzw. bei der Zahnarzthelferin durch ein Berufsbild) geregelt ist. Die Helferinnen werden in der Praxis bzw. Apotheke und in der Berufsschule ausgebildet, die Ausbildung dauert — außer bei der Apothekenhelferin und in einigen Bundesländern der Zahnarzthelferin — drei Jahre. Voraussetzung ist der Hauptschulabschluß. Die Ausbildung der Arzthelferin ist in Kapitel 3, ihre Tätigkeit in Kapitel 4 dargestellt.

Diagnostisch-technische Berufe

Von besonderer Bedeutung für den medizinischen Bereich sind die Berufe der medizinisch-technischen Assistenten (MTA). Die Ausbildung erfolgt nach dem Realschulabschluß in zwei Jahren an anerkannten Lehranstalten. Es gibt den *medizinisch-technischen Radiologieassistenten*, den *medizinisch-technischen Laboratoriumsassistenten* und *den veterinärmedizinischen Assistenten.* Den medizinisch-technischen Assistenten sind bestimmte Tätigkeiten vorbehalten. Die Ausbildung ist durch ein Bundesgesetz geregelt.

Die *Zytotechnikerin* ist dem Arzt bei der Herstellung und Auswertung zytologischer Präparate behilflich.

Therapeutisch-rehabilitative Berufe

Masseur, Masseur und medizinischer Bademeister, Krankengymnast

Diese Berufe haben die Aufgabe, den Arzt insbesondere in der physikalischen Therapie (Bestrahlungen, Massagen, Übungsbehandlungen u. ä.) zu unterstützen. Im Gegensatz zur Arzthelferin haben die Masseure, Masseure und medizinischen Bademeister und Krankengymnasten auch die Möglichkeit, freiberuflich in eigener Praxis auf eigene Rechnung tätig zu sein. Zur Ausbildung gehören ein einjähriges (Masseur, Krankengymnast) bzw. 1½jähriges (Masseur und medizinischer Bademeister) Praktikum sowie ein- (Masseur, Masseur und medizinischer Bademeister) oder zweijährige (Krankengymnast) Ausbildungsgänge an zugelassenen Lehranstalten. Den Abschluß bildet eine staatliche Prüfung. Die Ausbildung ist durch Bundesgesetze geregelt.

Andere therapeutisch-rehabilitative Berufe

Die *Logopädin* ist dem HNO-Arzt bei der Heilung von Stimm- und Sprachstörungen behilflich. Die *Orthoptistin* unterstützt den Arzt bei der Übungsbehandlung sehgestörter Patienten.

Weitere Berufe im Gesundheitswesen

Krankenpflegeberufe

Hier ist besonders der Beruf der *Krankenschwester,* des *Krankenpflegers* und der *Kinderkrankenschwester* sowie der *Krankenpflegehelferin* zu nennen. Die Ausbildung in diesen Berufen ist durch ein Bundesgesetz geregelt. Außer bei der Krankenpflegehelferin, bei der Hauptschulabschluß genügt, ist der Realschulabschluß (Mindestalter 17 Jahre) als Berufsvoraussetzung erforderlich. Die Ausbildung dauert drei Jahre, bei der Krankenpflegehelferin ein Jahr, bevor eine staatliche Prüfung abgelegt wird. Sie erfolgt meist in einer einem Krankenhaus angeschlossenen Lehranstalt.

Hebamme/Entbindungspfleger

Aufgabe der Hebamme ist die Beratung der Schwangeren während der Schwangerschaft, Beistand während der Geburt und Betreuung im Wochenbett. Mit Ausnahme von Notfällen muß bei jeder Geburt eine Hebamme anwesend sein. Die Ausbildung (Mindestalter 17 Jahre) zur Hebamme ist durch ein Bundesgesetz geregelt, dauert drei Jahre und schließt mit einer staatlichen Prüfung ab. Voraussetzung ist Hauptschulabschluß und eine abgeschlossene Berufsausbildung oder Realschulabschluß. Mit einer besonderen Niederlassungserlaubnis können Hebammen freiberuflich tätig sein.

Rettungssanitäter

Aufgabe des Rettungssanitäters ist die Besetzung des Rettungswagens, Assistenz für den Notarzt und erste Hilfe in Notfallsituationen, insbesondere bei Unfällen. Ein bundeseinheitliches Berufsbild gibt es noch nicht, in einer Reihe von Bundesländern erfolgt die Ausbildung z. Z. in 520 Stunden, die zur Hälfte praktisch absolviert werden müssen. Eine große Zahl der Rettungssanitäter ist ehrenamtlich in der Freizeit tätig.

Heilpraktiker

Heilpraktiker üben auf der Grundlage einer staatlichen Genehmigung Heilkunde aus, sind also auch im Gesundheitswesen tätig. Voraussetzung für die Zulassung als Heilpraktiker ist eine Überprüfung durch den Amtsarzt, der feststellen muß, ob die Ausübung der Heilkunde durch den Bewerber eine Gefahr für die Gesundheit der Bevölkerung bedeutet. Für die Tätigkeit des Heilpraktikers ist keine höhere Schulbildung, keine Fachausbildung, kein Studium vorgeschrieben.

Heilpraktiker dürfen mit Einverständnis des Patienten viele Tätigkeiten am Patienten vornehmen, die üblicherweise zu den Aufgaben des Arztes gehören. Viele Heilpraktiker beschränken sich auf Methoden der sogenannten „Erfahrungsmedizin" (hierunter versteht man die wissenschaftlich nicht begründbaren Teile der Medizin wie bestimmte Methoden der Naturheilkunde, Akupunktur, Irisdiagnostik u. ä.).

Heilpraktiker dürfen keine meldepflichtigen Krankheiten und Geschlechtskrankheiten behandeln, keine Gynäkologie und Geburtshilfe betreiben, keine rezeptpflichtigen Medikamente verschreiben, keine Leichenschau vornehmen, keine amtlichen Bescheinigungen ausstellen und keine Zahnheilkunde betreiben. Sie sind nicht zur Tätigkeit im Rahmen der Sozialversicherung zugelassen, die Patienten müssen also alle Rechnungen privat bezahlen.

2 Der niedergelassene Arzt und seine Praxis

2.1. Der ärztliche Beruf

2.1.1. Ausbildung zum Arzt

Studium

Die Ausbildung zum Arzt erfolgt an geeigneten Hochschulen im Bundesgebiet nach den Bestimmungen der Approbationsordnung aus dem Jahre 1970. Das Studium der Medizin dauert mindestens 6 Jahre, wobei das letzte Jahr der Ausbildung — das sogenannte Medizinalpraktikantenjahr — auch an einem Lehrkrankenhaus außerhalb der Universität absolviert werden kann. Zusätzlich sieht die Approbationsordnung eine Ausbildung in Erster Hilfe, einen Krankenpflegedienst sowie Famulaturen an Krankenhäusern und bei niedergelassenen Ärzten vor.

Ab 1. Juli 1988 ist nach Beendigung des Medizinstudiums vor Erteilung der Approbation eine praktische Zeit als „Arzt im Praktikum" für $1^{1}/_{2}$ Jahre im Krankenhaus und anderen geeigneten Einrichtungen nachzuweisen.

Prüfungen

Die Medizinstudenten müssen eine Reihe von Prüfungen ablegen, so die ärztliche Vorprüfung (nach 2 Studienjahren), den ersten Abschnitt der ärztlichen Prüfung (nach einem weiteren Studienjahr), den zweiten Abschnitt der ärztlichen Prüfung (nach zwei weiteren Studienjahren) sowie den dritten Abschnitt der ärztlichen Prüfung nach dem praktischen Jahr.

Approbation

Nach Bestehen des dritten Teils der ärztlichen Prüfung und der Zeit als „Arzt im Praktikum" kann der Antrag auf Erteilung der Approbation als Arzt bei der hierfür zuständigen Behörde des Landes gestellt werden, in dem die Prüfung abgelegt wurde. Die Approbation erlaubt dem Arzt die Ausübung des ärztlichen Berufes. Jeder Arzt ist jedoch bemüht, vor einer eigenverantwortlichen Tätigkeit z. B. in eigener Praxis noch eine mehrjährige Assistententätigkeit in einem Krankenhaus abzuleisten.

Promotion

Die bestandenen Prüfungen während des Studiums wie auch die Approbation berechtigen den Arzt nicht, den Titel „Dr. med." zu führen.

Hierzu ist erforderlich, daß der Medizinstudent oder auch der fertige Arzt sich an der Universität einen „Doktorvater" und ein Thema sucht. Der „Doktorand" kann dann eine Arbeit einreichen und eine mündliche Doktorprüfung ablegen. Wenn die Doktorprüfung in geeigneter Weise veröffentlicht worden ist, wird der Doktorgrad verliehen.

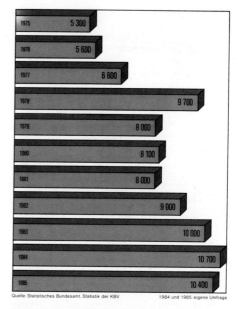

Approbation von Ärzten

2.1.2. Weiterbildung zur Anerkennung einer Gebiets-, Teilgebiets- oder Zusatzbezeichnung

Die meisten Ärzte bemühen sich auch nach der Approbation, die ärztlichen Erfahrungen in einem Krankenhaus noch weiter zu vertiefen. Diesen Zeitraum ärztlicher Tätigkeit nennt man „Weiterbildung".

Ziel der Weiterbildung ist es, Ärzten nach Abschluß ihrer Berufsausbildung im Rahmen einer Berufstätigkeit eingehende Kenntnisse und Fähigkeiten in den medizinischen Gebieten, Teilgebieten oder Bereichen zu vermitteln.

Die Weiterbildung des Arztes muß gründlich und umfassend sein. Sie ist ganztägig durchzuführen und muß bei einem zur Weiterbildung ermächtigten Arzt absolviert werden.

Nach der vorgeschriebenen Mindestzeit muß ein Antrag bei der zuständigen Ärztekammer eingereicht werden, in dem durch Zeugnisse nicht nur die notwendigen Zeiten, sondern auch die von der Weiterbildungsordnung vorgeschriebenen Inhalte für das angestrebte Gebiet, Teilgebiet oder den Bereich nachgewiesen werden müssen. Nach Zulassung zur Prüfung durch die Ärztekammer muß der Arzt eine Prüfung vor einem besonderen Prüfungsausschuß ablegen. Nach Bestehen der Prüfung erhält der Arzt eine Urkunde über das Recht zum Führen der jeweiligen Bezeichnung.

Beispiele für Bezeichnungen nach einer Weiterbildung (s. a. Abschnitt 2.2.)

Gebiete: Allgemeinmedizin, Chirurgie, Innere Medizin, Kinderheilkunde, Radiologie, Urologie u. a.

Teilgebiete: Unfallchirurgie, Endokrinologie, Lungen- und Bronchialheilkunde, Rheumatologie u. a.

Bereiche: Allergologie, Badearzt, Betriebsmedizin, Sportmedizin, Psychotherapie u. a.

14 Der niedergelassene Arzt und seine Praxis

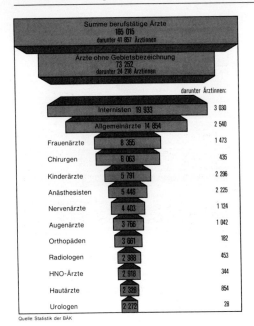

Berufstätige Ärztinnen und Ärzte nach Arztgruppen zum 31. 12. 1986

2.1.3. Fortbildung des Arztes

Nach der Approbation, aber besonders auch nach Abschluß der Weiterbildung, ist der Arzt für sein ganzes weiteres Leben verpflichtet, sich fortzubilden.
Für den berufstätigen Arzt gilt diese Verpflichtung sowohl für die allgemeine ärztliche Hilfe im Notfall als auch für das Gebiet oder Teilgebiet, in dem der Arzt tätig ist. Nach Beendigung der ärztlichen Tätigkeit soll sich der Arzt noch so fortbilden, daß er in der Lage ist, im Notfall erste ärztliche Hilfe zu leisten.

2.1.4. Tätigkeit als Arzt

Ärzte üben ihre Tätigkeit im Krankenhaus, in der Praxis, im öffentlichen Gesundheitsdienst, in der Bundeswehr und an vielen anderen Stellen aus.
Die Tätigkeit des Arztes ist am besten in § 1 der Bundesärzteordnung beschrieben. Dort heißt es:

„(1) Der Arzt dient der Gesundheit des einzelnen Menschen und des gesamten Volkes.
(2) Der ärztliche Beruf ist kein Gewerbe; er ist seiner Natur nach ein freier Beruf."

Mit diesen Sätzen wird der Arzt einer besonderen Verpflichtung unterworfen, wobei Gesichtspunkte des Dienens in den Vordergrund treten.

Der niedergelassene Arzt und seine Praxis 15

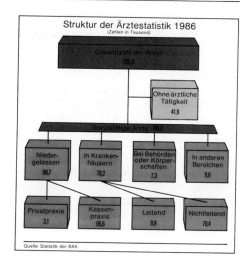

Arztzahlen in den verschiedenen Tätigkeitsbereichen

Berufsordnung

Die Berufsausübung des Arztes wird durch eine Berufsordnung geregelt.

In einer Reihe von Bestimmungen sind besondere ärztliche Berufspflichten festgelegt. Hierzu gehört insbesondere auch die Schweigepflicht, zu der in § 2 der Berufsordnung u. a. formuliert ist:

- Der Arzt hat über das, was ihm in seiner Eigenschaft als Arzt anvertraut oder bekanntgeworden ist, zu schweigen.
- Der Arzt hat seine Gehilfen und die Personen, die zur Vorbereitung auf den Beruf an der ärztlichen Tätigkeit teilnehmen, über die gesetzliche Pflicht zur Verschwiegenheit zu belehren und dieses schriftlich festzuhalten.

Grundsätze der ärztlichen Berufsordnung

- Aufgabe des Arztes ist es, das Leben zu erhalten, die Gesundheit zu schützen und wieder herzustellen sowie Leiden zu lindern. Der Arzt übt seinen Beruf nach den Geboten der Menschlichkeit aus. Er darf keine Grundsätze anerkennen und keine Vorschriften und Anweisungen beachten, die mit seiner Aufgabe nicht vereinbar sind oder deren Befolgung er nicht verantworten kann.
- Der Arzt ist verpflichtet, seinen Beruf gewissenhaft auszuüben und sich bei seinem Verhalten der Achtung und des Vertrauens würdig zu zeigen, die der ärztliche Beruf erfordert.
- Der Arzt ist verpflichtet, sich über die für die Berufsausübung geltenden Vorschriften zu unterrichten und sie zu beachten.
- Der Arzt darf seinen Beruf nicht im Umherziehen ausüben. Er darf individuelle ärztliche Beratung oder Behandlung weder brieflich noch in Zeitungen oder Zeitschriften noch im Fernsehen oder Tonrundfunk durchführen.
- Der Arzt ist in der Ausübung seines Berufes frei. Er kann die ärztliche Behandlung ablehnen, insbesondere dann, wenn er der Überzeugung ist, daß das notwendige Vertrauensverhältnis zwischen ihm und dem Patienten nicht besteht. Seine Verpflichtung, in Notfällen zu helfen, bleibt hiervon unberührt.

Die übrigen Berufspflichten der Ärzte sind in über 30 weiteren Paragraphen festgelegt. Neben den schon zitierten Bestimmungen zur Berufsausübung und Schweigepflicht in den §§ 1 und 2 regeln die weiteren Paragraphen u. a. die Zusammenarbeit der Ärzte, die Pflicht zur Fortbildung, die Pflicht zu ärztlichen Aufzeichnungen, zur Ausbildung von Mitarbeitern, zu kollegialem Verhalten, das Verhalten bei der Behandlung von Patienten anderer Ärzte, die Pflicht zur Teilnahme am ärztlichen Notfallbereitschaftsdienst sowie das Verbot der Werbung.

Werbeverbot
Es wird dem Arzt untersagt, für sich zu werben, er darf nicht mit Nichtärzten, die nicht zu seinen Gehilfen gehören, zusammenarbeiten; die Gestaltung und Anbringung der Praxisschilder wie auch Briefbogen, Rezeptvordrucke und Stempel sind geregelt. Auch kann man in der Berufsordnung Bestimmungen finden, wann und wie oft Anzeigen durch einen Arzt in Zeitungen gestattet sind und welchen Inhalt sie haben dürfen.

Führen von Bezeichnungen
In den Ärztekammergesetzen und in den Weiterbildungsordnungen ist festgelegt, daß Ärzte, die eine Gebietsbezeichnung führen, grundsätzlich nur in einem Gebiet tätig sein dürfen. Mehrere Gebietsbezeichnungen dürfen nebeneinander nur geführt werden, soweit dies durch die Weiterbildungsordnung gestattet ist und sich die regelmäßige Berufstätigkeit darauf erstreckt. Die Bezeichnung „Arzt für Allgemeinmedizin" darf nicht neben einer anderen Gebietsbezeichnung geführt werden. Dies gilt für die Führung der Bezeichnung „Praktischer Arzt" entsprechend. Teilgebietsbezeichnungen dürfen nur zusammen mit der Bezeichnung des Gebietes geführt werden, dem die Teilgebiete zugehören.

2.2. Gebiete und Teilgebiete ärztlicher Tätigkeit

Mit der ärztlichen Ausbildung und der erteilten Approbation hat der Arzt zwar die Möglichkeit, sich ärztlich zu betätigen, für die meisten Felder ärztlicher Tätigkeit fehlt es ihm jedoch noch an Erfahrung. Es folgt die Phase der Weiterbildung, in der der Arzt sich in aller Regel am Krankenhaus, gelegentlich aber auch an anderen geeigneten Einrichtungen, um die für seine künftige Tätigkeit erforderlichen Spezialkenntnisse und -fertigkeiten bemüht. Am Ende dieser Zeit kann die Tätigkeit als niedergelassener „praktizierender Arzt" (Prakt. Arzt), Allgemeinarzt oder Spezialist stehen.

Allgemeinmedizinische Versorgung
Etwas weniger als die Hälfte der niedergelassenen Ärzte ist allgemeinmedizinisch tätig, davon wiederum jeweils die Hälfte sind Allgemeinärzte bzw. Prakt. Ärzte.

Allgemeinarzt
Die Allgemeinmedizin umfaßt den gesamten menschlichen Lebensbereich, die Krankheitserkennung und -behandlung sowie die Gesundheitsführung der Patienten, unabhängig von Alter, Geschlecht und Art der Gesundheits-

störung. Die wesentlichen Aufgaben des praktischen Arztes und Allgemeinarztes, des Hausarztes schlechthin, liegen in der Erkennung und Behandlung von Krankheiten jeder Art, in der Vorsorge und Früherkennung von Krankheiten, in der ärztlichen Betreuung von chronisch kranken und alten Menschen, der Vermittlung von medizinischen, sozialen und psychischen Hilfen sowie im Kontakt zu Ärzten anderer Gebiete, zu den Ärzten in Krankenhäusern und anderen Einrichtungen des Gesundheitswesens.

Praktizierender Arzt

Jeder Arzt hat die Möglichkeit, sich auch ohne spezielle Weiterbildung, mit einer Weiterbildung ohne Abschluß oder mit einer Weiterbildung in einem Spezialfach als „prakt. Arzt" niederzulassen. Viele niedergelassene „prakt. Ärzte" haben eine abgeschlossene Weiterbildung als Internist, Chirurg, Kinderarzt u. a., wollen sich aber nicht auf ein Gebiet beschränkt betätigen.
Für die Zulassung zur kassenärztlichen Versorgung sind Tätigkeiten von einem Jahr im Krankenhaus sowie sechs Monaten bei einem Kassenarzt erforderlich. Der niedergelassene prakt. Arzt muß — wenn auch ohne speziell ausgerichtete Weiterbildung — die gleichen Aufgaben erfüllen wie der Allgemeinarzt.

Auf bestimmte Personengruppen beschränkte ärztliche Gebiete

Hierzu gehören die *Kinderheilkunde,* die *Frauenheilkunde* und die *Kinder- und Jugendpsychiatrie.*

Kinderheilkunde

Der Kinderarzt befaßt sich mit der Erkennung und Behandlung aller körperlichen und seelischen Erkrankungen des Kindes bis zum Abschluß der Entwicklung einschließlich der Prävention, Prophylaxe und Rehabilitation. Ein Teilgebiet der Kinderheilkunde ist die *Kinderkardiologie.*

Frauenheilkunde und Geburtshilfe

Der Frauenarzt befaßt sich mit der Erkennung, Verhütung und Behandlung der Krankheiten der weiblichen Geschlechtsorgane sowie der ärztlichen Betreuung der Frauen während der Schwangerschaft und Geburt.

Kinder- und Jugendpsychiatrie

Der Kinder- und Jugendpsychiater befaßt sich mit der Erkennung und Behandlung von psychischen, psychosomatischen und neurologischen Erkrankungen im Kindes- und Jugendalter.

Auf besondere Behandlungsmethoden festgelegte Gebiete

Hierzu können die großen Gebiete *Innere Medizin* (konservative Behandlung) und *Chirurgie* (operative Behandlung) gerechnet werden. Grundsätzlich werden in beiden Gebieten, jedoch mit teilweise unterschiedlichen Methoden, Erkrankungen des gesamten Körpers diagnostiziert und behandelt.

Innere Medizin

Der Internist befaßt sich mit der Erkennung und *konservativen Behandlung* der Erkrankungen aller Organsysteme, soweit nicht Spezialgebiete (wie z. B. die Augenheilkunde, die Nervenheilkunde) bestehen, einschließlich der Intensivmedizin, Prophylaxe und Rehabilitation. Zur Inneren Medizin gehören zahlreiche Teilgebiete, deren Bezeichnung ein Arzt erst dann führen darf, wenn er eine über das Gebiet hinausgehende meist zweijährige Weiterbildung in dem speziellen Teilgebiet absolviert hat. Diese Teilgebiete bestehen für alle im Rahmen der Inneren Medizin besonders wichtigen Organsysteme wie für das Hormonsystem die *Endokrinologie,* das Magen-Darm-System die *Gastroenterologie,* das Blut die *Hämatologie,* für Herz- und Kreislauf die *Kardiologie,* für die Atmung die *Lungen- und Bronchialheilkunde,* für Niere und ableitende Harnwege die *Nephrologie* und für entzündliche Erkrankungen des Bewegungsapparates die *Rheumatologie.*

Chirurgie
Der Chirurg befaßt sich mit der Erkennung und *operativen Behandlung* von chirurgischen Erkrankungen, Verletzungen und Fehlbildungen einschließlich der zu diesen Erkrankungen gehörenden konservativen Behandlungsverfahren, der Voruntersuchungen und der Nachsorge. Folgende Teilgebiete gibt es in dem Gebiet Chirurgie: *Gefäßchirurgie, Kinderchirurgie, Plastische Chirurgie, Thorax- und Kardiovaskularchirurgie* und *Unfallchirurgie.*

Auf bestimmte Organe oder Organsysteme bezogene Gebiete

Der Bezeichnung der Gebiete ist meist auch das Organsystem zu entnehmen (in Klammern sind die Arztbezeichnungen angegeben):
Augenheilkunde (Augenarzt)
Hals-, Nasen-, Ohrenheilkunde (Hals-, Nasen-, Ohrenarzt)
Haut- und Geschlechtskrankheiten (Hautarzt)
Lungen- und Bronchialheilkunde (Lungenarzt, Pneumologe)
Mund-, Kiefer-, Gesichtschirurgie (Mund-, Kiefer-, Gesichtschirurg)
Nervenheilkunde (Nervenarzt)
Neurologie (Neurologe, zuständig für Erkrankungen des Nervensystems und der Muskulatur)
Neurochirurgie (Neurochirurg)
Psychiatrie (Psychiater)
Orthopädie (Orthopäde, zuständig für bestimmte Erkrankungen des Bewegungsapparates)
Urologie (Urologe, zuständig für Erkrankungen des männlichen Urogenitalsystems und der weiblichen Harnorgane)

Auf bestimmte diagnostische Verfahren bezogene Gebiete

Hierzu gehören die *Laboratoriumsmedizin* (Laborarzt), die *Mikrobiologie und Infektionsepidemiologie* (Arzt für Mikrobiologie und Infektionsepidemiologie), die *Nuklearmedizin* (Nuklearmediziner), die *Pathologie* (Pathologe) und die *Radiologie* (Radiologe).

Bestimmte Tätigkeitsfelder abdeckende Gebiete

Anästhesiologie (Anästhesiologe), umfaßt den gesamten Bereich der allgemeinen und lokalen Anästhesien, der Wiederbelebung und Intensivmedizin zusammen mit den für das Grundleiden zuständigen Ärzten
Arbeitsmedizin (Arbeitsmediziner), befaßt sich mit der Verhütung von Arbeitsunfällen und Berufskrankheiten

Hygiene (Hygieniker)
Öffentliches Gesundheitswesen (Arzt für öffentliches Gesundheitswesen)
Pharmakologie (Pharmakologe)
Rechtsmedizin (Rechtsmediziner)

Teilgebiete

Die Anerkennung einer Teilgebietsbezeichnung erhält ein Arzt erst nach einer weiteren — zusätzlich zur Weiterbildung im Gebiet — absolvierten Weiterbildung von meist zwei Jahren. Teilgebietsbezeichnungen dürfen nur zusammen mit den zu ihnen gehörigen Gebietsbezeichnungen geführt werden. Das Teilgebiet Rheumatologie gibt es sowohl für die Innere Medizin als auch für die Orthopädie.

Gebiet	**Teilgebiet**
Chirurgie	Gefäßchirurgie
	Kinderchirurgie
	Plastische Chirurgie
	Thorax- und Kardiovaskularchirurgie
	Unfallchirurgie
Hals-, Nasen-, Ohrenheilkunde	Phoniatrie und Pädaudiologie
Innere Medizin	Endokrinologie
	Gastroenterologie
	Hämatologie
	Kardiologie
	Lungen- und Bronchialheilkunde
	Nephrologie
	Rheumatologie
Kinderheilkunde	Kinderkardiologie
Orthopädie	Rheumatologie
Pathologie	Neuropathologie
Pharmakologie	Klinische Pharmakologie
Radiologie	Strahlentherapie

Beachte: Zusatzbezeichnungen dürfen nicht mit Teilgebietsbezeichnungen verwechselt werden. Hierbei handelt es sich um Bezeichnungen, die nach Anerkennung durch die Ärztekammer etwas unterschiedlich in den verschiedenen Ärztekammerbereichen meist unabhängig von einer Gebietsbezeichnung geführt werden dürfen (z. B. Badearzt, Sportmedizin, Psychotherapie, Naturheilverfahren u. a.).

2.3. Die Praxis des niedergelassenen Arztes

Ärztliche Praxen können auf Grund der verschiedenen Fachrichtungen wie auch innerhalb einer Richtung durch unterschiedliche Schwerpunktsetzungen der Ärzte sehr verschieden sein. Auch gibt es unterschiedliche Anforderungen an eine Praxis in der Stadt oder auf dem Lande. Trotzdem haben Arztpraxen viele Gemeinsamkeiten.

Arbeitsabläufe und räumliche Gliederung der Praxis

Die prinzipielle Gliederung und Ausstattung ist für alle Praxen ungefähr gleich.

Patienten
- kommen in die Praxis (Empfangsraum),
- melden sich an (Anmeldung),
- müssen warten (Vorwartezone, Wartezimmer),
- sprechen mit dem Arzt (Sprechzimmer),
- werden vom Arzt untersucht (Untersuchungszimmer) und
- werden behandelt (Behandlungszimmer).
- Spezielle Untersuchungen finden statt (z. B. Labor, Sonografie, Endoskopie, Röntgen),
- Abrechnungen, Liquidationen und Befundberichte werden erstellt (Administration, Schreibzimmer).

Erforderlich sind weiterhin ein Arbeits- und Aufenthaltsraum für den Arzt, ein Aufenthaltsraum für die Mitarbeiterinnen des Arztes, Toiletten, ein Vorratsraum und ein Abstell- und Ablageraum.

Selbstverständlich hat nicht jede Praxis jeden der dargestellten Räume als einzelnen Raum. Empfangsraum und Anmeldung können sich in einem Raum befinden, Sprechzimmer, Untersuchungszimmer können ein Raum sein, es kann aber auch zwei oder sogar drei Sprechzimmer geben. Ein Kinderarzt wird mehrere Wartezimmer haben, um Ansteckungen zu vermeiden, bei manchen Ärzten werden sich Untersuchungs- und/oder Behandlungsbereich im Sprechzimmer befinden u. a. m. Unabhängig von der Zahl der zur Verfügung stehenden Räume wird es in aller Regel erforderlich sein, Zonen für die dargestellten Arbeitsabläufe zu finden und in zweckmäßiger Weise abzugrenzen.

Die Praxisräume im einzelnen

(Die Zahlen hinter den einzelnen Räumen beziehen sich auf die Abbildung)

Empfangsraum und Anmeldung (1, 2)

Nach Betreten der Praxis kommt der Patient üblicherweise in einen Vorflur oder ohne besonderen Übergang direkt in die Anmeldung. Der erste Eindruck ist sehr wichtig für das Wohlbefinden des Patienten in der Praxis. Aus diesem Grunde ist es von Vorteil, wenn der Empfangsbereich hell und freundlich gestaltet ist. Eine gute Belüftungsmöglichkeit hilft den Raum frei von „praxistypischen" Gerüchen zu halten. Die Einrichtung sollte zweckmäßig sein und nur das unbedingt Notwendige enthalten. Auf diese Weise wird die erforderliche Sauberkeit leichter ermöglicht.

Eine Patientengarderobe im Sichtbereich der Arzthelferin in der Nähe der Anmeldung ist zu empfehlen. Bei größeren Praxen ist es ratsam, in diesem Bereich eine Vorwartezone einzurichten. Damit besteht auch eine Wartemöglichkeit für diejenigen Patienten, die lediglich eine Bescheinigung abholen wollen oder zu einer Bestrahlung kommen.

Wartezimmer (2, 3)

Bei Vorhandensein einer Vorwartezone ist das Wartezimmer nur für Patienten erforderlich, die direkt zum Arzt wollen. Wünschenswert ist ein ausreichend großer Raum mit mehreren Sitzgruppen. Der Raum muß sich gut sauberhalten lassen, sollte aber nach Möglichkeit keine Wartehallenatmosphäre vermitteln, damit das unvermeidliche Warten dem Patienten so leicht wie möglich wird. Leise Rundfunkmusik, Zeitschriften, Spielzeug für Kinder verkürzen die Wartezeit.

Sprechzimmer (5, 6)

Außer dem ärztlichen Schreibtischbereich, einem Schrank für notwendige Instrumente sind ein Stuhl für den Patienten und eine Untersuchungsliege (ggf. ein Untersuchungsstuhl) erforderlich, damit neben der Beratung auch die Untersuchung und andere kleine Tätigkeiten erfolgen können. Wo es möglich ist, sind zwei oder sogar drei Sprechzimmer ratsam, die jedes für sich nicht sehr groß sein müssen. Mehrere Sprechzimmer sind von Vorteil,

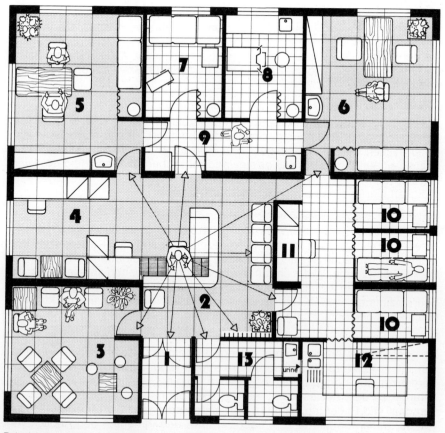

Beispiel einer Arztpraxis (WOLFF).

damit nicht unnötige Zwangspausen dadurch entstehen, daß sich Patienten ausziehen oder anziehen. Dies kann schon in der Zeit geschehen, in der der Patient auf den Arzt im Sprechzimmer wartet oder nachdem der Arzt schon wieder das Sprechzimmer verlassen hat. Voraussetzung hierfür ist jedoch, daß die Sprechzimmer entsprechend (etwa 24 Grad Celsius) beheizt sind. Nicht von Vorteil sind viele Bücher oder in offenen Regalen befindliche Ärztemuster, da sie sich nicht gut entstauben lassen und dadurch die hygienisch einwandfreie Beschaffenheit des Sprechzimmers gefährden.

Untersuchungszimmer (7, 8)

Für besondere Untersuchungen (Endoskopie, Rektoskopie, gynäkologische Untersuchungen) ist ein besonders eingerichtetes Untersuchungszimmer von Vorteil. Ohne Zeitverlust kann z. B. eine endoskopische Untersuchung vorbereitet und nach Durchführung der Untersuchung aufgeräumt werden.

Technische Räume (12)

Elektrokardiografische und sonografische Untersuchungen lassen sich ebenfalls besser in einem besonderen Raum durchführen. Auch hier ist darauf zu achten, daß die Räume ausreichend beheizt sind. EKGs benötigen eine besondere Abschirmung, Röntgenuntersuchungen müssen in jedem Fall in einem besonders hergerichteten und abgeschirmten Raum durchgeführt werden. Laboruntersuchungen sollten ebenfalls in einem gesonderten Raum stattfinden. In einem solchen Raum könnte auch die Sterilisation und Desinfektion erfolgen.

Behandlungszimmer (10)

Bestrahlungen, Inhalationen, Spritzen, Verbandwechsel u. ä. werden am besten in einem Behandlungszimmer durchgeführt, das entsprechend den Bedürfnissen der Praxis ausgestattet sein muß. Das Behandlungszimmer muß so eingerichtet sein, daß es einwandfrei saubergehalten und desinfiziert werden kann. Operativ tätige Ärzte werden bei größerem Umfang dieser Tätigkeit hierfür einen besonderen Raum vorsehen.

Schreibzimmer, Administration (4)

Jede Praxis benötigt einen Verwaltungsbereich für die notwendigen Schreibarbeiten, Eintragungen in die Kartei, Aufbewahrung der Karteikarten und Ordner, für Abrechnung und Erstellung der Privatliquidationen, ggf. für die Praxisbuchführung. Wenn umfangreichere Schreibarbeiten anfallen (z. B. bei Ärzten, bei denen viele Befundberichte erforderlich sind), ist ein gesondertes Schreibzimmer nützlich. Ein Teil der Administration wird sich aus praktischen Gründen in der Anmeldung befinden müssen.

Sonstige Räume (9,13)

Ein gesondertes Arbeitszimmer ermöglicht dem Arzt, seine Bücher, Unterlagen für zu diktierende Briefe, Informations- und Werbematerial aus dem Sprechzimmer herauszuhalten. Ebenso wie der Aufenthaltsraum für die Mitarbeiter des Arztes dient es der Entspannung. Toiletten sollten für Personal und Patienten getrennt vorhanden sein, eine Durchreiche für Urin von der Patiententoilette zum Labor erspart den Patienten den Anblick von Mitpatienten mit vollen Uringläsern auf dem Wege zum Praxislabor.

Formen ärztlicher Zusammenarbeit

Gemeinschaftspraxis:
Mehrere Ärzte arbeiten unter einem Dach in einer Praxis unter Nutzung des gleichen Personals und der technischen Einrichtung zusammen. Sie müssen allerdings den Wunsch des Patienten, von einem bestimmten Arzt der Gemeinschaftspraxis behandelt zu werden, respektieren.

Praxisgemeinschaft:
Mehrere Ärzte nutzen Personal und Einrichtung gemeinsam. Ihre Praxen sind jedoch voneinander getrennt. Die Patienten haben in jedem Falle ihren Arzt.

Apparategemeinschaft:
Gemeinsame Nutzung technischer Einrichtungen durch eine Gemeinschaft von Ärzten auch unterschiedlicher Gebiete oder Teilgebiete (z. B. Laborgemeinschaft).

2.4. Ärztliche Körperschaften

Die Ärztekammern und Kassenärztlichen Vereinigungen (siehe Kapitel 36) sind *Körperschaften des öffentlichen Rechts*. Darunter versteht man „Organisationen, die ihre Existenz einem Gesetz zu verdanken haben, im öffentlichen Interesse liegende Aufgaben erfüllen und deren Mitglieder auf Grund einer Pflichtmitgliedschaft alle Angehörige einer bestimmten Berufsgruppe sind".

2.4.1. Ärztekammer (ÄK)

Ärztekammern sind durch Landesgesetze begründet. Ihnen gehören alle Ärzte an, die den ärztlichen Beruf ausüben, häufig auch diejenigen Ärzte, die ihren Beruf nicht oder nicht mehr ausüben und ihren Wohnsitz im Bereich der jeweiligen Ärztekammer haben. Nach einem bestimmten Schlüssel werden von den Ärzten Delegierte für die Delegiertenversammlung der Ärztekammer, die *Kammerversammlung,* gewählt. Diese wählt bei ihrem ersten Zusammentreten einen *Präsidenten,* einen *Vizepräsidenten* und weitere *Vorstandsmitglieder.* Die Geschäfte der Ärztekammer werden durch den Vorstand geführt, grundsätzliche Entscheidungen werden von der Kammerversammlung gefällt.

Rechte und Pflichten der Ärztekammern

Die Ärztekammern haben
— die Berufspflichten der Ärzte in einer Berufsordnung zu regeln
— die Einhaltung dieser Pflichten durch die Ärzte zu überwachen
— die Weiterbildung der Ärzte in einer Weiterbildungsordnung zu regeln
— auf ein gutes Verhältnis der Ärzte untereinander und der Ärzte zu Dritten hinzuwirken
— an der Erhaltung einer sittlich und wissenschaftlich hochstehenden Ärzteschaft mitzuwirken
— die beruflichen Belange der Ärzte wahrzunehmen
— den öffentlichen Gesundheitsdienst bei der Erfüllung seiner Aufgaben auf dem Gebiet der Heilkunde zu unterstützen

- in allen den Arztberuf und die Heilkunde betreffenden Fragen Vorschläge zu unterbreiten und Gutachten zu erstatten
- zu Gesetz- und Verordnungsentwürfen Stellung zu nehmen
- eine Einrichtung zur Altersversorgung der Ärzte zu unterhalten
- eine Fürsorgeeinrichtung für Ärzte zu unterhalten
- zuständige Stelle für die Arzthelferinnenausbildung zu sein

Zur Erfüllung der verschiedenartigen Pflichten gibt es bei den Ärztekammern verschiedene Gremien, die den Vorstand der Kammer unterstützen.

So gibt es bei den Kammern *Prüfungsausschüsse,* vor denen der Arzt eine Prüfung ablegen muß, bevor er eine Gebiets- oder Teilgebietsbezeichnung führen darf, es gibt *Weiterbildungsausschüsse,* die sich mit grundsätzlichen Fragen der Weiterbildung beschäftigen, es gibt *Versorgungseinrichtungen* für die Altersversorgung der Ärzte, ein *Schlichtungsausschuß* ist zuständig für Streitigkeiten zwischen Ärzten und zwischen Ärzten und Dritten, *Schlichtungsstellen* oder *Gutachterkommissionen* sind dann zuständig, wenn Patienten sich falsch behandelt fühlen und einen Haftpflichtanspruch geltend machen, der *Berufsbildungsausschuß* ist zuständig für die Ausbildung der Arzthelferinnen. In einigen Ärztekammern gibt es *Akademien,* in denen sich Ärzte und medizinisches Assistenzpersonal fortbilden können.

In Rheinland-Pfalz gibt es Bezirksärztekammern als selbständige Körperschaften des öffentlichen Rechts. In Baden-Württemberg sind die Bezirksärztekammern keine Körperschaften, haben aber im Bereich der Berufsaufsicht, Weiterbildung und Ausbildung der Arzthelferin weitgehende Befugnisse.

2.4.2. Bundesärztekammer (BÄK)

Alle Ärztekammern in den Ländern haben sich auf Bundesebene in der Bundesärztekammer zusammengeschlossen. Diese ist keine Körperschaft des öffentlichen Rechts, sondern eine Arbeitsgemeinschaft der Ärztekammern.

Zu den wichtigen Aufgaben der Bundesärztekammer gehören insbesondere der ständige Erfahrungsaustausch unter den Ärztekammern, die Herbeiführung möglichst einheitlicher Regelungen, die Förderung der Fortbildung sowie die Wahrung der beruflichen Belange der Ärzteschaft in denjenigen Angelegenheiten, die auf Bundesebene entschieden werden müssen.

Hierfür gibt es bei der Bundesärztekammer Ausschüsse und ständige Konferenzen, die dem Vorstand der Bundesärztekammer bei seinen Entscheidungen behilflich sind. Besonders sind zu nennen der *Deutsche Senat für ärztliche Fortbildung, die Arzneimittelkommission der deutschen Ärzteschaft* und der *Wissenschaftliche Beirat der Bundesärztekammer.*

2.4.3. Ärztliche Kreisvereine

In manchen Bundesländern gibt es als Untergliederungen der Ärztekammern und Kassenärztlichen Vereinigungen noch Bezirksstellen, nahezu überall existieren auf Kreisebene ärztliche Kreisvereine, die besonders Aufgaben der ärztlichen Fortbildung und des ärztlichen Erfahrungsaustausches wahrnehmen.

2.5. Ärztliche Verbände

Alle Zusammenschlüsse von Ärzten außerhalb der Körperschaften des öffentlichen Rechts (Ärztekammern, Kassenärztliche Vereinigungen) beruhen auf freiwilliger Mitgliedschaft. Es sind dies insbesondere die Kreisvereine, die Verbände und die wissenschaftlichen Fachgesellschaften. Sie vertreten die Interessen ihrer Mitglieder in wirtschaftlichen Belangen und unterstützen die Ärztekammern und Kassenärztlichen Vereinigungen dort, wo es möglich ist. Bekannte Verbände sind z. B. der *Hartmannbund,* der *Marburger Bund,* der *Berufsverband der praktischen Ärzte und Allgemeinärzte (BPA),* der *Verband der leitenden Krankenhausärzte,* der *Verband der niedergelassenen Ärzte (NAV),* der *Deutsche Ärztinnenbund* u. a.

Ärztliche Berufsverbände, die nach Gebieten, manchmal auch nach Teilgebieten gegliedert sind, vertreten die wirtschaftlichen Interessen ihrer Mitglieder und wachen über die Abgrenzung der Gebiete zueinander. Meist arbeiten sie mit den wissenschaftlichen Fachgesellschaften ihres Gebietes (Teilgebietes und Bereiches) zusammen.

Beispiele: Berufsverband der Chirurgen, Berufsverband der Internisten, Berufsverband der Nervenärzte, u. a.

Wissenschaftliche Fachgesellschaften sind Zusammenschlüsse von Ärzten zur Förderung der Wissenschaft. Sie veranstalten Fachkongresse sowohl bundesweit als auch regional.

Beispiele: Deutsche Gesellschaft für Chirurgie (Chirurgenkongreß), Deutsche Gesellschaft für Innere Medizin (Internistenkongreß), u. a.

3 Ausbildung der Arzthelferin

3.1. Berufswahl

Der Beruf der Arzthelferin gehört zu den medizinischen Assistenzberufen und ist durch die am 10. Dezember 1985 erlassene Ausbildungsordnung des Bundesministers für Jugend, Familie und Gesundheit neu geregelt. Die Ausbildungsordnung gilt für alle Auszubildenden, die ab 1. August 1986 ihre Ausbildung zur Arzthelferin beginnen. Mit der Ausbildungsordnung ist der Beruf der Arzthelferin, wie schon in der Vergangenheit, staatlich anerkannt. Nur diejenigen Auszubildenden, die die Prüfung vor einem Prüfungsausschuß der Kammer abgelegt haben, dürfen die Bezeichnung Arzthelferin führen.

3.1.1. Voraussetzungen

Formale Voraussetzungen für den Beginn der Berufsausbildung zur Arzthelferin gibt es nicht mehr.

Die vielfältigen Aufgaben in der ärztlichen Praxis setzen bei den Auszubildenden gute Allgemeinkenntnisse und die Motivation, sich das berufsspezifische Wissen aneignen zu wollen, voraus.

Die Tätigkeit der Arzthelferin erfordert ein hohes Maß an Einfühlungsvermögen nicht nur für die Situation des Patienten, sondern auch die Notwendigkeiten der Praxis. Für die Tätigkeit im Labor sind naturwissenschaftliche Kenntnisse unentbehrlich, die Abwicklung des Schriftverkehrs erfordert Sicherheit im sprachlichen Bereich und insbesondere auch in der Rechtschreibung. Durchführung der Abrechnung, der Privatliquidation und eventuell auch der Praxisbuchführung erfordern logisches Denken und ein gewisses Maß an mathematischen Grundkenntnissen.

Unentbehrlich ist auch für die künftige Arzthelferin eine Aufgeschlossenheit für neue Entwicklungen und die Bereitschaft, sich ein ganzes Leben im Beruf fortzubilden.

3.1.2. Ausbildung

Die Ausbildung zur Arzthelferin erfolgt in der Praxis eines niedergelassenen Arztes sowie in der Berufsschule. Die gleichzeitige Ausbildung in Praxis und Berufsschule wird auch als Ausbildung nach dem *„dualen System"* bezeichnet. Die allgemeinen Bestimmungen für eine solche Ausbildung sind im Berufsbildungsgesetz (BBiG) geregelt.

Die Ärztekammern sind nach dem Berufsbildungsgesetz zuständige Stellen für die Ausbildung der Arzthelferin. Sie regeln und überwachen die Berufsausbildung der Arzthelferin, prüfen die Ausbildungsverträge und nehmen sie in ein Verzeichnis auf, errichten Prüfungsausschüsse für die Zwischen- und Abschlußprüfung, lassen zur Abschlußprüfung zu, überwachen die fachliche und persönliche Eignung der ausbildenden Ärzte und die Eignung der Ausbildungsstätten und beraten die Ärzte und auszubildenden Arzthelferinnen. Von jeder Ärztekammer sind Ausbildungsberater (meist in eigener Praxis tätige Ärzte) eingesetzt, die vor Aufnahme und während der Ausbildung um Rat gefragt werden können.

3.1.3. Ausbildungsstelle

Eine Ausbildungsstelle in der Praxis eines niedergelassenen Arztes findet die Berufsinteressentin entweder durch persönliche Kontaktaufnahme mit einem in Frage kommenden Arzt, durch Vermittlung der Berufsberatung eines Arbeitsamtes oder durch schriftliche Bewerbung bei einem Arzt.

Der schriftlichen Bewerbung sollte — besonders, wenn sie ohne direkten Anlaß (wie Anzeige in einer Zeitung oder Aufforderung durch den Arzt) erfolgt ist — ein Rückumschlag mit Porto beigefügt werden, damit die Bewerbungsunterlagen auch wieder zurückgesandt werden.

3.1.4. Berufsschule

Der Besuch der Berufsschule ist für jede auszubildende Arzthelferin Pflicht. Der ausbildende Arzt hat die Auszubildende für die Teilnahme am Berufsschulunterricht freizustellen. Die Anmeldung an der Berufsschule erfolgt durch den Arzt. Der Unterricht richtet sich nach den Lehrplänen der Länder, die auf einem bundeseinheitlich im Auftrage der Kultusministerkonferenz erarbeiteten Rahmenlehrplan für die Arzthelferinnenausbildung beruhen. Die Inhalte von Rahmenlehrplan und Ausbildungsordnung sind miteinander abgestimmt.

3.2. Berufsbildungsgesetz

3.2.1. Übersicht

Die allgemeinen Bestimmungen der dualen Berufsausbildung sind im Berufsbildungsgesetz vom 14. August 1969 festgelegt. Neben Definitionen und dem Geltungsbereich sind dort teilweise ins einzelne gehende Vorschriften zur Begründung, zum Inhalt, Beginn und Ende des Berufsausbildungsverhältnisses, über die Berechtigung zur Einstellung von Auszubildenden, die Anerkennung von Ausbildungsberufen, über das Verzeichnis der Berufsausbildungsverhältnisse, zum Prüfungswesen, zur Regelung und Überwachung der Berufsausbildung u. a. m. geregelt.

3.2.2. Begründung des Berufsausbildungsverhältnisses

Voraussetzung für ein Ausbildungsverhältnis zwischen einem ausbildenden Arzt (Ausbildender) und der auszubildenden Arzthelferin (Auszubildende) bzw. bei Minderjährigen auch deren gesetzlichem Vertreter ist ein schriftlicher Ausbildungsvertrag.

Auf den Vertrag sind — soweit es im Berufsbildungsgesetz nicht anders geregelt ist — die für den Arbeitsvertrag geltenden Rechtsvorschriften und Rechtsgrundsätze anzuwenden. Spätestens vor Beginn des Berufsausbildungsverhältnisses müssen vom ausbildenden Arzt die wesentlichen Inhalte des Ausbildungsvertrages schriftlich niedergelegt werden. Verbindlich sind die in nachstehendem Kasten wiedergegebenen Angaben vorgeschrieben.

Verbindlich vorgeschriebene Inhalte des Ausbildungsvertrages:
1. Art, sachliche und zeitliche Gliederung sowie Ziel der Berufsausbildung, insbesondere die Berufstätigkeit, für die ausgebildet werden soll.
2. Beginn und Dauer der Berufsausbildung.
3. Ausbildungsmaßnahmen außerhalb der Ausbildungsstätte.
4. Dauer der regelmäßigen täglichen Arbeitszeit.
5. Dauer der Probezeit.
6. Zahlung und Höhe der Vergütung.
7. Dauer des Urlaubs.
8. Voraussetzungen, unter denen der Berufsausbildungsvertrag gekündigt werden kann.

Formulare zum Abschluß eines Ausbildungsvertrages sind bei der zuständigen Ärztekammer zu erhalten. Sie müssen nach Unterschrift der Ärztekammer zur Genehmigung und Erfassung vorgelegt werden.

3.2.3. Pflichten der Auszubildenden

Die auszubildende Arzthelferin hat sich zu bemühen, die Fertigkeiten und Kenntnisse zu erwerben, die erforderlich sind, um das Ausbildungsziel zu erreichen. Insbesondere ist sie verpflichtet,
- die ihr im Rahmen ihrer Berufsausbildung aufgetragenen Verrichtungen sorgfältig auszuführen,
- am Berufsschulunterricht teilzunehmen,
- den Weisungen zu folgen, die ihr erteilt werden,
- die Vorschriften in der Praxis zu beachten und Einrichtung und Instrumente pfleglich zu behandeln,
- über Vorkommnisse in der Praxis Verschwiegenheit zu bewahren und die Schweigepflicht gegenüber Patienten einzuhalten.

3.2.4. Vergütung der Auszubildenden

Die Auszubildende hat Anspruch auf eine angemessene Vergütung, die mit fortschreitender Berufsausbildung — mindestens jedoch einmal jährlich — ansteigt. Die Vergütung ist für den laufenden Ausbildungsmonat spätestens am letzten Arbeitstag des Monats fällig.

3.2.5. Beginn und Beendigung der Ausbildung

Das Berufsausbildungsverhältnis beginnt mit der Probezeit. Sie muß mindestens einen Monat und darf höchstens drei Monate betragen. Es endet mit dem Ablauf der Ausbildungszeit. Besteht die auszubildende Arzthelferin vor Ablauf der Ausbildungszeit die Abschlußprüfung, so endet das Berufsausbildungsverhältnis mit Bestehen der Abschlußprüfung. Besteht die Auszubildende die Abschlußprüfung nicht, so verlängert sich das Berufsausbildungsverhältnis auf ihr Verlangen bis zur nächstliegenden Wiederholungsprüfung, höchstens jedoch um ein Jahr.

3.2.6. Kündigung

Während der Probezeit kann das Berufsausbildungsverhältnis jederzeit ohne Einhaltung einer Kündigungsfrist gekündigt werden. Nach der Probezeit ist eine Kündigung nur aus einem wichtigen Grund ohne Einhaltung einer Kündigungsfrist oder mit einer Kündigungsfrist von vier Wochen von der auszubildenden Arzthelferin, wenn sie die Berufsausbildung aufgeben will, möglich.

3.2.7. Prüfungen

Gemäß § 42 des Berufsbildungsgesetzes ist während der Berufsausbildung zur Ermittlung des Ausbildungsstandes mindestens eine Zwischenprüfung durchzuführen.

Die Abschlußprüfung wird vor dem Prüfungsausschuß der zuständigen Ärztekammer abgelegt. Für die Durchführung ist die Prüfungsordnung der Ärztekammer maßgebend. Die Prüfung erstreckt sich über die gesamten Inhalte der Ausbildung. Den Antrag auf Zulassung zur Abschlußprüfung muß der ausbildende Arzt stellen; die dem Antrag beizufügenden Unterlagen sind im Zweifelsfalle bei der Ärztekammer zu erfragen. In aller Regel sind dem Antrag eine Beurteilung des ausbildenden Arztes, das Abschlußzeugnis einer allgemeinbildenden Schule, ein Zeugnis der Berufsschule sowie der Ausbildungsnachweis (Berichtsheft) und die Bescheinigung über die Zwischenprüfung beizufügen.

3.2.8. Sonstiges

In besonderen Fällen kann die Ärztekammer auf Antrag der Auszubildenden vorzeitig zur Prüfung zulassen, wenn durch überdurchschnittliche Leistungen zu erwarten ist, daß das Ausbildungsziel in der verkürzten Zeit erreicht werden kann.

Zur Abschlußprüfung kann auch zugelassen werden, wer nachweist, daß er ohne spezielle Ausbildung mindestens das Zweifache der Zeit, die als Ausbildungszeit vorgeschrieben ist, in dem Beruf tätig gewesen ist, in dem er die Prüfung ablegen will.

3.3 Ausbildungsordnung

3.3.1. Anerkennung, Dauer, Ausbildungsberufsbild und -rahmenplan

Die Verordnung über die Berufsausbildung zum Arzthelfer/zur Arzthelferin (Arzthelfer-Ausbildungsordnung) regelt die staatliche Anerkennung und Dauer (3 Jahre) der Ausbildung der Arzthelferin sowie in einem Ausbildungsberufsbild die Inhalte der Ausbildung in der ärztlichen Praxis. Die im Berufsbild festgelegten Fertigkeiten und Kenntnisse sollen nach einer der Ausbildungsordnung als Anlage beigefügten sachlichen und zeitlichen Gliederung vermittelt werden (Ausbildungsrahmenplan), wobei Abweichungen, insbesondere auf Grund praxisbedingter Besonderheiten, zulässig sind.

Ausbildungsberufsbild (§ 4)
Gegenstand der Berufsausbildung sind mindestens die folgenden Fertigkeiten und Kenntnisse:
1. Kenntnisse über das Gesundheitswesen und die ärztliche Praxis
2. Arbeitsschutz, Arbeitshygiene, Umweltschutz und rationale Energieverwendung
3. Maßnahmen der Praxishygiene
4. Anwenden und Pflegen medizinischer Instrumente, Geräte und Apparate
5. Betreuen von Patienten in der ärztlichen Praxis
6. Hilfeleistungen bei Notfällen
7. Mitwirken bei diagnostischen und therapeutischen Maßnahmen des Arztes
8. Durchführen von Laborarbeiten einschließlich der Qualitätssicherung
9. Umgehen mit Arzneimitteln, Impfstoffen sowie mit Heil- und Hilfsmitteln
10. Anwenden von medizinischen Termini und Grundkenntnissen über Krankheiten
11. Anatomie, Physiologie und Pathologie
12. Prävention, Prophylaxe und Rehabilitation
13. Organisieren der Praxisabläufe einschließlich Textverarbeitung
14. Durchführen des Abrechnungswesens
15. Durchführen von Verwaltungsarbeiten
16. Umgehen mit Bestimmungen der Sozialgesetzgebung

3.3.2. Ausbildungsplan, Berichtsheft

In weiteren Paragraphen wird vorgeschrieben, daß ein Ausbildungsplan vom ausbildenden Arzt unter Zugrundelegung eines Ausbildungsrahmenplanes zu erstellen ist und die Auszubildenden ein Berichtsheft in Form eines Ausbildungsnachweises zu führen haben.

3.3.3. Prüfungen

Ins einzelne gehende Bestimmungen enthält die Ausbildungsordnung für die Prüfungen. Vorgesehen sind eine schriftliche Zwischenprüfung und eine schriftliche und mündliche Abschlußprüfung in den Prüfungsfächern Medizin, Verwaltung und Wirtschafts- und Sozialkunde sowie eine praktische Prüfung im Prüfungsfach „Praktische Übungen". Die Einzelheiten über die Prüfungsbestimmungen sind nachfolgend wiedergegeben.

Prüfungsbestimmungen der Ausbildungsordnung

§ 8 (Zwischenprüfung)

(1) Zur Ermittlung des Ausbildungsstandes ist eine Zwischenprüfung durchzuführen. Sie soll vor dem Ende des zweiten Ausbildungsjahres stattfinden.

(2) Die Zwischenprüfung erstreckt sich auf die in der Anlage für das erste Ausbildungsjahr und die unter den laufenden Nummern 2, 8, 10 und 13 für das zweite Ausbildungsjahr aufgeführten Fertigkeiten und Kenntnisse (siehe Abschnitt 3.4.) sowie den im Berufsschulunterricht entsprechend den Rahmenlehrplänen zu vermittelnden Lehrstoff, soweit er für die Berufsausbildung wesentlich ist.

(3) Die Zwischenprüfung ist schriftlich an Hand praxisbezogener Fälle oder Aufgaben in insgesamt höchstens 120 Minuten in den folgenden Prüfungsgebieten durchzuführen.
1. Gesundheitswesen,
2. Praxishygiene,
3. Apparate- und Instrumentenkunde,
4. Anatomie und Physiologie,
5. Praxisorganisation,
6. Sozialgesetzgebung.

Die Prüfungsdauer kann insbesondere unterschritten werden, soweit die schriftliche Prüfung in programmierter Form durchgeführt wird.

§ 9 (Abschlußprüfung)

(1) Die Abschlußprüfung erstreckt sich auf die in der Anlage aufgeführten Fertigkeiten und Kenntnisse sowie auf den im Berufsschulunterricht vermittelten Lehrstoff, soweit er für die Berufsausbildung wesentlich ist.

(2) Die Prüfung ist in den Prüfungsfächern Medizin, Verwaltung sowie Wirtschafts- und Sozialkunde schriftlich und im Prüfungsfach Praktische Übungen mündlich durchzuführen.

(3) Für die schriftliche Prüfung kommen Fragen und Aufgaben insbesondere aus folgenden Gebieten in Betracht:
1. Im Prüfungsfach Medizin:
   a) Grundkenntnisse der Anatomie, Physiologie und Pathologie,
   b) Praxishygiene und Umweltschutz,
   c) Arbeitsschutz,
   d) Medizinische Apparate, Geräte und Instrumente,
   e) Laborarbeiten einschließlich Qualitätssicherung,
   f) Grundkenntnisse über Arzneimittel einschließlich Impfstoffe,
   g) Prävention und Prophylaxe;
2. im Prüfungsfach Verwaltung:
   a) Gesundheitswesen,
   b) Grundkenntnisse fachbezogener Rechtsvorschriften und der Sozialgesetzgebung,
   c) Kassenärztliches Abrechnungswesen,
   d) Privatliquidation,
   e) Rechnungswesen und Zahlungsverkehr,
   f) Praxisorganisation;
3. im Prüfungsfach Wirtschafts- und Sozialkunde:
   Allgemeine wirtschaftliche und gesellschaftliche Zusammenhänge der Berufs- und Arbeitswelt.

Die Fragen und Aufgaben sollen vorwiegend praxisbezogene Fälle berücksichtigen.

(4) Im Prüfungsfach Praktische Übungen soll der Prüfling bei der Bearbeitung praktischer Vorgänge zeigen, daß er technische, medizinische und verwaltungsmäßige Zusammenhänge einer Arztpraxis versteht und praktische Aufgaben lösen kann. Es kommen Fragen und Aufgaben insbesondere aus folgenden Gebieten in Betracht:
a) Umgang mit Patienten,
b) Wartung des Praxisinventars,
c) Hilfeleistungen in der Praxis,
d) Anwendung und Pflege medizinischer Apparate, Geräte und Instrumente,
e) Durchführung einfacher Laborarbeiten,
f) Sterilisieren und Desinfizieren,
g) Abwickeln von Schriftverkehr.

(5) Für die schriftliche Prüfung ist von folgenden zeitlichen Höchstwerten auszugehen:
1. im Prüfungsfach Medizin   120 Minuten,
2. im Prüfungsfach Verwaltung 120 Minuten,
3. im Prüfungsfach Wirtschafts- und Sozialkunde   45 Minuten.

Die Prüfungsdauer kann insbesondere unterschritten werden, soweit die schriftliche Prüfung in programmierter Form durchgeführt wird.

(6) Die Prüfung im Prüfungsfach Praktische Übungen soll für den einzelnen Prüfling nicht länger als 45 Minuten dauern.

(7) Die schriftliche Prüfung ist auf Antrag des Prüflings oder nach Ermessen des Prüfungsausschusses in einzelnen Fächern durch eine mündliche Prüfung zu ergänzen, wenn diese für das Bestehen der Prüfung den Ausschlag geben kann. Schriftliche und mündliche Prüfung haben das gleiche Gewicht.

(8) Bei der Ermittlung des Gesamtergebnisses haben die Prüfungsfächer Medizin und Verwaltung gegenüber jedem der übrigen Prüfungsfächer das doppelte Gewicht.

(9) Zum Bestehen der Abschlußprüfung müssen im Gesamtergebnis und im Durchschnitt der Prüfungsergebnisse für die Prüfungsfächer Medizin und Verwaltung mindestens ausreichende Leistungen erbracht werden. Werden die Prüfungsleistungen in mindestens einem Prüfungsfach mit ungenügend bewertet, so ist die Prüfung nicht bestanden.

§ 10 (Übergangsregelungen)

(1) Bei Abschlußprüfungen, die vor dem 1. August 1992 durchgeführt werden, kann der Prüfungsausschuß auf eine Prüfung im Fach Praktische Übungen nach § 9 Abs. 4 verzichten, soweit am 1. August 1986 bei der Abschlußprüfung dieses Prüfungsfach noch nicht geprüft wird.

(2) Auf Berufsausbildungsverhältnisse, die bei Inkrafttreten dieser Verordnung bestehen, sind die bisherigen Vorschriften weiter anzuwenden, es sei denn, die Vertragsparteien vereinbaren die Anwendung der Vorschriften dieser Verordnung.

3.4. Ausbildungsrahmenplan
für die Berufsausbildung zum Arzthelfer/zur Arzthelferin
(Anlage zu § 5 der Arzthelfer-Ausbildungsverordnung vom 10. Dez. 1985)

Abschnitt I: Berufliche Grundbildung im ersten Ausbildungsjahr

Teil des Ausbildungsberufsbildes	zu vermittelnde Fertigkeiten und Kenntnisse	zeitliche Richtwerte in Wochen im ersten Ausbildungsjahr
1. Kenntnisse über das Gesundheitswesen und die ärztliche Praxis (§ 4 Nr. 1)	a) Aufgaben und Organisation des Gesundheitswesens und seine Einordnung in das Gesamtsystem der sozialen Sicherung beschreiben b) die grundlegende Struktur der Sozialgesetzgebung beschreiben c) die Grundlagen der gesetzlichen Krankenversicherung beschreiben d) die Stellung der ärztlichen Praxis im Gesundheitswesen erläutern e) Aufgaben und Funktionsbereiche der ausbildenden ärztlichen Praxis erläutern f) Gebiete ärztlicher Tätigkeiten beschreiben und über Teilgebiete Auskunft geben g) die in der ausbildenden ärztlichen Praxis geltenden Regelungen über Arbeitszeit, Vollmachten und Weisungsbefugnisse beschreiben h) für die Arzthelfer/Arzthelferinnen geltende arbeits- und tarifrechtliche Regelungen beschreiben i) Rechtsvorschriften für die Arbeit in der ärztlichen Praxis nennen und beachten k) Inhalte der Ausbildungsordnung und den betrieblichen Ausbildungsplan beschreiben	8

Ausbildung der Arzthelferin 33

Teil des Ausbildungsberufsbildes	zu vermittelnde Fertigkeiten und Kenntnisse	zeitliche Richtwerte in Wochen im ersten Ausbildungsjahr
2. Arbeitsschutz, Arbeitshygiene, Umweltschutz und rationelle Energieverwendung (§ 4 Nr. 2)	a) Vorschriften zum Schutz der Gesundheit am Arbeitsplatz, insbesondere Unfallverhütungsvorschriften, beachten b) Verhaltensregeln im Brandfall nennen und Maßnahmen zur Brandbekämpfung ergreifen c) Maßnahmen des Strahlenschutzes beschreiben d) Grundsätze der Hygiene beachten e) Maßnahmen der allgemeinen und persönlichen Hygiene ergreifen f) berufsbezogene, mögliche Ursachen der Umweltbelastung nennen g) Maßnahmen zur Sammlung, Lagerung und Beseitigung von Abfällen unter Beachtung der einschlägigen Vorschriften, insbesondere des Umwelt- und Seuchenschutzes, ergreifen h) die in der ausbildenden ärztlichen Praxis verwendeten Energiearten nennen und Möglichkeiten rationeller Energieverwendung im beruflichen Einwirkungs- und Beobachtungsbereich anführen	während der gesamten Ausbildungszeit zu vermitteln
3. Maßnahmen der Praxishygiene (§ 4 Nr. 3)	a) medizinische Instrumente, Geräte und Apparate nach den gebräuchlichen Verfahren desinfizieren, reinigen und sterilisieren b) Materialien, insbesondere Verbandstoffe, Tupfer und Handschuhe, sterilisieren c) für Hygiene in den Praxisräumen sorgen d) erste Maßnahmen bei übertragbaren Krankheiten ergreifen	10
4. Betreuen von Patienten in der ärztlichen Praxis (§ 4 Nr. 5)	Situationen von Patienten beim Aufsuchen einer Arztpraxis beschreiben	4
5. Hilfeleistungen bei Notfällen (§ 4 Nr. 6)	a) Verhalten bei Unfällen in der ärztlichen Praxis beschreiben und Hilfe leisten b) Maßnahmen der Ersten Hilfe durchführen	8
6. Anwenden von medizinischen Fachausdrücken und Grundkenntnissen über Krankheiten (§ 4 Nr. 10)	a) Grundbegriffe der medizinischen Terminologie nennen und gebräuchliche Fachausdrücke und Abkürzungen anwenden b) über die wichtigsten Krankheitsursachen wie Ernährung, mechanische Einwirkungen, Strahlen- und Temperatureinwirkungen, Einwirkungen chemischer Substanzen, innere Krankheitsursachen Auskunft geben c) typische Veränderungen der Gewebe durch Krankheiten und deren Ursachen beschreiben	6

… Ausbildung der Arzthelferin

Teil des Ausbildungsberufsbildes	zu vermittelnde Fertigkeiten und Kenntnisse	zeitliche Richtwerte in Wochen im ersten Ausbildungsjahr
	d) wesentliche übertragbare Krankheiten und deren wichtige Symptome beschreiben	
7. Anatomie, Physiologie und Pathologie (§ 4 Nr. 11)	a) Aufbau und Funktion des Körpers in seinen Grundzügen beschreiben b) Aufbau und Funktionen des Körpergewebes erläutern c) Aufbau, Funktionen und wichtige Erkrankungen des Bewegungsapparates erläutern	8
8. Organisieren der Praxisabläufe einschließlich Textverarbeitung (§ 4 Nr. 13)	a) Postein- und -ausgang vorbereiten b) Telefonverkehr abwickeln	2
9. Umgehen mit Bestimmungen der Sozialgesetzgebung (§ 4 Nr. 16)	a) die grundlegende Struktur der Sozialgesetzgebung beschreiben b) die Grundlagen der Renten- und Arbeitslosenversicherung beschreiben	6

Abschnitt II: Berufliche Fachbildung — Fertigkeiten und Kenntnisse im zweiten und dritten Ausbildungsjahr

Teil des Ausbildungsberufsbildes	zu vermittelnde Fertigkeiten und Kenntnisse	zeitliche Richtwerte in Wochen im zweiten und dritten Ausbildungsjahr	
		2	3
1. die in § 4 Nr. 2 aufgeführten Teile des Ausbildungsberufsbildes	die in Abschnitt I, laufende Nummer 2, Spalte 3 aufgeführten Fertigkeiten und Kenntnisse	während der gesamten Ausbildungszeit zu vermitteln	
2. Anwenden und Pflegen medizinischer Instrumente, Geräte und Apparate (§ 4 Nr. 4)	a) die Ausstattung der ausbildenden ärztlichen Praxis mit medizinischen Instrumenten, Geräten und Apparaten beschreiben b) Zweck, Funktionsweise, Anwendung und Pflege einschlägiger medizinischer Instrumente, Geräte und Apparate beschreiben c) medizinische Instrumente, Geräte und Apparate pflegen	4	

Ausbildung der Arzthelferin 35

Teil des Ausbildungsberufsbildes	zu vermittelnde Fertigkeiten und Kenntnisse	zeitliche Richtwerte in Wochen im zweiten und dritten Ausbildungsjahr	
		2	3
	d) Fehler in der Funktionsweise und bei der Anwendung medizinischer Geräte und Apparate feststellen und Maßnahmen zu ihrer Beseitigung ergreifen e) bei der Anwendung medizinischer Geräte und Apparate, insbesondere von Diagnose- und Therapiegeräten, mitwirken	4	
3. Betreuen von Patienten in der ärztlichen Praxis (§ 4 Nr. 5)	a) Möglichkeiten und Notwendigkeiten der Einwirkung auf den Patienten, insbesondere unter psychologischen Gesichtspunkten, beschreiben b) Patienten situationsgerecht empfangen und betreuen	4	
	c) die Situation des anrufenden Patienten einschätzen; fallgerecht entscheiden		4
4. Hilfeleistungen bei Notfällen (§ 4 Nr. 6)	a) bedrohliche Zustände bei Patienten erkennen und Sofortmaßnahmen veranlassen b) bei Maßnahmen des Arztes in Notfallsituationen mitwirken		4
5. Mitwirken bei diagnostischen und therapeutischen Maßnahmen des Arztes (§ 4 Nr. 7)	a) bei diagnostischen Maßnahmen, insbesondere EKG, Röntgen, Sonographie, Endoskopie, Punktionen, Katheterisierung, gynäkologischen Untersuchungen, Einläufen, mitwirken	6	
	b) bei therapeutischen Maßnahmen, insbesondere Injektionen, Verbände, Spülungen, kleinen chirurgischen Eingriffen und der Lokalanästhesie, mitwirken		4
6. Durchführen von Laborarbeiten einschließlich der Qualitätssicherung (§ 4 Nr. 8)	a) Grundlagen für die Durchführung medizinischer Laboruntersuchungen beschreiben b) Laborgeräte und -apparate und ihre Anwendung beschreiben c) Blut, Urin und Stuhl für Untersuchungszwecke gewinnen	8	
	d) Harn-, Stuhl- und ausgewählte Blutuntersuchungen durchführen, protokollieren und die Untersuchungsergebnisse durch Qualitätskontrollen sichern e) Labordaten auf ihre Bedeutung für den Patienten einstufen f) Untersuchungsmaterialien aufbewahren, versenden und beseitigen g) Labordaten dokumentieren		6

36 Ausbildung der Arzthelferin

Teil des Ausbildungs-berufsbildes	zu vermittelnde Fertigkeiten und Kenntnisse	zeitliche Richtwerte in Wochen im zweiten und dritten Ausbildungsjahr	
		2	3
7. Umgehen mit Arzneimitteln, Sera und Impfstoffen sowie mit Heil- und Hilfsmitteln (§ 4 Nr. 9)	a) die Begriffe Arzneimittel, Betäubungsmittel, Sera und Impfstoffe sowie Heil- und Hilfsmittel erklären b) Voraussetzungen für die Arzneimittelabgabe unter Berücksichtigung der einschlägigen Vorschriften beschreiben c) Formen und Arten der Verabreichung von Arzneimitteln beschreiben d) Wirkungen und wesentliche unerwünschte Wirkungen häufig verabreichter Arzneimittelgruppen nennen e) Arzneimittel, Heil- und Hilfsmittel unter Berücksichtigung der einschlägigen Vorschriften aufbewahren, handhaben und Praxisbedarf bevorraten	8	
8. Anatomie, Physiologie und Pathologie (§ 4 Nr. 11)	a) Aufbau der Organe und Organsysteme in Grundzügen beschreiben b) Lage der einzelnen Organe und ihre Beziehungen zur Körperoberfläche beschreiben c) Funktionsweise der Organe und Organsysteme beschreiben d) wesentliche Erkrankungen — der Steuerungssysteme des Körpers — des Kreislaufsystems — des Blutes — der Atmungsorgane — des Verdauungssystems — der Ausscheidungsorgane — der Haut- und Sinnesorgane — der Geschlechtsorgane erläutern	9	
9. Prävention, Prophylaxe und Rehabilitation (§ 4 Nr. 12)	a) Möglichkeiten zur Vorbeugung von Krankheiten nennen b) Möglichkeiten der aktiven und passiven Immunisierung beschreiben c) Möglichkeiten der Rehabilitation nennen d) bei der Gesundheitsberatung mitwirken		3
10. Organisieren der Praxisabläufe einschließlich Textverarbeitung (§ 4 Nr. 13)	a) Schriftverkehr unter Einbeziehung neuer Formen der Textverarbeitung durchführen b) Patientendokumentation organisieren c) Verfahren der Terminplanung und Patientenbestellung erläutern		8

Teil des Ausbildungs- berufsbildes	zu vermittelnde Fertigkeiten und Kenntnisse	zeitliche Richtwerte in Wochen im zweiten und dritten Ausbildungs- jahr	
		2	3
	d) praxisinterne Abläufe planen und mit Patienten Termine vereinbaren e) Vordrucke Arbeitsvorgängen zuordnen und ausfüllen		8
11. Durchführen des Abrechnungs- wesens (§ 4 Nr. 14)	a) ärztliche Gebührenordnung und ihre Anwendungsbereiche beschreiben b) ärztliche Leistungen Kostenträgern zuordnen c) ärztliche Leistungen Gebührenordnungspositionen zuordnen		4
	d) Abrechnung mit gesetzlichen Krankenkassen und sonstigen Kostenträgern unter Anwendung der Abrechnungsbestimmungen durchführen e) Abläufe der Quartalsabrechnung organisieren und durchführen f) Rechnungen für Selbstzahler erstellen		8
12. Durchführen von Verwaltungs- arbeiten (§ 4 Nr. 15)	a) Grundregeln der Buchführung in der ärztlichen Praxis anwenden b) Zahlungsvorgänge abwickeln und überwachen c) Mahnverfahren einleiten d) Vorschriften aus dem Kaufvertragsrecht anwenden		6
13. Umgehen mit Bestimmungen der Sozialgesetz- gebung (§ 4 Nr. 16)	a) Versichertenkreis und Leistungssystem der gesetzlichen Kranken- und Unfallversicherung beschreiben b) über Grundlagen der Beitragserhebung Auskunft geben		3
	c) über Bestimmungen für besondere Personengruppen, insbesondere für werdende Mütter, Behinderte, Sozialhilfeempfänger und Kriegsopfer, Auskunft geben d) Bestimmungen der Sozialgesetzgebung in der ärztlichen Praxis anwenden		3

3.5. Rahmenlehrplan der Kultusministerkonferenz

Die Ziele der Berufsschule und die Fachziele der Ausbildung zur Arzthelferin in der Berufsschule sind den Vorbemerkungen des Rahmenlehrplanes zu entnehmen.

Berufsschulen vermitteln dem Schüler/der Schülerin allgemeine und berufsbezogene Lerninhalte für die Berufsausbildung, die Berufsausübung und im

Hinblick auf die berufliche Weiterbildung. Soweit eine berufsfeldbreite Grundbildung in vollzeitschulischer Form durchgeführt wird, wird auch die fachpraktische Ausbildung vermittelt. Allgemeine und berufsbezogene Lerninhalte zielen auf die Bildung und Erziehung für berufliche und außerberufliche Situationen.

Entsprechend diesen Zielvorstellungen sollen die Schüler/Schülerinnen
- eine fundierte Berufsausbildung erhalten, auf deren Grundlage sie befähigt sind, sich auf veränderte Anforderungen einzustellen und neue Aufgaben zu übernehmen. Damit werden auch ihr Entscheidungs- und Handlungsspielraum und ihre Möglichkeit zur freien Wahl des Arbeitsplatzes erweitert,
- unter Berücksichtigung ihrer betrieblichen Erfahrungen, Kenntnisse und Einsichten in die Zusammenhänge ihrer Berufstätigkeit erwerben, damit sie gut vorbereitet in die Arbeitswelt eintreten,
- Fähigkeiten und Einstellungen erwerben, die ihr Urteilsvermögen und ihre Handlungsfähigkeit und -bereitschaft in beruflichen und außerberuflichen Bereichen vergrößern,
- Möglichkeiten und Grenzen der persönlichen Entwicklung durch Arbeit und Berufsausübung erkennen, damit sie mit mehr Selbstverständnis ihre Aufgaben erfüllen und ihre Befähigung zur Weiterbildung ausschöpfen,
- in der Lage sein, betriebliche, rechtliche sowie wirtschaftliche, soziale und politische Zusammenhänge zu erkennen,
- sich der Spannung zwischen den eigenen Ansprüchen und denen ihrer Mit- und Umwelt bewußt werden und bereit sein, zu einem Ausgleich beizutragen und Spannungen zu ertragen.

Für den Rahmenlehrplan gelten folgende übergreifende Lernziele, wobei die berufsspezifische Anbindung an entsprechenden fachlichen Lernzielen vorzunehmen ist.

Der Schüler/die Schülerin soll
- Grundsätze und Maßnahmen der Unfallverhütung und des Arbeitsschutzes zur Vermeidung von Gesundheitsschäden und zur Vorbeugung gegen Berufskrankheiten kennen und beachten;
- mit der Berufsausübung verbundene Umweltbelastungen erkennen und Maßnahmen zu ihrer Vermeidung bzw. Verminderung treffen;
- Grundsätze und Maßnahmen des rationellen Einsatzes von Energie beschreiben;
- Kenntnisse der Anatomie, der Physiologie und der Pathologie besitzen;
- Fachsprache anwenden;
- sich seiner/ihrer Verantwortung bei der Durchführung von Hygienemaßnahmen und beim Umgang mit Medikamenten und Geräten bewußt sein;
- die Bedeutung der verwaltenden Tätigkeiten erkennen und die dafür erforderlichen Kenntnisse und Fertigkeiten anwenden;
- Verantwortungsbewußtsein bei der Erfassung, Verarbeitung und Weitergabe von Informationen und Daten entwickeln;
- moderne Technologien in praxisnahen Funktions- und Handlungszusammenhängen anwenden;

- die Fähigkeit entwickeln, im Rahmen der beruflichen Aufgaben mit Menschen verständnisvoll umzugehen und bei ihrer Betreuung sachkundige Hilfe zu leisten;
- den beruflichen Aufgaben- und Verantwortungsbereich beachten;
- Einsicht in die Bedeutung des Gesundheitswesens für den einzelnen und die Gesellschaft gewinnen und Bereitschaft entwickeln, die im Beruf erworbenen Fähigkeiten verantwortungsbewußt einzusetzen.

Rahmenlehrplan   Übersicht über die Lerngebiete mit Zeitrichtwerten

Lerngebiete	Zeitrichtwerte (Unterrichtsstunden) i. d. Ausbildungsjahren		
	1.	2.	3.
1. Anatomie und Physiologie	80	40	—
2. Hygiene	40	—	—
3. Geräte, Apparate und Instrumente	20	20	20
4. Labortechnologie	40	40	40
5. Gesundheitswesen	20	—	—
6. Pathologie	—	40	—
7. Arzneimittel, Heil- und Hilfsmittel	—	—	20
8. Diagnose und Therapie/Patientenbetreuung	—	—	40
9. Rechnungswesen/Zahlungsverkehr	30	20	40
10. Recht	50	20	—
11. Kassenärztliche Praxis/Abrechnungswesen	—	40	40
12. Praxisorganisation	—	20	40
13. Textverarbeitung	40	40	40
Insgesamt	320	280	280

3.6. Prüfungsordnung der Ärztekammer

Unter Berücksichtigung der Bestimmungen des Berufsbildungsgesetzes und der neuen Ausbildungsordnung werden von den Ärztekammern auch neue Prüfungsordnungen erarbeitet und von den jeweiligen Berufsbildungsausschüssen verabschiedet.

Eine von der Bundesärztekammer erarbeitete Musterprüfungsordnung, die Grundlage für die Prüfungsordnungen der Ärztekammern sein wird, liegt bereits vor. Sie regelt die mit der Errichtung und Arbeit von Prüfungsausschüssen zusammenhängenden Fragen, bestimmt Grundsätzliches zu Prüfungsterminen und Zulassungsvoraussetzungen für die Prüfung, regelt die Durchführung und Bewertung der Prüfung wie auch die Voraussetzungen und Durchführung der Wiederholungsprüfung.

Festgelegt ist weiterhin, daß der Prüfungsteilnehmer über die Prüfung ein Zeugnis erhält, bei bestandener Prüfung erteilt die Ärztekammer zusätzlich einen Arzthelfer-/Arzthelferinnenbrief.

Ausbildung der Arzthelferin

```
ÄRZTEKAMMER SCHLESWIG-HOLSTEIN
        Körperschaft des öffentlichen Rechts


        ARZTHELFERINNENBRIEF


Frau _____
            (Vorname)              (Name)

geboren am _____ in _____
hat die Abschlußprüfung als

            ARZTHELFERIN

am _____ vor dem Prüfungsausschuß der Ärztekammer
Schleswig-Holstein bestanden und auf Grund des Ergebnisses diesen
Helferinnenbrief erhalten.


Bad Segeberg, den _____

                            DER PRÄSIDENT
```

Sobald die Prüfungsordnungen auf der Grundlage der neuen Ausbildungsordnung bei den Ärztekammern vorliegen, können sie dort angefordert werden.

4 Berufsausübung der Arzthelferin

4.1. Bewerbung um eine Stelle

Für Arzthelferinnen mit gutem Abschlußzeugnis und einer ausgewogenen, gut fundierten Ausbildung sind die Berufsaussichten recht gut. Anstellungsmöglichkeiten bestehen insbesondere bei niedergelassenen Ärzten, aber auch in medizinischen Instituten, in Krankenhäusern, bei Betriebsärzten, in Einrichtungen des Bundesgrenzschutzes, der Bundeswehr u. a.

Wenn ein Verbleiben der Arzthelferin nach der Ausbildung in der Ausbildungspraxis nicht möglich ist, besteht die Notwendigkeit, sich bei einem niedergelassenen Arzt oder einem geeigneten Betrieb um eine Stelle zu bewerben.

Zur Bewerbung gehören

- das Bewerbungsschreiben
- der handgeschriebene Lebenslauf; darin sind aufzuführen: Name, Vorname, Geburtstag, Name und Wohnort der Eltern, Schulbildung, Berufsausbildung, ggf. bisherige Berufstätigkeit, sowie weitere für den künftigen Arbeitgeber wissenswerte Angaben
- Zeugnisse in beglaubigter Abschrift oder Fotokopie.

Eine persönliche Vorstellung sollte erst nach einer Aufforderung erfolgen.

4.2. Aufnahme eines Arbeitsverhältnisses

Nachdem Einigung über die Aufnahme eines Arbeitsverhältnisses zwischen Arzt und Arzthelferin besteht, wird ein Arbeitsvertrag geschlossen. Die Form des Arbeitsvertrages ist nicht vorgeschrieben. Empfehlenswert ist der Abschluß eines schriftlichen Arbeitsvertrages unter Zugrundelegung eines bei der Ärztekammer erhältlichen Musterarbeitsvertrages (siehe Abbildung). Der Arbeitsvertrag sollte sich am Mantel- und Gehaltstarifvertrag für Arzthelferinnen orientieren.

Im Arbeitsvertrag sollten auf jeden Fall folgende Sachverhalte geregelt werden:

- Beginn der Tätigkeit
- Dauer der Probezeit
- Pflichten der Arzthelferin
- Arbeitszeit
- Höhe des Gehaltes
- ggf. weitere Leistungen (Fahrtkosten, Essenszuschuß, Vermögenswirksame Leistungen)

```
Erika Müller                    3000 Hannover 51, 15.1.19..
                                Fritzstr. 8
                                tel. erreichbar über 0511-887794


Herrn
Dr.med. Schulze
Allee 58

7171 Rheinsberg


Bewerbung als Arzthelferin

Sehr geehrter Herr Doktor!

Auf Ihre Anzeige hin bewerbe ich mich bei Ihnen als Arzthelferin.
Ich bin 23 Jahre alt und war nach der Ausbildung und Prüfung vor
der Ärztekammer in Xdorf bisher 5 Jahre lang in zwei ärztlichen
Praxen tätig. Aus persönlichen Gründen habe ich vor, die Stelle
zu wechseln. Vor der Tätigkeit als Arzthelferin habe ich die
Handelsschule besucht.

Ich würde mich freuen, wenn ich bei Ihnen arbeiten dürfte, und
könnte die Stelle zum gewünschten Zeitpunkt, am 1. April, antreten.


Mit freundlichen Grüßen              Anlagen:
                                     Lebenslauf
                                     2 Zeugnissee
    (Unterschrift)                   Gesundheitszeugnis
                                     Rückporto
```

- Urlaub
- Kündigung, Kündigungsfristen
- Anwendung von Tarifverträgen

Üblicherweise beginnt ein Arbeitsverhältnis mit einer drei- bis sechsmonatigen Probezeit; sie entfällt, wenn die Arzthelferin unmittelbar nach ihrer Ausbildung in der gleichen Praxis eingestellt wird. Die Probezeit soll beiden Vertragspartnern die Möglichkeit geben, die Kooperationsbereitschaft und das Können der Arzthelferin, aber auch das Klima der Zusammenarbeit in der Praxis u. a. m. zu beurteilen.

Gesundheitszeugnis

Vor Aufnahme der Tätigkeit muß nach den Vorschriften der Berufsgenossenschaft für Gesundheitsdienst und Wohlfahrtspflege auf Kosten des Arbeitgebers eine Einstellungsuntersuchung der Arzthelferin durch einen von ihr frei zu wählenden Arzt durchgeführt werden. Dabei soll festgestellt werden, ob gegen eine Beschäftigung der Arzthelferin gesundheitliche Bedenken bestehen (siehe auch Kapitel 24).

Nach der Röntgenverordnung ist vorgeschrieben, daß Mitarbeiter des Arztes vor Beginn einer Beschäftigung im Kontrollbereich von einem hierzu besonders ermächtigten Arzt untersucht und einmal jährlich auf Strahlenschäden nachuntersucht werden.

Die Jugendarbeitsschutzuntersuchung ist wegen ihrer anderen Zielsetzung und aus formalen Gründen kein Ersatz für eine Einstellungsuntersuchung.

Arbeitsvertrag für Arzthelferinnen
Zur Anwendung empfohlen im Bereich der Ärztekammer Niedersachsen

zwischen Herrn / Frau Dr. med. ....

(Name des Arbeitgebers)

in ....

(Anschrift der Praxis des Arbeitgebers)

und Frau / Frl. ....

(Name der Arzthelferin)

in ....

(Anschrift der Arzthelferin)

wird folgender Vertrag geschlossen:

§ 1

(1) Frau/Frl. .... wird mit Wirkung vom .... in der Praxis des Arbeitgebers als Arzthelferin eingestellt.
(2) Der Arbeitsvertrag wird auf unbestimmte Zeit abgeschlossen *).
Der Arbeitsvertrag wird bis zum .... abgeschlossen *).
(3) Die ersten drei Monate der Tätigkeit gelten als Probezeit *).
Eine Probezeit wird im Hinblick auf die vorausgegangene Lehre als Arzthelferin nicht vereinbart *).

§ 2

Der Arbeitsbereich richtet sich nach dem geltenden Berufsbild der Arzthelferin.

§ 3

(1) Die Arzthelferin hat die ihr übertragenen Dienstobliegenheiten gewissenhaft wahrzunehmen und ihr Verhalten den besonderen Verhältnissen der Praxis anzupassen. Sie ist verpflichtet, alle Anordnungen des Arbeitgebers und die Vorschriften der Berufsgenossenschaft zur Verhütung von Arbeitsunfällen und Berufskrankheiten gewissenhaft zu befolgen.
(2) Die Arzthelferin ist insbesondere verpflichtet
— alle Praxisvorgänge sowie den Personenkreis der Patienten geheimzuhalten (§ 203 StGB), und zwar auch nach Beendigung des Arbeitsverhältnisses,
— die festgesetzte Arbeitszeit einzuhalten,
— die Praxiseinrichtung und das Arbeitsmaterial nur zu den ihr übertragenen Arbeiten zu verwenden, keinen Mißbrauch damit zu treiben und sorglich damit umzugehen,
— auf Sauberkeit und Hygiene in den Praxisräumen zu achten,
— alle im Rahmen der ärztlichen Praxis wichtigen Vorkommnisse dem Arbeitgeber unverzüglich mitzuteilen.

§ 4

Eine Nebentätigkeit der Arzthelferin bedarf der Genehmigung des Arbeitgebers.

§ 5

(1) Die Arzthelferin ist verpflichtet, sich vorgeschriebenen und auch weiteren ärztlichen Untersuchungen, die durch ihre Tätigkeit notwendig werden, zu unterziehen.
(2) Die Kosten trägt der Arbeitgeber, soweit er die Untersuchungen wünscht.

§ 6

(1) Die durchschnittliche wöchentliche Arbeitszeit richtet sich nach den für Arzthelferinnen geltenden, in § 14 Abs. 2 näher bezeichneten Tarifverträgen *).
Es wird eine wöchentliche Teilarbeitszeit von .... Stunden vereinbart *).
(2) Beginn, Ende und Aufteilung der Arbeitszeit richten sich unter Berücksichtigung der Sprechstunden und ggf. des Notfalldienstes nach den Erfordernissen der Praxis des Arbeitgebers.

§ 7

(1) Persönliche Angelegenheiten hat die Arzthelferin außerhalb der Arbeitszeit zu erledigen. Ein Fernbleiben von der Arbeit ist nur nach vorheriger Zustimmung des Arbeitgebers gestattet. Kann diese Zustimmung den Umständen nach vorher nicht eingeholt werden, so ist der Arbeitgeber unverzüglich über die Gründe des Fernbleibens zu unterrichten.
(2) Die Arbeitsunfähigkeit ist ohne schuldhaften Verzug anzuzeigen. Bei einer Arbeitsunfähigkeit von mehr als drei Kalendertagen hat die Arzthelferin spätestens am darauffolgenden Arbeitstag eine ärztliche Bescheinigung über die Arbeitsunfähigkeit und ihre voraussichtliche Dauer vorzulegen.
(3) Bleibt die Arzthelferin ohne Erlaubnis oder ohne hinreichende Entschuldigung der Arbeit fern, so verliert sie für die Dauer des Fernbleibens den Anspruch auf ihr Gehalt.

*) Nichtzutreffendes bitte streichen

§ 8

Die Arzthelferin hat bei unverschuldeter Arbeitsversäumnis infolge eines in ihrer Person liegenden Grundes sowie auch bei durch Unfall verursachter Arbeitsunfähigkeit Anspruch auf Fortzahlung des Gehaltes bis zum Ende der sechsten Woche.

§ 9

(1) Die Arzthelferin hat in jedem Kalenderjahr Anspruch auf bezahlten Urlaub. Er beträgt derzeit jährlich .... Arbeitstage.

(2) Der Urlaub wird unter Berücksichtigung der Belange der Praxis und der Wünsche der Arzthelferin nach Möglichkeit zusammenhängend gewährt.

§ 10

Das Gehalt beträgt monatlich brutto .... DM.

§ 11

(1) Das Arbeitsverhältnis kann mit einer Frist von sechs Wochen zum Schluß eines Kalendervierteljahres gekündigt werden, sofern sich nicht aus anderen Vorschriften eine längere Frist ergibt.

(2) Innerhalb der Probezeit ist die Kündigung am 15. zum Monatsschluß zulässig.

(3) Die fristlose Kündigung aus wichtigem Grund gemäß § 626 BGB bleibt unberührt.

(4) Die Kündigung bedarf der Schriftform.

§ 12

(1) Die Arzthelferin erhält nach Kündigung des Arbeitsverhältnisses auf Wunsch ein vorläufiges Zeugnis, das bei Beendigung des Arbeitsverhältnisses gegen ein endgültiges Zeugnis umgetauscht wird.

(2) Das Zeugnis muß Angaben über die Art und Dauer der Tätigkeit sowie — auf Wunsch der Arzthelferin — über ihre Leistung und Führung im Dienst enthalten.

§ 13

Änderungen dieses Arbeitsvertrages und zusätzliche Vereinbarungen bedürfen der Schriftform.

§ 14

(1) Der diesem Vertrag beigefügte Personalbogen ist Bestandteil dieses Vertrages.

(2) Im übrigen finden die Bestimmungen der von der Arbeitsgemeinschaft zur Regelung der Arbeitsbedingungen der Arzthelferinnen mit den Gewerkschaften abgeschlossenen Tarifverträge für Arzthelferinnen in der jeweils gültigen Fassung Anwendung.

(3) Bei etwaigen gerichtlichen Streitigkeiten richtet sich der Gerichtsstand nach dem Sitz der ärztlichen Praxis.

§ 15

Sonstige Vereinbarungen:

....

....

....

Ort ....   Datum ....

(Stempel und Unterschrift des Arztes)   (Unterschrift der Arzthelferin)

(Unterschriften der Sorgeberechtigten bei Minderjährigen)

Personalbogen

I. Vor- und Zuname (ggf. auch Geburtsname): ....

II. Anschrift: ....

                                                  Ort, Straße, Hausnummer

III. geboren am .... in ....

IV. Staatsangehörigkeit: ....

V. Familienstand: ledig - verheiratet - verwitwet - geschieden

VI. Zahl der Kinder: .... Geburtsdaten: ....

VII. Anschrift der nächsten Angehörigen: ....

VIII. Durchgemachte Krankheiten: ....

IX. Zur Zeit bestehende Krankheiten, Leiden oder Beeinträchtigungen der Arbeitsfähigkeit: ....

X. Besteht eine Schwangerschaft oder liegen Anzeichen einer Schwangerschaft vor? ....

Ich versichere, diese Angaben wahrheitsgemäß gemacht zu haben.

....
(Ort, Datum)   (Unterschrift der Arzthelferin)

4.3. Kündigung

Nach den Bestimmungen des Manteltarifvertrages kann mit einer Frist von sechs Wochen zum Schluß eines Kalendervierteljahres schriftlich gekündigt werden. Innerhalb der Probezeit ist eine Kündigung bis zum 15. eines jeden Monats mit Wirkung zum Monatsende zulässig. Nach mindestens fünfjähriger Tätigkeit bei demselben Arbeitgeber verlängert sich die Kündigungsfrist für den Arbeitgeber auf drei Monate zum Quartalsende. Beim Tode des Arbeitgebers verbleibt es bei den gesetzlichen Regelungen.

Nach Kündigung hat die Arzthelferin Anspruch auf umgehende Aushändigung eines Zeugnisses.

Kündigungen des Arbeitgebers unterliegen den Bestimmungen des Kündigungsschutzgesetzes, wenn

1. das Arbeitsverhältnis mindestens 6 Monate gedauert hat, bevor die Kündigung ausgesprochen wurde und
2. mindestens sechs Arbeitnehmer in der Praxis beschäftigt sind.

Praktikanten und Auszubildende werden hierbei nicht mitgerechnet. Zu den Arbeitnehmern gehören jedoch auch Teilzeitkräfte (über 10 Std. pro Woche bzw. 45 Std. pro Monat), Putzfrauen und die eventuell mitarbeitende Ehefrau des Arztes.

Sind weniger als sechs Mitarbeiter in der Praxis beschäftigt bzw. hat das Arbeitsverhältnis noch nicht sechs Monate gedauert, gilt das Kündigungsschutzgesetz nicht. In solchen Fällen kann der Arbeitgeber ohne Angabe von Gründen kündigen. Die Kündigungsfristen müssen aber auch in diesem Fall eingehalten werden.

Die Bedeutung des Kündigungsschutzgesetzes liegt in der Verhinderung sozial ungerechtfertigter Kündigungen. Der Arbeitgeber kann nur bei Vorliegen
- betriebsbedingter,
- personenbedingter oder
- verhaltensbedingter Gründe

kündigen.

Betriebsbedingt ist eine Kündigung, wenn objektive, in der Struktur der Arztpraxis liegende Gründe, einer Weiterbeschäftigung der Arzthelferin entgegenstehen (z. B. Rückgang der Patientenzahl).

Personenbedingte Kündigungsgründe sind vor allem mangelnde Eignung oder außergewöhnlich häufige Erkrankungen, ohne daß ein Ende abzusehen ist.

Verhaltensbedingte Kündigungsgründe sind gegeben, wenn die Arzthelferin ihre arbeitsvertraglichen Pflichten schuldhaft, d. h. vorsätzlich oder fahrlässig, verletzt hat (z. B. ständiges Zuspätkommen, Nichtbefolgen dienstlicher Weisungen, unentschuldigtes Fehlen). Einer Kündigung aus diesem Grunde müssen Abmahnungen vorausgehen.

Kein Grund für eine Kündigung ist der Wechsel des Praxisinhabers, da der Nachfolger in die arbeitsrechtlichen Pflichten seines Vorgängers eintreten muß.

Fristlose Kündigung

Eine fristlose Kündigung ist in aller Regel dann gerechtfertigt, wenn der Arbeitnehmer sich eine Straftat hat zuschulden kommen lassen, die ein

Rechtsgut des Arbeitgebers oder anderer Praxismitarbeiter verletzt. Dies kann z. B. Diebstahl oder Unterschlagung, Fälschen von Rezepten, Diebstahl von Rezeptformularen oder Ärztemustern, vorsätzlicher Bruch der Schweigepflicht u. a. m. sein. Die fristlose Kündigung muß innerhalb von zwei Wochen, nachdem der Arbeitgeber Kenntnis von dem Anlaß der Kündigung erhalten hat, ausgesprochen werden.

Eine eventuelle Klage gegen eine Kündigung muß innerhalb von drei Wochen nach Zugang der Kündigung beim zuständigen Arbeitsgericht erfolgen.

Arbeitsgerichtsbarkeit

Für Streitigkeiten in Abwicklung von Arbeitsrechtssachen gibt es eine besondere Gerichtsbarkeit, die Arbeitsgerichte. Diese sind zuständig zur Entscheidung privatrechtlicher Streitigkeiten aus Dienst- und Arbeitsverhältnissen. Die erste Instanz ist das *Arbeitsgericht,* das in Besetzung mit einem hauptberuflichen Arbeitsrichter (Vorsitzender) und zwei Laienrichtern, von denen einer aus dem Bereich der Arbeitgeber, ein anderer aus dem Bereich der Arbeitnehmer kommt, entscheidet. Die Berufungsinstanz ist das *Landesarbeitsgericht* (1 Arbeitsrichter als Vorsitzender, 1 Arbeitgeber, 1 Arbeitnehmer). Höchste Instanz ist das *Bundesarbeitsgericht* in Kassel (besetzt mit dem Vorsitzenden Richter, zwei berufsrichterlichen Beisitzern und je einem ehrenamtlichen Richter aus den Kreisen der Arbeitgeber und Arbeitnehmer).

4.4. Manteltarifvertrag

Der Manteltarifvertrag umfaßt alle arbeitsrechtlich für die Arzthelferin wichtigen Bestimmungen. Er wird hin und wieder geändert und ergänzt. Man kann ihn bei der zuständigen Ärztekammer anfordern.

Die Tarifverträge werden zwischen der Arbeitsgemeinschaft zur Regelung der Arbeitsbedingungen der Arzthelferinnen, Haedenkampstr. 1, 5000 Köln 41, und dem Berufsverband der Arzthelferinnen (BdA), Hoher Wall 21, 4600 Dortmund 1, dem Verband der weiblichen Angestellten (VWA), Königstr. 21, 3000 Hannover, und der Deutschen Angestellten-Gewerkschaft (DAG), Karl-Muck-Platz 1, 2000 Hamburg, abgeschlossen.

Manteltarifvertrag und Gehaltstarifvertrag sind für Arzt und Arzthelferin, soweit sie nicht beide Angehörige der genannten Verbände sind, nicht bindend, werden aber in der Regel dem Arbeitsverhältnis zugrunde gelegt.

Die folgende Übersicht zum Manteltarifvertrag gibt einige wichtige Paragraphen im Auszug wieder.

Übersicht über den Manteltarifvertrag (v. 27. November 1985)
Nur die wichtigsten Paragraphen sind im Wortlaut wiedergegeben.

§ 1 Geltungsbereich
§ 2 Arbeitsvertrag
§ 3 Probezeit
§ 4 Schweigepflicht
§ 5 Ärztliche Untersuchungen

(1) Die Arzthelferin hat vor ihrer Einstellung durch das Zeugnis eines von ihr frei gewählten Arztes nachzuweisen, daß gegen ihre Tätigkeit keine gesundheitlichen Bedenken bestehen. Die Kosten der Untersuchung trägt der Arbeitgeber. Die Unfallverhütungsvorschriften sind zu beachten.

(2) Aus Gründen der Gesundheitspflege und zur Verhütung von Berufserkran-

kungen sind Arbeitgeber und Arbeitnehmer verpflichtet, die zum Schutze der Arzthelferinnen notwendigen, mindestens aber die gesetzlich vorgeschriebenen ärztlichen Untersuchungen vornehmen zu lassen.

§ 6 Arbeitszeit

(1) Die regelmäßige Arbeitszeit beträgt ausschließlich der Pausen durchschnittlich 40 Stunden wöchentlich.

(2) Beginn und Ende der täglichen Arbeitszeit richten sich nach den Erfordernissen der Praxis. Änderungen der regelmäßigen täglichen Arbeitszeit gelten als Vertragsänderung. Die Bestimmungen der Absätze 3 und 4 bleiben unberührt.

(3) Läßt sich eine durchgehende Arbeitszeit nicht einrichten, so ist der Arzthelferin eine zusammenhängende Mittagspause von 1½ Stunden zu gewähren.

(4) Die wöchentliche Arbeitszeit ist so zu verteilen, daß in jeder Woche ein ganzer Tag oder zwei halbe Tage arbeitsfrei bleiben. Dabei muß gewährleistet sein, daß die Nachmittage an Sonnabenden (ab 12.00 Uhr) arbeitsfrei sind. Die Nachmittage am Tage vor Weihnachten und vor Neujahr sind arbeitsfrei.

(5) Der Arbeitgeber ist berechtigt, die Arzthelferin an den Tagen, an denen er selbst zum Notfalldienst eingeteilt ist, auch außerhalb der regelmäßigen wöchentlichen Arbeitszeit zu beschäftigen. Es besteht keine Verpflichtung der Arzthelferin, an freiwillig übernommenen zusätzlichen Notdiensten teilzunehmen, sofern es sich dabei nicht um eine Vertretung wegen der Erkrankung eines anderen Arztes oder vergleichbarer wichtiger Gründe handelt. Besteht für einen Arbeitgeber in seinem Bezirk kein geregelter Notfalldienst, so findet diese Bestimmung sinngemäß Anwendung.

(6) Für Jugendliche gelten die Bestimmungen des Jugendarbeitsschutzgesetzes.

§ 7 Überstunden, Sonntags-, Feiertags- und Nachtarbeit, Rufbereitschaft und Bereitschaftsdienst

(1) Als Überstunden gelten die über die regelmäßige wöchentliche Arbeitszeit hinaus geleisteten Arbeitsstunden, die nicht als Rufbereitschaft oder Bereitschaftsdienst gelten, soweit innerhalb eines Zeitraumes von längstens drei Wochen keine entsprechende Freizeit für die Arbeitsstunden gewährt wird, die über 40 Wochenstunden hinausgehen. Sonntags- bzw. Feiertagsarbeit ist die an Sonn- und gesetzlichen Feiertagen in der Zeit von 0 bis 24 Uhr geleistete Arbeit. Als Nachtarbeit gilt die Arbeit, die in der Zeit von 20 bis 7 Uhr geleistet wird.

(2) Zum Zwecke der Vergütungsberechnung eines Bereitschaftsdienstes oder einer Rufbereitschaft wird die Zeit eines Bereitschaftsdienstes oder einer Rufbereitschaft wie folgt als Arbeitszeit gewertet:

▶ Bereitschaftsdienst
Bewertung als Arbeitszeit 50 Prozent
▶ Rufbereitschaft
Bewertung als Arbeitszeit 20 Prozent

Liegt der Bereitschaftsdienst oder die Rufbereitschaft außerhalb der regelmäßigen wöchentlichen Arbeitszeit, so ist der entsprechende Vergütungssatz für Überstunden anzurechnen.

(3) Unter Bereitschaftsdienst wird die Verpflichtung der Arzthelferin verstanden, sich auf Anforderung des Arztes außerhalb der regelmäßigen Arbeitszeit an einem vom Arzt bestimmten Ort aufzuhalten, um im Bedarfsfall bei der Patientenversorgung die Arbeit aufnehmen zu können. Bereitschaftsdienst liegt nicht vor, wenn die Tätigkeit der Arzthelferin über den Notfalldienst hinausgeht. Rufbereitschaft ist die Zeit, in der die Arzthelferin sich entsprechend der Anordnung des Arztes außerhalb der regelmäßigen Arbeitszeit an einer dem Arzt anzuzeigenden Stelle aufhält, um auf Abruf die Arbeit aufzunehmen.

(4) Der Arzt darf Bereitschaftsdienst nur anordnen, wenn zu erwarten ist, daß

zwar Arbeit anfällt, erfahrungsgemäß aber die Zeit ohne Arbeitsleistung überwiegt. Rufbereitschaft ist vom Arzt nur dann anzuordnen, wenn erfahrungsgemäß lediglich in Ausnahmefällen Arbeit anfällt. Die Höhe der Zuschläge für Überstunden, Sonntags-, Feiertags- und Nachtarbeit wird in dem Gehaltstarifvertrag festgelegt.

§ 8 Arbeitsversäumnis, Arbeitsunfähigkeit

§ 9 Gehaltsfortzahlung in besonderen Fällen

§ 10 Gehalt, 13. Monatsgehalt und vermögenswirksame Leistungen

(1) Das Gehalt richtet sich nach den Berufsjahren der Arzthelferin.

(2) Die Berufsjahre zählen vom Ersten des Monats an, in dem die Prüfung zur Arzthelferin bestanden wurde. Unterbricht die Arzthelferin ihre berufliche Tätigkeit, so ist die dazwischenliegende Zeit auf die Berufsjahre anzurechnen. Hat die Arzthelferin vor ihrer Prüfung (§ 1 Abs. 2) eine berufsnahe Tätigkeit ausgeübt, so ist diese Zeit der Tätigkeit zur Hälfte auf die Berufsjahre nach Satz 1 anzurechnen.

Werden Angestellte ohne Lehrabschlußprüfung Arzthelferinnen gemäß § 1 Abs. 2 Satz 3 gleichgestellt, so sind die ersten zwei Jahre der Berufstätigkeit bei der Ermittlung der Berufsjahre nicht anzurechnen.

(3) Die Bezüge werden monatlich, und zwar am 15. des Monats, gezahlt.

(4) Die Höhe des Gehaltes wird in einem gesondert abzuschließenden Gehaltstarifvertrag geregelt.

(5) Die Arzthelferin erhält spätestens zum 1. Dezember eines jeden Kalenderjahres ein 13. Monatsgehalt in Höhe des letzten vollen Monatsgehaltes. Unregelmäßige Zahlungen (Mehr-, Sonntags-, Feiertags- und Nachtarbeit gem. § 7) oder unregelmäßige Abzüge (z. B. wegen unbezahlten Urlaubs oder Krankheit) werden bei der Bemessung nicht berücksichtigt.

(6) Hat das Arbeitsverhältnis nicht während des gesamten Kalenderjahres bestanden, so ermäßigt sich das 13. Monatsgehalt; für jeden angefangenen Monat des Arbeitsverhältnisses zu diesem Arbeitgeber ist ein Zwölftel des 13. Monatsgehaltes nach Absatz 5 zu zahlen. Bei der Berechnung des 13. Monatsgehaltes werden nur solche Monate gerechnet, in denen die Arzthelferin Entgelt oder während der Schutzfristen nach dem Mutterschutzgesetz Mutterschaftsgeld oder bei weiterbestehendem Arbeitsverhältnis Krankengeld erhalten hat.

(7) Der Arbeitgeber gewährt der Arzthelferin nach einjähriger Tätigkeit in derselben Praxis eine vermögenswirksame Leistung in Höhe von monatlich 52 DM. Auszubildende und Teilzeitbeschäftigte mit einer geringeren als einer regelmäßigen, durchschnittlichen Arbeitszeit von 18 Stunden wöchentlich haben keinen Anspruch auf die vermögenswirksame Leistung. Die Ausbildungszeit in derselben Praxis wird angerechnet.

§ 11 Teilzeitarbeit

Nicht voll berufstätige Arzthelferinnen erhalten von dem Gehalt, das für vollberufstätige Arzthelferinnen festgelegt ist, den Teil, der dem Maß der mit ihnen vereinbarten Teilzeit entspricht, und zwar pro Stunde $1/173$tel des jeweiligen Monatsgehaltes.

§ 12 Schutz- und Berufskleidung

Der Arbeitgeber stellt der Arzthelferin die notwendige Schutz- und Berufskleidung unentgeltlich zur Verfügung. Ebenso trägt der Arbeitgeber die Kosten der Reinigung der Schutz- und Berufskleidung.

§ 13 Sachbezüge

Für die Gewährung von Kost- und Wohnung sind die auf Grund des § 160 Abs. 2 Reichsversicherungsordnung in den Ländern festgesetzten Bewertungssätze anzurechnen, jedoch nicht mehr als die Hälfte der Vergütung.

§ 14 Urlaub

(1) Die Arzthelferin hat in jedem Kalenderjahr Anspruch auf bezahlten Urlaub. Der Urlaub soll unter Berücksichtigung der Belange der Praxis und der Wünsche der Arzthelferin nach Möglichkeit zusammenhängend gewährt werden.

(2) Die Arzthelferin erwirbt mit jedem Beschäftigungsmonat einen Urlaubsanspruch in Höhe von $1/_{12}$tel des Jahresurlaubs. Der volle Jahresurlaubsanspruch kann erst nach Ablauf von 6 Monaten Tätigkeit in derselben Praxis geltend gemacht werden.

(3) Der Urlaub beträgt jährlich **25** Arbeitstage, ab 1. Januar 1988 **26** Arbeitstage. In dem Kalenderjahr, in dem die Arzthelferin das 30. Lebensjahr vollendet, erhöht sich der Jahresurlaub auf **27** Arbeitstage, ab 1. Januar 1988 auf **28** Arbeitstage. In dem Kalenderjahr, in dem sie das 40. Lebensjahr vollendet, erhöht sich der Urlaub auf **29** Arbeitstage, ab 1. Jan. 1988 auf **30** Arbeitstage.

(4) Die Bestimmungen des Jugendarbeitsschutzgesetzes gelten, wenn sie günstiger als die tariflichen Regelungen sind.

(5) Für die Berechnung des Urlaubsanspruches gelten als Arbeitstage alle Kalendertage mit Ausnahme der Samstage, Sonntage, gesetzlichen Feiertage. Auszubildende haben den Urlaub so zu nehmen, daß der Berufsschulunterricht nicht beeinträchtigt wird.

(6) Zwei Wochen des zustehenden Erholungsurlaubs sollen von der Arzthelferin nach Absprache mit Arbeitgeber und Mitarbeiterinnen nach eigenen zeitlichen Wünschen genommen werden können.

(7) ...

In den nachstehenden Fällen wird auf Antrag Arbeitsbefreiung unter Fortzahlung des Gehaltes gewährt:

a) Ein Arbeitstag
▶ bei Silberhochzeit der Arzthelferin

b) Zwei Arbeitstage
▶ bei eigener Eheschließung,
▶ bei Eheschließung ihrer Kinder,
▶ bei Gründung eines eigenen Hausstandes,
▶ bei Wohnungswechsel der Arzthelferin mit eigenem Hausstand,
▶ bei Niederkunft der Ehefrau eines Arzthelfers.

c) Bis zu drei Arbeitstagen
▶ bei Todesfällen von Eltern, Ehegatten, Kindern, Geschwistern und Großeltern der Arzthelferin,
▶ bei schwerer Erkrankung der mit der Arzthelferin in häuslicher Gemeinschaft lebenden Familienmitglieder, sofern ein Arzt bescheinigt, daß die Anwesenheit der Arzthelferin zur vorläufigen Pflege erforderlich ist.

d) Bis zu drei Arbeitstagen pro Jahr für die Teilnahme an berufsbezogenen Fortbildungsmaßnahmen. Die Bestätigung über die Teilnahme und deren Ergebnis ist dem Arbeitgeber vorzulegen.

Arbeitstage im Sinne dieser Befreiungsvorschrift sind alle Kalendertage mit Ausnahme der Samstage, Sonntage und gesetzlichen Feiertage.

§ 16 Kündigung

(1) Das Arbeitsverhältnis kann mit einer Frist von 6 Wochen zum Schluß eines Kalenderjahres gekündigt werden.

(2) Innerhalb der Probezeit ist die Kündigung bis zum 15. eines jeden Monats zum Monatsende zulässig.

(3) Die außerordentliche Kündigung richtet sich nach den gesetzlichen Vorschriften (§ 626 BGB).

(4) Nach mindestens fünfjähriger Tätigkeit bei demselben Arbeitgeber verlängert sich die Kündigungsfrist für den Arbeitgeber auf drei Monate zum Quartalsende. Beim Tode des Arbeitgebers verbleibt es bei den gesetzlichen Regelungen.

(5) Die Kündigung bedarf der Schriftform.

§ 17—21 (Zeugnis, Sterbegeld, Ausschlußfristen, Wahrung des Besitzstandes, Inkrafttreten und Laufzeit [31. Dezember 1988]).

4.5. Gehaltstarifvertrag

Er wird im Gegensatz zu dem Manteltarifvertrag von den Vertragspartnern jährlich geändert, umfaßt u. a. die Gehaltstabelle, die Ausbildungsvergütung und weist die Zuschläge für Mehr-, Sonntags-, Feiertags- und Nachtarbeit aus.

Gehaltstarifvertrag für Arzthelferinnen

Zwischen der Arbeitsgemeinschaft zur Regelung der Arbeitsbedingungen der Arzthelferinnen, Haedenkampstraße 1, 5000 Köln 41, der Deutschen Angestellten-Gewerkschaft, Karl-Muck-Platz 1, 2000 Hamburg 1, dem Berufsverband der Arzt-, Zahnarzt- und Tierarzthelferinnen e. V. Hoher Wall 21, 4600 Dortmund 1, und dem Verband der weiblichen Angestellten, Rheinweg 31, 5300 Bonn 1, wird folgender Gehaltstarifvertrag abgeschlossen:

§ 1 Begriffsbestimmung

(1) Arzthelferinnen im Sinne des Tarifvertrages sind die Angestellten, deren Tätigkeit dem Berufsbild der Arzthelferin entspricht und die die entsprechende Prüfung vor der Ärztekammer bestanden haben.

Staatlich geprüfte Kranken- und Kinderkrankenschwestern sind den Arzthelferinnen im Sinne dieses Tarifvertrages gleichgestellt, sofern sie eine Tätigkeit als Arzthelferin ausüben.

Angestellte ohne Lehrabschlußprüfung in der Tätigkeit von Arzthelferinnen, die am 1. April 1969 das 21. Lebensjahr vollendet hatten und die an diesem Stichtag mindestens fünf Jahre als Arzthelferin tätig waren, werden den Arzthelferinnen gleichgestellt.

(2) Dieser Tarifvertrag gilt entsprechend auch für Auszubildende.

§ 2 Anwendungsbereich

(1) Dieser Gehaltstarifvertrag bestimmt unmittelbar und zwingend den Inhalt aller Arbeitsverträge zwischen einem Mitglied der Arbeitsgemeinschaft zur Regelung der Arbeitsbedingungen der Arzthelferinnen und einem Mitglied der tarifvertragsabschließenden Arbeitnehmerorganisationen.

(2) Sind nicht beide Partner des Arbeitsvertrages Mitglied der Tarifvertragspartner, so gelten die tariflichen Bestimmungen, wenn im Arbeitsvertrag auf diesen Gehaltstarifvertrag oder auf den Gehaltstarifvertrag in der jeweils gültigen Fassung ausdrücklich oder stillschweigend Bezug genommen wird.

§ 3 Gehälter für voll- und teilzeitbeschäftigte Arzthelferinnen

(1) Für die Zeit ab 1. Juli 1986 gilt folgende Gehaltstabelle für vollbeschäftigte Arzthelferinnen:

	Monatsgehälter in DM
1. Berufsjahr	1704
2. Berufsjahr	1764
3. Berufsjahr	1821
4. Berufsjahr	1880
5. Berufsjahr	1938
6. Berufsjahr	1994
7. Berufsjahr	2052
8. Berufsjahr	2110
9. Berufsjahr	2139
10. Berufsjahr	2169
11. Berufsjahr	2200
12. Berufsjahr	2230
13. Berufsjahr	2264
14. Berufsjahr	2291
15. Berufsjahr	2323
16. Berufsjahr	2352
17. Berufsjahr	2384
18. Berufsjahr	2412
19. Berufsjahr	2445

	Monatsgehälter in DM
20. Berufsjahr	2474
21. Berufsjahr	2507
22. Berufsjahr	2539
23. Berufsjahr	2567
24. Berufsjahr	2599
25. Berufsjahr	2631
26. Berufsjahr	2664

(2) Nicht voll berufstätige Arzthelferinnen erhalten pro Stunde der mit ihnen vereinbarten Arbeitszeit $^1/_{173}$ des jeweiligen Monatsgehaltes für vollberufstätige Arzthelferinnen.

§ 4 Ausbildungsvergütung

(1) Die Ausbildungsvergütung beträgt für die Zeit ab 1. Juli 1986

im 1. Jahr monatlich	540 DM
im 2. Jahr monatlich	680 DM
im 3. Jahr monatlich	745 DM

(2) In besonderen Fällen kann auf Antrag der Sorgeberechtigten eine geringere Ausbildungsvergütung vereinbart werden.

§ 5 Abrechnung

Die Arzthelferin hat Anspruch auf eine schriftliche Abrechnung ihrer Bezüge.

§ 6 Zuschläge

(1) Für Überstunden, Sonntags-, Feiertags- und Nachtarbeit sind Zuschläge zu zahlen, die nach Arbeitsstunden berechnet werden. Dabei wird ein Stundensatz von $^1/_{173}$ des Monatsgehaltes zugrunde gelegt.

(2) Der Zuschlag beträgt je Stunde
a) für Überstunden 25 Prozent
b) für Sonn- und Feiertagsarbeit 50 Prozent
c) für Arbeiten am Neujahrstag, dem 1. Mai sowie an den Oster-, Pfingst- und Weihnachtsfeiertagen 100 Prozent
d) für Nachtarbeit 50 Prozent

(3) Besteht für dieselbe Zeit Anspruch auf mehrere Zuschlagsätze, so ist nur der höchste Zuschlag zu zahlen.

§ 7 Inkrafttreten und Laufzeit

(1) Dieser Gehaltstarifvertrag ersetzt den Gehaltstarifvertrag vom 1. Juli 1985.

(2) Dieser Gehaltstarifvertrag kann mit einer Frist von drei Monaten zum Quartalsende schriftlich gekündigt werden, frühestens zum 30. Juni 1987.

Frankfurt am Main, den 11. Juni 1986

Protokollnotiz zu § 3 Berufsjahre

Die Berufsjahre zählen vom Ersten des Monats an, in dem die Prüfung zur Arzthelferin bestanden wurde. Unterbricht die Arzthelferin ihre berufliche Tätigkeit, so ist die dazwischenliegende Zeit zur Hälfte auf die Berufsjahre anzurechnen. Hat die Arzthelferin vor ihrer Ausbildung eine berufsnahe Tätigkeit ausgeübt, so ist diese Zeit zur Hälfte auf die Berufsjahre anzurechnen. Werden Angestellte ohne Lehrabschlußprüfung Arzthelferinnen gemäß § 1 Abs. 1 Satz 3 gleichgestellt, so sind die ersten zwei Jahre der Berufstätigkeit bei der Ermittlung der Berufsjahre nicht anzurechnen.

4.6. Lohnsteuer

Arzthelferinnen sind lohnsteuerpflichtig; der Arbeitgeber hat die Lohnsteuer abzuführen. Die Lohnsteuer ist eine Art Einkommensteuer der Arbeitnehmer. Eine Veranlagung zur Einkommensteuer findet erst dann statt, wenn das Einkommen eines Alleinstehenden im Jahr 24 000 DM, bei Verheirateten 48 000 DM übersteigt.

Lohnsteuerkarte

Der Arzt in seiner Funktion als Arbeitgeber benötigt für die Einbehaltung und Abführung der gesetzlich vorgeschriebenen Lohn- und Kirchensteuer die Lohnsteuerkarte des Arbeitnehmers. Sie ist Grundlage für die Berechnung der Steuern. Die Lohnsteuerkarte wird dem Arbeitnehmer meist im Herbst des Vorjahres von der zuständigen Gemeinde zugesandt. Ist dies nicht der Fall, muß die Lohnsteuerkarte (oder eventuelle weitere Lohnsteuerkarten) bei der Gemeinde angefordert werden, in der der Arbeitnehmer am 20. September des Vorjahres seinen Wohnsitz hatte.

Angaben auf der Lohnsteuerkarte

- Name, Vorname
- Adresse
- Geburtsdatum
- Steuerklasse
- Anzahl der Kinder
- Familienstand
- Religionsgemeinschaft
- eventuelle Freibeträge

Die Lohnsteuerkarte ist allen Steuerabzügen zugrunde zu legen. Der Arbeitgeber ist an ihre Eintragungen gebunden.

Lohnsteuerklassen

Wichtig für die Höhe der abzuführenden Lohn- und Kirchensteuer ist die Steuerklasse, die auf der Lohnsteuerkarte angegeben ist. Die Steuerklassen und ihre Merkmale sind der folgenden Tabelle zu entnehmen.

Steuerklassen	
Steuerklasse	Arbeitnehmergruppe
I	Ledige, Geschiedene, Verwitwete und dauernd getrennt lebende Arbeitnehmer
II	Ledige, Geschiedene, Verwitwete und dauernd getrennt lebende Arbeitnehmer, die mindestens ein Kind haben.
III	Verheiratete Arbeitnehmer, wenn a) nur ein Ehegatte Arbeitslohn bezieht oder b) beide Ehegatten Arbeitslohn beziehen, einer jedoch auf Antrag in die Steuerklasse V eingereiht ist. Verwitwete für das Kalenderjahr, das dem Tod des Ehegatten folgt.
IV	Verheiratete Arbeitnehmer, die beide Arbeitslohn beziehen.

Berufsausübung der Arzthelferin 53

Steuerklassen	
Steuerklasse	Arbeitnehmergruppe
V	Verheiratete Arbeitnehmer, die beide Arbeitslohn beziehen, wobei der Ehegatte auf Antrag in die Steuerklasse III eingereiht ist.
VI	Wird auf der zweiten oder weiteren Lohnsteuerkarte für einen Arbeitnehmer eingetragen, der gleichzeitig Arbeitslohn von mehreren Arbeitgebern bezieht.

Für jede Steuerklasse ist aus der Lohnsteuertabelle bei gleichem Bruttoentgelt eine unterschiedlich hohe Lohnsteuer abzulesen.

MONAT 1 617,—

Lohn/Gehalt Versorgungs-Bezug bis DM		Abzüge an Lohnsteuer und Kirchensteuer (8%, 9%) in den Steuerklassen												
		I, III-VI ohne Kinderfreibeträge			I, II, III, IV mit Zahl der Kinderfreibeträge ...									
					0,5			1			1,5			2			
		LSt	8%	9%	LSt	8%	9%	LSt	8%	9%	LSt	8%	9%	LSt	8%	9%
1621,49	I,IV	195,—	15,60	17,55	I 172,20	11,77	13,24	149,40	7,95	8,94	126,60	4,12	4,64	103,90	*0,31	*0,35
	III	97,—	7,76	8,73	II 89,—	5,12	5,76	66,20	1,29	1,45	43,50	Min	Min	20,70	Min	Min
2 021,49	V	360,—	28,80	32,40	III 73,10	3,84	4,32	51,30	*0,10	*0,11	27,60	Min	Min	5,80	Min	Min
	VI	392,—	31,36	35,28	IV 183,—	13,64	15,34	172,20	11,77	13,24	160,30	9,82	11,05	149,40	7,95	8,94
1625,99	I,IV	196,—	15,68	17,64	I 173,10	11,84	13,32	150,40	8,03	9,03	127,60	4,20	4,73	104,90	*0,39	*0,44
	III	97,—	7,76	8,73	II 90,—	5,20	5,85	67,20	1,37	1,54	44,50	Min	Min	21,70	Min	Min
2 025,99	V	361,50	28,92	32,53	III 73,10	3,84	4,32	51,30	*0,10	*0,11	27,60	Min	Min	5,80	Min	Min
	VI	393,80	31,50	35,44	IV 184,—	13,72	15,43	173,10	11,84	13,32	161,30	9,90	11,14	150,40	8,03	9,03
1630,49	I,IV	197,—	15,76	17,73	I 174,10	11,92	13,41	151,40	8,11	9,12	128,60	4,28	4,82	105,90	*0,47	*0,53
	III	97,—	7,76	8,73	II 91,—	5,28	5,94	68,20	1,45	1,63	45,50	Min	Min	22,70	Min	Min
2 030,49	V	363,10	29,04	32,67	III 75,10	4,—	4,50	51,30	*0,10	*0,11	29,60	Min	Min	5,80	Min	Min
	VI	395,60	31,64	35,60	IV 185,—	13,80	15,52	174,10	11,92	13,41	162,30	9,98	11,23	151,40	8,11	9,12
1634,99	I,IV	197,90	15,83	17,81	I 175,10	12,—	13,50	152,40	8,19	9,21	129,60	4,36	4,91	106,80	*0,54	0,61
	III	98,80	7,90	8,89	II 92,—	5,36	6,03	69,20	1,53	1,72	46,50	Min	Min	23,70	Min	Min
2 034,99	V	364,80	29,18	32,83	III 75,10	4,—	4,50	53,30	*0,26	*0,29	29,60	Min	Min	7,80	Min	Min
	VI	397,30	31,78	35,75	IV 186,—	13,88	15,61	175,10	12,—	13,50	163,30	10,06	11,32	152,40	8,19	9,21
1639,49	I,IV	198,90	15,91	17,90	I 176,10	12,08	13,59	153,40	8,27	9,30	130,60	4,44	5,—	107,80	0,62	0,70
	III	98,80	7,90	8,89	II 93,—	5,44	6,12	70,20	1,61	1,81	47,50	Min	Min	24,60	Min	Min
2 039,49	V	366,50	29,32	32,98	III 77,10	4,16	4,68	53,30	*0,26	*0,29	31,60	Min	Min	7,80	Min	Min
	VI	399,10	31,92	35,91	IV 187,—	13,96	15,70	176,10	12,08	13,59	164,30	10,14	11,41	153,40	8,27	9,30
1643,99	I,IV	199,90	15,99	17,99	I 177,10	12,16	13,68	154,40	8,35	9,39	131,50	4,52	5,08	108,80	0,70	0,79
	III	100,80	8,06	9,07	II 94,—	5,52	6,21	71,20	1,69	1,90	48,50	Min	Min	25,60	Min	Min
2 043,99	V	368,10	29,44	33,12	III 77,10	4,16	4,68	55,30	*0,42	*0,47	31,60	Min	Min	9,80	Min	Min
	VI	400,80	32,06	36,07	IV 188,—	14,04	15,79	177,10	12,16	13,68	165,20	10,21	11,49	154,40	8,35	9,39
1648,49	I,IV	200,90	16,07	18,08	I 178,10	12,24	13,77	155,40	8,43	9,48	132,50	4,60	5,17	109,80	0,78	0,88
	III	100,80	8,06	9,07	II 95,—	5,60	6,30	72,20	1,77	1,99	49,40	Min	Min	26,60	Min	Min
2 048,49	V	369,80	29,58	33,28	III 79,10	4,32	4,86	55,30	*0,42	*0,47	33,50	Min	Min	9,80	Min	Min
	VI	402,60	32,20	36,23	IV 189,—	14,12	15,88	178,10	12,24	13,77	166,20	10,29	11,58	155,40	8,43	9,48
1652,99	I,IV	201,90	16,15	18,17	I 179,10	12,32	13,86	156,30	8,50	9,56	133,50	4,68	5,26	110,80	0,86	0,97
	III	100,80	8,06	9,07	II 96,—	5,68	6,39	73,20	1,85	2,08	50,40	Min	Min	27,60	Min	Min
2 052,99	V	371,50	29,72	33,43	III 79,10	4,32	4,86	55,30	*0,42	*0,47	33,50	Min	Min	9,80	Min	Min
	VI	404,50	32,36	36,40	IV 190,—	14,20	15,97	179,10	12,32	13,86	167,20	10,37	11,67	156,30	8,50	9,56

Auszug aus einer Lohnsteuertabelle (verkleinerte Darstellung).

Nach Jahresablauf kann der Arbeitnehmer den Lohnsteuerjahresausgleich beim Finanzamt beantragen (und erhält ggf. eine Lohnsteuerrückzahlung). Das Lohnkonto dient auch als Unterlage für die Zahlungen der Sozialversicherungsbeiträge.

54 Berufsausübung der Arzthelferin

Alle Eintragungen in der Lohnsteuerkarte genau prüfen!
Lesen Sie die Informationsschrift „Lohnsteuer '86"

Ordnungsmerkmale des Arbeitgebers

Lohnsteuerkarte 1986

MUSTER

Gemeinde (236) Bad Segeberg   Finanzamt (236) Bad Segeberg

AGS 01060005   Nr. 2111

I. Allgemeine Besteuerungsmerkmale

Geburtsdatum

Kirchensteuerabzug — Arbeitnehmer | Ehegatte

Familienstand

vh = verheiratet
nv = nicht verheiratet

Steuerklasse | Kinder unter 16 Jahren: Zahl der Kinderfreibeträge | Zahl der Kinder

(Gemeindebehörde) (Datum)

II. Änderungen der Eintragungen im Abschnitt I

Steuerklasse	Zahl der Kinderfreibeträge	Zahl der Kinder	Familienstand	Kirchensteuerabzug Arbeitn.	Ehegatte	Diese Eintragung gilt, wenn sie nicht widerrufen wird:	Datum, Stempel und Unterschrift der Behörde
						vom .... 1986 an bis zum 1986	I. A.
						vom .... 1986 an bis zum 1986	I. A.
						vom .... 1986 an bis zum 1986	I. A.

III. Für die Berechnung der Lohnsteuer sind vom tatsächlichen Arbeitslohn als steuerfrei abzuziehen:

Jahresbetrag DM	monatlich DM	wöchentlich DM	täglich DM	Diese Eintragung gilt, wenn sie nicht widerrufen wird:	Datum, Stempel und Unterschrift der Behörde
in Buchstaben:	-tausend		Zehner und Einer wie oben -hundert	vom .... 1986 an bis zum 1986	I. A.
in Buchstaben:	-tausend		Zehner und Einer wie oben -hundert	vom .... 1986 an bis zum 1986	I. A.
.... v. H. (i. Buchst. .... v. H.) des Arbeitslohns, höchstens aber .... DM monatlich, a. d. Tätigk. als				vom .... 1986 an bis zum 1986	I. A.

LSt1 6.85

Lohnsteuerkarte 1986 (Vorderseite).

Für die der Lohnsteuerpflicht unterliegenden Arbeitnehmer ist wichtig, daß sie nicht zur Einkommensteuer veranlagt werden, sofern ihr neben den Grundbezügen erworbener Nebenverdienst jährlich 800 DM nicht übersteigt. Grundsätzlich können auch Gehaltsempfänger Werbungskosten und Sonderausgaben bzw. Freibeträge wegen außergewöhnlicher Belastungen beim Finanzamt auf der Lohnsteuerkarte eintragen lassen, um so den Lohnsteuerabzug zu senken. Dabei werden aber die Aufwendungen um die in die Lohnsteuertabelle bereits eingearbeiteten Pauschalbeträge gekürzt.

Die Lohnsteuer bei einem zweiten Arbeitsverhältnis ist nach Steuerklasse VI zu erheben. Eine zusätzliche Veranlagung zur Einkommensteuer bei mehreren Dienstverhältnissen (mehrere Lohnsteuerkarten) findet nur dann statt, wenn das zu versteuernde Einkommen bei Alleinstehenden 18 000 DM und bei Verheirateten 36 000 DM übersteigt. Die Höhe der einzelnen Löhne spielt dabei keine Rolle. Mehrere Dienstverhältnisse sind auch dann anzunehmen, wenn beide Ehegatten Einkünfte aus nichtselbständiger Arbeit beziehen.

4.7. Soziale Absicherung der Arzthelferin

Sozialversicherung der Arzthelferin

Krankenversicherung bei der örtlich zuständigen AOK oder einer Ersatzkasse; Arzt und Arzthelferin zahlen je die Hälfte der Beiträge; Einzelheiten zur gesetzlichen Krankenversicherung siehe Kapitel 35.

Arbeitslosenversicherung bei der Bundesanstalt für Arbeit (örtlich zuständig das Arbeitsamt); Arzt und Arzthelferin zahlen je die Hälfte der von der Krankenkasse eingezogenen Beiträge; Einzelheiten zur gesetzlichen Arbeitslosenversicherung siehe Kapitel 34.

Rentenversicherung bei der Bundesversicherungsanstalt für Angestellte; Arzt und Arzthelferin zahlen je die Hälfte der Beiträge; Einzelheiten zur gesetzlichen Rentenversicherung siehe Kapitel 34.

Gesetzliche Unfallversicherung bei der Berufsgenossenschaft für Gesundheitsdienst und Wohlfahrtspflege, Schäferkampsallee 24, 2000 Hamburg 6; der Arbeitgeber zahlt die Beiträge allein; Einzelheiten zur gesetzlichen Unfallversicherung siehe Kapitel 5.

4.8. Weiter- und Fortbildung der Arzthelferin

Weiterbildung zur Arztfachhelferin

Im Bereich der Landesärztekammer Hessen und der Ärztekammer Schleswig-Holstein bestehen für die Arzthelferin nach bestandener Prüfung und mehrjähriger Tätigkeit im Beruf die Möglichkeit, sich zur besonders qualifizierten Arztfachhelferin weiterzubilden. In Kursen von insgesamt etwa 350 Stunden erwerben die künftigen Arztfachhelferinnen Fähigkeiten und Kenntnisse, die sie besonders auf die Tätigkeit als erste Kraft in einer Praxis vorbereiten. Die Weiterbildung ist nach dem Arbeitsförderungsgesetz förderungswürdig, so daß die Arbeitsämter hierfür Zuschüsse zahlen können. Die Kurse werden im Bereich der Landesärztekammer Hessen von der Carl-Oelemann-Schule in Bad Nauheim sowie in Schleswig-Holstein von der Ärztekammer Schleswig-Holstein in dem Edmund-Christiani-Seminar in Bad Segeberg veranstaltet. Am Ende der Weiterbildung steht eine Prüfung vor einem eigens hierfür eingesetzten Prüfungsausschuß. Einzelheiten sind über die beiden Ärztekammern zu erfahren.

Inhalte der Weiterbildung zur Arztfachhelferin (am Beispiel Schleswig-Holstein)

Inhalte der Weiterbildung	Anzahl der Stunden
1. Kommunikation und Zusammenarbeit in der ärztlichen Praxis	30
2. Wahrnehmung organisatorischer und aufsichtsführender Tätigkeiten	40
3. Unterstützung bei der Arzthelferinnen-Ausbildung	30
4. Kenntnisse der Verwaltungs- und Gesetzeskunde	40
5. Durchführung betriebswirtschaftlicher Aufgaben	30
6. Vertiefung der Kenntnisse im Abrechnungswesen	50
7. Organisation der Textverarbeitung	40
8. Mitwirkung bei der Gesundheitsberatung	10
9. Notfallsituationen in der ärztlichen Praxis	40
10. Vertiefung der Kenntnisse in der Laborkunde	30
	340

Fortbildungsveranstaltungen

Die Ärztekammern veranstalten spezielle Fortbildungsveranstaltungen und Kurse für Arzthelferinnen und in der Ausbildung befindliche Arzthelferinnen.

Weiterhin werden Fortbildungsveranstaltungen von den Berufsverbänden der Arzthelferinnen, einigen Laborfirmen und anderen angeboten.

Informationen hierüber kann man zweckmäßigerweise aus den regionalen Ärzteblättern der Ärztekammern und Kassenärztlichen Vereinigungen, den Zeitschriften „Arzthelferin aktuell" und „Die Helferin des Arztes" sowie Mitteilungen des Berufsverbandes der Arzthelferinnen e. V. entnehmen. Gegebenenfalls gibt die zuständige Ärztekammer Auskunft, wo weitere Informationen erhalten werden können.

4.9. Berufsorganisationen

Arzt-, Zahnarzt- und Tierarzthelferinnen sind im *Berufsverband der Arzthelferinnen e. V.* mit Sitz in Dortmund organisiert. Der Berufsverband der Arzthelferinnen ist untergliedert in 11 Landesverbände mit fast 100 Bezirksstellen und bietet Kongresse, Seminare und Fortbildungsveranstaltungen für Arzthelferinnen an. Außerdem ist der Berufsverband Vertragspartner bei den Tarifverhandlungen der Arzthelferinnen und berät und vertritt seine Mitglieder in allen Fragen des Arbeits- und Sozialrechts. Dem Berufsverband der Arzthelferinnen gehören etwa 15 000 Arzthelferinnen an.

Weiterhin werden die Interessen der Arzthelferinnen bei den Tarifverhandlungen durch den *Verband der weiblichen Angestellten* (VWA), ein Zusammenschluß typisch weiblicher Berufsgruppen, und die *Deutsche Angestellten-Gewerkschaft (DAG)* als größte Vertretung der Angestelltenberufe mit Bezirksstellen in der ganzen Bundesrepublik vertreten.

Der *Gewerkschaft Öffentliche Dienste, Transport und Verkehr* (ÖTV) gehören ebenfalls Arzthelferinnen als Mitglieder an.

5 Arbeitsschutz und Unfallverhütung – rationelle Energieverwendung

5.1. Gesetzliche Unfallversicherung

Abgesehen davon, daß durch Unfälle in der Praxis Menschen zu Schaden kommen können, kann jeder Unfall eines Patienten rechtliche Folgen und Schadenersatzansprüche verursachen. Haftpflichtig ist in diesem Falle der Praxisinhaber, der sich gegen Risiken dieser Art mit einer Haftpflichtversicherung absichern muß. Arzt und Arzthelferin jedoch müssen zusätzlich stets darum bemüht sein, Gefahrenquellen, soweit irgend möglich, zu erkennen und abzubauen.

Kommen Arzthelferinnen oder andere Mitarbeiter der Praxis in Wahrnehmung ihrer beruflichen Tätigkeit zu Schaden, so handelt es sich um einen Arbeitsunfall oder eine Berufskrankheit. In diesen Fällen kommt die für Arztpraxen zuständige Berufsgenossenschaft für Gesundheitsdienst und Wohlfahrtspflege (BGW) für die entstehenden Kosten auf.

5.1.1. Arbeitsunfall

Arbeitsunfälle sind Unfälle, die ein Versicherter in ursächlichem Zusammenhang mit seiner beruflichen oder sonst versicherten Tätigkeit erleidet. Neben den Arbeitsunfällen im engeren Sinne (den Betriebsunfällen) gelten ferner als Arbeitsunfälle

- Unfälle auf einem mit der versicherten Tätigkeit zusammenhängenden Weg nach und von dem Ort der Tätigkeit (Wegeunfälle)
- Unfälle, die bei Verlassen des unmittelbaren Weges nach und von der Arbeitsstätte auftreten, wenn dies geschieht, um das eigene Kind wegen der beruflichen Abwesenheit der Eltern fremder Obhut anzuvertrauen
- Unfälle auf Umwegen als Teilnehmer einer Fahrgemeinschaft nach oder von dem Ort der Tätigkeit
- Unfälle bei Verwahrung, Beförderung, Instandhaltung oder Erneuerung eines Arbeitsgerätes
- Unfälle beim erstmaligen Abheben von Lohn und Gehalt nach Ablauf des Zahlungszeitraumes

5.1.2. Berufskrankheit

Berufskrankheiten sind Erkrankungen, die in der Berufskrankheitenverordnung als solche bezeichnet sind und die sich der Versicherte in Ausübung seiner Berufstätigkeit zuzieht, sie sind den Arbeitsunfällen bei der Abwicklung durch die Berufsgenossenschaften gleichgestellt. Im Einzelfall können auch nicht in der Berufskrankheitenverordnung aufgeführte Krankheiten wie Berufskrankheiten entschädigt werden, wenn die sonstigen Voraussetzungen erfüllt sind.

Als Berufskrankheiten kommen für Arzthelferinnen insbesondere Infektionen (z. B. Hepatitis B, Tuberkulose, andere Infektionskrankheiten) und Allergien (z. B. gegen in der Praxis übliche Chemikalien, gegen Medikamente) in Frage.

5.1.3. Leistungen im Versicherungsfall

Tritt ein Arbeitsunfall oder eine Berufskrankheit auf, kommt die Berufsgenossenschaft für Gesundheitsdienst und Wohlfahrtspflege für die Leistungen auf. Diese bestehen aus

Rehabilitationsleistungen

Medizinische Maßnahmen (Heilbehandlung)
Ärztliche bzw. zahnärztliche Behandlung, Arznei-, Verband-, Heil- und Hilfsmittel, Haus- und Anstaltspflege u. a.

Berufliche Wiedereingliederung (Berufshilfe)
Umschulungs-, Aus- und Fortbildungsmaßnahmen, Eingliederungsbeihilfe u. a.

Soziale Wiedereingliederung

Geldleistungen
Verletztengeld während der Arbeitsunfähigkeit, Übergangsgeld während der beruflichen Rehabilitation, ggf. Rente (auch an Hinterbliebene).

5.2. Unfallverhütungsvorschriften

Für den Bereich des Gesundheitsdienstes gelten die Unfallverhütungsvorschriften der BGW vom Oktober 1982.

Jede Arzthelferin hat die Pflicht, die Unfallverhütungsvorschriften zu befolgen. Die zur Verhütung von Unfällen gegebenen Anweisungen und Belehrungen sind zu beachten. Andere Personen, die der Arzthelferin zur Hilfe oder Unterweisung zugeteilt sind (z. B. andere Arzthelferinnen, Reinmachefrauen u. dgl.), hat sie auf die mit ihrer Beschäftigung verbundenen Gefahren und auf die in Frage kommenden Unfallverhütungsvorschriften aufmerksam zu machen. Sie hat darauf zu achten, daß die Verhaltensmaßregeln auch befolgt werden.

Die Unfallverhütungsvorschriften werden von der BGW auf Anforderung kostenlos zur Verfügung gestellt (Pappelallee 35—37, 2000 Hamburg 76).
Praxisinhaber und Krankenhausverwaltung bzw. Chefarzt müssen alle beschäftigten Personen in regelmäßigen Abständen auf die Vorschriften hinweisen und diese gegebenenfalls erläutern.

Untersuchung vor Aufnahme der Tätigkeit
Bestimmte Tätigkeiten dürfen in der Praxis nur Personen übertragen werden, die eine abgeschlossene Ausbildung in Berufen des Gesundheitswesens haben oder die von einer fachlich geeigneten Person unterwiesen sind und beaufsichtigt werden. Bei

diesen Personen muß der Gesundheitszustand durch arbeitsmedizinische Vorsorgeuntersuchungen *(Erstuntersuchung* vor Aufnahme der Beschäftigung und *Nachuntersuchung* während dieser Beschäftigung) überwacht werden.

Der Umfang der Untersuchung richtet sich nach der Gefährdung durch die Arbeit unter besonderer Berücksichtigung der Einwirkung von Krankheitserregern. Arbeitsmedizinische Vorsorgeuntersuchungen sind für bestimmte Tätigkeiten im Gesundheitsdienst auch durch andere Vorschriften gefordert, wie z. B. die Strahlenschutzverordnung, die Röntgenverordnung, die Arbeitsstoffverordnung, das Jugendarbeitsschutzgesetz u. a.

Schutzimpfungen

Die in der ärztlichen Praxis Beschäftigten müssen über die für sie in Frage kommenden Maßnahmen zur Immunisierung (Schutzimpfung) bei Aufnahme ihrer Tätigkeit und aus gegebener Veranlassung unterrichtet werden. Die im Einzelfall gebotenen Maßnahmen zur Immunisierung sind im Einvernehmen mit dem Arzt, der die arbeitsmedizinischen Vorsorgeuntersuchungen durchführt, festzulegen. Die Immunisierung ist den Beschäftigten kostenlos zu ermöglichen.

Hepatitis-B-Schutzimpfung

Diese Bestimmung ist wegen der seit Herbst 1982 bestehenden Möglichkeit der Durchführung einer aktiven Hepatitis-B-Schutzimpfung von besonderer Bedeutung. Überall dort, wo Ärzte und Mitarbeiter in ärztlichen Praxen besonders infektionsgefährdet sind, wird die Hepatitis-B-Schutzimpfung für notwendig gehalten. Dies gilt insbesondere für Ärzte und ihre Mitarbeiter, die z. B. durch Injektionen und Blutentnahmen sowie Blutuntersuchungen besonders der Gefahr ausgesetzt sind, sich an einem Patienten anzustecken.

Schutzkleidung, Händedesinfektion

Die Unfallverhütungsvorschrift (UVV) regelt im weiteren, daß Schutzkleidung zur Verfügung gestellt werden muß und die Möglichkeit zur Händedesinfektion bestehen muß.

Hygieneplan

Für die einzelnen Arbeitsbereiche ist entsprechend der Infektionsgefährdung ein Hygieneplan aufzustellen, der Maßnahmen zur Desinfektion, Reinigung und Sterilisation sowie zur Ver- und Entsorgung schriftlich festlegt. Die Durchführung des Planes ist zu überwachen.

Bei der Reinigung der Arbeitsbereiche müssen staubbindende Reinigungsverfahren angewendet werden, ist dies nicht möglich, muß vor der Reinigung desinfiziert werden. Benutzte Instrumente und Laborgeräte müssen vor einer Reinigung desinfiziert werden, sofern bei der Reinigung die Gefahr von Verletzungen besteht. Spitze, scharfe und zerbrechliche Gegenstände dürfen nur sicher umschlossen in den Abfall gegeben werden.

Hygieneplan (Reinigungs-, Desinfektions- und Sterilisationsplan)
Er soll z. B. Angaben enthalten über:
— Reinigung der Räume und Einrichtungsgegenstände
— Händedesinfektion
— Flächendesinfektion
— Raumdesinfektion
— Desinfektion von Apparaten, Instrumenten und anderen Gegenständen

- Wäscheerfassung und -desinfektion
- Abfallerfassung und -entsorgung
- Reinigung und Desinfektion der Abwurfschächte und pneumatischen Transportsysteme
- hygienische Überprüfung der lüftungstechnischen Anlagen
- Anzahl, Leistung, Betriebszeit und Ersatz von Ultraviolettstrahlen

Geeignete Desinfektionsmittel und -verfahren
sind z. B. diejenigen, die
1. in der Liste nach § 10 c Bundesseuchengesetz
2. in der Liste der Deutschen Gesellschaft für Hygiene und Mikrobiologie veröffentlicht wurden.

Weitere Bestimmungen der UVV regeln die Benutzung von Toiletten, die Beschaffenheit von Bewegungsbädern, die Anordnung von Ultraviolettstrahlern, zusätzliche Bestimmungen bei erhöhter Infektionsgefährdung u. ä.

Strahlenschutzbestimmungen siehe Kapitel 27.

5.3. Jugendarbeitsschutzgesetz

Das Gesetz zum Schutze der arbeitenden Jugend gilt für die Beschäftigung von Personen, die noch nicht 18 Jahre alt sind.
Das Gesetz legt fest, daß Kind ist, wer noch nicht 14 Jahre alt ist. Jugendlicher ist, wer 14, aber noch nicht 18 Jahre alt ist. Jugendliche, die der Vollzeitschulpflicht unterliegen, gelten als Kinder im Sinne des Gesetzes.

5.3.1. Arbeitszeit und Freizeit

Tägliche Arbeitszeit ist die Zeit vom Beginn bis zum Ende der täglichen Beschäftigung ohne die Ruhepausen. Unter der *Schichtzeit* versteht man die tägliche Arbeitszeit unter Hinzuziehung der Ruhepausen. Die wöchentliche Arbeitszeit wird von Montag bis ggf. einschl. Sonntag berechnet. Die Arbeitszeit, die an einem Werktag infolge eines gesetzlichen Feiertags ausfällt, wird auf die wöchentliche Arbeitszeit angerechnet.

> Jugendliche dürfen nicht mehr als 8 Stunden täglich und nicht mehr als 40 Stunden wöchentlich beschäftigt werden. Wenn an einzelnen Werktagen die Arbeitszeit auf weniger als 8 Stunden verkürzt ist, können Jugendliche an den übrigen Werktagen derselben Woche bis zu 8,5 Stunden beschäftigt werden.

Bei ihrer Beschäftigung darf die Schichtzeit normalerweise 10 Stunden nicht überschreiten. Ausnahmen gibt es für den Bergbau (8 Stunden) und das Gaststättengewerbe (11 Stunden).
Jugendliche dürfen nur in der Zeit von 7.00 bis 20.00 Uhr beschäftigt werden. Hierzu gibt es eine Reihe von Ausnahmen.
Eine Beschäftigung ist nur an 5 Tagen in der Woche erlaubt, wobei für Samstage und Sonntage festgelegt ist, daß Jugendliche nicht beschäftigt werden dürfen.

Ärztlicher Notdienst

Für die in Ausbildung befindliche Arzthelferin ist wichtig, daß die Beschäftigung Jugendlicher an Samstagen und Sonntagen zum Zwecke des ärztlichen Notdienstes erlaubt ist. Hierbei ist aber darauf zu achten, daß mindestens 2 Samstage und jeder 2. Sonntag beschäftigungsfrei bleiben. Mindestens 2 Sonntage im Monat müssen beschäftigungsfrei sein.

Werden Jugendliche am Samstag oder Sonntag beschäftigt, ist ihnen die 5-Tage-Woche durch Freistellung an einem anderen berufsschulfreien Arbeitstag derselben Woche sicherzustellen.

Am 24. und 31. Dezember nach 14.00 Uhr sowie an gesetzlichen Feiertagen dürfen Jugendliche nicht beschäftigt werden.

Zulässig ist jedoch die Beschäftigung jugendlicher auszubildender Arzthelferinnen im Rahmen des ärztlichen Notdienstes an gesetzlichen Feiertagen. Ausgenommen sind folgende Feiertage: 1. Januar, 1. Osterfeiertag, 1. Pfingstfeiertag, 1. Mai und 25. Dezember. Eine Freistellung muß entsprechend der Regelung für Samstage und Sonntage erfolgen.

Ruhepausen

Jugendlichen müssen im voraus feststehende Ruhepausen von angemessener Dauer gewährt werden. Die Ruhepausen müssen mindestens betragen:

— 30 Minuten bei einer Arbeitszeit von mehr als 4½ bis zu 6 Stunden
— 60 Minuten bei einer Arbeitszeit von mehr als 6 Stunden.

Als Ruhepause gilt nur eine Arbeitsunterbrechung von mindestens 15 Minuten. Ruhepausen müssen frühestens 1 Stunde nach Beginn und spätestens 1 Stunde vor Ende der Arbeitszeit gewährt werden. Länger als 4½ Stunden hintereinander dürfen Jugendliche nicht ohne Ruhepause beschäftigt werden.

Für Ruhepausen ist ein gesonderter Aufenthaltsraum zur Verfügung zu stellen, sofern regelmäßig mehr als 10 Jugendliche beschäftigt werden.

Ausnahmen

Bei vorübergehender Beschäftigung und bei unaufschiebbaren Arbeiten in Notfällen finden die Bestimmungen über die Arbeitszeit, die Schichtzeit, die Ruhepausen, die Freizeit, Samstags-, Sonn- und Feiertagsruhe und über die 5-Tage-Woche keine Anwendung, sofern erwachsene Beschäftigte nicht zur Verfügung stehen und die Mehrarbeit durch eine entsprechende Verkürzung der Arbeitszeit innerhalb der nächsten 3 Wochen ausgeglichen wird.

Urlaub

Der Arbeitgeber hat Jugendlichen für jedes Kalenderjahr einen bezahlten Erholungsurlaub zu gewähren. Samstage werden als Werktage gerechnet. Der Urlaub sollte in den Berufsschulferien liegen. Ist dies aus betrieblichen Gründen nicht einzurichten, ist für jeden Tag, an dem der Jugendliche während des Urlaubs die Berufsschule besucht, ein weiterer Urlaubstag zu gewähren.

Es gilt das Alter zu Beginn des Kalenderjahres. Der jährlich zu gewährende Jahresurlaub ist in Werktagen festgelegt, d. h., es wird Urlaub für die Tage von Montag bis Samstag gegeben.

Alter (zu Beginn des Kalenderjahres)	Urlaub nach dem Jugendarbeitsschutzgesetz jährlicher Urlaub in Werktagen
unter 16	30
unter 17	27
unter 18	25

5.3.2. Berufsschule

Der Arbeitgeber hat den Jugendlichen für die Teilnahme am Berufsschulunterricht freizustellen. An **einem** Berufsschultag in der Woche mit mehr als 5 Unterrichtsstunden dürfen Jugendliche nicht mehr beschäftigt werden; dieser Tag ist mit 8 Stunden auf die wöchentliche Arbeitszeit anzurechnen. An Berufsschultagen dürfen Jugendliche ferner nicht beschäftigt werden

- vor einem vor 9.00 Uhr beginnenden Unterricht,
- in Berufsschulwochen mit Blockunterricht von mindestens 25 Stunden an mindestens 5 Tagen.

Zusätzliche betriebliche Ausbildungsveranstaltungen bis zu 2 Stunden wöchentlich sind jedoch zulässig.

Bei weiteren Berufsschultagen wird nur die in der Schule verbrachte Unterrichtszeit einschließlich Pausen auf die Arbeitszeit angerechnet, d. h., eine Jugendliche kann unter Umständen nachmittags noch in der Praxis eingesetzt werden.

Die **Wegezeit** von der Praxis oder von der Wohnung zur Schule und zurück ist weder Arbeits- noch Unterrichtszeit. Auf die Arbeitszeit ist lediglich die Unterrichtszeit einschl. Schulpausen anzurechnen. Der Arbeitgeber hat den Jugendlichen jedoch für die Unterrichtszeit und die Wegezeit von der Arbeit freizustellen.

---

§ 9 Jugendarbeitsschutzgesetz

Berufsschule

(1) Der Arbeitgeber hat den Jugendlichen für die Teilnahme am Berufsschulunterricht freizustellen. Er darf den Jugendlichen nicht beschäftigen
1. vor einem vor 9 Uhr beginnenden Unterricht,
2. an einem Berufsschultag mit mehr als fünf Unterrichtsstunden von mindestens je 45 Minuten, einmal in der Woche,
3. in Berufsschulwochen mit einem planmäßigen Blockunterricht von mindestens 25 Stunden an mindestens fünf Tagen; zusätzliche betriebliche Ausbildungsveranstaltungen bis zu zwei Stunden sind wöchentlich zulässig.

(2) Auf die Arbeitszeit wird angerechnet
1. Berufsschultage nach Absatz 1 Nr. 2 mit acht Stunden
2. Berufsschulwochen nach Absatz 1 Nr. 3 mit 40 Stunden
3. im übrigen die Unterrichtszeit einschließlich der Pausen

(3) Ein Entgeltausfall darf durch den Besuch der Berufsschule nicht eintreten.

(4) Die Absätze 1 bis 3 gelten auch für die Beschäftigung von Personen, die über 18 Jahre alt und noch berufsschulpflichtig sind.

Für die Teilnahme an Prüfungen und Ausbildungsmaßnahmen sowie an dem Arbeitstag, der der schriftlichen Abschlußprüfung unmittelbar vorangeht, hat der Arbeitgeber den Jugendlichen ohne Entgeltausfall freizustellen. Eine außerbetriebliche Ausbildung kann auch an Samstagen oder Sonntagen stattfinden; in diesem Falle muß jedoch der Jugendliche in der darauffolgenden Woche entsprechend von der Arbeit freigestellt werden.

5.3.3. Pflichten des Arbeitgebers

Der Arbeitgeber darf Jugendliche mit Arbeiten,
- die ihre Leistungsfähigkeit übersteigen,
- bei denen sie sittlichen Gefahren ausgesetzt sind,
- die mit Unfallgefahren verbunden sind,
- bei denen durch außergewöhnliche Hitze oder Kälte oder starke Nässe die Gesundheit gefährdet wird,
- bei denen sie schädlichen Einwirkungen von Lärm, Erschütterung, Strahlen oder von giftigen, ätzenden oder reizenden Stoffen ausgesetzt sind,

nicht beschäftigen. Ausnahmen sind zur Erreichung des Ausbildungszieles bei entsprechendem Schutz möglich.

Der Arbeitgeber hat die Jugendlichen vor Beginn der Beschäftigung über die Unfall- und Gesundheitsgefahren, denen sie bei der Beschäftigung ausgesetzt sind, sowie über die Einrichtung von Maßnahmen zur Abwendung dieser Gefahren zu unterweisen. Die Unterweisungen sind in angemessenen Zeitabständen, mindestens aber halbjährlich, zu wiederholen.

Jugendliche dürfen nicht körperlich gezüchtigt werden und müssen vom Arbeitgeber vor körperlicher Züchtigung und Mißhandlung und vor sittlicher Gefährdung durch andere geschützt werden. Der Arbeitgeber darf Jugendlichen unter 16 Jahren keine alkoholischen Getränke und Tabakwaren, Jugendlichen über 16 Jahren keinen Branntwein geben.

5.3.4. Gesundheitliche Betreuung (Jugendarbeitsschutzuntersuchungen)

Ein Jugendlicher darf nur beschäftigt werden, wenn er sich einer Reihe von Untersuchungen unterwirft. Diese können bei einem Arzt seiner Wahl erfolgen. Ein Jugendlicher, der in das Berufsleben eintritt, darf nur beschäftigt werden, wenn er innerhalb der letzten 9 Monate von einem Arzt untersucht worden ist *(Erstuntersuchung)* und dem Arbeitgeber eine von diesem Arzt ausgestellte Bescheinigung vorliegt.

Ein Jahr nach Aufnahme der ersten Beschäftigung hat sich der Arbeitgeber die Bescheinigung eines Arztes darüber vorlegen zu lassen, daß der Jugendliche nachuntersucht worden ist *(erste Nachuntersuchung).* Die Nachuntersuchung darf nicht länger als 3 Monate zurückliegen. Der Arbeitgeber soll den Jugendlichen 9 Monate nach Aufnahme der ersten Beschäftigung auf den Zeitpunkt der ihm vorzulegenden ärztlichen Bescheinigung hinweisen und ihn auffordern, die Nachuntersuchung bis dahin durchführen zu lassen.

Der Jugendliche darf nach Ablauf von 14 Monaten nach Aufnahme der ersten Beschäftigung nicht weiter beschäftigt werden, solange er die Bescheinigung über die erste Nachuntersuchung nicht vorgelegt hat.

Nach Ablauf jeden weiteren Jahres nach der ersten Nachuntersuchung kann sich der Jugendliche erneut nachuntersuchen lassen (weitere Nachuntersuchung).

Unter bestimmten Voraussetzungen kann der Arzt eine außergewöhnliche Nachuntersuchung anordnen. Inhalt und Durchführung der ärztlichen Untersuchungen und der Ergänzungsuntersuchungen sowie weitere die ärztliche Tätigkeit betreffende Bestimmungen des Jugendarbeitsschutzgesetzes sind in Kapitel 24 dargestellt.

5.4. Medizingeräteverordnung

Ab 1. Januar 1986 dürfen medizinisch-technische Geräte, die dazu bestimmt sind, bei der Untersuchung und Behandlung von Patienten verwendet zu werden, nur noch nach den Bestimmungen der Medizingeräteverordnung vom 14. Januar 1985 aufgestellt und betrieben werden.

5.4.1. Einteilung der medizinisch-technischen Geräte

Es gibt folgende Gruppen:

Gruppe 1 Medizinisch-technische Geräte, die mit Ausnahme der Defibrillatoren, der Geräte zur Stimulation von Nerven und Muskeln für Diagnose und Therapie, zur Elektrokrampfbehandlung und zur Dialyse in Arztpraxen üblicherweise nicht vorkommen.

Gruppe 2 Implantierbare Herzschrittmacher u. ä. Implantate.

Gruppe 3 Energetisch betriebene Geräte, die nicht zur Gruppe 1 und 2 gehören. In diese Gruppe gehören praktisch alle in der Arztpraxis üblichen Geräte, die elektrisch betrieben werden.

Gruppe 4 Alle sonstigen medizinisch-technischen Geräte.

5.4.2. Vorschriften für das Errichten und Betreiben

Medizinisch-technische Geräte der Gruppen 1, 3 und 4 dürfen nur nach den allgemein anerkannten Regeln der Technik sowie den Arbeitsschutz- und

---

Medizinisch-technische Geräte der Gruppe 1

1. Elektro- und Phonokardiographen, intrakardial
2. Blutdruckmesser, intrakardial
3. Blutflußmesser, magnetisch
4. Defibrillatoren
5. Geräte zur Stimulation von Nerven und Muskeln für Diagnose und Therapie
6. Geräte zur Elektrokrampfbehandlung
7. Hochfrequenz-Chirurgiegeräte
8. Impulsgeräte zur Lithotripsie
9. Photo- und Laserkoagulatoren
10. Hochdruck-Injektionsspritzen
11. Kryochirurgiegeräte (Heizteil)
12. Infusionspumpen
13. Infusionsspritzenpumpen
14. Perfusionspumpen
15. Beatmungsgeräte (nicht manuell)
16. Inhalations-Narkosegeräte
17. Inkubatoren, stationär und transportabel
18. Druckkammern für hyperbare Therapie
19. Dialysegeräte
20. Hypothermiegeräte (Steuerung)
21. Herz-Lungen-Maschine
22. Laser-Chirurgie-Geräte
23. Blutfiltrationsgeräte
24. Externe Herzschrittmacher
25. Kernspintomographen

Arbeitsschutz und Unfallverhütung – rationelle Energieverwendung 65

Unfallverhütungsvorschriften betrieben werden. Sie dürfen nicht betrieben werden, wenn sie Mängel aufweisen, durch die Patienten, Beschäftigte oder Dritte gefährdet werden.

Angewendet werden dürfen diese Geräte nur von Personen, die auf Grund ihrer Ausbildung oder ihrer Kenntnisse und/oder praktischen Erfahrungen die Gewähr für eine sachgerechte Handhabung bieten. Der Anwender, in der Arztpraxis also häufig die Arzthelferin, hat sich vor der Anwendung eines Gerätes von der Funktionssicherheit und dem ordnungsgemäßen Zustand des Gerätes zu überzeugen.

Geräte der Gruppen 1 und 3 dürfen nur von sachkundigen Personen bedient werden, die am Gerät unter Berücksichtigung der Gebrauchsanweisung in die sachgerechte Bedienung eingewiesen worden sind.

5.4.3. Bestandsverzeichnis und Gerätebuch

Für Geräte der Gruppen 1 und 3 ist vom Betreiber ein Bestandsverzeichnis zu führen, daß folgende Angaben enthalten muß:

1. Name oder Firma des Herstellers,
2. Typ, Fabriknummer und Anschaffungsjahr,
3. Gerätegruppe,
4. Standort in der Praxis.

Das Bestandsverzeichnis muß der zuständigen Behörde auf Verlangen vorgezeigt werden. Für Geräte der Gruppe 1 ist außerdem ein Gerätebuch zu führen, das sehr viel weitergehende Angaben enthalten muß.

Lfd. Nr.	Name oder Firma des Herstellers	Typ, Fabriknummer und Anschaffungsjahr	Standort des Gerätes	Gerätegruppe gemäß § 2 MedGV
1	REMCO	Cardioline ETA 111, 1978	Untersuchungsraum	3
2	VITALOGRAPE	Spirometer P 50001, 1978	"	3
3	MELA Elektromedizin	Diatron 2002, J-06038, 1979	Behandlungsraum	3
4	"	Jono Modulator, J-07079, 1979	"	3
5	PAUL RITZAU Pari-Werk	Inhalationsgerät, 088 A 0954, 1978	"	3
6	HANAU	Infrarotleuchte, 0651321, 1978	"	3

Auszug aus einem Bestandsverzeichnis entsprechend § 12 der Medizingeräteverordnung.

5.4.4. Unfall- und Schadenanzeige

Funktionsausfälle oder Störungen an Geräten der Gruppen 1 und 3 mit Personenschaden müssen vom Arzt der zuständigen Behörde angezeigt werden. Die Behörde kann dann eine Untersuchung durch einen Sachverständigen verlangen.

5.5. *Besondere Gefahren in der Arztpraxis*

5.5.1. Untersuchungsmaterial und Infektionsgefahr

Menschliches Untersuchungsmaterial (Blut, Auswurf, Abstrich, Urin, Stuhl, Eiter, Gewebekulturen) kann infiziert und damit ansteckend sein. Direkte

Berührung muß unter allen Umständen vermieden werden. Nach einer ungewollten Berührung muß man sich gründlich desinfizieren. Unsachgemäß verpackte und an Untersuchungsstellen versandte Materialien gefährden andere Menschen.

Pipettieren

> Infektionsgefahr besteht besonders beim Pipettieren. Das Pipettieren mit dem Mund ist verboten.

Selbst wenn sich der Pipettiervorgang dadurch verzögern sollte, sind Hilfsmaßnahmen zu verwenden, die eine Mundberührung der Pipette umgehen (Peleusball oder Pipettenaufsatz aus Polyäthylen), oder es müssen Safety-Meßpipetten mit Saugkolben Verwendung finden. Bei Stuhl- und Urinuntersuchungen ist Pipettieren überflüssig; schon aus diesem Grunde dürfen Pipetten nur am serologischen Arbeitsplatz stehen.

Verboten ist der Gebrauch von Blutsenkungsapparaten, in welche das Blut nur mit dem Munde aufgesaugt werden kann; es gibt ausreichend technisch durchdachte Blutsenkungsapparaturen, bei denen das für die Blutsenkungsreaktion mit Natrium citricum gemischte Blut mit der Entnahmespritze von unten her eingedrückt werden kann.

Blutuntersuchungen dürfen nicht am gleichen Arbeitsplatz wie Urin- und Stuhluntersuchungen durchgeführt werden.

5.5.2. Verletzungen durch Kanülen, Ampullen und Instrumente

Hantiert die Arzthelferin mit einer Spritze, auf der die Kanüle steckt, so muß sie besonders vorsichtig sein. Die Kanülenspitze muß immer schräg nach unten gehalten werden, damit keine Person verletzt wird. Besondere Vorsicht muß die Arzthelferin walten lassen beim Aufschneiden einer Ampulle. Sowohl splitterndes Glas als auch die Säge selbst können Verletzungen setzen.

Jedes Jahr erkranken Arzthelferinnen und Ärzte infolge Verletzungen beim Aufsägen einer Glasampulle. Die Ampullenspitze darf nach dem Ansägen des Ampullenhalses nur mit feuchtem Alkoholtupfer angefaßt und abgebrochen werden.

Einwegkanülen bieten Infektionsschutz und Arbeitserleichterung. Das gilt auch für Einweglanzetten und -skalpelle.

> Einweggeräte dürfen nicht direkt in den Abfallbeutel geworfen werden, da sie diesen durchdringen und zu Verletzungen der Haut führen können (Gefahr der Keimverschleppung mit den Folgen der Hepatitis und Sepsis).

Die Kanüle wird von der Spritze abgenommen und entweder in eine feste Schachtel gelegt oder wieder in ihre alte Schutzhülle gesteckt beziehungsweise in eine Kerbe der benutzten Einmalspritze gelegt. Gebrauchte Lanzetten und Einwegskalpellklingen gehören stets in eine Schachtel.

Gebrauchte Instrumente, Spritzen und Kanülen sind als infektiös anzusehen und daher so in den Mülleimer zu werfen, daß Unbefugte (z. B. spielende Kinder!) die Gegenstände nicht berühren können, Kanülen in geschlossenen Behälter legen. Abfallbeutel sind zuzubinden!

5.5.3. Verwechslung von Medikamenten

Muß die Arzthelferin ein Medikament in die Spritze aufziehen, so soll sie die leere Ampulle leicht über die Kanüle stülpen. Dadurch kann sich der Arzt, falls die Injektion nicht sofort vorgenommen werden sollte, stets vom Inhalt überzeugen.

5.5.4. Weitere Unfallgefahren in der Praxis

Der Fußboden darf in einer Praxis niemals glatt gebohnert werden. Kranke und gebrechliche Personen könnten ausrutschen und stürzen.

Dem körperbehinderten Patienten muß geholfen werden, sowohl beim Ausziehen als auch beim Hinlegen auf den Untersuchungsstuhl. Auch jeder Patientin, die sich auf den gynäkologischen Stuhl legen muß, soll Hilfestellung gegeben werden, damit sowohl beim Hinlegen als auch beim Aufstehen kein Unfall durch Ausgleiten oder Abrutschen geschehen kann. Kinder sollen in Praxisräumen nie ohne Aufsicht gelassen werden.

5.5.5 Vermeiden von Bränden – Verhaltensregeln im Brandfall

Vermeiden von Bränden

In den meisten Arztpraxen gibt es Geräte, Apparate und Materialien, die im Brandfalle eine besondere Gefährdung darstellen können. Auch wenn die Brandgefahr in einer Arztpraxis sicher nicht sehr viel größer als in einer Wohnung ist, muß die Arzthelferin einige Regeln kennen und beachten:

- Vorsicht beim Umgang mit offenem Feuer. Nie eine offene Flamme unbeaufsichtigt lassen. Fahrlässiger Umgang mit offenem Feuer ist eine der häufigsten Brandursachen.
- Kein offenes Feuer in der Nähe brennbarer Flüssigkeiten (Äther, Alkohol, Benzin) und Gase verwenden. Brennbare Flüssigkeiten entwickeln entzündliche, explosionsfähige und manchmal giftige Dämpfe. Dämpfe brennbarer Flüssigkeiten und Gase sind mitunter schwerer als Luft, breiten sich unsichtbar am Boden aus und können sich selbst an entfernten Stellen entzünden.
- Der Inhalt von Spraydosen kann brennbar sein. Spraydosen nicht in der Nähe einer offenen Flamme verwenden und der Wärme aussetzen, sie können sonst explodieren. Leere Spraydosen können noch Reste brennbarer Substanzen enthalten, auch deswegen nicht ins offene Feuer werfen.
- Unbeaufsichtigte Elektrogeräte, insbesondere Elektroöfen, Heizsonnen u. ä., beinhalten eine erhöhte Brandgefahr. Dies gilt ganz besonders bei defekten Geräten und nach unsachgemäßer Wartung oder Reparatur. Deswegen Elektrogeräte nur dann unbeaufsichtigt lassen, wenn sie von ihrer Konstruktion und Beschaffenheit die Gewähr dafür bieten, daß keine Brandgefahr entstehen kann. Reparaturen an elektrischen Geräten dürfen nur von Fachleuten durchgeführt werden. Defekte Geräte dürfen — auch wenn ihre Funktion nicht beeinträchtigt ist — nicht verwendet werden.

- Kunststoffe sind brennbar und verursachen eine intensive Rauchentwicklung, die im Brandfall zu Rauchvergiftungen und Panik führen kann. Aus diesem Grunde nie glimmende Tabakreste oder heiße Asche in Kunststoffbehälter oder Abfallbehälter, die Kunststoffabfälle enthalten, werfen.
- Flure und Treppen müssen in voller Breite als Flucht- und Rettungswege frei gehalten werden, um im Brandfalle größeren Schaden zu vermeiden.

Verhaltensregeln im Brandfall

Wenn tatsächlich in einer Arztpraxis einmal ein Brand auftreten sollte, kommt es sehr auf das besonnene und richtige Verhalten der Arzthelferin an. Drei Regeln sind besonders wichtig:

- **Ruhe bewahren**
- **Gefahr beurteilen**
  (Größe des Brandes? Explosionsgefahr? Gefährliche Substanzen in der Nähe des Brandes? Personen gefährdet? u. ä.)
- **Maßnahmen ergreifen**
  (ggf. Brand löschen oder Feuerwehr benachrichtigen, Personen in Sicherheit bringen, Strom und Gas abstellen u. ä.)

Wenn es sich um einen größeren Brand handelt, der nicht mit eigenen Mitteln gelöscht werden kann, sollte die Arzthelferin bis zum Eintreffen der Feuerwehr

- gefährdete Personen verständigen und in Sicherheit bringen,

und wenn keine Gefahr für ihr eigenes Leben besteht

- brennbares Material aus der Nähe des Brandherdes entfernen
- Türen und Fenster geschlossen halten und
- versuchen, den Brand zu bekämpfen.

Nie soll bei einem größeren Brand ein eventuell vorhandener Aufzug als Fluchtweg benutzt werden.

Wenn die Feuerwehr eintrifft, müssen dem Einsatzleiter kurze, präzise Auskünfte über die Lage der Brandstelle, Ausdehnung des Brandes, gefährliche Stoffe, den Zugang zum Brandherd und vermißte und gefährdete Personen gegeben werden.

5.6. Rationelle Energieverwendung

Bau und Ausstattung der Praxis

Die meisten Maßnahmen zur Energieeinsparung müssen schon während des Baus und der Einrichtung der Arztpraxis erfolgen. Da die Arzthelferin in aller Regel zu diesem Zeitpunkt noch nicht in der Praxis mitarbeitet, sind die in Frage kommenden Möglichkeiten nur beispielhaft aufgezählt:

- Energiesparende Warmwasserbereitung (z. B. Untertischgeräte für Warmwasser zum Händewaschen)
- Außentemperaturgesteuerte Heizung, Heizkörperthermostaten
- Energiesparlampen (Leuchtstoffröhren)
- Wärmedämmung, Isolierglasfenster u. ä.

Regeln zur Energieeinsparung

Nach der Bau- und Ausstattungsphase sind die Möglichkeiten in der Praxis zur Energieeinsparung verhältnismäßig begrenzt und nicht sehr unterschiedlich von denen, die jeder Wohnungsbesitzer beachten sollte:

- Licht und Elektrogeräte ausschalten, wenn sie nicht benötigt werden,
- Warmwasser nicht unnötig laufen lassen, eventuell defekte Dichtungen auswechseln lassen,
- Heizungen zur Nacht und zum Wochenende niedriger einstellen,
- Fenster nicht unnötig lange geöffnet lassen, kurzes ausgiebiges Lüften ist vorzuziehen,
- Kühlschränke häufiger abtauen, falls nicht eine Abtauautomatik vorhanden ist,
- Sterilisatoren mit den vom Werk angegebenen Temperaturen und Zeiten betreiben, nach Möglichkeit warten, bis der Sterilisator vollständig gefüllt ist,
- Wasserbäder über Nacht und zum Wochenende abschalten.

Heizung

Energiesparbemühungen dürfen nicht dazu führen, daß Patienten frieren müssen. Ein zu weitgehendes Absenken der Heizung über Nacht und am Wochenende erfordert am nächsten Tag bzw. am Montag viel Energie zum Aufheizen. Empfehlenswert ist ein vernünftiges Mittelmaß (Absenkung um etwa 5 bis 8 Grad Celsius). Bei zu starker Auskühlung dauert es selbst bei leistungsstarker Heizung ziemlich lange, bis die Räume wieder angenehm warm sind, da neben den Einrichtungsgegenständen auch das Mauerwerk ausgekühlt ist.

Licht

Räume und Arbeitsplätze müssen ausreichend beleuchtet sein. Energiesparend sind Energiesparlampen („Neonröhren"), die allerdings nicht ständig ein- und ausgeschaltet werden dürfen, da sie sonst früher als erforderlich verschleißen. Abends müssen Zuwegung und Eingang zur Praxis ebenso wie ein eventuelles Treppenhaus ausreichend beleuchtet sein. Hierbei muß beachtet werden, daß insbesondere ältere Patienten oft nicht gut sehen können und deswegen besseres Licht benötigen.

6 Recht am Arbeitsplatz

6.1. Grundlagen

6.1.1. Vertragsfreiheit, Rechts- und Geschäftsfähigkeit

Grundsätzlich gilt das Prinzip der Vertragsfreiheit für Vereinbarungen zwischen Privatpersonen. Die Grundlagen für den Abschluß von Verträgen sind im Bürgerlichen Gesetzbuch (BGB) und im Handelsgesetzbuch (HGB) zu finden. Soweit in den Verträgen nicht etwas Besonderes geregelt ist, gelten die gesetzlichen Bestimmungen.

Verträge können nur zwischen rechts- und geschäftsfähigen Vertragspartnern abgeschlossen werden.

Rechtsfähigkeit
Rechtsfähig (aber nicht geschäftsfähig) wird der Mensch mit Vollendung der Geburt und bleibt es bis zu seinem Tode. *Unter Rechtsfähigkeit wird die Fähigkeit verstanden, Träger von Rechten und Pflichten zu sein.* Nicht nur natürliche Personen (Menschen) können rechtsfähig sein, sondern auch juristische Personen (z. B. eingetragene Vereine, Kapitalgesellschaften, öffentlich-rechtliche Körperschaften).

Geschäftsfähigkeit
Unter Geschäftsfähigkeit wird die (rechtliche) Fähigkeit verstanden, die eigenen Geschäfte selbständig und gültig vollziehen zu können. Es werden drei Stufen der Geschäftsfähigkeit unterschieden.

Stufen der Geschäftsfähigkeit

Geschäftsunfähigkeit
bei Kindern, die das 7. Lebensjahr noch nicht vollendet haben; bei Personen, die geistesgestört sind oder wegen Geisteskrankheit entmündigt sind

Beschränkte Geschäftsfähigkeit
bei Minderjährigen, die das 7. Lebensjahr vollendet haben; bei Personen die wegen Geistesschwäche, Trunksucht oder Verschwendungssucht entmündigt sind

Geschäftsfähigkeit
bei Volljährigen

Bei geschäftsunfähigen Personen handelt der gesetzliche Vertreter. Beschränkt geschäftsfähige Personen benötigen die Zustimmung des gesetzlichen Vertreters. Dies gilt nicht für normale Rechtsgeschäfte im Rahmen eines Arbeitsverhältnisses, für Kaufverträge, deren Verpflichtungen aus den Mitteln (Taschengeld) der nicht voll geschäftsfähigen Person bestritten werden können und für Rechtsgeschäfte, die dem nicht voll Geschäftsfähigen nur Vorteile bringen (z. B. Schenkungen).

6.1.2. Rechtsgeschäfte

Rechtsgeschäfte kommen durch rechtswirksame Willenserklärungen einer oder mehrerer Personen zustande. *Für den Abschluß von Rechtsgeschäften ist grundsätzlich keine besondere Form vorgeschrieben, es gilt der Grundsatz der Formfreiheit.*

Es werden einseitige und zweiseitige Rechtsgeschäfte unterschieden. Ein einseitiges Rechtsgeschäft liegt vor, wenn bereits die Willenserklärung einer Person genügt, um eine bestimmte Rechtswirksamkeit herbeizuführen (z. B. Kündigung einer Wohnung). Zu unterscheiden ist hierbei noch zwischen den empfangsbedürftigen Willenserklärungen (Wirksamkeit erst nach Zugang beim Empfänger, z. B. Kündigung, Angebot) und der nichtempfangsbedürftigen Willenserklärung (unmittelbare Wirksamkeit, z. B. Testament). Zweiseitige Rechtsgeschäfte (Verträge) kommen durch zwei miteinander übereinstimmende Willenserklärungen zustande (z. B. Kaufvertrag, Dienstvertrag, Werkvertrag).

Form

Rechtsgeschäfte können mündlich, schriftlich, telefonisch oder telegrafisch abgeschlossen werden. Der Gesetzgeber schreibt für wichtige Rechtsgeschäfte eine bestimmte Form vor. In bestimmten Fällen ist die Schriftform vorgeschrieben: z. B. bei Ausbildungsverträgen, bei Miet- und Pachtverträgen über Grundstücke und Gebäude über ein Jahr, beim eigenhändigen Testament, Bürgschaften. Die gerichtliche oder notarielle Beurkundung ist z. B. für Grundstückskaufverträge u. a. Verträge, die in ein öffentliches Register eingetragen werden, vorgeschrieben.

Die meisten Rechtsgeschäfte werden formlos abgeschlossen (z. B. bei den üblichen alltäglichen Einkäufen in Geschäften, bei der Benutzung eines öffentlichen Verkehrsmittels usw.).

Unwirksamkeit und Anfechtung

Von Anfang an unwirksam sind Rechtsgeschäfte z. B. bei Geschäftsunfähigkeit, bei Verstoß gegen Gesetz, gute Sitten, Nichteinhalten einer vorgeschriebenen Form (z. B. kein Notar bei Grundstücksgeschäften) sowie Scheingeschäften. Unter bestimmten Umständen besteht die Möglichkeit der Anfechtbarkeit: bei Irrtum, arglistiger Täuschung und widerrechtlicher Drohung. Anfechtbare Rechtsgeschäfte sind im Gegensatz zu den nichtigen zunächst gültig (schwebend unwirksam) und bleiben es, solange sie nicht angefochten werden. Bei erfolgreicher Anfechtung wird das Rechtsgeschäft nachträglich von Anfang an unwirksam.

6.1.3 Verträge

Von Bedeutung für den ärztlichen Bereich sind insbesondere der Werkvertrag und Dienstvertrag. Zunächst bedarf es einer Erklärung des Begriffes „Vertrag".

> **Vertrag**
> Unter einem Vertrag wird ein durch zwei miteinander übereinstimmende Willenserklärungen (Antrag und Annahme) zustande gekommenes Rechtsgeschäft verstanden. Verträge sind die häufigsten Rechtsgeschäfte des Alltags.

Werkvertrag
Durch einen Werkvertrag wird der eine Vertragsbeteiligte zur Herstellung eines „Werkes" verpflichtet, der andere übernimmt die Verpflichtung, hierfür eine Vergütung zu entrichten (z. B. Reparaturauftrag in einer Autowerkstatt: die Werkstatt übernimmt die Verpflichtung zur Reparatur, der Autobesitzer zahlt dafür).

Dienstvertrag
Durch einen Dienstvertrag wird die Leistung von Diensten gegen eine Vergütung vereinbart. Ein typisches Beispiel ist das Vertragsverhältnis zwischen Arbeitgeber und Arbeitnehmer: der Arbeitnehmer führt bestimmte Tätigkeiten (Dienste) aus, der Arbeitgeber bezahlt dafür.

> **Kaufvertrag siehe Kapitel 46**

6.1.4. Behandlungsvertrag

Behandlungen von Patienten durch Ärzte erfolgen durch einen meist stillschweigend ohne besondere Form abgeschlossenen Behandlungsvertrag. Hierbei handelt es sich der Art nach um einen Dienstvertrag. Inhalt des Vertrages ist die Erbringung einer ärztlichen Leistung gegen Bezahlung (Honorar bei Privatpatienten bzw. Krankenschein bei Kassenpatienten).

Pflichten des Arztes
Auf Grund des Behandlungsvertrages ist der Arzt verpflichtet, die erforderlichen diagnostischen und therapeutischen Maßnahmen nach den Regeln der Kunst einschließlich der erforderlichen Aufklärung und Dokumentation unter Beachtung der Schweigepflicht vorzunehmen. Ziel des Behandlungsvertrages ist es, dem Patienten durch Heilung bzw. Linderung seiner Beschwerden zu helfen oder durch vorbeugende Maßnahmen zu bewirken, daß Krankheiten gar nicht erst auftreten.
Inhalt des Behandlungsvertrages kann jedoch nicht der Heilerfolg sein. Der Erfolg ärztlicher Bemühungen hängt nicht allein vom ärztlichen Können, sondern auch von den besonderen, vom Arzt nur beschränkt beeinflußbaren Gegebenheiten des Patienten wie physische und psychische Konstitution, Art und Ausmaß der Erkrankung u. a. m. ab. Heilung als Behandlungserfolg kann zwar von beiden Vertragspartnern angestrebt werden, aber nicht Gegenstand des Behandlungsvertrages sein.

Vergütung

Der Behandlungsvertrag verpflichtet den Patienten, dem Arzt eine Vergütung zu bezahlen. Diese richtet sich bei Privatpatienten nach den Bestimmungen der Gebührenordnung für Ärzte vom 12. November 1982. Der Kassenpatient hat gegenüber dem Kassenarzt nach Vorlage des Krankenscheins Anspruch auf eine für ihn kostenfreie Behandlung. Wird ein Krankenschein nicht vorgelegt, müssen auch Kassenpatienten eine Vergütung zahlen.

Beendigung des Behandlungsvertrages

Der Behandlungsvertrag kann durch den Arzt beendet werden, wenn
- der Vertrag erfüllt ist,
- das Vertrauensverhältnis zwischen Arzt und Patient beeinträchtigt ist,
- der Patient die Anweisungen des Arztes nicht einhält,
- sich in ungebührlicher Weise gegenüber dem Arzt verhält,
- der Arzt so überlastet ist, daß es durch weitere Patienten für ihn nicht mehr möglich ist, die Pflichten aus dem Behandlungsvertrag zu erfüllen.

Der Patient kann auf Grund des Rechts zur freien Arztwahl jederzeit die Behandlung bei einem Arzt beenden.

Geschäftsführung ohne Auftrag

Ist der Patient nicht in der Lage, mit dem Arzt einen Behandlungsvertrag abzuschließen (z. B. bei Bewußtlosigkeit), erfolgt die Behandlung auf Grund einer „Geschäftsführung ohne Auftrag". Hierbei muß der Arzt den mutmaßlichen Willen seines Patienten zum Maßstab für sein Tun nehmen.

> **§ 677 BGB (Geschäftsführung ohne Auftrag)**
> „Wer ein Geschäft für einen anderen besorgt, ohne von ihm beauftragt oder ihm gegenüber sonst dazu berechtigt zu sein, hat das Geschäft so zu führen, wie das Interesse des Geschäftsherrn mit Rücksicht auf dessen wirklichen oder mutmaßlichen Willen es erfordert."

6.2. Rechtliche Stellung der Arzthelferin

Die Arzthelferin wird im Auftrage und auf Weisung des Arztes tätig. Dabei dürfen von ihr nur solche Aufträge ausgeführt werden, zu deren Durchführung sie auf Grund ihrer Ausbildung und sonstigen Erfahrungen und Kenntnisse fähig ist.

Der Arzt kann davon ausgehen, daß eine Arzthelferin Tätigkeiten, die Gegenstand der Ausbildung gewesen sind, in dem innerhalb der Ausbildung vermittelten Umfange auch durchführen kann. Dies gilt besonders für übliche Tätigkeiten wie Praxisorganisation, Schreibarbeiten, Abrechnung, Erstellung von Liquidationen, Bestrahlungen, kleinere Untersuchungen, Laborarbeiten, Verbände, Schreiben von EKGs, Reinigung von Instrumenten, Sterilisation und Desinfektion usw.

Überwachungspflichten des Arztes

Trotzdem darf der Arzt sich nicht allein darauf verlassen, daß die der Arzthelferin übertragenen Aufgaben von ihr auch immer richtig ausgeführt werden. Er hat die Pflicht, die Arbeit der Arzthelferin in geeigneter Weise zu überwachen. Hierzu gehört neben gelegentlichen Stichproben auch die Überprüfung des Ergebnisses. Nur so kann der Arzt der Sorgfaltspflicht nachkommen, die er dem Patienten aus dem zwischen Arzt und Patient abgeschlossenen Behandlungsvertrag schuldet.

Blutentnahme, Injektionen
Mitunter gehören von der Arzthelferin ausgeführte Tätigkeiten zu den grundsätzlich vom Arzt zu erbringenden Leistungen. Hier sind insbesondere die mit dem Eingriff in die körperliche Unversehrtheit des Patienten verbundenen Tätigkeiten wie Blutentnahmen, Verabreichungen von Spritzen u. a. zu nennen. In solchen Fällen besteht auch bei Durchführung der Tätigkeit durch die Arzthelferin weiterhin eine unmittelbare Verantwortung des Arztes für den Eingriff. Erst wenn er sich persönlich mehrfach davon überzeugt hat, daß seine Arzthelferin die Technik der Blutentnahme, der intra- und subkutanen Injektion beherrscht, wird er eine Delegation dieser Aufgaben verantworten können. Gleiches gilt für intramuskuläre Injektionen soweit sie nicht mit besonderen Risiken (z. B. bei der Verabreichung bestimmter Medikamente) verbunden sind.

> Intravenöse Injektionen sollten von der Arzthelferin nicht vorgenommen werden, es sei denn, auf Anordnung des Arztes in einem genau überschaubaren, begründeten Einzelfall.

6.3. Die Haftung des Arztes und der Arzthelferin

Im Rahmen des Behandlungsvertrages zwischen Arzt und Patienten haftet der Arzt nicht nur für seine eigenen Fehler, sondern auch für die seiner Mitarbeiter. Dies gilt grundsätzlich auch für vom Arzt nicht angeordnete oder gestattete Handlungen der Arzthelferin, in diesem Fall hat der Arzt jedoch die Möglichkeit, sich selbst durch finanziellen Rückgriff auf die Mitarbeiterin zu entlasten.
Zumindestens eine Mitverantwortung trifft die Arzthelferin, wenn Schäden dadurch entstanden sind, daß allgemeine oder besondere ärztliche Weisungen nicht genau befolgt worden sind.

> Eine Arzthelferin soll nur Aufgaben ausführen, die ihr vom Arzt aufgetragen wurden und die sie fachlich beherrscht. Fühlt sich eine Arzthelferin nach ihrer subjektiven Einschätzung nicht in der Lage, zu einer bestimmten Injektion oder anderen Tätigkeit, die nicht zum typischen Berufsbild der Arzthelferin gehört, so sollte sie eine solche Tätigkeit nicht ausführen.

6.4. Die strafrechtliche Verantwortung des Arztes und der Arzthelferin

6.4.1. Merkmale einer strafbaren Handlung

Die meisten Straftatbestände sind im Strafgesetzbuch (StGB) festgelegt. § 1 legt fest: „Eine Tat kann nur bestraft werden, wenn die Strafbarkeit gesetzlich bestimmt war, bevor die Tat begangen wurde."

Eine Straftat liegt vor, wenn bestimmte Merkmale erfüllt sind. Diese sind

> der erfüllte **Tatbestand**,
> die **Rechtswidrigkeit** und
> das Vorliegen von **Schuld**.

Der *Tatbestand* ist im Strafgesetzbuch festgelegt (z. B. Verstoß gegen Schweigepflicht, Schwangerschaftsabbruch ohne Vorliegen bestimmter Indikationen, Körperverletzung, unterlassene Hilfeleistung).

Das Vorliegen eines Tatbestandes führt noch nicht zur Strafbarkeit, da die Tat gerechtfertigt sein kann. Im ärztlichen Bereich vorkommende Rechtfertigungsgründe sind:

- *gesetzliche Regelungen* (Bruch der Schweigepflicht auf Grund einer gesetzlichen Meldepflicht, Schwangerschaftsunterbrechung auf Grund einer sozial-medizinischen Indikation u. a. m.),
- *die Einwilligung des Patienten* (ein operativer Eingriff, eine Injektion sind Körperverletzungen, die erst durch die Einwilligung des Patienten keine Straftat mehr darstellen),
- *die Wahrung berechtigter Eigeninteressen* (um sich bei Beschwerden des Patienten gegen den Arzt z. B. bei der Ärztekammer oder vor Gericht zu rechtfertigen) oder
- *ein rechtfertigender Notstand*.

Weitere Voraussetzung für eine Bestrafung ist das Vorhandensein von *Schuld*. Schuld liegt immer bei vorsätzlichen Straftaten vor. Fahrlässiges Verhalten wird nur bestraft, wenn dies im Gesetz ausdrücklich vorgesehen ist. Schuld wird ausgeschlossen oder gemindert durch *Schuldunfähigkeit* (eines Kindes unter 14 Jahren, eines Schwachsinnigen u. ä.), *verminderte Schuldfähigkeit* (durch einen Gutachter festgestellt) oder *Verbotsirrtum* (der Täter befand sich im Glauben, daß eine Strafbarkeit nicht vorliegt, z. B. bei Vorliegen von Tatbestandsmerkmalen waren hinreichend Rechtfertigungsgründe vorhanden).

Rechtfertigender Notstand

§ 34 des Strafgesetzbuches beschreibt den rechtfertigenden Notstand:

> „Wer in einer gegenwärtigen, nicht anders abwendbaren Gefahr für Leben, Leib, Freiheit, Ehre, Eigentum oder ein anderes Rechtsgut eine Tat begeht, um die Gefahr von sich oder einem anderen abzuwenden, handelt nicht rechtswidrig, wenn bei Abwägung der widerstreitenden Interessen, namentlich der betroffenen Rechtsgüter und des Grades der ihn drohenden Gefahren, das geschützte Interesse das Beeinträchtigte wesentlich überwiegt. Dies gilt jedoch nur, soweit die Tat das angemessene Mittel ist, die Gefahr abzuwenden."

Diese Bestimmung des Strafgesetzbuches kann auch im ärztlichen Bereich von Bedeutung sein. Wenn z. B. ein Patient mit starker, nicht behandelbarer Einschränkung seiner Sehfähigkeit, den Empfehlungen des Arztes, seinen Führerschein abzugeben bzw. nicht mehr Auto zu fahren, nicht folgt, sondern weiterhin darauf besteht, sein Kraftfahrzeug zu führen, wird der Arzt ernsthaft in Erwägung ziehen müssen, ob nicht zur Abwendung einer Gefahr für das Leben anderer in diesem Einzelfall die Schweigepflicht gebrochen werden und dem zuständigen Ordnungsamt Mitteilung gemacht werden muß.

6.4.2. Schweigepflicht

Unentbehrliche Grundlage für jedes Arzt-Patienten-Verhältnis ist die Wahrung des Patientengeheimnisses durch den Arzt. Nur wenn ein Patient sich darauf verlassen kann, daß die von ihm dem Arzt anvertrauten persönlichen Daten vertraulich behandelt werden, wird er bereit sein, auch Auskünfte z. B. aus seiner Intimsphäre zu geben. Ohne genaue, vollständige und wahrheitsgemäße Angaben des Patienten ist es für den Arzt häufig nicht möglich, eine richtige Diagnose zu stellen und die Ergebnisse der Behandlung zutreffend zu bewerten.

Ebenso wie der Arzt ist die Arzthelferin verpflichtet, über alles, was sie in Ausübung ihres Berufes gehört und gesehen hat, zu schweigen. Dies bezieht sich nicht etwa nur auf die Art der Erkrankung der Patienten, deren Behandlung oder deren Verhalten, sondern schon bereits auf die Tatsache, daß ein bestimmter Patient den Arzt aufgesucht hat. Die Schweigepflicht gilt auch gegenüber den Ehegatten der Patienten, gegenüber Eltern und anderen Angehörigen. Grundsätzlich sollte die Arzthelferin Auskünfte nur nach entsprechender Weisung durch ihren Chef erteilen.

Ist der Arzt von einem Patienten von der Schweigepflicht entbunden worden, muß dies nicht für die Arzthelferin gelten. Eine Entbindung von der Schweigepflicht sollte nach Möglichkeit schriftlich geschehen, kann aber auch durch Erklärung gegenüber einem Gericht oder gegenüber dem Prozeßgegner erfolgen. Die Schweigepflicht geht über den Tod des Patienten hinaus. Nach dem Tod eines Patienten ist eine Entbindung von der Schweigepflicht nicht mehr möglich, auch nicht durch Angehörige.

> **§ 203 Strafgesetzbuch (StGB)**
>
> (1) Wer unbefugt ein fremdes Geheimnis, namentlich ein zum persönlichen Lebensbereich gehörendes Geheimnis oder ein Betriebs- oder ein Geschäftsgeheimnis, offenbart, das ihm als ... Arzt ... bekannt geworden ist, wird mit Freiheitsstrafe bis zu einem Jahr oder mit Geldstrafe bestraft ...
>
> (2) Den in Abs. 1 Genannten stehen ihre berufsmäßig tätigen Gehilfen und die Personen gleich, die bei ihnen zur Vorbereitung auf den Beruf tätig sind ...

6.4.3. Aussagepflicht und Zeugnisverweigerungsrecht

Liegt eine Schweigepflichtentbindung vor, muß über einen Patienten ausgesagt werden, wenn die Vernehmung durch den Richter erfolgt. Gegenüber der Polizei kann die Aussage auch bei Vorliegen der Schweigepflichtentbindung verweigert werden, wenn gleichzeitig die Vernehmung durch einen Richter beantragt wird.

Liegt keine Entbindung von der Schweigepflicht vor, muß die Aussage vor Polizei und Gericht verweigert werden (Zeugnisverweigerungsrecht).

> **Strafprozeßordnung**
>
> § 53 (1) Zur Verweigerung des Zeugnisses ... sind berechtigt ... Ärzte, Zahnärzte, Apotheker und Hebammen über das, was ihnen in dieser Eigenschaft anvertraut oder bekannt geworden ist ...

Recht am Arbeitsplatz

> (2) Die in Abs. 1 ... Genannten dürfen das Zeugnis nicht verweigern, wenn sie von der Verpflichtung zur Verschwiegenheit entbunden sind.
>
> § 53 a (1) Den in § 53 Abs. 1 ... Genannten stehen ihre Gehilfen und die Personen gleich, die zur Vorbereitung auf den Beruf an der berufsmäßigen Tätigkeit teilnehmen. Über die Ausübung des Rechtes dieser Hilfspersonen, das Zeugnis zu verweigern, entscheiden die in § 53 Abs. 1 ... Genannten, es sei denn, daß diese Entscheidung in absehbarer Zeit nicht herbeigeführt werden kann.
>
> (2) Die Entbindung von der Verpflichtung zur Verschwiegenheit (§ 53 Abs. 2) gilt auch für Hilfspersonen.

Die Arzthelferin sollte nie ohne ausdrückliche Anweisung durch ihren Arzt über einen Patienten Auskunft geben. Ohne Vorliegen einer Schweigepflichtentbindung sind jedoch u. a. in folgenden gesetzlich bestimmten Fällen Auskünfte durch den Arzt notwendig:

- gegenüber gesetzlichen Krankenkassen und den Rentenversicherungen, soweit die Auskunft diese in die Lage versetzt, ihren gesetzlich festgelegten Aufgaben nachzukommen;
- gegenüber Berufsgenossenschaften, soweit die Auskunft dazu dient, daß die Berufsgenossenschaften ihren gesetzlich festgelegten Aufgaben nachkommen können;
- gegenüber dem Gesundheitsamt, soweit es sich um die Meldepflicht bestimmter Infektionskrankheiten handelt;
- gegenüber dem Standesamt, soweit es sich um Meldung von Früh- und Totgeburten, Geburten und um Anzeige des Todes eines Patienten handelt.

Bei Vorliegen eines Rechtfertigungsgrundes (z. B. zum Schutze eines höherwertigen Rechtsgutes) kann der Bruch der Schweigepflicht gerechtfertigt sein. Eine Entscheidung darüber sollte die Arzthelferin aber nur nach Rücksprache mit dem Arzt oder einem Rechtsanwalt fällen (siehe 6.4.1.).

6.4.4. Körperverletzung

Jeder Eingriff in die körperliche Unversehrtheit eines Patienten erfüllt den Tatbestand einer Körperverletzung. Dies gilt für die Kapillarblutentnahme ebenso wie für Injektionen oder operative Eingriffe. Gerechtfertigt wird der Straftatbestand der Körperverletzung durch die Einwilligung des Patienten. Damit fehlt die Rechtswidrigkeit. Bei kleineren Eingriffen wie z. B. Blutentnahmen, kann in aller Regel von der stillschweigenden Einwilligung des Patienten ausgegangen werden. Lehnt ein Patient jedoch eine Blutentnahme oder Injektion entschieden ab, muß dies respektiert werden.

Jeder Einwilligung eines Patienten muß eine Aufklärung vorangehen, es sei denn, der Arzt kann bei alltäglichen Vorgängen (Injektionen von dem Patienten der Art nach bekannten Medikamenten, Blutentnahmen) davon ausgehen, daß dem Patienten Zielrichtung und Gefahren des Eingriffs bekannt sind.

> § 230 StGB: „Wer durch Fahrlässigkeit die Körperverletzung eines anderen verursacht, wird mit Freiheitsstrafe bis zu drei Jahren oder mit Geldstrafe bestraft."
>
> § 823 BGB: „Wer vorsätzlich oder fahrlässig das Leben, den Körper, die Gesundheit ... eines anderen widerrechtlich verletzt, ist dem anderen zum Ersatz des daraus entstandenen Schadens verpflichtet."

6.4.5. Unterlassene Hilfeleistung

Im Gegensatz zur Auffassung mancher Patienten sind Ärzte außer in Notfällen nicht zur Behandlung von Patienten verpflichtet. Ein Arzt hat also das Recht, die Behandlung von Patienten wegen Überlastung, wegen Fehlens einer ausreichenden Vertrauensbasis oder aus anderen Gründen (ohne daß er eine Rechenschaft schuldig ist) abzulehnen (siehe auch 6.1.4.).

Dies gilt nicht, wenn ein Patient in einer Notlage ärztlicher Hilfe bedarf. In diesem Fall ist der Arzt mehr noch als alle anderen durch § 323 c des Strafgesetzbuches sowie seine Berufsordnung gezwungen, Hilfe zu leisten.

Für die Arzthelferin gilt, daß sie besonders bei Abwesenheit des Arztes ebenfalls zur Hilfe verpflichtet ist. Das Ausmaß ihrer Hilfe richtet sich danach, in welchem Umfange von ihr nach Ausbildung und Berufserfahrung ein Tätigwerden erwartet werden kann. Auch im Notfall sollte sich eine Arzthelferin davor hüten, Maßnahmen zu ergreifen, deren Gefahren und Auswirkungen sie nicht übersehen kann.

6.5. Weitere rechtliche Pflichten des Arztes und seiner Mitarbeiter

6.5.1. Dokumentationspflicht

> Die Berufsordnung für Ärzte legt in § 11 folgendes fest: Der Arzt hat über die in Ausübung seines Berufes gemachten Feststellungen und getroffenen Maßnahmen die erforderlichen Aufzeichnungen zu machen. Ärztliche Aufzeichnungen sind nicht nur Gedächtnisstützen für den Arzt, sie dienen auch dem Interesse des Patienten an einer ordnungsgemäßen Dokumentation."

Diese Bestimmung verpflichtet den Arzt dazu, eine vollständige und ordnungsgemäße Kartei zu führen, die alle für die Diagnostik und Behandlung des Patienten wesentlichen Sachverhalte enthält. Geschieht dies nicht, kann die Folge in einem Haftpflichtprozeß die sogenannte *Beweislastumkehr* sein, d. h. nicht mehr der Patient muß den Nachweis erbringen, daß vom Arzt schuldhaft eine fehlerhafte Behandlung vorgenommen wurde, sondern der Arzt muß beweisen, daß dies nicht der Fall gewesen ist.

> Der Patient hat Recht auf Einsichtnahme in seine Krankenunterlagen. Allerdings muß er bei der Einsichtnahme die organisatorisch bedingten Einschränkungen, wie sie sich aus den Gegebenheiten des Praxisablaufs ergeben, hinnehmen. Kosten für eventuelle Kopien müssen vom Patienten übernommen werden.

Das *Einsichtsrecht* ist begrenzt auf die objektiven Daten der Patientendokumentation (Befunde von technischen Untersuchungen, Laborergebnisse, Untersuchungsbefunde, Medikamentenverordnungen), während subjektive Beobachtungen, gefühlsmäßige Anmerkungen, persönliche Wertungen des Arztes, Notizen über die Angaben Dritter, Verdachtsdiagnosen u. ä. nicht dem Einsichtsrecht unterliegen.

Arztbriefe von Krankenhausärzten sind nicht Bestandteil der Dokumentation des niedergelassenen Arztes, ein Einsichtsrecht in solche Unterlagen muß vom Patienten gegenüber der für den Arztbrief verantwortlichen Einrichtung bzw. dem Krankenhausarzt geltend gemacht werden.

6.5.2. Aufklärungspflicht

Außer in Notfallbehandlungen hat der Patient vor ärztlichen Maßnahmen einen Anspruch auf Aufklärung über Art und Umfang des geplanten diagnostischen oder therapeutischen Eingriffs. Seine daraufhin erteilte Zustimmung berechtigt den Arzt erst, den Eingriff vorzunehmen.

Der Umfang der Aufklärung ist abhängig

- von der medizinischen Notwendigkeit des Eingriffs (je notwendiger der Eingriff, desto geringer kann die Aufklärung sein),
- von dem Vorhandensein weiterer Behandlungsmethoden, die zu gleichem oder ähnlichem Ergebnis führen,
- vom Verhalten des Patienten (wenn dieser zweifelsfrei erkennen läßt, daß er dem Arzt vertrauensvoll die Entscheidung überläßt),
- von der Befürchtung des Arztes, daß eine schonungslose Aufklärung den Therapieerfolg in höchstem Maße gefährdet.

Die Aufklärung des Patienten muß so erfolgen, daß er in seiner Willensentscheidung noch frei ist. Dies führt nicht selten zur Notwendigkeit der Aufklärung durch den niedergelassenen Arzt z. B. vor einer Krankenhauseinweisung.

6.5.3. Meldepflicht

Bundesseuchengesetz

Das Bundesseuchengesetz enthält Bestimmungen über Maßnahmen der Verhütung und Bekämpfung von übertragbaren Krankheiten (Infektionskrankheiten), darunter insbesondere die Meldepflichten, die Pflichten zur Ermittlung der Krankheitsherde, Absperrmaßnahmen, Entschädigungsregelungen, Bestimmungen für den Schulbesuch usw. Für die Tätigkeit in der ärztlichen Praxis sind insbesondere die Bestimmungen zur Meldepflicht sowie des Wiederbesuchs von Schulen und sonstigen Gemeinschaftseinrichtungen von besonderer Bedeutung.

Bei der Meldepflicht wird zwischen Krankheiten unterschieden, bei denen Erkrankung, Todesfall und Verdacht gemeldet werden müssen, während bei anderen nur Erkrankung sowie Tod und bei einer dritten Gruppe nur der Todesfall zu melden ist.

Zur Meldung verpflichtet ist zunächst der behandelnde oder sonst hinzugezogene Arzt. *Wenn dieser aus irgendeinem Grunde zur Meldung nicht in der Lage ist, sind auch andere mit der Behandlung oder Pflege berufsmäßig beschäftigte Personen zur Meldung verpflichtet.*

Meldepflicht

A. Erkrankung — Sterbefall — Verdachtsfall an

1. Botulismus
2. Cholera
3. Enteritis infectiosa
   a) Salmonellose
   b) übrige Formen einschl. mikrobiell bedingter Lebensmittelvergiftung
4. Fleckfieber

5. Lepra
6. Milzbrand
7. Ornithose
8. Paratyphus A, B und C
9. Pest
10. Pocken
11. Poliomyelitis
12. Rückfallfieber
13. Shigellenruhr
14. Tollwut
15. Tularämie
16. Typhus abdominalis
17. virusbedingtem hämorrhagischem Fieber

B. Erkrankung — Sterbefall an

1. angeborener
   a) Cytomegalie
   b) Listeriose
   c) Lues
   d) Toxoplasmose
   e) Rötelnembryopathie
2. Brucellose
3. Diphtherie
4. Gelbfieber
5. Leptospirose
   a) Weilscher Krankheit
   b) übrige Formen
6. Malaria
7. Meningitis/Encephalitis
   a) Meningokokken-Meningitis
   b) andere bakterielle Meningitiden
   c) Virus-Meningoencephalitis
   d) übrige Formen
8. Q-Fieber
9. Rotz
10. Trachom
11. Trichinose
12. Tuberkulose (aktive Form)
    a) der Atmungsorgane
    b) der übrigen Organe
13. Virushepatitis
    a) Hepatitis A
    b) Hepatitis B
    c) nicht bestimmbare übrige Formen
14. anaerober Wundinfektion
    a) Gasbrand/Gasoedem
    b) Tetanus

C. Sterbefall an

1. Influenza (Virusgrippe)
2. Keuchhusten
3. Masern
4. Puerperalsepsis
5. Scharlach

D. Ausscheider von Erregern an

1. Choleravibrionen
2. Salmonellen
   a) S. typhi
   b) S. paratyphi A, B und C
   c) übrige/Shigellen

E. Verletzung eines Menschen durch ein tollwutkrankes oder -verdächtiges Tier sowie die Berührung eines solchen Tieres oder Tierkörpers.

Die Meldung erfolgt an das zuständige Gesundheitsamt innerhalb von 24 Stunden. Die Meldung hat auf einem besonderen Formular zu erfolgen.

Gesetz zur Bekämpfung der Geschlechtskrankheiten

Nach dem Gesetz zur Bekämpfung der Geschlechtskrankheiten besteht bei Auftreten von diesen Geschlechtskrankheiten Meldepflicht gegenüber dem zuständigen Gesundheitsamt.

Geschlechtskrankheiten sind *Gonorrhoe (Tripper), Lues (Syphilis), Ulcus molle (weicher Schanker)* und *Lymphogranulomatosis inguinale*. Die Meldung erfolgt ohne Namen unter Angabe des Geburtstages, Geschlechtes, Familienstandes, Diagnose, Zahl früher durchgemachter Geschlechtskrankheiten, Beratung oder Behandlung der jetzigen Erkrankung durch einen anderen Arzt. Eine namentliche Meldung erfolgt nur, wenn der Patient entweder die Behandlung verweigert, unterbricht, die Nachuntersuchung unterläßt, wenn Übertragungsgefahr durch Lebensweise und Lebensumstände besteht, wenn die Ansteckungsquelle offenbar falsch angegeben wird, wenn durch den Patienten Personen gefährdet werden oder bei sittlicher Gefährdung von noch nicht 18jährigen.

Anlage 2
(zu § 4 Abs. 1)

Mitteilung über eine Behinderung nach § 125 Abs. 2 BSHG
(Zu den Fragen 2., 5., 6.1. bis 7.2.: Zutreffendes bitte ankreuzen)

Zur Ausfüllung s. Hinweis 2

Land		Kreis	

Lsp. 1—5

I. Angaben zur Person des Behinderten

1. Geburtsdatum: ....

Tag	Monat	Jahr

Lsp. 6—11

2. Geschlecht: .... männlich 1
   weiblich 2

Lsp. 12

3. Wohnort oder Ort des gewöhnlichen Aufenthalts: _____
   (nur angeben, wenn dieser außerhalb des Bezirks des Gesundheitsamts liegt, in dem sich der Ort der Berufsausübung des Arztes befindet)

II. Angaben über die Behinderung und die erforderlichen Maßnahmen

4. Krankheitsbezeichnung, Folgezustand:

5. Art der vorhandenen oder drohenden Behinderung:

   nicht nur vorübergehende erhebliche Beeinträchtigung der Bewegungsfähigkeit, die auf Fehlen oder Funktionsstörungen von Gliedmaßen (mit Ausnahme von Mißbildungen) oder auf anderen Ursachen beruht — 1

   Mißbildungen, Entstellungen und Rückgratverkrümmungen, wenn die Behinderungen erheblich sind — 2

   nicht nur vorübergehende erhebliche Beeinträchtigung
   der Sehfähigkeit — 4
   der Hörfähigkeit — 8
   der Sprachfähigkeit — 16
   erhebliche Beeinträchtigung der geistigen oder seelischen Kräfte — 32

   Lsp. 13—14

   Lsp. 15—26

   Lsp. 27—38

6.1. Sind ärztliche Eingliederungsmaßnahmen erforderlich?   ja 1
   nein 0
   Lsp. 39

6.2. Empfiehlt es sich, die ärztlichen Eingliederungsmaßnahmen durchzuführen   ambulant 1
   teilstationär 2
   stationär? 3
   Lsp. 40

6.3. Halten Sie sonstige (z. B. schulische oder berufliche) Eingliederungsmaßnahmen für erforderlich?   ja 1
   nein 0
   Lsp. 41

7.1. Hat der Behinderte wegen der Behinderung bereits einen Arzt aufgesucht?   ja 1
   nein 0
   Lsp. 42

7.2. Haben Sie den Behinderten bzw. seinen Personensorgeberechtigten auf die Möglichkeit der Beratung durch das Gesundheitsamt hingewiesen?   ja 1
   nein 0
   Lsp. 43

_____   _____
Ort und Datum   Stempel des Arztes

Mitteilungsblatt über eine Körperbehinderung bzw. eine seelische oder geistige Behinderung (eines Kindes) an das Gesundheitsamt. Die Einsendung hat innerhalb der ersten zwei Wochen eines Kalendervierteljahres für das vorangegangene Quartal zu erfolgen.

Eine Meldung der Ansteckungsquelle und der vom Patienten möglicherweise infizierten Personen muß erfolgen, falls diese nicht erreichbar sind oder der Aufforderung zur Untersuchung nicht sofort nachkommen oder wenn Ansteckungsquellen verdächtig auf häufig wechselnden Partner hinweisen.

Weitere Meldepflichten

Schwangerschaftsabbruch

Jeder Schwangerschaftsabbruch muß durch den Arzt, der ihn durchgeführt hat, am Ende eines jeden Quartals auf einem Erhebungsbogen dem Statistischen Bundesamt gemeldet werden. Eine Namensnennung ist hierbei nicht erforderlich.

Unfälle durch Medizingeräte

§ 15 der Medizingeräte-Verordnung vom 14. Januar 1985 legt fest, daß Funktionsausfälle oder Störungen an bestimmten medizinischen Geräten, die zu einem Personenschaden geführt haben, der zuständigen Behörde unverzüglich angezeigt werden müssen.

Geburt und Todesfall

Geburt eines Kindes bzw. ein Todesfall müssen nach dem Personenstandsgesetz dem Standesamt angezeigt werden. Wenn die zuständigen Personen (bei der Geburt: Hebamme, Vater; beim Todesfall: Familienoberhaupt, Wohnungsinhaber) verhindert sind, besteht Anzeigepflicht auch für den Arzt, der bei der Geburt zugegen war oder die Leichenschau vorgenommen hat.

Meldung einer Behinderung an das Gesundheitsamt

Nach dem Bundessozialhilfegesetz sind alle Ärzte ausdrücklich verpflichtet, die Behinderten (bzw. ihre Eltern) über die festgestellten Behinderungen aufzuklären und sie über die bestehenden Hilfsmöglichkeiten ärztlich-medizinischer, sozialer und finanzieller Art zu beraten. Insbesondere muß der Arzt ein Merkblatt aushändigen, das näheres über die Hilfsmöglichkeiten von Staat und Gesellschaft darlegt.

Als Behinderungen wurden im Bundessozialhilfegesetz festgelegt:

- eine nicht nur vorübergehende erhebliche Beeinträchtigung der Bewegungsfreiheit, die auf dem Fehlen oder auf Funktionsstörung von Gliedmaßen oder anderen Ursachen beruht,
- Mißbildungen, Entstellungen und Rückgratverkrümmung, wenn die Behinderungen erheblich sind,
- eine nicht nur vorübergehende erhebliche Beeinträchtigung der Seh-, Hör- und Sprachfähigkeit,
- eine erhebliche Beeinträchtigung der geistigen und seelischen Kräfte.

Alle Ärzte, denen bei einem ihrer Patienten eine körperliche oder geistige Behinderung bekannt wird, sind gesetzlich verpflichtet, diese in anonymisierter Form dem Gesundheitsamt zu melden. Eine namentliche Meldung ist vorgeschrieben, wenn ein Sorgeberechtigter trotz wiederholter Aufforderung die zur Eingliederung erforderlichen Heilbehandlungsmaßnahmen nicht durchführen läßt oder ihre Durchführung vernachlässigt. Meldeformulare stellt das Gesundheitsamt zur Verfügung.

7 Umgang mit Gesunden und Kranken

7.1. Grundlagen

7.1.1. Kommunikation

Jeder Mensch lebt in einer sozialen Umwelt, auf die er einwirkt und die Einfluß auf ihn hat. Er ist zum einen „Sender" für Botschaften (Signale) auf einem „Kanal", die bei dem Empfänger eine Reaktion (Verhaltensänderung) zur Folge haben, zum anderen selbst „Empfänger" für Botschaften anderer „Sender". Den Vorgang des Sendens einer Botschaft zum Empfänger nennt man *Kommunikation*.

Die Arzthelferin ist „Sender" und „Empfänger". Botschaften, die sie anderen „sendet", führen dort zu Verhaltensänderungen, Botschaften, die sie „empfängt", bewirken ein Gleiches bei ihr.

Ein einfaches Beispiel soll dies verdeutlichen: Die Bemerkung („Botschaft") des Patienten („Senders") zur „muffigen" Arzthelferin („Empfänger"), daß er ihr für ihre Hilfe ganz besonders dankbar ist, führt bei der Arzthelferin zu dem Gefühl „Freude", sie wird in den nächsten Stunden oder aber zu diesem Patienten ganz besonders freundlich und ausgeglichen sein („Verhaltensänderung").

7.1.2. Interaktion

Führt nun diese besondere Freundlichkeit („Botschaft") der Arzthelferin als „Sender" bei Patienten, Kolleginnen, Chef (als „Empfänger") gleichfalls zu mehr positivem Empfinden und Freundlichkeit, so haben wir ein Beispiel für die Wechselwirkung kommunikativer Prozesse, die *Interaktion*. Unter Interaktion versteht man die gegenseitige Beeinflussung mehrerer Personen durch Kommunikationsprozesse.

7.1.3. Sender und Empfänger

Die Grundeinstimmung des „Senders" wie auch des „Empfängers" ist von entscheidendem Einfluß für den Erfolg einer Botschaft. Die richtige Einschätzung der momentanen Situation des „Empfängers" bestimmt Art und Form der Botschaft des „Senders". Für die Arzthelferin bedeutet dieser Sachverhalt, daß sie sich zunächst aus einer neutral-freundlichen Einstellung heraus ein Bild über die Stimmung des Patienten machen muß, um mit ihrer Reaktion und ihrem Verhalten möglichst optimale Wirkung zu erzielen. Gegenüber der besorgten Mutter eines offenbar schwer erkrankten Kindes muß die Arzthelferin sich anders verhalten, als bei dem glücklichen Patienten, dem gerade vom Arzt mitgeteilt wurde, daß zunächst vorhandene Befürchtungen einer Krebserkrankung sich nicht bestätigt haben.

7.1.4. Kommunikationskanal

Eine „Botschaft" wird durch Sprache übermittelt. Dies ist jedoch nur eine Kommunikationsform, die Sender und Empfänger in der Regel am ehesten bewußt wird. Sehr wichtig und nicht selten ausschlaggebend für „Verhaltensänderungen" ist die *„non-verbale Kommunikation"* (die Kommunikation ohne Worte), mit der häufig auch auf den unterbewußten Bereich eingewirkt wird. Hierunter versteht man die „Botschaften", die der „Sender" durch Mimik, Körperhaltung, Kleidung, Gestik u. a. m. geben kann.

Beispiele für non-verbale Kommunikation

Die Arzthelferin, die in der Anmeldung fahrig und ohne System hin und her hastet, signalisiert dem Patienten (ohne Worte): „Bitte, laß mich nur in Ruhe!".

Der Arzt, der, während er dem Patienten zuhört, nervös mit den Fingern auf den Schreibtisch trommelt, zeigt unbewußt, daß er sich nicht viel Zeit nehmen will.

Ein Patient, der den Arzt mit zitternder, unruhiger Stimme nach den Befunden fragt, läßt erkennen, daß er sich Sorgen macht.

Schwarze, dunkle Kleidung kann einen Trauerfall, aber auch eine grundsätzlich gedrückte, zurückhaltende Art, bunte, farbenfrohe Kleidung das Gegenteil erkennen lassen.

Gebeugte Körperhaltung spricht für Resignation, aufrechte Haltung für Selbstbewußtsein.

7.1.5. Botschaft

Nach den bisherigen Ausführungen ist einsehbar, daß jeder soziale Kontakt, jedes Miteinander mit Kommunikation einhergeht. Damit wird jeder Mensch fast ständig einer Fülle von „Botschaften" ausgesetzt, die von ihm bewußt oder (meist) unbewußt verarbeitet werden und sein Verhalten beeinflussen. Dieser Tatsache muß sich die Arzthelferin bei ihrer Tätigkeit bewußt sein.

Ihre Aufgaben verlangen von ihr, daß sie häufig Patienten zu etwas veranlassen muß, wogegen diese (bewußte oder unbewußte) Vorbehalte, manchmal auch Ängste haben. Sie kann ihr Ziel am besten erreichen, wenn sie so früh wie möglich die non-verbalen Botschaften des Patienten erkennt, richtig einordnet und adäquat beantwortet.

Beispiel: Einem Patienten soll Blut abgenommen werden. Aus dem ganzen Verhalten des Patienten, seinem Zögern, seinen Fragen erkennt die Arzthelferin, daß der Patient hiervor Angst hat. In diesem Falle wird sie ausführlich erklären, wie eine Blutentnahme vor sich geht, mit welchen Schmerzen der Patient zu rechnen hat und wird ihm noch einmal die Notwendigkeit der Blutentnahme erläutern. Hierbei bemüht sie sich selbst um eine ganz besonders ruhige, sachliche Art, die den Patienten erkennen läßt, daß es sich um einen alltäglichen Vorgang für die Arzthelferin handelt.

Auch die Arzthelferin muß sich bewußt sein, daß sie non-verbal ständig Botschaften aussendet. Dies muß sie bei ihrem Verhalten berücksichtigen, um nicht gegebenenfalls den Patienten unbewußt und ungewollt ihre Einschätzung seines Verhaltens und seiner Situation erkennen zu lassen.

Auch die Arzthelferin hat natürlich das Recht auf Empfindungen, Emotionen und Mißfallen, sollte sie sich aber dann, wenn sie negative Auswirkungen auf den Patienten haben können, nach Möglichkeit nicht anmerken lassen. Damit erleichtert sie es sich, aber auch dem Arzt und den übrigen Mitarbeitern in der Praxis, möglichst sachlich den berechtigten Bedürfnissen des Patienten gerecht zu werden.

Auch wenn die Arzthelferin in Eile ist, sollte sie es den Patienten nicht merken lassen. Der Patient muß möglichst immer das Gefühl haben, die Hauptperson zu sein, auch wenn seine Beschwerden der Arzthelferin nicht schwerwiegend erscheinen. Klagen der Patienten müssen geduldig angehört, soweit sie sich auf organisatorische Bereiche beziehen, nach Möglichkeit abgestellt werden.

Im Streitfalle sollte die Arzthelferin unter Berücksichtigung der Notwendigkeiten der Praxis möglichst nachgeben, der Patient ist der sich krank fühlende, der (soweit vertretbar) Anspruch auf eine auch seiner besonderen psychischen Situation angemessene Behandlung hat.

Jeder wirklich Kranke oder sich ernsthaft krank fühlende Patient ist — unabhängig von der Schwere der Erkrankung — in einer psychischen Ausnahmesituation, die Einfühlungsvermögen und Verständnis erfordert.

7.2. Grundsätze des Umgangs mit Patienten

Für einen erfolgreichen Umgang mit Patienten sind fünf Persönlichkeitseigenschaften (modifiziert nach Lückert) für die Arzthelferin besonders wünschenswert. Sie sollten schon in der Ausbildung gepflegt werden und — soweit möglich — mit Kolleginnen geübt werden. Diese Eigenschaften sind:

1. Einfühlendes Verstehen, Nachvollziehen der Erlebniswelt des Patienten
2. Offenheit (Deckungsgleichheit zwischen Gefühlen und deren Ausdruck in Mimik, Gestik und Sprechweise)
3. Aufmerksame Zuwendung, konzentriertes Zuhören, Beachtung von Abweichungen zwischen sprachlichen und non-verbalen Äußerungen des Patienten
4. Unterstützung des Patienten in der Übernahme eigener Verantwortung für seine Gesundung
5. Bereitschaft, den Patienten so zu akzeptieren, wie er ist, ohne daß dies Zustimmung zum Tun oder Sagen des Patienten bedeuten muß.

Fünf Grundsätze *„einer helfenden Beziehung"* (nach Biesteck, modifiziert von Lückert) sollten auch von der Arzthelferin stets beachtet werden:

1. Der Patient möchte als Einzelperson behandelt werden.
2. Die Arzthelferin soll den Patienten ermutigen, seine Gefühle auszudrücken.
3. Die Arzthelferin soll sich um gefühlsmäßige Anteilnahme und wohlwollendes Verständnis in angemessenem Umfange bemühen.
4. Der Patient muß von der Arzthelferin so akzeptiert werden, wie er ist und sich gibt, Erziehungsversuche haben (von Ausnahmen abgesehen) zu unterbleiben.

5. Der Patient hat Anspruch auf vertrauliche Behandlung seiner vertraulichen Aussagen. Dies gilt in einem gewissen Umfange auch zwischen Arzthelferin und Arzt.

7.3. Der Mensch als Rollenträger

In jeder größeren oder kleineren Gruppe der Gesellschaft hat der Einzelne eine bestimmte *Rolle,* an die eine bestimmte *Rollenerwartung* gebunden ist. Die Arzthelferin ist z. B. in der Familie die Tochter, Ehefrau oder Mutter, im Supermarkt die Kundin, im Turnverein die Turnerin, in der Praxis die Assistentin des Arztes. Der Patient erwartet Können, Sachkunde, Mitgefühl und persönlichen Einsatz für sein eigenes Anliegen, der Arzt erwartet Sachkunde, korrekte Arbeit, gute Organisation und möglichst weitgehende Entlastung und die Kolleginnen erwarten Kollegialität, Einsatz, Einordnung, Geselligkeit usw.

Allen Rollenerwartungen kann eine Arzthelferin nicht gerecht werden, sie gerät in den *Rollenkonflikt. Sie muß sich entweder für die eine oder andere Rolle oder (weitaus häufiger) für einen Kompromiß entscheiden.* Erfüllt sie in dem Beispiel die Erwartungen des Patienten, wird sie denen des Arztes und der Kolleginnen nicht gerecht und umgekehrt. Sie wird also versuchen, unter Einhaltung der Regeln der Praxisorganisation bei dem Patienten Verständnis dafür zu gewinnen, daß sein Anliegen keinen Vorrang haben kann, dabei aber versuchen, ihm trotzdem das Gefühl zu geben, daß sie sich für seine Angelegenheit so weit wie möglich einsetzt.

7.4. Der Patient in der Praxis

7.4.1. Empfang des Patienten

Anmeldung

Den ersten Kontakt hat der Patient in der Regel mit der Arzthelferin in der Anmeldung. Wichtige Voraussetzung dafür, daß der Patient sich in der Praxis wohlfühlt, ist neben einer zweckmäßig, freundlich gestalteten Umgebung ein ruhiges, freundliches Auftreten der Arzthelferin. Ohne Hast soll sie sich seiner Anliegen annehmen, er ist die Hauptperson. Störungen durch Dritte (Arzt, Telefon, andere Patienten) sollten zu einer kurzen Entschuldigung führen. Auf die Anliegen des Patienten soll so gründlich wie möglich eingegangen werden, Gespräche mit mehreren Patienten zur gleichen Zeit sind zu vermeiden.

Auch wenn viel zu tun ist, darf der Patient nicht darunter leiden. Zeitnot, Anspannung, Ungeduld darf der Patient der Arzthelferin nicht anmerken.

Aufnahme der Personalien

Von jedem Patienten müssen — soweit er nicht schon bekannt ist — die Wünsche und Beschwerden sowie die persönlichen Daten erfragt werden. Die Daten werden selbstverständlich nicht im Wartezimmer oder im Beisein anderer Patienten erfragt werden.

> **Merke:**
> Nie Patienten im Beisein anderer Patienten über persönliche Daten, Anliegen oder Beschwerden befragen.

7.4.2. Der wartende Patient

Von den meisten Patienten wird langes Warten beim Arzt als sehr lästig empfunden. Eine gut organisierte Bestellpraxis vermindert Wartezeiten auf ein zumutbares Minimum. Sollte es auf Grund unvorhergesehener Vorfälle (Notfallbesuch des Arztes u. ä.) zu Verzögerungen kommen, sollten diese den Patienten erklärt werden. Ihnen sollte die Möglichkeit angeboten werden, zu einem späteren Zeitpunkt wieder zu kommen.

Hochschwangere, Blinde in Begleitung, fiebernde Patienten u. a. m. (siehe Kapitel 46) sollten nach Möglichkeit nicht warten. In diesen Fällen müssen die wartenden Patienten eine ausreichende Erklärung für die Bevorzugung dieser Patienten erhalten, ohne daß die erforderliche Verschwiegenheit darunter leidet.

Jeder Patient sollte einen Sitzplatz haben. Sind alle Sitzplätze belegt, muß für zusätzliche Sitzgelegenheiten gesorgt werden. Stehende Patienten werden mißmutig und neigen gelegentlich zum Kollaps.

Körperbehinderten und älteren Patienten sollte beim Ablegen des Mantels geholfen werden. Für Kinder, die ihre Mütter begleiten oder selbst Patienten sind, sollte brauchbares Spielzeug zur Verfügung stehen.

7.4.3. Der Patient beim Arzt im Sprechzimmer

Für die Behandlung des Patienten kann es von Vorteil sein, wenn bei der Beratung und Untersuchung des Patienten im Sprechzimmer eine Arzthelferin anwesend ist. Sie kann den älteren oder behinderten Patienten schon vor Erscheinen des Arztes beim Ausziehen behilflich sein, sie kann bei der Untersuchung, beim Verbandwechsel, beim Blutdruckmessen oder bei Injektionen assistieren. Die Anliegen der Patienten werden ihr noch besser bekannt, sie wird für den Patienten neben dem Arzt zu einer besonderen Vertrauensperson, der auch Angelegenheiten anvertraut werden, mit denen der Patient den Arzt nicht behelligen möchte.

Vielfach möchte der Patient den Arzt allein sprechen. Aus diesem Grunde empfiehlt es sich, den Patienten zu fragen, ob er damit einverstanden ist, daß die Arzthelferin im Sprechzimmer bleibt.

Wird eine Patientin zum ersten Mal beim Allgemeinarzt oder Frauenarzt gynäkologisch untersucht, sollte die Arzthelferin — wenn es vom Arzt gewünscht wird — der Patientin die Angst vor der Untersuchung durch Schilderung des Untersuchungsvorganges nehmen.

> Zum Schutz des Arztes vor Anschuldigungen bei der Behandlung psychopathischer Patientinnen ist die Anwesenheit der Helferin bei der gynäkologischen Untersuchung unbedingt erforderlich.

Bei Kindern wird es häufig erforderlich sein, dem Arzt zu helfen. Das Kind muß beruhigt werden, gegebenenfalls für Untersuchungen oder Eingriffe sachkundig gehalten werden. Gewaltanwendung sollte vermieden werden, da sie nur selten zum Erfolg führt.

Hat die Arzthelferin den Eindruck, daß die Patienten aus Angst oder Aufregung die Erläuterungen des Arztes nicht richtig aufgenommen haben, sollte sie sich durch Befragen des Patienten nach Verlassen des Sprechzimmers davon überzeugen, daß die Verordnungen verstanden wurden. Ist dies nicht der Fall, sollte sie die Ausführungen des Arztes ergänzen.

7.4.4. Der Patient bei diagnostischen und therapeutischen Eingriffen

Verständlicherweise haben Patienten gegenüber ihnen nicht bekannten medizinisch-technischen Geräten Mißtrauen, manchmal sogar Angst. Verständliche Erklärungen durch Arzt oder Arzthelferin helfen, die Vorbehalte des Patienten abzubauen.

Die Erklärungen dürfen nicht bagatellisieren. Wenn im Zusammenhang mit einem Eingriff Schmerzen oder Unannehmlichkeiten bereitet werden müssen, muß dies dem Patienten auch erklärt werden. Nur so kann das notwendige und erwünschte Vertrauen des Patienten und seine Mitarbeit erreicht werden.

Mitunter machen sich die Ängste des Patienten durch unfreundliches Verhalten bemerkbar. Die sachkundige Arzthelferin weiß dies richtig einzuordnen und wird sich besonders aufmerksam um das Vertrauen des Patienten bemühen.

Blutentnahmen bei Kindern können sich schwierig gestalten. Von Vorteil ist es, dem Kind seine mitgebrachte Puppe oder ein anderes Spielzeug zu belassen, ihm in verständlicher Sprache zu erläutern, was man tun möchte, wobei auch der Einstichschmerz nicht verheimlicht werden sollte. Schnelles, zielstrebiges und bestimmtes Handeln zusammen mit geschickter Ablenkung des Kindes werden in vielen Fällen eine problemlose Blutentnahme erlauben.

Ausländer und ältere Patienten haben aus unterschiedlichen Gründen (Sprache, Schwerhörigkeit) oft Schwierigkeiten, die Erläuterungen zu verstehen. Hier hilft nur Zeit und Geduld. Wenn es sich einrichten läßt, sollten diese Patienten möglichst für einen Zeitpunkt bestellt werden, der genügend Spielraum für Erklärungen läßt.

7.5. Der Patient in besonderen Situationen

Nicht selten befinden sich Patienten in der Praxis in ungewöhnlichen Situationen, die auch von der Arzthelferin viel Fingerspitzengefühl und Einfühlungsvermögen verlangen. Allgemeine Ratschläge sind schwer zu geben, da das Verhalten sehr vom Einzelfall abhängig gemacht werden muß.

Dem Patienten oder den Angehörigen sollte das Mitgefühl etwa bei Todes- oder schweren Erkrankungsfällen unaufdringlich vermittelt werden. Sollte er den Wunsch haben, sich bei der Arzthelferin auszusprechen, sollte sie dies — wenn es geht — ermöglichen, in Zweifelsfällen sollte der Arzt hinzugezogen werden. Die Arzthelferin sollte ihre Aufgabe vordringlich darin sehen, dem Patienten zuzuhören, ihn zu trösten, beruhigen und ihm Hoffnung zu machen. Irgendwelcher Beurteilungen oder Wertungen von Krankheitsverläufen und Behandlungen muß sie sich in solchen Gesprächen unbedingt enthalten.

7.6. Die Arzthelferin am Telefon

Bei Telefongesprächen ist der „Kommunikationskanal" auf Sprache und Tonfall beschränkt. Auch wenn das Telefongespräch gerade in einer anderen Tätigkeit oder einem Gespräch stört, sollte der Anrufer dies nicht erkennen können. Freundlich und aufmerksam soll nach dem Anliegen gefragt werden, dazu gehört, daß sich die Arzthelferin nach Angabe der Praxis mit ihrem Namen meldet.

Wird ein Besuch bestellt, müssen die notwendigen Angaben (siehe Kapitel 46) erfragt werden. Auskünfte am Telefon dürfen Patienten nur erteilt werden, wenn eine allgemeine oder für den Einzelfall gegebene Anordnung des Arztes vorliegt. Angehörige erhalten am Telefon keine Auskünfte durch die Arzthelferin, auch nicht Ehemänner über ihre Ehefrauen oder umgekehrt oder Eltern über ihre Kinder. In Zweifelsfällen muß der Arzt gefragt werden.

8 Hilfeleistungen in Notfällen

8.1. Erste Hilfe bei Lebensgefahr

Erste Maßnahmen bei Unfällen
1. Eventuelle Gefahr beseitigen
2. Atmung und Kreislauf überprüfen
3. Beatmen, eventuell Herzmassage
4. Schwere Blutung stillen
5. Arzt, eventuell Rettungsleitstelle benachrichtigen

8.1.1. Gefahr beseitigen

Maßnahmen sind von der Situation abhängig. Fenster nur aufmachen, wenn kein offenes Feuer in der Wohnung brennt oder es sich um eine Gasansammlung handelt. Bei Verkehrsunfällen Unfallstelle sichern, Verletzte vorsichtig am Rand der Straße lagern.

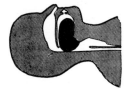 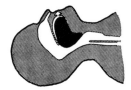

Bei Flachlagerung des Kopfes (links) sinkt die Zunge an die Rachenwand zurück. Die Atemwege werden versperrt. Wird der Kopf dagegen stark nach hinten geneigt, werden trotz herabfallender Zunge die Atemwege frei.

8.1.2. Lagerung

Bei Bewußtlosen seitliche Flachlagerung und in dieser Stellung fixieren (= stabile Seitenlage). Das Gesicht soll so liegen, daß die Zunge nicht nach hinten fallen und damit die Atemwege versperren kann. Zunge gegebenenfalls nach vorne ziehen. Kinn anheben.

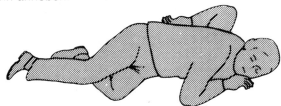

Stabile Seitenlagerung

Die stabile Seitenlagerung ist für alle Bewußtlosigkeitszustände die Lagerung schlechthin. Das unten liegende Bein wird leicht gebeugt. Der Körper wird auf den Bauch gedreht. Die Nase zeigt etwas in Richtung Fußboden. Der obere Arm wird im rechten Winkel auf den Boden gelegt und stützt den Kopf etwas ab. Der untere Arm wird nach hinten gestreckt (er darf nicht von der Schwere des Körpers gepreßt werden, weil sonst die zu- und abführenden Blutgefäße eingeklemmt werden).

Im übrigen muß, wenn die Atemwege frei sind und Bewußtsein vorhanden ist, die Lagerung so vorgenommen werden, daß der Kranke keine Schmerzen hat, daß er nicht unterkühlt (Einhüllen in Decken; Unter- und Oberschutz), daß er ausreichend Luft bekommt

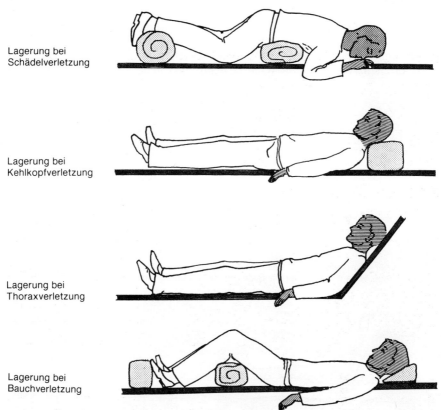

Lagerung bei Schädelverletzung

Lagerung bei Kehlkopfverletzung

Lagerung bei Thoraxverletzung

Lagerung bei Bauchverletzung

8.1.3. Öffnen beengender Kleidung

Hals frei, Brust frei, Bauch frei, Abschnürungen von Extremitäten frei! Kleidung notfalls mit stumpfer (!) Schere an Naht aufschneiden (Hose an Außennaht, Jacke an Innennaht, Schuhe an Schnürsenkel, Reitstiefel an Hinternaht). Ringe bei Handverletzung stets entfernen (Finger einseifen, Faden umlegen und am Ring spiralförmig ziehen). Bei vermuteten Knochen- und Gelenkverletzungen soll keine Entkleidung erfolgen (die Kleidung dient als Polster für die Schiene).

8.1.4. Atemwege frei machen

Sauerstoffmangel, der über 3 Minuten andauert, schädigt das Gehirn. Fremdkörper aus der Mundhöhle mit taschentuchumwickeltem Finger entfernen (Zahnprothese, Erbrochenes, Schmutz, Blut). Auf Bonbons und Kaugummi achten.

Die Mundöffnung erfolgt durch Druck beider Daumenballen in die Wangen des Kranken; die Daumenspitzen liegen dabei vorn neben dem Kinn; die gebeugten übrigen Finger liegen hinter dem Kieferwinkel am Kieferbogen; Druck mit dem Daumen auf das Kinn abwärts (Esmarchscher Handgriff). Speichel und Blut aus Mund und Rachen mit Katheter oder Orosauger absaugen. Danach Kopf geradelegen, nach hinten überstrecken (dadurch werden Atemwege infolge Zungen- und Gaumenverlagerung frei): rechte Handfläche auf Stirn des Bewußtlosen drücken, linke Handfläche drückt von unten gegen das Kinn (der Mund bleibt geschlossen); beide Hände ziehen bzw. drücken nach hinten (Überstreckung). Einige Minuten durchatmen lassen.

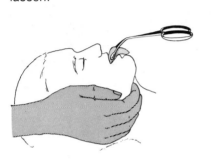
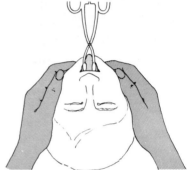

Esmarchscher Unterkieferhandgriff. Er bewirkt, daß die Zunge nicht nach hinten fällt und dadurch die Atemwege verlegt. Zunge ist im Bilde mit einer Zungenzange (nach Mikulicz) nach vorn gezogen.

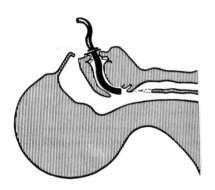
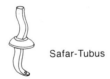

Safar-Tubus

Eingeführter Safar-Tubus (Dräger). Beim Einsetzen Vorsicht! Gefahr der Verletzung hinterer Rachenpartien! Bei wiederkehrendem Bewußtsein entfernen, da sonst Brechgefahr.

8.1.5. Atemspende

Sie ist notwendig bei Versagen der Atmung. Nachdem man sich davon überzeugt hat, daß die Atemwege frei sind, kann die Atemspende mit der Mund-zu-Mund-Beatmung (auch Mund-zu-Nase) vorgenommen werden. Um eine Direktberührung von Mund zu Mund zu vermeiden, kann man — falls vorhanden — einen Tubus verwenden, der in den Mund des Bewußtlosen eingeführt wird; mit ihm wird die Zunge herabgedrückt, so daß die Atemwege freikommen.

Die Halswirbelsäule wird überstreckt und der Kopf in dieser Lage fixiert (mit Wolldecke oder dergleichen). Mit dem Daumen der linken Hand wird der Unterkiefer in Höhe der unteren Schneidezähne hochgehalten; zweiter bis fünfter Finger umfassen das Kinn; die rechte Hand drückt die Nase des Bewußtlosen zu und biegt den Kopf zurück; die helfende Person atmet tief ein, umfaßt mit ihren Lippen fest den Mund des Bewußtlosen und bläst ihre Ausatmungsluft kräftig in dessen Mund. Wenn kein Tubus vorhanden ist, kann ein Taschentuch auf den Mund des zu Beatmenden gelegt werden.

Der Vorgang wird in der Minute 12- bis 20mal wiederholt.

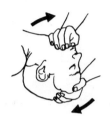

Kopfhaltung bei der Mund-zu-Mund- bzw. Mund-zu-Nase-Beatmung. Um diese Kopfhaltung zu bewirken, legt der Helfer die eine Hand auf den Scheitel, die andere unter das Kinn und beugt den Kopf des Bewußtlosen ohne Gewalt nach hinten.

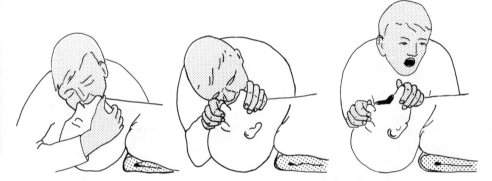

Griff über den Kopf des Bewußtlosen und Aufdrücken des Mundes mit Hilfe des Handgriffs nach Esmarch (links) oder Festhalten der Stirn mit der rechten Hand und Herunterdrücken des Unterkiefers mit der linken Hand (Mitte). Die Atemluft des Helfenden wird voll in den Mund (oder durch die Nase) des Bewußtlosen geblasen. Danach bleiben die Hände in derselben Stellung. Der Helfende richtet sich etwas auf, schöpft selbst Luft (rechts) und sucht erneut den Mund des Bewußtlosen auf.

8.1.6. Herzmassage

Sie dient der Aufrechterhaltung der Blutzirkulation bei Herzstillstand und wird meistens abwechselnd mit der Atemspende ausgeführt. Der Oberkörper ist freizumachen. Lagerung des Kopfes vom Bewußtlosen wie zur Atemspende. Die helfende Person kniet in Brusthöhe des Bewußtlosen. Ertasten des Schwertfortsatzes. Handballen der linken Hand handbreit oberhalb (kopfwärts) des Schwertfortsatzes auf Brustbeinmitte bei gestrecktem Ellenbogengelenk aufsetzen. Handballen der rechten Hand auf den Handrücken der linken Hand drückend auflegen, dabei das eigene linke Handgelenk mit Daumen und Zeigefinger der rechten Hand umfassen. Finger gestreckt lassen, also nicht einkrallen. Druck des eigenen Körpers auf die Hände wirken lassen, so daß das Brustbein des Unfallkranken nach unten gedrückt wird. Druck dann wieder nachlassen (jeder Brustdruck soll nur 1 Sekunde dauern). Fünf solcher Druckvorgänge werden ausgeführt, dann erfolgt die Atemspende. Bei jugendlichen Bewußtlosen darf das Brustbein nur 4 cm tief eingedrückt werden.

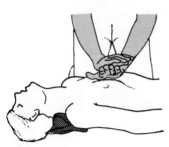

Extrathorakale Herzmassage. Man beachte die Lage der linken Hand direkt auf dem Brustbein und der rechten Hand, welche auf den Handrücken der linken Hand drückt.

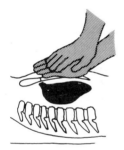

Seitenbild. Durch den Druck der Herzmassage wird das Herz gegen die Wirbelsäule gedrückt.

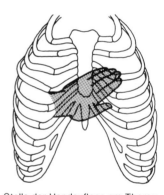

Stelle der Handauflage am Thorax

8.1.7. Blutungen

Blutungen können aus Arterien, Venen oder Kapillaren erfolgen. Bei arterieller Blutung spritzt Blut im hohen Bogen; bei Verletzung kleiner Arterien spritzt Blut stoßweise in feinem Strahl; bei Verletzungen tiefgelegener großer Gefäße entleert sich das arterielle Blut im Strom.

Arterielles Blut hat hellrote Färbung. Bei *venöser* Blutung schwappt oder fließt das Blut; es ist dunkelrot. Die *kapilläre* Blutung ist eine Sickerblutung.

Quetschwunden bluten zunächst kaum, später eventuell erheblich; das beruht darauf, daß bei Gefäßzerreißung sich das Blutgefäß an der herzwärts gelegenen Rißstelle einrollt und so den Blutaustritt versperrt; im Verlauf von Minuten oder Stunden löst sich aber der örtliche Gefäßkrampf, so daß die Spätblutung eintreten kann.

Abbinden mit einem Dreiecktuch. Tuch zu einem 6 cm breiten Streifen falten. Dann doppelt legen. Um den Oberarm zwischen Wunde und Herz führen. Beide Zipfel durch die Umschlagstelle des Dreiecktuchs führen, in entgegengesetzter Richtung um den Oberarm straff ziehen und verknoten.

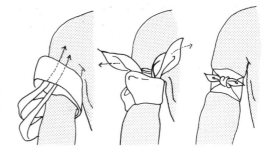

Den erheblich ausgebluteten Verletzten erkennt man an der starken Blässe, am Gähnen (Sauerstoffmangel) und an der Minderung des Bewußtseins (lebensbedrohliches Zeichen).

Blutungen kommen aus
- dem Rektum (Zerreißen von Hämorrhoiden)
- dem Mund (Zahnfleischbluten, Lungenbluten, Blutung aus der Speiseröhre oder dem Magen)
- Krampfadern (Platzen)
- der Nase (Prellung, Nasenbluten, Schädelbasisbruch)
- dem Ohr (Trommelfellzerreißung, Schädelbasisbruch)
- der Scheide (Fehlgeburt u. a.).

Maßnahmen: Flachlagerung des Kranken, Kopf zurückneigen und anlehnen. Hochlagerung des blutenden Körperteils (bei Kopfwunden den Kopf, bei Thoraxwunden den ganzen Oberkörper, bei Beinwunden das betroffene Bein), Druckverband auf blutende Körperstelle (Auflegen steriler Mullkompressen, darüber Watte und Polsterwatte, darüber Binde fest anziehen). Reicht der Druckverband nicht aus, dann Abbinden (Herstellen der Blutleere) mit derbem, dickem Gummischlauch oder mit Abschnürbinde nach Esmarch; der Schlauch ist an der Extremität so fest anzuziehen, daß kein Blut mehr aus der Wunde tropft; Schlauchenden mit Klemme miteinander eng koppeln. Höchstdauer der Blutleere 2 Stunden. Abdrücken einer zuführenden, blutenden Schlagader, falls das Abbinden nicht möglich ist, mit beiden Daumen kräftig in die Tiefe drücken. Stets Zeit des Abbindens auf Zettel notieren, der beim Kranken verbleiben muß.

8.2. Erste Hilfe bei Arbeitsunfällen

8.2.1. Laborunfälle

Bei jeder Infektion oder bei jeder vermuteten Infektion, d. h. bei Berührung der Augen-, Nasen-, Mund- und sonstigen Schleimhäute oder Wunden mit Untersuchungsmaterial, ist umgehend der Arzt hinzuzuziehen. Das gilt auch für Verletzungen durch infizierte Instrumente, für jede Beschmutzung von Hautwunden und Schrunden mit infiziertem Material. Das verletzte Glied ist für mindestens 24 Stunden ruhigzustellen (Schienung, Dreiecktuch).

96 Hilfeleistungen in Notfällen

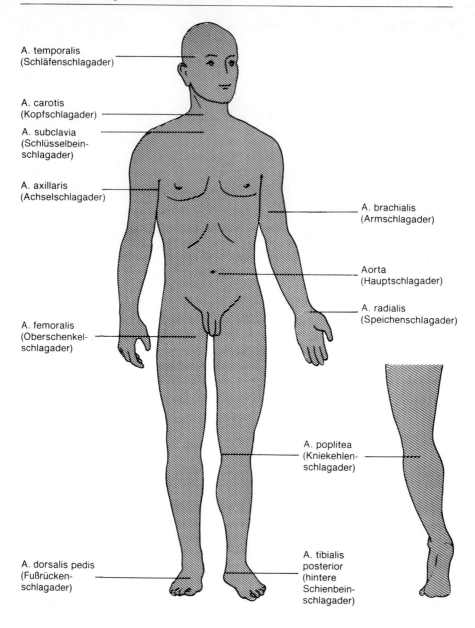

Stellen, an denen Schlagadern an die Oberfläche treten und damit der Puls fühlbar ist. Dies sind auch die Stellen, an denen man bei peripher davon auftretenden Blutungen abdrücken, ggf. auch abbinden kann.

Folgende erste Maßnahmen werden empfohlen:

Mund

Nicht schlucken! Ausspucken! Darauf wiederholt gründlich Mund ausspülen und gurgeln mit frisch angesetzter 0,1prozentiger Kaliumpermanganatlösung oder 1prozentiger Wasserstoffsuperoxidlösung. Jedes Schlucken vermeiden! Zweckmäßig ist, nunmehr wiederholt trockenes Brot zu kauen und das zerkaute Brot unter Nachspülen und Gurgeln mit Wasser auszuspucken. Speichel ausspucken! Arzt hinzuziehen.

Auge

Nicht reiben! Bindehautsack mit 1‰iger (promilliger) Oxycyanatlösung gründlich ausspülen (mit der Pipette in das durch Abspreizen der Lider offengehaltene Auge reichlich und wiederholt eintropfen). Darauf 1‰ige (promillige) Oxycyanatvaseline mit Glasstäbchen einstreichen. In den Bindehautsack geratene Krankheitserreger können auf dem Wege des Tränenkanals in die Nase und weiter in den Rachen, Mund und Magen gelangen. Arzt hinzuziehen.

Haut

Wunden ausbluten lassen! Oberflächliche Kratzwunden sofort mit Kodantinktur überpinseln. Darauf die Umgebung der Wunde abspülen und nach Abtupfen mit Zellstoff die Wunde nochmals mit Jodersatzlösung überpinseln. Anschließend Schutzverband! Stark blutende Schnittwunden und dgl. erst ausbluten lassen, dann Wundumgebung (nicht Wunde selbst) mit Jodersatzlösung desinfizieren. Anschließend Schutzverband!

Nase

Ausschnauben, einatmen durch den Mund, ausatmen durch die Nase! Wiederholtes energisches Ausschnauben in Zellstoff, unter Vermeidung von Einziehen durch die Nase, Luft durch den Mund einholen und bei geschlossenem Mund kräftig durch die Nase ausstoßen. Einstreichen von 1‰iger (promilliger) Oxycyanatvaseline in die Nase. Außerdem sind anschließend die unter „Mund" angegebenen Maßnahmen vorzunehmen.

8.2.2. Verätzungen

Erste Hilfe: Reichlich Wasser trinken, bei Ätzgiften Haferschleim, Milch, bei Laugenverätzung Speiseessig (2 Eßlöffel auf 100 ml Wasser), bei Säureverätzung gebrannte Magnesia (Magnesia usta, 6 Teelöffel auf 1 Liter Wasser). Bei Kalkverätzung des Augengebietes niemals Wasserspülung vornehmen! Ungelöschter Kalk darf nur mechanisch mit einem in Olivenöl (notfalls Salatöl) getauchten Wattetupfer entfernt werden, ehe der Unfallkranke zum nächsten Augenarzt gebracht wird.

8.2.3. Elektrounfälle

Ausgelöst durch Berührung spannungführender Teile von Apparaten, Küchengegenständen, Leitungen. Der Strom durchläuft den Körper und versucht in Richtung Erde aus dem Körper herauszukommen. Es kann zu Verbrennungen, Bewußtlosigkeit, Herzstillstand, Atemstillstand kommen.

Maßnahmen: Strom am Hauptschalter abschalten (Hochspannung kann nur der Fachmann unterbrechen). Bergen des Verunglückten nur nach Stromausschaltung; ist das nicht möglich: Helfer stellt sich auf absolut trockenes Holz (Holzstuhl), mehrfache Glasschicht; Hände dabei mit Tüchern und Kleidungsstücke umwickeln. Bei Atemstillstand externe Herzmassage und Atemspende (auch für die Dauer des Transports). Brandwunden mit trockenen sterilen Tüchern abdecken. Wärmezufuhr.

8.2.4. Verbrennungen

Maßnahmen: Brennende Kleidung löschen (Wasser, Einhüllen in Decken, Rollen am Boden); lose Kleidung über Brandstellen entfernen, sofern sie nicht festkleben. Bei umschriebener Verbrennung an den Extremitäten den Körperteil sofort in kaltes Wasser tauchen und unter fließend kaltem Wasser 15 Minuten halten (bis zur Schmerzlinderung). Danach bei kleinen Brandwunden 1. Grades Aufstreichen eines Gels. Bei Verbrennungen über 4 × 4 cm Ausdehnung: Auflegen eines sterilen Verbandes (Metalline). Warmhalten, schluckweise zu trinken geben (½ Teelöffel Kochsalz auf 1 Liter Flüssigkeit). Verbrennung durch Starkstrom: Strom abschalten! Meistens schwere Verkohlungen im Bereich ein- und austretenden Starkstroms.

8.2.5. Verletzungen, Wunden

Erste Hilfe: Keimfrei abdecken. Kein Versuch der Fremdkörperentfernung, kein Auswaschen, keine Anwendung von Salben, Ruhigstellung, Schienung. Jede Wunde gilt als infiziert. Es kommt aber darauf an, neue Keimbesiedlung, also Sekundärinfektion, fernzuhalten. Bei Blutung Druckverband, notfalls oberhalb der Wunde einer Extremität abbinden. Fremdkörper nicht entfernen (ist Sache des Arztes).

8.3. Notfälle in der Praxis

8.3.1. Allgemeines

Die Arzthelferin kann auch in Notfällen den Arzt nicht ersetzen. Im Verlaufe ihres Berufslebens wird sie aber in Situationen kommen, in denen sie bei Abwesenheit des Arztes die richtigen ersten Maßnahmen in Notfällen treffen muß.

Diese werden nicht selten darin bestehen, einen Notarzt oder einen Krankenwagen zu bestellen. Häufig wird man auf den Arzt warten können und dem Patienten bis dahin seine Situation erleichtern. Gelegentlich sind auch schon von der Arzthelferin zu ergreifende Maßnahmen geeignet, dem Patienten zunächst aus seiner akuten Notlage zu helfen.

> Niemals jedoch darf die Arzthelferin eigenmächtig Medikamente verabreichen, Spritzen geben oder andere Behandlungen, die dem Arzt vorbehalten sind, vornehmen. Hierauf ist die Ausbildung der Arzthelferin nicht ausgerichtet, sie könnte für ein solches Vorgehen die Verantwortung nicht übernehmen.

Selbstverständlich ist es im Notfall durchaus möglich, in dem Zeitraum, bis der Arzt in der Praxis erscheint, schon erste Untersuchungen wie z. B. Blutzuckerbestimmung bei Patienten mit bekanntem Diabetes mellitus oder die Aufzeichnung eines EKGs bei bekannter Angina pectoris vorzunehmen, wenn der Arzt grundsätzlich damit einverstanden ist. Dies gilt aber nur, wenn ein Notfall vorliegt, und die vorzunehmende diagnostische Maßnahme risikolos ist.

Im Interesse des Patienten sollte sich die Arzthelferin auch in Notfällen mit ihren Maßnahmen zurückhalten. Im Zweifelsfalle ist es immer besser, sofort dafür zu sorgen, daß der Patient ärztliche Hilfe erhält.

8.3.2. Ohnmacht, Schock

Ohnmacht

Eine einfache Ohnmacht ist ein verhältnismäßig häufiges, dramatisch erscheinendes Ereignis. Die Ursachen sind nicht selten banaler Art, wie z. B. niedriger Blutdruck, überheizte, schlecht belüftete Räume, Aufregung u. ä. Es kann sich aber auch hinter einer Ohnmacht das Symptom einer ernsten Krankheit verbergen.

Folge einer Ohnmacht kann ein Sturz des Patienten mit der Gefahr der Verletzung sein.

Maßnahmen: Der Patient sollte auf eine Liege (oder den Fußboden) gelegt und die Beine hochgelagert werden. Puls und Blutdruck sollten überwacht werden. Die Ursache der Ohnmacht sollte später nach Möglichkeit aufgeklärt werden.

Schock

Sehr viel ernster ist das Auftreten eines Schockes zu bewerten. Hierunter versteht man den Zusammenbruch des Kreislaufes mit Minderdurchblutung der peripheren Blutgefäße. Ursachen können Mangel an Körperflüssigkeit (Volumenmangel — hypovolämischer Schock, z. B. durch Blutungen, Verbrennungen) wie auch Herzversagen (kardiogener Schock) oder Veränderungen der Durchlässigkeit der Blutgefäße durch allergische Erscheinungen (anaphylaktischer Schock) sein.

Typische Erscheinungen sind kühle, bläuliche, schwitzende Haut, schnelle Atmung, flacher Puls über 100 Schläge pro Minute, ein systolischer Blutdruck unter 100 mmHg. Das Bewußtsein des Patienten kann getrübt sein.

Maßnahmen: Patienten flach, Kopf tief, Beine hoch lagern. Soweit möglich Sauerstoff über Nasensonde. Patienten warm halten. Falls Arzt nicht unverzüglich erreichbar, Notarztwagen bestellen.

8.3.3. Akute Schmerzen

Plötzlich auftretende Schmerzen können so viele unterschiedliche Ursachen haben, daß die Beurteilung ihrer Gefährlichkeit durch die Arzthelferin häufig nicht möglich sein wird. Mitunter wird die Entscheidung über die zu treffenden Maßnahmen durch die Anamnese des Patienten erleichtert. Medikamente dürfen auch hier unter keinen Umständen eigenmächtig von der Arzthelferin verabreicht werden.

Vor Veranlassung weiterer Maßnahmen sollte sich die Arzthelferin nach Verletzungsursachen erkundigen, um Verletzungen als Schmerzursache auszuschließen. Bis zum Eintreffen eines Notarzt- oder Krankenwagens sollte sich der Patient hinlegen, eventuell Erbrochenes sollte aufbewahrt werden, bei Lichtempfindlichkeit sollte der Raum nach Möglichkeit verdunkelt werden.

Die im folgenden wiedergegebene Tabelle gibt einen (nicht vollständigen) Überblick über die möglichen Ursachen für Schmerzen in den verschiedenen Körperbereichen, zusätzliche Hauptsymptome sowie die von der Arzthelferin zu ergreifenden Maßnahmen. In Zweifelsfällen empfiehlt es sich auch hier, den Patienten so schnell wie möglich einem Arzt vorzustellen.

Akut auftretende Schmerzen in den verschiedenen Körperbereichen

(Beispiele)

Abkürzungen:
A = sofort mit Notarztwagen ins Krankenhaus
B = wenn möglich, sofort Arzt herbeiholen, sonst mit Krankenwagen ins Krankenhaus
C = Arzt umgehend benachrichtigen und sein Erscheinen abwarten

Bereich	Mögliche Ursachen	Zusätzl. Hauptsymptome	Maßnahmen
Kopf	Schlaganfall	halbseitige Lähmungserscheinungen	A
	Aneurysma	Erbrechen, Bewußtseinstrübung	A
	Hirnhautentzündung	Nackensteife, Fieber	B
	Migräne	Anamnese, Erbrechen, Lichtscheu	C
	Trigeminusneuralgie	Anamnese, typische Gesichtsschmerzen	C
Brust	Lungenembolie	Luftnot, Zyanose	A
	Herzinfarkt	Schmerzen in linken Arm ausstrahlend, Kreislaufkollaps	A
	Rippenfellentzündung	atemabhängige Schmerzen	C, B
Bauch	Koliken (Galle, Niere, Darm)	spastische Schmerzen Anamnese	C
	Geschwüre	Anamnese, Erbrechen, Teerstuhl	C, B
	Appendizitis	Harte Bauchdecken, Erbrechen, Übelkeit	C, B
Rücken	Lumbago	„Hexenschuß"	C
	Akute Pyelonephritis	Fieber, Nierenlager klopfschmerzhaft	C
Extremitäten	akuter arterieller Gefäßverschluß	plötzlich, weiße, pulslose Extremitäten	A
	Ischialgie	Sensibilitätsstörungen, Schmerzen typisch ausstrahlend	C

8.3.4. Weitere akute Notfälle

Luftnot, Zyanose

Asthma bronchiale
Erkrankung meist anamnestisch bekannt. Luftnot mit Giemen und Brummen. Um dem Patienten entscheidend zu helfen, ist eine Spritze durch den Arzt (meist Euphyllin i. v.) erforderlich. Falls das Eintreffen des Arztes abgewartet werden kann, für hohe Luftfeuchtigkeit sorgen, Sauerstoff (nicht zu viel) geben, Patienten beruhigen. Im Falle eines *Status asthmaticus* (langanhaltender Asthmaanfall mit mitunter lebensbedrohender Behinderung der Ausatmung) sofort Noteinweisung ins Krankenhaus. Nicht auf Arzt warten.

Asthma kardiale, Lungenödem
Bedingt durch Herzinsuffizienz. Häufig nachts auftretend. Beim Übergang ins Lungenödem schaumiges Sputum. Sofortige ärztliche Hilfe erforderlich. Erste Hilfe: Oberkörper hoch, Beine tief lagern, Sauerstoff oder Frischluft, Transport ins Krankenhaus im Sitzen.

Lungenembolie (= Lungeninfarkt)
Plötzliche, starke Schmerzen in der Brust, schnelle, flache Atmung, Todesangst, blutiges Sputum. Höchste Lebensgefahr. Sofort mit Notarzt ins Krankenhaus. Bis dahin Sauerstoff, sitzend lagern.

Herzinfarkt
Plötzliche, starke Schmerzen mehr im linken Brustraum, in linken Arm ausstrahlend, Todesangst, Erbrechen (!), Herzrhythmusstörungen, Schocksymptome. Sofort mit Notarztwagen ins Krankenhaus. Bis dahin Lagerung bei Atemnot sitzend, bei niedrigem Blutdruck flach. Mit Patienten sprechen! Sauerstoff oder frische Luft.

Fremdkörperaspiration
Bei Kleinkindern versuchen, Kind an den Beinen anzufassen, Kopf nach unten hängen lassen, schütteln. Sonst schnellstmöglich Notarzt, zum Hals-Nasen-Ohren-Arzt oder ins Krankenhaus, Sauerstoff.

Erbrechen, Übelkeit

Für das Auftreten von Erbrechen und Übelkeit gibt es sehr viele Ursachen. Zunächst wäre insbesondere an Magen-Darm-Erkrankungen zu denken. Auch Erkrankungen der Harnorgane, Hirndruck, Herzinfarkt sowie Vergiftungen können zu Erbrechen führen. Weitere Maßnahmen müssen davon abhängig gemacht werden, wie dramatisch sich das Krankheitsbild darstellt. Insbesondere ist darauf zu achten, ob weitere Symptome ein gefährliches Krankheitsbild vermuten lassen. Vergiftungen sollten durch Befragen des Patienten ausgeschlossen werden. Erbrechen bei Kindern mit unklarer Ursache sollte immer auch an die Möglichkeit der Vergiftung denken lassen. Im Zweifelsfalle und klarer Vergiftungsanamnese weitere Abklärung im Krankenhaus. Ansonsten bis zum Eintreffen des Arztes keine Nahrung, kein Trinken, Oberkleidung lockern.

Krampfanfälle

Therapie durch Arzt erforderlich. Bis zum Eintreffen Patienten insbesondere bei Bewußtlosigkeit in Seitenlage bringen, Verhindern des Zungenbisses mit Holzkeil, Taschentuch, Gummikeil o. ä.

Vergiftungen

Alle *Giftreste* (auch Erbrochenes), Packungen von Medikamenten, Stuhl und Urin aufbewahren. Nach unbekannten Giften viel trinken lassen (keine Milch) und *Erbrechen* herbeiführen. Bei Bewußtlosen, Vergiftungen mit Säuren, Laugen und Waschmitteln darf *kein Erbrechen* ausgelöst werden. Patienten warmhalten, Atmung und Kreislauf beobachten, Einweisung ins Krankenhaus.

Lebensmittelvergiftung

Durch Pilze, Tollkirsche, Methylalkohol, Kartoffelsalat. Charakteristisch sind Magen-Darm-Störungen (Leibschmerzen, Erbrechen, Durchfall), Kreislaufstörungen (Blässe, schwacher Puls) und Bewußtseinsstörungen mit weiten Pupillen, gelegentlich Lähmung und Sehstörung.

Maßnahmen: Anamnese erheben, Erbrechen hervorrufen (Einflößen von warmem Wasser und Medizinalkohleaufschwemmung, zerlassener Butter, Gaumenkitzel mit weicher Feder). Weitere Behandlung im Krankenhaus. Ausscheidungen aufheben (für chemische Untersuchung).

Kohlenmonoxidvergiftung

bei Verbrennung ohne ausreichende Luftzufuhr (Kohleofen, Auspuffgase von Kraftwagen, ggf. Leuchtgas). Kopfschmerz, Schwindel, Brechreiz, Herzklopfen, Verwirrtheit. Gesichtsfarbe hellrot, Puls schwach und unregelmäßig. Hilfe: Frischluft, Beatmung.

Medikamentenvergiftung,

z. B. Schlafmittelvergiftung: Stets Brechreiz erzeugen. Packung und Erbrochenes aufheben.

Waschmittelvergiftungen,

häufiger bei Kindern auftretend, kein Erbrechen erzeugen, Milch trinken lassen.

Hitzeschäden

Hitzschlag

tritt auf, wenn der Körper im Inneren große Wärme gestaut hat, ohne daß die Haut durch Schweißabgabe den Hitzestau ableiten kann. Auftreten meistens bei feuchtheißer Außentemperatur und hoher Luftfeuchtigkeit (der Körper schwitzt dann ungenügend). Die Haut fühlt sich heiß und trocken an. Der Kranke ist benommen bis bewußtlos, hat Kopfschmerzen, gegebenenfalls Erbrechen. Der Puls ist schnell und hart. Es tritt hohes Fieber ein. Der Kopf ist hochrot (später Blässe infolge Kreislaufversagens).

Maßnahmen: Lockerung der Kleidung. Bei Hitzschlag Lagerung mit erhöhtem Oberkörper an schattigem, kühlem Ort.

Sonnenstich
entsteht durch starke Sonnenstrahleneinwirkung bei unbedecktem Kopf. Der Kopf ist hochrot. Es kommt zu Bewußtlosigkeit als Folge der Gehirnschädigung (Hirnhautreizung).
Maßnahmen: Flach lagern! Frischluftzufuhr, Haut lauwarm absprengen bzw. lauwarme, später kühle, feuchte Umschläge auf Stirn, Hals, Brust, bis die Körpertemperatur auf 38° C sinkt. Abtransport unter Luftzufuhr (Krankenwagenfenster öffnen).

8.3.5. Verletzungen

Je nach Grad der Verletzung und ihrer Gefahr für den Patienten wird entweder das Eintreffen des Arztes abgewartet werden können oder eine weitere Behandlung durch eine chirurgische Ambulanz oder ein Krankenhaus veranlaßt werden müssen. Verrenkungen und Knochenbrüche gehören nahezu immer in chirurgische Behandlung, das gleiche gilt für größere Verbrennungen oder tiefe Schnitt- oder Stichverletzungen. Blutungen sollten von der Arzthelferin zum Stehen gebracht werden, Wunden sind steril abzudecken. Bei Augenverletzungen beide Augen abdecken, dann sofort in augenärztliche Behandlung. Frakturen sollten zum Transport provisorisch geschient werden, dies ist auch von der Lokalisation und den Beschwerden des Patienten abhängig zu machen.

Gehirnerschütterung (Commotio cerebri)

Erste Hilfe: Seitenlagerung, Kleidung öffnen. Nichts zu trinken geben. Erst nach Minuten eintretende Bewußtlosigkeit läßt eine Gehirnblutung vermuten. Die Gehirnerschütterung hinterläßt eine retrograde Amnesie, die sich nach und nach aufhellt.

Thoraxverletzung

Bei offener Thoraxverletzung tritt Pneumothorax ein. Deshalb Verletzung verschließen mit Feuchtkompresse (wasserundurchlässiger Stoff wie z. B. Gummihülle des Verbandpäckchens auf Thoraxwunde legen und mit breiten Heftpflasterstreifen sicher befestigen). Die Lunge fällt zusammen, wenn Luft von außen in den Thoraxraum eindringt. Es tritt starke Atemnot auf, die zunimmt.

Bauchverletzung

Flachlagerung, dabei Knie beugen (Rolle unter die Kniegelenke), dabei wird die Bauchmuskulatur entspannt. Sofern Bauchinhalt infolge Verletzung sichtbar (Bauchnetz, Darmschlingen) sterile Abdeckung. Irgendwelche Versuche, den Bauchinhalt zurückzudrängen, sind zu unterlassen.

Knochenbruch

Auch bei Vermutung einer Fraktur ist die Extremität zu schienen; die dem Bruch benachbarten Gelenke müssen ebenfalls ruhiggestellt werden. Hat die gebrochene Extremität eine extrem unnatürliche Lage (z. B. Abwinkelung), soll die Extremität mit Decken u. a. gestützt werden, bis fachmännische Hilfe zugegen ist. Jeder Versuch der Geraderichtung hat zu unterbleiben. Bei Armbruch ist der Unterarm in ein Dreiecktuch zu hängen; ein zweites Dreiecktuch wird dicht oberhalb des Unterarms kreisförmig um den Brustkorb gelegt, ein drittes Dreiecktuch ebenso in halber Oberarmhöhe.
Komplizierte Fraktur (Knochen spießt aus der Haut): Abdeckung mit keimfreien Mulllagen.

Schädelbruch (meistens Bewußtlosigkeit, Erbrechen): Flachlagerung.
Wirbelbruch: Absolute Flachlagerung, nicht umlagern, nicht aufrichten (Verschiebung der Wirbelbruchstelle, dadurch Querschnittslähmung).

8.3.6. Assistenz bei Notfällen

Bestimmte diagnostische und therapeutische Maßnahmen in der Praxis sind nicht ganz ohne Risiko für die Patienten. Wenn auch die Zahl der Zwischenfälle sehr gering ist, müssen Arzt und Arzthelferin darauf vorbereitet sein, sofort die erforderliche Hilfe zu leisten. Aufgabe der Arzthelferin ist es, dafür zu sorgen, daß die erforderlichen Geräte (z. B. Defibrillator, EKG-Gerät) und Medikamente am Patienten einsatzbereit zur Verfügung stehen. Von der Sorgfalt der Arzthelferin kann das Leben des Patienten im Notfall abhängen.

Anaphylaktischer Schock

Der anaphylaktische Schock kann in seltenen Fällen in der ärztlichen Praxis nach intravenöser (aber auch intramuskulärer, subkutaner, rektaler oder oraler) Verabreichung von Medikamenten auftreten. Gehäuft ist dies nach Antibiotika, Lokalanästhetika, Röntgenkontrastmitteln oder Fremdeiweißen der Fall. Voraussetzung ist eine schon bestehende Sensibilisierung des Patienten.

Symptome: Unruhe, Juckreiz, Schüttelfrost, Angstgefühle, Übelkeit, Erbrechen, Durchfall, kalter Schweiß, Atemnot, gestörtes Bewußtsein, Krämpfe, Blutdruckabfall und schneller Pulsschlag

Sofortmaßnahmen: Sofort Arzt hinzu holen! Unverzüglich bereitstellen bzw. vorbereiten

- Infusionslösung (Dextran-, Gelatine-, Stärkepräparate) und Infusionsbesteck
- Spritzen, Kanülen
- Medikamente (Adrenalin Amp., Prednisolon Amp., Antihistaminika Amp., Calcium gluc. Amp., physiol. Kochsalzlösung Amp., Theophyllin Amp.)
- Intubationsbesteck

Bei Fieber des Patienten Wadenwickel, bei Unruhe sedierendes Medikament auf Anordnung des Arztes bereitstellen. Anfeuchten der Atemluft. Beobachtung des Patienten auch nach erfolgreicher Therapie.

Kreislaufstillstand

Ein Kreislaufstillstand kann in der ärztlichen Praxis insbesondere im Zusammenhang mit der Durchführung ergometrischer Untersuchungen auftreten. Hinter dem Kreislaufstillstand verbirgt sich entweder ein Kammerflimmern des Herzens oder ein Herzstillstand.

Symptome: Bewußtlosigkeit, Pulslosigkeit, weite reaktionslose Pupillen, Atemstillstand, Hautblässe.

Die Diagnose „Kreislaufstillstand" fällt auch dann nicht schwer, wenn nicht sofort alle Symptome erkennbar sind. Insbesondere die Pulslosigkeit läßt sich wegen der Möglichkeit der Verwechselung mit dem eigenen Puls in der Aufregung nicht immer leicht feststellen.

Sofortmaßnahmen: Entsprechend den Anweisungen des Arztes sofort mit Herzmassage und Atemspende beginnen. An Pupillengröße und Hautfarbe Erfolg der Soforttherapie überprüfen. Die Aufzeichnung eines EKG-Streifens zur Differenzierung zwischen Herzstillstand bzw. Kammerflimmern ist erforderlich, die Auswertung erfolgt durch den Arzt. Weiteres Vorgehen je nach Ergebnis:

● *Herzstillstand (Asystolie)* — Vorbereiten einer i. v. oder intrakardialen (lange Kanüle) Alupent-Injektion (auch Suprarenin, i. v. Infusion mit Alupent), wenn ohne Erfolg elektrische Stimulation.

● *Kammerflimmern, Kammerflattern* — Direkte elektrische Defibrillation mit 200 bis 400 Ws, danach Xylocain-Infusion (5 ml Xylocain 500 ml Laevulose) vorbereiten.

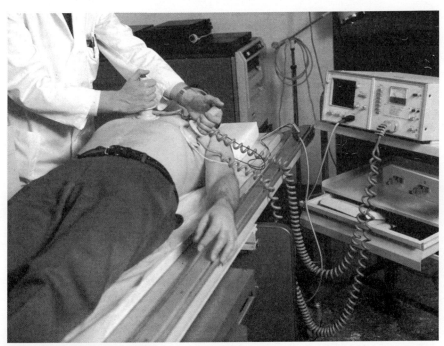

Anwendung eines Defibrillators.

Teil B

Medizin

B1
Anatomie, Physiologie und Pathologie

B2
Mikrobiologie, Hygiene und Pharmakologie, Prophylaxe und Rehabilitation

B3
Diagnostik und Therapie

B4
Praxislaboratorium

B1 Anatomie, Physiologie und Pathologie

9. Medizinische Fachsprache
10. Allgemeine Anatomie
11. Allgemeine Krankheitslehre
12. Bewegung des Körpers
13. Steuerung des Körpers
14. Transport, Abwehr und Wärmeregulation
15. Nahrung und Verdauung
16. Atmung
17. Ausscheidung
18. Fortpflanzung
19. Verbindung zur Umwelt
20. Topografie

B2 Mikrobiologie, Hygiene und Pharmakologie, Prophylaxe und Rehabilitation

21. Mikrobiologie und Infektionslehre
22. Praxishygiene
23. Arzneimittel, Heil- und Hilfsmittel
24. Prävention, Prophylaxe und Rehabilitation

B3 Diagnostik und Therapie

25. Untersuchung des Patienten
26. Behandlung des Patienten
27. Besondere diagnostische und therapeutische Maßnahmen
28. Physikalische Therapie
29. Verbandlehre

B4 Praxislaboratorium

30. Arbeiten im Praxislabor
31. Urinuntersuchungen
32. Blutuntersuchungen
33. Weitere Laboruntersuchungen

9 Medizinische Fachsprache

Ohne Kenntnis der Fachsprache (Terminologie) ist es in keinem Beruf möglich, den Anforderungen und Aufgaben gerecht zu werden. Nicht anders ist es bei der Arzthelferin: die Grundlagen der medizinischen Terminologie müssen bekannt sein.

9.1. Allgemeine Hinweise

Es ist sicher weder für den Arzt noch für die Arzthelferin möglich, die vielen tausend medizinischen Fachbegriffe zu lernen und jederzeit bereit zu haben. Dies ist deswegen nicht nötig, da in jeder Praxis nur eine begrenzte Zahl von medizinischen Begriffen Anwendung findet, zum anderen auch die Möglichkeit besteht, ein medizinisches Wörterbuch zu Rate zu ziehen.

In diesem Kapitel sollen die Grundsätze des Umganges mit der medizinischen Fachsprache vermittelt werden. Soweit erforderlich, werden die einzelnen Fachbegriffe in denjenigen Kapiteln erläutert, in die sie inhaltlich gehören.

Der größte Teil der medizinischen Fachsprache stammt aus den klassischen Sprachen Griechisch und Latein, wobei viele griechische Begriffe heute so behandelt werden, als seien es lateinische Begriffe; sie sind „latinisiert" worden. Andere Begriffe der medizinischen Fachsprache stammen aus dem arabischen, italienischen oder französischen Sprachbereich. Die Bedeutung der angloamerikanischen Medizin für die Weiterentwicklung medizinischen Könnens auch in Deutschland ist an der heute häufigen Verwendung von englischen Begriffen auch in der Medizin zu erkennen. Dies gilt allerdings weniger für das Fach Anatomie.

9.2. Umgang mit Fachbegriffen

Medizinische Fachbegriffe werden auch im deutschen Sprachraum nicht einheitlich geschrieben. Viele Begriffe haben bei verschiedenen Ärzten eine unterschiedliche Schreibweise. Versuche der Vereinheitlichung haben nur begrenzt Erfolg gehabt. Die am weitesten verbreitete Form medizinischen Sprachgebrauchs, insbesondere für die anatomischen Begriffe, ist heute die „Pariser Nomenklatur".

Begriffe lateinischen Ursprungs
Sehr häufig besteht ein medizinischer Fachbegriff aus zwei Wörtern: dem Begriff, der durch einen weiteren Begriff im Genitiv oder durch ein Adjektiv näher erläutert wird.

> **Beispiele:**
> *Foramen magnus* (wörtlich übersetzt: Loch großes; großes Loch)
> *Musculus pectoris* (wörtlich: Muskel der Brust; Brustmuskel)

Das Adjektiv steht im Lateinischen, anders als im Deutschen, hinter dem Substantiv, auch der Genitiv folgt dem zu erläuternden Begriff. Die lateinische Sprache kennt keine besonderen Artikel, diese sind jeweils der Endung des Wortes zu entnehmen. In dem genannten Beispiel befinden sich die Wörter „Foramen" und „Musculus" im Nominativ, das Adjektiv „magnus" ist dekliniert wie das Substantiv, der Begriff „pectoris" ist der Genitiv von „Pectus" (lat. Brust).

> **Zur Erinnerung:**
>
> | | | | | |
> |---|---|---|---|---|
> | Nominativ | — „Werfall" | | Dativ | — „Wemfall" |
> | Beispiel: der Baum, die Blume, das Haus | | | Beispiel: dem Baume, der Blume, dem Hause | |
> | Genitiv | — „Wesfall" | | Akkusativ: | — „Wenfall" |
> | Beispiel: des Baumes, der Blume, des Hauses | | | Beispiel: den Baum, die Blume, das Haus | |

Die lateinische Sprache unterscheidet mehrere sogenannte Deklinationen, von denen für die Anwendung der medizinischen Nomenklatur besonders der Nominativ und Genitiv sowie Singular (Einzahl) und Plural (Mehrzahl) von Bedeutung sind. Wie auch im Deutschen, können die Wörter unterschiedliche Geschlechter haben (männlich: der Baum, weiblich: die Blume, sächlich: das Haus). Da es keinen Artikel gibt, ist auch das Geschlecht des Wortes an der Endung erkennbar. Die folgende Tabelle gibt eine Übersicht.

Lateinische Formenlehre

A-Deklination (weiblich)

	Singular	Beispiel	Plural	Beispiel
Nominativ	-a	mamma dt.: die Brust	-ae	mammae die Brüste
Genitiv	-ae	mammae dt.: der Brust	-arum	mammarum dt.: der Brüste

Weitere Beispiele:
ulna, -ae = die Elle, der Elle; tonsilla = die Mandel; aorta = Hauptschlagader, patella = Kniescheibe

O-Deklination (männlich)

	Singular	Beispiel	Plural	Beispiel
Nominativ	-us	radius dt.: die Speiche	-i	radii die Speichen

Medizinische Fachsprache 111

	Singular	Beispiel	Plural	Beispiel
Genitiv	-i	radii dt.: der Speiche	-orum	radiorum der Speichen

Weitere Beispiele:
musculus = der Muskel; nervus = der Nerv

sächlich

	Singular	Beispiel	Plural	Beispiel
Nominativ	-um	ovum dt.: das Ei	-a	ova die Eier
Genitiv	-i	ovi dt.: des Eies	-orum	ovorum der Eier

Weitere Beispiele:
dorsum = der Rücken; cerebrum = das Großhirn

Konsonatische Deklination
männlich und weiblich

	Singular	Beispiel	Plural	Beispiel
Nominativ	verschied.	dolor dt.: der Schmerz	-es	dolores die Schmerzen
Genitiv	-is	doloris dt.: des Schmerzes	-um	dolorum der Schmerzen

Weitere Beispiele:
rubor = die Rötung; calor = die Wärme; tumor = die Schwellung; articulatio, articulationis = das Gelenk, des Gelenkes (Die meisten Begriffe mit der Endung -io gehören hierher und sind weiblich, z. B. auch: injectio = die Injektion, commotio = die Erschütterung, amputatio = das Abschneiden)

sächlich

	Singular	Beispiel	Plural	Beispiel
Nominativ	verschied.	foramen dt.: das Loch	-a	foramina die Löcher
Genitiv	-is	foraminis dt.: des Loches	-um	foraminum der Löcher

Weitere Beispiele:
femur, femoris = der Oberschenkelknochen, des Oberschenkelknochens; corpus corporis = der Körper, des Körpers

U-Deklination

selten, meist männlich, Nom.Sing. -us, Pl. -us
Gen.Sing. -us, Pl. -uum
Beispiel: manus (die Hand), Pl.manus (die Hände — „u" wird lang ausgesprochen), Gen.Sing. manus (der Hand — „u" wird lang gesprochen), manuum (der Hände)

E-Deklination

auch selten, überwiegend weiblich, Nom.Sing. -es, Pl. -es, Gen.Sing. -ei, Pl. -erum („e" wird außer im Nom.Sing. lang gesprochen)
Beispiel: facies (das Gesicht), facies (die Gesichter), faciei (des Gesichtes), facierum (der Gesichter)

Schreibweise

Die lateinische Sprache kennt außer am Satzanfang und bei Eigennamen keine Großschreibung, ebenfalls gibt es kein „k", kein „z" und keine *Umlaute*. Soweit die medizinische Fachsprache in ihrer korrekten lateinischen Form verwendet wird, sind oben genannte Schreibweisen also nicht möglich. Viele Fachbegriffe sind mittlerweile eingedeutscht und werden dann unter Anwendung der deutschen Rechtschreibregeln geschrieben. *Bei der Eindeutschung wird aus „c" „z" oder „k", aus ae, oe, ue die entsprechenden Umlaute.*

Begriffe griechischen Ursprungs

Soweit medizinische Begriffe griechischer Herkunft sind, werden sie so behandelt als stammten sie aus der lateinischen Sprache. Häufig finden Buchstaben des griechischen Alphabetes Verwendung, dies gilt besonders für die ersten fünf (α = Alpha, β = Beta, γ = Gamma, δ = Delta, ε = Epsilon)

Begriffe angloamerikanischen Ursprungs

Begriffe aus dem angloamerikanischen Sprachgebiet werden üblicherweise nicht eingedeutscht, sondern so ausgesprochen, wie im Englischen üblich. Dies gilt allerdings nicht in jedem Falle für Abkürzungen.

9.3. Vorsilben

Die medizinische Terminologie kennt eine Fülle von Vorsilben, die dem eigentlichen Begriff eine bestimmte „Richtung" geben. Medizinische Fachbegriffe können also aus einer VORSILBE, einem WORTSTAMM und einer ENDUNG bestehen, die zusammen dem Wort seine spezifische Bedeutung geben. Besonders die Vorsilbe ist hier wichtig, wie das folgende Beispiel zeigt:

Beispiel:
tonus = der Druck, Vorsilben „hypo-" = zu wenig, „hyper-" = zu viel, Hypotonus, Hypotonie = zu geringer Druck, niedriger Blutdruck, Hypertonus, Hypertonie = zu hoher Druck, Bluthochdruck

Die Kenntnis der häufigsten Vorsilben sowie der wichtigsten Wortstämme ermöglicht das Erarbeiten vieler Bedeutungen.

Übersicht über Vorsilben

Vorsilben zur Lage- und Richtungsbezeichnung

hypo-	unter, minder-	**hyper-**	über-, mehr-
infra-	unterhalb von	**supra-**	oberhalb von
super-	über, über hinaus	**sub-**	unter-
ex-	aus, heraus	**in-**	ein-, hinein
extra-	außerhalb	**intra-**	innerhalb
ekto-	außen	**endo-**	innen
epi-	auf-		
syn-	mit, zusammen		

Vorsilben mit quantitativer Bedeutung

mikro-	klein, kurz	**makro-**	groß, lang
oligo-	wenig, selten	**poly-**	viel, häufig
hemi-	halb	**holo-**	ganz
mono-	allein, einzig		

9.4. Endungen

Ebenso wie die Vorsilben geben auch die Endungen dem Wortstamm einen ganz bestimmten Sinn. Die folgende Tabelle zeigt die häufigsten Endungen und ihre Bedeutung:

Wichtige Endungen

-om	Schwellung, Tumor
-itis	Entzündung
-osis	Verschleißerkrankung
-id	ähnlich
-phil	freundlich
-phob	fürchtend

9.5. Lage- und Richtungsbezeichnungen am Menschen

Neben den auch im Menschen verwendeten Begriffen „links" (sinister) und „rechts" (dexter), „oben" (kranial) und „unten" (kaudal) sind noch weitere Begriffe üblich, die zum Verständnis von Lagebeschreibungen nötig sind.

Merke: Rechts und links sind **stets** vom Kranken aus zu sehen. Die Leber liegt also im Oberbauch rechts, die Wurmfortsatzoperationsnarbe befindet sich gegebenenfalls am rechten Unterbauch. Das Herz liegt im Thorax links.

Nicht nur bei Erläuterungen sondern auch zur Dokumentation ist stets erforderlich, daß die Lage einer Verletzung, einer lokalen Erkrankung u. a.

genau angegeben wird. Hierbei bezieht man sich häufig auf bestimmte — genau festliegende — Punkte der Körperoberfläche, z. B. Knochenhöcker, oberflächliche Muskeln, anatomische Strukturen wie den Nabel, die Brustwarzen usw. Zu diesen und anderen Zwecken werden die im folgenden genannten Lage- und Richtungsbezeichnungen benötigt.

Allgemeine Lage- und Richtungsbezeichnungen

superior	oben, weiter oben
inferior	unten, weiter unten
externus	außen, weiter außen
internus	innen, weiter innen
anterior	vorne, weiter vorne
posterior	hinten, weiter hinten
anterior-posterior	(a. p.) von vorn nach hinten
sinister	links
dexter	rechts
horizontal	waagerecht
vertikal	senkrecht
sagittal	parallel zur Medianebene
frontal	parallel zur Stirnebene

Wichtige Lage- und Richtungsbezeichnungen an Kopf und Rumpf

kranial   oben, weiter oben
Beispiel: Der Hals liegt kranial vom Brustkorb

kaudal   unten, weiter unten
Beispiel: Der Bauchraum liegt kaudal vom Brustkorb

medial   zur Mitte hin
Beispiel: Die Brustwarze liegt medial von der Achselhöhle

lateral   von der Mitte weg
Beispiel: Die Brustwarze liegt lateral vom Brustbein

dorsal   hinten, zum Rücken hin, am Rücken

ventral   vorn, zum Bauch hin, am Bauch

Wichtige Lage- und Richtungsbezeichnungen an den Extremitäten

proximal   zum Körper (Rumpf) hin
Beispiel: Der Ellenbogen befindet sich proximal vom Unterarm

distal   vom Körper (Rumpf) weg
Beispiel: die Hand liegt distal vom Unterarm

radial   daumenwärts (in Richtung Speiche = Radius)

ulnar   kleinfingerwärts (in Richtung Elle = Ulna)

tibial   schienbeinwärts (Schienbein = Tibia)

fibular   wadenbeinwärts (Wadenbein = Fibula)

dorsal   am Handrücken bzw. Fußrücken

volar   auf der Handinnenfläche

plantar   auf der Fußsohle

10 Allgemeine Anatomie

Anatomie	Lehre vom Bau des Körpers
Physiologie	Lehre von der Funktion des Körpers
Pathologie	Krankheitslehre
Histologie	Gewebelehre
Zytologie	Zellehre

10.1. Der Körper als Ganzes

10.1.1. Aufbau des Körpers

Der gesamte Körper wird als Organismus bezeichnet. Er setzt sich aus Organsystemen zusammen, die ihrerseits wieder aus Organen bestehen. Organe werden durch verschiedene Gewebe gebildet, die aus Zellen zusammengesetzt sind. Die Zellen verfügen über sogenannte Organellen, die die Funktionsfähigkeit der Zelle ermöglichen.

Der menschliche Körper besteht aus zwei sich spiegelbildlich entsprechenden Hälften, er ist symmetrisch. Folgende Körperabschnitte werden bei grober Einteilung unterschieden:

- Kopf (mit Gehirn, Gesicht)
- Hals
- Rumpf (mit Brustkorb, Bauchraum, Becken)
- Gliedmaßen (Arme, Beine)

Begriffe:
Kopf = Caput, Hals = Collum, Rumpf = Truncus, Brustkorb = Thorax, Bauch = Abdomen, Becken = Pelvis

10.1.2. Körperregionen

Der Körper wird in kleine Gebiete unterteilt (Körperregionen), die jeweils eine eigene Bezeichnung haben. Diese Bezeichnungen sind wichtig, da nur mit ihrer Kenntnis Erkrankungen oder Verletzungen einer bestimmten Stelle genau beschrieben werden können. Sie beziehen sich entweder auf die im Bereich der Region unter der Haut liegende Organe (z. B. Herzgegend, Nierengegend, Lebergegend), auf Knochen oder Knochenhöcker (z. B. Ellenbogen, Knöchelgegend, Fersengegend), auf die Funktion der in einem bestimmten Bereich befindlichen Muskulatur (z. B. Unterarm-, Oberschenkelbeuge- bzw. -streckseite) sowie auf sichtbare anatomische Strukturen (z. B. Augen-, Nasen-, Mund-, Nabel-, Kniegegend).

Merke: Streckseiten der Extremitäten und des Rumpfes sind daran zu erkennen, daß sie bei Sonnenbestrahlung schneller bräunen als Beugeseiten.

Die Benennung der Körperregionen erfolgt heute sehr häufig in deutscher Sprache. Unter Berücksichtigung der in Kapitel 9 genannten Regeln sowie Vorsilben und Lage- und Richtungsbezeichnungen sind — wie folgende Beispiele zeigen — auch bei der Anwendung der lateinischen Fachterminologie Zuordnungen nicht schwer.

Beispiele:
(Begriffe: regio = Gegend, Region; fossa = Grube)

regio temporalis	Schläfengegend
regio frontalis	Stirngegend
regio colli anterior	vordere Halsgegend
regio colli lateralis	seitliche Halsgegend
regio brachii anterior	vorderer Oberarm
regio antebrachii posterior	hinterer Unterarm
regio mammalis	Brustgegend
regio umbilicalis	Nabelgegend
regio inguinalis	Leistengegend
regio scapularis	Schulterblattgegend
regio vertebralis	Wirbelgegend
fossa cubitalis	Ellenbeuge
fossa poplitea	Kniebeuge

10.1.3. Organsysteme

Unter einem Organsystem versteht man funktionell zusammenarbeitende Organe, die sich gegenseitig ergänzen und im menschlichen Körper einen bestimmten Teil der Aufgaben übernehmen. Die wichtigsten Organsysteme sind in der folgenden Tabelle dargestellt.

Organsysteme		
Aufgaben	**Organsystem**	**Wichtigste Organe**
Bewegung	Bewegungsapparat	Knochen, Muskeln
Ernährung und Stoffwechsel	Verdauungsapparat	Magen, Darm
Transport und Wärmeregulation	Kreislaufsystem	Herz, Arterien, Venen
Transport und Abwehr	Blut	—
Atmung und Sprache	Atmungsapparat	Lunge, Kehlkopf, Luftröhre
Ausscheidung	Harnapparat	Nieren, Blase
Fortpflanzung	Geschlechtsorgane	Keimdrüsen, ableitende Geschlechtswege
Steuerung	Nervensystem, Hormonsystem	Gehirn, Rückenmark, Nerven, Hypophyse, Schilddrüse

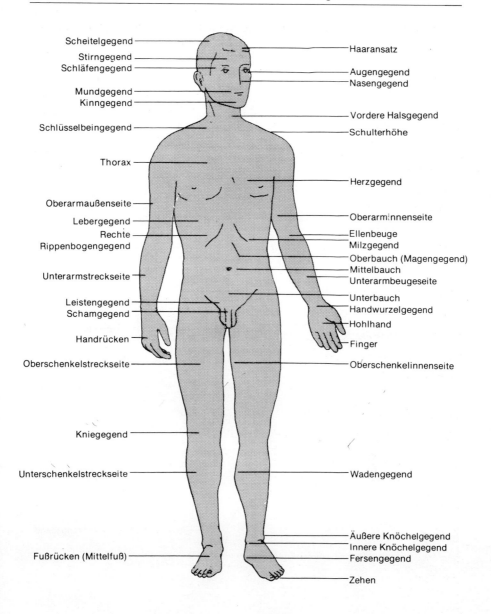

Bezeichnungen der Körperregionen (Vorderseite).

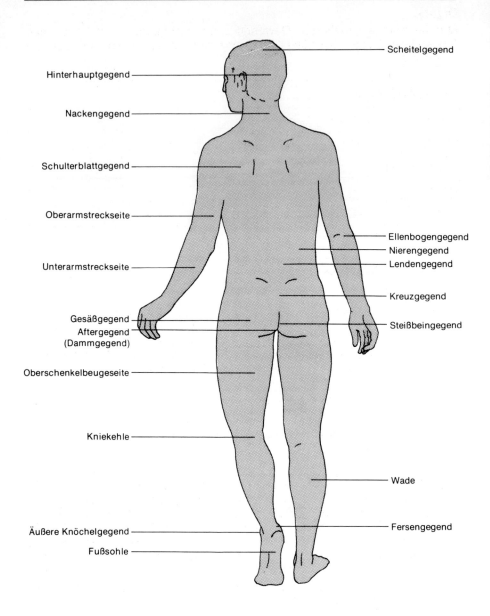

Bezeichnungen der Körperregionen (Rückseite).

Organe

Organe sind aus mehreren Geweben zusammengesetzt und bilden eine funktionelle Einheit. Beispiele für Organe sind der folgenden Übersicht zu entnehmen.

Beispiele für Organe

Organ	Aufgabe
Herz	Kreislaufpumpe
Niere	Ausscheidungsorgan
Keimdrüsen	Organe, in denen die Geschlechtszellen und bestimmte Hormone gebildet werden
Leber	Stoffwechselorgan
Schilddrüse	Hormonorgan mit Auswirkung auf die Aktivität des Körpers
Auge	Sehorgan

10.2. Zellehre (Zytologie)

10.2.1. Übersicht

Die kleinste Lebenseinheit des Körpers ist die Zelle. Sie erfüllt die Voraussetzungen eines Lebewesens: Sie benötigt Nahrung, verbrennt Nahrung unter Verbrauch von Sauerstoff, erzeugt dadurch Energie und scheidet aus. Energie ist die Voraussetzung des Lebens. Die Zelle kann also mit einem einzelligen Lebewesen verglichen werden, sie kann aber in der Regel nicht längere Zeit außerhalb des menschlichen Körpers leben.

Die einzelne menschliche Zelle benötigt zum Leben Voraussetzungen, die sie nur innerhalb des menschlichen Körpers findet

- eine weitgehend gleichbleibende Umgebung
- bestimmte Nährstoffe sowie Sauerstoff

Nur wenn diese Bedingungen gegeben sind, können Zellen im menschlichen Körper ihren häufig hochspezialisierten Aufgaben nachkommen. Gehirnzellen sterben z. B. schon wenige Minuten nach der Unterbrechung der Blutzufuhr ab. Der Ausgleich der Körperwärme, die Zufuhr der Nahrung, des zur Verbrennung erforderlichen Sauerstoffes sowie der Transport von Abfallstoffen (wie Kohlendioxid) und die Schaffung des physiologischen Milieus erfolgt durch den Blutkreislauf. Sind Zellen nicht durch das Blut versorgt, so sterben sie ab.

Zellen besitzen als kleinste lebensfähige Einheiten alle zum Leben notwendigen Eigenschaften. Hierzu gehören

- Stoffwechsel
- Bewegung
- Fortpflanzung
- Wachstum
- Reizaufnahme und -verarbeitung

10.2.2. Bau der Zelle

Die Zelle als kleinster Baustein des Körpers ist nur bei mikroskopischer Betrachtung erkennbar. Die Körperzellen sind unterschiedlich geformt, je nachdem, welches Gewebe sie aufbauen und welche Funktion sie haben.

Bestandteile der Zelle und ihre Aufgaben

Bezeichnung	Beschreibung	Aufgabe
Zellmembran	Zellwand	Aufnahme und Abgabe von Stoffen
Zytoplasma (mit endoplasmatischem Retikulum und Golgi-Apparat)	Zelleib	Eiweißsynthese, Sekretproduktion, Transport
Mitochondrien	faden- oder kugelförmige Zellorganellen	„Energiezentren", Ort der „Inneren Atmung"
Zentrosom	Zentralkörperchen	Zellteilung
Nukleus	Zellkern, enthält Chromosomen	Steuerzentrum für Stoffwechsel
Chromosomen	Kernschleifen	Träger der Erbanlage

Jede Zelle ist von einer Zellhaut (= Membran) umgeben. Diese ist zur Aufnahme und zur Abgabe von Stoffen durchlässig. Der Zellkörper (Zytoplasma, Protoplasma) besteht aus einem wabig aufgebauten Gerüst, an das sich kugel- oder fadenförmige Bestandteile (Mitochondrien) lagern. Hier findet die *innere Atmung* statt, wobei auf dem Blutwege herangebrachter Sauerstoff zusammen mit Traubenzucker (Glukose) verbrannt wird, es entsteht dabei Energie. Kohlendioxid sowie Wasser werden abgegeben. Außerdem findet man im Zellkörper den Zellkern (Nukleus). Jeder Zellkern enthält die Erbanlagenträger des Menschen (= Kernschleifen = Chromosomen) und den kleinen Zellkern (Nucleolus). Am Zellkern lagert das Zentralkörperchen (= Zentrosom), welches die Zellteilung einleitet.

Innere Atmung

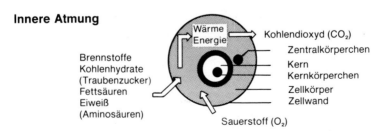

Schema einer Körperzelle
Die Pfeile deuten das Prinzip der Energiebildung in der Zelle an (Stoffwechsel)

Allgemeine Anatomie 121

Zwischenzellsubstanz

Zellen können je nach ihrer Aufgabe und ihrer Lokalisation im Körper verschieden geformt sein. Zwischen den einzelnen Zellen befindet sich die Zwischenzellsubstanz, die bei bestimmten Zellarten gering ausgeprägt ist (z. B. Epithelzellen, Muskelzellen), bei anderen einen weit größeren Umfang einnimmt als die Zellen selbst (z. B. Knorpel-, Knochenzellen).

10.2.3. Zellvermehrung

Mitose (indirekte Zellteilung)

Die Gewebe und Organe und damit der Körper wachsen, indem sich die Zellen teilen. Einige Zellarten vermehren sich nur während der Entwicklung im Mutterleib (z. B. Nervenzellen), andere das ganze Leben hindurch (z. B. Epithelzellen). Bestimmte Körperzellen erneuern sich laufend; ältere Zellen sterben und werden abgestoßen (Haut) oder aufgelöst (Blutkörperchen). Die Vermehrung der Zellen erfolgt durch eine indirekte Zellteilung (Mitose); sie beginnt mit der Teilung des Zentralkörperchens. Dessen beide Teile wandern an die gegenüberliegenden Zellkernpole. Daraufhin teilen sich die im Zellkern befindlichen Chromosomen, die durch viele, von den Zentralkörperchen ausgehende Spindelfasern gehalten werden. Schließlich legt sich jeder der beiden neu entstandenen gleichartigen Zellkerne an ein Zentralkörperchen. Das Zytoplasma schnürt sich in zwei Teile. Die direkte Zellteilung (Amitose) kommt im menschlichen Körper selten vor. Meiose siehe 10.2.4.

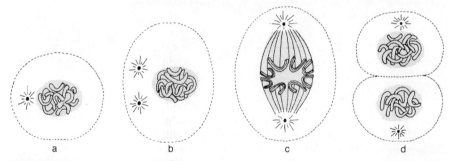

a b c d

Ruhende Zelle (a). In der ersten Phase der Zellteilung teilt sich das Zentrosom (Zentralkörperchen) (b). Die beiden Zentrosomen sind an die Pole gewandert und haben zu den Chromosomen Spindelfasern ausgebildet; die Chromosomen teilen sich (c). Es trennen sich Zellkern und Protoplasma, bleiben aber aneinander liegen; zwischen den neugebildeten Zellen befindet sich der Interzellulärspalt. Erst teilt sich der Zellkern, dann der Zelleib (d).

10.2.4. Kernschleifen (Chromosomen)

Die Chromosomen sind Träger der Erbmerkmale und bestehen aus Chromomeren (Orten der Erbfaktoren). Sie haben schleifen- bzw. fadenförmige Gestalt, sind verschieden lang, paarweise geordnet und befinden sich im Zellkern. Der Mensch hat 46 Chromosomen. Davon sind 22 Paarhälften miteinander identisch (autosom), während die Geschlechtschromosomen ungleich geformt sind (heterosom): das weibliche X-Chromosom ist größer als das männliche Y-Chromosom. Zusammentreffen von zwei X-Chromosomen (homogamet) ist typisch für das weibliche, Zusammentreffen eines X- mit einem Y-Chromosom ist typisch für das männliche Geschlecht (heterogamet).

Bei der Verschmelzung von Samenzelle und Eizelle (Befruchtung) würden sich 46 Chromosomen verdoppeln; infolgedessen findet innerhalb der Samen- und Eizellen (= Keimzellen) eine Reifungsteilung statt (Meiose), die zur Folge hat, daß auch bei der befruchteten Eizelle nur 46 Chromosomen vorhanden sind.

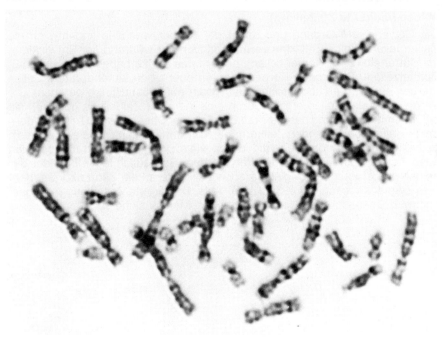

Chromosomen des Menschen.

Vererbung

Kinder kann man als Abkömmlinge der Eltern an äußerlichen Merkmalen, aber auch an ihrem Wesen und Verhalten erkennen. Da die Erbmerkmale eines Menschen immer von Vater und Mutter stammen, ist meistens nicht voraussehbar, welches Merkmal in den Erbanlagen (Genotypus) sich auch in der Erscheinungsform (Phänotypus) durchsetzen wird. Genetische Merkmale, die sich gegenüber anderen durchsetzen, nennt man *dominant,* die anderen werden *rezessiv* genannt.

10.3. Gewebelehre (Histologie)

10.3.1. Übersicht

Unter einem Gewebe versteht man einen Verband gleichartig gebauter Zellen mit gleicher Funktion.

Allgemeine Anatomie 123

Gewebearten
Epithelgewebe	Schutz der Oberfläche u. a.
Stützgewebe	Stütz- und Stoffwechselfunktion
Muskelgewebe	Bewegung
Nervengewebe	Reizaufnahme, -leitung und -verarbeitung

Die Gewebearten unterscheiden sich durch den verschiedenartigen Aufbau der Zellen sowie durch die unterschiedliche Beschaffenheit des Zellzwischenraums. Hierbei handelt es sich um den Raum zwischen den Zellen, der mit Gewebewasser, mit Fasern, knorpeliger oder knochiger Substanz gefüllt ist.

10.3.2. Epithelgewebe

Das Epithelgewebe bildet die Oberfläche der Haut und Schleimhaut und kleidet die Körperhöhlen aus. Aus diesem Grunde besteht das Epithelgewebe aus geschlossenen Zellverbänden ohne Zwischenzellsubstanz. Weitere Aufgaben des Epithelgewebes bestehen in der Produktion von Sekreten, der Aufnahme (Resorption) von Stoffen sowie der Reizaufnahme (Sinnesepithel).

Aufgaben des Epithelgewebes
- Bedeckung und Schutz von Oberflächen
- Produktion von Sekreten
- Resorption
- Reizaufnahme

Formen und Anordnungen von Epithelzellen
Je nach Aufgabe und Lokalisation sind die Zellen des Epithelgewebes unterschiedlich geformt und angeordnet (siehe Tabelle S. 124).

Oberfläche der Epithelzellen
Die Oberfläche der Epithelzellen kann verschieden strukturiert sein.
Flimmerhaare (Kinozilien) findet man an vielen Epithelzellen. Besonders dicht sind sie im Atemtrakt und im Eileiter. Sie sind beweglich und befördern z. B. Staub und Schmutzpartikel an der Oberfläche der Atemwege nach außen oder z. B. das Ei bzw. nach Befruchtung den Embryo im Eileiter in Richtung Gebärmutter.
Mikrovilli sind verschieden lange Ausstülpungen der Zellmembran. Sie kommen besonders ausgeprägt bei resorbierenden Zellen (z. B. im Darm) vor und vergrößern die resorbierende Oberfläche erheblich.

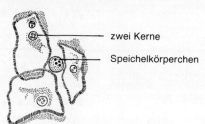

Plattenepithelzellen aus der Mundschleimhaut

— zwei Kerne

Speichelkörperchen

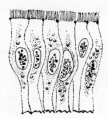

Zylinderepithel
zylindrisches Flimmerepithel

Formen und Anordnungen von Epithelgewebe

Einschichtiges Plattenepithel
zur Auskleidung von inneren Oberflächen
Vorkommen: Innenschichten von Herz, Gefäßen, Brust- u. Bauchfell u. a.

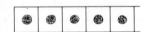

Einschichtiges kubisches Epithel
selten, pflastersteinartig
Vorkommen: z. B. in best. Abschnitten der Harnkanälchen

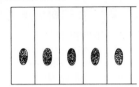

Einschichtiges Zylinderepithel
dient der Sekretion oder Resorption
Vorkommen: z. B. Magen, Darm, Gebärmutter, Eileiter

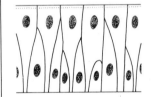

Mehrreihiges Epithel
Alle Zellen haben Kontakt mit dem Grundhäutchen, an der Oberfläche befinden sich Flimmerhärchen
Vorkommen: Atemwege

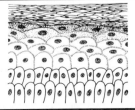

Mehrschichtiges Plattenepithel
tritt an besonders beanspruchten Körperoberflächen auf
— **verhornt:** Oberfläche von Hornschicht bedeckt
 Vorkommen: äußere Haut
— **unverhornt**
 Vorkommen: Mundhöhle, Speiseröhre, Scheide, After u. a.

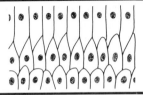

Mehrschichtiges Zylinderepithel
selten
Vorkommen: z. B. Harnröhre des Mannes

Übergangsepithel
kann sich verschiedenen Füllungszuständen anpassen, geht bei Dehnung von einer vielschichtig erscheinenden Form in eine zweischichtige über
Vorkommen: Harnwege

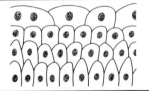

Drüsengewebe

Eine wichtige Funktion des Epithelgewebes besteht in der Produktion von Sekreten (*Sekretion*). Dies geschieht in besonders spezialisierten Zellen, den *Drüsenzellen*. Die Produktion von Sekret kann in einzelnen Drüsenzellen geschehen, genannt Becherzellen, wie sie insbesondere in den Atemwegen zu finden sind, ober auch in mehreren Zellen, die dann ein Organ — die Drüse — bilden.

Wir unterscheiden zwei Arten von Drüsengewebe:

- *die exokrinen Drüsen* (Drüsen mit äußerer Sekretion), die über einen Ausführungsgang mit der Oberfläche verbunden sind (Beispiele: Mundspeicheldrüsen, Bauchspeicheldrüse, Leber, Vorsteherdrüse, Tränendrüse)
- *die endokrinen Drüsen* (Drüsen mit innerer Sekretion), die keinen Ausführungsgang haben, sondern ihr Sekret (Hormon) direkt aus der Drüsenzelle an das Blut abgeben (Beispiele: Hirnhangsdrüse, Schilddrüse, Nebenniere, Langerhanssche Inseln in der Bauchspeicheldrüse, Eierstock, Hoden)

10.3.3. Stützgewebe

Ein wichtiges Stützgewebe ist das Bindegewebe, das Grundbestandteil aller Organe ist und die einzelnen Bestandteile des Körpers miteinander verbindet.

Verschiedene Arten von Stützgeweben und ihr Vorkommen	
Lockeres Bindegewebe	Knochenmark, Milz, Tonsillen, Lymphknoten, Leber u. a. m.
Straffes Bindegewebe	Kapseln, Faszien, Sehnen
Fettgewebe	überall im Körper
Knorpelgewebe	Ohrknorpel, Gelenkknorpel, Rippenknorpel u. a. m.
Knochengewebe	Skelett

Retikuloendotheliales System (RES)

Das lockere Bindegewebe des RES besitzt die Fähigkeit, Abwehrstoffe (Antikörper) zu bilden, Stoffe zu speichern, sowie Fremdkörper wie z. B. Bakterien in sich aufzunehmen und abzubauen (Phagozytose). Es findet sich besonders im Knochenmark, in der Milz, den Tonsillen, Lymphknoten und der Leber. Es übernimmt Aufgaben bei der Abwehr von Krankheitserregern, auch die Wundheilung geht von ihm aus.

Phagozytose

Unter Phagozytose wird die Fähigkeit von bestimmten Zellen (= Freßzellen, Phagozyten) verstanden, Fremdkörper wie z. B. Bakterien aufzunehmen und abzubauen.

Straffes Bindegewebe

Je nach Lokalisation und Aufgabe enthält die Zwischenzellsubstanz des Bindegewebes mehr oder weniger kollagene Fasern (hohe Zugfestigkeit) oder elastische Fasern (hohe Elastizität). Aus ihm bestehen alle Organkapseln, Muskelscheiden (Faszien), Sehnen u. a. m.

Fettgewebe

Fettgewebszellen sind mit Fetttröpfchen angefüllt. Fettgewebe hat Aufgaben als Brennstoffreserve *(Speicherfett)*, bei der Auspolsterung *(Baufett)* und als Wärmeschutz *(Isolationsfett)*.

Knorpelgewebe

Knorpelgewebe ist geeignet als elastisch abpuffernde Struktur an Stellen hoher Beanspruchung. Wir finden es in Form von *hyalinem Knorpel* (Gelenkflächen, Rippen, Nase, Kehlkopf, Luftröhre), *elastischem Knorpel* (Kehldeckel, Ohr) und *Faserknorpel* (Zwischenwirbelscheiben und Menisken).

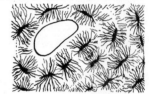

Knochengewebe

Knochengewebe gehört zu den härtesten Bestandteilen des Körpers. Es besteht aus einer teils organischen (Fasern u. ä.), teils anorganischen (Mineralsalze, insbesondere Kalziumsalze) Zwischenzellsubstanz. Es bildet die Knochen, die ihrerseits Bestandteile des Skelettes sind.

Knochengewebe, das aus verschiedenen Knochenzellen und Knochenkanälchen zusammengesetzt ist. In den Knochenkanälchen verlaufen Blutgefäße. Knochengewebe ist das festeste Stützgewebe und baut die Knochen auf.

10.3.4. Muskelgewebe

Muskelgewebe besteht aus Muskelzellen und dient der Bewegung des Skeletts und der Eingeweide. Zwischen die Muskelpartien sind Bindegewebszellen eingelagert. Man unterscheidet

- *Skelettmuskeln*
  Sie sind quergestreift, haben randständigen Kern und sind willkürlich zu bewegen; sie verbinden die gelenkig miteinander verbundenen Knochen;
- *Eingeweidemuskeln*
  Sie sind glatt, haben einen mittelständigen Kern und bewegen sich unwillkürlich (vom vegetativen Nervensystem geführt), z. B. Muskeln der Blutgefäße, der Gallenblase, der Bronchien, der Darmschichten;
- *Herzmuskel*
  Quergestreift, mit Glanzstreifen und mit mittelständigem Kern versehen; beeinflußt vom vegetativen Nervensystem wird der Herzmuskel von einem eigenen, nicht mit dem Willen beeinflußbaren Reizleitungssystem gesteuert.

Muskelgewebe			
Muskelgewebeart	im Mikroskop		bewegen sich
Skelettmuskel	quergestreift	randständiger Kern	willkürlich
Eingeweidemuskel	glatt	mittelständiger Kern	unwillkürlich
Herzmuskel	quergestreift	mittelständiger Kern	unwillkürlich

Muskelzellen haben allein die Fähigkeit, sich zu kontrahieren. In Muskeln zusammengefaßtes Muskelgewebe kann die Knochen des Skelettsystems durch Kontraktion gegeneinander bewegen. Nach ihrem Erschlaffen müssen andere Muskeln (Gegenspieler, Antagonisten) die Knochen wieder in die Ausgangslage zurückführen.

Muskelarten

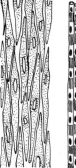
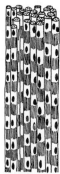

Es gibt *Haltemuskeln* (platte Bauchmuskeln, Beckenbodenmuskulatur), *Ringmuskeln* (die — wie die zirkuläre Augenmuskulatur — nur zeitweise kontrahiert oder — wie die After- und Harnblasenmuskulatur — vorwiegend nur willkürlich geöffnet werden oder — wie die Magenpförtnerringmuskulatur — sich unwillkürlich öffnet und schließt), *Muskeln mit besonderen Aufgaben* wie das Gaumensegel mit Zäpfchen (es verschließt beim Schluckakt den oberen Rachenraum) oder wie das Zwerchfell (das als platter dünner Muskel Brust- und Bauchraum trennt und sich beim Atmen bewegt), oder wie die Zunge, die aus mehreren Muskelzügen besteht und den Bissen formt. Die *lange Rückenmuskulatur* dient dem aufrechten Gang und der Wirbelsäulenbewegung, der gerade Bauchmuskel (Musculus rectus abdominis) dem Gegenhalt und dem Halt des Bauchinhalts.

Muskelzellen (links glatte, rechts quergestreifte mit randständigen Kernen).

10.3.5. Nervengewebe

Das am höchsten entwickelte Gewebe im menschlichen Körper ist das Nervengewebe. Es hat die Aufgabe, aus der Umwelt oder dem Körper stammende Reize weiterzuleiten und zu verarbeiten. Hierzu dienen Nervenzellen, die miteinander durch Fortsätze über spezielle Berührungspunkte (*Synapsen*) verbunden sind. Auf Grund der hohen Spezialisierung ist Nervengewebe schon kurz nach der Geburt nicht mehr in der Lage, sich zu teilen. Es kann sich somit nicht mehr vermehren, ein Verlust von Nervenzellen durch Verletzung oder Intoxikation (z. B. Alkohol) kann nicht ersetzt werden.

Eine „Nerveneinheit", das *Neuron,* besteht aus dem eigentlichen Zelleib und allen dazugehörigen Fortsätzen. Die Fortsätze (Nervenfasern) können in

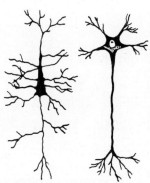

Nervenzellen mit Fortsätzen, die sich verästeln.

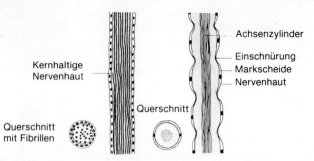

Quer- und Längsschnitte durch marklose Nerven (links) und markhaltige Nerven (rechts). Aus marklosen Nervenfasern ist der Sympathikus (Teil des vegetativen Nervensystems) aufgebaut.

solche unterschieden werden, die Reize zum Zelleib hinleiten (*Dendriten*), und solche, die die Reize wegleiten (*Neuriten*). Je nach Lage des Zelleibs und Anordnung der Fortsätze werden

- *motorische Neurone* (Lage im Gehirn oder Rückenmark, Neuriten ziehen zu Skelettmuskulatur) und
- *sensible Neurone* (Lage der Zellkörper außerhalb des Zentralnervensystems in Nervenknoten [Ganglien], zwei Fortsätze, der Dendrit beginnt in der Haut oder Schleimhaut, der Neurit zieht in das Rückenmark oder Gehirn)

unterschieden. Die Weiterleitung der Reize erfolgt durch Fortleitung eines Stroms durch die Oberfläche der Fortsätze. Die Nervenfasern sind von einer Markscheide umhüllt. Nervenfasern von motorischen und sensiblen Neuronen bilden zusammen mit anderen die Nervenleitungsbahnen (Nerven).

11 Allgemeine Krankheitslehre

Die Begriffe *Gesundheit* und *Krankheit* finden zwar häufig Verwendung, es ist aber sehr schwer, sie wirklich zutreffend zu erklären. Der Begriff „*Gesundheit*" ist vielleicht am besten mit „körperlichem und geistigem Wohlbefinden bei normalem Zusammenspiel der Organsysteme des Körpers" beschrieben, unter „*Krankheit*" sollten wir das Versagen des Zusammenspiels der Körperfunktionen auf körperlichem und geistigem Bereich verstehen. Wer körperlich krank ist, ist meistens auch in seinen seelischen und geistigen Funktionen gestört.

Die *Krankheitslehre* (Pathologie) gibt einen Einblick in das Krankheitsgeschehen. Die Ursachen der Krankheiten sind auch heute noch nicht alle bekannt. Am besten untersucht sind die äußeren Krankheitsursachen. Durch ihre Kenntnis ergibt sich oft eine Möglichkeit zur wirkungsvollen Hilfe. Wir unterscheiden die unbelebten von den belebten äußeren Krankheitsursachen. Sehr viel weniger ist über die inneren Gegebenheiten, die zur Entstehung einer Krankheit führen können, die sogenannten „inneren Krankheitsursachen" bekannt. Trotzdem ist auch ihre Kenntnis wichtig.

11.1. Krankheitsursachen

Für den Ablauf von Krankheiten sind weit häufiger als im allgemeinen angenommen innere Faktoren des Körpers von Bedeutung, die man mit den Begriffen Konstitution, Disposition und Immunität bezeichnet. Zusammen mit weiteren erblich bedingten Gegebenheiten, die Krankheiten zur Folge haben können, werden sie unter dem (nicht ganz zutreffenden) Begriff „innere Krankheitsursachen" zusammengefaßt.

11.1.1. Konstitution und Disposition

Konstitution ist die Summe körperlicher, biologischer, seelischer und geistiger Eigenschaften, die meistens auf Vererbung beruhen. Nach verschiedenen Typenlehren können unterschiedliche Konstitutionstypen beschrieben werden. Ganz interessant sind die Konstitutionstypen nach KRETZSCHMER. Es werden *Leptosome, Athleten* und *Pykniker* unterschieden. Nicht immer ganz zutreffend werden den einzelnen Typen, die allerdings in reiner Form nur selten anzutreffen sind, Neigungen zum gehäuften Auftreten bestimmter Krankheiten zugeschrieben.

Konstitutionstypen (nach Kretzschmer)

Pykniker — rundlicher Kopf, zur Glatze neigend, Hals kurz, dick, Brustkorb hat Faßform, vorspringender, großer Bauch, bedeutender Fettansatz

130 Allgemeine Krankheitslehre

Neigung zu:	manisch-depressives Irresein, Rheumatismus, Gallensteine, Arteriosklerose, Hypertonie, hormonelle Störungen
Athlet	— ausgeglichene Körperproportion, kräftige Knochen, gut entwickelte Muskeln
Neigung zu:	Epilepsie, Schizophrenie, Migräne
Leptosomer	— feinknochiges Skelett, schmale Gelenke, schlaffe, wenig entwickelte Knochen, geringe Leistungsfähigkeit, flacher Brustkorb
Neigung zu:	Schizophrenie, Lungentuberkulose, Magengeschwüre, Hernien, Krampfadern, Hämorrhoiden

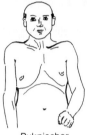
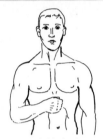
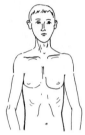

Pyknischer Körperbau   Athletischer Körperbau   Leptosomer (asthenischer) Körperbau

Unter Disposition (Veranlagung) wird im allgemeinen eine angeborene Empfindlichkeit oder Unempfindlichkeit gegen bestimmte Krankheiten verstanden.

11.1.2. Immunität und Allergie

Eine Immunität gegen Krankheiten ist immer erworben.

Einmaliges Zusammentreffen mit schädlichen Stoffen (genannt „Antigene" oder „Toxine") kann im Körper eine Reaktion hervorrufen, die dazu führt, daß sich der Körper beim zweiten oder späteren Kontakt mit diesen Stoffen anders verhält als beim erstenmal:

- er kann *unempfindlich* sein (d. h., er ist immun) oder
- er reagiert *überschießend* mit Fieber, Juckreiz, Quaddeln, auch Schleimhautschwellung (z. B. Heufieber, Heuschnupfen), evtl. auch mit Kontraktionen der glatten Muskulatur (z. B. in den Bronchien, führt zu Luftnot = Asthma bronchiale)

  das nennt man dann **Allergie**.

Eine *Allergie* ist die Folge einer erworbenen Überempfindlichkeit gegen ein bestimmtes Antigen (dann *Allergen* genannt). Es kann sich dabei um Eiweißstoffe in Nahrungsmitteln handeln (rohe Milch, Erdbeeren), um Bakterienallergene (Infektion), Pollenallergene (Heuschnupfen), Transfusionsallergene (in Fremdblut), Kontrastmittel, Arzneimittelallergene. Nachdem es durch einen früheren Kontakt zwischen Allergen und Organismus zu einer Antigen-Antikörper-Reaktion gekommen war (und zwar gegen Stoffe, gegen welche keine Abwehr nötig wäre, so daß die Abwehrreaktion selbst zur Krankheit wird), kann es bei einem Zweitkontakt und bei später erneuten Kontakten zu

Allgemeine Krankheitslehre 131

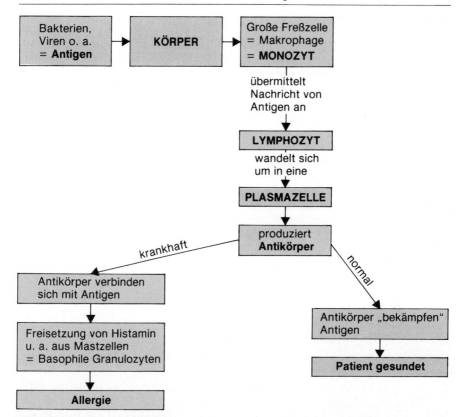

heftigen Antigen-Antikörper-Reaktionen kommen mit Erscheinungen wie Asthma, Ekzem, Heuschnupfen, Urtikaria. Die spezielle Ursache einer Allergie ist durch Allergietestungen festzustellen (siehe Kapitel 27).

11.1.3. Beziehung zwischen inneren Krankheitsfaktoren und äußeren Krankheitsursachen

Äußere Krankheitsursachen führen immer dann zu einer Erkrankung des menschlichen Körpers, wenn er für sie empfänglich (disponiert) ist. Dies kann für die verschiedenen äußeren Krankheitsursachen sehr verschieden sein:

- hohe Hitze, tiefe Kälte, starke Ströme, starke mechanische Ursachen werden in jedem menschlichen Körper starke Schäden hervorrufen
- Gifte, wie Arsen, Morphium, führen beim nicht daran gewöhnten Menschen in gewissen Dosen zum sofortigen Tode, bei anderen werden diese Gifte durch langsame Gewöhnung auch in sehr hohen Dosen vertragen
- Bakterien und Viren führen bei bestimmten Menschen zu Erkrankungen, bei anderen nicht (grippaler Infekt, Mumps, Meningokokken, Pneumokokken)

Es gibt andere Erkrankungen, die zu ihrem Auftreten keine äußeren Ursachen brauchen: Entweder wird die Anlage zu einer Krankheit (die dann durch Alltagsbelastungen ausgelöst wird) oder die Krankheit selbst von den Eltern oder Großeltern vererbt (z. B. Bluterkrankheit, Schuppenflechte der Haut u. a.).

11.1.4. Äußere Krankheitsursachen

Es gibt unbelebte und belebte Ursachen. *Unbelebte äußere Ursachen* sind übermäßige Hitze (die z. B. zum Hitzschlag führen kann) oder Kälte (bei der es zu Erfrierungen kommt), elektrische Stromeinwirkung, chemische Beeinflussungen (Laugen, Säuren) und Gewalteinwirkungen auf den Körper durch Unfall.

Zu den unbelebten äußeren Ursachen von Krankheiten können auch Wirkungen von Medikamenten und Chemikalien (z. B. Überdosis von Medikamenten, Drogen) sowie fehlerhafte Nahrungszufuhr (z. B. reichliche, falsch zusammengesetzte und unsachgemäß zubereitete Nahrung mit Folgen wie Fettsucht, Bluthochdruck, Schlaganfall und Herzinfarkt) gehören.

Radioaktive Strahlen können in hohen Dosen zu Verbrennungen und in sehr viel niedrigeren schon zu Veränderungen in den Keimdrüsen führen. Es kommt zu Schäden an den Chromosomen, Folge können mißgebildete Kinder sein.

Belebte äußere Ursachen für Krankheiten gibt es in großer Zahl. Es handelt sich um krankmachende Keime, z. B. Bakterien, Pilze, Viren, Protozoen, Würmer.

11.2. Krankheit

11.2.1. Krankheitssymptome

Krankheitssymptome sind Krankheitszeichen, an denen man das Kranksein erkennt. Man unterscheidet

- *spezifische Symptome* (z. B. Halbseitenlähmung bei Schlaganfall),
- *unspezifische Symptome* (z. B. Fieber, Blässe),
- *subjektive Symptome* (z. B. Schmerzen, Schlappheit, Müdigkeit), sie werden nur vom Kranken empfunden,
- *objektive Symptome* (z. B. Fraktur, Verhaltensstörung, Urinveränderungen).

Objektive Symptome können von anderen Personen festgestellt werden, die subjektiven Symptome äußern sich gegebenenfalls in objektiven Symptomen (z. B. Schmerzen durch Verzerrung der Gesichtsmuskulatur, Stöhnen und Schreien).

Die Symptome können sich am erkrankten Organ oder entfernt von diesem zeigen (z. B. bei Herzmuskelversagen schwellen Leber und Beine infolge Wasserrückstauung an).

11.2.2. Diagnose

Wenn sich der Arzt auf Grund seines Gespräches mit dem Kranken *(Anamnese)* sowie weiteren Untersuchungen über die Art der Erkrankung klar geworden ist, kommt er zu einer *Diagnose (Bezeichnung einer Krankheit).*

Als *Differentialdiagnose* bezeichnet man die Überlegungen, die der Arzt anstellen muß, um aus mehreren in Frage kommenden Diagnosen die richtige herauszusuchen.

Allgemeine Krankheitslehre

Hauptanliegen und Hauptdiagnosen von Patienten beim Allgemeinarzt (nach einer Studie des Zentralinstituts für Kassenärztliche Versorgung)			
Hauptanliegen		Hauptdiagnose	
Schwindel	8,5 %	Diabetes mellitus	9,5 %
Kurzatmigkeit	6,4 %	Herzkrankheiten	9,5 %
Medikationswunsch	5,1 %	Bluthochdruck	9,3 %
Herzschmerz	4,1 %	Krankheiten von	
Rückenschmerz	3,1 %	Skelett, Muskeln und	
Blutdruckmessung	3,1 %	Bindegewebe	8,3 %
Husten	3,0 %	Zerebrovaskuläre	
Kopfschmerz	3,0 %	Erkrankung	6,8 %
Beschwerden mit		Ischämische	
den Beinen	2,7 %	Herzerkrankung	6,2 %
Routinekontrolle	2,4 %	Arthritis	5,6 %
		Bronchitis	4,1 %
		Grippaler Infekt	2,0 %

11.2.3. Krankheitsverlauf

Er hängt von Konstitution und Disposition und von der Art der Krankheit und ihren Ursachen ab. *Akute Krankheiten* treten plötzlich auf und heilen nach verhältnismäßig kurzer Zeit aus. *Subakut verlaufende Krankheiten* brauchen bis zur Ausheilung längere Zeit, sie weisen heftige Symptome auf. *Chronische Krankheiten* beginnen einschleichend und ziehen sich über Monate und Jahre hin. *Primärchronische Krankheiten* sind solche, die von vornherein chronisch sind, als *sekundärchronisch* werden Krankheiten bezeichnet, die aus akutem oder subakutem Verlauf entstehen.

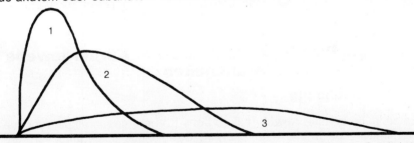

Intensität und Verlauf von Krankheiten. 1. Akuter Verlauf mit schnellem Abklingen, 2. subakuter Verlauf mit protrahiertem Abklingen, 3. primärchronischer Verlauf. Akuter und subakuter Verlauf können in den sekundärchronischen Verlauf übergehen.

Ein *Rezidiv* ist das Wiederauftreten bzw. Wiederaufflackern einer Krankheit nach vorangegangener (scheinbarer) Heilung. Gründe: z. B. Unwirksamkeit der Therapie, Resistenzminderung. Zum Rezidiv neigen Infektionskrankheiten, die keine Immunität hinterlassen (z. B. Wundrose), Geschwülste und Geschwüre.

11.2.4. Krankheitsende

Die Krankheit endet durch *Heilung, Defektheilung, Übergang* in eine andere Krankheit oder *Tod.*

Heilung
ist Wiederherstellung der ursprünglichen Formen und Funktionen des Körpers, der Seele und des Geistes. Der Körper ersetzt verlorengegangenes Gewebe. Dabei bildet jede Gewebeart wieder gleichartiges Gewebe oder Narben.

Defektheilung
bedeutet, daß eine Heilung nur mit Mängeln möglich war (z. B. Narben, Verkrüppelung, Geistesschwäche, Druckgeschwür).

Übergang in andere Krankheit (Folgekrankheit)
An eine Krankheit kann sich eine zweite, gelegentlich eine dritte anschließen.

Tod
Klinischer Tod ist Stillstand von Atmung und Herzaktion und kann durch Intensivbehandlung reversibel sein. *Biologischer Tod* ist der endgültige Tod (Lebensende) mit Aufhören der Körperfunktionen und Zellzerfall.

Sektion (Leichenöffnung)
Zweck der Leichenöffnung ist die genaue Feststellung aller Organveränderungen und die Feststellung der unmittelbaren Todesursache.

Rekonvaleszenz
Rekonvaleszenz ist die Zeit der Erholung nach abgeheilter Krankheit, die Genesungsphase.

Prognose
Prognose ist die Vorhersage des Krankheitsausgangs.

Prophylaxe
Unter Prophylaxe versteht man vorbeugende Maßnahmen zur Verhütung von Krankheiten.

11.3. Typische Veränderungen der Körpergewebe während der Krankheiten

11.3.1. Entzündung

Entzündung ist eine Abwehrreaktion des Körpers gegen eingedrungene krankmachende Keime, Fremdkörper, Strahlenüberdosierung, Verbrennung und Ätzstoffe. Entzündungen können also durch Krankheitserreger, physikalische, mechanische und chemische Reize ausgelöst werden.

Terminologie
Entzündliche Erkrankungen sind an der Endung -itis zu erkennen, z. B.

Appendizitis	Entzündung des Wurmfortsatzes
Arthritis	Gelenkentzündung

Cholezystitis	Gallenblasenentzündung
Dermatitis	Hautentzündung
Phlebitis	Venenentzündung
Ausnahmen:	
Panaritium	Fingergewebsentzündung
Pneumonie	Lungenentzündung
Angina	Rachenenge infolge Entzündung der Gaumenmandeln
aber auch:	
Rachitis	keine Entzündung, sondern Folge von Mangel an Vitamin D im Säuglingsalter

Verlauf einer Entzündung

Bakterien bewirken zunächst eine örtlich umschriebene Entzündung. Es kommt zur *Leukozytenansammlung,* zur *Gewebeschwellung* infolge Lymph- und Kapillarstauung. Hierdurch kommt es zu den lokalen Symptomen der Entzündung (Rötung, Schwellung, Wärme und durch Druck der Schwellung auf Nervenendigungen zu Schmerz und eingeschränkter Funktion). Die am Ort der Entzündung befindlichen Leukozyten, es handelt sich hierbei zunächst um *Granulozyten* (Mikrophagen), nehmen die Bakterien in sich auf *(Phagozytose),* z. T. zerfallen sie. Dann kommen *Monozyten* (Makrophagen) hinzu und nehmen die „Trümmer" des Entzündungsortes in sich auf. Später wandeln sie sich in Bindegewebszellen und Kapillaren um und bilden das *Granulationsgewebe.* Dieses wird dann zu *Narbengewebe.*

Bei schlechter Abwehrkraft des Körpers oder sehr aggressiven Bakterien kann es zur Lymphbahnenentzündung (Lymphangitis) einschließlich Entzündung und Vereiterung der regionären Lymphknoten (Lymphadenitis), später zum Einbrechen der Bakterien in die Blutbahn (Blutvergiftung, Sepsis mit Schüttelfrost und hohen Temperaturen) kommen.

Symptome der Entzündung:

lokal		allgemein
Rötung	Rubor	Fieber
Schwellung	Tumor	Tachykardie
Wärme	Calor	Leukozytose
Schmerz	Dolor	Linksverschiebung
eingeschränkte		erhöhte Blutkörperchen-
Funktion	Functio laesa	Senkungsgeschwindigkeit

Fieber

Bakterielle Entzündungen und Infektionskrankheiten sind häufig mit mehr oder minder hohem Fieber verbunden. Unter Fieber versteht man die Erhöhung der Körpertemperatur über 38° C (siehe auch 25.2.1.). Fieber ist mit Allgemeinsymptomen (Mattigkeit, Appetitlosigkeit) und mit Belastung des Kreislaufs verbunden (feststellbar an einer Pulserhöhung und Atemfrequenzsteigerung), infolge Gehirnreizung gelegentlich auch mit Übelkeit und Erbrechen. Fieber wird durch Zerfall körpereigenen Eiweißes ausgelöst.

Dem Fieberverlauf nach unterscheidet man Anstieg, Fieberhöhe und Fieberabfall. Bleibt Fieber längere Zeit gleichbleibend hoch, so spricht man von Dauerfieber; treten nach fieberfreien Perioden Temperaturerhöhungen auf, nennt man dies *remittierendes*

Fieber. Wechseln tagsüber normale mit hohen Temperaturen ab (wie bei Sepsis, Malaria), spricht man von *intermittierendem Fieber.* Mit einer hohen Fieberzacke ist häufig *Schüttelfrost* verbunden.

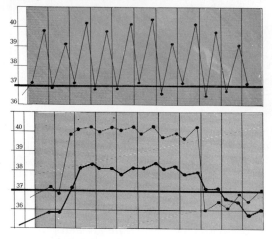

Temperaturverlauf bei Sepsis. Hohe Temperaturanstiege mit Schüttelfrost wechseln mit Normalwerten ab.

Temperatur- und Pulsverlauf bei Lungenentzündung (Pneumonie). Oben die Temperatur-, unten die Pulskurve. Sofern rektal nachgemessen wird, kreist man den Wert mit blauem Kreis ein.

Arten der Entzündung

- *katarrhalisch* — (z. B. Bronchitis mit Schleimabsonderung),
- *serös* — (Ausschwitzung von Gewebewasser, wie z. B. bei feuchter Rippenfellentzündung),
- *fibrinös* — (Ausschwitzung von Fibrinklebstoffen, was zur Verschwartung führen kann),
- *eitrig* — (Eiter besteht aus Bakterien, Leukozyten, Gewebstrümmern u. a.).

Eitrige Entzündungen	
Abszeß	Eiterbildung in neugebildeter, unnatürlicher Höhle
Furunkel	umschriebene Gewebeentzündung mit zentraler Eiterpfropfbildung
Karbunkel	mehrere nebeneinanderliegende und in der Tiefe verbundene Furunkel
Panaritium	Fingergewebe-, Nagelbettentzündung
Phlegmone	flächenhaft sich verbreiternde Gewebeentzündung
Empyem	Eiterbildung in natürlich bestehender Körperhöhle

11.3.2. Gewebeschwund, Abnutzungs- und Alterskrankheiten

Infolge Alterung oder Überbeanspruchung kommt es zu Abnutzungserscheinungen an einzelnen Organen, Organsystemen oder am ganzen Körper. Während bei der Entzündung die Gewebeschwellung charakteristisch ist, handelt es sich bei den Abnutzungserscheinungen um Verhärtung, Erstarrung, Elastizitätsverlust mit Folgen des Gewebeschwundes infolge Minderdurchblutung.

Diese Erkrankungen werden auch *degenerative Erkrankungen* genannt, die Krankheitsbegriffe sind häufig an der Endung **-osis** oder eingedeutscht **-ose** zu erkennen. Die gleiche Endung findet allerdings auch bei Stoffwechselerkrankungen Verwendung.

Arteriosklerose („Gefäßverkalkung")

Am Gefäßsystem kann es zur Sklerose der Gefäße mit Verengung des Lumens und Sauerstoffmangel des Gewebes *(Durchblutungsstörungen)* kommen. Betrifft die Sklerose die Gehirngefäße, kommt es zum Nachlassen der Geistesfunktion und Gefahr der Gefäßzerreißung. Betrifft die Verkalkung die Hauptschlagader, werden innere Organe und Extremitäten minderdurchblutet; Gehschwierigkeiten *(Claudicatio intermittens)* oder Absterben der Zehen sind die Folgen. Arteriosklerose der Herzkranzgefäße führt zur Herabsetzung der Herzmuskeldurchblutung und zur Minderung der Belastungsfähigkeit, auch zur *Angina pectoris* oder — bei Kranzgefäßverschluß — zum *Myokardinfarkt.*

Nierengefäßverkalkung bedingt Herabsetzung der Ausscheidungsfähigkeit der Nieren mit Bluthochdruck und Harnstoffvergiftung *(Urämie).*

Arthrosis deformans

Am Knorpelsystem tritt Elastizitätsverlust mit Anbau neuen Knochengewebes an den Gelenkrändern und Abbau der Knochenstruktur bei Kalkmangel ein, z. B. Arthrosis deformans, Spondylarthrosis, Osteochondrose, Verschmälerung der Zwischenwirbelscheiben.

Gewebeschwund (Atrophie)

Für die Verminderung von Gewebe gibt es unterschiedliche Ursachen. Die *Altersatrophie* stellt sich normal im Laufe des Lebens ein und führt zu Faltenbildung, Dünnerwerden der Haut sowie allgemeine Verminderung der Organgröße. *Druckatrophie* entsteht durch Druck auf die Organe. Verminderte Durchblutung hat Gewebeschwund zur Folge. Bei vermindertem Gebrauch eines Organes kann es zur *Inaktivitätsatrophie* kommen. Besonders ausgeprägt ist dies nach Ruhigstellung von Extremitäten bei Knochenbrüchen. Hierbei vermindert sich die Muskulatur (Muskelatrophie), der Patient muß nach Entfernung des Gipses erst wieder die Extremität trainieren.

11.3.3. Steinbildung

Infolge Änderung der Zusammensetzung der Körpersäfte bei Stoffwechselerkrankungen und Eindickung kommt es zu Kristallausscheidungen, die zur Steinbildung führen, z. B. Speichelsteine, Gallensteine, Nierensteine, Harnleitersteine, Harnblasensteine. Es können sich in einem Organ ein Stein oder mehrere Steine ausbilden. Ein Stein, der den ganzen Hohlraum eines Organs einnimmt, heißt Ausgußstein.

Beispiele für Steinbildungen

Gallensteinbildung	Cholelithiasis
Nierensteinbildung	Nephrolithiasis
Speichelsteinbildung	Sialolithiasis

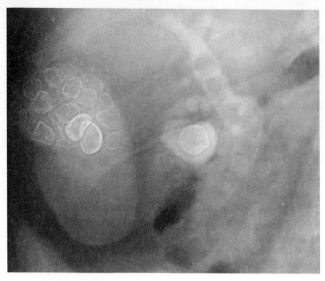

Darstellung der Gallenblase und Gallengänge mit Steinen

11.3.4. Entartung

Unter Entartung versteht man das unkontrollierte Wachstum von Körperzellen; dies führt zu Neubildungen (Geschwülsten). Es gibt gutartige und bösartige Geschwülste.

Gutartige Geschwülste

Gutartige Geschwülste wachsen langsam und sind in ihrer Ausdehnung durch eine Kapsel begrenzt. Beispiele: Polyp, Nervengeschwulst, Fettgeschwulst, Grützbeutel, Myom.

Bösartige Geschwülste

Unter „Krebs", Neoplasma, versteht man bösartige Geschwülste. Der Begriff „Tumor" bedeutet lediglich Schwellung. Unter Karzinom (Carcinom = Ca) versteht man eine bösartige Entartung des Epithelgewebes; das Sarkom (Sa) ist die seltenere Entartung von Stütz-, Muskel- oder Nervengewebe.

Bösartige Geschwülste entstehen durch Entartung von Körperzellen mit sich anschließender schneller Zellteilung. Wucherung in die Umgebung und Ausbildung von Töchtergeschwülsten sind meist die Folge. Ein bösartiger Tumor an inneren Organen ist erst nachweisbar, wenn er den Durchmesser von einem Zentimeter erreicht hat. Inzwischen haben sich die Krebszellen 30mal geteilt, so daß bei einem kleinen Tumor bereits 670 Millionen Krebszellen vorhanden sind.

Beachte: Im Gegensatz zur Geschwulst ist das Geschwür (Ulkus) ein Substanzverlust (Gewebeverlust) der Haut (z. B. Ulcus cruris = Unterschenkelgeschwür) oder der Schleimhaut (z. B. Ulcus ventriculi = Magengeschwür), dessen Randbereiche entzündlich verändert sind.

Unterschied zwischen gutartigen und bösartigen Geschwülsten

Merkmal	gutartig	bösartig
Begrenzung	scharf	unscharf
Eindringen in Blutgefäße	nein	ja
Hineinwachsen in die Umgebung	nein	ja
Wachstumsgeschwindigkeit	langsam	schnell
Metastasierung	nein	ja

Metastasen

Unter *Metastasen* versteht man Tochtergeschwülste, die durch Verschleppung von Krebszellen entstanden sind. Krebszellen können auf dem Blutwege (hämatogen), auf dem Lymphwege (lymphogen), durch natürliche Körperkanäle (kanikulär) oder durch direktes Eindringen in Nachbargewebe (per continuitatem) verschleppt werden.

Einteilung der Geschwülste

Die Einteilung der Geschwülste erfolgt nach dem Namen des Gewebes, aus dem sie stammen:

Gewebe	gutartig	bösartig
Epithelgewebe	Epitheliom, Papillom	Karzinom
Stützgewebe		
Bindegewebe	Fibrom	Fibrosarkom
Fettgewebe	Lipom	Liposarkom
Knorpelgewebe	Chondrom	Chondrosarkom
Knochengewebe	Osteom	Osteosarkom
Muskelgewebe	Myom	Myosarkom
Nervengewebe	Neurinom	

Die Karzinome werden meistens näher durch die Bezeichnung des Organs, an dem sie auftreten, erläutert. Beispiele:

Mamma-Ca	Brustdrüsenkrebs	Ösophagus-Ca	Speiseröhrenkrebs
Korpus-Ca	Gebärmutterkörperkrebs	Kolon-Ca	Dickdarmkrebs
Zervix-Ca	Gebärmutterhalskrebs	Rektum-Ca	Enddarmkrebs
Ovarial-Ca	Eierstockkrebs	Larynx-Ca	Kehlkopfkrebs
Prostata-Ca	Krebs der Vorsteherdrüse	Bronchial-Ca	Lungenkrebs
Blasen-Ca	Blasenkrebs		

Häufigkeit bösartiger Geschwülste (Auswahl)		
	bei der Frau	beim Mann
Brustdrüse	24 %	—
Geschlechtsorgane	23 %	5 %
Verdauungsorgane	18 %	28 %
Atemwege	8 %	33 %
Nieren, Harnblase	3 %	5 %
Haut	2 %	8 %

Warnzeichen vor Krebs

Es gibt eine Reihe von Symptomen und Erkrankungen, bei deren Auftreten an eine bösartige Erkrankung gedacht werden muß. Dazu gehören u. a.:
- hartnäckige Heiserkeit
- hartnäckiger Husten
- häufig wiederkehrende Magengeschwüre
- Veränderungen im Bereich einer Warze oder eines Muttermals
- nicht heilende Geschwüre der Haut
- Knoten oder Verdickungen in und unter der Haut
- Absonderung von Blut aus Lunge, Magen-Darm-Trakt oder Harnwegen
- Unregelmäßige Monatsblutungen.

11.3.5. Veränderungen des Gewebegefüges

Veränderungen des Gewebegefüges sind im allgemeinen durch äußere Einflüsse bedingt (äußere Gewalt).

Wir unterscheiden Wunden, Quetschungen, Verstauchungen, Verrenkungen und Knochenbrüche.

Wunden

Wunden sind mit einer Verletzung von Körpergewebe verbunden. Sie entstehen durch äußere Gewalt infolge chemischer, physikalischer, thermischer (Hitze, Kälte) und Strahlungseinwirkung.

Wundarten

Schürfwunden, Schnittwunden, Stichwunden, Schußwunden, Pfählungswunden, Rißwunden, Platzwunden, Quetschwunden, Bißwunden, chemische Wunden, thermische Wunden.

Wunden können oberflächlich sein (Haut, Unterhautgewebe). Infolge Durchtrennung von Blutgefäßen kommt es zu Blutungen. Bei Brand- und Ätzwunden gerinnt das Gewebeeiweiß, das Giftwirkung entfalten und Schock auslösen kann (z. B. Verbrennungsschock).

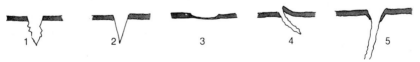

Wundarten: 1 Klaffende Rißwunde, Platzwunde, 2 Tiefe Schnittwunde, 3 Oberflächige Schürfwunde, 4 Rißwunde, 5 Schußwunde.

Wundheilung

Oberflächenwunden heilen meist auch ohne Hilfe. Im übrigen werden die sich gegenüberliegenden Wundränder und -flächen aneinandergelegt (Adaption), im allgemeinen durch Klammerung, Wundnaht, Pflasternaht u. a. Infektionsbekämpfende Medikamente werden in die Wunde und zur Allgemeinbehandlung verabfolgt. Die Wundversorgung soll baldmöglichst nach dem Unfall erfolgen.

Zur Heilung benötigt der Körper die Fähigkeit zur *Regeneration* (Wiederherstellung); die sich gegenüberliegenden Wundränder bilden neue Zellen und wachsen aufeinander zu (Überbrückung). Das geht mit Verfestigung und *Narbenbildung* einher (Narben bestehen aus festem Bindegewebe und enthalten nur wenig Blutgefäße).

Die Wundheilung kann komplikationslos eintreten *(primäre Wundheilung);* die durch Komplikation gestörte Wundheilung bezeichnet man als *sekundäre Wundheilung;* sofern die Wunde nicht innerhalb von 8 bis 10 Tagen ausgeheilt als *verzögerte Wundheilung.* Komplikationen treten durch die Verunreinigung und Infektion der Wunde auf.

Ist im Wundbereich ein Gebiet nicht mehr durchblutet, sterben die Zellen ab, es kommt zur *Nekrose* (Zelltod), im Bereich der Knochen zu *Sequestern* (abgestoßenen Knochenteilen).

Quetschungen (Kontusionen)

Quetschungen werden durch Prellungen ausgelöst, die zu einem kurzdauerndem Zusammenpressen von Gewebe führen. Hierbei bleibt die Haut meist intakt. Bei leichten Quetschungen kommt es zu oberflächlichen Blutergüssen (Hämatomen), während in schweren Fällen das tiefliegende Gewebe zerreißt, dies kann zum Absterben, der Nekrose des Gewebes führen.

Verstauchungen, Verrenkungen und Knochenbrüche siehe Kapitel 12.

11.3.6. Kreislaufstörungen

Im Gegensatz zum allgemeinen Sprachgebrauch, in dem mit „Kreislaufstörungen" meist durch niedrigen Blutdruck bedingte Ohnmachts- und Schwächeanfälle bezeichnet werden, versteht man in der Krankheitslehre hierunter alle Störungen des Kreislaufes, die zu Veränderungen der normalen Blutversorgung führen.

Lokale Kreislaufstörungen

Unter der *Hyperämie* verstehen wir eine Blutfülle, die entweder aktiv durch Gefäßerweiterung (z. B. Erröten) oder durch Gefäßnervenlähmung (z. B. bei der Entzündung) bedingt sein kann.

Der Begriff *Ischämie* beschreibt einen Zustand, bei dem ein Mangel an Blut herrscht.

- Die *relative Ischämie* wird erst bemerkt, wenn eine Belastung mehr Blut erfordert, als durch das krankhaft verengte Gefäßsystem herangeschafft werden kann (z. B. Gefäßverengung bei Raucherbein, Angina pectoris).

- Bei der *absoluten Ischämie* kann durch Verschluß des Blutgefäßes kein Blut mehr in das Versorgungsgebiet kommen. Als Folge stirbt das Gewebe ab (Nekrose). Durch Gefäßverschluß bedingte Nekrosen nennt man Infarkt.

Infarkt ist ein durch Gefäßverschluß bedingtes Absterben von Gewebe.

Allgemeine Kreislaufstörungen

Eine besondere Rolle spielt der *Rückstau* des Blutes in den Organen, der bei beginnendem Versagen des Herzens (Herzinsuffizienz) auftritt (siehe 14.2.2.). Zu *hoher oder zu niedriger Blutdruck* (Hypertonie und Hypotonie) führt zu Beeinträchtigungen des Wohlbefindens der Patienten. Hoher Blutdruck wird oft nicht bemerkt, kann aber gefährliche Folgen haben (z. B. Herzinfarkt, Schlaganfall), während der weit harmlosere zu niedrige Blutdruck die Patienten oft stark belästigt (siehe 14.2.6.).

Weitere Kreislaufstörungen

Thrombose

Unter Thrombose versteht man die Bildung eines Blutgerinnsels in einem Blutgefäß, diese kann sowohl in Arterien (mit der möglichen Folge eines Infarktes) oder in einer Vene erfolgen. Die Blutgerinnsel können abreißen und zur Embolie führen.

Embolie

Durch Verschleppung von Stoffen (wie z. B. Blutgerinnseln, Fett, Luft) im Blut erfolgt eine Verstopfung von Blutgefäßen. Die kann einen Infarkt zur Folge haben.

Blutungen	
Apolektischer Insult (Apoplex)	— Blutung im Gehirn, Schlaganfall
Hämatom	— Bluterguß
Hämatemesis	— Bluterbrechen
Melaena	— Blut im Stuhl
Hämaturie	— Blut im Urin
Metrorrhagie	— Blutung außerhalb der Regel
Hämatopnoe	— Bluthusten
Wassersucht (Ödem)	
Hierunter wird die Einlagerung von eiweißarmer Blutflüssigkeit („Wasser") in Gewebe und Körperhöhlen verstanden.	
Ödem, Anasarka	— Einlagerung in die Haut
Ascites	— Einlagerung in die Bauchhöhle
Hydrothorax	— Einlagerung in den Brustkorb
Hydrocephalus	— „Wasserkopf"
Hydrocele	— Wasser im Hodensack

11.3.7. Erbkrankheiten und vorgeburtliche Schädigungen

Durch Erbanlagen vorbestimmt kann es zu Fehl- und Mißbildungen sowie angeborenen Erkrankungen kommen. Schädigungen während der Schwangerschaft haben je nach Zeitpunkt der Schwangerschaft und Art der Schädigung unterschiedlich häufig Mißbildungen zur Folge.

Genetische Störungen

Eine veränderte Chromosomenzahl wie auch Veränderungen innerhalb eines einzelnen Chromosoms können beim Menschen unterschiedliche Folgen haben (*Humangenetische Beratung* siehe Kapitel 24).

Veränderte Chromosomenzahl

Das Fehlen eines Chromosoms (außer eines Geschlechtschromosoms) ist mit dem Leben nicht vereinbar, ein fehlendes Geschlechtschromosom führt besonders zu Fehlbildungen in Bereich der Geschlechtsorgane. Ein Zuviel an Chromosomen hat unterschiedliche Folgen. Ein zusätzliches Chromosom der Nr. 21 (die 23 menschlichen Chromosomenpaare sind durchnumeriert) führt zum *Mongolismus* (auch genannt *Trisomie 21,* mit Schwachsinn, schrägen Lidspalten, rauher Haut), in anderen Fällen kommt es zur Lippen-Kiefer-Gaumenspalte mit Herzmißbildungen (D1-Trisomie) oder anderen Erscheinungen.

Veränderungen im einzelnen Chromosom

Hierbei kann es sich um Veränderungen im Bereich eines Gens handeln. Bei Ausfall des Genes oder Genpaares fällt auch das Genprodukt aus, dies kann zu einer großen Zahl unterschiedlicher — glücklicherweise selten auftretender — Krankheiten führen.

An der *Bluterkrankheit* läßt sich beispielhaft darstellen, wie eine vererbbare Erkrankung an die Kinder übertragen werden kann. Über das Geschlechtschromosom **x** der Frau wird rezessiv die Bluterkrankheit, die sich auf Grund des Fehlens eines Gerinnungsfaktors im Blut bei betroffenen Männern mit fast unstillbaren Blutungen bemerkbar macht, vererbt. Bei Vorhandensein eines normalen **x**-Chromosoms tritt die Krankheit nicht auf. Dies ist der Grund dafür, daß fast nur Männer bluterkrank sind, da nur diese über ein einzelnes **x**-Chromosom verfügen (siehe Abbildung). Mit **x** und **y** werden die Geschlechtschromosomen bezeichnet. **xx** sind die Geschlechtschromosomen der Frau, **xy** die Geschlechtschromosomen des Mannes.

Bluterkrankheit

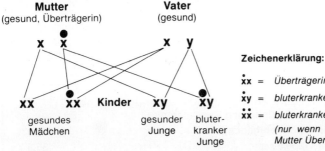

Vorgeburtliche Schäden

Schädigungen des Kindes im Mutterleib können aus unterschiedlichsten Gründen auftreten. Besonders zu nennen sind

- ionisierende Strahlen (z. B. Röntgenstrahlen)
- Rötelnviren
- Medikamente
- Toxoplasmose, Listeriose

Die entstehenden Mißbildungen sind nicht so sehr auf die Art der Schädigung, sondern überwiegend auf den Zeitpunkt der Schädigung zurückzuführen. So führen Schädigungen etwa 5 Wochen nach dem 1. Tag der letzten Menstruation zum Fehlen der Ohrmuschel und Gehörlosigkeit, Lähmung der Augen- und Gesichtsmuskeln, in der 6. bis 7. Woche zu Mißbildungen an Herz, Darm, Gallenblase, Nieren, in der 7. bis 8. Woche zu Mißbildungen an den Gliedmaßen.

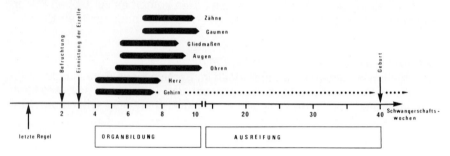

Rötelnembryopathie
Eine Infektion der Mutter während der ersten 12 Wochen der Schwangerschaft mit dem Rötelnvirus kann in etwa 30 Prozent zu Mißbildungen führen. Wenn es nicht zum Abort kommt, hat diese Infektion meist eine Kombination von Herzfehlern mit Blind- und Taubheit zur Folge. Verhütet werden kann die Rötelnembryopathie wirkungsvoll durch Impfung von Mädchen vor Eintritt der Geschlechtsreife gegen Röteln.

Toxoplasmenfetopathie
Diese Schädigung des im Mutterleib befindlichen Kindes erfolgt durch Ansteckung der Mutter mit Toxoplasmen in der zweiten Schwangerschaftshälfte. Folge ist häufig eine Fehlgeburt. Falls der Fetus überlebt, kommt es meist zu schweren Körperschädigungen wie Wasserkopf (Hydrocephalus) und Krämpfen.

Häufigkeit von Fehlbildungen pro 100 000 Lebendgeborene	
(1982, nach Angaben des Statistischen Bundesamtes)	
Lebendgeborene mit einer Fehlbildung	**151,4**
davon Gaumen- und Lippenspalte	35,8
Mißbildungen des Skelettsystems und der Gliedmaßen	27,5
Mißbildungssyndrome an mehreren Organsystemen	22,2
angeborener Klumpfuß	15,6
Offenes Rückenmark (Spina bifida)	11,6
Wasserkopf (Hydrocephalus)	6,3
Mißbildungen des Herzens	4,3
Hirnlosigkeit (Anencephalus)	3,0
Lebendgeborene mit mehrfachen Fehlbildungen	**32,5**

12 Bewegung des Körpers

Das Bewegungssystem dient der Stütze des Organismus und der Bewegung des Skeletts durch Kontraktion von Muskeln und Gegenmuskeln über die Gelenke hinweg. Das Aufrechtstehen und die Ruhestellung sind der Ausgleich aller Bewegungen und ihrer Gegenbewegungen. Zum Bewegungssystem gehören Knochen, verbunden durch Gelenke, Muskeln, verlängert und verstärkt durch Sehnen.

12.1. Skelett (Passiver Bewegungsapparat)

Das Knochengerüst (Skelett) wird von Knochen gebildet. Es hat Stützfunktion und schützt die Organe des Schädels, des Thorax und teilweise des Abdomens. Da es sich ohne Muskulatur nicht bewegen kann, wird es auch passiver Bewegungsapparat genannt.

12.1.1. Knochen

Wir unterscheiden je nach Funktion verschiedene Knochenformen.

Knochenformen

- *Lange Knochen* (Röhrenknochen) sind langgestreckte Knochen (Oberarm-, Unterarm-, Oberschenkel-, Unterschenkelknochen).
- *Platte Knochen* sind breite, flache Knochen und schützen zum Teil die inneren Organe (Schädelknochen, Schulterblätter, Brustbein, Rippen, Darmbeine).
- *Kurze Knochen* sind würfelige Knochen (Handgelenk-, Fußgelenkknochen).

Knochenaufbau

Der Aufbau des Knochens ist am einfachsten an einem Längsschnitt und einem Querschnitt durch einen Röhrenknochen zu verstehen (s. Abb.).

Von außen nach innen besteht der Röhrenknochen aus folgenden Strukturen:

- *Knochenhaut (Periost),* sehr schmerzempfindlich!.
- *Harte Rindenschicht (Kompakta)* aus Knochengewebe. Die harten Knochenteile bestehen vorwiegend aus Kalziumsalzen, die in organische Substanzen eingelagert sind. Blutgefäße treten durch die Knochenkanäle ein und durchziehen die Knochenmasse.

146 Bewegung des Körpers

Stirnbein (Os frontalis)
Schläfenbein (Os temporalis)
Nasenbein (Os nasalis)
Unterkiefer (Mandibula)

Augenhöhle (Fossa orbitalis)
Oberkiefer (Maxilla)

Halswirbelsäule

Schulterblatt (Scapula)

Schlüsselbein (Clavicula)
Schulterhöhe (Akromion)

Brustbein (Sternum)

Schulterblatt (Scapula)
Schwertfortsatz (Xiphoid)
Oberarmknochen (Humerus)

Rippenknorpel

freie Rippen
Wirbelsäule (Columna vertebralis)

Ellenbogengelenk (Articulatio cubiti)

Unterarmknochen (Radius, Ulna)
Schambein
Oberschenkelkopf
Sitzbein

Darmbeinschaufel
Kreuzbein (Os sacrum)
Steißbein
Schenkelhals
Handgelenk
Mittelhandknochen
Fingerknochen

Oberschenkelknochen (Femur)

Kniescheibe (Patella)

Kniegelenk (Articulatio genu)

Schienbein (Tibia)

Wadenbein (Fibula)

Fußgelenk

Fußwurzelknochen
Mittelfußknochen
Zehenknochen

Das Knochengerüst des Menschen (Skelett).

Bewegung des Körpers 147

- Schwammige Rindenschicht *(Spongiosa)*.
- Markhöhle mit Knochenmark *(Myelon)*. Das Knochenmark ist in Knochenbälkchen eingelagert.

Die Knochenlänge nennt man *Knochenschaft (Diaphyse)*. Die *Knochenenden (Epiphyse)* sind meist Teile der Gelenke, die sich während der Kindheitsentwicklung mit dem Knochenschaft verbinden. Längenwachstumszonen sind die *Metaphysen*.

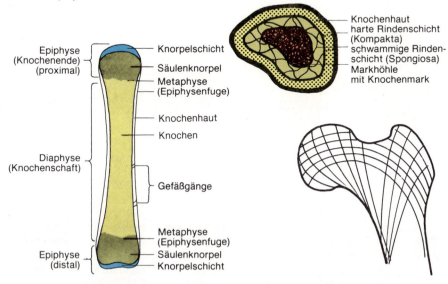

Längsschnitt durch einen Röhrenknochen.

Verlauf der Knochenlamellenstruktur im Oberschenkelkopf (Spannungslinien).

Knochenmark

Man unterscheidet rotes und weißes Knochenmark. Weißes Knochenmark ist Fettmark, das sich fast ausschließlich in den Diaphysen der großen Röhrenknochen findet. Das rote Knochenmark ist der Ort der Blutbildung und befindet sich grundsätzlich in allen Knochen.

Knochenbrüche (Frakturen)

Knochenbrüche sind teilweise oder vollständige Durchtrennungen des Knochengefüges, ausgelöst durch Gewalteinwirkung, infolge einer Knochenerkrankung oder bei Ermüdung (Marschfraktur). Bei Frakturen im Oberarm- und Oberschenkelbereich kann es zu großem Blutverlust (nach innen ins Gewebe) kommen, falls Blutgefäße zerrissen sind. Man unterscheidet *geschlossene Frakturen* (ohne Hautverletzung) und *offene Frakturen* (komplizierte Fraktur). Infolge der Knochendurchtrennung bekommt das betroffene Glied einen unnatürlichen Verlauf (Achsenverschiebung, Verkürzung, Verdrehung), eine abnorme Lage mit unnatürlicher Beweglichkeit, eine Verschwellung der Weichteile infolge tiefliegenden Blutergusses; die auftretenden Schmerzen führen zur Gebrauchsunfähigkeit. Die Blutverluste bei einer geschlossenen Fraktur können oft erheblich sein.

Symptome einer Fraktur
Achsenverschiebung (Verkürzung, Verdrehung)
abnorme Lage bzw. abnorme Beweglichkeit
Verschwellung infolge Blutergusses
Gebrauchsbehinderung bzw. -unfähigkeit
Schmerzen

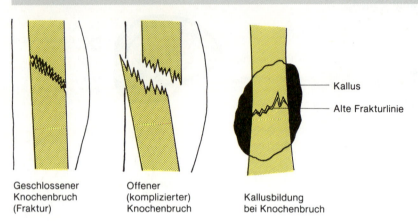

Geschlossener Knochenbruch (Fraktur)

Offener (komplizierter) Knochenbruch

Kallusbildung bei Knochenbruch

Die sich gegenüberliegenden Knochenstücke nennt man Bruchstücke. Im allgemeinen bilden sich zwei, bei starker Gewalteinwirkung oder bei Knochenbrüchigkeit mehrere Bruchstücke. Erfaßt die Bruchlinie ein Gelenk, spricht man von *Gelenkfraktur*. Frakturen werden in ihren Besonderheiten mittels Röntgenuntersuchung diagnostiziert. Die Bruchstücke können sich infolge Muskelzuges verschieben; es kann dabei zur Einklemmung von Muskeln und Nerven kommen.

Frakturarten
Querbruch, Schrägbruch, Spiralbruch, Abrißbruch, Absprengbruch, Dreiecksbruch, Y-Bruch, Stückbruch, Zertrümmerungsbruch, Stauchungsbruch.

Komplikationen
Gefahren von Frakturen sind Schock, Fettembolie, Infektion bei komplizierter Fraktur, Verletzung des benachbarten Gewebes und von Blutgefäßen, Lymphgefäßen, Nerven, Hirnbeteiligung bei Schädelbrüchen.

Behandlung
In Lokalanästhesie oder Narkose *Reposition* (Wiederherstellung der natürlichen Stellung) der Bruchenden zueinander. Dazu bedarf es manchmal der *Extension* (Auseinanderziehen der gegeneinander verschobenen Bruchstücke) oder der *operativen Einrichtung* durch Nagelung, Verschraubung, Verplattung oder Endoprothetik. Die äußere Ruhigstellung bis zur ausreichenden Kallusbildung erfolgt im *Gipsverband*.

Heilung
Die Heilung von Frakturen erfolgt normalerweise durch Kallusbildung, so daß die Bruchstelle nach und nach verlötet. Die Stabilität wird hergestellt durch Bildung eines Mantels um die Fraktur. Bleibt die Kallusbildung aus, so kann ein falsches Gelenk entstehen.

12.1.2. Gelenke

Gelenke sind alle Verbindungen von Knochen untereinander. Es wird zwischen *Haften* und *echten Gelenken* unterschieden.

Haften

Als Haften werden mehr oder weniger unbewegliche Verbindungen von Knochen bezeichnet. Bei der *Bandhaft* besteht die Verbindung zweier Knochen aus Bindegewebe (z. B. Fontanelle beim Neugeborenen), bei der *Knorpelhaft* verbindet Knorpel zwei Knochen (z. B. Zwischenwirbelscheiben, Symphyse), mit *Knochenhaft* bezeichnet man miteinander verschmolzene ursprünglich selbständige Knochen (z. B. Hirnschädel, Kreuzbein, Hüftbein).

Echte Gelenke

Echte Gelenke bestehen aus zwei Knochen, zwischen denen sich ein Gelenkspalt befindet.

Bau eines Gelenkes

Ein Gelenk besteht aus dem *Gelenkspalt,* den *Gelenkflächen,* der *Gelenkkapsel* sowie den *Gelenkbändern.* Die *Gelenkflächen* sind mit dem Knorpel überzogen und bilden häufig einen gewölbten *(Gelenkkopf)* und einen ausgehöhlten Teil *(Gelenkpfanne).* Im *Gelenkspalt* befindet sich *Gelenkschmiere (Synovia),* die von der Innenhaut der *Gelenkkapsel* gebildet wird. Die *Gelenkbänder* sichern das Gelenk.

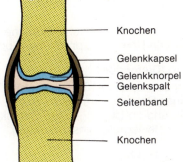

Schema eines Gelenks mit Gelenkkapsel, Seitenbändern und Gelenkknorpel.

Beweglichkeit der Gelenke

Die beweglichste Form eines Gelenkes ist das Kugelgelenk. In ihm sind Bewegungen in den drei Ebenen des Raumes, also insgesamt in sechs Hauptrichtungen möglich. Durch ihren Bau sind Gelenke häufig in ihrer Beweglichkeit eingeschränkt. Die drei Ebenen der Bewegung im *Kugelgelenk* sind

- Beugung — Streckung
- Heranziehen — Abspreizen
- Außendrehung — Innendrehung

Merke: Bewegungen zwischen zwei über echte Gelenke verbundene Knochen sind nur möglich, wenn es der Bau des Gelenkes einschließlich Kapseln und Sehnen zuläßt und Muskeln vorhanden sind, die auf Grund ihres Baues, ihres Ursprunges und Ansatzes die Bewegungen auch erlauben.

Gelenkarten

Nach ihrer Form unterscheiden wir folgende Gelenkarten:

- *Kugelgelenke* erlauben Bewegungen in drei Ebenen und sechs Hauptrichtungen (z. B. Schultergelenk, Hüftgelenk, s. d.)
- *Eigelenke* mit Bewegungen in zwei Ebenen und vier Hauptrichtungen (z. B. Handgelenk, s. d.)
- *Scharniergelenke* mit Bewegungen in einer Ebene und zwei Hauptrichtungen (z. B. Ellenbogengelenk, Kniegelenk, oberes Sprunggelenk, s. d.)
- *Zapfengelenke* mit Drehbewegungen in einer Ebene um eine Achse in Form von Außen- und Innendrehung (z. B. Gelenk zwischen Atlas und Axis, Speiche und Elle, s. d.)
- *Sattelgelenke* mit Bewegungen in zwei Ebenen in vier Hauptrichtungen. Zwei sattelförmige Flächen gleiten aufeinander (z. B. Daumengelenk).
- *Straffe Gelenke* finden sich insbesondere zwischen den Knochen der Hand und des Fußes. In ihnen sind keine Bewegungen möglich (z. B. Kreuzbandarmgelenk, Mittelhandgelenk u. a.).

Gelenkerkrankungen

Gelenkkrankheiten sind entweder degenerativ bedingt (Arthrosis deformans mit Knorpelveränderungen) oder entzündlicher Natur (Arthritis, Polyarthritis). Betreffen sie die Wirbelgelenke, spricht man von Spondylarthrosis oder Spondylarthritis (Bechterewsche Krankheit). Ein Meniskusriß entsteht im Kniegelenk durch Überbeanspruchung (Sport, Fußball).

Verstauchung (Distorsion)

Verstauchungen treten an Gelenken auf. Durch Überbeugung oder Überstreckung eines Gelenkes kommt es zu einer drehenden Zerrung der Gelenkkapselbänder und zu Blutungen ins Gelenk, Schwellung des Gelenkes und schmerzhafter Bewegungseinschränkung.

Verrenkung (Luxation)

Unter einer Verrenkung versteht man das Ausscheren des Gelenkkopfes aus der zugehörigen Gelenkpfanne. Das Gelenk bekommt ein unnatürliches Aussehen, Bewegungen in ihm sind nicht mehr möglich. Häufig ist die Luxation mit einer Zerreißung der Gelenkbänder und -kapsel verbunden.

Je nach Festigkeit der Gelenkverbindung treten Luxationen in den verschiedenen Gelenken unterschiedlich häufig auf. Am häufigsten sind Verrenkungen im Schultergelenk, am seltensten im Hüftgelenk.

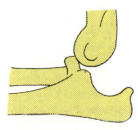

Luxation (Verrenkung)
des Ellenbogengelenks

12.2. Skelettmuskulatur (Aktiver Bewegungsapparat)

Die Knochen des Skeletts werden durch Zusammenziehen (Kontraktion) der Skelettmuskeln gegeneinander bewegt. Diese Muskeln sind mit dem Willen beeinflußbar. Sie bestehen aus einem *Muskelbauch, einem proximalen Ursprung* und einem *distalen Ansatz* und setzen direkt oder durch eine Sehne an einem Knochenhöcker bzw. -knötchen *(Tuberculum)*, einer Knochenleiste *(Crista)*, einer Knochenrauhigkeit *(Tuberositas)* oder an einem Rollhügel *(Trochanter)* an. Jeder derartige Muskel ist von einer Muskelhülle (Faszie) umgeben; diese besteht aus Bindegewebe. Innerhalb des Muskels finden sich Muskelstränge (als Funktionseinheiten), die wiederum aus Muskelfaserbündeln und diese aus Muskelfasern bestehen. Das Innere einer Muskelfaser ist aus Fibrillen und Filamenten aufgebaut.

> **Merke: Muskelfasern können sich nur zusammenziehen (kontrahieren)!**
> Damit sie sich wieder dehnen, müssen sich andere Muskeln zusammenziehen.

12.2.1. Funktion der Muskeln

Jeder Muskel hat eine innere Spannung *(Tonus)*. Diese beruht auf der für die Muskelbewegung erforderlichen Energie, die durch Verbrennung der Nährstoffe in den Muskelzellen erzeugt wird. Energie ermöglicht es den Muskelzellen, sich zu kontrahieren. Dabei wirken bestimmte Muskelgruppen gegensinnig *(Antagonisten)*, andere wiederum gleichsinnig *(Synergisten)*. Beispielsweise wird der Unterarm durch Kontraktion des *Musculus biceps brachii (zweiköpfiger Oberarmmuskel)* gebeugt, durch Kontraktion des *Musculus triceps brachii (dreiköpfiger Muskel)* gestreckt *(Antagonistenwirkung)*. Bei gleichzeitiger Anspannung beider wird das von Synergisten und Antagonisten bewegte Gelenk fixiert.

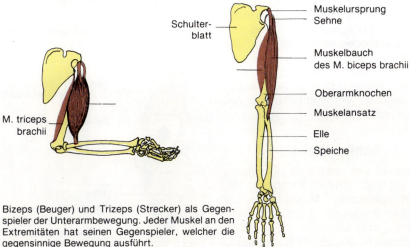

Bizeps (Beuger) und Trizeps (Strecker) als Gegenspieler der Unterarmbewegung. Jeder Muskel an den Extremitäten hat seinen Gegenspieler, welcher die gegensinnige Bewegung ausführt.

Bewegung des Körpers

Antagonisten — Synergisten	
Antagonisten	— sind entgegengesetzt wirkende Muskelgruppen. Die Kontraktion der einen Muskelgruppe wird durch die Kontraktion der antagonistisch wirkenden wieder rückgängig gemacht.
Synergisten	— gleichsinnig zusammenwirkende Muskelgruppen

Beispiele für Antagonisten und Synergisten (M. = Musculus)

Schultergelenk:
1. M. deltoideus (dreieckiger Schultermuskel) — *Abspreizen*
2. M. latissimus dorsi (breiter Rückenmuskel)
3. M. pectoralis major (großer Brustmuskel) — *Heranziehen*

1 und 2 + 3 sind Antagonisten, 2 und 3 sind Synergisten

Ellenbogengelenk
4. M. biceps brachii (zweiköpfiger Oberarmmuskel) — *Beugung*
5. M. triceps brachii (dreiköpfiger Oberarmmuskel) — *Streckung*

4 und 5 sind Antagonisten

12.2.2. Muskelformen

Es gibt bauchige (z. B. Bizeps) und flache (z. B. Stirn-, Bauchmuskeln) Muskeln. Bei der Bewegung verdickt und verkürzt sich der Muskel; es entsteht ein Muskelbauch.

12.2.3. Sehnen

Die meisten Muskeln haben an ihrer Ansatzstelle Sehnen. Diese sind teilweise sehr lang (z. B. an den Fingern und Zehen) und durchlaufen vielfach Sehnenfächer, zum Teil sind sie in *Sehnenscheiden* eingebettet. Sehnen und ihre Muskeln überbrücken ein oder mehrere Gelenke. An den unteren Extremitäten befinden sich zwei dicke Sehnen, die *Patellarsehne* (Sehne des M. quadriceps femoris, die zum Schienbein zieht und in der sich die Kniescheibe befindet) und die *Achillessehne* (zwischen Wadenmuskulatur und Fersenbein).

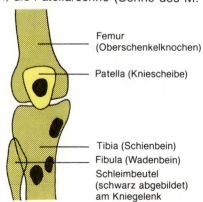

Femur (Oberschenkelknochen)
Patella (Kniescheibe)
Tibia (Schienbein)
Fibula (Wadenbein)
Schleimbeutel (schwarz abgebildet) am Kniegelenk

12.2.4. Schleimbeutel

Es handelt sich um flache Hohlräume, die gleitend Druck abfangen. Sie sitzen zwischen Muskulatur und Knochen (Beispiele: unter dem Deltamuskel am Oberarm, am Ellenbogengelenk, auf der Kniescheibe).

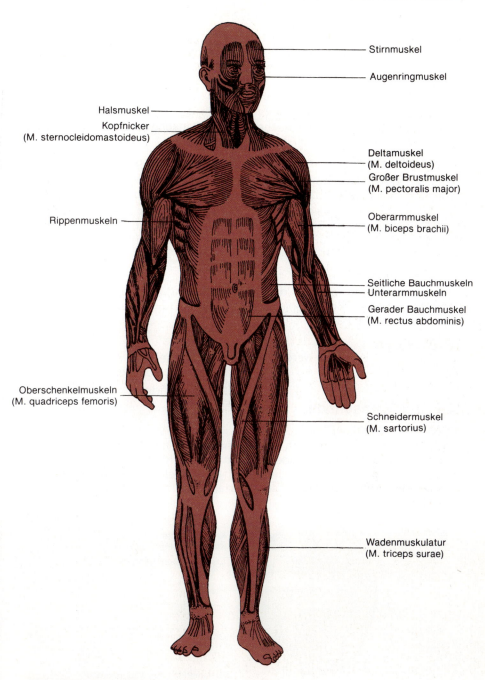

Die Muskeln des Menschen.

12.2.5. Erkrankungen

Muskelschwund

Bei *Muskelschwund* oder *Muskeldegeneration* kommt es auch zum Schwund der zwischen den Muskelzellen befindlichen Bindegewebszellen, ausgelöst entweder durch Erkrankung des zuführenden Nerven (wie z. B. bei Kinderlähmung) oder durch Enzymmangel im Muskelbereich. Damit läßt der Muskelzellturgor nach.

Muskel- und Bindegewebsschwäche kann zur Senkung der Eingeweide oder zu Hernien führen (Nabel-, Leisten-, Schenkelhernie).

Sehnenscheidenentzündung, Schleimbeutelentzündung

Sehnenscheidenentzündung (Tendovaginitis) entsteht durch Überanstrengung (z. B. am Unterarm durch Schreibmaschinenschreiben).

Eine *Entzündung der Schleimbeutel (Bursitis)* betrifft vor allem den vor der Kniescheibe gelegenen Schleimbeutel, ausgelöst durch häufiges Knien sowie den seitlich des Großzehengelenks befindlichen Schleimbeutel (Druck durch Schuhe bei Abwinkelung der Großzehe).

Sehnenschrumpfung

Sehnenschrumpfung, z. B. in der Innenhand, führt zur Verkrümmung der betroffenen Gliedmaße (Beispiel: Dupuytrensche Kontraktur). *Sehnenrisse* betreffen meist die Patellar- und Achillessehne.

12.3. Kopf

Am Kopf werden
- Gehirnschädel (Schädeldach, Schädelbasis)
- Gesichtsschädel

unterschieden.

12.3.1. Gehirnschädel

Schädeldach (Kalotte)

Die Schädelknochen sind durch Knochennähte miteinander verbunden. Beim Neugeborenen liegen die Schädelknochen noch nicht aneinander; es bleiben zwei Lücken (Fontanellen), von denen sich die kleinere innerhalb der ersten 3 Wochen, die große Fontanelle erst im Verlauf der ersten beiden Lebensjahre schließen.

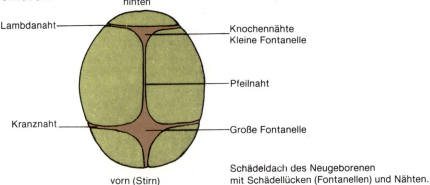

Schädeldach des Neugeborenen mit Schädellücken (Fontanellen) und Nähten.

Der Gehirnschädel umschließt und schützt das Gehirn und wird nach oben von der Hirnschale *(Schädeldach)* begrenzt, nach unten von der *Schädelbasis*. Die wichtigsten Gehirnschädelknochen sind Stirnbein (1), Scheitelbeine (2), Schläfenbeine (2) und Hinterhauptsbein (1). Das Hinterhauptsbein hat eine große Öffnung. Durch dieses Hinterhauptsloch tritt das Rückenmark (mit Nerven und Blutgefäßen) aus dem Gehirn aus und führt, durch die Wirbelsäule geschützt, abwärts. Durch weitere Öffnungen der Schädelbasis treten Hirnnerven und Blutgefäße ein und aus.

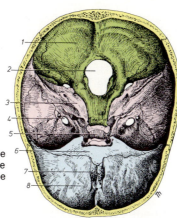

1 Hinterhauptsbein (Os occipitale)
2 Hinterhauptsloch (Foramen magnum)
3 Schläfenbein (Os temporale)
4 Foramen ovale
5 Türkensattel (Sella turcica)
6 Keilbein
7 Siebplatte (Lamina cribrosa)
8 Stirnbein (Os frontale)

hellblau = vordere Schädelgrube
hellrot = mittlere Schädelgrube
hellgrün = vordere Schädelgrube

Schädelbasis (von oben)

Schädelbasis (Schädelgrund)

An der Schädelbasis unterscheidet man vordere, mittlere und hintere Schädelgrube. Die vordere wird von der mittleren Schädelgrube durch die Keilbeine begrenzt, die mittlere von der hinteren Schädelgrube durch die Felsenbeine. Die mittlere Schädelgrube ist durch den Türkensattel (der die Hirnanhangdrüse schützt), geteilt.

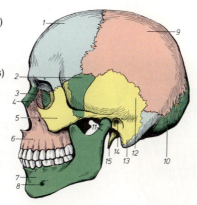

1 Stirnbein (Os frontalis)
2 Großer Keilbeinflügel
3 Augenhöhle (Orbita)
4 Nasenbein (Os nasalis)
5 Jochbein (Os zygomaticum)
6 Oberkieferknochen (Maxilla)
7 Unterkieferknochen (Mandibula)
8 Foramen mentale
9 Scheitelbein (Os parietale)
10 Hinterhauptsbein (Os occipitale)
11 Gelenkfortsatz
12 Schläfenbein (Os temporale)
13 Warzenfortsatz (Processus mastoidens)
14 Knöcherner Gehörgang (Meatus acusticus externus)
15 Griffelfortsatz (Processus styloidens)

Knöcherner Schädel (Seitenansicht)

12.3.2. Gesichtsschädel

Er besteht aus dem Oberkieferknochen (1), den Jochbeinen (2) und den Nasenbeinen (2). Nach unten ist der Gesichtsschädel vom Gaumenbein begrenzt (das Dach der Mundhöhle wird von einem Teil des Oberkiefers und vom Gaumenbein gebildet). In der Tiefe des Gesichtsschädels liegen die Tränenbeine (2). Im Nasengebiet unterscheidet man Nasenbeine, Pflugscharbein, Siebbein, die Nasenmuscheln (beiderseits je 3).

Nasenhöhle
Durch das Siebbein, welches in das Stirnbein eingelassen ist, ziehen die vom obersten Teil der Nasenscheidewand kommenden Riechnervenfasern zum Gehirn. Die Nasenscheidewand (Septum) teilt die Nasenhöhle längs.

Nasennebenhöhlen
Der Gesichtsschädel umhüllt die in seiner Tiefe befindlichen, luftgefüllten Nebenhöhlen (Stirn-, Siebbein-, Keilbein-, Kieferhöhlen); diese haben über die Nase Verbindung nach außen, enthalten Luft und sind mit Schleimhäuten ausgekleidet.

Augenhöhlen
Der Gesichtsschädel bildet auch aus mehreren Knochenteilen die Augenhöhlen. Im unteren Anteil der Augenhöhlen liegen beiderseits die Tränenbeine.

Ober- und Unterkiefer
Der Oberkiefer besteht aus zwei Oberkieferknochenhälften. Sie haben vier Fortsätze (Stirn-, Jochbein-, Gaumen- und Zahnfortsatz). Der Unterkiefer besteht aus Unterkieferbasis und zwei aufsteigenden Ästen. Am oberen Ende der aufsteigenden Äste befinden sich die Gelenkfortsätze (Kiefergelenke). Die Unterkieferbasis trägt den Zahnfortsatz, in dem die Zähne in knöchernen Zahnfächern sitzen.

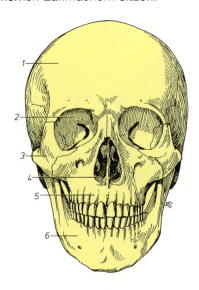

1 Stirnbein
(Os frontale)

2 Augenhöhle
(Orbita)

3 Jochbein
(Os zygomaticum)

4 Nasenhöhle
(Cavum nasi)

5 Oberkiefer
(Maxilla)

6 Unterkiefer
(Mandibula)

Knöcherner Schädel (von vorne)

12.3.3. Kopf- und Halsmuskeln

Besondere Bedeutung innerhalb der Kopfmuskeln haben die *Kaumuskeln,* die das Kauen durch Bewegung des Unterkiefers gegen den Oberkiefer ermöglichen. *Schläfenkaumuskel* (M. temporalis), *Wangenkaumuskel* (M. masseter) und *innerer Flügelkaumuskel* (M. pterygoideus medialis) schließen den Mund und entwickeln den „Kaudruck", der Schläfenmuskel zieht zusätzlich noch den Unterkiefer nach hinten. Diese Bewegung wird durch den *äußeren Flügelkaumuskel* (M. pterygoideus lateralis) wieder rückgängig gemacht. Diese beiden Bewegungen führen zum Hin- und Herschieben des Unterkiefers, der typischen „Mahlbewegung". Das Öffnen des Mundes erfolgt überwiegend durch die *Zungenbeinmuskeln,* die den Unterkiefer nach unten und hinten ziehen.

Die *Gesichtsmuskulatur* oder *mimische Muskulatur* ordnet sich überwiegend um die Öffnungen des Gesichtes an (Lid, Nase, Mund), verschließt und öffnet diese. Veränderungen in Gesichtsmuskulatur lassen Rückschlüsse auf das jeweilige Empfinden des Menschen zu.

Der *Kopfwender* (M. sternocleidomastoideus) verläuft schräg am Hals vom oberen Rand des Brustbeins und Schlüsselbeins zum Warzenfortsatz des Schläfenbeins. Er dreht den Kopf jeweils zur Gegenseite. Bei Kontraktion der Muskeln beider Seiten gleichzeitig wird das Gesicht angehoben.

12.4. Rumpf

12.4.1. Wirbelsäule und Brustkorb

Die Wirbelsäule trägt den Schädel und ist die Stütze des gesamten Organismus. Sie hat, von der Seite gesehen, eine geschwungene, zweimal ausladende S-Form, die obere Ausladung ist nach dorsal, die untere nach ventral gewölbt. Dies hängt mit den unterschiedlichen Belastungen der Wirbelabschnitte beim Stehen und Gehen zusammen. Die Wirbelsäule besteht aus 33 Wirbeln, und zwar aus 7 Hals-, 12 Brust-, 5 Lendenwirbeln. Das folgende Kreuzbein ist ein einheitlicher Knochen, hat sich aber aus 5 Wirbeln entwickelt. Das untere Wirbelende wird vom Steißbein gebildet, das sich aus 3 bis 5 Wirbelresten zusammensetzt.

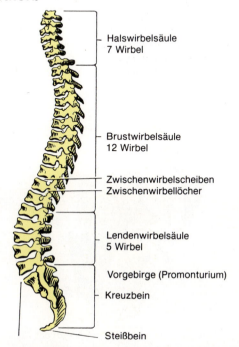

- Halswirbelsäule 7 Wirbel
- Brustwirbelsäule 12 Wirbel
- Zwischenwirbelscheiben
- Zwischenwirbellöcher
- Lendenwirbelsäule 5 Wirbel
- Vorgebirge (Promonturium)
- Kreuzbein
- Steißbein

Die Wirbelsäule in ihrer natürlichen Biegung (links ist ventral, rechts dorsal).

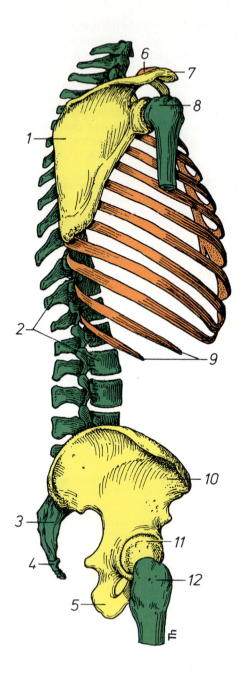

1 Schulterblatt
(Scapula)
2 Wirbelsäule
(Columna vertebralis)
3 Kreuzbein
(Os sacrum)
4 Steißbein
(Os coccygis)
5 Sitzbein
(Os ischii)
6 Schlüsselbein
(Clavicula)
7 Schulterhöhe
(Acromion)
8 Kopf des Oberarmknochens
(Caput humeri)
9 freie Rippen
des Brustkorbes
10 Becken
11 Gelenkpfanne des Hüftgelenks
(Acetabulum)
12 Kopf des Oberschenkelknochens
(Caput femoris)

Skelett des Rumpfes von rechts

Wirbel (Vertebrum)

Jeder Wirbel besteht aus Wirbelkörper, Wirbelbogen, Dorn- und zwei Querfortsätzen. Der Wirbelbogen umgreift das Wirbelloch, in dem das Rückenmark verläuft. Die Wirbelkörper bilden gegenseitig Gelenke; diese haben aber nicht die übliche Formung in Gelenkpfanne und Gelenkkugel. Die Dorn- und Querfortsätze sind Ansatzpunkte von Muskeln, welche die Rückwärts- und Seitwärtsbewegung der Wirbelsäule ermöglichen.

Der oberste Halswirbel (Atlas) trägt den Schädel. In den Atlas ragt von unten zapfenförmig der Dreher (Epistropheus). Beide Wirbel gestatten die Kopfdrehung in verschiedene Richtungen (Zapfengelenk).

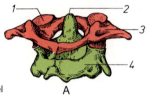

Die beiden obersten Wirbel
A
Wirbel von vorne

Schema der beiden obersten Wirbel. Der Atlas (3) hat kleine Gelenkflächen (1), auf denen der Schädel aufsitzt. Der Dreher (4) greift durch den Atlas mit einem Knochenzapfen (2) hindurch.

Wirbel von oben

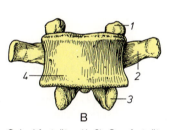

B
Gelenkfortsätze (1, 3), Querfortsätze (2), Wirbelkörper (4)

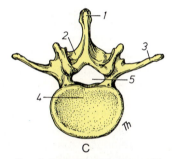

C
Dornfortsatz (1), Wirbelbogen (2), Querfortsatz (3), Wirbelkörper (4), Wirbelloch (5)

Zwischenwirbelscheibe (Discus intervertebralis)

Zwischen den Wirbelkörpern befindet sich jeweils eine *Zwischenwirbelscheibe (Bandscheibe),* die aus einem *Faserring (Anulus fibrosus)* und einem *Gallertkern (Nucleus pulposus)* besteht und damit den für die Beweglichkeit erforderlichen Abstand herstellt. Die Bandscheiben wirken als Puffer und fangen Erschütterungen und Stauchungen der Wirbelsäule ab. Die Elastizität nimmt aber im Laufe des Lebens infolge Minderung des Wassergehaltes ab.

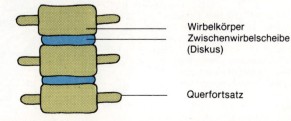

Schematische Darstellung der zwischen den Wirbelkörpern liegenden Zwischenwirbelscheiben (Bandscheiben); diese bestehen aus einem Faserring mit Gallertkern; wirken als Puffer zwischen den Wirbeln.

Wirbelkörper
Zwischenwirbelscheibe (Diskus)

Querfortsatz

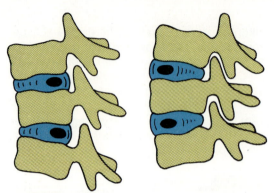

Der Gallertkern der Zwischenwirbelscheibe (Nucleus pulposus) verschiebt sich innerhalb der Bandscheibe je nach Beugung oder Streckung der Wirbelsäule (nach E. Longton).

Brustkorb

Der Brustkorb (Thorax) dient dem Schutz von Herz, Lungen und den im Mittelteil befindlichen Organen. Er besteht aus 12 Paaren schmaler platter Knochen, den *Rippen (Costae,* Einzahl: Costa). Alle 12 Rippenpaare sind hinten mit den 12 Querfortsätzen der Brustwirbelsäule gelenkig, also beweglich, verbunden, vorne sind die 10 Rippen direkt oder indirekt (über elastische Knorpelzonen) mit dem Sternum (Brustbein) verbunden. Die 7 oberen Rippenpaare setzen dabei direkt am Brustbein an *(„echte" Rippen),* wobei das erste Rippenpaar mit einer Knorpelhaft am Brustbein befestigt ist, das 2. bis 7. Rippenpaar bildet mit dem Brustbein echte Gelenke.

Die Knorpelspangen sind miteinander verbunden und setzen mit breiteren Knorpelspangen am Brustbein an *(„falsche" Rippen).* Der so gebildete Rippenbogen bildet die untere Begrenzung des Brustkorbs. Die 11. und 12. Rippenpaare stehen frei ab und enden in der Bauchmuskulatur.

Durch die gelenkige Verbindung der Rippen an den Wirbeln und die knorpelige Verbindung zum Brustbein ist der Brustkorb elastisch und kann bei der Einatmung ausgedehnt, bei der Ausatmung verengt werden. Zwischen den Rippen liegen die Zwischenrippenräume (Interkostalräume), die sich bei Einatmung vergrößern, bei Ausatmung verkleinern.

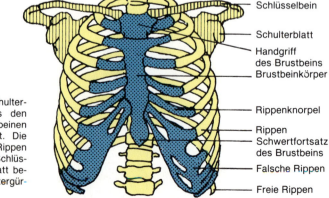

Der Brustkorb und Schultergürtel, bestehend aus den Rippen, den Schlüsselbeinen und dem Schulterblatt. Die Knorpelanteile der Rippen sind dunkler markiert. Schlüsselbein und Schulterblatt bezeichnet man als Schultergürtel.

Das *Brustbein (Sternum)* schützt das dahinter liegende Herz. Wegen seiner schwertähnlichen Form wird die untere Spitze *Schwertfortsatz (Xiphoid)* genannt.

Haltungsschäden

Haltungsschäden zeigen sich an Wirbelsäulenabweichungen, z. B. Rundrükken, Seitwärtsverbiegung, kombinierte Seitwärts-Rundrücken-Verbildung, Hohlkreuzbildung. Ursache ist nicht selten eine ererbte Bindegewebsschwäche. Durch Wirbelveränderungen kann es auch zur Brustkorbdeformation kommen. Trichterbrust und Hühnerbrust können durch Vitamin-D-Mangel bedingt sein.

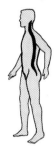 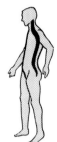 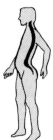 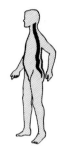

Haltungsfehler infolge Wirbelsäulenverbiegung. Von links: Normalhaltung, Kyphose (übermäßige Buckel-Auswärts-Bildung der Brustwirbelsäule), Lordose der Lendenwirbelsäule (übermäßige Hohlkreuz-Einwärts-Bildung), Gibbus (spitzwinkelige Buckelbildung), meistens infolge Wirbeltuberkulose.

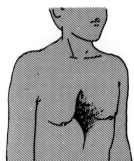

Trichterbrust, Einstülpung des Brustbeins und der angrenzenden Rippenteile.

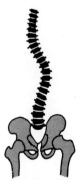
Wirbelsäulenverbiegung. Hier handelt es sich um eine nach links verbogene Wirbelsäule (Linksskoliose). Die Ursachen solcher Zustände sind in erster Linie englische Krankheit (Rachitis) und Wirbeltuberkulose.

Bandscheibenvorfall

Veränderungen an den Zwischenwirbelscheiben führen zum Bandscheibenvorfall mit Druck auf Nerven und Nervenausfällen.

Merke:
Lordose Biegung der Wirbelsäule nach vorn, normal im Lendenteil, bei zu starker Ausprägung: Hohlkreuz
Kyphose Biegung der Wirbelsäule nach hinten, im Brustwirbelbereich in geringem Umfang normal, bei zu starker Ausprägung: Buckel

12.4.2. Schultergürtel

Der Schultergürtel besteht aus den beiden *Schulterblättern (Scapulae,* Einzahl: Scapula), welche durch die beiden *Schlüsselbeine (Claviculae,* Einzahl: Clavicula) gelenkig mit dem Brustbein verbunden sind. Der Schultergürtel sitzt dem Thorax wie ein Gürtel auf und schützt den oberen Abschnitt des Brustkorbes. Bei den dem oberen Thoraxdrittel anliegenden Schulterblättern handelt es sich um platte Knochen. Das äußere Ende der Schulterblattgräte nennt man *Schulterhöhe;* sie ist nach der vorderen Brustseite zu mit dem Schlüsselbein gelenkig verbunden. Die Schulterblätter bilden die Gelenkpfannen für den Kopf des Oberarmknochens (Humerus).

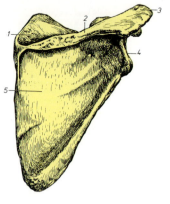

1 Obergrätengrube
 (Fossa supraspinata)

2 Schultergräte
 (Spina scapulae)

3 Schulterhöhe
 (Acromion)

4 Gelenkfläche
 für den Oberarmkopf

5 Untergrätengrube
 (Fossa infraspinata)

Schulterblatt (Scapula) von hinten

1 Rabenschnabelfortsatz
 (Processus styloideus)

2 Schlüsselbein
 (Clavicula)

3 Gelenkpfanne
 Schultergelenk

4 Schulterblatt
 (Scapula)

Schultergürtel von vorne

12.4.3. Becken

Der Beckengürtel besteht aus einem Knochenring *(Beckenring)* vorwiegend aus flachen Knochen. Der Beckenring setzt sich zusammen aus den beiden *Hüftbeinen* sowie dem *Kreuzbein.* Das paarig angelegte *Hüftbein (Os coxae)* ist aus dem *Darmbein (Os ilium),* dem *Schambein (Os pubis)* und dem *Sitzbein (Os ischii)* verschmolzen. Das Darmbein bildet mit seiner Darmbeinschaufel und der Darmbeinkante den oberen Teil des Beckens (genannt das *große Becken).* Es geht an der Grenzlinie *(Linea terminalis)* in das *kleine Becken* über. Hier befindet sich der Beckeneingang, der ebenso wie der Beckenausgang zwischen dem Sitzbeinstachel und dem Sitzbeinknorren bei der Frau breiter ist als beim Mann. Weitere Geschlechtsunterschiede des Beckens von Mann und Frau sind die bei der Frau sehr viel weiter ausladenden Darmbeinschaufeln. Das insgesamt breitere Becken der Frau erklärt sich dadurch, daß bei der Geburt das Kind durch den knöchernen Beckenring hindurchtreten muß.

Becken (Beckenring), bestehend aus Kreuzbein, Darmbeinschaufeln, Schambeinästen, Sitzbeinästen (Skizze).

Beckenschaufel (Darmbein)
Kreuzbein
Hüftpfanne
Steißbein
Schambein
Sitzbein
Schambeinfuge mit Knorpel

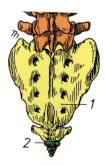

Kreuzbein (1) und Steißbein (2) von hinten

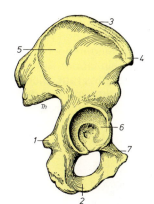

Becken von der Seite (Hüftbein)

1 Sitzbeinstachel
2 Sitzbein (Os ischii)
3 Darmbeinkamm
4 Vorderer oberer Darmbeinstachel
5 Darmbein (Os ilium)
6 Gelenkpfanne des Hüftgelenks
7 Schambein (Os pubis)

Das *Kreuzbein* befindet sich als ein die Wirbelsäule tragender Knochen zwischen den beiden Hüftbeinen und ist mit ihnen durch straffe Gelenke verbunden (Kreuzbeindarmgelenke). Die Hüftbeine tragen die Gelenkpfanne für die beiden Hüftgelenke, in denen die Köpfe der Oberschenkelknochen (Femur) gelenkigen Halt finden.

Die Verbindung der vorderen Äste der Schambeine nennt man *Schambeinfuge (Symphyse).* Hier befindet sich zwischen beiden Knochen ein Knorpel.

12.4.4. Rumpfmuskeln

Rückenmuskulatur

Die sehr starke Rückenmuskulatur (z. T. von der Schultermuskulatur überlagert) führt Streckbewegungen der Wirbelsäule aus. Die Zwischenrippenmuskeln haben eine wichtige Funktion bei der Atmung.

Bauchmuskulatur

Bei den Bauchmuskeln handelt es sich um drei platte Muskeln. Sie verbinden den unteren Rand des Rippenbogen mit dem oberen Rand des Beckens. Ihre Aufgabe ist die Beugung des Rumpfes nach vorn, die Aufrichtung des Rumpfes aus der Rückenlage sowie die Ausatmung. Bei der „Bauchpresse", der gemeinsamen Kontraktion aller Bauchmuskeln, des Zwerchfells und der Beckenbodenmuskulatur bei verschlossener Stimmritze, entsteht ein starker Druck im Bauchraum, durch den (bei Stuhlgang) der Darm, (beim Wasserlassen) die Harnblase, (bei einer Geburt) die Gebärmutter und (bei Erbrechen) der Magen entleert werden können.

12.5. Extremitäten

Die oberen Extremitäten (Arme) dienen vorwiegend dem Greifen und Hantieren, die unteren Extremitäten (Beine) dagegen der Stütze und der Fortbewegung.

12.5.1. Obere Extremität (Arm)

Das Skelett des Armes besteht aus dem Oberarmknochen (Humerus), den Unterarmknochen (Elle und Speiche), den Handwurzelknochen (8), den Mittelhandknochen (5), sowie den Fingerknochen (Daumen 2, 2. bis 5. Finger je 3). Der Oberarmknochen ist ein langer Röhrenknochen, dessen Kugel in die Gelenkpfanne des Schulterblattes ragt. Dicht unterhalb der Kugel stehen der große und kleine Knochenhöcker vor. Von den Unterarmknochen liegt die Elle kleinfingerwärts, die Speiche daumenwärts. Die Speiche dreht sich um die feststehende Elle. Sie sind — wie die Fingerknochen — Röhrenknochen. Die Arme sind Greiforgane.

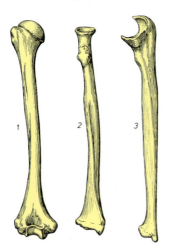

Oberarmknochen (1)
(Humerus)

Speiche (2)
(Radius)

Elle (3)
(Ulna)

Merke: Elle = Ulna — auf der Kleinfingerseite des Unterarms
Speiche = Radius — auf der Daumenseite des Unterarms

Schultergelenk

Wegen der verhältnismäßig kleinen, flachen, vom Schulterblatt gebildeten Gelenkpfanne ist das Schultergelenk überwiegend durch Gelenkkapsel, Bänder und Muskeln gesichert. Es ist wenig stabil, Verrenkungen sind nicht selten. Bewegungen sind in diesem Kugelgelenk in drei Ebenen und damit in sechs Hauptrichtungen (vorwärts- und rückwärts, Wegführen und Anziehen, Innen- und Außenrollung) möglich.

Ellenbogengelenk

Es besteht aus drei Einzelgelenken, wobei von besonderer Bedeutung das von Oberarmknochen und Elle gebildete Scharniergelenk ist. Speiche und Elle sowie Speiche und Oberarmknochen befinden sich ebenfalls in gelenkiger Verbindung, in diesen beiden Gelenken erfolgt die Drehbewegung der Hand (Supination und Pronation, s. Kasten).

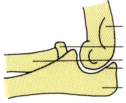

- Humerus (Oberarmknochen)
- Radgelenk
- Radius (Speiche)
- Scharniergelenk
- Olekranon der Ulna (Elle)

Ellenbogengelenk
Ellenbogengelenk von der Seite. Das Oberarm-Ellen-Gelenk ist ein Scharniergelenk. Bei der Gelenkverbindung zwischen Speiche und Elle handelt es sich um ein Radgelenk. Das Radgelenk gestattet die Drehbewegung des Unterarms, während das Schraubengelenk zwischen Oberarm und Elle die Beugung des Unterarms gestattet.

Bewegungen im Ellenbogengelenk

Beugen und Strecken —	zwischen Oberarm und Unterarm
Supination	Drehung der Hand mit Unterarm nach außen (Handfläche wird sichtbar)
Pronation	Drehung der Hand mit Unterarm nach innen (Handrücken wird sichtbar)

Merkregel: Bei der Supination wird die Hand so gehalten, als wollte man aus ihr Suppe essen, bei der Pronation, als wollte man Brot essen. Merkregeln erscheinen manchmal dumm, können aber trotzdem nützlich sein.

Handgelenk

Die Verbindung zwischen Unterarm und Hand erfolgt über das Handgelenk. Es handelt sich um ein Eigelenk, in dem Bewegungen in zwei Ebenen und damit vier Hauptrichtungen (Beugen und Strecken, Bewegung daumenwärts- und kleinfingerwärts) möglich sind.

Knochen der Hand

Die einzelnen *Handwurzelknochen* heißen Kahn-, Mond-, Dreiecks-, Erbsenbein und großes und kleines Vieleckbein, Kopf- und Hakenbein. Sie sind am besten durch den im folgenden wiedergegebenen Merkspruch zu lernen.

Merkspruch für Handwurzelknochen

Ein *Kahn* fuhr im *Monden*schein *dreieck*ig um das *Erbsenbein, vieleck*ig groß, *vieleck*ig klein, der *Kopf* muß an dem *Haken* sein.

166 Bewegung des Körpers

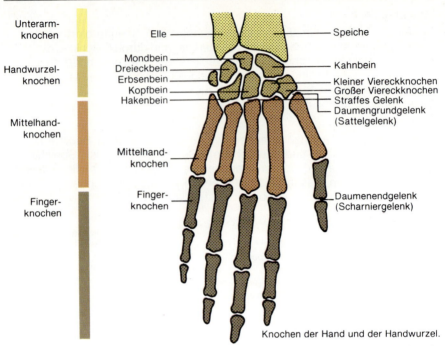

Knochen der Hand und der Handwurzel.

Die Mittelhand wird von den fünf *Mittelhandknochen* gebildet, die gelenkig mit dem Handwurzelknochen verbunden sind. Zwischen dem Mittelhandknochen des Daumens und dem großen Vieleckbein besteht ein Sattelgelenk, das Bewegungen in zwei Ebenen (und damit 4 Hauptrichtungen) erlaubt. Die übrigen Gelenke sind straffe Gelenke, in denen nur federnde Bewegungen möglich sind. Der Daumen besteht aus zwei, die übrigen Finger aus drei Fingerknochen. Alle Fingergelenke sind Scharniergelenke.

Muskeln der oberen Extremität

Schultergürtelmuskulatur

Die Muskeln des Schultergürtels ermöglichen die Bewegungen im Schultergelenk. Der *Deltamuskel* (M. deltoideus) hebt den Arm seitwärts, *Trapez- oder Kapuzenmuskel* und *Rautenmuskel* (M. rhomboideus) ziehen das Schulterblatt nach oben und nach hinten, der *kleine Brustmuskel* (M. pectoralis minor) und der *vordere Sägemuskel* (M. serratus anterior) ziehen das Schulterblatt nach vorn. Beide Gruppen zusammen halten das Schulterblatt z. B. beim Handstand am Körper. Der *große Brustmuskel* (M. pectoralis major) führt die Arme nach vorn, der *breite Rückenmuskel* (M. latissimus dorsi) führt sie nach hinten. Beide zusammen führen den Arm kräftig abwärts (z. B. beim Holzhakken) oder tragen den freischwebenden Körper bei aufgestützten Armen (z. B. am Barren oder Reck).

Muskeln des Armes und der Hand

Am Oberarm befinden sich Muskeln zum Beugen (M. biceps brachii) und Strecken (M. triceps brachii) des Unterarmes, am Unterarm solche zum

Beugen und Strecken der Hand und der Finger. Die Pronation (Einwärtsdrehung) erfolgt durch *den runden und viereckigen Einwärtsdreher* (Mm. pronator quadratus et teres), die Supination (Auswärtsdrehung) durch den *Auswärtsdreher* (M. supinator) und auf Grund seines Ansatzes noch stärker durch den *M. biceps brachii* des Oberarmes.

Hand
Die Hohlhand wird von einer Sehnenplatte, der *Palmaraponeurose* gebildet. Zusammen mit der Haut bildet sie eine fast knochenharte Platte, die Nerven und Blutgefäße schützt. Die Sehnenscheiden der Hand haben die Aufgabe, die langen Sehnen der Unterarmmuskeln an die Knochen zu fixieren. Sie umgeben die Sehnen wie eine Schwertscheide und sind mit einer inneren Haut versehen, die eine Gleitflüssigkeit absondert. Sehnenscheiden können sich gelegentlich entzünden oder Entzündungen fortleiten.

12.5.2. Untere Extremität (Bein)
Das Skelett des Beines besteht aus dem Oberschenkelknochen (Femur), den Unterschenkelknochen (Schienbein und Wadenbein), den Fußwurzelknochen (7), Mittelfußknochen (5) und den Zehenknochen (an der Großzehe 2, an den übrigen Zehen 3). Ober- und Unterschenkelknochen sind lange Röhrenknochen.

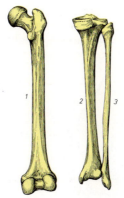

Oberschenkelknochen (1)
(Femur)

Unterschenkelknochen
(links Schienbein, Tibia [2],
rechts Wadenbein, Fibula [3])

Hüftgelenk
Der Oberschenkelknochen ragt mit seiner Kugel in die Gelenkpfanne (Hüftpfanne) des Beckens. Da die von dem Hüftbein gebildete Gelenkpfanne den Gelenkkopf des Oberschenkelknochens (Femur) sehr weit umgreift und zusätzlich starke Bandverbindungen bestehen, hat das Hüftgelenk eine beträchtliche Festigkeit. Verrenkungen kommen praktisch nie vor. Es handelt sich um ein Kugelgelenk, in dem Bewegungen in drei Ebenen und damit sechs Hauptrichtungen (Beugung—Streckung, Wegführen und Heranführen an den Körper, Innen- und Außendrehung) möglich sind.

Unterhalb des Oberschenkelkopfes befindet sich der Schenkelhals. Darunter schließen sich der große und der kleine Rollhügel an. Der Schaft des Oberschenkelknochens (Femur) geht distal in die Gelenkknorren über, die Bestandteil des Kniegelenkes sind.

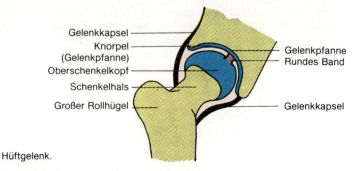

Hüftgelenk.

Kniegelenk

Oberschenkelknochen und Schienbein bilden das größte Gelenk des Körpers, das Kniegelenk. Auf den Knorpelteilen des Schienbeins befinden sich zwei halbmondförmige Faserknorpelscheiben (Menisci), die eine ähnliche Funktion haben wie die Zwischenwirbelscheiben, nämlich die Belastungen auf unterschiedliche Punkte der Gelenkebene auszugleichen, Erschütterungen abzufangen und die Beweglichkeit zu erhöhen. Eine große Gelenkkapsel umgibt das Kniegelenk in weitem Umfange. Gehalten wird das Gelenk durch Seitenbänder, das Kniescheibenband und im Inneren durch die Kreuzbänder. In der am oberen vorderen Teil des Schienbeines ansetzenden Sehne des vierköpfigen Oberschenkelstreckmuskels befindet sich die Kniescheibe (Patella), die etwas oberhalb und vor dem Gelenkspalt liegt.

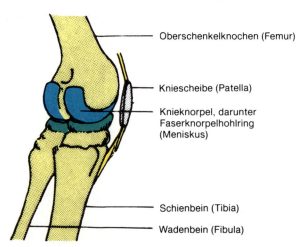

Kniegelenk, von hinten gesehen, eröffnet.

Das Kniegelenk ist ein Scharniergelenk, in dem in der Beugestellung auch die Innen- und Außendrehung des Unterschenkels und Fußes möglich ist. Die Unterschenkelknochen sind Schienbein (Tibia) und Wadenbein (Fibula). Das Schienbein liegt vorn innen, das Wadenbein hinten außen. Der äußere Knöchel gehört zum Wadenbein, der innere Knöchel zum Schienbein.

Sprunggelenk
Wir unterscheiden ein oberes und unteres Sprunggelenk. Das obere Sprunggelenk wird aus Schienbein und Wadenbein einerseits und dem Sprungbein andererseits gebildet. Es ist ein reines Scharniergelenk. Das untere Sprunggelenk liegt zwischen Sprungbein einerseits, Fersenbein und Kahnbein andererseits. Es erlaubt das Heben der äußeren (Pronation) bzw. inneren Fußkante (Supination).

Merke:
Pronation — Heben der äußeren Fußkante
Supination — Heben der inneren Fußkante

Knochen des Fußes
Die wichtigsten Fußwurzelknochen sind Sprungbein und Fersenbein. Die übrigen heißen Kahnbein, Würfelbein und Keilbeine (3). Die Mittelfuß- und Zehenknochen sind kleine Röhrenknochen. Fußwurzelknochen und Mittelfußknochen bilden das Fußgewölbe. Normalerweise tritt der Fuß mit dem Fersenbein, mit Ballen, Zehen und dem 5. Mittelfußköpfchen auf.

Fußknochen von der Innenseite aus gesehen.

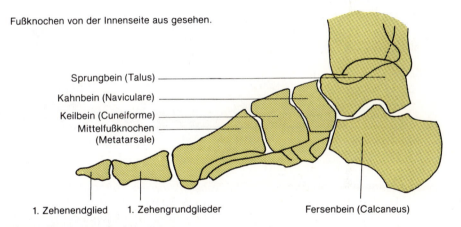

Sprungbein (Talus)
Kahnbein (Naviculare)
Keilbein (Cuneiforme)
Mittelfußknochen (Metatarsale)
1. Zehenendglied   1. Zehengrundglieder   Fersenbein (Calcaneus)

Muskeln der unteren Extremität

Beckenmuskulatur
Der *Hüftlendenmuskel (M. iliopsoas)* befindet sich zum größten Teil in der Bauchhöhle, er hebt den Oberschenkel und beugt im Hüftgelenk. Antagonist ist der *große Gesäßmuskel (M. glutaeus maximus),* der größte Muskel des Körpers, der im Hüftgelenk streckt und die aufrechte Haltung des Menschen ermöglicht. Hierdurch erklärt sich auch seine Mächtigkeit. Zum Teil rollt er zusätzlich den Oberschenkel nach außen, seine obere Hälfte hebt das Bein vom Körper weg, die untere Hälfte zieht es heran. Der *mittlere und der kleine Gesäßmuskel (Mm. glutaeus medius et minimus)* heben das Bein vom Körper

weg, die Heranführung erfolgt durch die an der Innenseite des Oberschenkels befindlichen *„Adduktoren" (Mm. adductor longus, brevis et magnus).*

Muskulatur des Beines und Fußes

Am Oberschenkel befinden sich Muskeln zur Beugung (*M. biceps femoris, M. sartorius, M. popliteus* u. a.) und Streckung (*M. quadriceps femoris*). Das im gebeugten Zustand des Knies mögliche Außenrollen erlaubt der *M. biceps femoris*, die Innenrotation die gleichen Muskeln mit Ausnahme des M. biceps femoris, die auch die Beugung bewirken.

Die auf der Vorderseite des Unterschenkels befindlichen Muskeln führen zur Streckung (*Dorsalflexion* — Heben des Fußrückens), die Beuger (insbesondere der M. triceps surae) befinden sich auf der Rückseite des Unterschenkels. Sie haben die sogenannte *Plantarflexion,* die Bewegung des Fußes fußsohlenwärts zur Folge. Weitere Muskeln dienen zusammen mit den kurzen Fußmuskeln der Beugung und Streckung der Zehengelenke. Die *Pronation* des Fußes erfolgt mit Hilfe aller Strecker des Unterschenkels sowie des *langen und kurzen Wadenbeinmuskels (Mm. peronei longus et brevis),* die *Supination* durch alle Beuger und den *M. triceps surae.*

Fuß

Auch die *Fußsohle* verfügt — ähnlich wie die Hohlhand — über eine Sehnenplatte, die *Plantaraponeurose,* deren Aufgaben der der Hohlhand entsprechen.

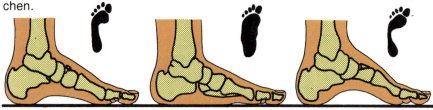

| Normales Fußgewölbe | Plattfuß | Hohlfuß |

Die Auftrittfiguren der Füße sind jeweils darüber gezeichnet.

Eine besondere Bedeutung kommt der *Konstruktion des Fußgewölbes* zu, das durch die Plantaraponeurose und das lange Fußsohlenband (Ligamentum plantare longum) gebildet wird. Ein zu hohes Fußgewölbe führt zum *Hohlfuß (Pes cavus),* ein eingesunkenes Fußgewölbe zum *Plattfuß (Pes planus),* häufig zusammen auftretend mit dem durch nach innen Umkippen des Fersenbeines verursachten *Knickfuß (Pes equinus),* es entsteht der *Plattknickfuß (Pes planovalgus).* Der *Spreizfuß (Pes transversus)* entsteht durch Abplatten des Quergewölbes.

12.6. Rheumatismus

Unter diesem Begriff werden schmerzhafte Erkrankungen des Bewegungsapparates zusammengefaßt. Es handelt sich um Krankheiten verschiedener Ursache. Teilweise gehören sie zu den Krankheiten des *„rheumatischen Formenkreises".* Rheumatische Erkrankungen sind verhältnismäßig häufig,

1,5 Prozent der Bevölkerung unter 45 Jahren, 15 Prozent der 45- bis 65jährigen leiden an Krankheiten aus diesem Bereich. Bei den über 45jährigen sind zwei Drittel Frauen.

Ein Teil der rheumatischen Erkrankungen (z. B. rheumatisches Fieber) beruhen auf immunologischen Vorgängen. Eine Infektion mit Streptokokken der Gruppe A führt zur im Labor nachweisbaren Antistreptolysinbildung. Von anderen sind die genauen Ursachen nicht bekannt (z. B. primär chronische Polyarthritis, M. Bechterew). Weitere mit „Rheumatismus" bezeichnete Erkrankungen beruhen auf Verschleiß, sind also degenerative Erkrankungen.

Eine besondere Gruppe bilden die schmerzhaften Erkrankungen des Bewegungsapparates, die bei strengem Maßstab eigentlich nicht zu den rheumatischen Erkrankungen gehören. Hier ist der *Muskelrheumatismus* und die *Gichtarthritis* besonders zu nennen. Als *„Rheumatoide"* (= rheumaähnliche Erkrankungen) bezeichnet man Gelenkerkrankungen, die im Zusammenhang mit Virusinfekten wie z. B. Röteln, Windpocken, Mumps, Grippe und Hepatitis B auftreten.

Rheumatisches Fieber
Überwiegend bei Kindern und Jugendlichen nach durch Streptokokken bedingten Infektionen (Angina, Scharlach) tritt *hohes Fieber* und an wechselnden Gelenken auftretende *Gelenkentzündungen* mit *Gelenkschwellung* auf. Häufig kommt es zu einer *Herzentzündung (Karditis)*. Die Erkrankung ist sehr ernst zu nehmen, da etwa 4 Prozent der Erkrankten in erster Linie an den Folgen der Karditis versterben, auch neigt die Karditis zu ständigem Wiederaufflackern. Als Folge auftretende Herzklappenfehler können je nach Schwere zu der Notwendigkeit einer Herzoperation mit Ersatz der fehlerhaften Klappen führen.

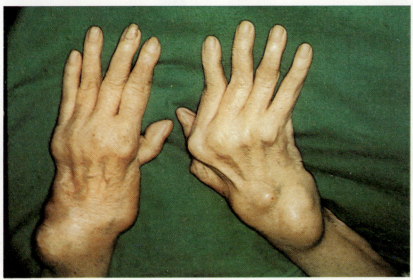

Schwere chronische Polyarthritis

Primär chronische Polyarthritis

Am häufigsten um das 40. Lebensjahr, bei Frauen dreimal häufiger als bei Männern auftretend. Beginnt meist mit Schmerzen an den kleinen Gelenken der Finger und Zehen, greift dann aber auch auf die großen Gelenke über. Die Gelenke sind *teigig angeschwollen,* durch Zerstörungen im Gelenk kommt es zu *Fehlstellungen.* Bei etwa 80 Prozent der Patienten ist der *Rheumafaktor* im Labor positiv.

Eine gezielte Therapie gibt es nicht, die Auswirkungen können durch Medikamente, Bewegungstherapie und orthopädische Maßnahmen beeinflußt werden. Bei etwa einem Sechstel der Erkrankten verschwindet die Krankheit innerhalb eines Jahres wieder vollständig, bei etwa jedem Zehnten nimmt sie einen so schweren Verlauf, daß schließlich Pflegebedürftigkeit eintritt.

Degenerativer Rheumatismus

Veränderungen im Gelenkknorpel führen u. a. zu *freien Gelenkkörpern,* die das Gelenk blockieren können, sowie zu *Randzackenbildung* durch Knochenneubildung *(Arthrosis deformans).* Die Gelenkkapseln sind verdickt, die Gelenke deformiert, bei Bewegung ist ein Knirschen zu hören. Am häufigsten treten Veränderungen in den Hüft-, Knie- und Fingergelenken auf.

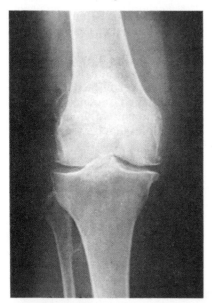 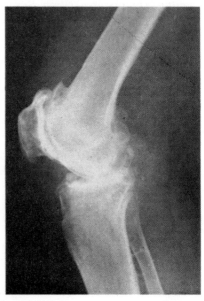

Schwere Kniegelenkarthrose (von vorne und seitlich).

Ursächlich sind nicht selten schon angeborene Fehlhaltungen wie z. B. die Hüftgelenksdysplasie des Neugeborenen, O-Beine oder X-Beine, Fußdeformitäten. Die Diagnose kann meistens auf Grund typischer Veränderungen im Röntgenbild erfolgen (schmaler Gelenkspalt, Knochenzacken), eine Therapie ist mit Medikamenten, Übungsbehandlung u. ä. zur Minderung der Beschwerden und Folgen möglich.

Muskelrheumatismus

Aus nicht ganz geklärten Gründen kommt es zu schmerzhafter Muskelverspannung *(Myalgien)*, hierzu gehören der *„Hexenschuß" (Lumbago)* und der *„steife Hals"*.

Weichteilrheumatismus

Hierunter versteht man die Beschwerden, die durch Befall von Sehnen, Sehnenscheiden, Faszien, Schleimbeuteln und Bändern entstehen. Hierzu gehören die *Periarthropathia humeroscapularis* (eine schmerzhafte Erkrankung des Schulterbereichs durch degenerative Erkrankung der schulternahen Sehnen, Sehnenansätze, Sehnenscheiden und Schleimbeutel) und die *Periarthrosis coxae* (das entsprechende Krankheitsbild an der Hüfte).

13 Steuerung des Körpers

Der menschliche Körper wird durch zwei sich gegenseitig beeinflussende Systeme gesteuert: das *Nervensystem* und das *Hormonsystem*. Während Hormone im Blut kreisen, langsam und allgemein wirken, arbeitet das Nervensystem mit nervösen Impulsen, die rasches und genaues Reagieren erlauben.

13.1. Nervensystem

Für die nervöse Steuerung des Körpers gibt es zwei Systeme, das rasch arbeitende, hierarchisch aufgebaute *zerebrospinale Nervensystem* (Gehirn, Rückenmark, periphere Nerven) und das unabhängig arbeitende, aber vielfältig beeinflußte *vegetative Nervensystem*.

Das zentrale Nervensystem mit den dazugehörigen peripheren Nerven regelt die Beziehungen zur Umwelt, vermittelt Empfindung, ermöglicht Bewegung und ist mit dem Willen beeinflußbar. Über Sinnesorgane aufgenommene Reize werden im zentralen Nervensystem verarbeitet und führen zu Reaktionen durch Bewegung, Sprache u. a.

13.1.1. Das Gehirn

Am Gehirn unterscheidet man Großhirn, Mittelhirn, Zwischenhirn, Hirnstamm und Kleinhirn. Umgeben ist das Gehirn von drei Hirnhäuten, einer weichen, die dem Gehirn direkt anliegt, einer harten, die das Innere der Schädelhöhle auskleidet, und einer mittleren (Spinngewebehaut). Zwischen harter und weicher Hirnhaut befindet sich eine geringe Flüssigkeitsmenge.

> **Hirnhäute (Meningea)**
> Harte Hirnhaut (Dura mater) außen
> Spinngewebehirnhaut (Arachnoidea)
> Weiche Hirnhaut (Pia mater) innen

Großhirn
Das Großhirn besteht aus zwei Hälften, die durch den Hirnbalken miteinander verbunden sind. Das Großhirn ist an seiner Oberfläche gefurcht. Die durch die Furchungen bedingten Erhebungen nennt man Hirnwindungen. Man unterscheidet an jeder Großhirnhälfte Stirnlappen, Schläfenlappen, Scheitellappen, Hinterhauptslappen.

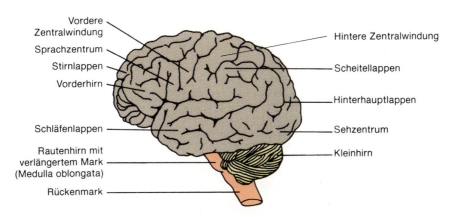

Groß- und Kleinhirn von der linken Seite aus gesehen.
Das Sprachzentrum ist bei Rechtshändern auf der linken Seite besser ausgebildet.
Die Erhebungen neben den Furchungen sind die Hirnwindungen.

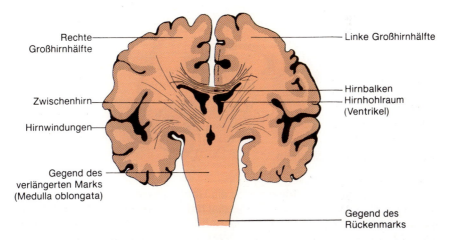

Die **Hirnrinde** ist der Außenbezirk des Großhirns (= graue Substanz). Sie beherbergt die *Hirnzentren* in den Zentralwindungen, die den Ablauf der Körperbewegungen steuern. In der vorderen Zentralwindung liegen die Zentren für die Motorik, in der hinteren die Empfindungszentren. In der unteren Stirnwindung sitzt das motorische Sprachzentrum, welches der Bewegungsvorstellung des Wortes dient. Das sensorische Sprachzentrum befindet sich in der oberen Schläfenwindung und dient sowohl der Wortklangbildung als auch dem Sprechverständnis. Die *Hirnmasse* befindet sich im Innern des Großhirns (= weiße Substanz).

Mittelhirn
Das Mittelhirn liegt in der Tiefe des Großhirns; es enthält wichtige Zentren für das Sehen, Hören und bestimmte Bewegungsfunktionen.

Zwischenhirn

Das Zwischenhirn enthält viele Regulationszentren. Zu nennen sind insbesondere die Zentren der allgemeinen Sensibilität (im Thalamus) und des vegetativen Nervensystems (im Hypothalamus). Tast-, Temperatur- und Schmerzempfindung, Seh- und Riechfunktion werden hier verarbeitet, Wach-Schlaf-Rhythmus, Wasserhaushalt, Körperwärme, Stoffwechsel u. a. m. gesteuert.

Hirnstamm

In der Tiefe des Großhirns liegt der Hirnstamm mit Zentren, die der Regulation des vegetativen Nervensystems dienen; zu ihm gehört das verlängerte Mark, welches den Übergang zwischen Gehirn und Rückenmark bildet und u. a. das Atemzentrum beherbergt. Verlängertes Rückenmark, Brücke und Kleinhirn bilden das Rautenhirn.

Kleinhirn

Unter dem Hinterhauptslappen des Großhirns liegt das Kleinhirn. Es enthält Zentren für Tastsinn, Tiefensensibilität sowie Muskelkoordination und gewährleistet so das Zusammenwirken aller Bewegungen, das Aufrechtstehen und Aufrechtgehen.

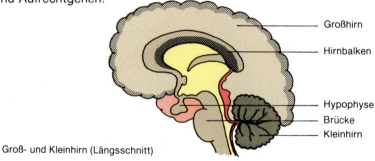

Groß- und Kleinhirn (Längsschnitt)

Hirnhöhlen

Im Inneren des Gehirns befindet sich ein Hohlraumsystem (Ventrikelsystem), das Verbindung zum Rückenmarkskanal hat. Die im Großhirnbereich befindlichen sogenannten Seitenventrikel enthalten ein Adergeflecht, das das *Gehirn-Rückenmark-Wasser (Liquor cerebrospinalis)* absondert.

13.1.2. Erkrankungen des Gehirnes

Organische Erkrankungen

Gehirnerkrankungen können u. a. auf Durchblutungsstörungen, Entzündungen, Geschwulstbildung beruhen. Es kommt zu Druckerscheinungen, Kopfschmerzen, Bewußtseinsstörungen und schließlich zu Veränderungen am Gehirngewebe. Arteriosklerose der Gehirngefäße (Zerebralsklerose) kann einerseits zum Schwund der Intelligenz, andererseits zu Krankheiten wie Schüttellähmung führen. Infektion des Mittelhirnbereichs zeigt sich als Veitstanz, des Gesamtgehirns als Gehirnentzündung, Infektion der Hirnhäute als Hirnhautentzündung (Meningitis). Ein Hirnödem entsteht durch eine durch verschiedene Ursachen hervorgerufene Schwellung des Gehirns.

Krampfanfälle beruhen auf Veränderungen in bestimmten Gehirnbereichen, z. B. bei Epilepsie (Fallsucht), bei Petit mal (kurz dauernde Bewußtseinsstörungen bei Kindern). Beginn der Epilepsie häufig mit Aura (Vorboten wie Blickkrampf, Zuckung). Zuckende Bewegungen der Arme und Beine bei Bewußtlosigkeit. Häufig steht Schaum vor dem Mund. Der Kranke schlägt hart um sich. Meistens näßt er ein.

Gehirnerschütterung (Commotio cerebri) durch Trauma geht mit Erbrechen und Bewußtseinsschwund einher und hinterläßt oft Erinnerungslücken (retrograde Amnesie).

Geisteskrankheiten (Psychosen, Neurosen)

Unter *Psychosen* versteht man Störungen der seelischen und geistigen Funktionen; sie beruhen auf einem Wandel der Erlebensfähigkeit (Wahnvorstellungen) und sind mit Verhaltens- und Bewußtseinsstörungen verbunden. Man unterscheidet symptomatische Psychosen, auf Krankheiten (wie Hirntumor, luische Infektion) beruhend, und endogene Psychosen (z. B. Depression, Manie bei manisch-depressivem Irresein); dazu gehört auch die Schizophrenie, das Auftreten des Gefühls einer „gespaltenen Persönlichkeit" (Spaltungsirresein).

Neurosen zeigen sich ebenfalls in Verhaltensstörungen innerhalb des Sozialbereichs, also der Familie, des Berufs, im übrigen sozialen Bereich; sie gehen im allgemeinen mit Ängsten einher und beruhen vielfach auf frühkindlichen, seelisch unverarbeiteten Erlebnissen und bedürfen der besonderen Behandlung (Psychotherapie). Bettnässen, soweit es nicht auf anatomischen Veränderungen im Urogenitalsystem beruht, kann Symptom einer frühkindlichen Neurose sein.

13.1.3. Das Rückenmark

Es tritt durch das Hinterhauptsloch der Schädelbasis in den Wirbelkanal ein und endet in Höhe des 2. Lendenwirbels. Es enthält im Querschnitt eine schmetterlingsförmige *graue Substanz* und eine äußere *weiße Substanz* (umgekehrt wie beim Gehirn). Das Rückenmark ist in einem häutigen Sack aufgehängt. Inmitten des Rückenmarkes im Rückenmarkskanal (meist insbe-

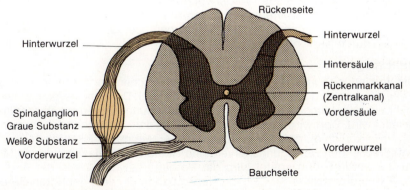

Querschnitt durch das Rückenmark.

sondere im kandalen Bereich verödet) und in dem häutigen Sack fließt das *Rückenmark-Gehirn-Wasser.* Vom Rückenmark zweigen Spinalnerven ab und treten jeweils in Höhe eines Wirbels aus dem Rückenmark aus. Sie führen durch die Seitenwirbellöcher zu den Organen.

Am Rückenmark unterscheidet man Vorder- und Hinterwurzel. Aus den *Vorderwurzeln* des Rückenmarks treten zwischen zwei Wirbeln die Bewegungsnerven aus, während in die *Hinterwurzel* jeweils die Empfindungsnerven in das Rückenmark eintreten. Vor ihrem Eintritt ins Rückenmark ziehen die sensiblen Fasern jeweils durch ein Spinalganglion (Nervenknoten).

Querschnittslähmung

Querschnittslähmung beruht auf Durchtrennung des Rückenmarks durch Unfall (Quetschung bei Wirbelbruch), Tumorbildung. Alle unterhalb des zerstörten Rückenmarksegments innervierten Organe sind funktionsunfähig.

13.1.4. Das periphere Nervensystem

Die Nerven sind aus Nervenfasern gebildet (ähnlich wie ein Kabel mehrere Leitungen umfaßt) und haben verschiedene Nervenhüllen. Man unterscheidet markhaltige und marklose Nervenfasern; die markhaltigen stellen die Bewegungs- und Empfindungsnerven dar, die marklosen gehören zum vegetativen System.

Während Gehirn und Rückenmark als Zentralnervensystem bezeichnet werden, bilden die von Gehirn und Rückenmark ausgehenden und dort ankommenden Nerven das *periphere Nervensystem.* Es besteht aus

- *Bewegungsnerven* (motorische Nerven, die die Willensimpulse des Großhirns in die Organbereiche leiten und Muskelbewegungen der jeweiligen Skelettmuskeln veranlassen); ihre Nervenbahnen verlaufen zentrifugal,
- *Empfindungsnerven* (sensible Nerven, die von den Sinnen aufgenommene Empfindungsreize zum Gehirn leiten); ihre Nervenbahnen verlaufen zentripetal.

Häufig umfaßt ein peripherer Nerv Bewegungs- und Empfindungsbahnen. Alle motorischen und sensiblen Nerven mit Ausnahme der Hirnnerven treten aus dem Rückenmark aus (Vorderwurzeln, motorisch) oder führen in das Rückenmark hinein (Hinterwurzeln, sensibel). Innerhalb des Rückenmarks verlaufen die Leitungsbahnen getrennt, haben aber Quer- und Längsverbindungen durch Nervenfasern.

Reflexbogen

Die Verbindung zwischen sensiblen und motorischen Nerven nennt man den Reflexbogen. Wird z. B. eine Sehnenspindel durch Dehnung gereizt, entsteht in ihr ein Nervenimpuls, der über einen Empfindungsnerven ins Rückenmark geleitet wird. Dort wird, ohne daß der Vorgang dem Menschen schon bewußt ist, unwillkürlich durch eine Verbindung innerhalb des Rückenmarks zu den entsprechenden Bewegungsnerven eine Reaktion der dazugehörigen Muskulatur bewirkt. Erst später wird der Vorgang bewußt. Wenn der Arzt die Reflexe prüft, stellt er fest, ob die Nervenbahnen in dem geprüften Bereich intakt sind.

Beispiele für normale Reflexe

Patellarsehnenreflex (PSR)
Durch Beklopfen der Patellarsehne am entspannt hängenden Bein (Patient sitzt) wird eine Kontraktion des Musculus quadriceps femoris ausgelöst, dadurch schnellt der Unterschenkel hoch.

Bauchdeckenreflex (BSR)
Durch vorsichtiges Bestreichen der Bauchdecken mit einer Untersuchungsnadel wird ein Zusammenzucken der Bauchmuskulatur bewirkt.

Pupillenreflex
Das Leuchten mit einer Untersuchungslampe in die Pupille bewirkt eine beiderseitige Pupillenverengung (Miosis).

Beispiel für pathologische Reflexe

Für das Auftreten der sogenannten pathologischen Reflexe sind nahezu immer krankhafte Vorgänge die Ursache.

Babinski-Reflex
Bei positivem Babinski-Reflex wird nach Bestreichen der seitlichen Fußsohle mit einer Nadel oder einem Holzstäbchen die Großzehe gestreckt (Dorsalflexion) und die übrigen Zehen werden gespreizt (Fächerphänomen). Das Auftreten des Babinski-Reflexes spricht für ernste Störungen im Bereich des Nervensystems (Pyramidenbahnläsion), im 1. Lebensjahr ist das Auftreten normal.

Erkrankungen

Der *Ausfall peripherer Nerven* beruht auf Verletzung, Vitaminmangel u. a. Es bestehen im Versorgungsbereich der Nerven Gefühlsstörung und Lähmungserscheinungen.

Multiple Sklerose ist eine diffus im Nervensystem fortschreitende Erkrankung mit allmählichem Ausfall körperlicher und geistiger Funktionen.

13.1.5. Hirnnerven

Es gibt insgesamt 12 Hirnnervenpaare, die nicht — wie die übrigen Nerven — aus dem Rückenmark kommen, sondern direkt im Kopfbereich das Gehirn verlassen und durch verschiedene Öffnungen den knöchernen Schädel verlassen. Die Hirnnerven werden nach der Reihenfolge ihres Austritts aus dem Gehirn mit römischen Ziffern von I bis XII durchnumeriert. Wir unterscheiden die Gruppe der Sinnesnerven, zu denen der *Riechnerv (Nr. I)*, der *Sehnerv (Nr. II)*, der *Hörnerv (Nr. VIII)* sowie *Geschmacksnerven* (z. T. Nr. IX) gehören von der Gruppe der *Augenmuskelnerven* (Nrn. III, IV und VI).
In der verbleibenden Gruppe der nach ihrer entwicklungsgeschichtlichen Einordnung so benannten „Kiemenbogennerven" sind der *N. trigeminus (Nr. V)* und der *N. facialis (Nr. VII)* für die Innervation der Muskeln des Gesichtes und die Sensibilität zuständig. Hierbei ist der N. trigeminus überwiegend sensibel, der N. facialis überwiegend motorisch, Erkrankungen des N. trigeminus führen zu der außerordentlich schmerzhaften und häufig nur schwer behandelbaren *Trigeminus-Neuralgie,* Schäden am N. facialis haben die sogenannten *Facialis-Parese* zur Folge, die dem Gesicht des Erkrankten ein typisches, schiefes Aussehen gibt.

Der wichtigste Hirnnerv überhaupt ist wohl der *N. vagus (Nr. X)*, der Herz, Lunge, Leber, Niere, Magen-Darm-Trakt mit parasympathischen Fasern versorgt (siehe auch 13.1.6). Die übrigen Hirnnerven innervieren Muskeln des Halses und Rückens (Nr. XI) sowie der Zunge (Nr. XII).

13.1.6. Das vegetative Nervensystem

Das vom Willen nicht beeinflußbare vegetative oder autonome Nervensystem regelt die Funktionen der inneren Organe (z. B. Kreislauf, Darm, Nieren, Stoffwechsel, Wach-Schlaf-Rhythmus). Es hat zwei Anteile, die als Gegenspieler fungieren:

- **Sympathikus**
- **Parasympathikus**

Beide wirken entgegengesetzt und halten damit das vegetative Gleichgewicht aufrecht (siehe Kasten). Störungen des Gleichgewichts ergeben das Krankheitsbild der *„vegetativen Dystonie"*. Die vegetativen Nerven befinden sich zum Teil in den Wänden von Hohlorganen (Harnblase, Herz, Magen, Gebärmutter) und üben teilweise selbständige Tätigkeit aus, wie z. B. der Auerbachsche Plexus und der Meissnersche Plexus in den Muskelschichten des Magen-Darm-Kanals.

Beispiele für den Antagonismus von Sympathikus und Parasympathikus (n. CLARA)

Organ	Sympathikus	Parasympathikus
Herz		
Herzschlag	Beschleunigung	Verlangsamung
Kranzgefäße	Erweiterung	Verengung
Gefäße	Verengung	Erweiterung
Bronchien	Erweiterung	Verengung
Magen und Darm (Peristaltik u. Drüsen)	Hemmung	Anregung
Pupillen	Erweiterung	Verengung

Merke: Der Sympathikus unterstützt die Aktivitäten des Körpers, während der Parasympathikus für die Erholung und Schonung sorgt.

Das vegetative Nervensystem durchsetzt alle Organe und stellt damit ein feinverzweigtes Nervengespinst dar. Der Sympathikus verläuft im Brust-Bauch-Raum vor der Wirbelsäule. Ein Teil davon wird Grenzstrang, bestehend aus Ganglien (Nervenknoten), genannt. In den Bahnen der Hirnnerven III, VII, IX und X sowie den im Kreuzbeinbereich austretenden Nerven verläuft der Parasympathikus. Sein wichtigster Teil befindet sich im X. Hirnnerven (Vagus). Der Vagus versorgt insbesondere die Eingeweidemuskulatur.

Vegetative Dystonie

Hierbei handelt es sich um vegetative Regulationsstörungen, die an den verschiedensten Organsystemen auftreten können, ohne daß krankhafte Veränderungen gefunden werden können.

Die vegetative Dystonie tritt bei etwa 20 bis 30 Prozent der Bevölkerung, überwiegend jüngeren oder mittleren Alters, bei Frauen etwa doppelt so häufig wie bei Männern, auf. Störungen des Gleichgewichtes innerhalb der vegetativen Funktionen, z. B. durch Überlastung, Schlafmangel, aber auch konstitutionelle Vorprägung sind die Ursache.

Besondere Formen der vegetativen Regulationsstörungen sind die *Kreislaufregulationsstörungen* (orthostatisches Syndrom, verbunden mit zu niedrigem Blutdruck, aber auch labilem Hochdruck oder Ohnmachten), das *nervöse Atmungssyndrom* (auf Grund eines Lufthungers wird zu viel und zu tief eingeatmet, dadurch wird zuviel CO_2 abgeatmet), *Mißempfindungen im Herzbereich, Migräne, Reizmagen* und *Reizdarm*.

Vegetative Regulationsstörungen können häufig nicht auf ein einzelnes Organsystem bezogen werden. Sie beruhen meist auf psychosozialen Belastungen; seelische Konflikte führen zu körperlichen Erscheinungen.

Die Behandlung ist langwierig und schwierig. Der Patient muß nach Ausschluß krankhafter Veränderungen der Organe über die Art seiner Erkrankung aufgeklärt werden, Ziel der Behandlung muß eine gesunde, vernünftige Lebensweise mit ausreichend Schlaf, richtiger Ernährung sowie genügend Bewegung sein. Psychische Fehleinstellungen sollten analysiert und wenn möglich korrigiert werden. Medikamente (Psychopharmaka) sind nur in Ausnahmefällen und nur vorübergehend angebracht.

13.2. System der inneren Sekretion

> Im Gegensatz zu den exokrinen Drüsen (wie z. B. der Ohrspeicheldrüse), die ihr Sekret durch einen Gang in die Mundhöhle, den Darm oder an andere Häute oder Schleimhäute abgeben, treten die von den *endokrinen Drüsen (Hormondrüsen)* produzierten Hormone ohne Ausführungsgang direkt aus der Zelle ins Blut über.

Durch die Hormone der endokrinen Drüsen werden andere Hormondrüsen oder Organe des Körpers in ihrer Tätigkeit beeinflußt. Wir unterscheiden folgende wichtige Hormondrüsen:

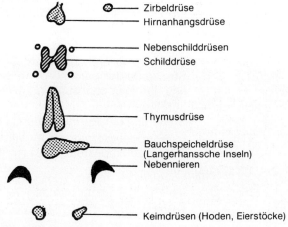

Drüsen mit innerer Sekretion.

13.2.1. Zirbeldrüse (Epiphyse)

Sie liegt an der Unterseite des Gehirns relativ weit nach hinten. Sie bildet das Hormon Melatonin, einen Gegenspieler des MSH (siehe 13.2.2.).

13.2.2. Hirnanhangdrüse (Hypophyse)

Sie liegt, knöchern geschützt, auf dem Schädelgrund im Türkensattel und besteht aus den ineinandergeflochtenen, in ihrer innersekretorischen Wirkung getrennten Vorder-, Mittel- und Hinterlappen. Über einen Stiel ist sie mit dem Zwischenhirn (Hypothalamus) verbunden. In diesem Stiel verlaufen Kapillargefäße, die vorwiegend zum Vorderlappen ziehen, und Nervenbahnen, die vorwiegend zum Hinterlappen führen (hypothalamisch-hypophysäres Pfortadersystem).

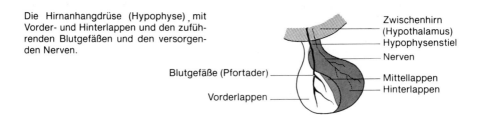

Die Hirnanhangdrüse (Hypophyse) mit Vorder- und Hinterlappen und den zuführenden Blutgefäßen und den versorgenden Nerven.

Die vegetative Steuerung der Hypophyse erfolgt vom Hypothalamus. Die Hypophyse ist der „Dirigent" aller anderen innersekretorischen Drüsen.

Hypophysenhormone

Hypophysenvorderlappen

- ACTH — Adrenocorticotropes Hormon, das die Nebennierenrinde steuernde Hormon
- STH — Somatotropes Hormon, stoffwechsel- und wachstumsteuerndes Hormon
- TSH — Thyreotropes Hormon, schilddrüsensteuerndes Hormon
- FSH — Follikelstimulierendes Hormon, Steuerung der Samenbildung im Hoden und der Hormonbildung im Eierstock
- LH — Luteinsierungshormon, Steuerung der Hormonbildung im Hoden und Eierstock
- LTH — Luteotropes Hormon (= Prolaktin, s. a. 18.2.6.), milchproduktionsteuerndes Hormon

Hypophysenmittellappen

- MSH — Melanozytenstimulierendes Hormon, fördert die Pigmentbildung

Steuerung des Körpers 183

> *Hypophysenhinterlappen*
> Die im Hypothalamus produzierten Hormone werden hier lediglich gespeichert.
> Oxytozin Wirkt auf Gebärmutter am Ende der Schwangerschaft, auf die Milchproduktion
> Adiuretin Beeinflußt und steuert die Wasserrückresorption in der Niere

13.2.3. Schilddrüse

Sie liegt an der Halsvorderseite dicht unterhalb des Kehlkopfes und besteht aus zwei Lappen, die durch einen Drüsensteg in Höhe des 3. und 4. Luftröhrenringes verbunden sind (siehe Abbildung bei 16.1.4.). Die Hormonausschüttung wird zentral vom Hypothalamus über den Vorderlappen der Hypophyse gesteuert und hängt von einer ausreichenden Jodzufuhr aus der Nahrung ab.

In der Schilddrüse werden folgende Hormone gebildet:
- *Thyroxin (T 4), Trijodthyronin (T 3)*
  (Sie steigern den Stoffwechsel, erhöhen den Grundumsatz und fördern das Wachstum.)
- *Calcitonin*
  (Es regelt zusammen mit dem Parathormon den Kalziumstoffwechsel, siehe 15.1.5.)

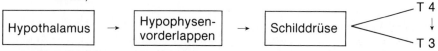

Schema über die Steuerung der Schilddrüse, vom Hypothalamus ausgehend, das TRH (Thyreotropin-Releasing-Hormon) bildend, das den Vorderlappen der Hypophyse anregt. Das TSH (thyreotropes Hormon des Hypophysenvorderlappens) regt die Schilddrüse zur Produktion ihrer Hormone an. Es werden T 3 und T 4 gebildet. T 4 wird jedoch im peripheren Kreislauf in T 3 umgewandelt. T 3 und T 4 lassen sich im peripheren Kreislauf, also im Blut, nachweisen. Das Maß ihrer Bindung an Protein wird durch die Bestimmung von PBJ (proteingebundenes Jod) festgestellt.

13.2.4. Nebenschilddrüse

Zu beiden Seiten der Schilddrüse liegt die Nebenschilddrüse, aus 3 bis 4 Epithelkörperchen bestehend. Hormon: *Parathormon.* Es reguliert den Kalk- und Phosphorstoffwechsel und beeinflußt damit die Knochenstruktur, die Funktion des vegetativen Nervensystems, die Blutgerinnung, den Muskel-, und Herzmuskeltonus. Es ist ein Antagonist zum *Calcitonin*. Parathormon hebt den Kalziumblutspiegel, Calcitonin senkt ihn.

13.2.5. Thymusdrüse

Der Thymus liegt hinter dem Brustbein innerhalb des Mediastinums. Mit der Pubertät wird die Drüse in einen Fettkörper umgewandelt. Die innersekretorische Funktion ist im einzelnen noch nicht bekannt.

13.2.6. Langerhanssche Inseln (in der Bauchspeicheldrüse)

Die Bauchspeicheldrüse liegt im Oberbauch hinter dem Magen und extraperitoneal. Sie ist langgezogen und schwanzförmig gebaut und hat inkretorische und exkretorische Funktionen. In den Langerhansschen Inseln der Drüse wird das Hormon *Insulin* gebildet. Insulin entsteht in den B-Zellen und steuert die Glukosemenge im Blut. Bei Insulinmangel steigt der Blutzucker (Diabetes mellitus, Zuckerkrankheit). Neben dem Insulin wird *Glukagon* in A-Zellen gebildet. Es ist ein Antagonist zum Insulin.

13.2.7. Nebennieren

Jedem oberen Nierenpol liegt eine Nebenniere, bestehend aus Mark und Rinde, kappenförmig auf. Die Nebennierenrinde wird von der Hypophyse inkretorisch gesteuert.

Hormone des Nebennierenmarkes
(genannt Katecholamine)

Noradrenalin	— steigert den Blutdruck durch Einfluß auf die glatte Muskulatur der Gefäße
Adrenalin	— verändert den Blutdruck durch Einfluß auf das Herz, führt zur Anhebung des Blutzuckers

Hormone aus der Nebennierenrinde
(genannt Kortikosteroide)

Mineralokortikoide	— (z. B. Aldosteron) regeln das Gleichgewicht von Natrium- und Kaliumsalzen im Körper durch Zurückhalten von Natriumsalzen (Natrium-Retention)
Glukokortikoide	— wirken auf den Blutzuckerspiegel anhebend (fördern z. B. Umbau Eiweiß in Zucker), Kortison und Hydrokortison wirken entzündungshemmend
Androkortikoide	— sind männlich prägende Hormone

13.2.8. Keimdrüsen

Hoden (Testis)

In den *Leydigzellen* des Hodens wird unter dem Einfluß des entsprechenden Hypophysenvorderlappenhormons das *Testosteron* gebildet. Testosteron ist für die Entwicklung der typisch männlichen Merkmale während der Pubertät, wie z. B. Bartwuchs und Stimmbruch, verantwortlich.

Eierstock (Ovar)

Während der ersten Hälfte des Menstruationszyklus bilden die Follikel im Eierstock unter dem Einfluß des FSH das *Follikelhormon* (Östrogen). Es bewirkt u. a. einen Wiederaufbau der Schleimhaut in der Gebärmutter nach der Menstruation *(Proliferationsphase)*.

Follikelhormon	Corpus-luteum-Hormon	
Menses	Eiabstoßung	Menses
Proliferationsphase Aufbauphase	Sekretionsphase Auflockerungsphase	
1. Tag		28. Tag

Schema des weiblichen Zyklus. In der oberen Reihe stehen die Hormone, welche die erste bzw. zweite Zyklushälfte beherrschen. Es ist ein 28-Tage-Zyklus zugrunde gelegt.

In der zweiten Hälfte des Zyklus bildet das Corpus luteum unter Einfluß von LH das *Corpus-luteum-Hormon* (Gelbkörperhormon, Progesteron). Es bewirkt u. a. eine Auflockerung und Durchsaftung der Gebärmutterschleimhaut *(Sekretionsphase).*

13.3 Erkrankungen der Hormonorgane

13.3.1. Diabetes mellitus (Zuckerkrankheit)

Vorkommen

Etwa 2 bis 3 Prozent der Bevölkerung im Bundesgebiet sind zuckerkrank. Mit höherem Alter sowie bei Frauen und Übergewichtigen, tritt der Diabetes mellitus (auch kurz „Diabetes" genannt) häufiger auf. In den allermeisten Fällen (etwa 80 bis 90 Prozent) handelt es sich um den sogenannten *Erwachsenendiabetes* (Diabetes vom Typ II). Der *juvenile Diabetes* (Typ I) und die infolge anderer Erkrankungen auftretenden sogenannten *sekundären Diabetesformen* sind wesentlich seltener. Diabetiker des Typs I erkranken meist in der Jugend, haben normales oder zu geringes Gewicht und sind therapeutisch schwer einzustellen. Bei Diabetikern des Typs II handelt es sich meist um Patienten, die älter als 40 Jahre sind. Sie sehen gesund aus, neigen zu hohem Blutdruck, einer Fettleber und haben meist Übergewicht.

Ursachen

Der Diabetes mellitus beruht beim Typ I auf Insulinmangel, der als Folge einer Verminderung der Hormonproduktion der Langerhansschen Inseln der Bauchspeicheldrüse auftritt. Der Mangel an Insulin hat zur Folge, daß die im Blut befindliche Glukose nicht mehr im erforderlichen Ausmaß in die Körperzellen eintreten kann (Insulin macht die Zellwände für Glukose „durchlässig"), auch wird Glukose weniger in Glykogen umgewandelt. Folge ist ein Anstieg des Blutzuckerspiegels. Beim Typ II ist ein Mißverhältnis zwischen Menge des produzierten und des benötigten Insulins (z. B. bei Fettsucht) die Ursache.

Die Neigung zu Diabetes mellitus ist erblich, auch Umweltfaktoren wie z. B. Überernährung, Virusinfektionen und immunologische Prozesse spielen eine Rolle.

Symptome

Typische Symptome sind *Schwäche, starker Durst* (Polydipsie), *gehäuftes Wasserlassen* (Polyurie), *Heißhunger* (Polyphagie). Diabetiker sind stärker als andere Personen infektionsgefährdet.

Komplikationen

Komplikationen des Diabetes sind überwiegend durch die diabetesbedingten arteriosklerotischen Gefäßschäden bedingt. Diese können grundsätzlich überall auftreten, haben aber besonders häufig am Herzen (Herzinfarkt), am Gehirn (Apoplexie) und an den Nieren (Nierenversagen) schwerwiegende Folgen. Ein nicht oder nicht richtig behandelter Diabetes mellitus kann zu einer Entgleisung des Stoffwechsels führen (*Coma diabeticum*). Hierbei kommt es zu einer Überschwemmung des Blutes mit giftigen Stoffwechselprodukten, der Blutzuckerspiegel ist extrem erhöht, der Patient wird zunehmend bewußtseinsgestört und verstirbt bei Ausbleiben einer rechtzeitigen Therapie.

Laborbefunde

Im Labor können beim Diabetiker erhöhte Blutzuckerwerte festgestellt werden (Hyperglykämie), bei Entgleisung des Fettstoffwechsels entstehen die sogenannten Ketonkörper (z. B. Azeton), die im Urin nachgewiesen werden können, aber auch an der obstähnlich riechenden Ausatmungsluft des Patienten schon zu erkennen sind.

Blutzucker: Normalerweise befinden sich die Blutzuckerwerte zwischen etwa 60 und 100 mg%, bei Werten von etwa 160 mg% wird die sogenannte Nierenschwelle überschritten, der Zucker „läuft in den Urin über". Bei Werten zwischen 100 und 160 mg% ist also der Blutzuckerspiegel erhöht, ohne daß die bestehende Zuckerkrankheit durch entsprechende Glukosenachweise im Urin festgestellt werden kann. Aus diesem Grunde reicht auch bei einem Verdacht auf Diabetes mellitus die Untersuchung des Urin auf Glukose allein nicht aus (siehe auch Kapitel 32).

Therapie

Vielfach läßt sich die Zuckerkrankheit durch strenge Diät beherrschen. Diese muß fett- und kohlenhydratarm, kalorisch ausreichend, vitaminreich und mit genügend Ballaststoffen versehen sein. Die Menge der zugeführten Kohlenhydrate muß genau bekannt sein. Sie wird in sogenannten „Broteinheiten" gemessen.

Broteinheit = BE = 12 g Kohlenhydrate = 25 g Schwarzbrot

Der Diabetiker sollte von allen von ihm verwendeten Nahrungsmitteln die Broteinheiten einer vorgegebenen Menge kennen, damit er sich bei der Bemessung der Kohlenhydrate genau an die vom Arzt für den Tag vorgegebene Menge von Broteinheiten halten kann. Nur wenn die Diätvorschriften eingehalten werden, kann ein Diabetes mellitus gegebenenfalls zusammen mit weiterer Therapie gut eingestellt werden.

Die medikamentöse Behandlung kann insbesondere beim Diabetes des Typ II häufig durch Tabletten (Antidiabetica) erfolgen. In schweren Fällen und beim Diabetes des Typs I ist Insulin erforderlich, das nur parenteral (durch Injektion) verabreicht werden kann. Insulin wird häufig vom Patienten selbst subkutan injiziert. Die Stellen am Körper, an denen dies geschieht, sollten gewechselt werden. Neu eingestellte Diabetes-Patienten müssen zunächst in die Injektionstechniken und die hierbei erforderlichen Vorsichtsmaßnahmen eingewiesen werden.

13.3.2. Schilddrüsenerkrankungen

Hormonüberproduktion bewirkt *Hyperthyreose* mit gesteigertem Stoffwechsel, Abmagerung (Thyreotoxikose), Übererregbarkeit, Blutdruckerhöhung und Pulsbeschleunigung. Bei Basedowscher Krankheit kommt es außerdem zur Schilddrüsenschwellung und zur Glotzaugenbildung, Durchfällen und extremer Abmagerung. *Hypothyreose* bedeutet Unterfunktion der Schilddrüsenhormone, z. B. bei Myxödem (Ausfall der Hormonproduktion mit gedunsenem Aussehen und geistiger Trägheit). *Struma* kommt endemisch in Gebirgslagen vor (Oberbayern, Schweiz), auch mit Knotenbildung infolge Jodmangels. Thyreoiditis und Schilddrüsenkarzinom sind seltenere Erkrankungen.

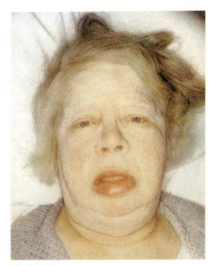

Myxödem

13.3.3 Weitere Erkrankungen von Hormonorganen

Hypophyse
Störungen der Hypophysenfunktion führen zu Störungen anderer innersekretorischer Drüsen, da die Hirnanhangdrüse der „Dirigent der Hormondrüsen" ist. Unterfunktion des Hypophysenvorderlappens führt zu Wachstumsminderung, Zwergwuchs, Kachexie, Überfunktion zu Wachstum der Akren (Nase, Kinn, Hände), genannt Akromegalie. Unterfunktion des Hypophysenhinterlappens bewirkt Wasserharnruhr (Diabetes insipidus) und Fettsucht in der Pubertät.

Epithelkörperchen (Nebenschilddrüsen)
Bei Unterfunktion der Nebenschilddrüsen kommt es zur Tetanie; Überfunktion bewirkt Kalkentzug aus den Knochen, infolgedessen kommt es zu erhöhter Phosphatbildung im Blutserum, dagegen zur Herabsetzung der Kalziumwerte bei erhöhten Kalziumwerten im Urin.

Nebennieren
Nebennierenmark: Versagen der Hormonproduktion bei Streß, Infektionskrankheiten, Schock mit Absinken von Blutdruck und Blutzucker. Unterfunktion löst Addisonsche Krankheit aus (mit Pigmentbildungen, Salzmangel).
Nebennierenrinde: Überfunktion der Nebennierenrinde führt zu Morbus Cushing, Ödembildung.

Keimdrüsen
Hodenerkrankungen: Ausfall der Funktion führt zur Verweiblichung (z. B. Gynäkomastie = Brüstebildung). Kastration (Hodenentfernung in jungen Jahren) hat Hochwuchs und Ausfall des Stimmbruchs zur Folge (Eunuchen).

14 Transport, Abwehr und Wärmeregulation

Der Blutkreislauf mit dem in ihm kreisenden Blut hat drei Aufgaben für das Funktionieren der Körperzellen:

- **Transport**
  (z. B. von Nährstoffen, Sauerstoff, Kohlendioxid, Abfallstoffen, Hormonen u. a. m.)
- **Abwehr**
  (von Krankheitserregern, von eigenen entarteten Zellen, von fremden ins Blut geratenen Zellen u. a. m.)
- **Wärmeregulation**
  Erhaltung einer gleichbleibenden Temperatur von etwa 36,5 bis 37,5° C im zentralen Bereich des Körpers (Kopf und Rumpf). Nur bei gleichbleibender Temperatur sind die dort befindlichen Organe in der Lage, ihre Aufgabe zu erfüllen.

14.1. Blut

14.1.1. Aufgaben des Blutes

Zu den Aufgaben des Blutes gehört die Bindung des in der Lunge ins Blut aufgenommenen *Sauerstoffes* an die roten Blutkörperchen und der Transport zu den Zellen sowie der Rücktransport des *Kohlendioxids* aus den Zellen zur Lunge auf die gleiche Weise. Bakterien werden durch *Abwehrstoffe* im Blut wie z. B. Antikörper vernichtet, bestimmte Blutzellen bekämpfen Krankheitserreger an der Stelle ihres Eindringens in den Körper. Im Blut gelöst werden die *Nährstoffe* vom Ort der Resorption im Darm zu den Zellen transportiert, das gleiche geschieht mit den von den Zellen ausgeschiedenen *Abbauprodukten* in Richtung Ausscheidungsorgane. Die annähernd konstante Zusammensetzung des Blutes sorgt für ein in allen Bereichen des Körpers *optimales (physiologisches) Milieu* für die Zellen. Nur so können sie ihren hochspezialisierten Aufgaben nachkommen. Auch bei der *Aufrechterhaltung der notwendigen Temperatur* in bestimmten Bereichen des Körpers ist das Blut von entscheidender Bedeutung.

14.1.2. Zusammensetzung des Blutes

Blut besteht aus flüssigen und festen Bestandteilen. Die flüssigen Bestandteile nennt man *Blutplasma*, es setzt sich aus dem Blutserum und dem für die Gerinnung wichtigen Fibrinogen zusammen. Die festen Bestandteile sind die *Blutkörperchen,* bei denen man grob rote und weiße Blutkörperchen sowie

Thrombozyten unterscheiden kann. Im Körper des erwachsenen Menschen befinden sich bei 70 kg Körpergewicht etwa 5 bis 6 Liter Blut.

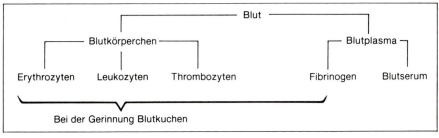

Schema der Blutzusammensetzung.

14.1.3. Blutplasma

Die Zusammensetzung des Blutplasmas ist der folgenden Tabelle zu entnehmen:

Blutplasma
Wasser	(90 %)	
Salze	(0,6—0,7 %)	Natrium-, Kalium-, Calciumsalze u. a.
Eiweißkörper	($\sim$ 7 %)	Albumine 4 %
		Globuline $\sim$ 2,5 %
		Fibrinogen $\sim$ 0,4 %
Nährstoffe		z. B. Traubenzucker (0,1 %), Fette (0,5 %) u. a.
Abbaustoffe		z. B. Harnstoffe, Harnsäure

Blutplasma, dem man das Fibrinogen entzogen hat, wird Blutserum genannt. Es kann nicht mehr gerinnen.

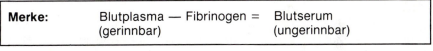

Merke: Blutplasma — Fibrinogen = Blutserum
                (gerinnbar)   (ungerinnbar)

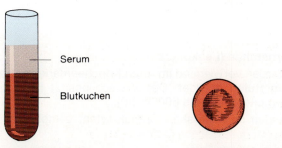

Läßt man Blut in einem Reagenzglas stehen, so scheiden sich Blutserum (Überstand) und Blutkuchen (Blutkörperchen und Fibrinstoffe). Infolge des Gehalts an Fibrinstoffen geliert der Blutkuchen.

Erythrozyt (rotes Blutkörperchen), links von oben, rechts von der Seite aus gesehen. Beim Durchfließen durch die Kapillaren verformen sich die Erythrozyten glockenförmig.

Blutserum ist nach dem Urin die meist untersuchte Körperflüssigkeit. Dies erklärt sich daraus, daß die Funktion vieler Organe im Körper durch die im Blut transportierten Stoffe abgelesen werden kann. Aus der Zunahme oder Abnahme von Stoffwechselprodukten lassen sich Schlußfolgerungen auf die Funktion von Organen ziehen, Absterben von Zellen führt zur Vermehrung von bestimmten nur in diesen Zellen vorkommenden Enzymen (Katalysatoren siehe Seite 15.1.1.) im Blut, Entzündungen führen zur Vermehrung von bestimmten gegen die Entzündung gerichteten Eiweißkörper (Gammaglobulin) u. a. m.

14.1.4. Blutkörperchen

Feste Bestandteile des Blutes sind rote und weiße Blutkörperchen und Blutplättchen. Sie entstehen vorwiegend im roten Knochenmark aus Vorstufen und schwemmen als ausgereifte Zellen in den Blutkreislauf. Bei einigen Blutkrankheiten und anderen Erkrankungen kommen Vorstufen (Frühformen) der Blutkörperchen in den Kreislauf. Die Blutkörperchen werden mikroskopisch im Blutausstrich (Differentialblutbild), die Knochenmarkzellen im Knochenmarkausstrich betrachtet und beurteilt.

Rote Blutkörperchen (Erythrozyten)

Erythrozyten sind rund und haben einen wulstartigen Rand mit einer Mitteleindellung. Sie sind kernlos (ihre Frühformen im Knochenmark besitzen einen Kern), schwimmen frei im Blut und sind bis zu 3 Monate lebensfähig. Danach werden sie durch neue ersetzt. Im Kubikmillimeter hat der Mann 5 T/Liter (entspricht 5 Millionen/Kubikmillimeter), die Frau 4,5 T/Liter (entspricht 4,5 Millionen im Kubikmillimeter, T = Tera). Aufgabe der roten Blutkörperchen ist in erster Linie der O_2-Transport von den Lungenbläschen zu den Organen und der CO_2-Rücktransport aus dem Gewebe zu den Lungenbläschen.

Hämoglobin

Blutfarbstoff (Hämoglobin) befindet sich in den roten Blutkörperchen. Nach deren Abbau in der Milz wird Blutfarbstoff in der Leber zu Bilirubin abgebaut (siehe 31.2.2.). Er ist Träger des O_2- und CO_2-Transportes. Der Mann besitzt 9,993 mmol/Liter (= 16 g%), die Frau 9,31 mmol/Liter (= 15 g%) Blutfarbstoff.

Weiße Blutkörperchen (Leukozyten)

Leukozyten werden vorwiegend im roten Knochenmark, in Milz und Lymphknoten aus Vorstufen gebildet. Der Mensch besitzt 5000 bis 6000 Giga Leukozyten pro Liter (5000 bis 6000/mm^3).

Wir unterscheiden im Mikroskop Granulozyten, Lymphozyten und Monozyten.

Das prozentuale Verhältnis der verschiedenen weißen Blutkörperchen zueinander schwankt im Laufe des Lebens und bei Erkrankungen. Überwiegen die jugendlichen und stabkernigen Granulozyten, spricht man von *Linksverschiebung* (Zeichen der Entzündung). *Rechtsverschiebung* bedeutet eine Zunahme

Transport, Abwehr und Wärmeregulation 191

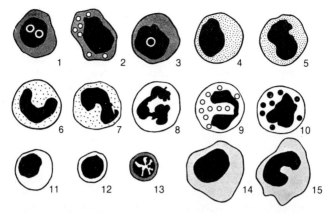

Schematische Darstellung von weißen Blutzellen (Leukozyten). Die Formen 1 bis 5 und 13 kommen im normalen Blutbild nicht vor. Treten sie auf, handelt es sich um einen krankhaften Zustand.
1 Myeloblast, 2 Promyelozyt, 3 Promyelozyt, 4 Myelozyt, 5 Metamyelozyt (Jugendl.), 6 Neutrophiler Jugendlicher, 7 Neutrophiler Stabkerniger, 8 Neutrophiler Segmentkerniger, 9 Eosinophiler Leukozyt (rote Gr.), 10 Basophiler Leukozyt (blaue Gr.), 11 Großer Lymphozyt, 12 Kleiner Lymphozyt, 13 Immunozyt (Plasmazelle), 14 Monozyt, 15 Monozyt (Übergangsform).

der Segmentierung der Kerne von Granulozyten (bei älteren Granulozyten häufiger zu beobachten). Die Aufgabe der neutrophilen Granulozyten ist die *Bakterienvernichtung* („Polizei", Phagozytose von Keimen und Fremdkörpern). Deshalb sind sie bei Entzündungen vermehrt.

Normprozente	Erwachsene	Kinder bis 8 Jahre	Kleinkinder	Säuglinge	Neugeborene	Absolutwerte
Granulozyten						
Basophile	0— 1	0— 2	—	—	—	0— 70
Eosinophile	2— 6	0— 5	3— 7	2— 7	1— 2	70— 350
Stabkernige	2— 4	0—10	—	—	—	0— 210
Segmentkernige	60—80	25—65	35—55	20—36	60—70	4200—4900
Lymphozyten	20—40	30—70	40—50	50—70	15—25	1400—2100
Monozyten	2— 6	0— 8	3— 9	5—15	8—10	140— 420

Die Leukozytenarten sind im Blutausstrich an ihrer unterschiedlichen Anfärbung zu erkennen (siehe Bluttafel im Abschnitt 32.2.5.).

Granulozyten
Sie sind an Körnchen in ihrem Zytoplasma erkennbar. Je nach Anfärbbarkeit der Körnchen wird von neutrophilen, basophilen oder eosinophilen Granulozyten gesprochen.
Neutrophile Granulozyten sind neutral anfärbbar, ihr Zytoplasma erscheint fein getupft. Es handelt sich um Wander- und Freßzellen *(Mikrophagen)*. Bei Eintritt von Krankheitserregern in den Körper durchdringen sie die Wand der Kapillaren und nehmen die Krankheitserreger in sich auf. Bei Massenanfall von Bakterien oder Viren zerfallen dann viele Neutrophile und werden

Bestandteil vom Eiter, der durch die Lymphkapillaren abtransportiert wird. Hierbei vermehren sich die neutrophilen Granulozyten im Blut *(Granulozytose* oder *Leukozytose).*
Basophile Granulozyten sind im Zytoplasma dunkelblau getupft. Sie sind oft ein Zeichen bösartiger krankhafter Vorgänge im Organismus.
Eosinophile Granulozyten sind im Zytoplasma rot getupft. Sie treten vermehrt bei allergischen Reaktionen auf (Asthma bronchiale, Ekzem im akuten Stadium, Urtikaria).

Lymphozyten (Lymphzellen)
Lymphozyten werden zu den weißen Blutkörperchen gerechnet. Sie entstehen beim Föten im Knochenmark, nach der Geburt zunehmend in Milz, Lymphknoten, Tonsillen, Thymus und Lymphbezirken des Wurmfortsatzes. Über die Lymphbahnen werden sie ins Blut befördert. Im Kapillarschenkel der Blutbahn treten sie ins Gewebe ein, wo sie an der Antigen-Antikörperreaktion beteiligt sind. Sie sind bei bestimmten Arten von Erkrankungen wie z. B. Virusinfektionen besonders vermehrt. Bei der Bildung von Antikörpern sowie der Bekämpfung von bestimmten Krankheitserregern und fremden Körperzellen kommt ihnen eine ganz besondere Bedeutung zu.

Monozyten
Bei den Monozyten handelt es sich um die großen Freßzellen *(Makrophagen)* des Blutes. Sie phagozytieren (nehmen in ihren Zelleib auf) auch Krankheitserreger und Fremdstoffe, mit denen die Mikrophagen nicht fertiggeworden sind. Auch zerstörte Granulozyten werden von den Monozyten aufgenommen und im Zellinneren verarbeitet.
Sie haben die Fähigkeit, sich an Stellen krankheitsbedingter Schäden in neues Gewebe umzuwandeln *(Granulationsgewebe)* und so die Heilung einzuleiten. Sie sind bei der Bildung von Antikörpern durch Weitergabe von Information an die für die Antikörperbildung zuständigen Lymphozyten beteiligt.

Thrombozyten (Blutplättchen)
Thrombozyten entstehen aus Knochenmarksriesenzellen und sind am Gerinnungsvorgang beteiligt. Krankhafte Veränderungen der Thrombozyten führen zu Blutungen der Haut, Schleimhaut oder Nieren. Ursachen für solche Störungen sind Infektionen, Arzneimittelnebenwirkungen u. a., gelegentlich auch Blutkrankheiten. Der Mensch hat 150 bis 300 Giga/Liter (= 150 000 bis 300 000/mm³) Blutplättchen. Sie leben 8 bis 11 Tage, bei Blutkrankheiten bis zu 2 Tage.

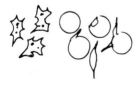

Thrombozyten. Links wie sie sich im Blutausstrich darstellen (Schrumpfform), rechts im Blutkreislauf bei rasterelektronenmikroskopischer Untersuchung.

Fachausdrücke	vermehrt	vermindert
A. Leukozyten (weiße Blutkörperchen) a) absolute Gesamtzahl	Leukozytose (extreme Formen: Leukose, Leukämie)	Leukopenie
b) relative Zahl (= prozentuale Verschiebung der einzelnen Zellarten zueinander) Segment- und Stabkernige (Neutrophile) Basophile (bei Pappenheim-Färbung blaue Granula) Eosinophile (bei Pappenheim-Färbung rote Granula) Lymphozyten Monozyten	Neutrophilie Basophilie Eosinophilie Lymphozytose (lymphatische Reaktion) Monozytose	Neutropenie Basopenie Eosinopenie Lymphopenie Monopenie
c) relatives Überwiegen der Segmentkernigen (neutralgefärbte Leukozyten mit gelapptem Kern) mit Auftreten von Übersegmentierten relatives Überwiegen und vermehrtes Auftreten von Stabkernigen und Jugendlichen	Rechtsverschiebung Linksverschiebung	— —
B. Erythrozyten (rote Blutkörperchen)	Erythrozytose Polyglobulie Polyzythämie	Erythropenie (Anämieform)
C. Thrombozyten (Blutplättchen)	Thrombozytose	Thrombopenie

Bei Verletzungen von Körpergewebe werden stets auch Kapillaren und größere Blutgefäße mitverletzt. Die Thrombozyten dichten dann die Gefäßwände ab und bringen damit Sickerblutungen zum Stehen.

14.1.5. Erkrankungen der Blutzellen
Anämie
Unter Anämie wird ein Mangel an roten Blutkörperchen und/oder Hämoglobin verstanden.

Hypochrome Anämie

Hypochrome Anämie entsteht fast immer durch Eisenmangel. Eisen ist zur Bildung von Hämoglobin nötig. Eisenmangel kann entstehen durch:
1. Fehlen in der Nahrung,
2. Resorptionsstörungen,
3. dauernde Eisenverluste (z. B. chronische Blutungen, starke Regelblutungen, Schwangerschaft, chronische Infekte, bösartige Geschwulste).

Symptome: Haut, Nägel, Schleimhäute rissig, Entzündung der Speiseröhre, Blässe, eingeschränkte Leistung.

Normochrome Anämie
Normochrome Anämie ist fast immer durch plötzlichen Blutverlust bedingt.

Hyperchrome Anämie (perniziöse Anämie)
Vitamin B_{12} ist ebenfalls zur Bildung von roten Blutkörperchen nötig. Bei Mangel an B_{12} entstehen zuwenig Erythrozyten, die dann mehr Hämoglobin aufnehmen als normal.

Formen der Anämie			
Formen	FI	Hgb pro Ery	Beispiel für Ursachen
hypochrome Anämie	< 1	< 28 pg	Eisenmangel
normochrome A.	1	28—34 pg	hohe Blutverluste
hyperchrome A.	> 1	> 34 pg	Vitamin-B_{12}-Mangel
Abkürzungen: FI = Färbeindex Hgb = Hämoglobin pg = pikogramm **Färbeindex:** Der FI wird durch Teilen des Hgb-Wertes durch die Zahl der Erythrozyten errechnet. Entscheidend ist dabei, daß beide Werte in Prozent des Normalwertes ausgedrückt werden. Beispiel: 16 g % Hgb = 100 %, 5 Millionen Erythrozyten im Kubikmillimeter = 100 %; 100 geteilt durch 100 ergibt 1, FI = 1 (normochrom).			

Polyzythämie
Polyzythämie ist dann vorhanden, wenn als Befund mehr als 6 Millionen rote Blutkörperchen/mm³ und/oder 18 g % Hgb festgestellt werden.

Ursache: Vermehrung ohne bekannte Ursache, Vermehrung bei Aufenthalt in großen Höhen, Herzerkrankungen, bestimmte Lungenerkrankungen.

Agranulozytose
Unter Agranulozytose wird eine Verminderung der Granulozyten unter 1000/mm³ verstanden.

Ursache: Medikamentenallergie.

Symptome: schwerste Halsentzündungen, sehr hohes Fieber, schwerste Darmentzündungen.

Leukämie
Unter einer Leukämie wird die krebsartige Vermehrung der Leukozyten oder ihrer Vorstufen verstanden. Je nachdem, ob es sich um eine Entartung der Granulozyten oder der Lymphozyten bzw. ihrer Vorstufen handelt, sprechen wir von myeloischer oder lymphatischer Leukämie.

Myeloische Leukämie
Die akute Form kommt plötzlich mit Fieber, Schüttelfrost, Blutungen der Schleimhäute und schwerem Krankheitsgefühl. Unbehandelt führt die akute myeloische Leukämie in wenigen Wochen bis Monaten zum Tode. Die chronisch myeloische Leukämie ist heute noch nicht heilbar und führt in durchschnittlich 2 bis 4 Jahren zum Tode.

Lymphatische Leukämie
Die akute Form tritt bei Kindern auf und ist durch Behandlung in etwa 70 Prozent heilbar. Die chronische Form tritt im höheren Lebensalter auf, Männer sind doppelt so häufig wie Frauen betroffen. Heilungsaussichten bestehen ebensowenig wie bei der chronisch myeloischen Leukämie, der Krankheitsverlauf ist langsamer.

14.1.6. Blutgruppen

Man unterscheidet vier Erythrozyteneigenschaften und vier ebenso bezeichnete Blutgruppen: A, B, AB und 0 (= Null). In seinem Plasma enthält fast jedes Blut Abwehrglobuline gegen die Erythrozyten anderer Blutgruppen: A-Blut enthält Anti-B (β), B-Blut enthält Anti-A (α), 0-Blut enthält Anti-A und Anti-B zugleich. Nur das Plasma des seltenen AB-Blutes ist frei von diesen Antistoffen gegen fremde Erythrozyten.

A-Serum (Anti-B)

B-Serum (Anti-A)

0-Serum (Anti A/B)

0   A   B   AB

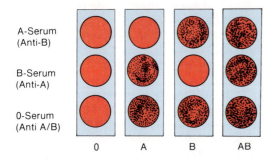

Aus der unterschiedlichen Agglutination von Blut und Prüfseren läßt sich die Blutgruppe bestimmen.

Erythrozyteneigenschaften		Häufigkeit	Serumeigenschaften	
Blutgruppe			Antikörper	
0	ohne Merkmale A oder B	37,0 %	mit Anti-A und Anti-B	
A	mit Merkmal A	42,5 %	mit Anti-B	Iso-
B	mit Merkmal B	14,0 %	mit Anti-A	Antikörper
AB	mit Merkmalen A und B	6,5 %	ohne	

Erythrozyten- und Serumeigenschaften.

Blutgruppen (auch Blutgruppensysteme anderer Art) sind erblich. Der Vaterschaftsnachweis beruht in erster Linie auf der Feststellung verschiedener Blutgruppensysteme.

Rhesusfaktor
Es gibt zahlreiche Blutgruppensysteme. Neben dem schon genannten ABO-System ist das Rhesus-System am wichtigsten. Nach Blutübertragung von Rhesusaffen auf Kaninchen entsteht ein Antikörper, der (mit Menschenblut zusammengebracht) dieses zusammenballt (agglutiniert). Das Rh-System (= Rh-Faktor = Rh^+ = D) ist ein neben den Blutgruppen selbständiges System. Es besteht aus mehreren Antigenen (C, c, D, d, E, e). 86 Prozent der Menschen haben diesen Faktor, bei 14 Prozent fehlt er (= rh-negativ = rh^-).

Bekommen rh-negative Menschen (z. B. Frauen im Verlauf einer Schwangerschaft durch Rh-positive Kinder) Rh-positives Blut zugeführt, so bilden sie Antikörper gegen den Rhesusfaktor. Wird erneut Rh-positives Blut zugeführt, kann es zu Reaktionen mit dem Antikörper mit Krankheitserscheinungen kommen.

Dies ist auch der Fall bei einer erneuten Schwangerschaft mit einem Rh-positiven Kind. Die Rhesus-Antikörper der Mutter zerstören die Erythrozyten des Kindes. Folgen sind schwerste Erkrankungen des Kindes (Morbus hämolyticus neonatorum) bis hin zu Totgeburten.

Die Bildung von Rhesus-Antikörper in der Mutter kann durch eine Injektion (Anti-D-Immunglobulin) verhindert werden, einem erkrankten Neugeborenen wird durch eine Austauschtransfusion geholfen.

Transfusion (Blutübertragung)
Übertragungen von Blut erfolgen heute fast immer durch *Blutkonserven,* die von der Blutspenderzentrale (Blutbank) bezogen werden. Zur Überprüfung der Übereinstimmung von Blutgruppen und -systemen wird vor jeder Bluttransfusion die *Kreuzprobe* angestellt; durch Mischung von Blutkörperchen und Blutserum von Spender und Empfänger wird die Verträglichkeit festgestellt.

Rote Blutkörperchen, die bei einer Blutübertragung einem Menschen übertragen werden, der in seinem Plasma Antistoff gegen gerade diese Erythrozyten besitzt, werden im Blutkreislauf des Empfängers zerstört. Das kann zum Tode des Empfängers führen: Empfänger der Blutgruppe A oder der Blutgruppe 0 zum Beispiel kommen in Lebensgefahr, wenn ihnen versehentlich B-Blut übertragen wird. Deshalb darf keine Blutübertragung vom Spender oder keine Konserve ohne genaue Blutgruppenkenntnis und weitere Vorsichtsmaßnahmen vorgenommen werden.

14.1.7. Blutgerinnung

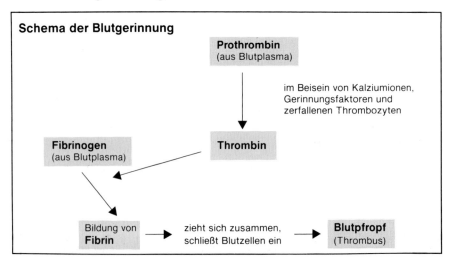

Das Blut enthält Fibrinogen, Thrombozyten und Blutfaktoren, die das Blut beim Austritt aus Blutgefäßen (z. B. Wunden) gerinnen lassen. Hierbei spielt auch Kalzium eine Rolle. Die Blutgerinnung verläuft in Phasen und wird durch Gerinnungsfaktoren gesteuert; fehlen die Gerinnungsfaktoren (mit römischen Zahlen ab I bezeichnet) kommt es zu Spontanblutungen (z. B. Hämophilie A = Fehlen von Faktor VIII). Die Gerinnungsfähigkeit des Blutes kann zu Behandlungszwecken herabgesetzt werden, z. B. durch Heparin bei Myokardinfarkt.

Werden Kalziumionen dem Blutplasma entzogen (z. B. durch Mischung des Blutes mit Natriumzitrat bei Durchführung der Blutsenkung), so kann es nicht gerinnen. Das gleiche gilt, wenn Fibrinogen im Labor entfernt wird (Defibrinierung) oder Prothrombin vermindert wird (Cumarin-Therapie).

Bluterkrankheit (Hämophilie A und B)
Eine praktisch nur bei Männern auftretende erbliche Blutgerinnungsstörung (siehe auch 11.3.7.), bei der ein Aktivator für die Umwandlung von Prothrombin in Thrombin fehlt. Jede kleine Verletzung führt zu einer starken Blutung, die sogar lebensbedrohlich werden kann. Häufig kommt es zu Blutungen in die Gelenke (Hämarthros), was nach einer gewissen Zeit zu Gelenkversteifungen führt.

14.2. Kreislauf

Zum Kreislaufsystem (Blutgefäßsystem) gehören Herz und Blutgefäße. Es ist in sich geschlossen und beginnt und endet in den Haargefäßen (Kapillaren) der Lungenbläschen.

14.2.1. Herz

Das Herz ist ein Hohlmuskel, dessen Aufgabe darin besteht, durch Zusammenziehen seiner Muskelschichten Blut durch den Körper zu pumpen. Es hat etwa die Größe der Faust seines Besitzers und wiegt etwa 250 bis 350 g. Es befindet sich hinter dem Brustbein (Sternum) im Herzbeutel (Perikard) auf der linken Zwerchfellkuppel, seine Spitze zeigt nach links. Seine Blutversorgung erfolgt über die Herzkranzgefäße (Koronararterien und -venen).

Bau des Herzens
Der Herzmuskel wird durch die Herzscheidewand in die rechte und die linke Seite getrennt; durch die Scheidewand wird verhindert, daß das CO_2-reiche verbrauchte Blut aus der rechten Kammer sich mit Blut in der linken Kammer mischt und so wieder in den Körper gepumpt wird; es ist vielmehr gezwungen, seinen Weg in die Lunge zum Gasaustausch zu nehmen. Jede Herzseite ist in *Vorhof* und *Kammer* geteilt. Zwischen Vorhof und Kammer befinden sich beiderseits *Herzklappen*. Die rechte Herzklappe ist dreizipfelig, die linke zweizipfelig. Weitere Herzklappen liegen am Ausgang der linken Kammer (zur Hauptschlagader hin) und am Ausgang der rechten Kammer (zur Lungenschlagader hin). Die Herzklappen bewirken, daß der Blutstrom im Blutkreislauf während der Systole (Zusammenziehung des Herzmuskels) nur in einer Richtung vor sich geht, da die Herzklappen Rückschlagventilfunktion

haben; die Aortenklappe (am Ausgang der linken Herzkammer) und die Pulmonalklappe (am Ausgang der rechten Herzkammer) sind während der Diastole (Ausdehnung des Herzmuskels) geschlossen. Das Blut kann somit aus den Schlagadern nicht ins Herz zurückfließen, es sei denn, es läge ein Herzklappenfehler vor.

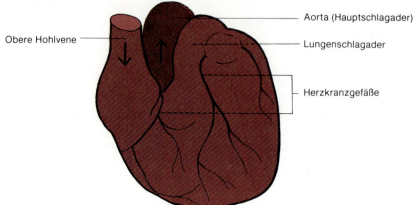

Herz mit abgehender Hauptschlagader (aufrechter Pfeil), einmündender oberer Hohlvene (abwärts weisender Pfeil) und Herzkranzgefäßen.

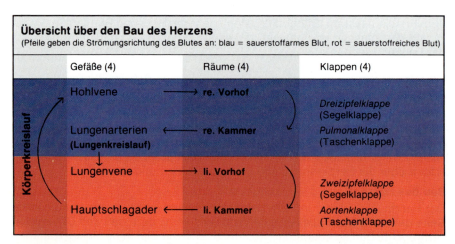

Die Herzwand ist aus drei Schichten zusammengesetzt: der Herzinnenhaut *(Endokard),* dem Herzmuskel *(Myokard)* und der Herzaußenwand *(Epikard).*

Funktion des Herzens

Das Herz zieht sich, koordiniert durch das Herznervensystem, rhythmisch zusammen. Zuerst kontrahieren sich die beiden Vorhöfe, anschließend die Herzkammern (währenddessen sich die Vorhöfe erweitern). In der *Kammersystole* schließen sich die Herzklappen, und das Blut wird aus den Kammern in den Körper getrieben, und zwar aus der linken Herzkammer in die Aorta

(Hauptschlagader), aus der rechten Herzkammer in die Lungenarterie (Austreibungszeit). In der folgenden *Diastole* läßt die Herzmuskelspannung nach; infolge der Druckverhältnisse öffnen sich die Herzklappen, und das Blut kann aus den Vorhöfen in die Kammern fließen (Füllungszeit). Ein ähnlicher Vorgang findet in den Vorhofbereichen statt. Das Blut wird in der Systole aus den Vorhöfen in die Herzkammern getrieben, während in der Diastole Blut in die Vorhöfe fließt.

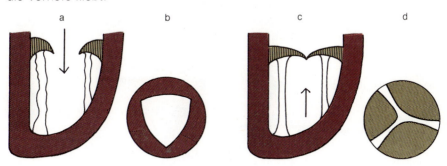

Schematische Darstellung der Tricuspidalis-Herzklappe zwischen rechtem Vorhof und rechter Herzkammer: a) geöffnet; das Blut strömt vom Vorhof in die Kammer; die Klappensegel sind entspannt; b) Blick von oben auf die geöffnete Herzklappe; c) geschlossen; das Blut drückt zurück und kann infolge des Herzklappenschlusses nicht in den Vorhof zurückweichen; die Klappensegel sind gespannt; d) Blick von oben auf die geschlossene Herzklappe.

Funktionsphasen des Herzens		
Diastole:	*Ruhe- oder Erschöpfungsphase*	
	Entspannungszeit: Die Kammermuskulatur entspannt sich.	
	Füllungszeit: Die Herzkammern werden mit Blut gefüllt. Dabei zieht sich die Muskulatur der Vorhöfe zusammen und drückt das Blut durch die sich öffnenden Segelklappen in die Kammern.	
Systole:	*Arbeit- und Kontraktionsphase*	
	Anspannungszeit: Die Herzmuskulatur der Herzkammern beginnt sich zusammenzuziehen. Die Segelklappen schließen sich.	
	Austreibungszeit: Durch die sich öffnenden Taschenklappen wird das Blut in Richtung Lunge (Lungenkreislauf) und Körper (Körperkreislauf) ausgetrieben.	

In der Kontraktionsphase hebt sich die Herzspitze und stößt dadurch in Höhe des 5. Zwischenrippenraumes innen an den Thorax an *(Herzspitzenstoß).*

Herztöne

Durch Aneinanderlegen der Herzklappen entsteht über jeder Klappe ein *Herzton*, feststellbar durch Abhören mit dem Stethoskop, registrierbar durch die Herztonkurve (Phonokardiogramm).

Herzschlag

Der *Herzschlag* beträgt in der Minute etwa 65 bis 80 Schläge. Kinder haben einen schnelleren Herzschlag. Die Herzmuskelkontraktion bewirkt eine wellenförmige Austreibung des Blutes aus dem Herzen. Die Blutwelle wird als Puls gefühlt. Die Schnelligkeit des Pulses entspricht der Schnelligkeit der Herzschlagfolge.

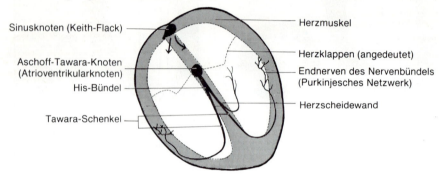

Herzmuskel mit der Herzscheidewand. Eingezeichnet sind die im Herzmuskel liegenden Herznervenknoten und das Reizleitungssystem. Beginn der Erregungsimpulse im Sinusknoten (Vorhofgebiet), Ausbreitung zum Kammergebiet.

Erregungsleitung

Die Bewegung des Herzmuskels wird weitgehend autonom vom herzeigenen *Erregungsleitungssystem* gesteuert; es löst Systole und Diastole aus. Es besteht aus dem im rechten Vorhof befindlichen Sinusknoten, aus dem im Vorhof-Kammer-Grenzbereich lagernden Aschoff-Tawaraschen Atrioventrikularknoten, aus dem sich anschließenden Hisschen Bündel und schließlich aus dem in die Kammermuskulatur führenden Tawaraschenkel. Außerdem greift das vegetative Nervensystem in die Herzfunktion ein; der Nervus vagus stößt bis zum Sinusknoten, der Nervus sympathicus bis zum Atrioventrikularknoten vor.

Die Eigenströme des Herzens kann man registrieren (Elektrokardiogramm, siehe Kapitel 25).

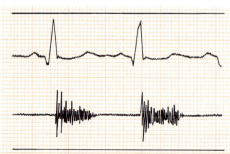

Oben EKG-Kurven, unten Phonokardiogramm.

14.2.2. Erkrankungen des Herzens

Herzinfarkt, Angina pectoris

Als Folge des Verschlusses einer Koronararterie kommt es zum Absterben von Teilen des Herzmuskels. Dieses Krankheitsbild wird Herzinfarkt genannt. Der Herzinfarkt tritt plötzlich mit meist sehr starken Schmerzen in der Brust, die in den linken Arm ausstrahlen, mit Vernichtungsgefühl, Atemnot, Schwächeanfällen und Schwindel auf. Es kommt häufig zu erheblichen Störungen der Herzfunktion, insbesondere zu unregelmäßigem Herzschlag und vermindertem Schlagvolumen. Besonders gefürchtet ist das Auftreten des sogenannten kardiogenen Schocks.

In schweren Fällen tritt der sofortige Herztod durch Kammerflimmern, Herzstillstand oder Herzmuskelruptur (Herzmuskelzerreißung) ein.

Manchmal schwer von einem Herzinfarkt zu unterscheiden ist der Angina-pectoris-Anfall, der durch körperliche Belastung, Kälte, psychische Belastung sowie reichliche Nahrungsaufnahme ausgelöst werden kann. Hierbei kommt es zu in den linken Arm, Kinn oder Schulterblatt ausstrahlende hinter dem Brustbein auftretende Schmerzen, die einige Minuten nach der Belastung wieder verschwinden.

Die Diagnose des Herzinfarktes erfolgt endgültig mit Hilfe des EKG (tiefe und breite Q-Zacke, Anhebung der ST-Strecke) und der Laborbefunde (Erhöhung von CK, GOT und LDH).

In der ersten Stunde nach Auftreten des Infarktes versterben 60 Prozent der Patienten mit tödlichem Verlauf meist an Kammerflimmern. Aus diesem Grunde ist bei Infarktverdacht stets eine sofortige Einweisung ins Krankenhaus (Intensivstation) erforderlich. Schon vorher müssen Medikamente zur Beruhigung, Schmerzbekämpfung und falls erforderlich, zur Behandlung akuter Erscheinungen (wie z. B. Arrhythmie, Schock u. ä.) gegeben werden. Auf dem Weg ins Krankenhaus muß der Patient überwacht werden.

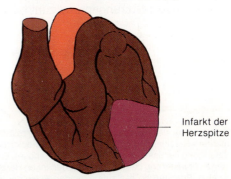

Herzinfarkt. Durch Verstopfung oder Krampf eines Herzkranzgefäßes oder Einengung des Lumens (der lichten Weite) infolge Arterienverkalkung wird der vom betroffenen Gefäß versorgte Herzmuskelteil nicht mehr durchblutet.

Infarkt der Herzspitze

Herzinsuffizienz

Hierunter versteht man ein nicht mehr ausreichend leistungsfähiges Herz.

Ursachen: z. B. Herzfehler, zu hoher Blutdruck oder andere ständige Überlastungen, auch altersbedingt auftretend.

Symptome: Beinödeme, Luftnot, Abnahme der Leistungsfähigkeit.

Therapie: Diuretika (entwässernde Medikamente), Digitalispräparate.

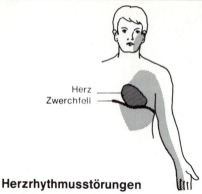

Beispiel für Schmerzen im Reflexgebiet, vom Herzen ausgehend. Ausstrahlungen bei Herzkranzgefäßkrampf in die linke Gesichtsseite, in den linken Arm und in den Oberbauch bei Angina pectoris und Myokardinfarkt.

Herzrhythmusstörungen

sind Störungen des normalen Herzschlages, werden am Puls oder im EKG (= Elektrokardiogramm) festgestellt.

Wir unterscheiden u. a.:

Bradykardie = zu langsamer Puls (unter 60 Schl./min)
Tachykardie = zu schneller Puls (über 90 Schl./min)
Extrasystole = zusätzlicher, unregelmäßiger Herzschlag
Herzflimmern = Flimmern des Herzens, keine geordnete Pumpleistung, ohne sofortige Hilfe tödlich.

Endokarditis

Die Entzündung der Herzinnenhaut ist meistens verbunden mit einer Myokarditis (Herzmuskelentzündung) als Endomyokarditis. Es können sich durch Narbenbildungen Veränderungen an den Herzklappen entwickeln; dadurch kann es zum Herzklappenfehler, entweder zur Verengung (z. B. Mitralstenose) oder zur Erweiterung (z. B. Aorteninsuffizienz) kommen. Im Laufe des Lebens kann es durch Veränderung der Druckverhältnisse des Herzens zu Herz-Kreislauf-Störungen und zum Herzmuskelversagen kommen.

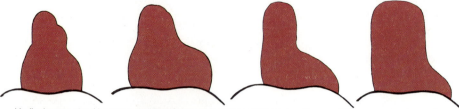

Veränderung der Herzgestalt (Herzform, Herzsilhouette) im Laufe von Jahren, wenn eine oder mehrere Herzklappen durch Entzündung (Endokarditis) oder angeboren verändert sind. Von links: Verengung der linken Herzklappe (Mitralstenose), Erweiterung der linken Herzklappe (Mitralinsuffizienz), Erweiterung der am Ausgang der linken Herzkammer liegenden Aortenklappe (Aorteninsuffizienz), Erweiterung des aufsteigenden Astes der Hauptschlagader (Aortenaneurysma).

Herzfehler

Darunter versteht man Defekte in der Scheidewand des Herzens (Vorhof- und Kammerseptumdefekt) oder schadhafte Herzklappen. Sie können durch Abhören (= Auskultation) mit dem Stethoskop festgestellt werden, häufiges Symptom ist Blausucht (= Zyanose).

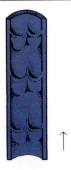

Venenklappen. Der Pfeil zeigt die Blutstromrichtung an. Keine Venenklappen hat das obere Hohlvenensystem.

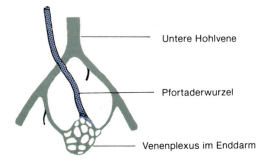

Der im Enddarmgebiet liegende Venenplexus (Venengeflecht) und seine Abzweige.

14.2.3. Blutgefäße

Man unterscheidet Schlagadern, Blutadern und Haargefäße. Die Wände der Blutgefäße sind unterschiedlich dick und bestehen aus mehreren Gewebeschichten.

Schlagadern (Arterien)
Die Arterien sind dickwandig und elastisch infolge Einlagerung von elastischen Fasern; sie können deshalb einen höheren Blutdruck aushalten. Besonders sind die Hauptschlagader (Aorta), welche das Blut der linken Herzkammer vom Herzen weg in den Körper transportiert, und die Herzkranzgefäße, welche dicht am Herzen aus der Hauptschlagader entspringen und dem Herzmuskel Blut zuführen, zu erwähnen.

Vom Herzen gehen nur Arterien aus, gleichgültig, ob sie sauerstoffreiches oder kohlendioxidreiches Blut führen. Deshalb ist das von der rechten Herzkammer zur Lunge führende Blutgefäß eine Schlagader, obwohl es kohlendioxidbeladenes Blut führt. Die von der Lunge zum Herzen ziehende Ader ist eine Blutader, obwohl sie sauerstoffreiches Blut zur linken Herzkammer bringt. In den Schlagadern fließt das Blut von den Herzkammern weg. Es entscheidet also nur die Richtung von oder zum Herzen, ob es sich um eine Schlagader oder um eine Blutader handelt.

Merke: In der aus der rechten Herzkammer kommenden Lungenschlagader (Arteria pulmonalis) fließt sauerstoffarmes, CO_2-beladenes Blut.

Blutadern (Venen)
In den Venen fließt das Blut vom Körper in die Herzvorhöfe. Den Blutadern fehlt (im Gegensatz zu den Schlagadern) die elastische Schicht. Dafür haben sie Venenklappen (ringförmige Verdickungen, die segelförmig gespannt sind und den Rückstrom des Blutes aufhalten; sie befinden sich im Abstand von wenigen Zentimetern besonders in den Blutaderwänden der unteren Extremitäten.

> **Merke:** Arterien führen das Blut *vom Herzen weg*,
> Venen führen das Blut *zum Herzen hin*.

Haargefäße (Kapillaren)

Kapillaren befinden sich im Blutkreislauf zwischen Arterien und Venen in allen Organen (außer in Augenhornhaut, Nägeln, Gelenkknorpel und obersten Hauptepithelschichten). Der Übergang von Schlagadern ist abgestuft mit nach und nach sich verengendem Gefäßlumen; der Blutstrom wird dadurch gebremst. Ähnlich weiten sich nach den Haargefäßen die Gefäßlumina, so daß der Blutstrom beschleunigt wird. Durch die Kapillaren werden Stoffe aus dem Blut an die Zellen herangeführt und Stoffwechselprodukte der Zellen ins Blut aufgenommen.

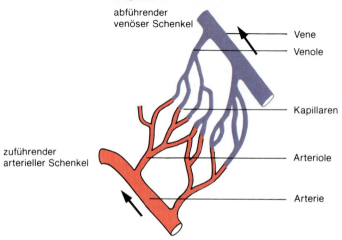

Die das Blut heranführenden Arterien verengen sich vor den Kapillaren zu Arteriolen. Nach den Kapillaren sind im venösen Teil die Venolen zwischengeschaltet. Arteriolen haben für den Blutzustrom eine bremsende, Venolen für den Blutabstrom eine beschleunigende Wirkung. Der Pfeil zeigt die Strömungsrichtung.

So nehmen z. B. die Kapillaren in den Lungenbläschen Sauerstoff, im Darm Nahrungsstoffe und in den Drüsen mit innerer Sekretion Hormone auf. Die in den Nierenknäulen befindlichen Kapillaren geben Wasser und gelöste Stoffwechselabfallprodukte ab.

14.2.4. Erkrankungen der Blutgefäße

Arteriosklerose („Arterienverkalkung")

Hierbei handelt es sich um eine Erkrankung der Gefäßinnenwand, gekennzeichnet durch *Wandverhärtung, Verlust der Dehnbarkeit* und *Verengung* der Gefäßöffnungen.

Ursachen: nicht genau bekannt, begünstigend wirken Zuckerkrankheit, Bluthochdruck, Nikotinabusus, Bewegungsmangel, Überernährung, Erkrankungen des Hormonsystems.

Folgen:
- Blutgefäßverschlüsse je nach Lokalisation mit Infarkt des Herzens, des Gehirnes (Schlaganfall) sowie der „Schaufensterkrankheit" (Claudicatio intermittens).
- Zerreißen von Blutgefäßen besonders beim Apoplex (Schlaganfall).

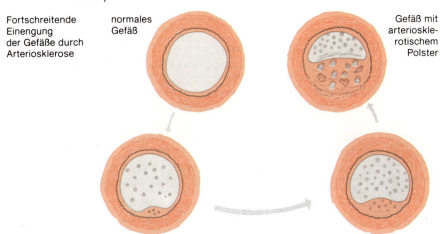

Fortschreitende Einengung der Gefäße durch Arteriosklerose — normales Gefäß — Gefäß mit arteriosklerotischem Polster

Apoplex (Schlaganfall)
Die Apoplexie ist der Gehirnschlag, der auf einem plötzlich eintretenden Blutgefäßriß (z. B. infolge Arteriosklerose, Bluthochdruck) oder auf einer Ischämie (Blutmangel) durch Embolie beruht. Es kommt durch Durchblutungsstörungen bzw. Massenblutung im Gehirn oder an dessen Oberfläche zur Halbseitenlähmung, zu Bewußtlosigkeit mit Sprachstörung u. a.

Claudicatio intermittens
(„Raucherbein", „Schaufensterkrankheit")
Durch zunehmenden arteriellen Gefäßverschluß bedingter Belastungsschmerz im Bein, der dazu führt, daß die Patienten nach bestimmten Wegstrecken bis zum Nachlassen der Schmerzen Pausen (z. B. vor Schaufenstern) einlegen müssen.

Venenerkrankungen
In erster Linie kann es zur Veneninsuffizienz kommen (Nachlassen der Venenklappenspannung) mit Entstehen von *Krampfadern* (Varizen).

Venenentzündung führt zur Gerinnselbildung in einem Gefäß (Thrombose) und zur *Thrombophlebitis*. Örtlich treten Durchblutungsstörungen ein, die zum *Ulcus cruris* führen. Löst sich bei Thrombose ein Teil des Blutgerinnsels, kommt es zur Embolie. Venenerweiterungen im Afterbereich werden *Hämorrhoiden* genannt.

14.2.5. Blutkreislauf
Unter Blutkreislauf versteht man das Fließen des Blutes aus dem Herzen zu den Organen (peripherwärts) und von dort zum Herzen zurück (zentralwärts).

Das Blutkreislaufsystem ist durch die Kapillaren in sich geschlossen. Man unterscheidet

a) *großen Kreislauf* (= **Körperkreislauf**)
von linker Herzkammer über die Aorta zu den Kapillaren, zurück über die Hohlvenen zum rechten Herzvorhof; seine Aufgabe ist es, die Zellen mit allen lebenswichtigen Stoffen zu versorgen und überflüssige Stoffe abzutransportieren;

b) *kleinen Kreislauf* (**Lungenkreislauf**)
von rechter Herzkammer über die Lungenschlagader zu den Lungenkapillaren, zurück über die Lungenblutader zum linken Herzvorhof; Aufgabe des kleinen Kreislaufs ist es, dafür zu sorgen, daß das CO_2 an die Außenluft abgegeben und O_2 aus der Außenluft zugeführt wird.

> Im *großen Kreislauf* fließt sauerstoffreiches Blut in Arterien zu den Organen, strömt kohlendioxidbeladenes Blut in Venen zum Herzen zurück.
>
> Im *kleinen Kreislauf* fließt kohlendioxidbeladenes Blut durch die Lungenarterien zur Lunge und sauerstoffreiches Blut in den Lungenvenen zum Herzen zurück.

Die Venen führen das Blut aus den Organen zum rechten Herzvorhof zurück. Das aus dem Kopf-, Hals-Arm-Gebiet kommende Blut fließt in die obere Hohlvene, das aus dem Rumpf-Bein-Gebiet stammende Blut in die untere Hohlvene; beide münden in den rechten Herzvorhof ein.

Pfortaderkreislauf
Die zur Leber führende Pfortader sammelt das venöse Blut aus Darmgebiet und Milz (nach Passieren der Leber fließt das Blut in die untere Hohlvene); der nicht aus dem Darmgebiet kommende Teil des Blutes der unteren Körperhälfte fließt unter Umgehung der Leber in die untere Hohlvene. In der Mastdarmschleimhaut befindet sich ein Venengeflecht, das direkt in die untere Hohlvene mündet. Aus diesem Grunde können auch Zäpfchen (Suppositorien) wirken, deren Wirkstoffe in der Leber abgebaut werden würden.

Puls
Die sich während der Herzsystole in die Arterien fortpflanzende Blutwelle ist als Puls fühl- und meßbar. Die Beschaffenheit des Pulses beruht auf der vom Herzen ausgeworfenen Blutmenge, der elastischen Beschaffenheit der Arterien, der Intensität und dem Rhythmus des Blutauswurfs aus dem Herzen. Dadurch unterscheidet man:

- *Pulsfrequenz* (Häufigkeit in der Minute): gehäuft ab 80/min; bei Fieber der Erwachsenen zählt man 7 bis 8 Pulsschläge, bei Kindern 16 bis 20 Pulsschläge mehr je 1 Grad Temperaturerhöhung und Minute.
- *Pulsrhythmus* (Schlagfolge): regulär ganz regelmäßige Schlagfolge („rhythmisch"), arhythmisch = unregelmäßige Schlagfolge durch unregelmäßige Herzschlagfolge.
- *Pulsstärke* (Pulsfülle): stark = kräftig zu fühlen; schwach = nur undeutlich zu fühlen, klein, weich.

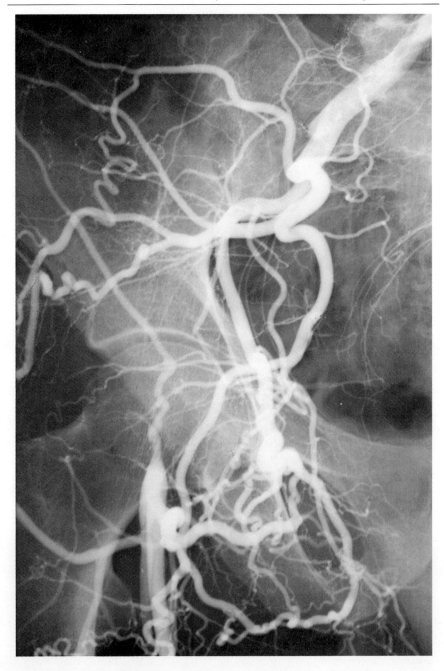

Kontrastmitteldarstellung der Beckenarterien rechts mit krankhaftem Befund (Gefäßverschluß der A. iliaca externa mit Umgehungskreislauf)

Darstellung der A. carotis im Schädel (Carotisangiogramm)

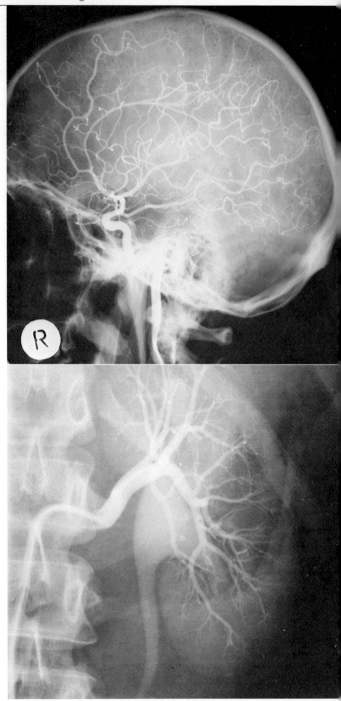

Darstellung der Nierenarterie und des Nierenbeckens links (selektive Nierenangiographie)

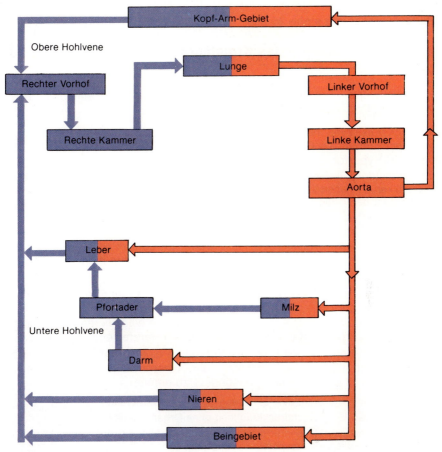

Schematische Darstellung des Blutkreislaufs. Die arterielle Seite ist rot, die venöse Seite blau gezeichnet.

Pulsmessung siehe 25.2.2.

Blutdruck

Der in den Schlagadern herrschende Druck entspricht der Pumpkraft des Herzens in seiner Systole. Meßbar ist der Blutdruck mit dem Blutdruckapparat. Man unterscheidet dabei den oberen Druckwert *(systolischer Wert)* und den unteren Druckwert *(diastolischer Wert)*. Die Differenz beider ist die Blutdruckamplitude.

Der Blutdruck wird in mm Hg (= Millimeter Quecksilbersäule) gemessen. Die Maßeinheit Kilopascal (kPa) hat sich für die Blutdruckmessung nicht durchgesetzt. Der normale Blutdruck liegt etwa bei 120—130/80—90 mm Hg. Die Blutdruckwerte nehmen mit dem Alter infolge Verhärtung und Elastizitätsverlust der Gefäße zu. Die Höhe des Blutdrucks und die Blutdruckamplitude lassen Schlüsse auf den Zustand von Herz, Gefäßen und Nieren zu.

Blutdruckmessung siehe 25.2.3.

14.2.6. Erkrankungen des Kreislaufs

Hypertonie (Hochdruck)

Blutdruckwerte über 160/95 mm Hg werden nach der Definition der Weltgesundheitsorganisation als Hochdruck bezeichnet.

Blutdruckwerte zwischen 140 bis 160 mm Hg systolisch und 90 bis 95 mm Hg diastolisch gelten als *Grenzwerthypertonie,* Werte darüber als Hochdruckkrankheit (Hypertonie) im engeren Sinne.

Erhöhter Blutdruck tritt in unseren Bereichen sehr häufig auf, etwa 10 bis 15 Prozent der Bevölkerung haben eine Grenzwerthypertonie, in der gleichen Größenordnung liegt die Zahl derer, die eine Hochdruckkrankheit mit Werten über 165/95 mm Hg haben.

Die Hochdruckkrankheit ist die häufigste Ursache für Herzkreislauferkrankungen wie z. B. Arteriosklerose, Herzinfarkt, Zerebralsklerose, Apoplexie. Symptome fehlen meist, so daß die Krankheit nicht selten mehr zufällig bei einer routinemäßigen Blutdrucksenkung entdeckt wird.

Ursache: Bei über 90 Prozent der Hypertonien ist eine Ursache nicht bekannt. Sie werden als *primäre Hypertonien* bezeichnet. Bei den *sekundären Hypertonien* ist als Ursache eine Nierenerkrankung, Erkrankung des Hormonsystems, ein Herzfehler u. a. bekannt.

Als begünstigend für das Entstehen einer primären Hypertonie sind überhöhte Kochsalzzufuhr, Übergewicht, psychosozialer Streß und Vererbung besonders zu nennen.

Einteilung: Die WHO kennt eine Einteilung in drei Schweregrade:

Grad 1 — Hochdruckkrankheit ohne Organschäden

Grad 2 — Hochdruckkrankheit mit Vergrößerung des linken Herzens (*Linksherzhypertrophie*)

Grad 3 — Hochdruckkrankheit mit weiteren Organschäden an Herz, Gehirn, Niere, Gefäßen

Symptome: Meist keine, gelegentlich Kopfschmerzen, Schwindel, Herzbeschwerden, Nasenbluten u. ä.

Therapie: 1. Allgemeine Maßnahmen wie Reduzierung des Gewichtes, kochsalzarme und kaliumreiche Kost, körperliche Bewegung
2. Medikamentöse Behandlung, z. B. mit Diuretika, Betablockern, gefäßerweiternden Medikamenten u. a.

Hypotonie

Hypotonie beruht auf einem Versagen der vegetativen Regulationen und führt zur Minderung der Organdurchblutung, insbesondere des Gehirns (wodurch Ohnmachten ausgelöst werden). Es können auch Hormonstörungen vorliegen (z. B. Nebennierenstörungen). Manche Menschen haben einen absinkend niedrigen Blutdruck nur beim Stehen (orthostatische Hypotonie) oder im Gefolge einer Hypoglykämie (zu niedriger Blutzucker).

Schock (auch Kollaps)

Bei jeder, gelegentlich auch kleinen, Verletzung, Blutungen und schweren plötzlichen Organerkrankungen (wie z. B. Herzinfarkt) kann ein Schock eintreten. Unter Schock versteht man eine Störung der Körperfunktion, die auf einem Mißverhältnis zwischen Blutmenge, Gefäßweite, Blutbedarf der Organe und Herzleistung besteht.

Ursachen: neurogen-psychogen (vom Nervensystem ausgehend), durch Blutverlust, durch Blutplasmaaustritt bei Gefäßwandschaden, im Zusammenhang mit allergischen Reaktionen u. a. m.

Symptome und Befunde: Haut schlecht durchblutet (feucht-kalt, blau untermalt, Nagelbett blaurot), Puls flach, 120/min (bei Ohnmacht 60/min), Blutdruck systolisch unter 80 mm Hg. Venen nicht gefüllt, keine Urinausscheidung, allgemeine Unruhe bis Bewußtseinstrübung, Atmung oberflächlich und beschleunigt, Pupillen weit.

14.2.7. Lymphkreislauf

Das Lymphsystem ist ein eigenständiges Gefäßsystem im Körper. Es durchzieht alle Gewebe. In den Lymphgefäßen fließt Lymphe. Es handelt sich um eine weißlichhelle Flüssigkeit, die in den Zwischenzellschichten aus Gewebewasser und Blutplasma gebildet wird. Die aus dem Darmgebiet abfließende fettreiche Lymphe wird Chylus genannt. Lymphe besteht aus Gewebewasser, Lymphkörperchen, Fett, Eiweiß, Kristallen, Mineralien und Abwehrstoffen gegen Krankheitserreger.

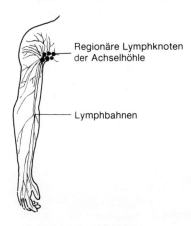
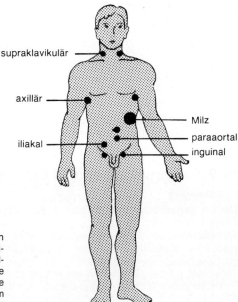

Die Lymphbahnen, hier des Arms, münden in die regionären Lymphknoten. Durch eine Infektion im Finger-Hand-Arm-Gebiet schwellen die Achsellymphknoten an. Durch eine Eiterung im Mund-Zahn-Gebiet werden die Halslymphknoten verdickt. Infektionen im Brustraum haben eine Schwellung der Lymphknoten in der oberen Schlüsselbeingrube zur Folge.

Wichtigste Lymphknotengebiete des Körpers.

Lymphbahnen

Die Lymphbahnen beginnen in den Gewebespalten als Lymphkapillaren und nehmen dort verschiedene Abbauprodukte des Zellstoffwechsels auf. Sie erweitern sich zu Lymphgefäßen. In deren Verlauf sind Lymphknoten eingeschaltet, die die ankommende Lymphe filtrieren, Bakterien zurückhalten oder zerstören und Lymphozyten bilden. Wichtige Lymphknoten befinden sich im Lungenwurzelgebiet (Hilusdrüsen), im Gekröse und im Becken.

Die Lymphbahnen vereinigen sich innerhalb des Brustkorbs zum Milchbrustgang (Hauptlymphstamm), der neben der Hauptschlagader kopfwärts zieht. Er mündet zwischen der linken inneren Drosselvene und der Arm-Kopf-Vene ins venöse Blutsystem.

Lymphorgane

Die mit dem lymphatischen System anatomisch und funktionell zusammenhängenden Organe sind Tonsillen, Rachenmandeln, Thymus, Milz, Appendix. Ein besonderes lymphatisches Gebiet ist der Waldeyersche Rachenring, eine um die Gaumenmandeln (Tonsillen) liegende Anhäufung vom Lymphknoten, deren Bahnen in Tonsillen münden. Dazu gehören Zungen-, Gaumen-, Rachentonsille mit umliegendem Gewebe. Die Gaumenmandeln liegen zwischen vorderem und hinterem Gaumenbogen an der Grenze zwischen Mundhöhle und Rachen. Sie haben tiefe Buchten (Krypten), in die sich Lymphbahnen ergießen. Die Tonsillen üben eine Schutzfunktion gegen Krankheitserreger aus.

Milz

Die Milz ist ein in der Bauchhöhle links oben liegendes schwammiges, lymphatisches Organ, das vielseitige Aufgaben hat. Die Milz ist ein Blutspeicher mit wechselnder Füllung.

Aufgaben der Milz	
Bildung von Lymphozyten,	Eisenspeicher,
Zerstörung alternder Erythrozyten,	Bildung von Stoffen mit
Blutspeicher,	Abwehr- und Schutzfunktion

Bei Zerfall der Erythrozyten in der Milz wird Hämoglobin chemisch verändert und in der Leber zu Bilirubin umgewandelt. Bilirubin wird mit dem Gallensaft in das Duodenum ausgeschieden.

14.2.8. Erkrankungen des Lymphsystems

Lymphangitis

Die Lymphgefäße entzünden sich z. B. durch Eiterung im peripheren Bereich. Bei Finger-, Handeiterung kann Lymphangitis am Arm mit Lymphknotenschwellung im Ellenbogen-, Achselhöhlenbereich entstehen. Es entsteht dann häufig der unter der Haut erkennbare rote Strich, der von Laien als „Blutvergiftung" bezeichnet wird. Dies ist nicht richtig, da die Bakterien in der Regel in den Lymphknoten phagozytiert und vernichtet werden. Erst wenn der Körper dazu nicht in der Lage ist, kommt es zum Einbruch in den Blutkreislauf und damit zur Sepsis (Blutvergiftung).

Lymphadenitis

Schmerzhafte Entzündung und Schwellung von Lymphknoten.

15 Nahrung und Verdauung

Nahrung wird aufgenommen und mit Hilfe der Verdauungsorgane zerlegt. Die Spaltprodukte werden ebenso wie der in der Lunge aufgenommene Sauerstoff durch das Blut zu den Körperzellen transportiert (Kapitel 14). Dort erfolgt die Verbrennung (unter Freisetzung von Energie, die der Körper zum Leben benötigt, Kapitel 10), Abfallstoffe werden vom Blut zur Leber oder direkt zur Ausscheidung zu Lunge und Niere (sowie in geringerem Ausmaße zur Haut) transportiert. Kapitel 15 befaßt sich mit der Zusammensetzung der Nahrung, ihrem Stoffwechsel sowie den Verdauungsorganen und dem Verdauungsvorgang.

15.1. Nahrungsbestandteile, Verdauung und Stoffwechsel

15.1.1. Übersicht

Die Nahrungsmittel setzen sich aus *Nährstoffen, Wirkstoffen, Ballaststoffen* sowie *Geschmacksstoffen* zusammen. Alle notwendigen Bestandteile der Nahrung haben im Körper eine bestimmte Aufgabe.

Nahrungsmittel und ihre Aufgaben	

Nährstoffe
    Kohlenhydrate
    Fette
    Eiweiße
	liefern Energie
	 (Betriebsstoffwechsel)
	 — dienen als Baustoffe (Baustoffwechsel)

Wasser	Körperflüssigkeit

Wirkstoffe
    Vitamine
    Mineralien
    Spurenelemente
	— regeln die
	 Körperfunktionen

Ballaststoffe	— regen Darmperistaltik an
Geschmacksstoffe	— regen den Appetit an

Der chemische Abbau und Umbau von Nahrungsbestandteilen wird durch Enzyme (Fermente) bewirkt; das sind vom Körper gebildete Eiweißkörper, die als Katalysator fungieren.

Die Stoffwechselumbau- und -abbauprodukte werden von der Leber entgiftet und über den Darm (Kot, Wasser, Gase), die Nieren (Salze, Wasser, Säuren, Basen), die Haut (Wasser, Salze, Geruchsstoffe), die Drüsen und die Ausatmungsluft (Kohlendioxid, Wasser) ausgeschieden.

> **Merke:** *Fermente* oder *Enzyme* sind *biologische Katalysatoren.* Katalysatoren sind Stoffe, die die Geschwindigkeit eines chemischen Vorganges beschleunigen oder vermindern. Dabei werden sie selbst nicht verändert.

15.1.2. Energiebedarf

Zum Leben benötigt der Körper auch in völliger Ruhe Energie. Als *Grundumsatz* bezeichnet man diejenige Energiemenge, die ein Körper bei völliger Ruhe in 24 Stunden verbraucht. Sie ist abhängig vom Alter, Geschlecht, Körperbau und Klima. Der *Arbeitsumsatz* ist diejenige Energiemenge, die ein Körper bei einer bestimmten Arbeit in 24 Stunden verbraucht.

Energie wird gemessen in Joule (Kilojoule). Die früher übliche Bezeichnung Kalorie (Kilokalorie) wird zunehmend nicht mehr verwendet.

> **Merke:**
> 1 Kalorie (cal) entspricht 4,1868 Joule (J)
> 1 Kilokalorie (kcal) entspricht 4,1868 Kilojoule (kJ)

Eine Kilokalorie ist diejenige Wärmemenge, die benötigt wird, um einen Liter Wasser von 14,5° C auf 15,5° C, also um 1° C zu erwärmen.

Der *Grundumsatz* eines Erwachsenen beträgt etwa 4,2 kJ pro kg Körpergewicht und Stunde, also bei einem 75 kg schweren Erwachsenen pro Tag etwa (4,2 × 75 × 24) 7560 kJ.

Der *Arbeitsumsatz* von Erwachsenen liegt zwischen 9500 und 11 000 kJ bei leichter Arbeit (z. B. Büroarbeit) und 17 500 und 21 000 kJ bei schwerster Arbeit (z. B. Bergsteigen).

15.1.3. Nährstoffe

Die vom Menschen benötigten Nährstoffe sind Kohlenhydrate und Fette für den Betriebsstoffwechsel und Eiweiße für den Baustoffwechsel.

Brennwerte und Bedarf von Nährstoffen		
	Brennwert pro Gramm (im Organismus)	Bedarf je kg Körpergewicht
Kohlenhydrate	17,2 kJ = 4,1 kcal	5—7 g
Fette	38,9 kJ = 9,3 kcal	0,7—0,8
Eiweiße	17,2 kJ = 4,1 kcal	1 g

Kohlenhydrate

Je nach Aufbau unterscheidet man Polysaccharide (Stärke, Glykogen), Disaccharide (z. B. Milchzucker, Rohzucker) und Monosaccharide (Traubenzucker, Galaktose, Fruktose). Nur Monosaccharide können durch die Darmwand ins Blut (und damit in die Zellen) gelangen. Aufgabe der Verdauung ist es, die Stärke (oder das Glykogen) so zu zerlegen, daß die Spaltprodukte ins Blut aufgenommen werden können. Dies geschieht mit Hilfe bestimmter Fermente, die sich im Mundspeichel und im Dünndarm befinden (Glukosidasen oder Amylasen).

Nicht vom Körper benötigte Monosaccharide werden in der Leber in Form von Glykogen gespeichert.

Der *Kohlenhydratstoffwechsel* wird beeinflußt durch das in den Langerhansschen Inseln der Bauchspeicheldrüse gebildete Hormon *Insulin* (Verminderung des Blutzuckers durch Bildung von Glykogen und Transport von Insulin in Zellen), sowie die Gegenspieler *Glukagon* (auch aus Langerhansschen Inseln) und *Adrenalin* (aus dem Nebennierenmark). Mangel an Insulin führt zur *Zuckerkrankheit (Diabetes mellitus)*. (Langerhanssche Inseln, siehe 13.2.6.; Diabetes mellitus siehe 13.3.1.).

Fette

Fette (und fettähnliche Stoffe) liefern besonders viel Energie, finden auch Verwendung als Energiereserve (Fettpolster) und Aufbaustoffe.

Sie sind schwer verdaulich und müssen zunächst durch die aus dem Gallensaft stammenden *Gallensäuren* in feinste Fetttröpfchen zerlegt (emulgiert) werden, bevor das Enzym *Lipase* sie in Fettsäuren und Glyzerin zerlegen kann. Damit sind die Fettspaltprodukte resorbierbar (d. h. durch die Darmwand aufnehmbar). Durch die Chylusgefäße der Darmzotten wird das wieder in alter Form zusammengesetzte Fett über das Lymphgefäßsystem ins Blut überführt.

Emulsion	feinste Verteilung meist von Fett in wässeriger Flüssigkeit, ohne daß eine Verbindung eintritt (z. B. Milch)
Resorption	Aufnahme von Stoffen durch eine Wand hindurch in Gefäße und Zellen

Eiweiße

Eiweißstoffe finden besonders Verwendung als Baustoffe des Körpers. Sie werden im Darm durch Fermente (z. B. *Trypsin, Erepsin*) erst in Polypeptide, dann in Aminosäuren zerlegt. In dieser Form können sie durch die Darmwand resorbiert werden. Sie gelangen in das Pfortaderblut, mit diesem in die Leber, wo sie z. T. zu körpereigenen Eiweißen (z. B. Prothrombin, Fibrinogen) zusammengesetzt werden.

Ebenfalls in der Leber werden die körpereigenen Eiweißstoffe abgebaut, wobei *Harnstoff* als nicht vom Körper verwertbares Abfallprodukt übrig bleibt. Harnstoff wird durch die Niere ausgeschieden. Bei Versagen beider Nieren kommt es durch Anreicherung von Harnstoff im Blut zur *Urämie*.

Urämie führt ohne Behandlung (Dialyse = Blutwäsche, Nierentransplantation) zum Tode.

15.1.4. Wasser

Wasser ist der wichtigste Bestandteil im menschlichen Körper. Je nach Alter macht es 40 bis 70 Prozent der Körpersubstanz aus. Der Mensch kann längere Zeit ohne Nahrung, jedoch nur kurze Zeit ohne Wasser leben. Wasser ist Transportmittel, Lösungsmittel und nötig zur Aufrechterhaltung des Gewebedrucks. Die Wasserausscheidung erfolgt über Nieren, Darm, Lungen (Ausatmungsluft) und Haut (Schweiß). Ist die Ausscheidung behindert, kommt es zu Ödemen.

Wasserverteilung im Körper	
	% Körpergewicht
In den Zellen	50 %
Außerhalb der Zellen Blutplasma Gewebeflüssigkeit	 5 % 15 %

Aufgaben des Wassers

- **Baustoff**
  In Verbindung mit den Mineralstoffen ist es in allen Zellen Baustein.
- **Lösungs- und Transportmittel**
  Nur in gelöster Form können Nahrungsbestandteile transportiert werden.

15.1.5. Wirkstoffe

Vitamine

Vitamine sind lebenswichtige organische Substanzen, die der Körper nicht selbst aufbauen kann, jedoch in kleinen Mengen benötigt.
Mangel an Vitaminen führen zu Erkrankungen *(Hypovitaminosen)*. Dies gilt auch für den Überfluß von einigen Vitaminen *(Hypervitaminosen)*.
Nach ihrer Funktion kann man Vitamine unterscheiden, die
- *eine Aufgabe als Coenzyme haben*
  (B_1, B_2, B_6, B_{12}, H und K)
  Coenzym = Bestandteil eines Enzyms,
           ohne den es seine Wirkung nicht entfalten kann.
- *eine Aufgabe im Organismus haben*
  (A, C, D und E)

Vitamine

Name	Aufgabe	Mangelerkrankung
A	Epithelschutzvitamin Bestandteil des Sehpurpurs	Nachtblindheit, Hornhautschäden
B_1	Stoffwechsel Nervengewebe	Beri-Beri-Krankheit (Wachstumsstörungen, Nervenstörungen)
B_2-Komplex	Bestandteil von Coenzymen im Bereich der inneren Atmung	Wachstumsstörungen, Nervenstörungen, Entzündungen der Schleimhäute
B_6		Hautschädigungen, Nervenstörungen, Entzündungen an Mund und Augen
B_{12}	Bildung roter Blutkörperchen	Perniziöse Anämie
C	Aufbau der Bindegewebegrundsubstanz	Skorbut (Blutungen, Anämie, gestörte Herztätigkeit)
D	Förderung der Kalzium-Resorption und der Kalkaufnahme ins Knochengewebe	Rachitis (bei Kindern) Osteomalazie (bei Erwachsenen) Deformierung der Knochen
E	Schutz gegen Muskelschwund und Leberschäden	nicht bekannt
H	Bestandteil eines Coenzyms	Appetitlosigkeit, Muskelschmerzen, Anämie
K wird von Darmflora gebildet	Blutgerinnung (Prothrombinbildung)	Verzögerung der Blutgerinnung

Mineralien

Es handelt sich im wesentlichen um Kalzium, Magnesium, Phosphat, Natrium, Chlorid und Kalium.

Kalzium

Im Skelett des Menschen sind ungefähr 1 kg Kalzium eingelagert. Auch an anderen Stellen im Körper ist es unentbehrlich (z. B. Herz-, Muskel- und Nervenfunktion, Blutgerinnung).

Kalziumstoffwechsel

Der Kalziumstoffwechsel wird durch das *Parathormon* der Nebenschilddrüse (Erhöhung des Kalziumspiegels im Blut durch Mobilisierung aus dem Knochen und erhöhte Resorption im Darm) und das *Calcitonin* der Schilddrüse (Senkung des Blut-Kalzium-Spiegels) reguliert. Im Darm wird Parathormon durch die Anwesenheit von *Vitamin D* unterstützt.

Magnesium

wirkt ebenso wie Kalzium hemmend auf die Erregbarkeit von Nerven und Muskeln.

Phosphat
ist unentbehrlich für den Stoffwechsel in der Zelle.

Natrium, Kalium, Chlorid
sind bedeutend für den Wasserhaushalt des Körpers sowie die normale Erregbarkeit von Nerven und Muskeln (Natrium, Kalium).

Spurenelemente
Hierunter versteht man anorganische Substanzen, die im Organismus lediglich in Spuren vorkommen. Es kann unterschieden werden zwischen
- *unentbehrlichen Spurenelementen*
  (Eisen, Jod, Kobalt, Kupfer, Mangan, Molybdän)
  Fehlen führt zu Mangelerscheinungen
- *funktionsfördernden Spurenelementen*
  (Cadmium, Fluor, Selen)
  Verbesserung der Funktion, aber keine Mangelerscheinungen

15.1.6. Weitere Nahrungsmittel

Ballaststoffe
Der Organismus kann nicht ohne Ballaststoffe auskommen. Sie fördern die Peristaltik, mit der der Nahrungsbrei im Darm weiterbefördert wird. Ein Fehlen von Ballaststoffen führt zur Verstopfung (Obstipation).

Geschmacksstoffe
wirken appetitanregend. Durch sie werden die Speicheldrüsen schon auf nervalem Wege zur Tätigkeit angeregt.

15.2. Verdauungsorgane

15.2.1. Übersicht

Die der Verdauung dienenden Organe sind Verdauungskanal (Mund, Speiseröhre, Magen-Darm-Kanal) und Verdauungsdrüsen (Mundspeicheldrüse, Bauchspeicheldrüse und Leber).

Die Aufgaben des Verdauungssystems sind im oberen und mittleren Abschnitt Zerkleinerung und Verflüssigung der Nahrung, Aufspaltung in Einzelstoffe und Resorption der gelösten Nahrungsstoffe in die Blut- und Lymphkapillaren. Die Aufgabe des unteren Abschnitts ist die Ausscheidung der ungelösten Stoffe unter Rückresorption von Wasser. Die Verdauungsorgane werden in folgende Abschnitte eingeteilt:

Oberer Abschnitt	Mittlerer Abschnitt	Unterer Abschnitt
Mundhöhle	Magen	Dickdarm einschl.
Mundspeicheldrüsen	Zwölffingerdarm	S-Darm
Rachen	Leerdarm	Mastdarm
Speiseröhre	Krummdarm	
	Bauchspeicheldrüse	
	Leber	

Der größte Teil der Verdauungsorgane befindet sich in der Bauchhöhle.

15.2.2. Mundhöhle

Sie ist allseitig (bis auf die Zahnkronen) von Schleimhaut überzogen und wird seitlich von der Backenmuskulatur, nach unten von der Mundbodenmuskulatur und nach oben vom Gaumen begrenzt. Hinten geht die Mundhöhle in den Rachen über.

Aufgaben der Mundhöhle:
- Aufnahme
- Prüfung (Geschmack)
- Zerkleinerung (Zähne und Zunge) } der Nahrung
- beginnende Verdauung
- Lautbildung (Sprache)

Zunge

Sie besteht aus mehreren Muskeln. Die Zunge formt zusammen mit dem harten Gaumen die Speise zu Bissen. In ihrer Oberfläche sind Geschmacksknospen eingelagert. Die Zunge dient weiterhin der Lautbildung.

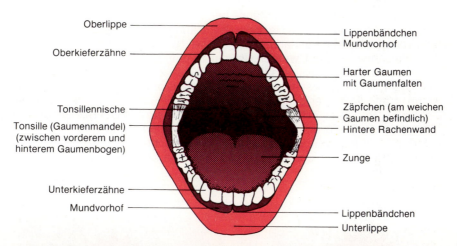

Der geöffnete Mund mit Zähnen, Zunge, Gaumen und Waldeyerschem Rachenring. Unter dem Waldeyerschen Rachenring versteht man die lymphatischen Organe Zungenmandel, Rachenmandel, Gaumenmandel und Follikel im Rachengebiet.

Zähne

Milchgebiß

Beim Neugeborenen sind noch keine Zähne zu sehen. Sie brechen erst mit dem 6. Lebensmonat durch die Schleimhaut. Die erste Zahnung, das Milchgebiß, besteht aus 20 Zähnen. Je 10 Zähne finden sich im Ober- und Unterkiefer. In je einer Kieferhälfte sitzen also 2 Schneidezähne, 1 Eckzahn und 2 Milchbackenzähne (Milchmolaren). Der Durchbruch der Milchzähne ist meistens mit 2½ Jahren beendet.

	oben rechts					oben links			
55	54	53	52	51	61	62	63	64	65
85	84	83	82	81	71	72	73	74	75
	unten rechts					unten links			

Milchzähne. Man liest nicht „einundsechzig", sondern „sechs-eins".

Merke:

5	6
8	7

Milchzähne

1	2
4	3

Bleibende Zähne

Bezeichnung der Kieferhälften nach dem System FDI (= Féderation Dentaire International).

Bleibende Zähne

Der Durchbruch der bleibenden Zähne beginnt mit dem 6. Lebensjahr. Zuerst erscheint der vordere große Backenzahn. Dann folgen die Unter- und Oberkieferfrontzähne. Mit Ausnahme der Zähne 18, 28, 48 bzw. 38, die auch Weisheitszähne genannt werden, ist die zweite Zahnung im Alter von 12 Jahren beendet. Die Weisheitszähne erscheinen zwischen dem 16. und 40. Lebensjahr; teilweise erscheinen sie auch später; oft wird der Weisheitszahn gar nicht angelegt. Bei den Milchzähnen und bei den bleibenden Zähnen bricht in der Regel der Zahn des Unterkiefers vor dem des Oberkiefers durch. Das bleibende Gebiß umfaßt 32 Zähne, 16 in jedem Kiefer und somit 8 je Kieferhälfte. In jeder Kieferhälfte gibt es also 2 Schneidezähne, 1 Eckzahn, 2 kleine Backenzähne, und 3 große Backenzähne.

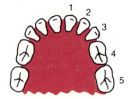

Unterkiefer, Milchgebiß, Aufsicht.
In Klammern die Durchbruchszeiten:

1 mittlerer Milchschneidezahn (6. bis 8. Monat),
2 seitlicher Milchschneidezahn (8. bis 12. Monat),
3 Milcheckzahn (16. bis 20. Monat),
4 vorderer Milchmahlzahn (12. bis 16. Monat),
5 hinterer Milchmahlzahn (20. bis 30. Monat).

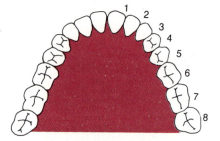

Unterkiefer, bleibendes Gebiß (Aufsicht).
1 und 2 mittlerer und seitlicher Schneidezahn, 3 Eckzahn, 4 und 5 kleine Mahlzähne, 6 bis 8 große Mahlzähne.

	oben rechts							oben links						
18	17	16	15	14	13	12	11	21	22	23	24	25	26	27	28
48	47	46	45	44	43	42	41	31	32	33	34	35	36	37	38
	unten rechts							unten links						

Bleibende Zähne. Die erste Stelle eines Zahnsymbols bedeutet den Quadranten, die zweite Stelle den einzelnen Zahn.

Bau des Zahnes

Jeder Zahn besteht aus Zahnkrone, Zahnhals und Wurzel(n) und setzt sich aus Zahnschmelz, Zahnbein, Wurzelelement und Pulpahöhle (s. Abb.) zusammen.

Der *Zahnschmelz* ist die härteste Substanz im Körper und bildet die äußere Hülle der Zahnkrone. Das *Zahnbein* ist eine harte, aber elastische Substanz und umgibt die Pulpahöhle. In der *Pulpahöhle* findet man das Zahnmark, welches aus Nerven, zu- und abführenden Blutgefäßen, Bindegewebe und Lymphgefäßen besteht. Die im *Zahnbein* endenden feinsten Nerven lösen die Schmerzreaktionen bei Karies aus. Die Zahnwurzel ist von Wurzelzement, einer knochenähnlichen Masse, umgeben.

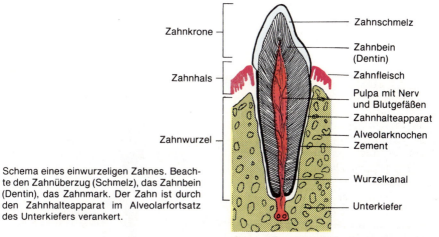

Schema eines einwurzeligen Zahnes. Beachte den Zahnüberzug (Schmelz), das Zahnbein (Dentin), das Zahnmark. Der Zahn ist durch den Zahnhalteapparat im Alveolarfortsatz des Unterkiefers verankert.

Der Zahn hat eine oder mehrere *Wurzeln. Einwurzelig* sind im bleibenden Gebiß die vier oberen und die vier unteren Schneidezähne, die vier Eckzähne, die unteren kleinen Mahlzähne sowie der zweite kleine Mahlzahn rechts und links im Oberkiefer. *Zweiwurzelig* sind die großen Backenzähne im Unterkiefer sowie der erste kleine Backenzahn im Oberkiefer. Die Oberkiefermolaren sind *dreiwurzelig*, wobei zwei Wurzeln zur Wange hin und eine Wurzel zum Gaumen hin stehen. Die Zahnwurzel sitzt in einem Knochenfach; bei mehrwurzeligen Zähnen ist dieses durch eine knöcherne Scheidewand getrennt.

Die elastische Verbindung zwischen Zahn und Knochen nennt man Zahnhalteapparat.

Gaumen

Der harte Gaumen ist leicht gewölbt und mit einer Schleimhaut bedeckt. An ihn schließt sich nach hinten der aus Bindegewebe und Muskelzügen bestehende weiche Gaumen an; dieser endet als *Zäpfchen* (Uvula). Vom weichen Gaumen ziehen beiderseits Falten herab *(vorderer und hinterer Gaumenbogen).* Zwischen ihnen sitzen beiderseits die *Gaumenmandeln* (Tonsilla palatina).

15.2.3. Speicheldrüsen

Vor den Ohren sitzen in den Backen beiderseits die Ohrspeicheldrüsen. Außerdem gibt es Unterkiefer- und Unterzungendrüsen. Jede Speicheldrüse hat einen oder mehrere Ausführungsgänge zur Mundhöhle zur Absonderung von Speichelsekreten. Speichel verdünnt den Nahrungsbrei, macht ihn besser gleitfähig und enthält ein Ferment (Ptyalin) zur Vorverdauung.

> **Bestandteile des Speichels**
> (Menge ½ bis 1 l täglich)
>
> *Fermente (= Enzyme)*
> zur Vorverdauung. Sie beginnen mit der Aufspaltung der Nahrung. Es handelt sich um die Amylase (= Ptyalin), die Stärke spaltet.
>
> *Mineralstoffe (Salze)*
>
> *Mucin (Schleim)*
> ein Klebstoff, der die im Mund geformten Bissen zusammenhält.

15.2.4. Speiseröhre (Ösophagus)

Die Speiseröhre ist ein schlauchförmiger Hohlmuskel, der vom Rachen aus *hinter dem Herzen* und dem Hauptschlagaderbogen im *Mittelfell (Mediastinum)* verläuft, *durch das Zwerchfell* tritt und zum Mageneingang führt. Damit liegt die Speiseröhre der Vorderseite der Wirbelsäule auf. Sie hat drei Engstellen: am Eingang, in Höhe der Luftröhrengabelung und am Durchtritt durch das Zwerchfell.

Kau- und Schluckakt

Die Zerkleinerung der Speise erfolgt durch die Zähne, aber auch zwischen Zunge und Gaumen.

Die Speiseröhre und ihre Engstellen, die obere am Eingang, die mittlere in Höhe der Luftröhrengabelung, die untere am Durchtritt durch das Zwerchfell.

Hierbei wird der Bissen geformt und gleichzeitig mit Speichel besser gleitfähig gemacht. Dann wird der Bissen durch den Schluckakt zunächst in den hinter der Mundhöhle liegenden Rachenteil gebracht. Dabei hebt sich der weiche Gaumen, es schließt sich der Kehldeckel. Der Speiseröhreneingang wird geöffnet und der Bissen durch walkendes Zusammenschnüren der Speiseröhrenmuskulatur (Peristaltik) in den Magen befördert. Der Kehldeckelschluß verhindert, daß Speise beim Schlucken in die Luftröhre gelangt.

15.2.5. Magen (Gaster, Ventriculus)

Der Magen ist eine sackförmige Ausbuchtung des Verdauungskanals. Er ist mit Schleimhaut ausgekleidet, in die Drüsen eingebettet sind. In der Magenwand lagert eine dünne Längs- und Schrägmuskulatur. Den Ausgang des Magens bildet ein Ringmuskel (Magenpförtner). Der Magen ist an Bändern aufgehängt. Seine Form ist je nach Füllungszustand sehr unterschiedlich. Meist erstreckt er sich von links oben unter dem Zwerchfell schräg nach unten bis zu einer Stelle etwas rechts der Mittellinie oberhalb des Bauchnabels. Im oberen Teil des Magens (Fundus) können sich Gase sammeln.

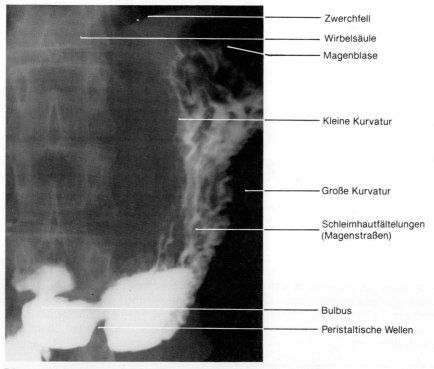

Röntgenbild des Magens. Der Magen ist teilweise mit Kontrastbrei gefüllt.

Teile des Magens (siehe Abb.)

Mageneingang (Magenmund), Magenblase, Magenkörper, Raum vor dem Magenausgang, Magenpförtner. Durch die Sackform entsteht eine kleine und eine große Kurvatur. Die Magenschleimhaut ist gewulstet; die wulstartigen Erhebungen durchziehen den Magen in Längsrichtung. Mit Hilfe der Längs- und Schrägmuskulatur kann sich der Magen zusammenschnüren (Peristaltik) und den Nahrungsinhalt durchwirken und weiterbefördern; dabei macht er pendelnde Bewegungen.

Aufbereitung der Speise im Magen
Peristaltik und Magensaft bewirken die Aufbereitung der Nahrung. Der Magensaft wird in den in der Schleimhaut befindlichen Magendrüsen gebildet. Folgende Drüsenzellen werden unterschieden:

Hauptzellen	— sondern Pepsinogen und Kathepsin ab
Belegzellen	— geben eine Vorstufe der Salzsäure ab
Schleimzellen	— bilden einen die Magenwand schützenden Schleim

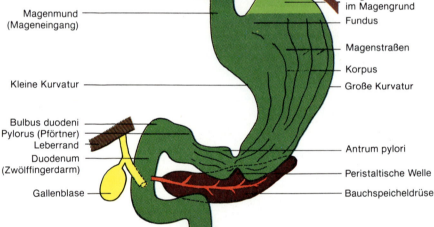

Schematische Zeichnung des Magens und Zwölffingerdarms.
In den Zwölffingerdarm münden der Galleneingang und der Bauchspeicheldrüsengang.

Der Magensaft verdünnt den Speisebrei, der Schleim schützt die Magenwand, Salzsäure vernichtet Krankheitserreger, macht Pepsinogen wirksam und ermöglicht die Verdauung des Eiweißes. Das Ferment Kathepsin leitet die Eiweißverdauung ein, Pepsine spalten Eiweiß, Labferment dient der Milchgerinnung.

Magensaft besteht aus
- Wasser
- Schleim
- Salzsäure
- Salzen
- Fermenten
  (Kathepsin, Pepsin, Labferment)

Die Zusammensetzung des Magensaftes wird vom *vegetativen Nervensystem* gesteuert, Aktionen des *Vagus* (siehe auch 13.1.6.) führen zu einer Vermehrung des Magensaftes. Der leere Magen löst Hungergefühl aus. Anblick von Speisen oder Vorstellungen über Speisen führen zur Produktion des Magensaftes.

Ein *„Intrinsic factor"* aus der Magenschleimhaut erlaubt die Resorption von *Vitamin B_{12}*, das zur Blutbildung benötigt wird. Sein Fehlen führt zu einer Blutkrankheit (Perniziöse Anämie).

Magenpförtner (Pylorus)

Er ist ein in der Wand des Magenausgangs befindlicher Ringmuskel. Seine Öffnung und Schließung hängt von der Magenfüllung und vom Speisegehalt ab (längere Verweildauer von fettigen Speisen). Die Öffnung erfolgt reflektorisch, sobald die Magenverdauung beendet ist, indem nur jeweils eine kleine Portion Magenbrei ins Duodenum entlassen wird; es dauert dann einige Zeit, bis sich der Magenpförtner wieder öffnet.

15.2.6. Dünndarm (Intestinum tenue)

Er ist fast 5 Meter lang und ein außen glatter, innen gefalteter Schlauch, der vom Zwölffingerdarm zum Dickdarmeingang führt.

Teile des Dünndarms
- *Zwölffingerdarm* (Doudenum)
- *Leerdarm* (Jejunum)
- *Krummdarm* (Ileum)

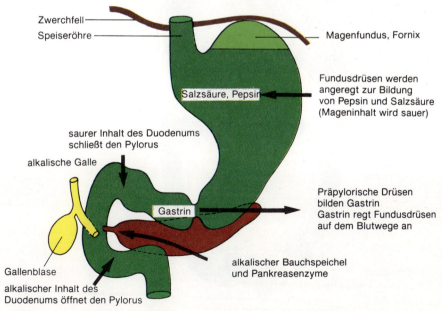

Schema: Die Säurebildung im Magen und die Säureverhältnisse im Zwölffingerdarm. Die Reaktion im Zwölffingerdarm steuert Öffnung und Schließung des Pylorus (Magenpförtners).

Zwölffingerdarm (Duodenum)

Nach Passieren des Pylorus gelangt der Speisebrei in den Zwölffingerdarm, dem ersten Teil des Dünndarms. Dieser Anteil des Darmkanals hat eine Länge von 12 Fingern Breite und verläuft C-förmig. Der innere Krümmungsbogen umfaßt den Kopf der Bauchspeicheldrüse. Den oberen Pol bezeichnet man als Bulbus. In den Zwölffingerdarm münden die Ausführungsgänge von Bauchspeicheldrüse (Pankreas) und Gallenblase. Im Duodenum werden keine eigenen Enzyme gebildet. Vielmehr erfolgt die weitere Aufspaltung der vom Magen herangeführten Speise durch Pankreas- und Leberenzyme.

Leerdarm (Jejunum) und Krummdarm (Ileum)

Der obere Teil ist der Leerdarm, der untere der Krummdarm. Sie sind der freie Teil des Dünndarms und an einem *Gekröse (Mesenterium)* aufgehängt. Die gewulsteten Schleimhautfalten haben mehrere Millionen Zotten; diese dienen der Vergrößerung der inneren Fläche vom Darm, wodurch die Resorption sowohl umfangmäßig größer als auch zeitlich schneller erfolgen kann. Jede Zotte ist von kleinsten Haargefäßen (Kapillaren) durchsetzt, in denen resorbierte Nährstoffe mit dem Blut abtransportiert werden. Fettstoffe werden über ein Lymphgefäß (Chylusgefäß) aufgenommen.

Der Dünndarm mündet in der rechten Unterbauchgegend in den Dickdarm. Die Einmündung weist eine Ventilklappe auf, so daß ein Rückstau des Dickdarminhaltes nicht möglich ist.

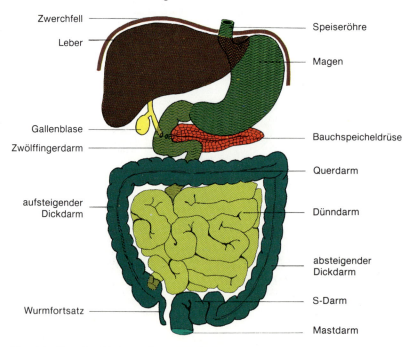

Übersicht über die wichtigsten Organe der Bauchhöhle.
Man beachte insbesondere den Verlauf des Dickdarms.

Verdauung im Dünndarm

Der Dünndarm produziert eine Reihe von Fermenten, die die vollständige Aufspaltung der Nahrung ermöglichen. *Lipase* spaltet die durch den Gallensaft zur Verdauung vorbereiteten Fette in Glyzerin und Fettsäure, *Amylasen* (Maltase, Saccharase und Laktase) bauen Mehrfachzucker (Polysaccharide) in Einfachzucker (Monosaccharide, Disaccharide) ab, *Erepsin* zerlegt Eiweißstoffe in ihre kleinsten Bestandteile, die Aminosäuren.

Die so zerlegten Nährstoffe werden über Blutgefäße (Aminosäuren, Monosaccharide) und Chylusgefäße (Fette) abtransportiert.

Der Nahrungsaufschließung dienen außer den genannten Enzymen noch die in den Zwölffingerdarm fließenden Gallen- und Bauchspeicheldrüsensäfte.

Merke:
Verdauungsenzyme
Amylasen	— Kohlenhydratverdauung zu Monosacchariden
Lipase	— Fettverdauung zu Fettsäuren und Glyzerin
Erepsin	— Eiweißverdauung zu Aminosäuren

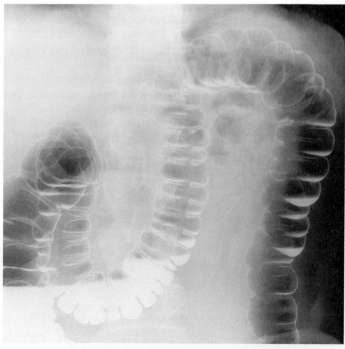

Dickdarm-Doppelkontrastdarstellung

15.2.7. Dickdarm (Intestinum crassum)

Der Dickdarm besteht aus dem Grimmdarm (Colon) und dem Mastdarm (Rectum). Der Grimmdarm ist ein kurzer, aber dicker Darm, der den Kot bereitet. Er hat einen im rechten Unterbauch beginnenden *aufsteigenden,* einen *querliegenden* und einen in der linken Bauchhöhlenseite *absteigenden Teil*. Der Anfang des aufsteigenden Grimmdarmteils weist unterhalb der Dünndarmeinmündung eine sackartige Ausbuchtung auf *(Blinddarm)*. An ihm hängt ein schmaler, enger Fortsatz *(Wurmfortsatz, Appendix)*. Der *S-Darm* verbindet, S-förmig gekrümmt, den absteigenden Grimmdarm mit dem Mastdarm.

Aufgaben des Dickdarms
Im Dickdarm wird Nahrungsresten und unverdaulichen Nahrungsbestandteilen Wasser entzogen, der Brei wird „eingedickt" und als Kot durch den After abgegeben. Im Dickdarm befinden sich normalerweise Bakterien, die die Spaltung der Zellulose bewirken. Sie bilden auch das *Vitamin K,* das zur Bildung von *Prothrombin* (für die Blutgerinnung) in der Leber benötigt wird.

15.2.8. Leber

Die größte Drüse des Körpers, die Leber, befindet sich im rechten Oberbauch innerhalb der vorderen Bauchhöhle dicht unterhalb der rechten Zwerchfellkuppel, ragt nach unten bis zum Rippenbogen und nach links über die Mittellinie hinaus.

Sie besteht aus mehreren ungleich großen Leberlappen; diese setzen sich aus Leberläppchen, diese wiederum aus Leberzellen zusammen.

An der Unterseite der Leber liegt die *Leberpforte*. In diese treten die von der Aorta heranführende *Leberarterie* (die die Leber durchblutet und ernährt) und die *Pfortader* (die das aus dem Darmgebiet kommende Blut sammelt) ein.

Im Pfortaderblut finden sich Chylomikronen, welche aus dem Nahrungsfett in den Dünndarmzellen gebildet und von dort über Lymphbahnen und Blut zur Leber transportiert werden. Chylomikronen bestehen aus Neutralfetten (Triglyzeriden), Cholesterin, Phosphatiden und Proteinen. Innerhalb der Leber verengt und verzweigt sich die Pfortader zu einem Kapillarsystem.

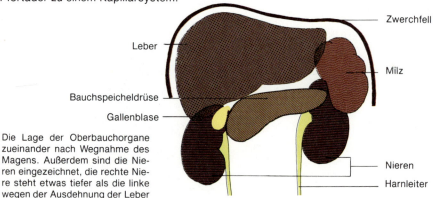

Die Lage der Oberbauchorgane zueinander nach Wegnahme des Magens. Außerdem sind die Nieren eingezeichnet, die rechte Niere steht etwas tiefer als die linke wegen der Ausdehnung der Leber

Aufgaben der Leber
In der Leber werden die vom Darmgebiet herangeschafften, teilweise bereits chemisch abgebauten Nahrungsbestandteile weiter zerlegt, entgiftet und zu körpereigenen Bestandteilen umgebaut. Die Kapillaren sammeln sich in der

Lebervene, die ihrerseits in die untere Hohlvene mündet (diese führt das Blut in den rechten Herzvorhof).

Die Leber ist nicht nur eine große Drüse, sondern auch Zentralstation des Stoffwechsels. Auch für Blut und Kreislauf erfüllt sie wichtige Aufgaben.

Aufgaben der Leber

Drüsenfunktion: Produktion von Gallensaft

Stoffwechselfunktion: Glykogenbildung, Eiweißaufbau, Eiweißabbau, Entgiftung von Hormonen und Arzneimitteln

Blut- und Kreislauffunktion: Blutspeicher, Prothrombinbildung, Hämoglobinabbau (in Bilirubin)

Gallensaft fließt aus den Gallenkapillaren der Leber zusammen und mündet in den Lebergang, der sich in den Gallenblasengang (zur Gallenblase hin) und in den Gallengang (zum Zwölffingerdarm hin) aufteilt. Gallensaft besteht u. a. aus Wasser, Gallensäuren (die in der Leber aus Cholesterin gebildet werden) und Bilirubin. Die Galle zerteilt die Fette in feine, verdaubare Kügelchen (Emulgierung), die durch Lipase abgebaut werden können. Der Gallensaft bedingt die typische braune Stuhlfärbung.

Die Gallenblase dient als Reservoir für den Gallensaft für die Zeit, während der er nicht benötigt wird. Passiert Speisebrei den Zwölffingerdarm, zieht sich die Gallenblase zusammen und schüttet ihren Inhalt aus. Dadurch gelangt Gallensaft in den Zwölffingerdarm und mischt sich dort mit der durch die Magenpassage aufgeschlossenen Nahrung.

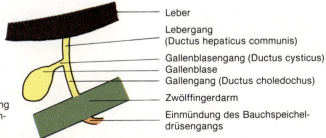

Schematische Darstellung des Leber-, Gallenblasen- und Gallenganges.

Leber
Lebergang (Ductus hepaticus communis)
Gallenblasengang (Ductus cysticus)
Gallenblase
Gallengang (Ductus choledochus)
Zwölffingerdarm
Einmündung des Bauchspeicheldrüsengangs

15.2.9. Bauchspeicheldrüse (Pankreas)

Die Bauchspeicheldrüse liegt im Oberbauch hinter dem Magen und wird zu zwei Drittel vom linken Leberlappen verdeckt. Das Pankreas hat neben der *inkretorischen* (Langerhansschen Zellen: *Glukagon* und *Insulin*, siehe auch 13.2.6.) auch eine *exkretorische Funktion*. Durch den Pankreasgang, der neben dem Gallengang in das Duodenum mündet, wird ein alkalischer Verdauungssaft abgegeben (pro Tag etwa ½ bis 1½ l), der zusammen mit dem Dünndarmsaft den sauren Mageninhalt neutralisiert. Im Bauchspeichel sind *Lipase* (Fettverdauung) und *Amylase* (Kohlenhydratverdauung) enthalten.

15.3. Erkrankungen des Verdauungssystems und des Stoffwechsels

Typische Symptome

Brechreiz, Erbrechen werden durch intraabdominelle Krankheiten, Stoffwechsel- und Gehirnerkrankungen ausgelöst, z. B. Wurmfortsatzentzündung, Vergiftung, Gallenblasenentzündung, Magengeschwür.

Koliken: Krampfhafte Schmerzen werden durch intraabdominelle Erkrankungen ausgelöst (Durchfall, Gallenblasen-, Nieren-, Magenerkrankungen, Erkrankungen der weiblichen Unterleibsorgane, Hernien).

Obstipation (Verstopfung) beruht auf zu geringer Darmbewegung und -peristaltik. Akute Verstopfung kann auf Darmverschluß beruhen (z. B. infolge Tumors, bei Kleinkindern Darmdrehung). Die häufige spastische Obstipation beruht auf Spasmen im Bereich des S-Darms und der Afterschließmuskulatur.

Diarrhoe (Durchfall) bei zu starker Darmperistaltik (z. B. bei Gastroenteritis).

15.3.1. Erkrankungen der Mundhöhle und der Speiseröhre

Stomatitis

Hierunter versteht man eine *Entzündung der Mundhöhle*. Die mit Bläschenbildung im Mund auftretende *Stomatitis aphthosa* ist sehr schmerzhaft, heilt in der Regel ohne Behandlung ab.

Tonsillitis (Mandelentzündung, Angina lacunaris)

Eine Erkrankung der Gaumenmandeln, verursacht durch Bakterien.

Symptome: Fieber, Schluckbeschwerden, Halsschmerzen, Rötung, evtl. Vereiterung der Mandeln.

Gefahren: Verschleppung der Bakterien im ganzen Körper (kann zu Herzentzündungen, Nierenentzündungen, Hirnhautentzündungen führen).

Zahnerkrankungen

Die häufigsten Zahnerkrankungen sind *Zahnfäule (Karies)* und *Parodontopathie* (mit Zurückziehen des Zahnfleisches, Vereiterung, Zahnausfall).

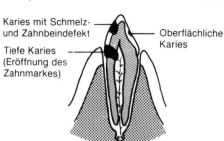

Verschiedene Arten der Karies (Oberflächenkaries, Karies mit Schmelz- und Zahnbeindefekt, tiefe Karies mit Eröffnung des Zahnmarks).

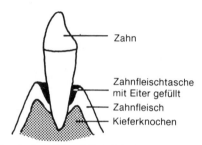

Parodontopathie mit Zahnfleischtaschen und Eiteransammlung.

15.3.2. Erkrankungen des Magens

Gastritis (Magenschleimhautentzündung)
- *Akute Gastritis („Magenkatarrh"), „verdorbener Magen".*
Ursache: meistens Diätfehler, vor allem übermäßiger Alkoholgenuß.
Symptome: Übelkeit, Erbrechen, Appetitlosigkeit, unangenehmer Geschmack, Aufstoßen, Magendruck.
Die Beschwerden klingen meist in wenigen Tagen ab.

- *Chronische Gastritis*
Ursache: Diätfehler, Alkohol- und Nikotinkonsum, Medikamente oder seelische, körperliche Überlastung.
Symptome: „empfindlicher Magen": Druck- und Völlegefühl im Oberbauch, Sodbrennen, Übelkeit, Unverträglichkeit von fetten, blähenden oder stark gewürzten Speisen.

Ulcus ventriculi (Magengeschwür)
Ulcus duodeni (Zwölffingerdarmgeschwür)
Flacher Defekt in der Schleimhaut des Magens bzw. Zwölffingerdarms, durch Einwirkung des sauren Magensaftes verursacht. Bei der Ulkuskrankheit haben konstitutionelle Faktoren Bedeutung.
Symptome: Schmerzen, Aufstoßen, Übelkeit, Erbrechen. Schmerzen stehen oft in zeitlichem Zusammenhang zur Nahrungsaufnahme.
Gefahren:
- Blutung des Ulkus führt zu Bluterbrechen und „Teerstuhl"
- Perforation (Durchbruch in andere Organe oder in die freie Bauchhöhle mit Peritonitis = Bauchfellentzündung). Sofortige Operation nötig!

Bei häufigen Rezidiven (Rückfällen) Operation angezeigt (Zweidrittelresektion des Magens oder Vagotomie).

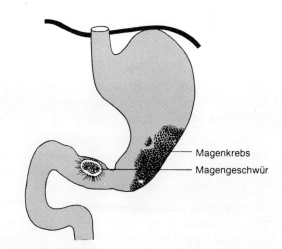

Schematische Darstellung der häufigen Lage eines Ulcus ventriculi (Magengeschwür) und eines Carcinoma ventriculi (Magenkrebs).

Magenkrebs
Magengeschwür

Magenkarzinom
Bösartige Geschwulst des Magens, sehr schlechte Heilungsaussichten.
Symptome: Appetitlosigkeit, Abneigung gegen bestimmte Speisen, z. B. Fleisch oder Wurst, Völlegefühl.

15.3.3. Erkrankungen des Darmes
Gastroenteritis (Magen- und Dünndarmentzündung)
Meistens Infektion durch Bakterien, Bakterientoxine (verdorbene Speisen) oder Viren.
Symptome: Durchfall (Diarrhoe) durch Reizung der Darmschleimhaut, vermehrte Peristaltik, häufig Erbrechen.
Gefahren: Wasserverlust führt zur Austrocknung, Kreislaufkollaps.

Appendizitis („Blinddarmentzündung")
Entzündung des Wurmfortsatzes (Appendix).
Symptome: meist Schmerzen im rechten Unterbauch, Abwehrspannung, Übelkeit, manchmal Erbrechen, belegte Zunge, leichtes Fieber, Leukozytose (10 000 bis 16 000 Leukos/mm^3).
Gefahr der Perforation mit Peritonitis. Bei Verdacht: Eisbeutel, nie Wärmflasche!!! Sofort ärztliche Hilfe!
Therapie: Appendektomie (operative Entfernung des Wurmfortsatzes).

Kolonkarzinom (Dickdarmkrebs)
Tritt häufiger bei Männern als bei Frauen (3 : 2) oft zwischen dem 50. und 70. Lebensjahr auf. Die erst spät auftretenden Symptome sind Darmkoliken, Gewichtsabnahme, okkultes Blut, Schmerzen.

Ileus (Darmverschluß)
Entsteht durch Verschluß des Darmes (Tumor, Narbenstriktur, Darmverschlingung; genannt mechanischer Ileus) oder durch Lähmung der Darmmuskulatur (paralytischer Ileus).

15.3.4. Erkrankungen der Leber, der Gallenwege und der Bauchspeicheldrüse
Hepatitis (Leberentzündung)
Durch Viren verursachte Infektionskrankheit, Serumhepatitis und Hepatitis epidemica, siehe 21.3.4.

Leberzirrhose (Leberschrumpfung)
Eine Vernarbung der Leber nach chronischem Alkoholabusus, auch Hepatitis. Führt im Spätstadium zu Aszites (Bauchwassersucht) und Oesophagusvarizenblutung.

Cholelithiasis (Gallensteinleiden)
Steine können in der Gallenblase oder in den Gallenwegen vorkommen. Steinabgang aus den Gallenwegen in den Zwölffingerdarm löst eine Gallen-

kolik aus, die erst nachläßt, wenn der Gallenstein die Gallenwege vollständig passiert hat. Kann der Stein nicht ins Duodenum gelangen, staut sich hinter ihm die Galle bis in die Leber, und damit entsteht ein Ikterus (Gelbsucht). Gallensteine haben unterschiedliche chemische Zusammensetzung und Struktur; am häufigsten kommen Cholesterinsteine vor.

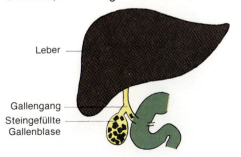

Leber

Gallengang

Steingefüllte Gallenblase

Eine mit Steinen gefüllte Gallenblase. Ein Gallenstein ist im Gallengang (zwischen Gallenblase und Zwölffingerdarm) eingeklemmt und bildet ein Abflußhindernis für den Gallensaft. In einem solchen Fall kommt es zum Rückstau der Galle und damit zu Gelbsucht. Gelbsucht kann aber auch andere Ursachen haben (Infektion, Blutzerfall).

Cholezystitis (Gallenblasenentzündung)
entsteht durch Infektion oder Stauung in Gallenabfluß mit Bakterienbefall. Bei Vereiterung kommt es zum Gallenblasenempyem.

Pankreaserkrankungen
Die Bauchspeicheldrüse greift durch den Pankreassaft in die Verdauung ein. In ihr können Geschwülste entstehen (Adenom, Karzinom). Die Bauchspeicheldrüsenentzündung (Pankreatitis) tritt akut oder chronisch auf. Sie kann durch übermäßigen chronischen Alkoholgenuß oder durch Infektion ausgelöst werden. Diabetes mellitus siehe 13.3.1.

15.3.5. Stoffwechselkrankheiten

Fettsucht (Adipositas, Obesitas)
Fettsucht kann Folge einer hormonellen Störung, einer Stoffwechselstörung oder zu reichlicher Nahrungsaufnahme sein. Infolge der sich ablagernden Fettmassen kommt es zur Leistungs- und Herzschwäche. Adipositas ist häufig verbunden mit Bluthochdruck, Neigung zur Gallensteinbildung (infolge erhöhten Serumcholesterins) und Diabetes mellitus.

Durch eine nach Kalorien streng bemessene Kost unter Vermeidung von Alkohol (besonders Bier) kann ein der Größe und Konstitution nach angemessenes Körpergewicht erreicht werden.

Gicht
Gicht ist eine in akuten Schüben verlaufende Stoffwechselstörung mit erhöhter Harnsäure (Hyperurikämie) im Blut. Charakterisiert ist die Krankheit durch Ausscheidung harnsaurer Kristalle in die Gelenke (Gelenkgicht = Arthritis urica), besonders in die Großzehe (Podagra), in das Kniegelenk (Gonagra), in die Finger- und Handgelenke (Chiragra). Eine andere Art der Gicht lokalisiert sich in den Blutgefäßen und in der Niere. Die Kranken müssen purinfreie Kost einhalten, dürfen also kein Fleisch, keine Fleischwaren essen, müssen Hülsenfrüchte vermeiden und sollen weder Bohnenkaffee noch Tee, Kakao, Alkohol trinken.

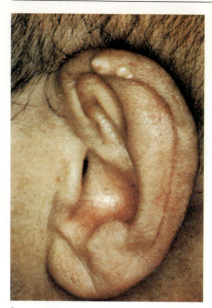 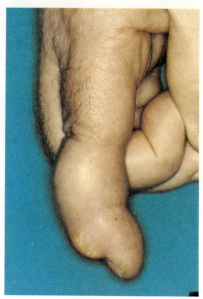

Sogenannte „Gichttophi" (Harnsäureablagerungen) am Ohr.

Harnsäureablagerungen an einem Fingergelenk.

Unterernährung

Unterernährung führt zu Schwund der Fettpolster und des Bindegewebes, woraufhin die Muskulatur atrophisch wird. Avitaminose (Vitaminmangel) kann Gefäßbrüchigkeit (Skorbut, Spontanblutungen unter die Haut) oder Knochenweiche (Rachitis, Osteomalazie) bewirken. Es tritt nach und nach Dystrophie infolge chronischen Eiweißmangels ein (Hungerödem). Ein schrittweiser Nahrungsaufbau (dosierte Eiweißzufuhr) kann einen in Unterernährung befindlichen Organismus wieder aufbauen.

Rachitis

Die Rachitis beruht auf Mangel an Vitamin D und auf einer Kalk- und Phosphatstoffwechselstörung mit Verzögerung der Knochenverfestigung; Knochenverformung, Knochen-Knorpel-Auftreibungen und dadurch Entstehen von Quadratschädel, X- und O-Beinen nebst Wirbelbuckelbildung; es kommen auch Zahnschmelzdefekte vor.

Diabetes mellitus (Zuckerkrankheit) siehe 13.3.1.

Atmung 235

16 Atmung

16.1. Atmungsorgane
16.1.1. Übersicht

Gliederung der Atmungsorgane	
Nase Rachen	obere Luftwege
Kehlkopf	mittlere Luftwege
Luftröhre Bronchien und ihre Verzweigungen	untere Luftwege

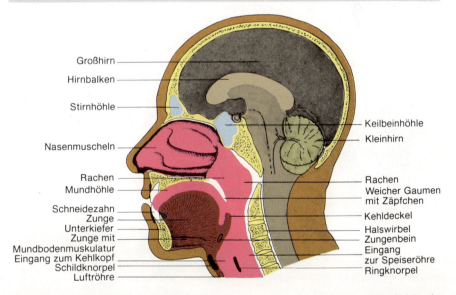

Schnittbild der Nase, der Stirn- und Keilbeinhöhle, des Mundes, des Rachens und des Kehlkopfs.

Aufgaben der Atmungsorgane

Das Atmungssystem dient der Sauerstoffzufuhr und der Kohlendioxidabgabe (äußerer Gasaustausch). Dazu gehören obere Luftwege (Nase, Rachen), mittlere Luftwege (Kehlkopf) und untere Luftwege (Luftröhre mit Bronchien, Lungenflügel). Während der obere Abschnitt der Luftwege die Verbindung zur Außenluft herstellt, der untere zum Kreislaufsystem (innerhalb der Kapillaren der Lungenbläschen) führt, hat der Kehlkopf mit der Stimmbildung eine besondere Aufgabe. Durch die Atmungsorgane wird Luft eingeatmet; sie besteht aus etwa ein Fünftel Sauerstoff, vier Fünftel Stickstoff und kleinen Mengen CO_2 und Edelgasen. Vom eingeatmeten Sauerstoff wird nur der fünfte Teil benötigt, der Rest wird abgeatmet.

Zusammensetzung der Luft		
Eingeatmet	Bestandteile der Luft	Ausgeatmet
20 %	Sauerstoff	16 %
79 %	Stickstoff	79 %
0,005 %	Kohlendioxid	4 %
1 %	Edelgase	1 %

16.1.2. Nase

Äußere Nase

Die äußere Nase ist in ihrer typischen Form ein charakteristisches Merkmal des Menschen. Von der Nasenwurzel geht der Nasenrücken aus; er wird von den Nasenbeinen getragen. Vom Nasenrücken ziehen sich beiderseits die Nasenflügel herab, die mit der knorpeligen Nasenspitze verbunden sind und die Nasenlöcher bilden. Diese sind die Eingänge zur Nasenhöhle, die mit Schleimhaut ausgekleidet ist und in der die einströmende Luft angefeuchtet, gesäubert und erwärmt wird.

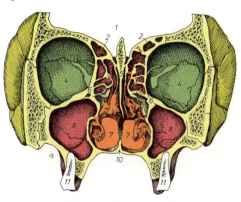

1 Vordere Schädelgrube
2 Stirnbeinhöhle (Sinus frontalis)
3 Siebbeinzellen (Cellulae ethmoidales)
4 Augenhöhle
5 Nasenseptum
6 Tränenbein
7 Nasenhöhle
8 Kiefernhöhle (Sinus maxillaris)
9 Untere Muschel der Nasenhöhle
10 Gaumen
11 Oberkiefer mit Alveolarfortsatz und Zahn

Frontalschnitt durch knöchernen Schädel mit Nasenhöhlen und Nasennebenhöhlen.

Bau der Nase

Die Nasenscheidewand steht mittelständig und teilt die Nasenhöhle in zwei Hälften. Die Nasenhöhle wird begrenzt nach unten durch den harten Gaumen, seitlich von den Wänden der Kieferhöhle, oben vom Schädelboden. Am knorpeligen Teil der Nasenscheidewand befindet sich beiderseits eine oberflächlich gelegene Blutader (Locus Kieselbachi). In jede Nasenhöhlenhälfte ragen seitwärts, von den Wänden der Nasennebenhöhlen kommend, drei Nasenmuscheln; sie haben eine gewulstete Form (Oberflächenvergrößerung); durch sie werden drei Nasengänge gebildet (oberer, mittlerer, unterer). Die obere Nasenmuschel enthält Riechzellen. In den unteren Nasengang mündet, vom Augenbindehautsack kommend, der Tränennasengang. Vom mittleren Nasengang ziehen Öffnungen seitwärts in die Nasennebenhöhlen. Die Nasenschleimhaut ist mit *mehrstufigem Flimmerepithel* bedeckt.

Aufgaben der Nase
- Anfeuchten
- Anwärmen
- Prüfen
- Säubern

der Atemluft

Nasennebenhöhlen (Sinus paranasales)
Mit der Nase stehen die Nasennebenhöhlen in Verbindung. Es handelt sich um die

- Kieferhöhlen (Sinus maxillaris)
- Stirnbeinhöhle(n) (Sinus frontalis)
- Keilbeinhöhle (Sinus sphenoidalis)
- Siebbeinzellen (Cellulae ethmoidales)

16.1.3. Rachen (Pharynx)

Nach Passieren der Nasenhöhle streicht die Luft durch den Rachen. Die Rachenhöhle (= Rachengewölbe, das in offener Verbindung zur Nasenhöhle steht) wird nach oben begrenzt von der Schädelbasis. Am Rachendach befindet sich die Rachenmandel, ein lymphatisches Organ. Im unteren Teil des Rachens gehen hinten die Speiseröhre, vorn die unteren Luftwege ab. Speise- und Luftweg kreuzen sich also im Rachen. Deshalb ist hier der Kehldeckel als Sicherheitsvorrichtung geschaffen. Er verschließt beim Schlucken den Kehlkopf. Gleichzeitig verschließt der weiche Gaumen den Nasenrachen. Die Speise gleitet über den Kehldeckel hinweg in die Speiseröhre.

16.1.4. Kehlkopf (Larynx)

Der Kehlkopf befindet sich am Eingang der Luftröhre. Er besteht aus Schildknorpel, Ringknorpel und Gießbeckenknorpel (zwischen denen zwei Stimmbänder sitzen, die die Stimmritze bilden). Nach oben ist der Kehlkopf durch den beim Atmen offenstehenden, beim Schlucken sich schließenden Kehldeckel abgegrenzt. Man kann den Schildknorpel des Kehlkopfs an der vorderen Mittellinie des Halses fühlen; beim Mann ist er als „Adamsapfel" zu erkennen. Aufgaben des Kehlkopfes sind Stimmgebung und Schutz der unteren Luftwege. Der Kehlkopf dient der Stimmbildung. Die Stimmbänder öffnen sich bzw. legen sich aneinander, je nach Art der Stimmlautbildung. Wenn Fremdkörper (wie z. B. Nahrungsteile beim „Verschlucken") in den Kehlkopf gelangen, verschließen sich die Stimmbänder und werden durch einen Hustenstoß wieder explosionsartig geöffnet. Dabei werden Fremdkörper wieder nach außen befördert (Hustenreflex).

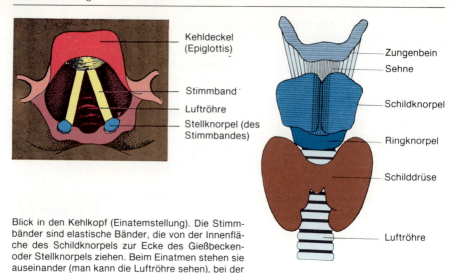

Blick in den Kehlkopf (Einatemstellung). Die Stimmbänder sind elastische Bänder, die von der Innenfläche des Schildknorpels zur Ecke des Gießbecken- oder Stellknorpels ziehen. Beim Einatmen stehen sie auseinander (man kann die Luftröhre sehen), bei der Sprachbildung zusammen.

Schematisches Bild der Halsorgane.

16.1.5. Luftröhre (Trachea) und Bronchien

Die Luftröhre ist eine von Knorpelringen ständig offengehaltene, mit mehrreihigem Flimmerepithel und Drüsen ausgekleidete Röhre. Ihr oberer Abschluß ist der Kehlkopf. Sie verzweigt sich wie ein Baum zunächst in die beiden Bronchialäste. Die Zweigstelle nennt man Bifurkatio. Die beiden Äste führen, sich verzweigend, je in einen Lungenflügel bis zu den feinsten *Luftröhrenästchen (Bronchiolen)* und zu den *Lungenbläschen (Alveolen)*.

16.1.6. Lunge (Pulmo)

Die Lunge ist das Atmungsorgan des Körpers. Sie besteht aus dem rechten und linken *Lungenflügel*. Die Lungenflügel sind in Lungenlappen unterteilt (rechts drei, links zwei). Die Lungenlappenbegrenzungen verlaufen schräg; zwischen den Lungenlappen befinden sich Spalträume.

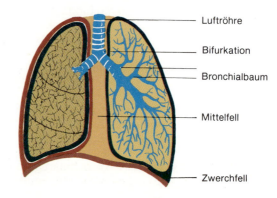

Die beiden Lungenflügel. An der rechten Lunge sind die drei Lungenlappen zu erkennen. In der linken (aufgeschnittenen) Lunge erkennt man den Bronchialbaum.

Atmung 239

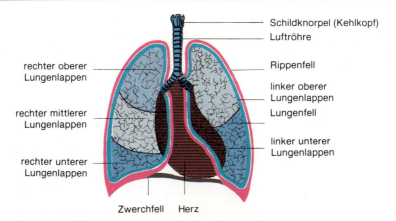

Schildknorpel, Luftröhre und die Organe des Brustraums (Luftröhre, Lungenflügel, Herz). Der rechte Lungenflügel hat drei, der linke nur zwei Lungenlappen.

Das *Brustfell* überzieht die innere Rippenwand (Rippenfell), das Zwerchfell und den Mittelraum. Das *Lungenfell* überzieht die Lungenlappen. Lungen- und Rippenfell liegen infolge des zwischen ihnen bestehenden Unterdrucks eng aneinander und bewegen sich bei der Atmung gleitend aneinander vorbei.

Gasaustausch

Zur Verbrennung von Nährstoffen in den Zellen (wodurch Energie erzeugt wird) benötigt der Körper laufende Sauerstoffzufuhr. Das Stoffwechselprodukt Kohlendioxid hingegen muß aus dem Körper abgegeben werden.

Äußerer Gasaustausch

Die *Lungenbläschen (Alveolen)* sind mit flachem Epithel ausgekleidet, mit elastischen Fasern umgeben und beherbergen zahlreiche Kapillaren. Hier findet der *äußere Gasaustausch,* also der zwischen Atmungssystem und Kreislauf, statt. Dabei wird von den Kapillaren das aus dem Stoffwechsel der Körperzellen stammende Kohlendioxid abgegeben und der mit der Luft eingeatmete Sauerstoff aufgenommen und an die Oberflächen der Erythrozyten gebunden.

Äußerer Gasaustausch in den Alveolen (Abgabe von CO_2 aus dem Blut, Aufnahme von O_2 in das Blut).

240 Atmung

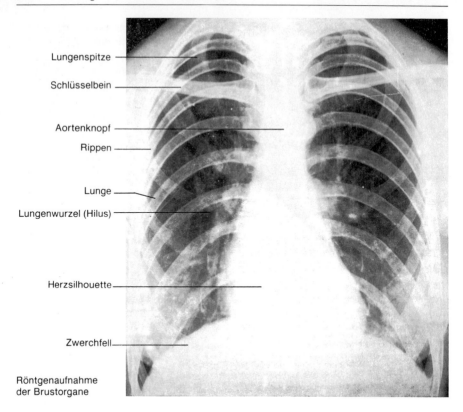

Röntgenaufnahme der Brustorgane

Innerer Gasaustausch

Ein entgegengesetzter Austausch findet in den Kapillaren des Körpergewebes statt. Die Körperzellen nehmen den Sauerstoff auf und geben Kohlendioxid ab. Das als Abbauprodukt des Zellstoffwechsels entstehende Kohlendioxid wird vom Blut aufgenommen (innerer Gasaustausch). Innere Atmung (siehe 10.2.2.).

Atemmechanik

Ein- und Ausatmung dienen der O_2-Aufnahme und der CO_2-Abgabe; sie werden gesteuert vom Atemzentrum in der Medulla oblongata (verlängertes Rückenmark). Folgende Veränderungen gehen während der Atmung vor sich:

Bei der Einatmung	**Bei der Ausatmung**
weitet sich der Brustkorb durch Heben der Rippen und Senkung des Zwerchfells.	verengt sich der Brustkorb durch Senken der Rippen und Hebung des Zwerchfells und der unteren Rippen.
Dadurch wird sauerstoffreiche Luft in die Lungen eingesogen.	Dadurch wird kohlendioxidreiche Luft aus den Lungen gepreßt.

Verschiedener Hochstand des Zwerchfells, links beim Einatmen (dabei schlankere Herzform), rechts beim Ausatmen (breitere Herzform).

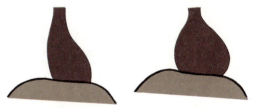

Lungenfunktion

Wichtige Maßstäbe für die Atmung sind Atemfrequenz und Atemtiefe.

Atemfrequenz ist die Häufigkeit der Ein- und Ausatmung je Minute (normal 16 Atemzüge). Auf einen Atemzug (= Ein- und Ausatmung) kommen etwa 4 Herzschläge; bei Neugeborenen sind sowohl Atemfrequenz als auch Herztätigkeit schneller.

Atemtiefe bedeutet die Differenz zwischen unbewußt erreichtem höchstem Einatmungs- und tiefstem Ausatmungspunkt.

Die Lunge kann eine bestimmte Füllmenge aufnehmen (Totalkapazität).

Totalkapazität der Lunge (etwa 5000—7000 ml)			
• die Luftmenge, die durch maximales Einatmen zu dem normalen Atemvolumen zusätzlich eingeatmet werden kann (inspiratorische Reserveluft)	**Komplementärluft** (1500—2000 ml)	*Vitalkapazität* (3500 bis 5000 ml) (= maximales Atemvolumen)	*Totalkapazität* (= maximales Lungenvolumen)
• bei ruhiger Atmung bewegte Luft	**Atemvolumen** (etwa 500 ml)		
• Luftmenge, die durch maximales Ausatmen nach normaler Ausatmung zusätzlich ausgeatmet werden kann (exspiratorische Reserveluft)	**Reserveluft** (1500—2000 ml)		
• Luftmenge, die nach maximaler Ausatmung in der Lunge verbleibt (Residualluft)	**Restluft** (etwa 1200 ml)		

16.2. Erkrankungen der Atmungsorgane

Typische Symptome

Schnupfen ist das typische Krankheitszeichen für einen beginnenden grippalen Infekt. Es ist das Leitsymptom einer Rhinitis (Entzündung der Nasenschleimhaut), die mit Schwellung der Schleimhaut und Produktion eines meist wässerig-serösen Sekrets einhergeht.

Heiserkeit bis zur Stimmlosigkeit ist das typische Symptom für Erkrankungen des Kehlkopfes und der Stimmbänder.
Husten ist Symptom der Erkrankung der Bronchien. Je nach Art und Dauer des Hustens kann sich hinter diesem Krankheitszeichen eine akute oder chronische Bronchitis, ein Bronchialkarzinom und anderes mehr verbergen.
Zyanose (Blausucht) ist eine bläuliche Verfärbung der Haut, bei Insuffizienz des Herzens oder der Atmungsorgane auftretend, geht in der Regel mit Atemnot einher.

16.2.1. Erkrankungen der Luftwege

Grippaler Infekt („gewöhnliche Erkältung")

Ursache der Infektion mit kurzer Inkubationszeit sind Viren. Die Schleimhaut der betroffenen Organe ist gerötet und steigert ihre Sekretion.
Je nach Lokalisation kommt es zur

- Rhinitis (Entzündung der Nase)
- Pharyngitis (Entzündung des Rachens)
- Laryngitis (Entzündung des Kehlkopfes)
- Tracheitis (Entzündung der Luftröhre)
- Bronchitis (Entzündung der Bronchien)

Meist sind alle Schleimhautgebiete der oberen Luftwege beteiligt. Bei Erwachsenen meist geringe Beeinträchtigung, bei Kindern häufig mit Fieber einhergehend.

Angina lacunaris (akute Tonsillitis)

Vor allem bei Kindern vorkommende bakterielle Entzündung der Gaumenmandeln mit Schluckbeschwerden, Fieber, Abgeschlagenheit, dann mit Stippchen und Pfropfen in den Krypten. Es kann zum Tonsillarabszeß kommen, der sogar zur Sepsis führen kann. Im Anschluß an bestimmte Anginaformen können Endokarditis, rheumatisches Fieber und Nephritis eintreten.

Adenoide (Wucherung der Rachenmandel)

Die Wucherungen der Rachenmandel treten überwiegend im Kleinkindesalter auf. Sie führen zu einer Verlegung der hinteren Ausgänge der Nase in den Rachen (*Choanen*). Folgen sind *Mundatmung, nasale Sprache* und *gehäufte Erkältungen*. Wenn auch die Einmündung der Ohrtrompeten in den Nasenrachen durch die Wucherungen verschlossen werden, treten weiterhin gehäuft *Mittelohrentzündungen* auf. Die Behandlung erfolgt mit einer (gegebenenfalls mehrfach vorgenommenen) *Adenotomie* (Kappung der gewucherten Rachenmandel).

Akute Bronchitis

Meist bei Erkältungsinfekten auftretende Entzündung der Bronchialschleimhaut.
Ursache: verschiedene Viren.
Symptome: Husten, Fieber, Mattigkeit, evtl. glasig-schleimiger Auswurf.

Atmung 243

Chronische Bronchitis
Andauernde Entzündung der Bronchialschleimhaut bei nicht ausheilender akuter Bronchitis, allgemeiner Anfälligkeit der Schleimhaut, Einatmen von Staub oder Rauch (Raucherbronchitis), zusammen mit Emphysem, Asthma bronchiale u. a.

Asthma bronchiale
Asthma bronchiale wird ausgelöst durch Spasmen (krankhaften Zusammenziehungen) der Bronchienmuskulatur und ist von plötzlich einsetzender starker Atemnot und Zyanose (Blausucht) begleitet. Tritt im Zusammenhang mit allergischen Reaktionen und psychischen Faktoren auf.

Unterscheide:
Asthma cardiale ist Folge einer Herzinsuffizienz, bei der das Herz nicht mehr in der Lage ist, alles Blut aus dem kleinen in den großen Kreislauf zu pumpen. Dies führt zur Rückstauung des Blutes in die Lunge und meist nächtlich auftretende Luftnot, kann ein Lungenödem zur Folge haben.

Bronchialkarzinom
Das Bronchialkarzinom ist eine bösartige Geschwulst der Bronchien, die häufiger bei starken Rauchern vorkommt. Symptome treten oft erst spät auf, wie z. B. Reizhusten, Sputum mit Blutbeimengungen u. ä. Metastasierung erfolgt in die Nachbarschaft, aber auch auf dem Blutweg in Knochen und Gehirn.

16.2.2. Erkrankungen der Lunge
Emphysem
Der Luftgehalt der Lunge ist bei Verminderung des Lungengewebes vermehrt, die Lunge ist überbläht. Der glocken- oder faßförmige Thorax ist starr, die Vitalkapazität vermindert, die Expirationskraft ist vermindert, was an der Abschwächung des Atemstoßes erkannt werden kann. Die Patienten können eine Kerzenflamme nicht mehr auspusten.

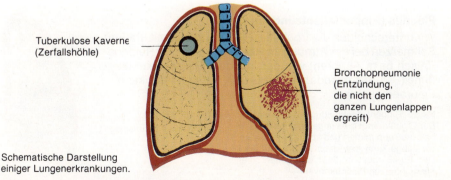

Tuberkulose Kaverne (Zerfallshöhle)

Bronchopneumonie (Entzündung, die nicht den ganzen Lungenlappen ergreift)

Schematische Darstellung einiger Lungenerkrankungen.

Pneumonie (Lungenentzündung)

Die Pneumonie entsteht durch Infektion mit Bakterien oder Viren. *Symptome* sind mehr oder minder hohes Fieber, flache Atmung, Brustschmerzen, Abhusten blutigen Sputums. Man unterscheidet *lobäre Pneumonie* und *Bronchopneumonie,* die meistens mit Bronchitis einhergeht und im Gefolge anderer Infektionskrankheiten, wie z. B. Masern, Keuchhusten, auftritt. Komplikationen können u. a. Lungenabszeß, Begleitpleuritis mit Empyem, Kreislaufschwäche und Herzversagen sein.

Tuberkulose (Morbus KOCH, Tbc)

Ansteckende Infektionskrankheit, verursacht durch Mycobacterium tuberculosis.

Symptome: Mattigkeit, leicht erhöhtes Fieber, Blässe, Müdigkeit, trockener Reizhusten.

Die Behandlungsmöglichkeiten sind heute sehr gut, so daß früher übliche Komplikationen, wie Lymphknoten-, Knochen- und Nierentuberkulose, selten geworden sind (siehe auch 21.3.5.).

Pneumothorax

Der *Pneumothorax* entsteht durch das Zusammensinken eines Lungenflügels mit akut einsetzender Atemnot und Verdrängung des Mittelfells; Luft dringt zwischen Lungen- und Rippenfell, hebt die Haftung der Lunge am sich bewegenden Thorax auf; deshalb wird die betreffende Lungenpartie nicht beatmet.

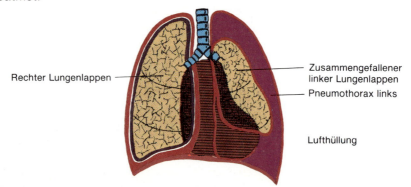

Rechter Lungenlappen

Zusammengefallener linker Lungenlappen
Pneumothorax links

Lufthüllung

Pleuritis (Rippenfellentzündung)

Wir unterscheiden die trockene (Pleuritis sicca, mit starken Schmerzen bei der Atmung im Rippenbereich und Reibegeräusch beim Abhören) von der feuchten Rippenfellentzündung (Pleuritis exsudativa, mit Erguß, der vereitern kann = Pleuraempyem).

Nasse Rippenfellentzündung (Pleuraerguß). Der Erguß drängt die Lunge nach oben. Deshalb muß er punktiert und abgesaugt werden; die Lunge kann sich dann wieder entfalten. Der Erguß kann in Eiter übergehen; man nennt ihn dann Pleuraempyem.

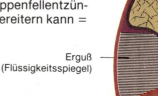

Erguß (Flüssigkeitsspiegel)

17 Ausscheidung

Harnorgane

Die Abgabe von Wasser, Salzen, Stoffwechselprodukten, Giftstoffen, Medikamenten und ihren Abbauprodukten erfolgt überwiegend durch die Harnorgane. Die Ausscheidung über die Lunge (Atmung) und über die Haut (Transpiration) ist von der Menge her im Vergleich dazu bei weitem nicht so bedeutend.

17.1. Übersicht

Bau der Harnorgane

Sie bestehen aus den paarig angelegten Nieren, den Nierenkelchen, Nierenbecken, Harnleitern, sowie der Harnblase und der Harnröhre.

Aufgaben der Harnorgane
- *Ausscheidungsfunktion*
  (für Harnstoff, Harnsäure, Giftstoffe, Arzneimittel u. a.)
- *Regulationsfunktion*
  (Regulation von Wasser- und Salzhaushalt u. a.)

17.2. Niere (Ren)

Die Nieren sind paarig angelegt. Sie haben einen Längsdurchmesser von 10 bis 12 cm, einen Querdurchmesser von 5 bis 6 cm und eine Dicke von etwa 4 cm. Das Gewicht der einzelnen Niere liegt zwischen 150 und 200 g. Sie sind von bohnenförmiger Gestalt und liegen zu beiden Seiten der Wirbelsäule im Bauchraum hinten außerhalb des Bauchfells (im sogenannten Retroperitonealraum), seitlich und hinten durch die 11. und 12. Rippenpaare geschützt. Als Folge der Verdrängung durch die Leber steht die rechte Niere etwas tiefer als die linke. In der Mitte der medialen Fläche befindet sich die Nierenpforte; hier liegen Harnleiteraustritt, Nierenarterienein- und Nierenvenenaustritt, Nervenein- und -austritt nebeneinander. Die Nieren sind mit Bindegewebe und einem Fettpolster umgeben. Man unterscheidet Nierenrinde und Nierenmark.

Nierenrinde

Die Nierenarterie verzweigt sich nach ihrem Eintritt in die Nierenpforte zwischen Nierenrinde und Nierenmark in ein System von mehreren Millionen Knäuel (Glomerula) aus Blutgefäßkapillaren. Jedes Knäuel (Glomerulum) ist von einer dünnwandigen Kapsel umgeben (Bowmansche Kapsel). Mehrere Millionen Glomerula befinden sich in der Nierenrinde.

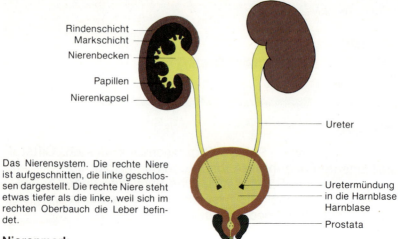

Das Nierensystem. Die rechte Niere ist aufgeschnitten, die linke geschlossen dargestellt. Die rechte Niere steht etwas tiefer als die linke, weil sich im rechten Oberbauch die Leber befindet.

Nierenmark

Die innere Markschicht besteht aus Nierenpyramiden, deren Spitzen auf einzelnen in den Nierenkelch ragenden Wällen (Papillen) münden. Dort finden sich die Ausmündungen der Harnkanälchen. Der Endurin wird im Nierenmark gebildet und nach Verlassen der Papillen in Nierenkelchen und im Nierenbecken gesammelt und fließt in den Harnleiter in Richtung Harnblase.

Harnbereitung

Durch die feine Kapillarwand der Glomerula wird Blutflüssigkeit mit Ausnahme größerer Eiweißkörper in die anschließenden Harnkanälchen als *Primärharn* ausgeschieden. Fast alle Flüssigkeit und die darin gelösten Stoffe, welche der Körper noch braucht, werden in die darumliegenden Blutkapillaren zurückresorbiert, so daß schließlich nur etwa 1 Prozent des Vorharnes als *Sekundärharn* zur Ausscheidung über die Harnblase kommt. Der Vorgang wird vom Hypophysenhinterlappenhormon *Adiuretin* gesteuert. Die Filtration mit Abgabe harnpflichtiger Substanzen (Zuckerstoffe, Salze u. a. m.) hängt von einem normalen Blutdruck und einer ausreichenden Blutfüllung des Nierengefäßsystems ab.

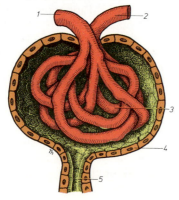

Glomerulum

1 zuführendes Blutgefäß
2 wegführendes Blutgefäß
3 „Wunderknäuel"
4 BOWMANsche Kapsel
5 Harnkanälchen

Ausscheidung 247

Von jeder Bowmanschen Kapsel geht ein Harnkanälchen ab, das in Windungen und einer Schleifenbahn (Henlesche Schleife) in die Sammelröhre mündet. Von den vielen aus den massenhaft vorhandenen Nierenknäuel abgehenden Harnkanälchen wird der Sekundärharn abgegeben. Er fließt in die Harngänge, die ihrerseits über die Nierenpapillen den Urin in die Nierenkelche abgeben.

17.3. Ableitende Harnwege

Die Oberflächen der ableitenden Harnwege sind mit *Übergangsepithel* ausgekleidet, das sich besonders gut starken Oberflächenveränderungen anpassen kann (siehe auch S. 124). Glatte Muskulatur transportiert den Urin durch Zusammenziehen (Peristaltik) bis in die Harnblase.

Nierenkelch (Calix renalis), Nierenbecken (Pelvis renalis)
Eine oder mehrere Nierenpapillen münden in einen Nierenkelch, in den der Urin abgegeben wird. Die 6 bis 10 Nierenkelche vereinigen sich auf jeder Seite im Nierenbecken (Pelvis renalis).

Harnleiter (Ureter)
Er entspringt auf beiden Seiten am Nierenbeckenausgang und zieht als dünnes Rohr zur Harnblase. In ihm fließt Harn vom Nierenbecken zur Harnblase ab. Kurz vor Eintritt in die Harnblase besteht eine Engstelle.

Harnblase (Vesica urinaria)
Die Harnblase liegt im kleinen Becken und stellt einen Hohlmuskel, der innen mit einer Schleimhaut ausgekleidet ist, dar. Sie ist die Sammelstelle für den aus den Nieren über beide Ureteren dauernd eintropfenden Urin. Der am Harnblasenausgang liegende ring- und spiralförmige Schließmuskel besteht aus einem unwillkürlich innervierten Anteil, der sich bei Harndrang öffnen würde, aber durch den willkürlich innervierten Anteil willentlich weiterhin geschlossen gehalten, bzw. auf Grund eines Willensimpulses geöffnet werden kann. Bei Füllung der Harnblase tritt Harndrang ein. Durch Kontraktion des die Harnblase darstellenden Hohlmuskels entleert sich Harn. Das Fassungsvermögen der Harnblase bei Erwachsenen beträgt etwa 500 ml.

Harnröhre (Urethra)
In ihr fließt Harn, aus der Harnblase kommend, ab. Sie ist ein mit Schleimhaut ausgekleidetes Rohr. Beim Manne verläuft die Harnröhre im Penis, bei der Frau mündet sie zwischen Klitoris und Vagina. Das Katheterisieren der männlichen Harnblase ist wegen des gebogenen Verlaufs und der Länge der Harnröhre weit schwieriger als bei der Frau (siehe auch 25.3.1.).

Zusammensetzung des Urins (siehe auch Kapitel 31)
Aufgabe des Harnsystems ist die Regulierung des Wasserhaushalts und Ausscheidung von Stoffwechselschlacken. Mit dieser Fähigkeit hängt zusammen, daß der Urin einmal konzentriert, ein anderes Mal weniger konzentriert ist. Bei Durst wird wenig Urin gebildet; Schweißverlust und hohes Fieber lassen Körperflüssigkeit verdunsten, wodurch der Urin konzentriert und mengenmäßig herabgesetzt wird. Konzentrierter Harn enthält erhöht Schlackenbestandteile.

17.4. Erkrankungen der Harnorgane

Typische Symptome

Anurie: Fehlende Urinausscheidung (unter 100 ml/Tag). Kann bedingt sein durch Erkrankung der Niere, aber auch Behinderung des Urinabflusses zwischen Nierenkelch und Harnröhre (z. B. bei Nierensteinen, bei Karzinomen, bei Prostatahypertrophie).

Oligurie: Zu geringe Harnausscheidung (unter 400 ml/Tag)

Polyurie: Ausscheidung von großen Urinmengen (mehr als 2500 ml/Tag) eines meist ziemlich farblosen Harns, meist bedingt durch viel Trinken (Polydipsie), Einnahme von harntreibenden Mitteln (Diuretika) u. a.

Dysurie: Schmerzhaftes Wasserlassen bei Erkrankungen der Harnblase und der Harnröhre.

Pollakisurie: Häufiges Wasserlassen mit kleinen Harnmengen, besonders bei Erkrankungen der Harnblase.

Brennen beim Wasserlassen: Tritt bei Entzündungen der Harnröhre auf.

Kolikartige Schmerzen: Treten im rechten oder linken Unterbauch durch Einklemmung von Steinen auf. Die Muskulatur in den ableitenden Harnwegen zieht sich krampfartig zusammen, um das Hindernis in den Abflußwegen zu überwinden.

Blutiger Harn: Kann bedingt sein durch Erkrankungen der Niere (Nephritis, Niereninfarkt), bösartige Geschwulste, Tuberkulose, Pyelonephritis und Harnblasenentzündung.

Glomerulonephritis

Entzündung der Nierenkörperchen (Glomerula), Auftreten oft in jugendlichem Alter, Symptome sind u. a. Hypertonie und Hämaturie.

Niereninsuffizienz (Nierenversagen)

Tritt z. B. bei Nierensteinleiden, nach langjähriger chronischer Pyelonephritis, nach Phenacetinabusus u. a. auf. Hierbei werden die harnpflichtigen Stoffe (Harnstoff, Harnsäure) nicht ausgeschieden, es kommt zur *Urämie,* die ohne Hilfe (Blutwäsche durch künstliche Niere oder Nierentransplantation) zum Tode führt.

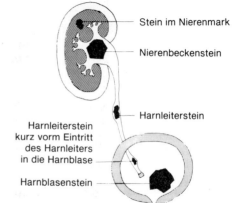

Stein im Nierenmark
Nierenbeckenstein
Harnleiterstein
Harnleiterstein kurz vorm Eintritt des Harnleiters in die Harnblase
Harnblasenstein

Die Steinbildung beginnt im Nierengewebe. Bei bestimmter Größe treten die Steine ins Nierenbecken. Sie können, sofern sie nicht zu groß sind, durch den Harnleiter in die Harnblase wandern. Dabei entstehen heftige Kolikschmerzen.

Ausscheidung 249

Nephrolithiasis (Nierensteinleiden)
Beginnt mit Kristallbildung im Nierengewebe, die zur Steinbildung führt. Der Stein kommt ins Nierenbecken, von dort in den Ureter (was zur Nierenkolik führt) und in die Harnblase. Kleine Steine gehen mit dem Urin spontan ab, größere nicht.
Hauptsymptom: Nierenkolik.
Folge kann die Hydronephrose (Wasserniere) sein, bei der der Urin im Nierenbecken gestaut ist.

Pyelonephritis (Nierenbeckenentzündung)
Ursache: Bakterien, Pilze.
Symptome: Schmerzen in der Lendengegend, hohes Fieber, Schüttelfrost, evtl. trüber, blutiger oder eitriger Urin.

Zystitis (Blasenentzündung)
Die Zystitis ist eine meist bakteriell bedingte Entzündung der Harnblasenschleimhaut. Zystitiden treten häufig bei Bettlägerigen auf, die ihre Harnblase nicht vollständig entleeren, auch bei Miktionsstörungen infolge Rückenmark-Gehirn-Erkrankungen, Geschwülsten und bei Prostatahypertrophie. Auch ein Dauerkatheter löst Zystitiden aus. Die *akute Zystitis* geht einher mit häufigem Wasserlassen, Schmerzen beim Wasserlassen sowie gelegentlich mit blutigem Harn am Ende des Wasserlassens.

Urethritis (Harnröhrenentzündung)
Häufig durch aufsteigende, bakterielle Infektion sowie Trichomonaden verursacht. Führt zu Brennen beim Wasserlassen.

18 Fortpflanzung

Übersicht

Geschlechtsmerkmale	Mann	Frau
primäre (bei Geburt bestehend)	Testes (Hoden) Epididymis (Nebenhoden) Samenwege Prostata (Vorsteherdrüse) Penis (Glied)	Ovarien (Eierstöcke) Tuben (Eileiter) Uterus (Gebärmutter) Vagina (Scheide)
sekundäre (unter Hormoneinfluß entwickelt)	Bartwuchs Achselbehaarung Brustbehaarung Bauchbehaarung vom Schamberg bis zum Nabel Stimme tief	Mammae (Brüste) Achselbehaarung Bauchbehaarung nur am Schamberg (Dreiecksform) Verbreiterung des Beckens Stimme hoch

18.1. Männliche Geschlechtsorgane

Männliche Geschlechtsorgane:

Hoden	Testis	Samenbläschen	Glandulae vesiculosae
Nebenhoden	Epididymis	Cowpersche Drüsen	—
Samenleiter (-strang)	Funiculus spermaticus	Vorsteherdrüse	Prostata
		Glied	Penis

18.1.1. Hoden (Testes)

Die zwei Hoden liegen außerhalb der Bauchhöhle im Hodensack (Skrotum).

Aufgaben des Hoden

Hormonbildung — in den Leydigschen Zwischenzellen wird das männliche Geschlechtshormon Testosteron gebildet.

Bildung der Samenzellen (Spermien) — Die Samenzellen, auch Samenfäden genannt, werden in den *gewundenen Hodenkanälchen* durch Zellteilung (Meiose) aus Stammzellen gebildet. Sie sind sehr gut beweglich.

Spermien bestehen aus einem *Kopf* (mit dem Einfachsatz der Chromosomen), einem *Mittelstück* (dem „Energiezentrum" für die Bewegung) und dem *Schwanz* (spiraliges Bewegungsorgan).

Fortpflanzung 251

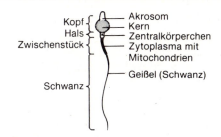

Samenfaden.

18.1.2. Nebenhoden (Epididymis)

Die Ausführungsgänge des Hodens führen in den Nebenhoden. Der Nebenhoden speichert die zunächst noch unbeweglichen Samenzellen. Durch die Gänge wird der Samen in den Samenleiter gedrückt. Die Nebenhoden liegen hinten oberhalb der Hoden.

18.1.3. Samenstrang (Funiculus spermaticus)

Von jedem Nebenhoden aus führt je ein Samenleiter (Ductus spermaticus) in Höhe der Prostata in die Harnröhre. Der Samenleiter ist ein mit dünnschichtiger Muskulatur umgebenes Rohr. Zusammen mit Blutgefäßen und Nerven zieht der Samenleiter als Samenstrang aus dem Hodensack durch den Leistenkanal und um die Harnblase und mündet an der Basis des Gliedes in die Harnröhre. Die in den Wänden des Samenleiters enthaltene glatte Muskulatur ermöglicht den Transport des Samens.

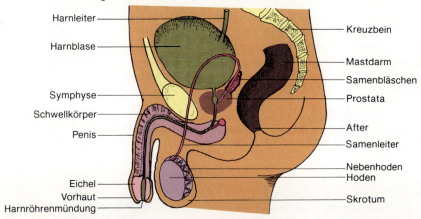

Männliches Becken im Längsschnitt mit männlichen Geschlechtsorganen.
Die Blase ist gefüllt dargestellt.

18.1.4. Samenbläschen (Glandulae vesiculosae)

Kurz vor dem Eintritt des Samenleiters in den hinteren Harnröhrenteil liegen zwei Samenbläschen. Sie haben, wie die dicht daneben befindliche Cowpersche Drüse, Drüsenfunktion. Der Inhalt der Samenbläschen wird mit dem Samenerguß entleert.

18.1.5. Vorsteherdrüse (Prostata)

Die Vorsteherdrüse liegt hinter dem Harnblasenhals und ist vom Mastdarm aus als zweilappiges Organ tastbar. Die Befruchtungsfähigkeit des Samens besteht nur bei vorhandenem Drüsensekret der Prostata, durch das die Spermien die erforderliche Beweglichkeit erhalten.

18.1.6. Männliches Glied (Penis)

Das *männliche Glied* besteht aus Harnröhre und darum gelagerten Schwellkörpern. Das vordere Ende des Penis ist die Eichel, welche olivenförmig gebaut ist und körperwärts eine Kranzfurche aufweist. Die Eichel ist mit der Vorhaut überzogen, die bis zur Kranzfurche zurückgezogen werden kann. Die Schwellkörper sind mit Muskelzügen durchsetzte Hohlräume, die sich bei Reizung der Eichel oder unter psychischem Einfluß mit Blut füllen, so daß es zur Aufrichtung und Versteifung des Gliedes (Erektion) kommt.

18.2. Weibliche Geschlechtsorgane

Weibliche Geschlechtsorgane:

Eierstock	Ovar	Gebärmutter	Uterus
Eileiter	Tube (Salpinx)	Scheide	Vagina
	Anhänge (Adnexen)	äußeres Geschlechtsorgan	Vulva
		Brüste	Mammae

18.2.1. Eierstöcke (Ovarien)

Sie liegen in einer Umschlagfalte des Bauchfells. Dieses ist mit dem Beckenbindegewebe verbunden, das sich beiderseits der Gebärmutter befindet. Dadurch sind die inneren Geschlechtsorgane der Frau elastisch eingebettet.

Während der ersten Hälfte des Menstruationszyklus bilden die Follikel im Eierstock unter dem Einfluß des FSH das *Follikelhormon* (Östrogen). Es bewirkt u. a. einen Wiederaufbau der Schleimhaut in der Gebärmutter nach der Menstruation (Proliferationsphase).

In der zweiten Hälfte des Zyklus bildet das Corpus luteum unter Einfluß von LH das Corpus-luteum-Hormon (Gelbkörperhormon, Progesteron). Es bewirkt u. a. eine Auflockerung und Durchsaftung der Gebärmutterschleimhaut (Sekretionsphase).

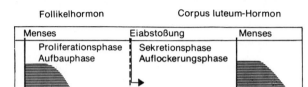

Schema des weiblichen Zyklus. In der oberen Reihe stehen die Hormone, welche die erste bzw. zweite Zyklushälfte beherrschen. Es ist ein 28-Tage-Zyklus zugrunde gelegt.

Follikelreifung

In den Eierstöcken sind über hunderttausend *Primärfollikel* angelegt. Hier entwickeln sich bläschenartige Hüllen, die *Graafschen Follikel,* aus denen das Ei ausgestoßen wird (Eisprung = Ovulation). Nach der Eiabstoßung bildet sich der Graafsche Follikel zum *Gelbkörper* (Corpus luteum) um. Das Ei wird mit dem Eisprung vom Fransentrichter des Eileiters (Fimbrien) aufgesaugt und im Eileiter (Tube) zur Uterushöhle transportiert. Im Laufe des Lebens stoßen die Ovarien über 300 Eier ab.

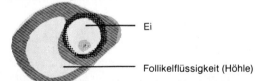

Graafscher Follikel.

Ei

Follikelflüssigkeit (Höhle)

Der Menstruationszyklus

Wird das Ei befruchtet, so wandert es in die Uterushöhle und nistet sich dort in der aufgelockerten Uterusschleimhaut ein. Wird das Ei nicht befruchtet, geht es zugrunde, und die obere Schicht der Gebärmutterschleimhaut wird abgestoßen (Menstruation). Mit Eintritt des neuen Zyklus öffnet sich der Muttermund und läßt die abgestoßene Uterusschleimhaut als Menstruationsblut heraussickern. Die *Menstruation* dauert normalerweise 3 bis 5 Tage. Die Menge des Menstrualblutes beträgt etwa 200 ml.

In der ersten Zyklushälfte reift das Ei im Ovar heran und wird am 14. Tag (Zyklusmitte) abgestoßen (Eisprung). Vom 15. Tag eines 28tägigen Zyklus bis zum Eintritt der nächsten Menstruation produziert der Eierstock aus dem sich bildenden Gelbkörper das Gelbkörperhormon. Währenddessen wird die Gebärmutterschleimhaut, gesteuert von Ovarial- und Hypophysenhormonen, umgebaut. Die Schleimhaut wird aufgelockert und ist mit Drüsen durchsetzt, um bereit zur Aufnahme des befruchteten Eies zu sein.

Geschlechtsreifung der Frau

Menarche	Zeitpunkt des 1. Auftretens der Regelblutung (in Deutschland etwa mit 12 bis 13 Jahren)
Pubertät	Zeitraum der geschlechtlichen Reifung
Geschlechtsreife	
Klimakterium	Wechseljahre, Zeitraum des Erlöschens der zyklischen Ovarialfunktionen und der Menstruation
Menopause	Zeitpunkt der letzten Regel (etwa mit 48 bis 52 Jahren)

Befruchtung des Eies

Das Ei ist nur etwa 12 Stunden befruchtungsfähig. Die in das weibliche Genitale gelangenden Spermien leben bis zu 48 Stunden, so daß die befruchtungsfähige Zeit etwa 3 Tage beträgt. Die Zeit der Ovulation liegt 12 bis 16 Tage vor der nächsten zu erwartenden Menstruation, im Durchschnitt bei einem 28tägigen Zyklus am 14. Tag. Daraus läßt sich ableiten, daß das Optimum für eine Befruchtungsfähigkeit zwischen dem 12. und 16. Zyklustag liegt.

Man errechnet das folgendermaßen: Es werden von 28 Tagen 14 Tage abgezogen (Eisprung am 14. Tag), 2 Tage hinzugezählt und vom errechneten Tag 2 Tage zurückgerechnet. Mithin wäre die Frau zwischen dem 12. und 16. Zyklustag befruchtungsfähig (weil sich die Spermien bis zu 2 Tagen befruchtungsfähig in den weiblichen Geschlechtsorganen halten). Ist der Zyklus kürzer, so dauert die Sekretionsphase ebenfalls 14 Tage (sie beginnt bei 25tägigem Zyklus am 11. Tag, bei einem 21tägigen Zyklus am 7. Tag). Man rechnet dann für die befruchtungsfähige Zeit je 2 Tage vor und zurück. Ist die Periodik unregelmäßig, schwankt sie zwischen 21 und 24 Tagen, so wird gerechnet: 21 bis 14 — 2 = 5; 24 — 14 + 2 = 12; mithin liegt die befruchtungsfähige Zeit zwischen dem 5. und 12. Tag.

Ovulationshemmer
Unter Ovulationshemmern („Anti-Baby-Pille") versteht man Hormonpräparate, die zu einer Hemmung der Ovulation führen. Unter ihrer Wirkung gelangen die Eianlagen im Graafschen Follikel nicht zur Ausreifung. Der Follikelsprung unterbleibt. Damit steht kein befruchtungsfähiges Ei zur Verfügung.

Basaltemperatur
Regelmäßige morgendliche Temperaturmessungen ergeben, daß die Körpertemperatur während der ersten Zyklushälfte niedriger, aber im Anschluß an den Follikelsprung in der zweiten Zyklushälfte zunächst um 0,6° C höher liegt, jedoch alsbald abfällt; besteht eine Schwangerschaft, bleibt die Temperatur erhöht.

Ovar bei Schwangerschaft
Während der Schwangerschaft ist der Gelbkörper im Ovar vergrößert; es tritt keine Follikelreifung ein. Dafür produziert der Gelbkörper vermehrt Hormone, also Östrogene und Progesteron, die das Uteruswachstum in den ersten 16 Schwangerschaftswochen bewirken.

18.2.2. Eileiter
Beiderseits des Gebärmuttergrundes entspringen die Eileiter, enge Röhren, deren Inneres der Wanderungsweg des aus dem Eierstock abgestoßenen Eies zur Gebärmutter ist. Das Ende der Tube hängt frei in die Bauchhöhle. Hier besteht eine Verbindung zwischen Bauchhöhle und Außenwelt. Am Tubenende sitzt ein fingerartiger Saugnapf, der sich auf den Eierstock legt, wenn ein Ei abgestoßen wird. Die Eileiter sind mit Flimmerepithel ausgekleidet. Die Flimmerhärchen transportieren das befruchtete oder unbefruchtete Ei in Richtung Gebärmutter.

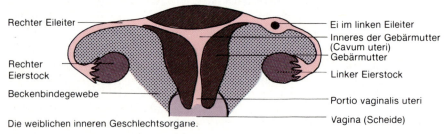

Die weiblichen inneren Geschlechtsorgane.

18.2.3. Gebärmutter (Uterus)
Die Gebärmutter ist ein birnenförmiger Hohlmuskel, der mit dem Muttermund in die Scheide ragt. Die Gebärmutterhöhle ist von Schleimhaut überzogen.

Die Gebärmutter besteht aus Muskelzügen mit Ausdehnungs- und Kontraktionsfähigkeit. Zur Bauchhöhle hin ist die Gebärmutter mit Bauchfell überzogen. Sie ist mit Aufhängebändern im Becken und in den Leistenkanälen befestigt.

Die der Gebärmutter benachbarten Organe sind Harnblase (nach vorn und unten liegend) und Mastdarm (hinten liegend). Zwischen Hinterwand der Gebärmutter und Mastdarm liegt die unterste Ausbuchtung der Bauchhöhle (Douglasscher Raum).

Aufgaben der Gebärmutter	Lagerung des befruchteten Eies, Hülle für das werdende Kind, Wehen für die Dauer der Entbindung, Schleimhautaufbau und -abbau während des Zyklus.

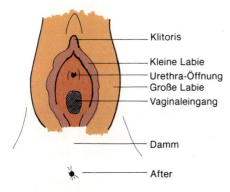

Die weiblichen äußeren Geschlechtsorgane.

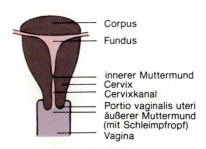

Gebärmutterabschnitte von vorn gesehen.

18.2.4. Scheide (Vagina)

Sie ist ein mit Schleimhaut ausgekleidetes Rohr, das zwischen Scheideneingang und Muttermund verläuft. Die in der Schleimhaut liegenden Drüsen halten die Vagina feucht. Auf der Schleimhaut lebt eine normalerweise stabil zusammengesetzte Bakterienflora. Der Scheideneingang ist bis zum ersten Geschlechtsverkehr von einer dünnen Haut eingeengt (Jungfernhäutchen). Das obere Ende der Vagina ist das hintere und vordere Scheidengewölbe, in das der Muttermund hineinragt.

18.2.5. Äußere weibliche Geschlechtsorgane (Vulva)

Die großen und kleinen Schamlippen haben Schutzfunktion. Sie bedecken den Scheideneingang und beherbergen die Bartholinischen Drüsen. Vorn zwischen den beiden Schamlippen (Labien) befindet sich der Kitzler (Klitoris), beiderseits davon nach hinten ziehend befinden sich in den Labien die Schwellkörper. Zwischen Kitzler und Scheideneingang liegt innerhalb des flachen Scheidenvorhofs die Mündungsstelle der Harnröhre.

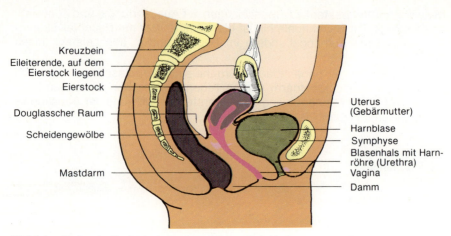

Weibliches Becken im Sagittalschnitt mit weiblichen Geschlechtsorganen.

18.2.6. Weibliche Brust (Mamma)

Die *weiblichen Brüste* sind Drüsen mit äußerer Sekretion. Sie wachsen mit Beginn der Pubertät, außerdem werden die Warzenhöfe größer, treten über das Hautniveau und färben sich braun. Die Brust besteht aus Drüsen, Fett und Bindegewebe. 12 bis 15 Milchgänge führen zur Brustwarze. Ein Schließmuskel im Warzengebiet sorgt für Öffnung und Schließung der Milchgangenden nach dem Stillen eines Kindes. Durch Saugreflex erfolgt die Öffnung.

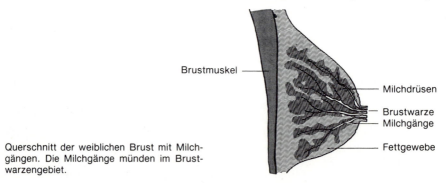

Querschnitt der weiblichen Brust mit Milchgängen. Die Milchgänge münden im Brustwarzengebiet.

Während der Schwangerschaft nehmen die Brüste unter dem Einfluß des Plazentahormons, des Gelbkörpers und der Hypophyse an Umfang zu. Kurz vor der Entbindung beginnt die Milchbildung, zunächst in Form der Vormilch, nach der Entbindung als Milch für die Ernährung des Säuglings in dessen ersten Lebensmonaten. Innersekretorisch werden die Brustdrüsen von Prolaktin, einem Hormon des Hypophysenvorderlappens, gesteuert. Nach vorheriger Wirkung von Östrogenen und Progesteron setzt Prolaktin (LTH) die Milchsekretion in Gang.

18.3. Funktion der Geschlechtsorgane

Damit das männliche Glied in die Scheide eingeführt werden kann, erfolgt durch Füllung der Schwellkörper im Penis mit Blut eine Versteifung des Gliedes *(Erektion)*. Bei der Frau schwellen die um den Kitzler liegenden Schwellkörper an.

Bewegung des Gliedes in der Scheide führt zum Höhepunkt des Geschlechtsverkehrs *(Orgasmus),* bei dem die Samenflüssigkeit *(Ejakulat)* in das hintere Scheidengewölbe gespritzt wird. Von dort gelangen die Spermien in die Gebärmutter und in die Eileiter, wo die Befruchtung des Eies nach dem Eisprung erfolgen kann.

18.4. Empfängnisverhütung

Nach Eintreten der Geschlechtsreife (Beginn bei Mädchen etwa mit dem 11., bei Jungen mit dem 13. Lebensjahr) ist bei Mädchen nach dem Eisprung das Ei im Eileiter für sechs bis zwölf Stunden befruchtbar. Durch zwei Tage vor bis etwa zwei Tage nach dem Eisprung stattfindenden Geschlechtsverkehr kann es befruchtet werden. Etwa die Hälfte der befruchteten Eizellen nistet sich innerhalb von sieben Tagen in der Gebärmutterschleimhaut ein. Der Rest geht verloren. Weitere etwa 10 bis 15 Prozent sind in ihrer Anlage geschädigt und werden in den ersten Wochen der Schwangerschaft abgestoßen (Abort).

Sind Kinder (noch) nicht erwünscht, muß zu Methoden der Empfängnisregelung gegriffen werden, um Schwangerschaften zu verhindern.

Nahezu alle gängigen Methoden verhindern das Zusammentreffen von Ei- und Samenzelle. Dies kann auf

- mechanischem (Kondom, Pessar, Spirale),
- chemischem (Creme, Spray),
- biologischem (Zeitwahl) oder
- hormonellem (Pille)

Wege geschehen. Die Wahl eines Verhütungsmittels hängt in starkem Maße von den individuellen Wünschen und Vorstellungen der Partner ab, auch sollte die unterschiedliche Zuverlässigkeit der Methoden beachtet werden. Die folgende Tabelle, die nach einer Tabelle der Broschüre „Wie Sie den Zeitpunkt für ein Kind selbst bestimmen können" der Bundeszentrale für gesundheitliche Aufklärung (dort auch kostenlos erhältlich, Ostmerheimer Straße 200, 5000 Köln 91) gestaltet wurde, gibt eine Übersicht (Seite 258).

18.5. Schwangerschaft und Geburt

18.5.1. Befruchtung des Eies

Bei der Befruchtung dringt ein Samenfaden in das Ei ein. In diesem Moment wölbt sich ein Teil der Eihaut vor (Befruchtungshügel), und die Außenzone

Fortpflanzung

Methode und Mittel	Beschreibung und Wirkung	Wertung
Sterilisation des Mannes	Unterbrechung der Samenleiter. Samenzellen können nicht mehr in den sog. Samenerguß gelangen.	Sicherste Verhütungsmethode, aber endgültiger Eingriff, kann normalerweise nicht mehr rückgängig gemacht werden.
Sterilisation der Frau	Unterbrechung der Eileiter. Weg der Eizelle wird abgebrochen. Eizelle und Samenzellen können sich nicht mehr treffen.	
Pille	Hormontabletten zum täglichen Einnehmen. Verhindert das Reifen eines Eies.	Sicherstes der Verhütungsmittel, deren Wirkung wieder aufgehoben werden kann.
Minipille	Hormontabletten zum täglichen Einnehmen. Die Einnistung des Eies in die Gebärmutterschleimhaut wird erschwert. Samenzellen können nicht in die Gebärmutter eindringen.	Bei täglicher pünktlicher Einnahme (es werden keine Einnahmepausen gemacht!) fast so sicher wie die „normale" Pille.
Dreimonatsspritze	Hormon, das in den Gesäßmuskel gespritzt wird. Reifung einer Eizelle wird unterdrückt und Gebärmutterschleimhaut verändert.	Wirkung hält 3 Monate vor. Blutungsunregelmäßigkeiten treten auf. Für Jugendliche meistens nicht geeignet.
Gebärmutterpessar = „Spirale"	T-förmiges bzw. 7-förmiges kleines Gebilde aus Weichplastik mit feinem Kupferdraht. Die Einnistung des befruchteten Eies in die Gebärmutterschleimhaut wird verhindert.	Wird in die Gebärmutter eingelegt. Alle 2 Jahre gegen ein neues auswechseln lassen!
Kondom	Dünner Gummischutz, der über das versteifte Glied gezogen wird. Samenzellen gelangen nicht in die Scheide.	Unkompliziert, jeder Zeit verfügbar. Schützt vor Geschlechtskrankheiten. Nur Markenfabrikate verwenden.
Scheidenpessar und Portiokappe	Mechanisches Schutzmittel für die Frau. Samenzellen gelangen nicht in die Gebärmutter.	Gute Sicherheit bei richtigem Sitz und zusätzlicher Verwendung eines chemischen Verhütungsmittels (d. h. Bestreichen mit Gelee an beiden Seiten und Rand).
Chemische Verhütungsmittel	Creme, Gelee, Tabletten, Schaumspray, Zäpfchen. Töten Samenzellen in der Scheide ab; bilden Sperre vor dem Eingang der Gebärmutter.	Als Schutz alleine nicht sicher. Allerdings gibt es beachtliche Neuentwicklungen, die hohen Grad an Sicherheit bei alleiniger Anwendung aufweisen. Tabletten, Zäpfchen, Schaum-Ovolum müssen 10 Minuten schmelzen. Bei jedem sexuellen Verkehr anwenden.
Zeitwahlmethoden: Knaus-Ogino und Basaltemperatur-Methode	Enthaltsamkeit an fruchtbaren Tagen, die durch Errechnen bzw. Messen der Körpertemperatur ermittelt werden.	Basaltemperatur-Methode ist etwas sicherer als Knaus-Ogino. Trotzdem beides als Verhütungsmethode nicht sicher genug.
Coitus interruptus = „Aufpassen" = unterbrochener Verkehr	Vorzeitiges Beenden des sexuellen Kontaktes. Die Masse des Samengusses gelangt nicht in die Scheide.	Unsicherste Verhütungsmethode, nicht zu empfehlen!

des Eies verändert ihre physikalischen Eigenschaften und chemische Zusammensetzung, so daß weitere Samenfäden nicht eindringen können. Nach der Befruchtung, die im Eileiter stattfindet, wird das Ei zur Gebärmutter transportiert und nistet sich dort in der Schleimhaut ein und wächst. Mit der Befruchtung tritt keine Periode mehr ein. Der zuletzt ausgebildete Gelbkörper übernimmt die Funktion der hormonalen Steuerung zusammen mit der Hirnanhangdrüse.

Ei

Samenfäden am Ei. Nur ein Samenfaden dringt in das Ei ein. Es bildet sich an der Eindringstelle der Befruchtungshügel aus.

Morulabildung
(Maulbeerform)

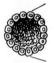
Animaler Pol

Vegetativer Pol

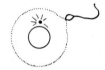

In das weibliche Ei dringt normalerweise nur ein Spermium ein. Es bildet sich dabei eine Vorwölbung (Befruchtungshügel). Die Eihülle wird nach dem Eindringen eines Spermiums umgehend für weitere Spermien undurchdringbar.

Merke: Bis zum *Ende des 3. Schwangerschaftsmonates* wird die kindliche Frucht *Embryo*, danach *Foet* genannt.

18.5.2. Embryoblast und Trophoblast

Im Zuge der Zellteilung erfolgt innerhalb der ersten 16 Schwangerschaftstage eine Teilung in den Embryoblasten (der zum Embryo wächst) und in den Trophoblasten (der am 7. Tag die Einbettung in die Gebärmutter bewirkt und zu einem Teil der Plazenta wird). Der Embryoblast gliedert sich am 14. Tag in den Eihautbereich mit der Fruchtwasserhöhle (in der später der Embryo schwimmt) und Dottersack. Es werden also zunächst Höhlen gebildet. Zwischen 17. und 40. Schwangerschaftstag entwickeln sich als erste Embryonalorgane die Keimblätter. Aus dem Eihautbereich entsteht das äußere Keimblatt, aus dem Dottersack das Entoderm. Beide entwickeln zwischen ihren Berührungsflächen das Mesoderm. Um die Keimblätter lagert Mesenchym. Nach dem 40. Tag wachsen im Embryo die Organbezirke, aus denen die Organe entstehen.

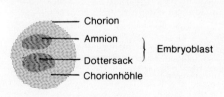

Entwicklung im befruchteten Ei bis zum 7. Schwangerschaftstag.

Entwicklung des Embryos zwischen dem 17. und 40. Schwangerschaftstag.

Ektoderm	Mesoderm	Entoderm
Haut	Skelett	Schilddrüse
Sinneszellen	Knochen, Gelenke	Nebenschilddrüse
Nervensystem	Herz	Atmungssystem
Bindegewebe	Blut	Verdauungskanal
	Blutgefäße	Leber
	Nieren	Pankreas
	Felle (Herz, Rippen, Bauch)	Lunge
	Teile der Geschlechtsorgane	

18.5.3. Embryonalentwicklung

Bis etwa zur 16. Schwangerschaftswoche steht die Entwicklung der Frucht unter dem Einfluß des Corpus-luteum-Hormons. Der Trophoblastenteil der Plazenta gibt vom 22. Tag Choriongonadotropin ab, das zunehmend den weiteren Ablauf der Schwangerschaft steuert. Am Ende des zweiten Schwangerschaftsmonats ist der Kopf ausgebildet; Rumpf und Gliedmaßen sind erkennbar. Am Ende des dritten Schwangerschaftsmonats sind bereits Finger und Zehen und innere Organe ausgebildet. Die Herztätigkeit ist voll im Gange. Mit zunehmender Größe nimmt das Gewicht des Embryos zu. Gleichzeitig weitet sich die Gebärmutter aus. Dadurch ist die Dauer der Schwangerschaft am Stand des Gebärmuttergrundes erkennbar.

Entwicklung des Embryos bis zur 8. Woche.

Größenzunahme des Embryos

Die Frucht wächst von der Kopfanlage her in Richtung Gesäß. Die Größenzunahme hat eine Erweiterung der Gebärmutter zur Folge. Der Kopf des Föten liegt meistens nach unten, so daß das Kind auch mit dem Kopf zuerst geboren wird.

18.5.4. Weitere Entwicklung der Schwangerschaft

Fruchtmerkmale:
Ende des 2. Schwangerschaftsmonats: Kopf ausgebildet, Rumpf und Gliedmaßenanlage erkennbar.
Ende des 3. Schwangerschaftsmonats: Finger und Zehen ausgebildet, After erkennbar.
Ende des 4. Schwangerschaftsmonats: Mutterkuchen voll ausgebildet, Geschlechtsorgane ausgebildet, Lanugobehaarung an Stirn und Kinn, Krebsröte der Haut, röntgenologisch darstellbares Skelett, Kindsbewegungen vernehmbar.
Ende des 5. Schwangerschaftsmonats: Herztöne hörbar.
Ende des 6. Schwangerschaftsmonats: Beginn der Lebensfähigkeit, mangelhaftes Fettpolster, ausgedehnte Lanugobehaarung, schwache Stimme, faltiges Gesicht („Omagesicht").
Ende des 9. Schwangerschaftsmonats: Ausbildung der Reifezeichen.

Mutterkuchen (Plazenta)

Bereits im frühen Entwicklungsstadium der Einnistung des befruchteten Eies entsteht an der Einnistungsstelle aus Teilen des Endometriums und des

Trophoblasten der Mutterkuchen (Plazenta). Er sitzt normalerweise im Gebärmuttergrund, selten haftet er seitlich an der Gebärmutterwand. Der ausgewachsene Mutterkuchen ist gelappt, von weicher Konsistenz und wächst während der ersten Schwangerschaftsmonate.

Aufgaben des Mutterkuchens:
Aufrechterhaltung der Ernährung des Embryos, Zufuhr von Nährstoffen über den an den mütterlichen Organismus angeschlossenen Plazentakreislauf,
Stoffwechsel-, Gasaustausch,
Hormonproduktion von Östrogenen, Gestagenen und Chorion-Gonadotropin.

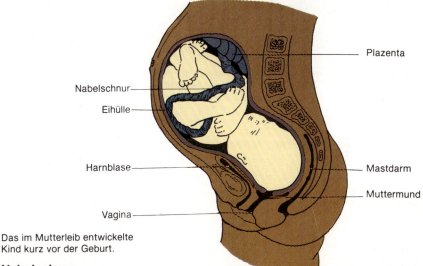

Das im Mutterleib entwickelte Kind kurz vor der Geburt.

Nabelschnur

Die Verbindung zwischen Mutterkuchen und Kind ist die Nabelschnur. Sie ist 1,5 cm dick, von sulziger Konsistenz und am Ende der Schwangerschaft 60 cm lang. Ihre dünne Haut geht in die Bauchhaut des Embryos über.

In der Nabelschnur gibt es zwei Arterien und eine Vene. In den Nabelarterien fließt venöses, sauerstoffarmes Blut zum Mutterkuchen. In der Nabelvene kommt arterielles, sauerstoffreiches Blut aus dem Mutterkuchen zum Föten. Nach der Geburt hört mit dem ersten Atemzug des Kindes die Sauerstoffversorgung über das Blut der Nabelvene auf, nach der Abnabelung auch die Nahrungszufuhr. Die Nabelschnur und der Teil des Mutterkuchens, der nicht an der inneren Uteruswand haftet, sondern dem Föten zugewandt ist, sind mit Eihaut überzogen.

Fruchtwasser

Im Fruchtwasser schwimmt der Foet. Fruchtwasser befindet sich in der Fruchtblase, die durch die Eihaut begrenzt ist.

Aufgaben des Fruchtwassers:
Schutz des Föten vor Druck und Stoß,
Bewegungsmöglichkeiten des Föten (Kindesbewegungen werden von der Mutter ab Mitte des 4. Schwangerschaftsmonats bemerkt),

Stillung des Durstes (der Fötus trinkt), Reinigungseffekt (der Fötus kotet und uriniert in das Fruchtwasser; die Urinausscheidung erfolgt über einen besonderen Gang, der an der inneren Bauchwand von der Harnblase zur Nabelschnur führt); das Fruchtwasser besteht aus Wasser, Mineralien, organischen Säuren, fetalen Hormonen.

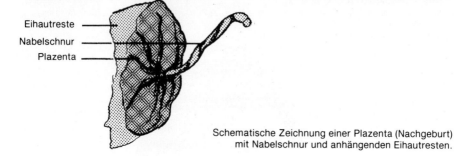

Schematische Zeichnung einer Plazenta (Nachgeburt) mit Nabelschnur und anhängenden Eihautresten.

18.5.5. Die Schwangere

Gewichtszunahme der Frau, Schwangerschaftsdauer

Die Schwangere nimmt während der Gravidität etwa 11 kg an Gewicht zu (Tabelle nach Hüter-Ehlers-Schelte). Abweichungen bedürfen der ärztlichen Beurteilung, weil sie durch eine Schwangerschaftsgestose bedingt sein können. *Schwangerschaftsdauer:* Durchschnittlich 281 Tage. Dies entspricht 9 Monaten. Da jedoch im ärztlichen Bereich nach Mondmonaten zu je 28 Tagen gerechnet wird, dauert die Schwangerschaft zehn Mondmonate zu 28 Tagen = 40 Wochen.

Vergrößerung der Gebärmutter

Im 4. Schwangerschaftsmonat ist die Gebärmutter dicht oberhalb der Symphyse zu tasten, im 6. Schwangerschaftsmonat in Nabelhöhe, im 9. Schwangerschaftsmonat unter dem Rippenbogen, im 10. Schwangerschaftsmonat ist die Gebärmutter insgesamt etwas in Richtung Becken gesunken. Der Fundus steht also unterhalb des Rippenbogens.

Hat eine Frau vor der Schwangerschaft regelmäßig alle 28 Tage menstruiert, werden zum ersten Tag der letzten Periode 7 Tage hinzugerechnet, dann 3 Monate abgezogen und ein Jahr zugezählt. Also: 1. Tag der letzten Periode + 7 Tage — 3 Monate + 12 Monate. Der sich ergebende Tag ist der Tag der voraussichtlichen Entbindung.

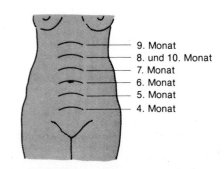

Stand des Fundus uteri (Gebärmuttergrundes) während der Schwangerschaft. Der Fundusstand am Ende des 8. und am Ende des 10. Monats gleichen sich. Der Schwangerschaftsmonat wird zu 28 Tagen gerechnet.

Fortpflanzung 263

> Beispiel: Der 1. Tag der letzten Periode war am 1. Januar 1985. Wir zählen 7 Tage hinzu. Das ist der 8. Januar. Wir ziehen 3 Monate ab, das ist der 8. Oktober, und zählen dann 12 Monate hinzu. Das ist der 8. Oktober 1985. Die Geburt wird also um die Zeit des 8. Oktober 1985 erfolgen. Es ist dies eine allgemeine Faustregel und hat auf absolute Genauigkeit keinen Anspruch. Sie gibt nur einen allgemeinen Anhaltspunkt für die Zeit der Niederkunft.

18.5.6. Geburt

Auslösung der Geburt

Durch regelmäßige Wehen, also Dehnungsdruck des Uterus (Binnendruck, Druck auf die Zervix), gesteuert von Hormonen, kommt die Geburt in Gang. Wehen sind rhythmisch ablaufende Zusammenziehungen der Gebärmuttermuskulatur. Vor- und Senkwehen treten bereits vier Wochen vor dem Geburtstermin auf. Das Kind tritt dabei bei Erstgebärenden in den Beckeneingang, wobei normalerweise der Kopf vorangeht (also nach unten scheidenwärts gerichtet ist).

Geburtsablauf
Er erfolgt in Phasen

- *Eröffnungsphase*
  bis zum Verstreichen (vollständigem Eröffnen) des Muttermundes und damit eines geringfügigen Blutabgangs („Zeichnen") und Platzen der Fruchtblase.

- *Austreibungsperiode*
  mit Austreibungs- und Preßwehen und Austreten des Kindes.

- *Nachgeburtsperiode*
  mit Austreiben des Mutterkuchens.

Das reif geborene Kind hat eine Körperlänge von etwa 50 cm, ein Gewicht von etwa 3500 g und einen Kopfumfang von etwa 35 cm. Die Nägel überragen die Fingerkuppen, die Hoden befinden sich im Hodensack.

18.6. Erkrankungen der Geschlechtsorgane und während der Schwangerschaft

18.6.1. Geschlechtskrankheiten

Es gibt vier „klassische" Geschlechtskrankheiten: Gonorrhoe, Lues, Ulcus molle und Lymphogranulomatose inguinale. Die letztgenannte kommt überwiegend in den Tropen vor, deswegen wird hier auf eine Beschreibung verzichtet.

Gonorrhoe (Tripper)

Die Gonorrhoe wird ausgelöst durch Gonokokken mit eitriger Entzündung der Epithelien der Genitalschleimhäute und häufigen Komplikationen, bei Männern Orchitis (Hodenentzündung), bei Frauen Adnexitis (Anhangsorganentzündung). Symptom beim Mann ist mehr oder minder starker gelblichrahmiger Ausfluß, verbunden mit Schmerzen beim Wasserlassen. Bei der Frau besteht ebenfalls ein gelblich-rahmiger Ausfluß (Fluor). Spätfolge einer Gonorrhoe kann eine Sterilität (Unfruchtbarkeit) sein.

Lues (Syphilis)

Lues ist eine Geschlechtskrankheit, die in mehreren Stadien (I bis IV) abläuft. Sie beginnt mit einem Ulkus im Genital- oder Mundbereich (Primäraffekt). Das korkenzieherartige Treponema pallidum ist der Erreger, welcher sich in Lymphknoten, auf der Haut, im Gefäß- und Gehirnbereich festsetzt. Das Zweitstadium ist gekennzeichnet durch außerordentlich vielfältige Hauterscheinungen (mit Exanthem, Schuppung u. a.) und allgemeiner Lymphknotenschwellung. Im Stadium III entstehen Zerfallsgeschwüre (Gummen), im Stadium IV kann es zur Rückenmarksschwindsucht (Tabes dorsalis) oder zur progressiven Paralyse (Hirnerweichung) kommen.

Die Lues kann von einer kranken Mutter auf das Kind im Mutterleib übergreifen. Nachweis der Erreger durch Reizserum aus dem Primäraffekt, außerdem Blutreaktionen: Cardiolipin-Mikroflockungs-Reaktion, TPI-Test (Treponemapallidum-Immobilisations-Test), FTA-Test (Treponema-pallidum-Immunofloureszenz-Test).

Ulcus molle (weicher Schanker)

Es besteht häufig ein Geschwür, das bei Berührung schmerzhaft ist.

18.6.2. Erkrankungen der männlichen Geschlechtsorgane

Prostataadenom (Prostatahypertrophie)

Gutartige Geschwulst der Drüsen in der Schleimhaut der hinteren Harnröhre im Bereich der Vorsteherdrüse (Prostata), führt zu Blasenentleerungsstörungen bis hin zur akuten (plötzlichen) Harnverhaltung. Tritt bei etwa 50 Prozent der Männer über 60 Jahre auf.

Prostatakarzinom

Eine bösartige Geschwulst, die bei Männern im höheren Alter auftritt. Das Karzinom entwickelt sich harnröhrenfern und bleibt deswegen oft lange ohne Symptome. Früh schon können Knochenmetastasen in der unteren Wirbelsäule entstehen, die zu Kreuzschmerzen, Ischiasbeschwerden führen können. Weitere Symptome sind Harndrang, Hämaturie und Blasenentleerungsstörungen.

18.6.3. Erkrankungen der weiblichen Geschlechtsorgane

Anomale Blutungen: Sofern die monatliche Blutung nicht regelmäßig eintritt, kann es sich um hormonale oder auch anatomisch bedingte Störungen handeln. Sie hängen auch von der Funktion der Hypophyse und des Ovariums ab. Jede anomale Blutung kann eine Karzinomblutung sein.

Gynäkologische Blutungsanomalien	
Hypermenorrhoe	— verstärkte Menstruation
Menorrhagie	— verstärkte und verlängerte Menstruation
Hypomenorrhoe	— verringerte Menstruation
Polymenorrhoe	— häufigere Menstruation bei Zyklusverkürzung

Oligomenorrhoe	— Menstruation mit verlängerten Zwischenräumen, Zyklusverlängerung
Metrorrhagien	— Blutungen ohne Zyklusabhängigkeit
Ovulationsblutung	— Blutung zur Zeit des Eisprungs, Schmierblutung, Zwischenblutung
Amenorrhoe	— Ausbleiben der Menstruation infolge hormoneller Störung oder mit Eintreten einer Schwangerschaft
Dysmenorrhoe	— schmerzhafte Blutung infolge Uteruskontraktion u. a. infolge psychischer Ursache oder Teilverklebung des Uterusausgangs oder bei Uterushypoplasie.

Adnexitis

Unter der Adnexentzündung versteht man die gemeinsame Entzündung von Eileiter (Tube) und Eierstock (Ovar). Da die meisten Entzündungen aus der Scheide aufsteigen, wird meist zunächst die Tube, dann der Eierstock befallen. Symptome sind heftige Schmerzen im Unterbauch, verbunden mit oft hohem Fieber, häufig im Anschluß an eine Menstruation. Folgeerscheinungen sind Sterilität durch Verklebung der Tuben und Eileiterschwangerschaften.

Endometritis (Gebärmutterschleimhautentzündung)

Hierbei handelt es sich um eine aufsteigende Infektion der Gebärmutterschleimhaut, die durch Bakterien verursacht wird. Wichtigstes Symptom dieser Erkrankung ist die verlängerte Regelblutung, hinzu können Zwischenblutungen und Dauerschmierblutungen kommen.

Gebärmuttermyom

Myome sind die häufigsten Geschwülste der Gebärmutter (95 Prozent aller gutartigen Tumoren) und treten zu etwa 90 Prozent zwischen dem 35. und 55. Lebensjahr auf. Es handelt sich um Geschwülste der glatten Muskulatur, die zu verstärkten und verlängerten Regelblutungen, Druckbeschwerden im Unterleib und Schmerzen führen können.

Retroflexio uteri

Die Gebärmutter ist nicht nach vorn geneigt, wie es normalerweise der Fall ist, sondern ist nach hinten abgeknickt. Bei Schwangerschaft besteht die Gefahr der Einklemmung der Frucht, es kann zu Fehlgeburten kommen.

Korpuskarzinom (Gebärmutterkorpuskarzinom)

Es handelt sich um ein Karzinom der Frau zwischen dem 60. und 80. Lebensjahr. Etwa 1,5 Prozent aller Frauen über 20 Jahre bekommen das „Korpuskarzinom". Symptom sind häufig Blutungen nach der Menopause. Die Diagnose wird nach einer Kürettage an Hand der histologischen Untersuchung des Gewebematerials gestellt. Rechtzeitig erkannt, hat das Korpuskarzinom eine recht gute Prognose.

Zervixkarzinom (Gebärmutterhalskarzinom)

Das Zervixkarzinom ist das häufigste weibliche Genitalkarzinom. Es tritt bei etwa 4 bis 5 Prozent aller Frauen überwiegend zwischen dem 35. und 50. Lebensjahr auf. Symptome sind blutig verfärbter Ausfluß und atypische Blutungen, insbesondere auch Kontaktblutungen beim Geschlechtsverkehr. Hierbei handelt es sich nicht um Frühsymptome! Auch ohne Symptome sollte sich jede Frau, die älter als 20 Jahre ist, alle 6 Monate einer Vorsorgeuntersuchung unterziehen.

Kolpitis (Scheidenentzündung)

Die Kolpitis ist die häufigste Erkrankung der Scheide. 15 bis 30 Prozent werden durch Trichomonaden, etwa 10 bis 15 Prozent durch den Soorpilz hervorgerufen. Symptome sind Juckreiz und Brennen in der Scheide sowie Ausfluß (Fluor). Übertragung erfolgt in der Regel durch Geschlechtsverkehr.

18.6.4. Erkrankungen während der Schwangerschaft

Abort (Fehlgeburt)

Die Geburt erfolgt vor der 28. Schwangerschaftswoche. Sie ist ab 4. Schwangerschaftsmonat einer richtigen Geburt sehr ähnlich. Das Kind wiegt aber unter 1000 g und ist nicht lebensfähig.

Frühgeburt

Das Kind wird nach der 28. Woche geboren, hat aber ein Gewicht unter 2500 g. Es muß meistens erst in den Brutkasten (Inkubator).

Extrauteringravidität

Hierbei handelt es sich um eine Schwangerschaft außerhalb der Gebärmutter, meistens im Eileiter (Tubargravidität). Eine solche Schwangerschaft kann ebenso wie eine Bauchhöhlenschwangerschaft nicht ausgetragen werden.

Gestosen

Es handelt sich um Erkrankungen, die durch die Schwangerschaft bedingt sind und nur bei der schwangeren Frau vorkommen.

In der 5. bis 12. Schwangerschaftswoche tritt die *Emesis gravidarum* mit morgendlicher Übelkeit und Erbrechen auf, die gelegentlich in die *Hyperemesis gravidarum* übergeht. Symptome sind häufiges Erbrechen, Austrocknung des Körpers, rasche Gewichtsabnahme, Gelbsucht sowie Benommenheit bis hin zu Delirien.

Im letzten Drittel der Schwangerschaft können die sogenannten Spätgestosen, die *Präeklampsie* und die *Eklampsie,* auftreten. Symptome der Präeklampsie sind hoher Blutdruck, Eiweiß im Harn sowie Wassereinlagerung in Form von Ödemen. Die schwerste Form der Gestosen ist die heute sehr seltene Eklampsie, bei der Krämpfe und tiefe Bewußtlosigkeit auftreten.

18.6.5. Erkrankungen der Brustdrüse

Mastitis (Brustdrüsenentzündung)

Im Wochenbett und danach kommt es infolge Milchstauung und von den Ausführungsgängen auf der Brustwarze ausgehender und aufsteigender

Infektion zur Entzündung der Brust. Symptome sind Schwellung, Schmerz, Verhärtung und Rötung.

Mastopathie
Bei der Mastopathie entwickeln sich abhängig vom Zyklus Zysten in der weiblichen Brust. Die Abgrenzung zum Mammakarzinom ist häufig nur durch eine Biopsie (Entnahme einer Gewebeprobe zur Untersuchung) zu sichern.

Mammakarzinom
Es handelt sich um das häufigste Karzinom der Frau. Hauptlokalisation ist der obere äußere Quadrant der Brustdrüse mit etwa der Hälfte aller auftretenden Karzinome. Das einzige Frühsymptom ist die schmerzlose, tastbare Verhärtung in der Brustdrüse. Spätsymptome sind Warzenveränderungen, Brustvergrößerung, Achseldrüsenpakete u. a. m.

19 Verbindung zur Umwelt

Die **Haut** begrenzt den Körper nach außen, schützt ihn vor schädlichen Umwelteinflüssen und Krankheitserregern und ist an der Wärmeregulation sowie Ausscheidung von Wasser und Stoffwechselabbauprodukten beteiligt.

Die **Sinnesorgane** nehmen die Eindrücke der Außenwelt auf und leiten sie über Nervenbahnen dem Gehirn zu, damit wird die Beziehung zwischen Umwelt und Mensch hergestellt.
Man unterscheidet folgende Sinnesorgane:
- Sehorgan (Auge)
- Hörorgan (Ohr)
- Gleichgewichtsorgan (Innenohr)
- Geschmacksorgan (Zunge)
- Geruchsorgan (Nase)
- Sensibilitätsorgane (Haut, Muskel, Sehnen)

19.1. Hautorgan

19.1.1. Die Haut (Derma)

Die Haut ist Deck- und Schutzorgan des Körpers; sie hüllt ihn von außen ein, während die Schleimhäute die innere Auskleidung besorgen. Die Haut bietet als Schutzorgan Schutz vor Kälte, Hitze und Eintrocknung und wehrt ankommende Keime ab. Sie ist mit Nervenfasern dicht durchsetzt, insbesondere von Empfindungsnerven mit Tastkörperchen, die Kälte, Wärme und Härtegrade zu unterscheiden vermögen (siehe auch 19.4.3.). Die Wärmeregulation des Körpers wird weitgehend von den Blutgefäßen der Haut und von ihrem Absonderungsvermögen (Schweiß, Talgdrüsen, Salze) gesteuert.

Weiterhin ist die Haut ein Aufnahme- und Absonderungsorgan (Sauerstoffaufnahme, Kohlendioxidabgabe) und Stoffwechselorgan (Umwandlung von Provitaminen). Pigmentbildung führt zum Schutz gegen Sonnenstrahlen.

Die Haut besteht aus mehreren Schichten:

- *Oberhaut (Epidermis)*
  Sie ist aus mehreren Schichten von Epithelzellen (verhorntes Plattenepithel) aufgebaut, welche sich in der äußersten Schicht laufend abstoßen und aus der Keimschicht ergänzen, so daß Verletzungen der Oberhaut immer wieder ausheilen können, während tiefere Verletzungen nur mit Narbenbildung heilen. Die Oberhaut

Verbindung zur Umwelt 269

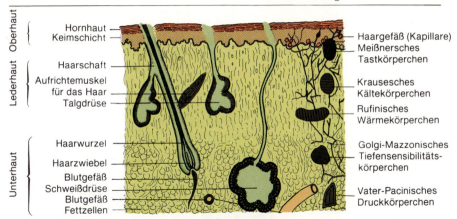

Schnitt durch die Haut. In der linken Hälfte der schematischen Zeichnung sind die drüsigen Anteile, in der rechten Hälfte die nervlichen Anteile dargestellt.

hat die Aufgabe des Schutzes gegen Druck, Eintrocknung, Eindringen von Krankheitskeimen; sie kann verhornen. Ihre tiefste Schicht ist die Pigmentschicht, die weitgehend die Hautfarbe bestimmt.

- *Lederhaut (Corium)*
  Sie beherbergt Nervenkörperchen für die Tast-, Wärme- und Kälteempfindung, die Tiefensensibilität und Druckempfindung; elastische Fasern erlauben eine große Dehnungsfähigkeit.

- *Unterhaut (Subkutis)*
  Sie besteht vor allem aus Fett- und Bindegewebe. Eingelagert sind Gefäß- und Lymphkapillaren für Ernährung und Abtransport von Stoffwechselschlacken und Schweißdrüsen zur Wasserabgabe und Talgdrüsen zum Wärmeschutz und zum Geschmeidigmachen der Haut.

19.1.2. Schleimhäute

Schleimhäute kleiden den Körper innen aus, begrenzen also die Hohlräume der Organe. Es handelt sich um dünne, Schleim und Sekrete produzierende Schichten. Sichtbare Schleimhäute: z. B. Bindehaut (am Auge), Nasenschleimhaut, Lippenschleimhaut, Überzug vom Zahnfleisch, am After, an der Scheide. Unsichtbare Schleimhautauskleidungen: z. B. Rippenfell (Auskleidung des Brustraums von innen), Lungenfell (Umkleidung der Lungen), Bauchfell (Auskleidung der Bauchhöhle), Darmschleimhaut, Schleimhaut der ableitenden Harnwege, Harnröhrenschleimhaut.

19.1.3. Haare

Haare bestehen aus Haarschaft und Haarwurzel, deren unteres Ende Haarzwiebel genannt wird. Charakteristische Behaarungen findet man am Kopf (Schädelhaare), über den Augen (Augenbrauen), an den Lidern (Wimpern), an den Backen und am Kinn (Bart), an der Brust, Schambehaarung, Beinbehaarung. Die Haare werden von Blutgefäßen ernährt, die zur Haarpapille ziehen. Die Wachstumszone der Haarwurzeln ist kolbig verdickt (Haarzwiebel). Der darüber befindliche Haarschaft ist von einem Haartrichter umhüllt, in den Talgdrüsenausgänge münden. Dicht oberhalb der Haarzwiebel setzt der Haaraufrichtemuskel an, der bei Kälte in Tätigkeit tritt (Gänsehaut).

19.1.4. Nägel

Jeder Finger und jede Zehe ist am Ende mit einem Nagel bedeckt. Er wächst als Hornplatte am Nagelfalz aus der Nagelwurzel. Sein Wachstumsursprung ist das Nagelbett. Er dient dem Schutz der Finger- und Zehenglieder.

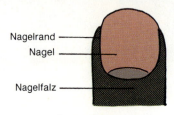

Nagel mit Nagelfalz.

19.1.5. Erkrankungen der Haut

Typische Symptome bei Hauterkrankungen	
Fleck (Macula)	— umschriebene, im Hautniveau liegende Verfärbungen durch Gefäßerweiterung (Erythem = flächenhaft, Roseolen = linsengroß), Blutaustritt (Purpura = punktförmig) oder Pigmentationen (Schwund = Vitiligo)
Knötchen (Papel)	— über das Hautniveau ragende bis zu linsengroße, manchmal eingedellte Knötchen
Quaddel (Urtica)	— umschriebenes, erhabenes Ödem, von rotem Hof umgeben
Blase (Vesicula)	— mit klarer Flüssigkeit gefüllte Bläschen
Schuppe (Squama)	— Abstoßung von Hornschichten der Haut
Pustel (Pustula)	— eitrige Bläschen
Schrunde (Rhagade)	— eingekerbte Hautverletzungen durch Dehnung oder Zerrung
Geschwür (Ulcus)	— tiefreichende Verluste des Hautepithel (der Epidermis)

Ulcus cruris
Krampfadern mit Hautveränderungen durch angeborene Bindegewebsschwäche, Behandlung durch Zinkleim-Druckverband.

Seborrhoe
Vermehrte Talgdrüsenfunktion, hormonell, psychisch und durch Wärmeeinfluß begünstigt. Auftreten mit fettigem Gesicht und schuppigen Haaren, Haarausfall.

Akne vulgaris
Eine Erkrankung der Talgdrüsen der Haut auf der Basis einer Seborrhoe. Durch Verstopfung der Talgdrüsen kommt es zu einer Talgstauung (Komedonen) hauptsächlich im Gesicht und auf der Schulter. Entzündliche Pusteln und Papeln können die Folge sein.

Die Akne tritt hormonell durch Androgene begünstigt in der Pubertät auf und endet etwa im 4. Lebensjahrzehnt. Die Behandlung erfolgt mit salicylsäurehaltigem Spiritus, schwefelhaltigen Zubereitungen, UV-Licht, Vitamin-A-Säure und fett- und kohlenhydratarmer Diät.

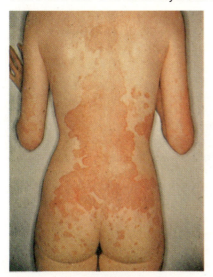

Typische psoriatische Herde am Stamm.

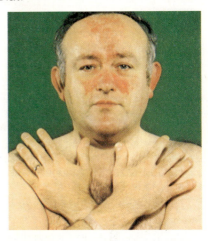

Psoriasis des Gesichtes verbunden mit einer Dystrophie der Fingernägel und einer Arthritis der Fingerendgelenke.

Psoriasis vulgaris (Schuppenflechte)
Erbliche Hauterkrankung mit silberweißen Schuppen, nach deren Abkratzen das Kerzenfleckphänomen mit tautropfartigen Blutungen auftritt. Die Psoriasis läuft in Schüben ab und kann mit Gelenkerkrankung einhergehen. Die Behandlung erfolgt durch Ablösung der Schuppen, Behandlung mit Teer und kortikoidhaltigen Zubereitungen und UV-Bestrahlung.

Nesselsucht (Urticaria)
Heftig juckende, allergisch bedingte Quaddeln, über Stunden bis Tage bestehend. Die Therapie besteht nach Möglichkeit in der Beseitigung der Ursache, ansonsten in Antihistaminika und notfalls für kurze Zeit Kortikoide.

Muttermal (Naevus)
Ein Muttermal oder Leberfleck kann in verschiedenen Formen auftreten: als *Pigmentnaevus* mit den typischen braunen Pigmenteinlagerungen, behaart als *Tierfellnaevus,* als selten zur Entartung neigender *blauer Naevus* und mit einem *weißen Hof und einen rotbraunen Naevus.* Kosmetisch störende Naevi werden risikolos operativ entfernt.

Basaliom
Es handelt sich um eine randwallartige Papel oder Ulzeration der Haut, bevorzugt im Gesicht auftretend, nicht metastasierend. Das Basaliom ist semimaligne. Die Therapie besteht in der operativen Entfernung.

Melanom
Äußerst bösartige, frühzeitig metastasierende braun-blauschwarze Flecke, besonders an unterer Extremität. Therapie: Operation, Prognose um so schlechter, je tiefer das Melanom gewachsen ist.

Ekzem
Chronische Entzündung einer vorgeschädigten Haut. Es treten Rötung, Papeln, Bläschen, Nässen, Krusten- und Schuppenbildung mit Juckreiz auf, ursächlich häufig allergisch bedingt.

Pilzerkrankungen
Pilzerkrankungen führen häufig zu runden, schuppenden Herden mit oder ohne Ringwall, juckend, auf dem behaarten Kopf und in der Bartregion auftretend (Trichophytie), in den Hautfalten (Soor) und an anderer Stelle.
Die Diagnose erfolgt mit dem Mikroskop. Von einer verdächtigen Stelle wird eine Schuppe auf einen Objektträger gebracht, ein Deckglas aufgelegt und 15 bis 30 Prozent Kalilauge zwischen Objektträger und Deckglas gegeben. Eine genaue Diagnose ist nur durch eine Pilzkultur möglich. Die Therapie erfolgt durch geeignete Antimykotika wie z. B. Griseofulvin, Nystatin u. a.

Skabies
Ansteckende Hauterkrankung durch Milben, die in die Haut kriechen und dort heftigen Juckreiz auslösen, weil die Milben in die Hautgänge Eier legen, aus denen innerhalb 4 Tagen neue Milben kriechen.

Verätzungen
Sie entstehen durch Säure oder Lauge. Es entsteht zunächst eine reaktive Hautrötung, dann kommt es zu Gewebsdefekten mit Ulzerationen, die sich mit Schorf bedecken.

Verbrennungen
Brandwunden entstehen durch Feuer, Strahlen (Sonnen-, Röntgenstrahlen, Ultraviolettstrahlen), bei physikalischer Behandlung mit Überdosen, heißen Dämpfen, Starkstrom. Die Gefährlichkeit der Verbrennung hängt ab vom Verbrennungsgrad sowie von der Ausdehnung der verbrannten Hautfläche.

> *Grade:*
> 1. Grad mit *Hyperämie* (Hautrötung infolge Blutfülle); Zustand bildet sich meistens schnell zurück.
> 2. Grad mit Teilzerstörung der Oberhaut, auch *Blasenbildung* (= Verflüssigung des Epithelgewebes mit Blutserumaustritt); kann lebensgefährlich sein, wenn mehr als ein Drittel der Hautoberfläche betroffen sind.
> 3. Grad weist Zerstörung der Haut und des darunterliegenden Gewebes auf (*Verschorfung* mit nachfolgender Nekrose = Gewebetod); Heilung unter Narbenbildung möglich; kosmetische Spätschäden.
> 4. Grad zeigt *Verkohlung,* das Gewebe bleibt nicht lebensfähig.

Der Verbrennungskranke ist bedroht durch Vergiftung infolge toxischer Eiweißprodukte aus dem verbrannten Gewebe, Schock mit Sauerstoffmangel und Wundinfektion und Wasserverlust.

Sekundär kann sich die Brandwunde infizieren. Man berechnet den Gefährlichkeitsgrad mit der „Neunerregel": Bei Erwachsenen sind Kopf, je ein Arm je 9 Prozent, der Rumpf 4mal 9 Prozent, je ein Bein 18 Prozent (= 2mal 9 Prozent). Lebensbedrohung kann bereits bei Verbrennungen ab 18 Prozent eintreten.

19.2. Sehorgan (Auge)

Durch das Sehen werden von außen eintreffende Lichtempfindungen aufgenommen. Das Sehorgan verarbeitet diese optischen Reize. Es besteht aus zwei Augäpfeln mit ihren Bewegungsmuskeln, den Sehnerven mit den zugehörigen Gehirnnervenbahnen. Die Augen dienen dem Sehen (Erfassen der Formen, Bewegungen, Farben, von Helligkeit und Dunkelheit). Sie liegen geschützt in der knöchernen Augenhöhle.

19.2.1. Schutz- und Hilfsorgane des Auges

Augenlider

Das Auge wird nach vorne zu von den Augenlidern (Ober-, Unterlid) geschützt. Diese werden von den ringförmigen Augenlidmuskeln bewegt. Im Oberlid befindet sich der Lidhebermuskel und eine Knorpelplatte, welche das Oberlid rundlich dem Auge anpaßt (Lidplatte). In der Lidplatte lagern talgproduzierende Drüsen. Die Öffnung zwischen Ober- und Unterlid wird Lidspalte genannt. Die Augenlider sind außen von Haut, innen von Schleimhaut (= Bindehaut) überzogen. Die Schleimhaut hat am Oberlid und am Unterlid je eine Schleimhautfalte, die auf den Augapfel übergeht. Die Bindehaut ist blutgefäßreich. Die Lidränder tragen Wimpern, die dem Schutz der Hornhaut vor Fremdkörpern, besonders während des Schlafes, dienen. An den Wurzeln der Wimpernhaare befinden sich Mollsche Drüsen, die an die Wimpern Fett abgeben.

Augenbrauen

Die Augenbrauen befinden sich an der unteren Stirngrenze und dienen dem Schutz gegen Staub und Schweiß.

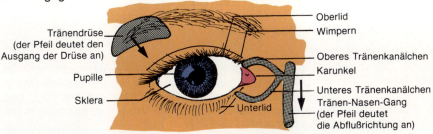

Die Augenbedeckung, die Tränendrüse und der Tränenkanal mit Tränensack.

Tränenapparat

Die seitlich unter dem Oberlid befindliche Tränendrüse hat 10 bis 15 Ausführungsgänge, aus denen Tränenflüssigkeit quillt, die Hornhaut dauernd feucht hält und Staubteile, kleine Fremdkörper und Insekten abschwemmt. Die Feuchtigkeit, vermengt mit Fett aus den Meibomschen und Mollschen Drüsen, wird durch den Lidschlag verteilt. Die Flüssigkeit nimmt ihren Weg zu dem inneren Augenwinkel hin. Dort befinden sich die Tränenpunkte, der Beginn der Tränenröhrchen, welche sich zum Tränensack vereinigen, aus dem der Tränennasengang abgeht und in den unteren Nasengang mündet.

Augenmuskeln

Augenmuskeln bewegen den Augapfel so, daß ein gleichsinniges beidseitig aufeinander abgestimmtes Sehen möglich ist. 4 gerade Augenmuskeln bewegen das Auge nach rechts und links, nach oben und unten; 2 schräge Augenmuskeln führen die Schrägbewegungen des Augapfels durch. Parallelstand der Augen und beidseitige parallele Augenbewegungen werden zentral gesteuert.

Der Augapfel mit den Augenmuskeln (Schema).

— Pupille
— Iris
— Sklera
— Schräger Augenmuskel
— Gerader unterer Augenmuskel

19.2.2. Der Augapfel (Bulbus oculi)

Hüllen des Auges

Der Augapfel ist ein kugeliges Organ, das aus mehreren Schichten besteht:

- Lederhaut (Sklera)
  äußere Hülle des Auges, vorn weiß mit Hornhaut (Cornea)
- Aderhaut (Chorioidea)
  mittlere Hülle des Auges mit Ziliarkörper und vorn Regenbogenhaut (Iris)
- Innere Haut
  mit Pigmentepithel und Netzhaut (Retina)

19.2.3. Das Innere des Auges

Vordere Augenkammer

Hinter der durchsichtigen Hornhaut liegt *die vordere Augenkammer*, die augeninnenwärts von *Linse* und *Regenbogenhaut (Iris)* begrenzt wird. Das in ihr befindliche Kammerwasser stammt aus Blutgefäßen der Aderhaut und des Linsenhalteapparates und fließt durch den *Schlemmschen Kanal* in die Blutgefäße (Kammerwasservenen) ab.

Linse, Ziliarkörper, Regenbogenhaut

Die Augenlinse ist ein glasklarer Körper, beiderseits konvex geformt. Sie ragt mit ihrem vorderen Teil in die vordere, mit ihrem hinteren Teil in die hintere Augenkammer und wird allseits von Strahlenkörperfasern (Ziliarfasern) ge-

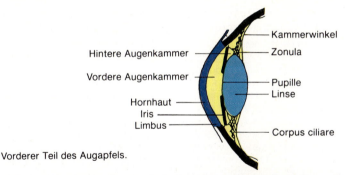

Vorderer Teil des Augapfels.

halten. Die Augenlinse wird also schwebend gehalten. Der sie haltende Ziliarkörpermuskel steuert die Linsenkrümmung: bauchig beim Nahsehen, flach beim Sehen in die Ferne. Das Anpassen der Krümmungsfläche der Linse an die Erfordernisse des Sehens nennt man *Akkommodation.* Die Linse sammelt die ankommenden Lichtstrahlen und projiziert sie auf die Netzhaut. Die Vorderseite der Linse wird allseitig ringförmig von der Regenbogenhaut so bedeckt, daß in der Mitte die Pupille als Blende bleibt; die Regenbogenhaut ist ein vom vegetativen Nervensystem gesteuerter Muskel (Pupillenspiel); in ihr sind Farbstoffe eingelagert.

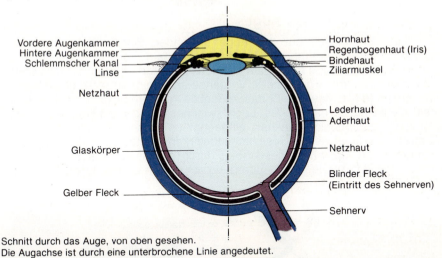

Schnitt durch das Auge, von oben gesehen.
Die Augachse ist durch eine unterbrochene Linie angedeutet.

Glaskörper
Hinter der Linse befindet sich der Glaskörper, eine gallertartige, durchsichtige Masse, die den Augapfel ausfüllt.

Augenhintergrund
Er besteht aus der die Lichtstrahlen empfangenden Netzhaut und der Aderhaut, die von Blutgefäßen strahlig durchzogen wird. Mit Hilfe des Augenspiegels ist der Augenhintergrund zu betrachten. Mit Hilfe der Spaltlampe kann

der Arzt die vorderen und mittleren Schichten des Auges einsehen, mit Zusatzgerät auch den Augenhintergrund.

Aus der Netzhaut tritt nach hinten der Sehnerv aus; er führt über die Sehnervkreuzung zum Gehirn; der Sehnervaustritt ist blind *(Blinder Fleck)*, weil dort die Sinneszellen fehlen und damit keine Wahrnehmungsmöglichkeit für Lichtstrahlen besteht. An der Stelle des schärfsten Sehens sind nur Zäpfchen vorhanden *(Gelber Fleck)*. Zäpfchen sind Rezeptoren (Reizempfänger) der Netzhaut. Sie bewirken Farbsehen, Scharfsehen und Tagessehen. *Stäbchen* ermöglichen das Dämmerungs- und Nachtsehen. Am gelben Fleck endet auch die Augenachse (gedachte Linie zwischen Hornhautmitte und hinterem Augenpol). Gelber und blinder Fleck liegen dicht beieinander. Unter *Adaptation* wird die Anpassung des Auges an verschiedene Lichtverhältnisse verstanden. Dies geschieht durch Änderung der Pupillenweite, Übergang von Zapfen- auf Stäbchensehen und Änderung der Empfindlichkeit der Netzhaut.

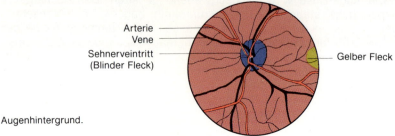

Augenhintergrund.

19.2.4. Funktion des Auges

Die aus der Umwelt auf das Auge treffenden Eindrücke (in Form von Lichtstrahlen) nehmen ihren Weg durch Hornhaut, vordere Augenkammer, Linse, Glaskörper und treffen auf die Netzhaut. Dort entsteht ein umgekehrtes Bild, das durch komplizierte Vorgänge im Gehirn aufrecht gestellt wird. Die gesunde Netzhaut erfaßt das Außenbild in einem bestimmten Gesichtsfeld; dieses hat ein natürliches „Loch", welches dem *blinden Fleck* entspricht. Ist das Gesichtsfeld krankhaft eingeengt (z. B. bei Glaukom), sieht der Betreffende in gewissen Gesichtsfeldbezirken nichts. Die Feststellung des Umfangs des Gesichtsfeldes erfolgt durch die Gesichtsfelduntersuchung (z. B. Perimetrie). Die Gefäßversorgung der Augen erfolgt durch die Augen-

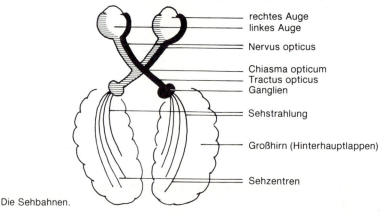

Die Sehbahnen.

schlagader, von der die zentrale Netzhautarterie abzweigt. Blutdruck und Binnendruck der Augen sind koordiniert.

Fehlsichtigkeit und Untersuchung der Augen siehe Kapitel 27

19.2.5. Erkrankungen der Augen

Ametropie

Man unterscheidet Myopie (Kurzsichtigkeit) und Hypermetropie (Übersichtigkeit). Die Bildschärfe ist nicht gewährleistet. Ausgleich durch Brille (siehe Kapitel 27).

Astigmatismus

Angeborene oder durch Augenverletzung und -erkrankung erworbene ungleiche Krümmung besonders der Hornhaut. Das als Folge auftretende undeutliche Sehen wird „Stabsichtigkeit" genannt.

Glaukom (grüner Star)

infolge Abflußbehinderung des Kammerwassers (kann durch den Schlemmschen Kanal nicht abfließen); ohne Behandlung kommt es zur Drucksteigerung im Auge (über 2,9 kPa = 22 mm Hg) mit Augen-, Kopfschmerzen und nachlassender Sehkraft, Augenrötung und Hornhauttrübung; dann zu Röhrensehen und Erblindung.

Katarakt (grauer Star)

mit Linsentrübung durch Alterung, Unfall, Stoffwechselstörung (z. B. Diabetes mellitus), intrauterin durch Infektion der Mutter (Lues, Toxoplasmose).

Konjunktivitis (Bindehautentzündung)

durch Infektion oder Allergie (Heufieber), Symptome: Lichtscheu, Tränen, Lidkrampf, Rötung, Schmerzen.

Lidentzündung (Blepharitis)
infolge Infektion.

Netzhautablösung (Ablatio retinae):
Die Netzhaut (Retina) hebt sich aus verschiedenen Gründen von ihrem Untergrund ab. Meistens akute Blindheit auf dem betroffenen Auge.

Pupillenveränderungen

Formveränderung sind Pupillenenge (Miosis), Pupillenweite (Mydriasis), verschieden weit geöffnete Pupillen (Anisokorie).

Strabismus (Schielen)

infolge Schwäche von Augenmuskeln oder Augenmuskelnerven. Man unterscheidet Strabismus divergens und Strabismus convergens. Es kommt zur subjektiven Ausschaltung der Sehkraft des schielenden Auges und damit zu einseitiger Blindheit.

19.3. Hör- und Gleichgewichtsorgan (Ohr)
19.3.1. Übersicht

> Durch die Fähigkeit des Hörens kann man von außen ankommende Geräusche und Töne wahrnehmen. Das Hör- und Gleichgewichtsorgan setzt sich zusammen aus äußerem Ohr, Mittelohr, Innenohr. Das Ohr dient dem Hören, sein Innenohrteil außerdem der Gleichgewichtsempfindung.

19.3.2. Äußeres Ohr

Das äußere Ohr besteht aus der Ohrmuschel und dem äußeren Gehörgang. Die Ohrmuschel ist ein Knorpel und dient dem Auffangen der Schallwellen, die in den äußeren Gehörgang und an das Trommelfell fortgeleitet werden. Der äußere Gehörgang hat einen an die Ohrmuschel angrenzenden knorpeligen Vorderteil und einen in der Felsenbeinpyramide der Schädelbasis gelegenen knöchernen Teil. Er ist mit Haut ausgekleidet, die Borstenhaare trägt und in Drüsen Ohrenschmalz (Cerumen) produziert.

Trommelfell

Es bildet den Abschluß des äußeren Gehörgangs und stellt eine sehnig-bindegewebige Trennwand zur Paukenhöhle des Mittelohrs dar. Es wird durch Schallwellen in Bewegung gesetzt. Diese Bewegungen werden auf die Gehörknöchelchen übertragen, von denen der Hammer an der Innenseite des Trommelfells mit dem Hammergriffende ansetzt. Der Trommelfellspannmuskel hält das Trommelfell in federnder Spannung.

19.3.3. Mittelohr

Besteht aus Paukenhöhle und Warzenfortsatz und liegt geschützt innerhalb des Felsenbeins. Zwischen dem Mittelohr und dem Rachen verläuft die *Ohrtrompete (Tuba auditiva);* sie dient dem Druckausgleich zwischen dem Luftdruck innerhalb der Paukenhöhle und der Außenluft.

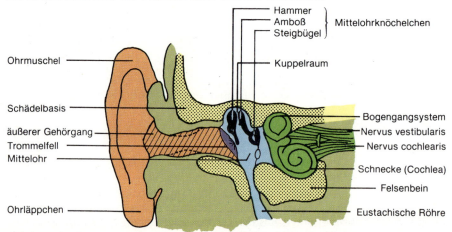

Schematischer Querschnitt durch Gehörgang, Trommelfell, Mittelohr und Innenohr.

Paukenhöhle

Sie ist ein lufthaltiger Raum und hat zwei Verbindungen; die eine zum Druckausgleich mit dem Rachen (Eustachische Röhre, Ohrtrompete), die andere zu den Luftkammern des Warzenfortsatzes. Der oberste Teil der Paukenhöhle ist der Kuppelraum. In der Paukenhöhle befinden sich drei Gehörknöchelchen (Hammer, Amboß, Steigbügel), die untereinander sehnig verbunden sind. Sie nehmen die an das Trommelfell gelangenden Schallwellen auf und geben sie über ein Fenster an das Innenohr weiter.

19.3.4. Innenohr

Das Labyrinth liegt im Felsenbein eingeschlossen und dient als Hör- und Gleichgewichtsorgan. Es besteht aus dem häutigen und knöchernen Teil. Man unterscheidet Vorhof (Empfang der Schallwellen), Schnecke mit Gehörzellen (Gehörempfindung) und drei Bogengänge (statisches Organ, Gleichgewichtsorgan). Der 8. Gehirnnerv ist der Gehörnerv (Nervus stato-acusticus), der aus zwei Anteilen besteht; der eine (Nervus cochlearis) verläuft zur Schnecke, der andere (Nervus vestibularis) zum Säckchen (Sacculus), kleinen Schlauch (Utriculus) und zu den Bogengängen.

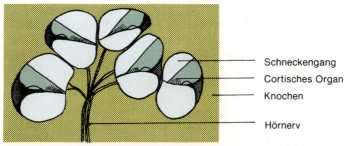

Schneckenwindungen des Innenohres im Durchschnitt.

19.3.5. Funktion des Gehörorgans

Die auf das Trommelfell auftreffenden Schallwellen werden über die Gehörknöchelchen mit der Steigbügelplatte im ovalen Fenster auf die Flüssigkeit in der *Schnecke* des Innenohres übertragen. Hierdurch werden Sinneszellen im *CORTIschen Organ* gereizt, Nervenimpulse entstehen, die über den VIII. Hirnnerv dem Gehirn zugeleitet werden und zur Ton- und Geräuschempfindung führen.

19.3.6. Funktion des Gleichgewichtsorgans

Neben der Schnecke gehört zum Innenohr der *Vestibularapparat,* der die Orientierung im Raum ermöglicht. Er besteht aus *drei Bogengängen* sowie zwei Säckchen (*Utriculus* und *Sacculus*). Die in den Bogengängen und Säckchen befindlichen Sinneszellen reagieren auf Geschwindigkeitsänderungen, die Nervenimpulse bewirken. Die Geschwindigkeitsänderungen werden durch Bewegungen des Kopfes, aber auch des ganzen Körpers erzeugt, eine gleichmäßige Bewegung des gesamten Körpers wird nicht registriert.

Die Nervenimpulse werden ebenfalls über den VIII. Hirnnerv dem Gehirn zugeleitet.

19.3.7. Erkrankungen der Ohren

Hörschaden,
besonders bei Kindern angeboren, bei Erwachsenen erworben durch Unfall, Berufseinwirkung (Preßlufthämmer), Infektion (Enzephalitis, Meningitis).

Mittelohrentzündung (Otitis media)
entsteht durch Bakterien oder Viren, oft von einer Rachenentzündung ausgehend (die auf die Eustachische Röhre übergreift). Übergang in Eiterung mit Zerstörung der Mittelohrhörknöchelchen und Übergreifen auf den Warzenfortsatz (Mastoiditis). Manchmal spontaner Durchbruch durch das Trommelfell, falls nicht vorher eine Parazentese (Einschnitt in das Trommelfell) vorgenommen wird. Komplikationen sind selten. (Übergreifen auf den Warzenfortsatz, Durchbruch nach oben zum Gehirn, Hirnhautentzündung, Hirnabszeß.)

Trommelfellriß
infolge Detonation (Luftdruckerhöhung), Unfall (Schädelbasisfraktur).

19.4. Riech-, Geschmacks- und Sensibilitätsorgane

19.4.1. Riechorgan (Nase)

Das Geruchsorgan (Riechzellen) ist in der Schleimhaut der oberen Nasenmuschel und dem gegenüberliegenden Teil der Nasenscheidewand eingebettet. Von den Riechzellen gehen die Nervenfasern (Riechfäden) aus; sie ziehen nach oben durch die Siebbeinplatte zum Gehirn. Die Riechzellen nehmen gasförmige Duftstoffe war.

Rhinitis (Schnupfen)
Infektion der Nasenschleimhäute, manchmal Symptom von Nebenhöhlenerkrankungen.

Sinusitis (Nebenhöhlenentzündung)
Akute und häufig chronisch werdende Entzündung, auch mit Eiterbildung (der Eiter kann häufig wegen Verklebung der kleinen Ausführungsgänge nicht abfließen).

19.4.2. Geschmacksorgan

In die Zungenschleimhaut sind Geschmacksknospen eingelassen. Diese sind knospig-schalenförmig aufgebaute Zellkomplexe. In ihnen liegen Stift- und Stützzellen (Sinneszellen). Die Geschmacksknospen haben eine Öffnung, in die Teile von Speisen und Getränken dringen. Von der Geschmacksknospe ziehen Nervenfäden (Teile des vegativen Nervensystems) zum Gehirn.
Jede *Geschmacksqualität* (süß, sauer, bitter, salzig) entspricht einem Zungenfeld. Neben den Geschmacksknospen verfügt die Zunge über Tastkörperchen ähnlich wie die Haut. Die beherbergt auch Schmerzempfindungszellen und hat Gefühlsregionen für die Temperatur.

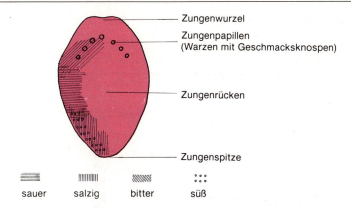

Geschmackszonen der Zunge.

19.4.3. Sensibilitätsorgane

Die Sensibilitätsorgane vermitteln *Tast-, Druck-, Temperatur- und Schmerzempfinden* aus der Haut und Schleimhaut *(Oberflächensensibilität)* sowie Muskel-, Sehnen- und Gelenkempfindungen aus den tieferen Organen *(Tiefensensibilität)*.

Im Durchschnitt befinden sich in einem Quadratzentimeter Haut 2 Wärme-, 13 Kälte-, 25 Druck- und 200 Schmerzpunkte. Die Verteilung der Sensibilitätsorgane ist in der Haut sehr unterschiedlich.

Die Tiefensensibilität wird durch Muskel- und Sehnenspindeln übermittelt.

20 Topografie

Die Topografie befaßt sich mit der Lage der Organe zueinander sowie zur Körperoberfläche.

20.1. Kopf und Hals

Der *Kopf* besteht aus dem Hirnschädel und dem Gesichtsschädel. Beim *Hirnschädel*, der das Gehirn umgibt, werden Schädelbasis und Schädelkalotte unterschieden. Bestandteil der *Schädelbasis* sind die Felsenbeine, in denen sich das Gehör- und Gleichgewichtsorgan befindet sowie das Dach der Nasenhöhle. So kann es bei Schädelbasisbrüchen vorkommen, daß Blut oder Liquor cerebrospinalis (Gehirnrückenmarkswasser) aus Ohr und Nase heraustreten.

Die *Nasennebenhöhlen* befinden sich links und rechts neben der Nasenhöhle im Oberkiefer (Kieferhöhlen) über der Nasenhöhle, etwas oberhalb der Nasenwurzel (Stirnbeinhöhle) sowie über dem rachenwärtigen Teil der Nasenhöhle (die Keilbeinhöhle). Oberhalb der Keilbeinhöhle befindet sich der sogenannte „Türkensattel", in dem die Hirnanhangsdrüse liegt.

Nasenhöhle und *Mundhöhle* münden hinten in den Rachen, entsprechend sind diese Teile des Rachens als Nasenrachen und Mundrachen benannt. Nach unten teilt sich der Rachenraum im Bereich des Kehlkopfrachens in die *Luftröhre*, die sich dann weiter im Brustkorb in die Bronchien aufteilt, und in die *Speiseröhre,* die durch den Brustkorb und das Zwerchfell hindurch Verbindung zum Magen schafft.

Am *Dach des Nasenrachens* befindet sich die *Rachenmandel,* die insbesondere bei Kindern bis zur Pubertät wuchern kann („Rachenpolypen") und den hinteren Ausgang der Nasenhöhlen (Choanen) verlegen kann. Die Verbindungsröhren vom Mittelohr zum Rachen, die *Ohrtrompeten,* münden ebenfalls etwas unterhalb des Rachendaches in den Rachen. Sie ermöglichen einen *Druckausgleich* zwischen Umwelt und Mittelohr.

Im Rachen kreuzen sich beim älteren Kind und beim Erwachsenen Luft- und Speiseweg. Beim *Schluckakt* wird die Nasenhöhle (durch den weichen Gaumen) und der Kehlkopf (durch den Kehldeckel) verschlossen. Die Speise kann nur noch den Weg vom Mund in die Speiseröhre nehmen. Im unteren Teil des Kehlkopfrachens am Beginn der eigentlichen Speiseröhre befinden sich links und rechts zwei Aussackungen (Recessus piriformis), in denen gelegentlich Gräten oder Geflügelknochen steckenbleiben und dann vom Hals-, Nasen-, Ohrenarzt entfernt werden müssen.

Die Luftröhre liegt vor der Speiseröhre.

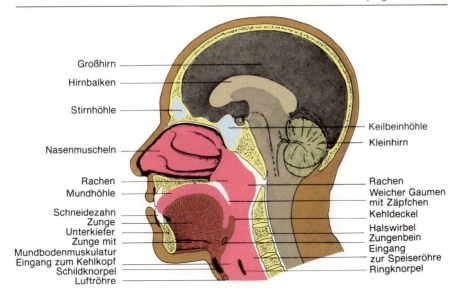

Schnittbild der Nase, der Stirn- und Keilbeinhöhle, des Mundes, des Rachens und des Kehlkopfs.

In den Mund münden die Ausführungsgänge der Mundspeicheldrüsen. Der Ausführungsgang der Ohrspeicheldrüse mündet beiderseits gegenüber dem zweiten Mahlzahn des Oberkiefers. Ausführungsgänge von Unterkieferspeicheldrüse und Unterzungenspeicheldrüse münden unterhalb der Zunge.

Zwischen innerem Augenwinkel und Nasenhöhle besteht eine Verbindung durch einen Gang (Tränenröhrchen). Auf diese Weise kann Tränenflüssigkeit in die Nasenhöhle kommen und bei eitrigem Schnupfen Eiter am inneren Augenwinkel austreten.

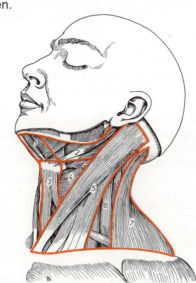

1 Regio submentalis
2 Trigonum submandibularis
3 Regio colli anterior
4 Trigonum caroticum
5 Regio sternocleidomastoidea
6 Regio colli lateralis
7 Regio colli posterior

Der *Hals* ist die Verbindung zwischen Kopf und Rumpf. Er enthält neben der Wirbelsäule und der für die Bewegung des Kopfes und der Zunge notwendigen Muskulatur die Luftröhre und die Speiseröhre. In dem Winkel zwischen dem von dem Brustbein nach hinten hinter das Ohr (zum Mastoidfortsatz) ziehenden *Kopfnicker* und den Unterkieferknochen (Trigonum caroticum) ist beiderseits die Arteria carotis, die zusammen mit der Arteria vertebralis den Kopf mit Blut versorgt, zu tasten. Dies ist sinnvoll, wenn z. B. beim Schock die peripheren Pulse (an Arm oder Bein) nicht mehr oder nicht mehr sicher zu tasten sind. Da sich die Arteria carotis verhältnismäßig dicht am Herzen befindet, kann dort der Puls auch noch getastet werden, wenn es an üblichen Stellen nicht mehr möglich ist.

Kehlkopf, Schilddrüse

In der Regio colli anterior befindet sich der Kehlkopf (bei Männern erkennbar am „Adamsapfel"), darunter die Schilddrüse, die die Luftröhre von vorn u-förmig umfaßt (siehe Abb. S. 238).

20.2. Rumpf

20.2.1. Schultergürtel und Brustkorb

Unterhalb des Halses beginnt der Brustkorb. Vorne ist die obere Begrenzung des Brustbeines mit den nach links und rechts sich etwa waagerecht verlaufenden Schlüsselbeinen zu erkennen. Senkrecht nach unten erstreckt sich dann das Brustbein, das im Bereich des mittleren Oberbauches mit dem Schwertfortsatz endet. An das Brustbein knorpelig angeschlossen sind auf beiden Seiten zehn Rippen, die ringförmig zu den Querfortsätzen der oberen zehn Brustwirbel verlaufen.

Die elfte und zwölfte Rippe haben gelenkige Verbindung mit den Querfortsätzen des elften und zwölften Brustwirbels, reichen aber nicht mehr nach vorne bis an das Brustbein. Diese beiden Rippenpaare enden frei in der seitlichen Bauchwand. Hinter dem Brustbein auf dem Zwerchfell liegend, etwa durch den rechten Rand des Brustbeins nach rechts begrenzt, befindet sich das Herz, das ungefähr die Größe der Faust seines Besitzers hat. Die Herzspitze ist links im fünften Zwischenrippenraum innerhalb einer Linie, die senkrecht von der Mitte des Schlüsselbeins nach unten zieht, zu tasten. Ableitungspunkte für EKG siehe Kapitel 27.

Oberhalb des Schlüsselbeins in der Regio colli lateralis ist die Fossa supraclavicularis major („die große Grube oberhalb des Schlüsselbeins") zu sehen und zu tasten. An dieser Stelle befinden sich Arteria und Venia subclavia, sowie wichtige Nervenbündel für Hals und Arm (Plexus cervicalis und brachialis). Die Vena subclavia ist bei Schock und anderen lebensbedrohlichen Notfällen eine Möglichkeit für den Arzt, einen venösen Zugang zum Körper zu erhalten, wenn die Venen im peripheren Bereich (Arm, Bein) nicht mehr zu finden sind.

20.2.2. Brusthöhle und Brusthöhlenorgane

Die Brusthöhle wird begrenzt vom Brustkorb mit Rippen, Brustbein und Brustwirbelsäule, die Abgrenzung zum Abdomen erfolgt durch das Zwerch-

Topografie 285

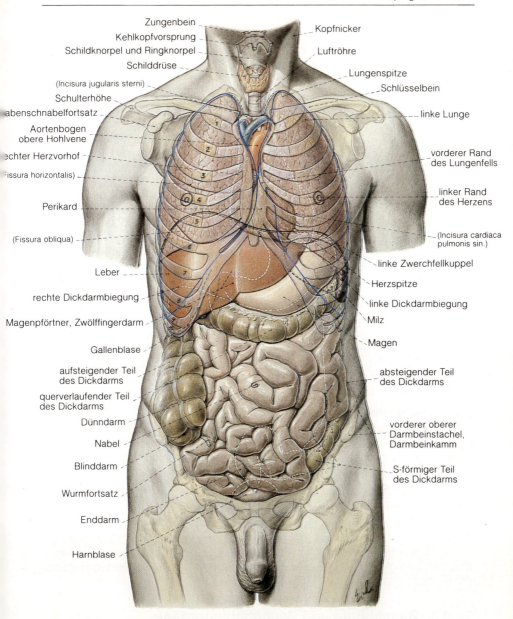

Brust- und Baucheingeweide. Ansicht von vorn.

fell. In der Brusthöhle befindet sich die paarig angelegte Pleurahöhle mit den beiden Lungenflügeln sowie die unpaarige Herzbeutelhöhle. Die Herzbeutelhöhle enthält das Herz und befindet sich im vorderen Teil einer von der Wirbelsäule bis zum Brustbein reichenden Scheidewand, genannt Mittelfell oder Mediastinum.

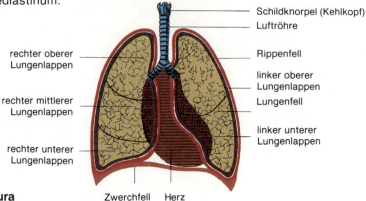

Die Pleura

Die Pleura bildet rechts und links vom Mediastinum einen geschlossenen Sack, der die Oberfläche der Lunge und Innenflächen des Brustkorbes bekleidet. Im Bereich der Rippen heißt sie Rippenfell (Pleura costalis). Die Lungen sind fest verwachsen mit dem Lungenfell (Pleura pulmonalis). Zwischen Rippenfell und Lungenfell befindet sich ein schmaler mit geringer Menge Flüssigkeit gefüllter Spalt, der das Gleiten der Lungenflügel ermöglicht. Bei der sogenannten Rippenfellentzündung (Pleuritis) kommt es hier zu Entzündungserscheinungen.

Das Mittelfell (Mediastinum)

Das Mediastinum ist eine senkrechte Trennwand zwischen den beiden Pleurahöhlen, es reicht vom Zwerchfell bis zum Hals. Es enthält das Herz mit Herzbeutel, die großen vom Herzen abgehenden Blutgefäße, den unteren Teil der Luftröhre, den Beginn der Hauptbronchien, den Brustteil der Speiseröhre, die Thymusdrüse u. a. m.

Der Herzbeutel

besteht aus dem Epikard, das die Oberfläche des Herzens überzieht, und dem Perikard, einem Sack, der das Herz umgibt. Zwischen Epikard und Perikard befindet sich ähnlich wie bei der Pleura ein Spalt mit einer geringen Menge Flüssigkeit, die das reibungslose Gleiten des schlagenden Herzens ermöglicht.

20.2.3. Bauchhöhle und Bauchhöhlenorgane

Die Bauchhöhle wird gegenüber der Brusthöhle durch das *Zwerchfell* (Diaphragma) abgeteilt. Durch Spalten im Zwerchfell ziehen die Speiseröhre, Hauptschlagader und Hauptvenen. Das Zwerchfell hat zwei Kuppeln, deren rechte etwas höher als die linke steht. Unter der rechten Kuppel liegt die Leber, auf der linken Kuppel liegt das Herz.

Topografie

Im oberen Teil der Bauchhöhle befindet sich unterhalb des Zwerchfells im ganzen rechten Oberbauch bis an den vorderen Rippenrand und herüberragend in den mittleren Oberbauch die Leber. Unterhalb der Leber ist die Gallenblase zu finden, die als Vorratssack für Gallensaft an den von der Leber zum Zwölffingerdarm ziehenden Gallengang angeschlossen ist. An der gleichen Stelle im Zwölffingerdarm, manchmal auch etwas daneben, mündet der Ausführungsgang der Bauchspeicheldrüse. Auf der linken Seite des Oberbauches befindet sich der Magensack, der je nach Füllungszustand eine unterschiedliche Form haben und unterschiedlich viel Platz in Anspruch nehmen kann. Der sich an den Magen anschließende Zwölffingerdarm umgreift C-förmig den Kopf der Bauchspeicheldrüse. Hinter dem Magen oben links unter dem Zwerchfell befindet sich die Milz. Hinter dem Magen, der Milz und der Bauchspeicheldrüse befinden sich vor der hinteren Bauchwand die beiden Nieren.

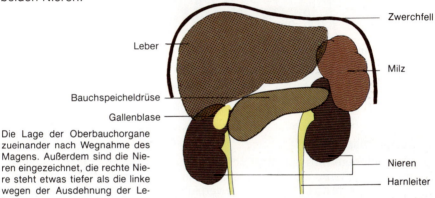

Die Lage der Oberbauchorgane zueinander nach Wegnahme des Magens. Außerdem sind die Nieren eingezeichnet, die rechte Niere steht etwas tiefer als die linke wegen der Ausdehnung der Leber.

Organe in der Bauchhöhle	
Im vorderen Bauchraum *(= intraperitoneal)* *liegen:*	*Im hinteren Bauchraum* *(= extra- oder retroperitoneal)* *liegen:*
Leber	Bauchspeicheldrüse
Gallenblase	Zwölffingerdarm
Milz	Nieren
Magen	Nebennieren
Leerdarm, Krummdarm	Harnblase
Dickdarm, einschl. S-Darm	Gebärmutter
	Mastdarm
	Prostata
Von einer Bauchfellfalte eingeschlossen sind: Eierstöcke, Eileiter (eine innere Öffnung stellt die Verbindung mit dem Eileiter und der Gebärmutterhöhle her).	

Die Bauchhöhle wird allseitig von Bauchfell (Peritoneum) ausgekleidet. Dieses überzieht auch die Eingeweide, wobei zum Teil Taschen gebildet werden. Die Bauchhöhle wird begrenzt nach oben vom Zwerchfell, nach vorn von der Bauchmuskulatur, nach unten vom knöchernen Becken und dem Beckenboden, nach hinten von der Lendenmuskulatur und von der Wirbelsäule. Die Harnblase und bei der Frau die Eileiter und der Uterus sind vom Peritoneum überzogen, liegen also außerhalb des Bauchfells im Retroperitonealraum. Zwischen Gebärmutter und Mastdarm befindet sich eine Senke (Douglasscher Raum).

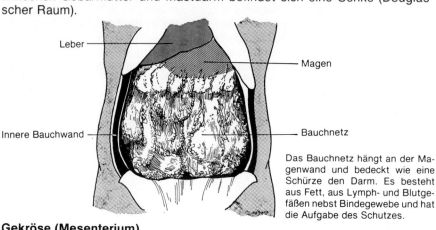

Das Bauchnetz hängt an der Magenwand und bedeckt wie eine Schürze den Darm. Es besteht aus Fett, aus Lymph- und Blutgefäßen nebst Bindegewebe und hat die Aufgabe des Schutzes.

Gekröse (Mesenterium)

Das Mesenterium wird aus einer schrägsitzenden Bauchfelltasche gebildet. Es sitzt am hinteren Bauchraumteil an. An seiner unteren Kante hängen die Dünndarmschlingen. Im Gekröse verlaufen zahlreiche Blut- und Lymphgefäße.

Bauchnetz (Omentum majus)

Das Omentum majus hängt wie eine Schutzschürze von der äußeren Magenwand herab und bedeckt die Eingeweide. Es besteht aus Fettgewebe, Lymph- und Blutgefäßen und hat Schutz- und Einschmierfunktion für die Darmschlingen.

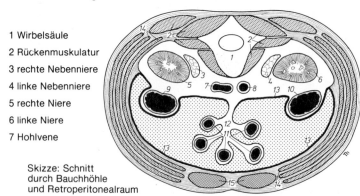

1 Wirbelsäule
2 Rückenmuskulatur
3 rechte Nebenniere
4 linke Nebenniere
5 rechte Niere
6 linke Niere
7 Hohlvene

8 Hauptschlagader
9 aufsteigender Teil des Dickdarms
10 absteigender Teil des Dickdarms
11 Dünndarm
12 Gekröse
13 Peritoneum
14 Bauchmuskulatur
15 M.rectus abdominis

Skizze: Schnitt durch Bauchhöhle und Retroperitonealraum

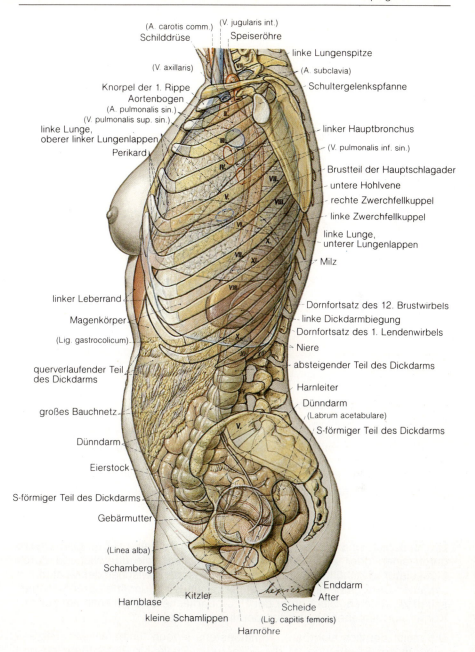

Brust- und Baucheingeweide, Ansicht von der linken Seite.

20.2.4. Retroperitoneum und kleines Becken

Hinter den Bauchorganen und dem Bauchfell, vor der Muskulatur der hinteren Bauchwand befindet sich der Retroperitonealraum mit Nieren, Nebennieren, Teilen des Dickdarms, Zwölffingerdarm, Bauchspeicheldrüse, Hauptschlagader und Großer Hohlvene sowie weiteren Blutgefäßen und Nerven.

Die Nieren befinden sich in Höhe der 11. und 12. Rippen. Das Beklopfen des sogenannten „Nierenlager" (hintere Bauchwand unterhalb des Brustkorbes neben der Wirbelsäule) gibt Auskunft über entzündliche Erkrankungen in diesem Bereich.

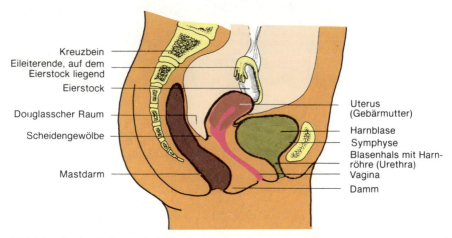

Weibliches Becken im Sagittalschnitt mit weiblichen Geschlechtsorganen.

Im kleinen Becken (vom „großen Becken" durch die Linea terminialis abgegrenzt, siehe Kapitel 12) befinden sich Blase, Enddarm und die inneren Geschlechtsorgane. Die Nähe von Enddarm und Geschlechtsorganen erlaubt eine Beurteilung der inneren Geschlechtsorgane bei Mann und Frau in gewissem Umfange durch eine rektale Untersuchung.

20.3. Extremitäten

Grundsätzlich sind Arme und Beine gleichartig aufgebaut. Das Gerüst wird durch einen oder zwei Röhrenknochen gebildet, die überwiegend durch Muskulatur eingehüllt sind. In besonderen Taschen zwischen der Muskulatur verlaufen Blutgefäße und Nerven meist gebündelt in unmittelbarer Nachbarschaft zusammen. Dicht unter der Hautoberfläche sind die auch am übrigen Körper vorhandenen Hautvenen deutlich zu sehen.

Die meist deutlich sichtbare, zumindestens jedoch fühlbare *Vena mediana cubiti* in der Ellenbeuge ist die bevorzugte Stelle für Blutentnahmen und intravenöse Injektionen. Bei zu tiefen Einstichen besteht die Gefahr, die Arteria brachialis oder den Nerven medianus zu verletzen. Injektionen in die Arteria brachialis können bei bestimmten Medikamenten zum Absterben

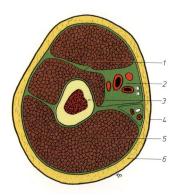

1 Beugemuskulatur
2 Blutgefäße und Nerven
3 Humerus
4 Haut
5 Streckmuskulatur
6 Unterhautgewebe

Skizze: Schnitt durch den Oberarm

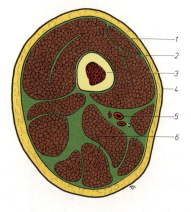

1 Streckmuskulatur
2 Muskelfaszien
3 Femur
4 Haut
5 Blutgefäße und Nerven
6 Muskeln zum Heranziehen des Beines (Adduktoren)

Skizze: Schnitt durch den Oberschenkel

(Nekrose) des Unterarmes führen, Verletzungen eines Nerven können Lähmungen zur Folge haben.

Distal am Unterarm auf der Radialseite verläuft die *A. radialis* oberflächlich in einer Rinne des Radius. An dieser Stelle wird üblicherweise der Puls gemessen (siehe Kapitel 25).

Im hinteren Bereich des Ellenbogengelenkes in einer Rinne des distalen Humerus verläuft der *Nervus ulnaris*. Stöße sind hier sehr unangenehm („Musikknochen"), Verletzungen können zu Lähmungen der vom N. ulnaris versorgten Muskulatur und zur sogenannten „Krallenhand" führen.

Von besonderer Bedeutung für die Arzthelferin im Bereich der unteren Extremität ist der Verlauf des *N. ischiadicus* in der Gesäßregion. Er tritt durch das Foramen ischiadicum majus („das große Ischiadikus-Loch") dem Becken aus und verläuft unter der Gesäßmuskulatur in Richtung Oberschenkel. Abweichungen vom typischen Verlauf sollten für intramuskuläre Injektionen insbesondere bestimmter Medikamente äußerste Vorsicht geraten sein lassen (siehe auch Kapitel 26).

Auf der Vorderseite unterhalb des Leistenbandes (Ligamentum inguinale) verlaufen Arteria, Vena und Nervus femoralis. Bei nicht zu adipösen Patienten ist an dieser Stelle der Puls gut zu tasten. Hier werden auch bevorzugt Arterienpunktionen zu diagnostischen (z. B. beim Herzkatheterismus) und therapeutischen Zwecken (Injektionen bei Durchblutungsstörungen des Beines) vorgenommen. Bei anders nicht stillbaren arteriellen Blutungen des Beines kann hier die Blutversorgung kurzfristig als Erste-Hilfe-Maßnahme unterbrochen werden.

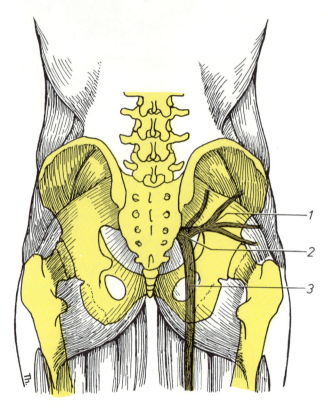

1 Nervus glutaeus superior
2 Foramen ischiadicum majus
3 Ischiasnerv

Skizze: Verlauf der Nerven in der Regio glutaea

21 Mikrobiologie und Infektionslehre

21.1. Krankheitserreger

Wir unterscheiden folgende Gruppen von Erregern:

Bakterien
Pilze
Viren
Protozoen
Würmer

21.1.1. Bakterien

Sie werden nach ihrer Form, Färbbarkeit, dem Wachstum in künstlichem Nährboden sowie ihren Stoffwechselleistungen unterschieden.

Der Nachweis von Krankheitskeimen erfolgt in Ausscheidungen (Schleim, Schweiß, Urin, Stuhl), Körperflüssigkeiten (Blut, Lymphe, Liquor cerebrospinalis, Erguß) und Geweben (Haut, Schleimhaut, Organgewebe). Man bedient sich dabei der mikroskopischen und kulturellen Untersuchung, des Tierversuchs und der serologischen Untersuchung.

Bakterien sind nur mit stärkster Vergrößerung des Mikroskopes (Ölimmersion) sichtbar. Nach dem Aussehen werden drei Formen unterschieden: die *Kokken*, *Stäbchen* und *Spirillen*.

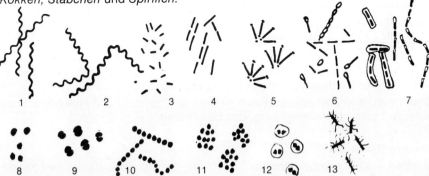

Verschiedene Krankheitserreger (schematisch)
1 u. 2 Spirochäten, z. B. Treponema (Erreger der Syphilis), 3 stäbchenförmige Bakterien, z. B. Escherichia coli, 4 säurefeste Stäbchen, z. B. Mycobakterium tuberculosis, 5 Korynebakterien (Erreger der Diphtherie), 6 Bazillen mit Sporen, z. B. Clostridium tetani, 7 Milzbranderreger (links Kapseln, rechts Sporen), 8 Kokken, 9 Diplokokken, z. B. Gonokokken, 10 Streptokokken, 11 Staphylokokken, 12 Pneumokokken, 13 Salmonellen (mit Geißeln).

Kokken

Es handelt sich um kugelförmige Bakterien. Man unterscheidet nach Anordnung der Kokken die kettenförmig angeordneten Streptokokken von den haufenförmig angeordneten Staphylokokken. Diplokokken liegen immer zu zweit beieinander.

Streptokokken (Kettenkokken)
Erreger des Scharlach, vieler eitriger Entzündungen, die Enterokokken sind auch Ursache von Harninfekten

Staphylokokken (Haufenkokken)
Erreger der eitrigen Brustentzündung (Mastitis), der Furunkel, Karbunkel, des Panaritium (Entzündung des Fingers), der Osteomyelitis (= Entzündung des Knochenmarkes)

Pneumokokken
lanzettförmige, aneinanderliegende Diplokokken, u. a. Erreger der Lungen- und Gehirnhautentzündung

Meningokokken
semmelförmig aneinanderliegende Diplokokken, u. a. Erreger der Meningitis (Hirnhautentzündung)

Gonokokken
semmelförmig aneinanderliegende Diplokokken, intrazellulär, Erreger der Gonorrhoe (Tripper), einer Geschlechtskrankheit (siehe auch 18.6.1.)

Stäbchen

Stäbchenform haben Bakterien und Bazillen. Bakterien bilden im Gegensatz zu den Bazillen keine Sporen, sondern nur Wuchsformen aus. Einige Bakterien haben Geißeln zur Fortbewegung. Bazillen haben zwei Phasen in ihrer Entwicklung: die Ruheform (Sporen) und die aktive Form (Bazillenform); Sporenbildner sind z. B. Gasbrand- und Wundstarrkrampferreger.

Colibakterien befinden sich normal im Darm, verursachen in den Harnwegen, der Gallenblase, der Hirnhaut und an anderen Stellen des Körpers Entzündungen

Klebsiellen, Erreger der *chronischen Bronchitis,* der *Lungenentzündung*

Corynebakterien (auch Diphtheriebakterien)

Mykobakterien, Erreger der Tuberkulose und Lepra

Salmonellen, Erreger von *Typhus* und *Paratyphus* (Infektionen, die vom Darm ausgehen, durch hohes Fieber gekennzeichnet sind), aber auch verantwortlich für Lebensmittelvergiftungen (Salmonellosen)

Clostridien verursachen den *Wundstarrkrampf, Gasbrand* und eine fast immer tödliche Lebensmittelvergiftung, den *Botulismus.*

Weitere Bakterien

Spirillen sind schraubenförmige Spaltpilze, die mehrere Windungen haben und sich lebhaft hin- und her- und damit fortbewegen. Beispiel: Erreger der Lues (Syphilis; Erreger heißt Treponema pallidum).

Chlamydien sind runde Bakterien von kleinerem Durchmesser als die Kokken. Sie vermehren sich intrazellulär. Beispiele: Psittakosis- und Trachomerreger.

Mykoplasmen besitzen keine Zellwand; es handelt sich um große Erreger, die sich durch Sprossung fortpflanzen, gelegentlich auch durch Zerfall in mehrere Einzelmykoplasmen (verursachen Lungenentzündung).
Rickettsien sind Zellschmarotzer und haben Biskuit- bzw. Hantelform. Sie werden durch Insekten, Mäusemilben, Zecken, Haus- und Wildtiere, Rattenflöhe und Läusekot übertragen. Beispiele: Erreger von Fleckfieber, Queenslandfieber, wolhynischem Fieber.

21.1.2. Pilze

(Mykoseerreger, auch Fungi genannt) sind faden- oder sproßförmig und vermehren sich durch Knospung bei 37° C (Sproß- und Hefepilze), durch Sporenbildung und anschließende Hyphen-(Fäden-)Bildung bei 20° C (Fadenpilze). Sie leben auf der Haut an schweißbefeuchteten Stellen (Achselhöhle, Leistengegend, Damm, Vagina, After), zwischen den Fingern und Zehen.

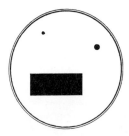

Größenvergleich zwischen Erythrozyt (Kreis), Bazillus (fetter Balken), Kokkus (größerer Punkt) und Virus (kleiner Punkt).

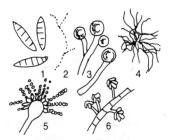

Einige der zahlreichen Pilzarten:
1 Mikrosporon gypseum
2 Trichophyton rubrum
3 Candida albicans
4 Trichosporon beigelii
5 Aspergillus
6 Cephalosporium

Schimmelpilze
sind i. d. R. harmlos, bei sehr in der Widerstandskraft geschwächten Patienten kommt es gelegentlich zum Befall von Organen *(= Organmykosen),* diese verlaufen dann oft tödlich.

Sproßpilze
Der bekannteste Vertreter ist *Candida albicans,* der Erreger der Soor. *Symptome:* weißliche Beläge der Schleimhäute, z. B. bei Säuglingen im Mund *(Soor-Stomatitis),* oder bei Schwangeren in der Scheide *(Soor-Vaginitis).*

Dermatophyten
verursachen die Pilzerkrankungen der Haut, u. a. auch den Fußpilz.

21.1.3. Viren

sind die kleinsten Krankheitserreger. Ihre Gestalt ist rund, viereckig oder stäbchenförmig. Sie enthalten entweder Ribonukleinsäure (RNS-Viren) oder Desoxyribonukleinsäure (DNS-Viren). Viren vermehren sich nur in den Kernen lebender Zellen. Ein Virus entwickelt etwa 60 neue Viren. Das Virus hat einen eigenen Stoffwechsel, jedoch einen unvollkommeneren als die Bakterien. Viren können über den Plazentakreislauf in den Embryo gelangen, so daß eine Virusinfektion eintreten und zu Mißbildungen führen kann.

21.1.4. Protozoen

sind tierische Einzeller, von denen einige zu Infektionen beim Menschen führen können. Besondere Erwähnung müssen die *Trichomonaden* als Erreger der häufig vorkommenden Trichomonaden-Vaginitis (einer Scheidenentzündung), die *Plasmodien* als Ursache der Malaria, die *Toxoplasmen* (Toxoplasmose) und die *Amöben* (Amöbenruhr) finden. Protozoen verbreiten sich häufig über einen tierischen Zwischenwirt, der selbst nicht erkrankt (z. B. bei Plasmodien durch Anophelesmücke).

21.1.5. Würmer

sind mehrzellige Lebewesen mit weitgehender Entwicklung von Organsystemen. Für den Menschen sind bestimmte *Bandwürmer* (Rinder- und Schweinebandwurm), *Saugwürmer* (Leberegel) und *Rundwürmer* (Spulwürmer, Trichinen) von Bedeutung. Wurmerkrankungen treten häufiger bei Kleinkindern auf, die sich durch hygienisch nicht einwandfreien Umgang mit Materialien und Haustieren leichter als Erwachsene infizieren.

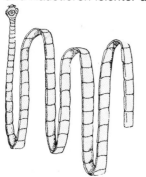

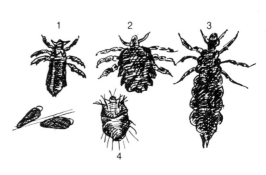

Bandwurm mit Kopf. Findet man den Kopf im Stuhlgang, ist das das Zeichen dafür, daß der Kranke vom Befall befreit ist.

Menschliche Parasiten. 1 Kopflaus (Pediculus; Mehrzahl Pediculi) mit Nissen (Eiern). 2 Filzlaus (in Achsel- und Schamhaaren auftretend). 3 Kleiderlaus. 4 Milbe (z. B. Krätzenmilbe). Vierfache Vergrößerung.

21.1.6. Befall durch Parasiten

Der Mensch wird nicht nur von Infektionskeimen (Erregern) befallen, sondern auch von Lebewesen, die bei ihm schmarotzen, aber dabei Erreger übertragen können oder chronische Entzündungen (vorwiegend im Haut- und Darmgebiet) unterhalten. Zu nennen sind *Einzeller* (Lamblien im Duodenalsaft, Amöben im Enddarm, Trichomonaden im Genitale). In der Haut setzen sich *Gliederfüßler* fest (Holzbock, Zecke), die Viren übertragen, was zu Meningitis und Enzephalitis führen kann. Im Darm schmarotzen *Würmer* (Bandwurm, Fadenwürmer, wie Oxyuren, Askariden, Hakenwurm und Peitschenwurm).

Flöhe werden von Menschen, Hunden und Ratten übertragen; sie infizieren unter Umständen mit Rückfallfieber und Pest. *Läuse* (Filzläuse, Kleiderläuse, Kopfläuse) sind Überträger von Flecktyphus, Rückfallfieber und wolhynischem Fieber. *Mücken* beherbergen Malariaerreger. *Schaben* (die man häufig in Vorratsräumen findet) können Hepatitis, Typhus u. a. übertragen. Das gilt auch für *Silberfischchen,* die sich in feuchten Räumen (Bädern) aufzuhalten pflegen.

21.2. Infektionsepidemiologie

Unter einer Infektion wird das Eindringen von pathogenen (krankmachenden) Erregern in den Körper und die Vermehrung im Körper verstanden. Es kommt zu einer örtlichen oder allgemeinen Erkrankung. Von besonderem Interesse ist bei Infektionen, durch wen und wie Krankheitserreger übertragen werden, wie sie in den Körper gelangen und wie eine Ansteckung oder Erkrankung vermieden werden kann (Infektionsepidemiologie). Meldepflichtige Infektionskrankheiten siehe Kapitel 6.

21.2.1. Normale Keimbesiedlung

Es gibt Keime, die sich normalerweise auf Haut und Schleimhäuten befinden. Das sind apathogene Keime (= Eubakterien). Kolibakterien z. B. bilden im Dickdarm Vitamin K.

Pathogene Keime sind Krankheitserreger; einige von ihnen (z. B. bestimmte Staphylokokken oder Clostridien) bilden *Toxine* (Giftstoffe mit Wirkung z. B. auf das Nervensystem). Pathogene Keime mehrerer Arten können gleichzeitig vorhanden sein.

21.2.2. Übertragung von Keimen

Die Übertragung von Keimen erfolgt von Mensch zu Mensch (z. B. Scharlach, Windpocken), von Tier auf Mensch (z. B. Pest durch Rattenfloh, Tollwut durch Hundespeichel), von Lebensmitteln auf den Menschen (z. B. Paratyphus durch infiziertes Fleisch), von Erde und Holz auf Menschen (z. B. Tetanus) und von Trinkwasser auf den Menschen (z. B. Hepatitis A, Typhus).

Man unterscheidet
- Kontaktinfektion (körperliche Berührung von Haut und Schleimhäuten),
- Schmierinfektion (Verschmieren infektiösen Materials, wie Sputum, Stuhl, Urin, Blut, verunreinigte Gegenstände, wie Spritzen, Kanülen, Eßgeschirr),
- Tröpfcheninfektion (durch Husten, Niesen, Sprechen),
- Staubinfektion (durch aufgewirbelten infizierten Staub).

21.2.3. Eintrittspforten der Erreger

Krankmachende Keime gelangen in den Körper durch die Haut, die Schleimhäute, in den Embryo und Foeten über den Plazentakreislauf (von der

Mutter). Krankheitserreger verbreiten sich im Körper durch Eigenbewegung (Abknicken, Geißeln), Mitschwemmen in den Körperflüssigkeiten.

21.2.4. Virulenz

Je ausgeprägter die Krankheitserreger die Kraft zur Infektion und Ausbreitung der Infektion haben, desto gefährlicher sind sie. Die Heftigkeit der Infektion *(Virulenz)* hängt ab von der Menge der eingedrungenen pathogenen Krankheitserreger *(Quantität)*, von der Geschwindigkeit, mit der sie sich verbreiten, von dem Ausmaß ihrer krankmachenden Fähigkeit *(Pathogenität)*, von der Schnelligkeit des Ingangkommens der Abwehrreaktionen und davon, ob die Krankheitserreger zusätzlich Toxine bilden.

21.2.5. Inkubationszeit

Zwischen dem Eindringen der pathogenen Krankheitserreger und dem Ausbruch der übertragbaren Krankheit vergeht eine gewisse Zeit (Inkubationszeit). Diese ist je nach Erreger unterschiedlich lang. Die körperlichen Symptome sind während der Inkubationszeit gering (Unpäßlichkeit, bei Kindern Quengeligkeit) oder fehlen.

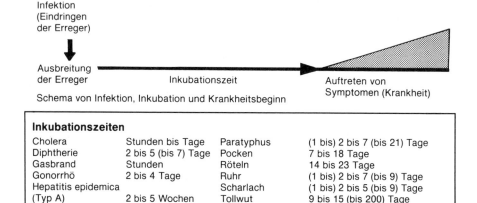

Schema von Infektion, Inkubation und Krankheitsbeginn

Inkubationszeiten			
Cholera	Stunden bis Tage	Paratyphus	(1 bis) 2 bis 7 (bis 21) Tage
Diphtherie	2 bis 5 (bis 7) Tage	Pocken	7 bis 18 Tage
Gasbrand	Stunden	Röteln	14 bis 23 Tage
Gonorrhö	2 bis 4 Tage	Ruhr	(1 bis) 2 bis 7 (bis 9) Tage
Hepatitis epidemica		Scharlach	(1 bis) 2 bis 5 (bis 9) Tage
(Typ A)	2 bis 5 Wochen	Tollwut	9 bis 15 (bis 200) Tage
Hepatitis		Tuberkulose	3 Monate
(Typ B)	bis 7 Monate	Typhus	3 bis 21 (bis 28) Tage
Influenza		Windpocken	(10 bis) 15 bis 18 (bis 28) Tage
(Grippe)	2 bis 3 (bis 4) Tage	Wundrose	1 bis 2 Tage
Lues	17 bis 18 Tage	Wundstarrkrampf	Stunden bis 14 Tage
Mumps	(6 bis) 11 bis 14 (bis 23) Tage		

Unter Inkubationszeit versteht man die Zeit, die zwischen Ansteckung und Ausbruch der Krankheit vergeht. Sie kann wenige Stunden bis mehrere Monate dauern.

21.2.6. Wirkung der Erreger im Körper

Die Krankheitserreger dringen von außen über Haut und Schleimhäute in den Körper ein, verteilen sich im Blut- und Lymphkreislauf und setzen sich in bestimmten Organen fest. Die Krankheitserreger bestehen chemisch unter anderem aus Eiweißstrukturen. Mit Eindringen dieses körperfremden Eiweißes (Antigene) kommt es im Organismus während der Inkubationszeit zu Reaktionen, die nacheinander und nebeneinander verlaufen. Die durch Eindringen von Antigenen gebildeten Antikörper können z. B. Antigene neutralisieren. Die Menge gebildeter Antikörper hängt im allgemeinen von der Erregerart ab. Bildet der Organismus ausreichend Antikörper, so wird die Infektionskrankheit relativ schnell überstanden. Es entsteht *Immunität* gegenüber später erneuter Infektion durch dieselbe Erregerart. Die Immunität hält unterschiedlich lange an. Vorübergehende Immunität bewirken z. B. Keuchhusten- und Typhuserreger. Dauerimmunität besteht z. B. nach Masern, Poliomyelitis und Röteln. Keine sichere Immunität ist nach Grippe, Gonorrhoe, Lues und grippalem Infekt zu erwarten. Immunität kann dadurch, daß im mütterlichen Blut Antikörper kreisen, die fötal auf das Kind übergehen, bei Geburt vorhanden sein. Organe, welche die Immunabwehr regulieren, sind Knochenmark, Lymphknoten, Tonsillen, Thymus, Milz und Appendix.

Die *Antigen-Antikörper-Reaktion* beruht auf der Wirksamkeit von Immunglobulinen (beispielsweise IgA, IgM, IgG), die intrazellulär gebildet werden, aber dann auf den Zellmembranen haften. Mangelhafte Immunkörperbildung führt zur Immunschwäche, die angeboren oder erworben sein kann.

Für die Wirkung der Erreger ist auch von Bedeutung, wie die allgemeine *Disposition* des Körpers für bestimmte Infektionen ist. Auch die *Konstitution* (siehe 11.1.1.) kann eine gewisse Bedeutung haben.

Immunität kann nicht nur durch Erkrankung (siehe auch 11.1.2.), sondern auch durch *Schutzimpfungen* und *stille Feiung* erworben werden. Unter stiller Feiung werden Infektionen verstanden, bei denen eine Krankheit trotz erfolgter Ansteckung nicht ausbricht oder — bei sehr leichten Krankheitssymptomen — nicht bewußt wird und die hinterher eine Immunität hinterläßt.

21.3. Wichtige Infektionskrankheiten

Die meisten Infektionskrankheiten werden in Deutschland durch Bakterien und Viren verursacht. Zunehmend sind auch Pilzerkrankungen und Infektionen mit bestimmten Protozoen zu beobachten.

Kinder und Jugendliche sind Infektionen besonders ausgesetzt. Man spricht bei einigen Infektionskrankheiten von „Kinderkrankheiten" (z. B. Masern, Scharlach, Mumps, Keuchhusten, Diphtherie). Andere Infektionen befallen vorwiegend Erwachsene (z. B. Geschlechtskrankheiten, Gürtelrose).

21.3.1. Infektionskrankheiten mit akutem Exanthem

Unter einem Exanthem versteht man einen Hautausschlag.

Scarlatina (Scharlach)

Scharlach wird verursacht durch **hämolysierende Streptokokken der Gruppe A**. Es beginnt mit Angina und einem kleinfleckigen Ausschlag (Exanthem), dem ein Enanthem (Ausschlag der Mundschleimhaut und der Zunge = Himbeerzunge) vorausgeht. In der zweiten Krankheitswoche beginnt eine sich über mehrere Wochen hinziehende Hautschuppung, sofern nicht vorher eine antiinfektiöse Behandlung eingeleitet wird. Die Krankheit hinterläßt lebenslange Immunität, führt aber gelegentlich zu Komplikationen, wie Gehirnhautentzündung, Mittelohreiterung, Herzinnenhautentzündung und Nierenentzündung.

Morbilli (Masern)
Masern entstehen durch eine Virusinfektion mit bis zu 14tägiger Inkubation; sie beginnt mit diffuser Bronchitis und Konjunktivitis; es folgt ein charakteristischer großfleckiger, diffuser Ausschlag, im Gesicht beginnend und sich über den Körper verbreitend. Komplikationen sind Mittelohrentzündung, Lungenentzündung, Gehirnentzündung. Hinterläßt lebenslange Immunität.

Rubella (Röteln)
Röteln beruhen auf einer Virusinfektion. Es entsteht ein mittelfleckiger Ausschlag. Die Krankheit hinterläßt lebenslange Immunität. Erkrankt eine Schwangere, kann der Embryo infiziert werden. Es besteht die Gefahr erheblicher Mißbildungen (Innenohr-, Zahn-, Gehirnschäden, grauer Star).

Häufige Infektionskrankheiten mit flächenhaftem Exanthem
(In Klammern: Erreger und Dauer der Inkubationszeit)

Krankheit	Exanthem	Besonderheiten
Scharlach (-hämolysierende Streptokokken der Gruppe A, 2 bis 4 Tage)	feinfleckig	blasses Munddreieck, Tonsillitis, Himbeerzunge, häufigste, akute bakterielle Infektionskrankheit
Masern (Myxo-Viren, 12 bis 15 Tage)	zusammenfließend, großfleckig, hinter den Ohren beginnend	Kopliksche Flecke (weiße Flecke in der Wangenschleimhaut), Bindehautentzündung, Lichtscheu, Gefahr der Masernpneumonie, Mittelohrentzündung, selten Gehirnentzündung
Röteln (Röteln-Viren, 14 bis 21 Tage)	mittelfleckig, am Kopf beginnend, nicht zusammenfließend	nicht schmerzhafte Lymphknotenschwellung am Nacken, Gefahr der Röteln-Embryopathie bei Schwangeren in den ersten drei Monaten (Kind schwer geschädigt, z. B. blind, taub, Herzfehler)

21.3.2. Infektionskrankheiten mit Bläschenbildung der Haut

Zoster (Gürtelrose)
Es kommt durch den gleichen Virus wie bei den Windpocken zu einem örtlich begrenzten Auftreten von Bläschen verbunden mit erheblichen Schmerzen. Die Bläschen befinden sich meist in einem oder mehreren Innervationsgebieten von Körpersegmenten (Dermatomen), dies führt zu einem am Rumpf meist ringförmig auftretenden Exanthem. Die Bläschen heilen nach etwa zwei bis drei Wochen unter Hinterlassung von Narben ab, Schmerzen können noch lange Zeit später bestehen.

Varizellen (Windpocken)
Windpocken werden durch Viren verursacht. Die Inkubationszeit beträgt zwei bis drei Wochen, meist erkranken Kleinkinder.

Die Übertragung erfolgt auf dem Luftwege nur durch Kranke, die einen Tag vor Auftreten der Hauterscheinungen bis zum Abfall der letzten Borken als ansteckend angesehen werden müssen.

Das Exanthem besteht aus oberflächlichen, streichholzkopfgroßen Bläschen, die sich schubweise entwickeln. Deswegen finden sich immer nebeneinander Bläschen in verschiedenen Entwicklungsstadien („Bild einer Sternkarte"). Am meisten Bläschen befinden sich am Rumpf, auch im Gesicht sind fast immer Bläschen zu sehen.

Komplikationen sind insbesondere Vereiterung der Bläschen und eine varizellenbedingte Hirnentzündung. Besonders gefährlich ist eine während der Erkrankung stattfindende Kortisonbehandlung. Nach überstandener Krankheit besteht in aller Regel lebenslange Immunität.

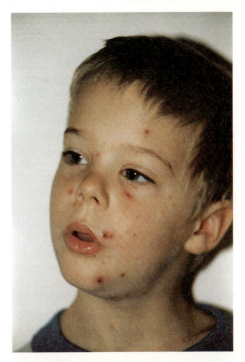

Herpes simplex (einfache Bläschenkrankheit)
Erreger ist der Herpes-simplex-Virus. Meist beginnt das Exanthem mit einer juckenden Rötung der Haut um den Mund herum, es folgen dichtstehende kleine Bläschen, die innerhalb von wenigen Tagen ohne Narbenbildung abheilen. Bei manchen Menschen bricht diese Krankheit bei geringfügigen Belastungen immer wieder aus.

21.3.3. Viruserkrankungen ohne Exanthem
Akute Virushepatitis (infektiöse Leberentzündung)
Hepatitisformen
Wir unterscheiden die Hepatitis A (verursacht durch den Hepatitis-A-Virus), die Hepatitis B (verursacht durch den Hepatitis-B-Virus) sowie die Non-A-non-B-Hepatitis (verursacht durch Hepatitisviren, die nicht A- und nicht B-Viren sind).

Hepatitis A (epidemische Hepatitis): Nach etwa 2 bis 6 Wochen langer Inkubationszeit kommt es zu einer akuten Leberentzündung. Die Übertragung erfolgt etwa 3 Wochen vor bis 3 Wochen nach den Krankheitserscheinungen über den Stuhl (fäkal-oral) direkt von Mensch zu Mensch, über verunreinigte Nahrung oder Trinkwasser.

Hepatitis B (Serumhepatitis): Nach etwa 2 bis 6 Monate langer Inkubationszeit kommt es zu einer akuten Leberentzündung. Die Übertragung erfolgt parenteral (meist über Verletzungen, die einen Kontakt des Blutes des Infizierten mit dem noch Gesunden ermöglichen), aber auch oral. Speichel, Schweiß u. a. Körpersekrete müssen als infektiös angesehen werden. Der Nachweis des HB_s-Antigen (Australia-Antigen) ist beweisend für eine Hepatitis-B-Infektion, es kommt aber auch in seltenen Fällen bei Gesunden vor. Die Hepatitis-B hinterläßt lebenslange Immunität.

Non-A-non-B-Hepatitis: Die Inkubationszeit beträgt 6 bis 9 Wochen, der Krankheitsverlauf ist meist milder.

Krankheitsverlauf
Der Krankheitsverlauf erlaubt keine Unterscheidung der einzelnen Formen. Etwa zwei Wochen vor dem Auftreten der Gelbsucht treten Appetitlosigkeit, Abgeschlagenheit, Übelkeit oder Blähungen auf, über Schmerzen unter dem rechten Rippenbogen wird geklagt, gelegentlich sind Hautausschläge und Gelenkschmerzen zu beobachten.
Kurz vor Auftreten der Gelbsucht entfärbt sich der Stuhl, der Urin wird dunkelbraun. Mit Abnahme der Gelbsucht wird auch die Farbe von Stuhl und Urin wieder normal. Im Urin ist Bilirubin nachweisbar, Urobilinogen ist vermehrt. Im Blut ist Bilirubin vermehrt, die SGPT ist erhöht.
In 80 bis 90 Prozent heilt die Virushepatitis innerhalb von 12 Wochen aus, in 10 bis 15 Prozent kommt es zu chronischen Verlaufsformen. Insbesondere die Hepatitis-B kann in etwa 5 Prozent der Fälle zum Tod führen.
Die Therapie besteht in Bettruhe und Diät. Entscheidend zur Prophylaxe der insbesondere bei Berufen des Gesundheitswesens als Berufskrankheit häufiger anzutreffenden Serumhepatitis (Hepatitis-B) ist die aktive Schutzimpfung sowie größte Sorgfalt und Hygiene in der Praxis, insbesondere beim Umgang mit Blut und Stuhl.

Parotitis epidemica (Mumps, Ziegenpeter)
Die Parotitis epidemica ist durch Viren bedingt, die die Ohrspeicheldrüsen befallen und diese entzündlich anschwellen lassen. Komplikationen sind Gehirnhaut-, Bauchspeicheldrüsen-, Hoden- bzw. Eierstockentzündung.

Poliomyelitis epidemica (Kinderlähmung)
Die Poliomyelitis epidemica ist eine Viruserkrankung, die das Zentralnervensystem befällt und zu Lähmungen der Gaumensegel, der Bauchdecken, der Atemmuskulatur und der Extremitäten führen kann.

Grippaler Infekt (Erkältung)
Häufige Viruserkrankung, die besonders häufig im Herbst und Winter auftritt und durch Nässe und feuchte Kälte begünstigt wird. Beginnt meist mit Schnupfen (Rhinitis), breitet sich häufig in den oberen und mittleren Luftwegen aus (siehe auch 16.2.1.).

Influenza (Grippe)
Eine durch Viren verursachte Infektionskrankheit mit einer Inkubationszeit von nur 1 bis 3 Tagen. Plötzlicher Beginn mit Fieber, schwerem allgemeinem Krankheitsgefühl, Entzündung der Luftröhre und der Bronchien.

AIDS
Das **A**quired **I**mmune **D**eficiency **S**yndrom (erworbenes Immunmangelsyndrom) wird durch ein Virus (HIV) übertragen. Dieses Virus schwächt die Körperabwehr. Infektionsquelle ist der Mensch, Infektionsweg in besonderem Maße das Blut. Besonders gefährdet sind Homosexuelle, Prostituierte und Drogenabhängige.
Nach einer etwa 5jährigen Latenzzeit ohne Symptome treten *Fieber, Nachtschweiß, Gewichtsverlust, Hautausschlag, Durchfälle* und *Lymphdrüsen-*

schwellungen auf. Etwa 40 Prozent der Virusträger erkranken, 90 Prozent können das Virus übertragen. Die Erkrankung endet mit dem Tod.

Die Antikörper gegen das Virus können im Blut nachgewiesen werden, eine Therapie gegen AIDS ist derzeit noch nicht bekannt.

21.3.4. Bakteriell verursachte Infektionskrankheiten

Tuberkulose

Tuberkulose entsteht durch Ansteckung mit dem Mycobakterium tuberculosis und verläuft in drei Stadien. Das Primärstadium läuft meistens im Lymphknotenbereich der Lungenwurzel und der oberen Lungenflügel ab, im Sekundärstadium kommt es zur Ausbreitung über die ganze Lunge (Miliartuberkulose); im Tertiärstadium überwiegen Organtuberkulosen (Haut, Nieren, Gelenke). „Offene" Tuberkulose bedeutet, daß der Patient Tuberkelbakterien im Sputum hat und ausscheidet und damit Personen der Umgebung anstecken kann. Diagnostika: Thoraxröntgen, Tuberkulinprobe (Disk-Tine-Test), Sputumuntersuchungen.

Pertussis (Keuchhusten)

Keuchhusten, durch stäbchenförmige Bakterien (Bordetella pertussis) verursacht, beginnt mit einem Bronchialkatarrh und dauert mit krampfartigen Hustenanfällen oft viele Wochen. Der Krankheitsverlauf wird durch eine psychische Komponente kompliziert.

Rheumatisches Fieber

Rheumatisches Fieber ist eine vorwiegend durch Streptokokken ausgelöste Entzündung vieler Gelenke (Polyarthritis) oder eines Gelenkes (Monarthritis), häufig mit einer Entzündung der Herzklappen (Endokarditis) einhergehend. Folge kann ein Herzklappenfehler (Vitium cordis) sein (siehe auch 12.6.).

Salmonelleninfektionen

Darunter faßt man Typhus, Paratyphus u. a. vorwiegend den Darm betreffende schwere Infektionen zusammen, die meistens durch Nahrungsmittel ausgelöst werden. Die Darmschleimhaut weist Geschwüre auf, die Durchfälle sind bei Typhus häufig blutig-schleimig.

Tetanus (Wundstarrkrampf)

Der Wundstarrkrampf wird ausgelöst durch in der Erde und im Straßenstaub sich aufhaltende Tetanusbazillen, die von der Wunde aus das Nervensystem befallen. Es kommt zu heftigen Muskelkrämpfen bei vollem Bewußtsein. Der Ausgang ist häufig tödlich.

Meningitis epidemica (epidemische Hirnhautentzündung)

Meningitis epidemica wird vorwiegend durch Pneumo- oder Meningokokken verursacht. Sie geht mit Nackensteife und Krämpfen einher.

Diphtherie

Diphtherie wird durch Diphtheriebakterien (Stäbchen) übertragen, die sich in Nasen, Rachen und Kehlkopf festsetzen, bei Neugeborenen auch am Nabel, und eine Tonsillitis mit Belägen bewirken. Die Erreger scheiden Toxine aus, die Herzmuskel und Nerven schädigen können. Diphtherie ist in der Bundesrepublik Deutschland derzeit selten.

22 Praxishygiene

22.1. Desinfektion

22.1.1. Grundsätzliches

Da in die Praxis viele Menschen kommen, die entweder eine beginnende oder bestehende Infektionskrankheit haben oder Keimträger sind, können die Praxisräume, Praxisgegenstände, Türklinken u. a. Ausgangspunkt für Infektionen anderer Patienten sein (Praxishospitalismus).

Desinfektion und Sterilisation sind vorbeugende Maßnahmen mit dem Ziel, Infektionen sowohl bei den Patienten als auch beim Praxispersonal zu verhindern.

Begriff Desinfektion

Desinfizieren heißt, „einen Gegenstand in den Zustand zu versetzen, daß er nicht mehr infizieren kann" und auch Teile des menschlichen Körpers (z. B. Hände) in den Zustand zu bringen, daß sie nicht die Umgebung infizieren können. Die Erreger übertragbarer Krankheiten müssen also abgetötet werden (Keimabtötung, Entseuchung). Dies wird erreicht durch chemische Desinfektionsmittel oder physikalische Verfahren (Dampf, Hitze).

Allgemeines Vorgehen

Die *Desinfektion* wird sowohl an Gegenständen als auch am Menschen vorgenommen. Sie wird durchgeführt, wenn eine Sterilisation nicht möglich ist. Art und Umfang der Desinfektionsmaßnahmen ergeben sich auf Grund der jeweiligen Gegebenheiten. Eine Desinfektionsmaßnahme ist nur erfolgreich, wenn gleichzeitig eine Reinigung erfolgt. Brauchbare Desinfektionsmittel reinigen und desinfizieren in einem Arbeitsgang und nehmen außerdem lästigen Geruch fort (Desodorierung). Nach den „Richtlinien für die Prüfung chemischer Desinfektionsmittel" der Deutschen Gesellschaft für Hygiene und Mikrobiologie werden Desinfektionsmittel auf ihre Wirksamkeit geprüft und in eine Desinfektionsmittelliste aufgenommen.

Die *Desinfektionsmaßnahmen* bei meldepflichtigen Krankheiten unterliegen der Regelung durch das Bundesseuchengesetz. Das Bundesgesundheitsamt gibt für solche Fälle eine Liste zugelassener Desinfektionsmittel und -verfahren heraus.

Asepsis und Antisepsis

Unter *Asepsis* versteht man die Verhütung von Infektionen (besonders Wundinfektionen) durch Fernhalten von Krankheitserregern (Verwendung von keimfreien Verbandstoffen, Instrumenten, Naht- und Verbandmaterialien).

Antisepsis bedeutet eine zahlenmäßige Minderung von Krankheitserregern durch Wachstumshemmung oder Abtötung mit chemischen Mitteln (Keimminderung). Antisepsis wird mit folgenden Maßnahmen vorgenommen: Desinfektionsmitteln, Auskochen, Bestrahlung mit Ultraviolettstrahlen, heißem Dampf, Abflammen, Verbrennen.

22.1.2. Auswahl des Desinfektionsmittels

Die Beseitigung von Krankheitserregern soll bei der Desinfektion möglichst weitgehend sein, weil auch manche Keime, die für gewöhnlich als nicht krankheitserregend gelten, gelegentlich krankheitserregend wirken können. Die Chemotherapie und die therapeutische Anwendung von Antibiotika fördern bei geschwächter Abwehrlage des Körpers viele nicht voraussehbare Infektionen.

Desinfizierende Wirkstoffe sind u. a. Aldehyde, Alkohole, quarternäre Ammoniumverbindungen, Halogene, organische Säuren, Schwermetallverbindungen.

Mischung von Desinfektionsmitteln verschiedener Arten und mit Seife oder Reinigungsmitteln ist nicht zulässig, weil dadurch Unwirksamkeit eintreten kann.

Man unterscheidet:

Feindesinfektionsmittel (anwendbar am Körper, für Wundbehandlung, Operationsfelddesinfektion)

Flächendesinfektionsmittel (für Inventar-, Raum- und Wäschedesinfektion) und

Spezialdesinfektionsmittel (für Instrumenten-, Hände-, Haut- und Luftdesinfektion, Desinfektion der Ausscheidungen).

22.1.3. Konzentration

Voraussetzung für die Wirksamkeit einer Desinfektionsmaßnahme ist die **Beachtung der Gebrauchsanweisung,** welche von der Herstellerfirma dem Desinfektionsmittel beigegeben ist. Desinfektionsmittel werden im allgemeinen verdünnt. Gängige Verdünnungslösungen sind 0,25%-, 0,5%-, 1%-, 2%- und 5%ig. Man nimmt die notwendige Menge Desinfektionsmittel und löst sie in der entsprechenden Menge Wasser auf. Die Abmessung erfolgt mit Hilfe der dem Desinfektionsmittel beigegebenen Meßbecher.

Verdünnungstabelle

Lösung	Desinfektionsmittel	Wasser	Lösung	Substanz	Wasser
			0,3%ig	3 g	1 Liter
0,5%ig	5 ml	1 Liter		30 g	10 Liter
		(= 1000 ml)	0,5%ig	5 g	1 Liter
	50 ml	10 Liter		50 g	10 Liter
1%ig	10 ml	1 Liter	1%ig	10 g	1 Liter
	100 ml	10 Liter		100 g	10 Liter
2%ig	20 ml	1 Liter	2%ig	20 g	1 Liter
	200 ml	10 Liter		200 g	10 Liter
5%ig	50 ml	1 Liter	5%ig	50 g	1 Liter
	500 ml	10 Liter		500 g	10 Liter

Eine Steigerung der Konzentration von Desinfektionsmitteln muß keine Wirkungssteigerung erbringen.

22.1.4. Händedesinfektion

Keimuntersuchungen haben ergeben, daß die Angehörigen der medizinischen Assistenzberufe und die Ärzte in über 50 Prozent Keimträger von Staphylokokken sind, falls eine gewissenhafte, häufige Händedesinfektion nicht ordnungsgemäß erfolgt. Man unterscheidet die hygienische und die chirurgische Händedesinfektion. Die hygienische wird täglich häufig durchgeführt, die chirurgische vor Operationen.

Hygienische Händedesinfektion

Sie bezweckt die Verminderung der Keime an den Händen nach Berührung von Patienten und infektiösem Material. Die Händedesinfektion erfolgt mit gebrauchsfertigen Desinfektionslösungen im Waschverfahren mit Reinigungseffekt oder im Einreibeverfahren (in Mengen von 2 bis 3 ml einreiben ohne Nachtrocknung). Händedesinfektionsmittel enthalten Zusätze zur Hautpflege. Der Desinfektionseffekt tritt schnell, im allgemeinen innerhalb 30 Sekunden, ein. Es wird die einmalige Waschung mit einer entsprechenden Lösung durchgeführt. Das Desinfektionsmittel wird zweckmäßig einem Wandspender entnommen, notfalls einer Spritzflasche (Konzentrat). Abtrocknen, soweit erforderlich, mit Einwegtuch. Die hygienische Händedesinfektion vor und nach Berührung infizierter Gegenstände oder des Kranken schützt den Kranken und die Kontaktpersonen.

Chirurgische Händedesinfektion

Sie wird vor operativen Eingriffen angewendet, um an Händen und Unterarmen eine möglichst weitgehende Verminderung der Bakterien auf der Haut zu erreichen. Eine vollständige Keimfreiheit ist nur vorübergehend zu erreichen, da die Bakterien, die sich in den Poren und Schweißdrüsen der Haut befinden, nicht restlos abgetötet werden.

Für die chirurgische Händedesinfektion kommen die gleichen Desinfektionsmittel in Frage wie sie für die hygienische Händedesinfektion verwendet werden.

- Beide Hände und Unterarme werden bis zu den Ellenbogen 3 bis 5 Minuten gewaschen.
- Abtrocknen mit sterilem Einweghandtuch.
- Je Hand 3 ml eines alkoholischen Desinfektonsmittels bis zu den Ellenbogen zwei Minuten einreiben.

22.1.5. Desinfektion der Haut des Kranken vor einer Operation

Zweck ist Reinigung, Entfettung und Desinfektion der Haut in umschriebener, für den Eingriff benötigter Ausdehnung. Außerdem soll das Desinfektionsmittel für die Dauer des Eingriffs auf der Haut haftenbleiben. Da Jod nicht von allen Kranken vertragen wird (Allergie), muß man ein nichtreizendes, dabei nicht nur bakterizid (keimfeindlich), sondern auch fungizid (hautpilzfeindlich) wirkendes Desinfektionsmittel mit reinigendem Effekt verwenden. Das Entfernen blutverkrusteter Haut- und Wundpartien erfolgt mit 3 %iger Wasserstoffsuperoxidlösung (H_2O_2).

22.1.6. Desinfektion von Ausscheidungen

In allen Ausscheidungen (Urin, Stuhl, Sputum, Erbrochenem) können Krankheitserreger enthalten sein. Als ansteckendes Material haben die eiterbehaftete Mullbinde, bei der Fehlgeburt entfernte Nachgeburtsreste und die Auffangutensilien (Urinflaschen, -gläser, Stuhlbecken, Sputumgläser, Nierenschalen, Eimer) zu gelten.

> Keimbehaftetes Material darf niemals mit bloßen Händen berührt werden. Einweghandschuhe oder Zangen benutzen!

Sputum wird in Einwegbehältern aufgefangen, die verbrannt werden.

Das übrige infektiöse Material wird zunächst desinfiziert. Dazu benutzt man eine mit Desinfektionslösung zu drei Viertel gefüllte Plastikwanne. Dauer der Desinfektion 4 bis 6 Stunden. Danach Herausnahme mit Zange und Überführen in einen Plastikbeutel, der zu verschließen ist.

22.1.7. Desinfektion von Räumen und Inventar

Flächendesinfektion ist nach Plan in Räumen und an Inventar durchzuführen, und zwar täglich mittels Wisch-, Sprüh- oder Abwaschverfahren. Denn chirurgische und andere Heilmaßnahmen können durch von den Flächen ausgehende Infektionen gefährdet werden. Einzubeziehen in die Flächendesinfektion sind Fußböden, Wände (soweit abwaschbar), Flure, Treppenhäuser, ggf. Fahrstühle, Treppengeländer, Türdrücker, Griffe, Gestell, Inventarflächen (Türen, Schränke, Fensterbänke, Ablagen, Tische, Toilettensitze). Geeignete Desinfektionsmittel haben als Wirkstoffbasis Aldehyde und Phenole; sie reinigen zugleich. Die genaue Dosierung ist zu beachten. Man verwendet Dosierflaschen oder Desinfektionszumischgeräte.

Wischverfahren sind geeignet für Fußböden, abwaschbare Wände, Möbel, Gebrauchsgegenstände. In das Wischwasser wird ein wasserverdünnbares Präparat auf der Basis der Phenolderivate gegeben. Moderne Desinfektionsmittel werden auf Aldehydbasis hergestellt. Gleichzeitig erfolgt durch die angegebenen Mittel eine Reinigung. Zugabe von Reinigungsmitteln oder Seife ist untersagt (Wirkungsverlust!). Die Fußbodendesinfektion wird im Naßwisch- oder Feuchtwischverfahren oder maschinell durchgeführt.

Sprühverfahren ist eine Schnelldesinfektion, die vorwiegend für kleinere Flächen geeignet ist (Operationstisch, Liegen, medizinische Apparate, Betten, Matratzen). Geeignet sind Desinfektionssprays auf Alkoholbasis, auch tuberkulozid, fungizid und viruzid wirkend, sofort trocknend und desodorierend.

22.1.8. Desinfektion von Glaswaren

Die desinfizierende Reinigung erfolgt zweckmäßig mit Grotanatlösung. Kleinere Laborutensilien (Deckgläschen, Objektträger) werden vor Verwendung für 30 Minuten in eine Äther-Alkohol-Lösung (zu gleichen Teilen) zwecks Entfettung gelegt und mit weichem Lappen vor Einlegen in die Desinfektionslösung getrocknet.

22.1.9. Desinfektion von Apparaten

Für die Desinfektion spezieller ärztlicher Apparaturen werden Spezialpräparate angeboten, deren Zubereitung und Anwendung spezifiziert vorgeschrieben und beachtet werden muß, z. B. für Beatmungsgeräte, Klimaanlagen, Dialysegeräte, Infusionsgeräte.

22.2. Desinfektion und Reinigung von Instrumenten

Zweckmäßig legt man die gebrauchten Instrumente sofort nach Benutzung in eine *Feindesinfektionslösung,* die vor Rostbildung schützt und gleichzeitig reinigt.

Nach dem Desinfektionsbad (30 Minuten) sind die Instrumente gründlich abzuspülen. Abhängig von den örtlichen Gegebenheiten kann dabei eine *Enthärtung des Leitungswassers* erforderlich werden (1%ige Sodalösung, entfällt bei Verwendung von enthärtenden Desinfektionsmitteln). Benutzt man zur Desinfektion quarternäre Ammoniumverbindungen, muß *Rostschutz* zugesetzt werden (1 Tablette = 5 g Natriumnitrit oder 2 Eßlöffel einer 2%igen chemisch reinen Sodalösung auf einen Liter Wasser).

Die Desinfektion von gewöhnlich nicht sterilisierbaren Instrumenten, Anästhesieapparateschläuchen, Kathetern und Endoskopen ist nur mit geeigneten Desinfektionsmitteln vorzunehmen. Anweisungen der Hersteller sind zu beachten.

Ungeeignet zur Desinfektion von Utensilien und Instrumenten aus PVC (Polyvinylchlorid), Latex, Weichgummi und Lackgewebe sind Phenylverbindungen, Phenole, quarternäre Ammoniumbasen (falls danach heißdampfsterilisiert wird). Dafür sind Aldehydprodukte geeignet.

> Jedes benutzte Instrument kann keimbesiedelt sein.
> Deswegen ist die Reihenfolge zu beachten:
> **Desinfektion — Reinigung — Sterilisation**

Nach der Desinfektion erfolgt die grobe *Reinigung der Instrumente* im Reinigungsbad. Man verwendet dazu ein selbständig reinigendes Desinfektionsmittel, das gleichzeitig entfettet. Der Reinigungseffekt ist nach 10 Minuten, der Desinfektionseffekt nach 30 Minuten erreicht. Nicht absolut saubere Instrumente werden mittels weicher Bürste und Reinigungsmittel gereinigt.

> *Herausnahme der Instrumente aus dem Reinigungsbad:* Stets Einweghandschuhe anziehen, damit die Haut nicht angegriffen und zur Infektionsquelle wird.

Nach Herausnahme aus dem Reinigungsbad werden die Instrumente mit heißem Wasser abgespült. Man benutzt dabei einen weichen Lappen oder eine ganz weiche Bürste (beide werden vorher zwei Stunden in eine Desinfektionslösung gelegt). Skalpelle sollen wegen ihrer empfindlichen Schneiden nicht gebürstet werden. Zum Schluß werden die Instrumente mit einem sauberen Tuch abgetrocknet.

Werden Instrumente in einem geeigneten Desinfektionsreinigungsbad behandelt, ist eine *Entfettung* nicht notwendig. Aus Spritzen entfernt man Fett nacheinander mit Benzin, Brennspiritus und Waschäther (schnell arbeiten, damit die Kittsubstanz der Rekordspritze nicht gelöst wird). Firmen, die ölige Medikamentenlösungen zur Injektion herstellen, bringen diese in injektionsfertiger Form in den Handel, z. B. in Manolen oder Manoject. Die Verwendung von Einwegspritzen und -kanülen entbindet von jeder Nacharbeit, da sie nach Gebrauch weggeworfen werden.

Vor der Sterilisation müssen die Instrumente auf ihre Gängigkeit hin geprüft werden. Pflege der Gelenke mit Paraffinöl und Silkonspray.

22.3. Sterilisation

Sterilisation ist Abtötung und Vernichtung aller Keime unabhängig davon, ob sie zu Krankheiten führen können. Verfahren: hohe Hitzegrade, Heißluft über 180° C über mindestens 10 min, strömender Dampf mit Überdruck, Äthylenoxidgas u. a.

22.3.1. Vorbereitungen

Der Sterilisation müssen Desinfektion, Reinigung und gegebenenfalls Entfettung vorausgehen. Spritzen, Kanülen und Instrumente sind — soweit nicht als Einweggegenstände benutzt — auf ihre Funktion hin zu prüfen, Spritzen in ihre Teile zu zerlegen. Sterilisationsverfahren: Einwirkung heißer Luft (Heißluftsterilisation), gespannter Dampf (Autoklav).

Die Instrumente werden zweckmäßigerweise für spezielle Eingriffe in verschiedenen Instrumentenkästen sterilisiert und aufbewahrt.

22.3.2. Heißluftsterilisation

Sie erfolgt im Heißluftsterilisator bei Temperaturen zwischen 180 und 200° C und einer Einwirkungszeit von 30 Minuten nach dem Anheizen. Die Temperatur darf nicht unterschritten werden. Der Heißluftsterilisator ist ringsum geschlossen und dicht. Er besitzt mehrere herausnehmbare Etagen, auf welche Instrumente, Spritzen und Kanülen geordnet gelegt werden. Er bleibt nach der Sterilisation geschlossen und wird nur bei Bedarf zur Herausnahme des benötigten Instrumentariums geöffnet. Die einzelnen Etagen können mit einem Steckgriff herausgezogen werden.

Nur solche Instrumente und Spritzen dürfen sterilisiert werden, die 200° C und mehr aushalten (bei Spritzen kenntlich am Eindruck im Gehäuse); sonst schmelzen die Lötstellen (die Spritzen werden undicht).

Sterilisatoren sind regelmäßig durch Einlegen von Sporenpäckchen oder Indikatorstreifen zu überprüfen.

Sporenpäckchen bestehen in der Regel aus getrockneten Proben von Garten- oder Komposterde, deren Gehalt an geeigneten (thermoresistenten) Sporen ausgetestet sein muß.

Indikatorstreifen zeigen bei ausreichender Temperatur und Sterilisationsdauer einen Farbumschlag.

Beide Verfahren sind nur aussagekräftig, wenn eine *ausreichende Anzahl* von Sporenpäckchen (bzw. Indikatorstreifen) auch in das Sterilisationsgut *an verschiedenen Stellen* des Apparates (Heißluftsterilisator, Autoklav) eingelegt wird.

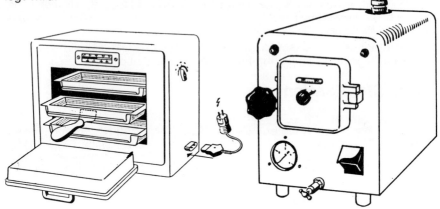

Elektrischer Heißluftsterilisator　　　　　　　Hochleistungs-Kleinautoklav

22.3.3. Dampfsterilisation

Die Dampfsterilisation erfolgt im Autoklaven mit strömendem Dampf bei einer Temperatur von 134° C, einem Druck von 2 atü und 10 Minuten Einwirkungszeit nach dem Anheizen. Im Autoklaven können (im Gegensatz zum Heißluftsterilisator) auch Verbandstoffe, Operationswäsche, Arztkittel, Operationshandschuhe, andere Gummiwaren wie Katheter u. a. sterilisiert werden (Schichtung der Verbandstoffe, Einhüllung von Gummihandschuhen in Mull nach vorheriger Puderung und vorherigem Einschieben eines Mullstreifens in die Handschuhe zur Vermeidung des Verklebens). Bevor Instrumente in die Apparatur gelegt werden, sind sie kurz in eine 2%ige Sodalösung zu halten (Rostschutz). Nach Beendigung der Sterilisation erfolgt automatisch die Trocknung. Nach der Trocknung wird das Dampfventil der Apparatur geschlossen und das Belüftungsventil geöffnet. Alsdann kann der Autoklav entladen werden.

Temperaturempfindliche Instrumente (Endoskope, Köpfe der Ultraschallgeräte) und Geräte (z. B. aus Kunststoff, Gummi) können mittels Äthylenoxid im Gassterilisator bei 60° C sterilisiert werden. Wegen der Toxizität des Gases muß die nachträgliche Entgasungsphase berücksichtigt werden.

22.3.4. Aufbewahrung

Die Aufbewahrung des sterilisierten Instrumentariums erfolgt entweder im Heißluftsterilisator, sonst in steriler Verpackung (z. B. Ganzmetallkasten). Aufbewahrung in Alkohol ist nicht zulässig, da sich im Alkohol unter Umständen Sporen befinden.

22.3.5. Ergreifen von Instrumenten

Man ergreift das sterilisierte Instrument mit einer sterilen Instrumentenfaßzange. Es wird für den Arzt griffgerecht auf eine sterile Unterlage gelegt. Die Instrumentenfaßzange wird aufrecht in ein sterilisiertes Standgefäß (zweckmäßig aus nichtrostendem Metall) griffgerecht gestellt: Sie muß samt Gefäß täglich mindestens einmal sterilisiert werden.

22.4. Praxisräume und Abfallbeseitigung

22.4.1. Ordnung in den Praxisräumen

Übersichtlichkeit und Ordnung sind Voraussetzungen für einen ungestörten Praxisablauf, für Sauberhaltung des Praxisbereichs und damit für die Praxishygiene.

Instrumentenschrank:
Im Instrumentenschrank muß peinlichste Sauberkeit und Ordnung herrschen. Die Instrumente sind auf eine Unterlage zu legen (zweckmäßig Schaumgummi, darauf längliches weißes Tuch). Jedes Instrument muß seinen bestimmten Platz bekommen, damit es schnell greifbar ist, wenn es vor Gebrauch sterilisiert werden muß. Die häufiger benutzten Instrumente bleiben im Sterilisator.

Verbandtisch:
Seitenkasten für Mull und Binden gut ordnen. Es müssen vorhanden sein: Hautdesinfektionsmittel, Heftpflaster, Schnellverband, Nierenschale, Hautpuder, Salben, Kompressen.

Waschbecken:
Waschbecken werden gesäubert und desinfiziert. Am Waschbecken müssen Seife, Handbürste und Nagelreiniger bereitliegen. In einem Wandspender ist Feindesinfektionslösung zur Händedesinfektion bereitzuhalten.

Praxiswäsche:
Sie soll mit einem „P" gezeichnet sein. Sie wird, gut geordnet, im Wäscheschrank aufbewahrt. Praxiswäsche muß täglich, unter Umständen mehrmals, gewechselt werden. Das gilt auch für Tischtücher im Wartezimmer, für die Schutzkittel, für Unterlagen und Auflagen.

Es sollen Einweghandtücher benutzt werden, die zweckmäßig aus einem Wandspender neben dem Waschbecken entnommen werden.

Zur Säuberung verschmutzter Körperpartien von Patienten stehen ebenfalls Einwegtücher zur Verfügung. Die Unterlagen auf der Untersuchungsliege werden mit jedem Patienten gewechselt und von der am Kopfende der Liege befindlichen Spule abgenommen.

Bevorratung:
Allein Sache der Arzthelferin ist die Bevorratung von Verbandmaterial, Einwegwäsche, Spritzen, Kanülen, Arzneimitteln u. a.

22.4.2. Reinigung der Praxisräume

Regelmäßige Reinigungsarbeiten sind Aufgaben der Raumpflegerin. Die Arzthelferin ist jedoch dafür verantwortlich, daß die Praxisräume stets den Anforderungen der Hygiene entsprechen. Da die Raumpflegerin nur vor oder nach der Sprechstunde arbeitet, kann es vorkommen, daß unvorhergesehen während der Sprechstunde Reinigungsarbeiten anfallen (Regenwetter, Flekken, Blut, Chemikalien). Hier muß die Arzthelferin selbst zupacken! Sie muß außerdem bestimmte Arbeiten häufig selbst erledigen: Instrumenten- und Apparatepflege, Sauberhalten und Ordnen der Schreibtische, Pflege der Laboreinrichtung, Belüftung der Praxisräume.

22.4.3. Abfallbeseitigung

Von den meisten Abfällen aus der ärztlichen Praxis geht bei sachgemäßer Handhabung keine größere Gefahr als von ordnungsgemäß beseitigtem Hausmüll aus. Sie können auch in aller Regel mit dem Hausmüll auf übliche Art beseitigt werden.

Bestimmte Abfälle sind dem Sondermüll zuzurechnen und nur nach einer besonderen Vorbehandlung oder in bestimmten Abfallbeseitigungsanlagen zu entsorgen. Zu diesen Sonderabfällen gehören

- Körperteile und Organabfälle
- infektiöse Abfälle
- nicht mehr verwendbare Medikamente

Während Körperteile, Organabfälle und nicht mehr verwendbare Medikamente in jedem Falle einer Sondermüllbeseitigung zugeführt werden müssen, können infektiöse Abfälle desinfiziert und mit dem Hausmüll beseitigt werden. Abweichende Bestimmungen sind in den einzelnen Ländern sowie bei den verschiedenen Entsorgungsunternehmen möglich.

Eine Desinfektion der Abfälle kann durch chemische Desinfektionsverfahren erfolgen, die allerdings nur bei kleinen Mengen zu empfehlen sind. Die durch großen Desinfektionsmittelverbrauch auftretende Umweltbelastung, aber auch die langen Desinfektionszeiten, die Unsicherheiten durch schlechte Durchdringung des Materials und Beeinträchtigung der Desinfektionsmittelwirkung durch organisches Begleitmaterial, aber auch die hohen Kosten, sind bei größeren Mengen Nachteile, die gegen die chemische Desinfektion sprechen.

Eine Desinfektion des Abfalls kann auch im Autoklaven erfolgen. Erforderlich ist das Einschweißen des infektiösen Materials vor dem Autoklavieren in Folien. Die Einwirkzeit beträgt bei 120 Grad Celsius etwa 15 bis 20 Minuten. Danach ist eine Entsorgung mit dem Hausmüll möglich. Diese Methode wird in der ärztlichen Praxis nur bei Vorhandensein eines Autoklaven und geringen Mengen infektiösen Materials sinnvoll sein. Beim Autoklavieren entsteht eine erhebliche Geruchsbelästigung, die in vielen Praxen die Verwendung dieser Methode verbietet.

In jedem Falle sind alle Körperflüssigkeiten, von Wunden abgenommene Verbandmaterialien, Exkremente (Urin, Kot), Eiter, Spritzen, Kanülen u. a. m. als infektiös anzusehen und entsprechend zu behandeln. Im Zweifelsfalle ist immer Infektiosität anzunehmen. Erfolgt keine Desinfektion, ist der infektiöse Abfall gefahrlos zu sammeln, sicher zu verpacken (verschlossene, bruchsichere Behälter) und aufzubewahren (in einem besonderen Raum bei etwa 15 Grad Celsius) sowie in für die Beseitigung von Sondermüll zugelassenen Anlagen verbrennen zu lassen.

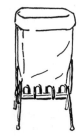

Abfallsammler mit Gestell für Aufnahme des Beutels. Die herkömmlichen Abfalleimer sind unhygienisch, weil sie mit der Hand entleert und gesäubert werden müssen. Die Verwendung von Plastikbeuteln ist unbedingt vorzuziehen.

23 Arzneimittel, Heil- und Hilfsmittel

23.1. Allgemeines

23.1.1. Begriffsbestimmung

Arzneimittel sind Stoffe, die dazu bestimmt sind
1. die Beschaffenheit, den Zustand oder die Funktionen des Körpers zu beeinflussen,
2. vom Körper erzeugte Wirkstoffe zu ersetzen,
3. Krankheitserreger unschädlich zu machen.

Wir unterscheiden neben den frei verkäuflichen Mitteln wie Kosmetika, Desinfektionsmittel u. a. die *apothekenpflichtigen Arzneimittel*. Die *Apothekenhandverkaufsmittel* werden vom Apotheker ohne ärztliche Verordnung verkauft, hierzu gehören leichte Schmerzmittel, Schlafmittel, Abführmittel.

Rezeptpflichtige Arzneimittel gibt es nur auf ärztliche Verordnung (Rezept), *Betäubungsmittel* werden nur auf ganz spezielle Betäubungsmittelrezepte abgegeben. Für sie gelten besondere Bestimmungen.

Arzneimittel gibt es zu innerem und zu äußerem Gebrauch. Gifte sind stets durch einen Totenkopf gekennzeichnet. Der Inhalt jeder Packung und Flasche muß auf dem Schild stehen. Hat sich ein Schild gelöst, ist die Packung (Flasche) samt Inhalt nicht mehr zu gebrauchen und muß sachgemäß vernichtet werden. Aus einer Packung herausfallende Tabletten und Pulver sind ebenfalls umgehend zu vernichten. Verwechslungs- und Vergiftungsgefahr droht sonst!

23.1.2. Gefahren durch Medikamente

> Medikamente können einen Zustand herbeiführen, der den betreffenden Patienten ganz oder teilweise funktionsuntüchtig macht. Das betrifft besonders Schlafmittel, Beruhigungsmittel, Psychopharmaka, Antiepileptika, Antihistaminika u. a. Patienten müssen darüber Bescheid wissen, daß ihre Verkehrstüchtigkeit eingeschränkt ist, wenn sie entsprechende Mittel eingenommen haben. Manche Medikamente können — über längere Zeit eingenommen — zur Abhängigkeit oder sogar Sucht führen.

23.1.3. Arzneispezialitäten

Arzneimittel kann der Apotheker bereiten (Rezepturen). Die in pharmazeutischen Fabriken hergestellten und vom Apotheker abgegebenen Arzneimittel sind in Fertigpackungen abgepackt (Spezialitäten), unter ihnen spielen die

synthetischen Arzneimittel eine große Rolle; es handelt sich um in der Natur nicht vorkommende, aus chemisch erstellten Stoffen zusammengesetzte Präparate (Chemotherapeutika).
Die Anwendung ist unterschiedlich. Man unterscheidet auch Applikationsort und demgemäß Applikationsform.

23.1.4. Aufbewahrung von Arzneimitteln

Die in der Praxis vorrätig zu haltenden Arzneimittel werden nur im Arzneimittelschrank aufbewahrt. Arzneimittel müssen so gelagert werden, daß sie weder Hitze- noch Kälteeinwirkungen ausgesetzt sind.

Die Ordnung der Arzneimittel erfolgt entweder entsprechend ihrer Wirkung oder alphabetisch.

Getrennt oder unter Doppelverschluß sind Gifte zu halten, unter besonderem Verschluß alle Betäubungsmittel, Beruhigungs-, Schlaf- und Schmerzmittel.

Impfstoffe werden bei vorgeschriebener Temperatur von 4° C zweckmäßig im besonderen Eisschrank verwahrt. Die Schlüssel zu den Arzneischränken dürfen nie steckenbleiben!

Arzneien, Sera, Antibiotika und Augentropfen sind wöchentlich einmal auf das Verfallsdatum hin zu prüfen. Verfallene Arzneien müssen vernichtet werden.

23.2. Arzneimittelformen

Pulver sind zerkleinerte, feste Arzneistoffe. Wir unterscheiden Pulver zum Einnehmen, sie sind heute kaum mehr im Gebrauch, von Pulver zur äußerlichen Anwendung *(Puder)*. Puder werden auf die Haut aufgetragen.

Kapseln sind pulverförmige, granulierte oder flüssige Arzneimittel in einer Umhüllung aus Gelatine. Sie sind glatt, leicht zu schlucken, verbergen unangenehmen Geruch und Geschmack, lösen sich im Magen bzw. erst im Dünndarm auf. Kleine Kapseln nennt man *Perlen*.

Tabletten sind unter hohem Druck zusammengepreßte Pulver. Sie sind meist weiß und rund, bei manchen ist der Name des Präparates eingeprägt. Man schluckt sie oder läßt sie im Mund zergehen.

Durch Überziehen mit *Lack* u. ä. werden Tabletten widerstandsfähig gegen Magensaft und lösen sich erst im Dünndarm auf. *Schicht- oder Manteltabletten* bestehen aus mehreren Schichten, die nacheinander bzw. auch verschieden wirken. *Retard-Tabletten* geben einen Wirkstoff verzögert ab, so daß eine längere Wirkung erzielt wird.

Pillen sind kugelförmige Arzneimittel zum Schlucken. Sie werden vom Apotheker hergestellt und nur noch selten verordnet.

Granulate	sind pulverförmige Arzneimittel, in Körnchen oder Kugelform gepreßt. Granulate lassen sich wesentlich leichter schlucken als Pulver.
Dragées	sind mit Zucker oder zuckerfreier „Dragéemasse" überzogene Tabletten. Sie sind glatt, glänzend, leicht zu schlucken. Durch den Überzug zerfallen sie langsamer als Tabletten.
Zäpfchen *Suppositorien*	sind Arzneimittel, bei denen der Wirkstoff in einer bei Körpertemperatur schmelzenden Grundmasse untergebracht ist. Zäpfchen werden (nach Entfernung der Folie) in das Rektum eingeführt. Sie wirken lokal oder nach Resorption durch die Darmschleimhaut allgemein.
Emulsionen	sind milchförmige Flüssigkeiten, meist feinste Verteilung von Fetttröpfchen in Wasser oder umgekehrt. Emulsionen für den innerlichen Gebrauch haben besonders in der Kinderpraxis Bedeutung. Emulsionen für den äußerlichen Gebrauch werden meist mit einem Pinsel auf die Haut aufgetragen.
Salben	sind verstreichbare, fetthaltige Arzneimittelzubereitungen zur Anwendung auf Haut und Schleimhäuten.
Cremes	sind Salben, in denen die wäßrigen Bestandteile gegenüber den fetthaltigen überwiegen.
Gelees	sind Salben mit fettfreier, aus Quellstoffen und Wasser bestehender Grundlage. Gut verstreichbar, trocknen auf der Haut und bilden einen Film. Gut abwaschbar.
Pasten	sind Salben mit hohem Pudergehalt. Sie sind zäher als Salben, aber noch gut streichfähig.
Lösungen	sind feste oder flüssige Arzneimittel in Flüssigkeit gelöst. Lösungen gibt es zum äußerlichen und innerlichen Gebrauch.

Weiterhin gibt es noch Linimente, Mixturen, Tinkturen, Pastillen, Tees, Sprays, Sirupe, Schleime, Injektionslösungen u. a.

23.3. Arzneimittelverabreichung

Damit das Arzneimittel an den Ort gelangt, wo es wirken soll, gibt es verschiedene Möglichkeiten:

Möglichkeiten der Verabreichung	
● *Lokal*	= örtliche Verabreichung
● *Enteral*	= Verabreichung über den Verdauungstrakt
● *Parenteral*	= Verabreichung unter Umgehung des Verdauungstraktes, z. B. durch Injektion
● *Inhalation*	= Verabreichung durch Einatmen

23.3.1. Lokale Verabreichung

Das Arzneimittel wirkt nur an der Stelle, an der es verabreicht wird, während der Gesamtorganismus weitgehend unbeeinflußt bleibt. Beispiele:
- *Kutan oder transkutan* = auf die Haut oder durch die Haut hindurch, z. B. Salben, Lösungen.
- *Intraartikulär* = Injektion in ein Gelenk.
- *Lumbal* = Injektion in den Rückenmarkskanal.

Direkte Verabreichung von Augen-, Ohren- oder Nasentropfen und -salben.

23.3.2. Enterale Verabreichung

- *Oral* = durch den Mund, ist die häufigste Form der Arzneimittelverabreichung. Das Medikament wird geschluckt, im Dünndarm resorbiert und gelangt über die Pfortader zunächst in die Leber. Die Geschwindigkeit der Resorption und des Wirkungseintritts ist von der Form und den Eigenschaften des Arzneimittels und vom Funktionszustand des Magen-Darm-Traktes abhängig.
- *Lingual* = durch die Schleimhaut der Zunge, dabei wird der Pfortaderkreislauf umgangen. Wichtig bei Medikamenten, die in der Leber sofort abgebaut würden.
- *Rektal* = durch die Darmschleimhaut, auch hierbei Umgehung des Pfortaderkreislaufs, jedoch häufig große Wirksamkeitsverluste durch unvollständige Resorption. Anwendung, wenn lokale Wirkung erwünscht ist, z. B. bei Hämorrhoiden, oder wenn eine andere Verabreichung des Medikamentes nicht möglich oder zu schwierig ist. Beispiel: „Fieberzäpfchen" bei Säuglingen und Kleinkindern.

23.3.3. Parenterale Verabreichung

Es dürfen nur sterile Arzneimittel aus Ampullen und sterile Spritzen und Kanülen verwendet werden. Die Injektionsstelle muß sorgfältig desinfiziert werden.
- *Intravenös* = *i. v.* = in eine Vene (in Ausnahmefällen und lebensbedrohlichen Situationen auch *intraarteriell* = in eine Arterie oder *intrakardial* = ins Herz). Hierbei wird die schnellste Arzneimittelverteilung und -wirkung erzielt. Diese Verabreichung darf nur von einem Arzt durchgeführt werden, da sie bei vielen Medikamenten gefährlich sein kann.
- *Intramuskulär* = *i. m.* = Injektion in das Muskelgewebe, Wirkungseintritt langsamer als i. v.
- *Subkutan* = *s. c.* (lat. subcutan) = Injektion in das Unterhautgewebe, häufig bei Schutzimpfungen.
- *Intrakutan* = *i. c.* (lat. intracutan) = Injektion in die Haut.

23.3.4. Verabreichung durch Inhalation

Bestimmte Medikamente wirken am schnellsten oder am besten, wenn sie in Form von fein zerstäubten Flüssigkeiten eingeatmet werden.

23.3.5. Dosierung von Arzneimitteln

Jedes Arzneimittel hat einen optimalen Wirkungsbereich, der nicht unterschritten (Unwirksamkeit) und überschritten (Vergiftung) werden darf. Flüssigkeiten werden tropfen-, kinderlöffel- und eßlöffelweise gegeben.
Jedes Arzneimittel darf nur in einer bestimmten Menge (Dosis) verabfolgt werden. Man unterscheidet die Einzelgabe und die Tagesdosis. Die Tagesdosis besteht im allgemeinen aus mehreren Einzelgaben. Sowohl für Einzel- als auch Tagesgaben sind Höchstgrenzen gesetzt (Maximaldosen), die nicht überschritten werden dürfen.

23.3.6. Einheitliche Packungsgrößen

Arzneimittel in fester, oraler Darreichungsform werden zunehmend in einheitlicher Packungsgröße in den Handel gebracht. Bei der Festlegung der Packungsgrößen von Fertigarzneimitteln wird grundsätzlich von einer Dreiteilung ausgegangen:

Bez.	Einordnung	Verwendung
N1	kleinste Packung	Test der Verträglichkeit, Behandlung von Krankheiten mit kurzer Dauer
N2	zweitkleinste P.	Behandlung von Krankheiten mittlerer Verlaufsdauer
N3	drittkleinste P.	Dauertherapie

Für Verordnungen in der ambulanten ärztlichen Praxis stellen die Kurzbezeichnungen (N1, N2, N3) grundsätzlich eine hinreichende Mengenabgabe auf dem Rezeptblatt dar.

23.3.7. Rote Liste

Unentbehrlich für die Arbeit der Arzthelferin (und des Arztes) ist die „Rote Liste", die einmal jährlich neu aufgelegt und den meisten Arztpraxen kostenlos zur Verfügung gestellt wird.
Die „Rote Liste" wird vom Bundesverband der Pharmazeutischen Industrie herausgegeben und enthält ein Verzeichnis des Arzneimittelangebotes der Mitgliedsfirmen des Bundesverbandes.
In 86 Hauptgruppen sind knapp 9000 Fertigarzneimittel entsprechend ihrer Funktion geordnet. Hierbei sind über 11 200 Darreichungsformen mit etwa 20 300 Preisangaben erfaßt.
Darüber hinaus enthält die „Rote Liste" weitere nützliche Angaben. Neben dem alphabetischen Verzeichnis der Fertigarzneimittel finden sich u. a.

- die Empfehlung über therapiegerechte Präparategrößen
- Hinweise zur Verordnung von Betäubungsmitteln
- eine Zusammenstellung von Gegenanzeigen und Anwendungsbeschränkungen, Neben- und Wechselwirkungen
- Adressen der Notfalldepots für Sera
- Adressen der Informationszentren für Vergiftungsfälle
- die Adresse der Beratungsstelle für Medikamente in der Schwangerschaft
- mögliche Maßnahmen bei Medikamentenüberdosierungen und -vergiftungen
- ein Firmenverzeichnis der an der „Roten Liste" beteiligten Firmen.

23.4. Arzneimittelnebenwirkungen

Nebenwirkungen sind die bei richtigem Gebrauch eines Medikamentes auftretenden unerwünschten Begleiterscheinungen. Jedes Arzneimittel hat mehr oder weniger häufig bestimmte leichtere oder auch schwere Nebenwirkungen.

Beispiele für Nebenwirkungen
- *Magen-Darm-Störungen* (z. B. Übelkeit, Erbrechen, Blutungen, Schmerzen, Durchfall, Verstopfung)
- *Überempfindlichkeitsreaktionen* (z. B. asthmatische Erscheinungen, Hauterscheinungen, Eosinophilie)
- *Erscheinungen am Herzen und Kreislauf* (z. B. Kollaps, Tachykardie, Bradykardie, Ödeme, Kammerflimmern)
- *Erscheinungen am Zentralnervensystem* (z. B. Übererregbarkeit, Sensibilitätsstörungen, Müdigkeit, Schwindel)
- *Erscheinungen im Blut* (z. B. Thrombopenie, Granulozytopenie, Agranulozytose, Verminderung des Hämoglobins, Gerinnungsstörungen)
- *Veränderungen der Psyche* (z. B. Gewöhnung, Abhängigkeit, Sucht, Depression, Persönlichkeitsveränderungen)
- *Schädigungen des Embryos oder Foetus* (Mißbildungen verschiedenster Art, Wachstumsstörungen)

Beachte unbedingt:
Die Hinweise und Anordnungen des Arztes müssen von den Patienten peinlich genau beachtet werden. Ungewöhnliche Erscheinungen (Nebenwirkungen!?) sind dem Arzt unverzüglich mitzuteilen, damit er entscheiden kann, ob das Arzneimittel noch weitere Verwendung finden kann.
Ohne Anordnung des Arztes sollen keine Arzneimittel eingenommen werden. Dies gilt ganz besonders für schwangere Frauen, Kinder und alte Leute. Eigenmächtige Verabreichung von Medikamenten kann für den Patienten unabsehbare Folgen haben!

23.5. Arzneimittelgruppen

Nach ihren Hauptwirkungen lassen sich die Arzneimittel in Gruppen einordnen. Zu den wichtigsten gehören:

Arzneimittelgruppen
(mit Angabe der normierten Packungsgrößen N1, N2 und N3 für orale, feste Darreichungsformen)

Gruppe	deutsche Bezeichnung	N1	N2	N3
Analgetika	Schmerzmittel	10	20—30	x
Antirheumatika	M. gegen rheumatische Beschwerden	20	50	100
Antiallergika	M. gegen Allergien	20	50	x
Antibiotika	M. gegen Bakterien	8—12	20—30	x
Antidiabetika	Blutzuckersenkende M.	30	n. erw.	100—200
Antiemetika	M. gegen Erbrechen	10—20	50	x

Arzneimittel, Heil- und Hilfsmittel

Gruppe	deutsche Bezeichnung	N1	N2	N3
Antiepileptika	M. gegen Krampfleiden	n. erw.	50	100
Antihypertonika	M. gegen zu hohen Blutdruck	20—30	50	100
Antihypotonika	M. gegen zu niedrigen Blutdruck	20—30	50	100
Antikoagulantia	M. zur Hemmung der Blutgerinnung	20	50	100
Antimykotika	M. gegen Pilzerkrankungen		50	100
Antiphlogistika	abschwellende M.	20	50	100
Antitussiva	M. gegen Husten	10	20	x
Expektorantia	M. zum Abhusten	20	50	100
Bronchospasmolytika	Bronchien erweiternde M.	20	50	100
Dermatika	M. gegen Hautkrankheiten	n. erw.	50	100
Diuretika	Harntreibende M.	20—30	50	100
Hypnotika	Schlafmittel	10	20	x
Kardiaka	Herzmittel	x	50	100
Koronarmittel	M. zur Erweiterung der Herzkranzgefäße	20—30	50	100
Laxantia	Abführmittel	10	30—50	x
Rhinologika	Schnupfenmittel	10	20	n. erw.
Sedativa	Beruhigungsmittel	10	20	
Spasmolytika	Muskelkrampflösende M.	20	50	n. erw.
Sulfonamide		10	20	x
Zytostatika	Zellwachstumhemmende M.	x	x	x

Abkürzungen: **N1** = kleinste Packung, **N2** = mittlere Packung, **N3** = größere Packung, **n. erw.** = Packungsgröße nicht festgelegt, nicht verordnen, **X** = nicht einheitlich festgelegt, **M.** = Mittel.

Betäubungsmittel

Betäubungsmittel (BTM) sind Medikamente, die vom Apotheker nur auf besonderes Rezept abgegeben werden dürfen. Bei der Ausstellung des BTM-Rezeptes sind genau die Bestimmungen der BTM-Verordnung zu beachten → Kapitel 38. Betäubungsmittel können zur Sucht führen.

24 Prävention, Prophylaxe und Rehabilitation

24.1. Gesundheit

24.1.1. Gesundheit in ihren Wechselbeziehungen

Die Definition der Gesundheit als körperlichem, seelischem und sozialem Wohlbefinden — so wie sie von der Weltgesundheitsorganisation (WHO) Ende der vierziger Jahre erfolgte — ist sicher eine Zielvorstellung, die über das hinaus geht, was auch unter günstigen Voraussetzungen realisiert werden kann. Richtig ist aber, daß unser Wohlbefinden nicht nur durch Krankheit, sondern auch durch psychische und soziale Belastungen in starkem Maße beeinflußt wird, viele Krankheiten sogar durch diese Faktoren verursacht oder mitverursacht werden.

Patienten mit bestimmten Krankheiten (wie z. B. Magengeschwüren, Hochdruck, Asthma bronchiale, Dickdarmgeschwüren, vegetativer Dystonie u. a. m.) weisen gemeinsame psychische Merkmale auf, die den Einfluß der Psyche auf die Gesundheit deutlich aufzeigen. Auch soziale Faktoren sind von großer Bedeutung für die Gesundheit bzw. die Entstehung von Krankheiten. Zu enges Zusammenleben, belastende Abhängigkeiten, unerträgliches Arbeitsklima, Arbeitslosigkeit u. a. m. führen zur Belastung und letztlich dann zur Erkrankung.

Selbstverständlich ist für uns, daß Umweltfaktoren einen großen Einfluß auf die Gesundheit haben. Ob es sich um Krankheitserreger in unserer Umgebung oder chemische Substanzen in Luft, Wasser, Nahrungs- und Genußmitteln handelt, vielfältig sind die Möglichkeiten, durch Umweltfaktoren zu erkranken (siehe Kapitel 11).

24.1.2. Erhaltung und Pflege der eigenen Gesundheit

Körperhygiene

Für die gute Arzthelferin ist selbstverständlich, daß berufsbedingte besondere Risiken wie Infektionsgefährdung, Verletzungsgefahren an Geräten u. ä. durch besondere Vorsicht vermieden werden (siehe Kapitel 5). Körperpflege und persönliche Sauberkeit, Pflege der Haut, der Haare und der Nägel sind nicht nur von kosmetischer Bedeutung, sondern auch ein wirksamer Schutz gegen Infektionen. Zweckmäßige, bequeme Kleidung unter dem Kittel, Schuhe, die den Beanspruchungen der Tätigkeit gerecht werden, sind wichtiger als übertriebene Zugeständnisse an modische Entwicklungen. Deodorantien sollten mit Vorsicht angewandt werden, da sie häufig die Zusammensetzung der normalen Hautflora stören und Infektionen Vorschub leisten.

Freizeit

Die Freizeit sollte auch dazu genutzt werden, körperlich „fit" zu bleiben. Ausgleichend könnte z. B. Schwimmen, Gymnastik, Tennisspielen, Segeln, Reiten, Tanzen, leichtathletische Sportarten oder Turnen wirken. Der Ent-

spannung können Kino, Theater oder auch Tanzveranstaltungen in Diskotheken ebenso dienlich sein wie Modellieren, Stricken, Malen von Bildern u. a. Hobbies.
Schädlich ist auch in diesem Falle immer das Zuviel: zu starke körperliche Beanspruchung ist genauso gesundheitsschädlich wie zu wenig Schlaf oder einseitige Betätigung. Ausreichend Schlaf ist von nicht zu unterschätzender Bedeutung. In dieser Zeit erholt sich der Körper von den Belastungen und schafft neue Reserven für den folgenden Tag. Schlafstörungen sind häufig Folge von Arbeitsbelastungen, unvernünftiger Freizeitgestaltung oder schlechten Lebensgewohnheiten. Die Behebung von Schlafstörung darf nicht durch Einnahme von Schlafmitteln, sondern muß durch vernünftige, ausgleichend gestaltete Freizeit erfolgen.

Arbeit
Die Arbeit der Arzthelferin verlangt weder große Kräfte noch ein Übermaß an mechanischen Arbeitsleistungen. Die Arbeit der Arzthelferin ist gekennzeichnet durch folgende Faktoren:
- Schnelle und gewissenhafte Arbeit häufig an wechselnden Arbeitsplätzen innerhalb der Praxis
- Besondere Hektik zu gewissen Tageszeiten
- Ständige Bereitschaft und Aufmerksamkeit
- Psychische Belastungen durch Leiden und Nöte der Patienten
- Notwendigkeit eigener Entscheidungen bei Abwesenheit des Arztes

Kein Mensch ist den ganzen Tag zu gleichen Arbeitsleistungen fähig. Es gibt Höhepunkte und Tiefpunkte des Leistungsvermögens. Eine Arbeit, die dieses berücksichtigt, ermögicht die beste Arbeitsleistung bei den geringsten Ermüdungserscheinungen. Im allgemeinen liegen Leistungsspitzen vormittags zwischen 9 bis 12 Uhr und nachmittags bei 18 Uhr, während Leistungstiefs zwischen 13 und 16 Uhr sowie 22 und 6 Uhr anzutreffen sind.
Nicht ohne Bedeutung für Ermüdung und Schäden ist die Körperhaltung bei der Arbeit. Sie kann — wie vieles andere auch — nicht immer frei gewählt werden. Sie sollte jedoch bewußt sein, damit durch Wechsel der Haltung möglichst häufig Ausgleich geschaffen wird. Sitzen behindert Atmung und Verdauung, die Muskulatur wird wenig beansprucht. Stehen belastet die Wirbelsäule und die Haltemuskulatur, bei entsprechender Disposition drohen Krampfadern und Fußdeformitäten. Grundsätzlich ist das Sitzen — allerdings auf geeigneten Stühlen — dem Stehen vorzuziehen.

24.1.3. Gesundheitsberatung
Ursache vieler Erkrankungen von Patienten sind schlechte Lebensgewohnheiten. Mangelnde Bewegung und Fettsucht haben Arteriosklerose, Kreislauferkrankungen und bei entsprechender Disposition Diabetes mellitus zur Folge. Rauchen führt nicht nur zu Arteriosklerose mit allen ihren Folgen, sondern auch zur chronischen Bronchitis und zum Bronchialkarzinom. Bei gesteigertem Alkoholkonsum drohen neben der Alkoholabhängigkeit mit ihren schrecklichen sozialen Folgen Erkrankungen wie Leberzirrhose, Ösophagusvarizen, psychische Veränderungen, Geistesschwäche u. a. m.

Fast immer ist den Patienten bekannt, daß sie sich nicht richtig verhalten, zu Verhaltensänderungen sind sie jedoch erst bereit, wenn erste — oder manchmal auch schon recht schwerwiegende — Krankheitserscheinungen sie zum Arzt zwingen.

Aufgabe der Arzthelferin ist es, den Arzt bei seinen gesundheitserzieherischen Bemühungen besonders bei Fettsucht und des Diabetes mellitus zu unterstützen. Ernährungshinweise und Merkzettel reichen häufig für die Patienten nicht aus, hier sollte die Arzthelferin in der Lage sein, Erläuterungen zu geben (siehe Kapitel 15). Bei schwerwiegenderen Ernährungsproblemen sollte daran gedacht werden, eine Ernährungsberaterin einzuschalten.

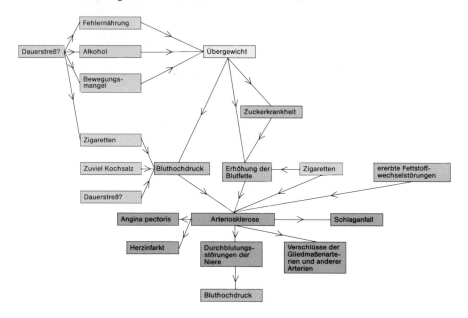

Risikofaktoren für Herz- und Gefäßkrankheiten

24.2. Maßnahmen zur Vorbeugung und Früherkennung von Krankheiten

24.2.1. Genetische Beratung

Bei etwa 3 Prozent aller Neugeborenen liegen genetisch bedingt körperliche oder geistige Schäden vor. Ursache der genetischen Störungen sind Veränderungen an den Genen oder Chromosomen. Die genetische Beratung soll Eltern dabei helfen, erbgeschädigte Kinder möglichst nicht zu bekommen.

Grundsätzlich hat jeder die Möglichkeit, sich beraten zu lassen, ob eine erbliche Belastung in der Familie oder in der eigenen Person vorhanden ist. Eine genetische Beratung sollte aber unbedingt stattfinden, wenn

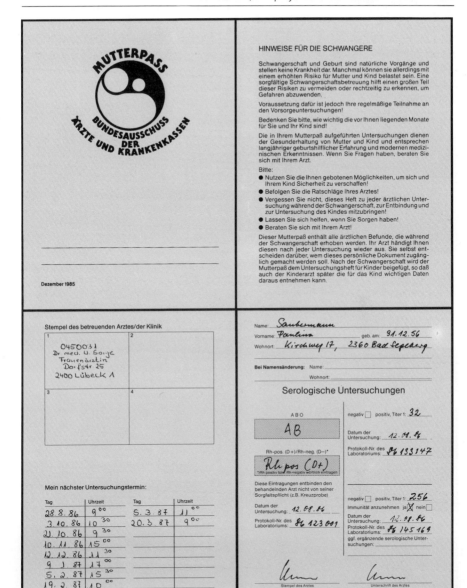

Mutterpaß (S. 1 und 2).

Mutterpaß (S. 3 bis 6).

1. in der Familie erbliche Störungen bekannt sind,
2. der Verdacht besteht, daß Störungen erblich bedingt sind
3. die Frau älter als 35, der Mann älter als 55 Jahre ist,
4. mehrere ungeklärte Tot- oder Fehlgeburten aufgetreten sind,
5. eine Strahlenbehandlung vor oder während der Schwangerschaft durchgeführt wurde,
6. in den ersten Monaten der Schwangerschaft Medikamente eingenommen wurden, die zu Fehlbildungen führen können und
7. wenn Blutsverwandtschaft zwischen den Partnern besteht.

Eine eingehende Anamnese und ergänzende klinische Untersuchungen erlauben häufig schon eine Aussage darüber, ob erbliche Erkrankungen vorliegen oder zu befürchten sind.

Ergänzende Untersuchungen an den Chromosomen oder im Fruchtwasser können — wenn erforderlich — weiteren Aufschluß geben.

Zur Untersuchung des Fruchtwassers wird in der 16. oder 17. Schwangerschaftswoche die Fruchtblase punktiert und Fruchtwasser entnommen. Die im Fruchtwasser schwimmenden Zellen werden abgetrennt und über zwei bis drei Wochen gezüchtet. Der Überstand des Fruchtwassers wird biochemisch insbesondere auf das Alpha-1-Fetoprotein untersucht, Vermehrung läßt auf Verschlußstörungen des Rückenmarks und des Gehirns schließen. An den gezüchteten Zellen wird eine Untersuchung der Chromosomen insbesondere auf Mongolismus sowie biochemische Untersuchungen auf Stoffwechselerkrankungen durchgeführt.

24.2.2. Mutterschaftsvorsorgeuntersuchung

Durch ärztliche Betreuung während der Schwangerschaft und nach der Entbindung sollen mögliche Gefahren für Leben und Gesundheit von Mutter und Kind abgewendet sowie Gesundheitsstörungen rechtzeitig erkannt und der Behandlung zugeführt werden. Die Bestimmungen für den kassenärztlichen Bereich finden sich in den Richtlinien über die ärztliche Betreuung während der Schwangerschaft und nach der Entbindung („Mutterschafts-Richtlinien").

Erste Untersuchung

Nach Feststellung der Schwangerschaft, Anamnese sowie einer gynäkologischen Untersuchung zum Ausschluß von Erkrankungen der Genitalorgane und Lageanomalien der Gebärmutter werden folgende weitere Untersuchungen durchgeführt:

- Bestimmung der Blutgruppe und des Rh-Faktors,
- des Rötelntiters (ausreichender Schutz bei mindestens 1 : 16, besser noch 1 : 32 oder höher, unter 1 : 16 besteht kein ausreichender Schutz gegen Röteln)
- eine Luessuchreaktion
- weitere serologische Untersuchungen (auf Hepatits B, Toxoplasmose, Listeriose), falls erforderlich,

- Untersuchung des Urins auf Zucker und Eiweiß, eventuell Sediment und bakteriologische Untersuchung
- Hämoglobinbestimmung,
- Messung des Blutdrucks,
- Feststellung des Leibesumfanges und Gewichtes

Weitere Untersuchungen

Insgesamt sollen etwa 10 Vorsorgeuntersuchungen im Verlauf der Schwangerschaft in ungefähr vierwöchigem Abstand durchgeführt werden. In den letzten zwei Schwangerschaftsmonaten sollten normalerweise 4 Untersuchungen stattfinden.

In den auf die erste folgenden Untersuchungen werden zusätzlich zu den Urinuntersuchungen, der Hb-Bestimmung, dem Messen von Blutdruck und Gewicht die kindlichen Herztöne abgehört, der Stand der Gebärmutter und die Lage des Kindes festgestellt. Zwei Ultraschalluntersuchungen in der 16. bis 20. und 32. bis 36. Schwangerschaftswoche sollen zur Beurteilung der Schwangerschaft durchgeführt werden. Alle Untersuchungsergebnisse werden in den Mutterpaß eingetragen.

Mutterpaß

Alle erhobenen wesentlichen Befunde hat der Arzt (nicht die Arzthelferin) in den Mutterpaß einzutragen, der auch für nachfolgende Schwangerschaften zu benutzen ist. Der Mutterpaß geht in das Eigentum der Mutter über.

Der Mutterpaß ist völlig neu gestaltet worden. Der neue Mutterpaß wurde am 1. April 1986 eingeführt. Nach Feststellung der Schwangerschaft ist er auszustellen und der Schwangeren auszuhändigen, falls diese nicht schon einen Mutterpaß neuer Art besitzt. Der Vordruck ist nach jeder Untersuchung entsprechend zu ergänzen. Er ist dazu gedacht, daß er bei der Entbindung vorgelegt wird. Anderen Personen oder Dienststellen braucht die Frau keine Einsicht zu gewähren. Die Richtigkeit der Übertragung aus einem älteren Mutterpaß ist ärztlich zu bescheinigen.

24.2.3. Kindervorsorgeuntersuchungen

Für den kassenärztlichen Bereich sind die Vorschriften für die Früherkennung von Krankheiten bei Kindern bis zur Vollendung des 4. Lebensjahres, den „Kinder-Richtlinien", zu finden.

Die Kindervorsorgeuntersuchungen dienen der Früherkennung von Krankheiten bei Kindern, die eine normale körperliche oder geistige Entwicklung in besonderem Maße gefährden. Die Untersuchungen beziehen sich besonders auf

- Störungen in der Neugeborenenperiode
- Angeborene Stoffwechselstörungen
- Endokrine Störungen, Vitaminosen, Blutkrankheiten
- Entwicklungs- und Verhaltensstörungen, Sprach- oder Sprechstörungen,

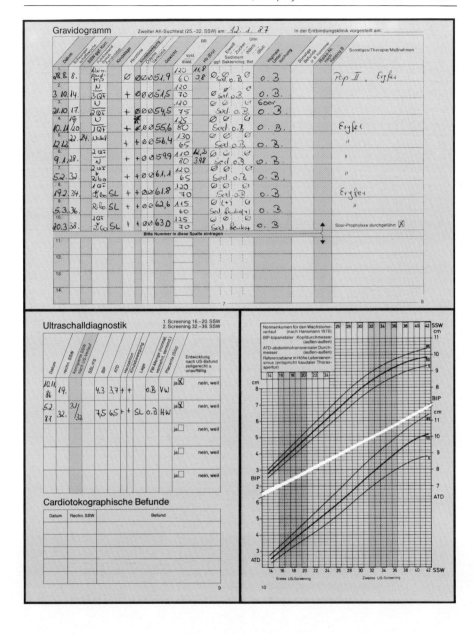

Mutterpaß (S. 7 bis 10).

328 Prävention, Prophylaxe und Rehabilitation

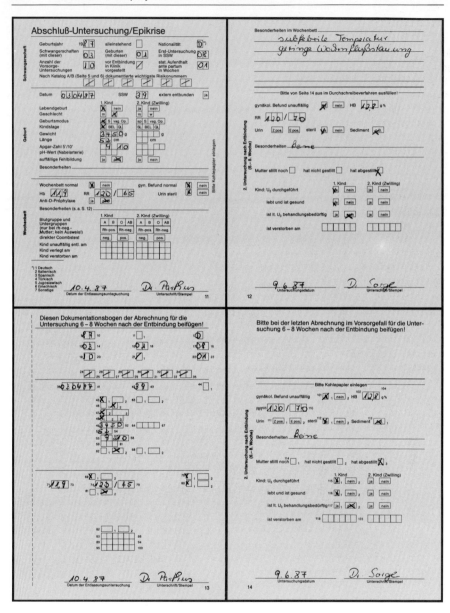

Mutterpaß (S. 11 bis 14).

- Fehlbildungen, Erkrankungen und Anomalien der Organe und Organsysteme.

Hierzu werden insgesamt acht Untersuchungen in den ersten vier Lebensjahren gemäß dem Untersuchungsheft für Kinder durchgeführt, die mit U1 bis U8 bezeichnet sind. Angaben zur Vorgeschichte, bei der Untersuchung erhobene Befunde, Krankheitsverdacht und veranlaßte Maßnahmen werden durch Ankreuzen in den vorgesehenen Kästchen des Untersuchungsheftes gekennzeichnet.

In der U1-Untersuchung werden Anomalien während der Schwangerschaft sowie Auffälligkeiten während der Geburt vermerkt. Mit Hilfe des APGAR-Index (siehe Abbildung) wird der Zustand des Neugeborenen beurteilt. Die wichtigsten Körpermaße (Kopfumfang, Körpergewicht und -größe) während aller Untersuchungen U1 bis U8 werden in sogenannte Somatogramme (Wachstumskurven) eingetragen.

	0	1	2	Summe	Kontrolle 5 Min	10 Min
Kolorit	blau oder weiß	Stamm rosig Extremitäten blau	rosig	2	2	2
Atmung	keine	Schnappatmung unregelmäßig	regelmäßig kräftig schreiend	2	2	2
Tonus	schlaff	mittel, träge Flexionsbewegungen	gute Spontanbewegungen	2	2	2
Reflexe beim Absaugen	keine	„Grimassen"	Husten oder Niesen	2	2	2
Herzschläge	keine	unter 100	100 und mehr	2	2	2
			Asphyxie-Index (Punktzahl)	10	10	10

In der 2. Neugeborenen-Basisuntersuchung vom 3. bis 10. Lebenstag wird auch die Blutentnahme zur TSH-Bestimmung durchgeführt, die Rachitis-Prophylaxe besprochen und gegebenenfalls eine BCG-Impfung vorgenommen.

Untersuchungsheft für Kinder

Für die Dokumentation der Untersuchungsergebnisse wird das Untersuchungsheft für Kinder benutzt (Durchschrift auf dem Zweitsatz, ggf. Einlage einer Durchschrift für das Krankenblatt). Nach Diktat des Arztes wird entweder das Kästchen „ja" oder „nein" angekreuzt. Danach wird die Zweitschrift herausgetrennt und zusammen mit dem Berechtigungsschein der Kassenärztlichen Vereinigung am Ende des Quartals zur Abrechnung eingesandt. Bei der Neugeborenen-Erstuntersuchung sind die Personalien des Kindes auf der inneren Umschlagseite anzugeben. Die Personalien sind jedoch nicht auf die Dokumentationsbogen zu übertragen.

Titelseite des gelben Untersuchungsheftes für Kinder. Die Personalien sind sofort einzutragen. Das Heft ist der Betreuungsperson auszuhändigen.

Untersuchungsheft für Kinder

Name:

Vorname:

Geburtstag:

Straße:

Wohnort:

Bringen Sie Ihr Kind zur Untersuchung:

U2	3.–10. Lebenstag	vom:	bis:
U3	4.–6. Lebenswoche	vom:	bis:
U4	3.–4. Lebensmonat	vom:	bis:
U5	6.–7. Lebensmonat	vom:	bis:
U6	10.–12. Lebensmonat	vom:	bis:
U7	21.–24. Lebensmonat	vom:	bis:
U8	3½.–4. Lebensjahr	vom:	bis:

Diese **Untersuchungstermine** sollten Sie im Interesse Ihres Kindes bitte **genau einhalten.**

Beachten Sie bitte **weitere wichtige Hinweise** auf der **folgenden Seite**.

Durchtränken Sie alle Kreise **gleichmäßig** und **vollständig** mit je **einem** Blutstropfen. Tropfen darf größer, n i c h t k l e i n e r als Kreis sein, auch Rückseite muß ganz durchtränkt sein.

Klinik:

Name d. Kindes:

Vorname:

Geb. Datum:

Tag d. Probe:

Reifgeburt?   Asphyxie?   Antibiotika?
Frühgeburt? Starker Ikterus? Sulfonamide?

I Die Bestimmungen von Phenylalanin, Leucin, Methionin und Galaktose ergaben normale Werte.

Karte zur Aufnahme von Bluttropfen aus der Ferse des Kindes (ab 6. Lebenstag) zur Untersuchung auf Enzymmangel (Guthrie-Test). Die Bluttropfen sind auf die Kreise zu verteilen, trocknen zu lassen (Schutz vor Fliegen!) und in einem Briefumschlag dem zuständigen Institut einzuschicken.

Am 5. Lebenstag ist auch Fersenblut zur TSH-Bestimmung (Screening zur Früherkennung angeborener Hypothyreose) zu entnehmen. Besonderen weißen Überweisungsschein an den Laborarzt ausstellen.

Prävention, Prophylaxe und Rehabilitation 331

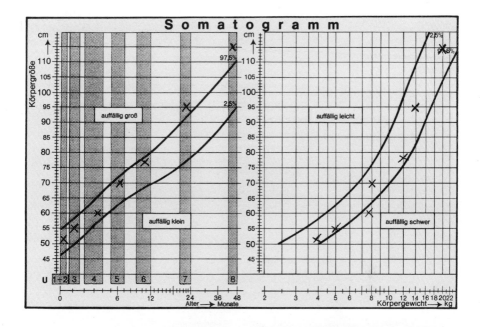

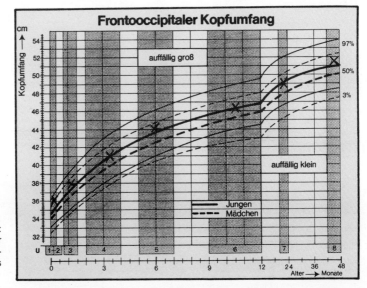

Untersuchungsheft für Kinder: Messung der Größe, des Gewichtes und des Kopfumfanges.

Die gelben Untersuchungshefte werden entweder durch die Krankenkasse (RVO-Kasse, Bundesknappschaft, See-Krankenkasse, Landwirtschaftliche Krankenkasse) oder durch die Kassenärztliche Vereinigung (Ersatzkassen) ausgegeben.

U1
Neugeborenen-Erstuntersuchung

(1) AOK | BKK | IKK | LKK | VdAK | AEV | Knappschaft | Sonstige [X]

(2) männlich | weiblich [X]

(3) Risikoschwangerschaft: (vgl. Mutterpaß!) .... Nein [X] Ja ☐
ggf. welche Störungen: ....

Erhebliche psychische und soziale Belastungen während der Schwangerschaft ... ☐

Schwangerschaftsdauer . . . . Wochen: [3][9]

(4) Besonderheiten bei der Geburt: (vgl. Mutterpaß!) .... Nein [X] Ja ☐
ggf. welche: ....

Vorzeitiger Blasensprung . . . . ☐
Hydramnion . . . . ☐
Abnorm verlängerte oder verkürzte Geburt . . . . . . ☐
Beckenendlage . . . . ☐
Sonstige Lageanomalie . . . . ☐
   (welche: ....)
Sectio aus: . . . . mütterlicher ☐ / kindlicher Indikation ☐
Forceps . . . . ☐
Vacuum-Extraktion . . . . ☐
Mehrlingsgeburt . . . . ☐
Intranatale Hypoxie (Absinken der kindlichen Herztöne < 100) . . . . ☐

(5) Zustand und Körpergröße des Neugeborenen

Asphyxie-Index nach APGAR (Punktzahl)			Geburtsgewicht	Geburtslänge	Kopfumfang
1. Min.	5. Min.	10. Min.	Gramm	cm	cm
[1][0]	[1][0]	[1][0]	[3][9][5][0]	[5][1]	[3][6]

(6) Diagnose(n) Kennz. | Behandlung eingeleitet | sonst. Hinweise ggf. zusammenfassende Diagnose(n):
*(siehe Kennziffernkatalog ** Faltumschlag vorne)*
1. ☐☐ ☐
2. ☐☐ ☐
3. ☐☐ ☐

(7) Weitere Diagnostik veranlaßt wegen **Verdacht** auf: Kennz.
*(siehe Kennziffernkatalog ** Faltumschlag vorne)*
1. ☐☐
2. ☐☐
3. ☐☐

*Eintragungen nach dem Kennziffernkatalog sind nur vorzunehmen, sofern die normale körperliche oder geistige Entwicklung des Kindes in besonderem Maße gefährdet ist.

| Bitte Kohlepapier einlegen | Datum | Stempel/Unterschrift |

Protokoll einer Neugeborenen-Erstuntersuchung (U1).

24.2.4. Krebs-Früherkennungs-Untersuchungen

Für den kassenärztlichen Bereich gelten die Richtlinien über die Früherkennung von Krebserkrankungen („Krebsfrüherkennungs-Richtlinien"). Die Krebs-Früherkennungs-Untersuchungen dienen

- **bei Frauen**
    - der Früherkennung von Krebserkrankungen des Genitales vom Beginn des 20. Lebensjahres,
    - der Brust und der Haut vom 30. Lebensjahr und
    - des Rektums und übrigen Dickdarms vom 45. Lebensjahr an;
- **bei Männern**
    - der Früherkennung von Krebserkrankungen des Dickdarms, der Prostata, des äußeren Genitales und der Haut vom Beginn des 45. Lebensjahres an.

Früherkennungsmaßnahmen bei Frauen

Ab 20. Lebensjahr werden neben der Anamneseerhebung eine gynäkologische Untersuchung durchgeführt, die Portio gespiegelt und zytologisches Material entnommen. Ab 30. Lebensjahr erfolgt zusätzlich ein Abtasten der Brustdrüsen, ab 45. Lebensjahr eine Austastung des Enddarmes und ein Schnelltest auf occultes (verborgenes, nicht sichtbares) Blut im Stuhl. Die Untersuchungen und Ergebnisse werden auf einem dreiteiligen Berichtsvordruck aufgezeichnet (siehe auch Kapitel 37).

Früherkennungsmaßnahmen bei Männern

Neben der Anamneseerhebung erfolgt eine Untersuchung des äußeren Genitales, eine Austastung des Enddarms und ein Schnelltest auf occultes Blut.

24.2.5. Jugendarbeitsschutzuntersuchungen

Vorgeschrieben ist eine *Erstuntersuchung,* die frühestens 9 Monate vor Beginn der Beschäftigung erfolgt sein darf. Die *erste Nachuntersuchung* muß nach einer Beschäftigungsdauer von einem Jahr erfolgen. Der Arbeitgeber hat sich die Bescheinigung des Arztes über die Nachuntersuchung vorlegen zu lassen. Sie darf nicht länger als 3 Monate zurückliegen. Nach Ablauf jeden weiteren Jahres nach der ersten Nachuntersuchung kann sich der Jugendliche erneut nachuntersuchen lassen (*weitere Nachuntersuchung*). Durch den untersuchenden Arzt können im Bedarfsfalle *Ergänzungsuntersuchungen* bei anderen Ärzten (z. B. Orthopäden, Augenärzten) veranlaßt werden.

Wenn die Untersuchung ergibt, daß ein Jugendlicher hinter dem seinem Alter entsprechenden Entwicklungsstand zurückgeblieben ist, gesundheitliche Schwächen oder Schäden vorhanden sind oder die Auswirkungen der Beschäftigung auf die Gesundheit oder Entwicklung des Jugendlichen nicht zu übersehen sind, soll der Arzt eine außerordentliche Nachuntersuchung anordnen.

Die ärztlichen Untersuchungen haben das Ziel,
- den Gesundheitszustand und Entwicklungsstand,
- die körperliche Beschaffenheit,
- bei Nachuntersuchungen die Auswirkungen der Beschäftigung auf Gesundheit und Entwicklung des Jugendlichen,
- die Gefährdung durch die Ausführung bestimmter Arbeiten oder durch die Beschäftigung während bestimmter Zeiten,
- notwendige der Gesundheit dienende Maßnahmen,
- sowie die Tatsache, ob eine außerordentliche Nachuntersuchung notwendig ist, festzustellen.

Der Arzt hat dem Sorgeberechtigten die wesentlichen Ergebnisse der Untersuchung, die Arbeiten, durch deren Ausführung er die Gesundheit oder Entwicklung des Jugendlichen für gefährdet hält, die besonderen der Gesundheit dienenden Maßnahmen sowie die Anordnung einer außerordentlichen Nachuntersuchung schriftlich mitzuteilen.

Weiterhin hat er eine für den Arbeitgeber bestimmte Bescheinigung darüber auszustellen, daß die Untersuchung stattgefunden hat. In der Bescheinigung müssen die Arbeiten vermerkt sein, durch deren Ausführung er die Gesundheit oder Entwicklung des Jugendlichen für gefährdet hält. Mit solchen Arbeiten darf der Jugendliche nicht beschäftigt werden.

Die Kosten für die Untersuchung von Jugendlichen nach dem Jugendarbeitsschutzgesetz werden vom Land getragen. Die Abrechnung richtet sich nach Nr. 95 der GOÄ 82. Sie erfolgt über die örtlich zuständigen Kassenärztlichen Vereinigungen oder Ärztekammern.

> Wichtige Bestimmungen des Jugendarbeitsschutzgesetzes sind in Kapitel 3 zu finden.

24.2.6. Arbeitsmedizinische Vorsorgeuntersuchung

Arbeitsmedizinische Vorsorgeuntersuchungen dienen der Gesunderhaltung der Beschäftigten. Durch sie sollen arbeitsbedingte Beeinträchtigungen seiner Gesundheit frühzeitig erkannt und vermieden werden.

Jugendarbeitsschutzuntersuchungen, die ohne Bezug auf den angestrebten Arbeitsplatz durchgeführt werden, ersetzen nicht die durch Unfallverhütungsvorschriften und Arbeitsschutzgesetz bzw. -verordnungen vorgeschriebenen arbeitsmedizinischen Vorsorgeuntersuchungen.

Bei arbeitsmedizinischen Vorsorgeuntersuchungen sind die Gefährdungen am Arbeitsplatz zu berücksichtigen. Kenntnis der Arbeitsplatzbedingungen ist aus diesem Grunde wesentliche Voraussetzung bei der Durchführung der Untersuchungen. Für die Durchführung von arbeitsmedizinischen Vorsorgeuntersuchungen gibt es

- berufsgenossenschaftliche Grundsätze für arbeitsmedizinische Vorsorgeuntersuchungen sowie
- spezielle Unfallverhütungsvorschriften der Berufsgenossenschaften oder Arbeitsschutzbestimmungen.

Prävention, Prophylaxe und Rehabilitation

Kugelschreiber benutzen! Kräftig drücken!

Zum Verbleib beim untersuchenden Arzt

(Name und Anschrift des Arztes)

Untersuchungsbogen

für die Erstuntersuchung nach § 32 Abs. 1 des Jugendarbeitsschutzgesetzes (JArbSchG) vom 12. 4. 1976)

Name des / der Jugendlichen __Riemenschneider__ Vorname __Jan-Peter__

Anschrift __2400 Lübeck, Rundkanal 94__

Name und Anschrift ★) der Eltern / des Vormundes

Name und Anschrift ★★) des Arbeitgebers

Geburtsdatum des / der Jugendlichen __1.7.0.7.__ 19 __6.9.__   männlich ☒   weiblich ☐
★)Wohnt bei Eltern ☒ Verwandten ☐ Pflegeeltern ☐ Lehrherrn ☐ im Heim ☐ in sonstiger Unterkunft ☐
★)Lebte bisher überwiegend in groß- ☒ mittel- ☐ kleinstädtischer ☐ ländlicher Umgebung ☐
Beabsichtigte berufliche Tätigkeit __Kfz-Mechaniker__ mit Lehre ☐
Erhebung der Vorgeschichte in Anwesenheit eines Elternteiles ☐ des Vormundes ☐
→★)Bitte nur ein Kästchen ankreuzen

I. FAMILIENVORGESCHICHTE
a) In der Familie sind folgende Krankheiten bekannt
Allergosen ☐   Geisteskrankheiten ☐   sonstige ☐
Tuberkulose ☐   Diabetes ☐   welche _____
b) Zahl der lebenden Geschwister   1 ☐   2 ☒   3 ☐   4 ☐   5 ☐   6 ☐   mehr ☐
c) Mutter außerhäuslich erwerbstätig   ☒   ganztägig ☒

II. EIGENE VORGESCHICHTE
a) Schulabgang aus   Volksschule ☐   Sonderschule für Lernbehinderte ☐
   höherer Schule ☐   sonstiger Sonderschule ☒
   Abschluß erreicht ☒   Abgang aus Klasse ____

b) Frühere Krankheiten
Masern ☒   häufig Angina ☐   Hepatitis ☐   Skelettkrankheiten ☐
Scharlach ☐   häufig Bronchitis ☐   Magen-Darm-Krankheiten ☐   Augenkrankheiten ☐
Diphtherie ☐   Bronchial-Asthma ☐   Blasen-Nieren-Krankheiten ☐   Ohrenkrankheiten ☐
Tuberkulose ☐ Hautkrankheiten ☐   Diabetes ☐   Krampfanfälle ☐
Rheum. Fieber ☐ Allergosen ☐   sonstige ____

c) Neigung zu
Schwindel ☐   Übelkeit ☐   Husten ☐   Atemnot ☐
Kollaps ☐   Kopfschmerz ☐   Auswurf ☐   Schlafstörungen ☐
Sonstigem ☐

d) Angeborene Schäden ☐   welche ____
e) Operationen ☒   welche __Appendektomie (1978)__
   noch Beschwerden ☐   welche ____
f) Unfälle ☐   welche ____
   noch Beschwerden ☐   welche ____
g) Zur Zeit sonstige Beschwerden ☐   welche ____

h) Zur Zeit in ärztlicher Behandlung ☐   weshalb ____
i) Zur Zeit in Tbc-Überwachung ☐
k) Regelmäßige sportliche Betätigung ☒   welche __Fußball__
l) Bei weiblichen Jugendlichen
   Menarche noch nicht ☐   unter 10 ☐   mit 10 ☐   11 ☐   12 ☐   13 ☐   14 ☐   15 ☐   16 ☐   17 ☐ Jahren
   Erhebl. Menstruationsbeschwerden ☐   welche ____

★) Falls abweichend von der Anschrift des / der Jugendlichen.
★★) Soweit bekannt.

Zutreffendes in Kästchen ankreuzen

Untersuchungsbogen für die Erstuntersuchung nach dem Jugendarbeitsschutzgesetz, Seite 1.

336 Prävention, Prophylaxe und Rehabilitation

Name des / der Jugendlichen	Vorname	Zum Verbleib beim untersuchenden Arzt
Riemenschneider	Jan-Peter	s. Abschnitt IV.

III. UNTERSUCHUNGEN

Nr.		Befund		*)	Erläuterungen zum Befund
01	Gesamteindruck / Haltung / Gang	guter AZ und EZ / unauffällig			
02	Metr. Angaben	Größe 1,78 cm (s. u.) Brustumfang 84 / 94 cm Gewicht (teilbekleidet) in kg 0,72 (s. u.) Halsumfang cm (volle cm und kg angeben, nicht aufrunden z. B. 57,9 kg = 057)			
03	Nahvisus	normal ☒ / mit Brille korrigiert ☐	eingeschränkt re. ☐ / nein ☐	li. ☐ / ja ☐	☐
04	Fernvisus	normal ☒ / mit Brille korrigiert ☐	eingeschränkt re. ☐ / nein ☐	li. ☐ / ja ☐	☐
05	Farbtüchtigkeit	normal ☒	rot/grün gestört ☐	andere Störung ☐	☐
06	Hörvermögen	normal ☒	eingeschränkt re. ☐	li. ☐	☐
07	Nasenatmung	normal ☒	behindert ☐		☐
08	Gebiß	saniert ☐	behandlungsbedürftig ☒		☐
09	Zahnfleisch	normal ☒	verändert ☐		☐
10	Tonsillen	normal ☐	verändert ☐	entfernt ☒	☐
11	Ernährungszustand	normal ☒	adipös ☐	reduziert ☐	☐
12	Muskulatur	kräftig ☒	mittel ☐	schwach ☐	☐
13	Haut	normal ☒	Akne ☐ / Ekzem ☐	Sonstiges ☐	☐
14	Schilddrüse	normal ☒	verändert ☐		☐
15	Lunge (perkut./auskult.)	normal ☒	Nebengeräusche ☐	Sonstiges ☐	☐
16	Herz (perkut./auskult.)	normal ☒ Puls/min 76	Rhythmusstörungen ☐ RR im Sitzen 115 / 75 mm Hg	Geräusch ☐ Sonstiges ☐	☐
17	Periphere Durchblutung	normal ☒	gestört ☐	Krampfadern ☐	☐
18	Bauchorgane (palpatorisch)	normal ☒	Oberbauch-Druckschmerz ☐ / Lebervergrößerung ☐ / Eingeweidebruch ☐	Sonstiges ☐ / Bruchanlagen ☐	☐
19	Brustkorb	normal ☒	verändert ☐		☐
20	Wirbelsäule	normal ☒	deformiert ☐	schmerzhaft ☐	☐
21	Obere Gliedmaßen	normal ☒	verändert ☐		☐
22	Grobe Kraft •)	re. Hand n	li. Hand n	Linkshänder ☐	☐
23	Untere Gliedmaßen	normal ☒	verändert ☐		☐
24	Mot. u. sens. Nervensystem	grobe Auffälligkeiten	nein ☒	ja ☐	☐
25	Geistes- und Gemütszustand	grobe Auffälligkeiten	nein ☒	ja ☐	☐
26	Vegetatives Nervensystem	grobe Auffälligkeiten	nein ☒	ja ☐	☐
27	Urin	normal ☒	E pos. ☐ / Z pos. ☐	Ubg vermehrt ☐	☐
28	Entwicklungsstd.	altersentsprechd.☒	deutl. verfrüht ☐	deutl. verspätet ☐	
29	Sonstige wichtige Befunde				☐

•) n = normal, h = herabgesetzt

ERGÄNZUNGSUNTERSUCHUNGEN erforderlich ☐ , und zwar wegen _____

bei Facharzt für:
- Augenkrankheiten ☐
- innere Krankheiten ☐
- Orthopädie ☐
- Hautkrankheiten ☐
- Lungenkrankheiten ☐
- Hals-Nasen-Ohren-Krankheiten ☐
- Nerven- und Gemütskrankheiten ☐
- sonstiges Fachgebiet ☐

Wenn Untersuchung erforderlich, **mindestens** 1 Kästchen ankreuzen!

Veranlaßt am: ____ _____ Ergänzungsuntersuchung **nicht erforderlich** ☒

*) Im Kästchen ankreuzen, wenn auf Grund des nebenstehenden Befundes die Ausübung bestimmter Arbeiten für gesundheitsgefährdend gehalten wird (s. Abschn. IV – Beurteilung – Ziff. 1 bis 12).

Untersuchungsbogen für die Erstuntersuchung nach dem Jugendarbeitsschutzgesetz, Seite 2.

Prävention, Prophylaxe und Rehabilitation

Die Vorschriften legen zum einen die Gefährdung der Beschäftigten sowie den Umfang der Untersuchungen fest. So werden bei den Gesundheitsberufen neben einer allgemeinen Untersuchung (Anamnese und körperliche Untersuchung) spezielle Untersuchungen auf die Einwirkung von Infektionserregern (z. B. Tuberkulintest, Lungenübersichtsaufnahme, Hepatitis-B-Serologie), auf Einwirkung von gefährlichen und krebserzeugenden Stoffen u. a. m. durchgeführt. Nachuntersuchungen haben insbesondere die spezifischen Gefährdungen am Arbeitsplatz zu berücksichtigen.

24.3. Schutzimpfungen

Impfungen sollen dem Menschen einen Schutz gegen Infektionskrankheiten geben. Man unterscheidet die *aktive, passive* und *Simultanimpfung*. Man kann vorbeugend impfen, und man kann Impfstoffe bei bereits vorhandener Infektion verabreichen.

Vorbeugende Impfungen sind nur gegen einige Infektionskrankheiten möglich. Sie werden vorwiegend bei Kindern vorgenommen sowie bei Erwachsenen, wenn diese in bestimmte Länder fahren wollen.

24.3.1. Aktive Impfung

Hat der Körper keinen Schutz gegen eine bestimmte Infektionskrankheit, kann er durch Zufuhr abgetöteter oder abgeschwächter Keime ausreichend Antikörper gegen diese Krankheitserreger bilden. Man kann entweder nur gegen eine Infektionskrankheit *(Einfachimpfung)* oder gleichzeitig gegen mehrere Infektionskrankheiten impfen *(Mehrfachimpfung)*. Der Impfschutz hält (je nach Art) kürzere oder längere Zeit an (Grippe 1 Jahr, Tetanus 3 bis 5 Jahre). Durch eine Auffrischungsimpfung in einem bestimmten zeitlichen Abstand kann ein weniger werdender Impfschutz (Absinken des Antikörperspiegels) verbessert werden (Beispiel: Tetanusimpfung). Die Immunität tritt bei aktiver Impfung erst nach Wochen ein. Währenddessen ist der Körper aber besonders infektionsempfänglich (= negative Phase).

Beispiele für aktive Impfungen: Tuberkulose, Diphtherie, Masern, Poliomyelitis, Pocken, Röteln (siehe Übersicht).

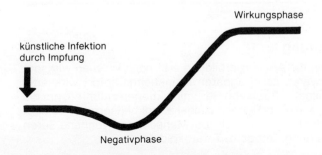

Schema der aktiven Impfung. Es kommt kurz nach der Impfung zur negativen Phase, während der ein geminderter oder kein Impfschutz besteht. Ab 21. Tag besteht dann voller Impfschutz mit Ausbildung spezifischer Antikörper.

Aktive Schutzimpfungen und ihre Anwendung

Impfung gegen	Lebensalter	Personenkreis
Tuberkulose	1. Lebenswoche	Neugeborene bei erhöhter Tuberkulose-Ansteckungsgefahr
	jedes Lebensalter	tuberkuloseansteckungsgefährdete, tuberkulinnegative Personen
Diphtherie-Tetanus (DT) oder	ab 3. Lebensmonat: 2× im Abstand von mindestens 6 Wochen 2. Lebensjahr (Abschluß der Grundimmunisierung)	alle Säuglinge und Kleinkinder
Diphtherie-Pertussis-Tetanus (DPT)	ab 3. Lebensmonat: 3× im Abstand von 4 Wochen (Beginn nicht nach vollendetem 1. Lebensjahr) 2. Lebensjahr (Abschluß der Grundimmunisierung)	Säuglinge in Gemeinschaftseinrichtungen, unter ungünstigen sozialen Verhältnissen oder bei denen der Keuchhusten eine besondere Gefährdung darstellt
Diphtherie	6./7. Lebensjahr (Auffrischimpfung)	alle Kinder
Tetanus	10. Lebensjahr (Auffrischimpfung)	alle Kinder
Poliomyelitis	ab 3. Lebensmonat: 2× trivalent im Abstand von mindestens 6 Wochen, ggf. in Kombination mit der 1. und 2. DT-Impfung 10. Lebensjahr: 1× trivalent (Auffrischimpfung)	alle Säuglinge und Kleinkinder
Masern	mit Lebendimpfstoff ab 15. Lebensmonat	alle Kleinkinder und Kinder
Mumps	ab Beginn des 2. Lebensjahres (ggf. Masern-Mumps-Kombination)	alle Kleinkinder und Kinder
Röteln	2. Lebensjahr 11. bis 15. Lebensjahr	alle Kinder alle Mädchen, auch wenn im Kleinkindesalter bereits (allein oder in Kombination) gegen Röteln geimpft

24.3.2. Passive Impfung

Da bei einer Neuinfektion die Antikörperbildung erst nach Wochen wirksam wird, muß man bei schweren übertragbaren Krankheiten sofort wirksame Antikörper (Immunglobuline) in Form von Seruminjektionen zuführen, um die Antigene abzufangen und Toxinbildungen einiger Krankheitserreger zu neutralisieren. Man verwendet meist nur noch vom Menschen gewonnene Seren (z. B. zur Tetanusvorbeugung Tetagam, Tetatoxoid Asid).

Prävention, Prophylaxe und Rehabilitation

① Impfbuch
Sorgfältig aufbewahren! für Bei Erhalt des Personalausweises diesem beifügen

AOK	LKK	BKK	IKK	VdAK	AEV	Knappsch.

Name des Versicherten	Vorname	geb. am

Ehegatte/Kind/Sonst. Angeh.	Vorname	geb. am

Arbeitgeber (Dienststelle)	Mitgl. Nr./Freiw./Rentner

Wohnung des Patienten

Herausgegeben von der
Kassenärztlichen Vereinigung Schleswig-Holstein

② Serum- und Immunglobulin-Gaben

Datum	Art (Diphtherie, Wundstarrkrampf usw.)	Menge E ml	An- und Unterschrift des Arztes
		E ml	
		E ml	
		E ml	
		E ml	

③ Besondere Schutzimpfungen (z. B. gegen Influenza, Typhus Abdom.)

Datum	Art der Impfung	Menge Charge	An- und Unterschrift des Arztes

④ Schutzimpfung gegen Tuberkulose

Datum	Impfstoff/Charge	An- und Unterschrift des Arztes

⑤ Tuberkulinproben

Datum	Test	Ergebnis	An- und Unterschrift des Arztes

⑥ Impfungen mit Impfstoffen aus vermehrungsfähigen Erregern gegen Masern, Mumps, Röteln, Polio u. ähnl.

Datum	Impfung gegen				An- und Unterschrift des Arztes
	Masern	Mumps	Röteln	Polio (Oral)	

Titer nach Röteln-Impfung

⑦ Impfungen mit inaktivierten Impfstoffen oder Toxoiden gegen Diphtherie, Tetanus, Pertussis, Polio (Salk) u. ähnl.

Datum	Impfungen gegen				An- und Unterschrift des Arztes
	Diphtherie	Wundstarrk.	Keuchhusten	Polio (Salk)	

Hinweise für den Impfling oder Sorgeberechtigten
Treten nach einer Impfung über das übliche Ausmaß einer Impfreaktion hinausgehende Gesundheitsstörungen auf, empfiehlt sich in der Frage des zweckmäßigen Verhaltens eine ärztliche Beratung möglichst durch den Arzt, der geimpft hat. Im Falle eines Impfschadens kann gemäß § 51 BSeuchG ein Anspruch auf Entschädigung nach Maßgabe des Bundesversorgungsgesetzes bestehen, der beim zuständigen Versorgungsamt geltend zu machen ist. Gleiches gilt bei Impfungen mit Lebendimpfstoffen für die Erkrankung von nichtgeimpften Personen in der Wohngemeinschaft des Impflings. Die Anschrift des zuständigen Versorgungsamtes ist beim Gesundheitsamt zu erfahren.

Impfstoffunverträglichkeiten

Vorder- und Rückseite eines Impfausweises (gemäß § 16 Bundesseuchengesetz).

24.3.3. Simultanimpfung

Die Simultanimpfung ist die Verbindung von aktiver und passiver Impfung. Mit der passiven Impfung führt man die augenblicklich benötigten Antikörper zu, mit der aktiven Impfung löst man die Antigen-Antikörper-Reaktion und damit die Bildung von Antikörpern aus.

Dauer des Impfeffektes			
Cholera	6 Monate	Poliomyelitis	viele Jahre
Diphtherie-Tetanus-Pertussis	10 Jahre	Röteln	viele Jahre
Gelbfieber	6 Monate	Tetanus	2 bis 5 Jahre
Grippe	1 Jahr	Tollwut	12 Monate
Masern	viele Jahre	Tuberkulose	4 bis 6 Jahre
Pocken	3 bis 10 Jahre	Salmonellen	bis 1 Jahr

Über jede Impfung ist dem Geimpften eine Bescheinigung auszustellen (Impfschein, Impfpaß).

24.4. Rehabilitation

Unter **Rehabilitation** versteht man alle Maßnahmen, die erforderlich sind, um einen durch Krankheit, ein angeborenes Leiden oder äußere Schädigung körperlich, geistig oder seelisch behinderten Menschen in die Lage zu versetzen, eine Lebensform und -stellung, die ihm entspricht, im Alltag und Beruf zu finden bzw. wiederzufinden.

Eine **Behinderung** liegt dann vor, wenn der Patient durch sein Leiden oder die Schädigung in seiner persönlichen, familiären, beruflichen oder sozialen Entfaltung beeinträchtigt ist.

Leistungsträger für die Rehabilitation

Für die Rehabilitation sind im Rahmen ihrer Zuständigkeit und je nach Gegebenheiten des einzelnen Patienten verschiedene Leistungsträger zuständig. Jeder Träger hat die nach Lage des Einzelfalles erforderlichen Leistungen so vollständig zu erbringen, daß Leistungen anderer Träger nach Möglichkeit nicht erforderlich werden.

Träger für die Rehabilitation	
Medizinische Rehabilitation	Gesetzliche Krankenversicherung Rentenversicherung
Berufliche Rehabilitation	Bundesanstalt für Arbeit Rentenversicherung
Medizinische, berufliche und soziale Rehabilitation	Gesetzliche Unfallversicherung Versorgungsämter und Fürsorgestellen Sozialhilfeträger

Die genannten Träger treten jeweils für die in ihrem Bereich Anspruchsberechtigten ein.

Vorleistungspflicht

Bei manchen Patienten ist zunächst ungeklärt, welcher Leistungsträger in welchem Umfange für Leistungen zuständig ist. In diesen Fällen ist für bestimmte Leistungsträger eine sogenannte „Vorleistungspflicht" festgelegt.

Vorleistungspflichtige Träger	
Rentenversicherung	Medizinische Rehabilitation
Arbeitsamt	Berufliche Rehabilitation
Sozialhilfe	Soziale Rehabilitation
Hauptfürsorgestelle	Nachgehende Hilfe im Arbeitsleben

Die Sozialhilfe ist immer dann vorleistungspflichtig, wenn die Zuständigkeit zwischen ihr und anderen ungeklärt ist.

Einleitung des Rehabilitationsverfahrens

In der Kassenpraxis erfolgt die Meldung der Notwendigkeit von Rehabilitationsmaßnahmen entsprechend dem Mitteilungsverfahren nach § 368s RVO (siehe auch **Kapitel 39**). Der Arzt hat den Patienten zu beraten und mit seinem Einverständnis der Krankenkasse Mitteilung zu machen, daß eine Behinderung besteht oder einzutreten droht. Die Krankenkasse informiert den Kassenarzt über das von ihr Veranlaßte, über die vorgesehenen Rehabilitationsmaßnahmen und die hierfür zuständigen Träger.

Bei niedergelassenen Ärzten, die nicht Kassen- oder Vertragsarzt sind, veranlassen diese ihre Patienten einen Antrag mit ärztlichem Attest bei dem Rehabilitationsträger zu stellen. Dies gilt nicht für den Bereich der gesetzlichen Unfallversicherung. Dort werden die erforderlichen Leistungen ohne einen besonderen Antrag gewährt.

Auskunfts- und Beratungsstellen

Es ist weder Aufgabe des Patienten noch des Arztes, im einzelnen herauszufinden, welcher Leistungsträger die Kosten für die Rehabilitation übernimmt. Grundsätzlich gilt, daß in nahezu jedem Falle ein zuständiger Rehabilitationsträger gefunden wird.

Bei allen Trägern der Rehabilitation sind Auskunfts- und Beratungsstellen eingerichtet. Die *Auskunftstellen* haben unabhängig von der Zuständigkeit

- im einzelnen Auskunft zu geben,
- den Behinderten bei der Antragstellung zu unterstützen,
- den Antrag entgegenzunehmen und an die richtige Stelle weiterzuleiten

Als *Beratungsstelle* tritt der Rehabilitationsträger ein, der zuständig für die Rehabilitation ist. Der Behinderte wird über Notwendigkeit, Zweckmäßigkeit, Erfolgsaussichten sowie praktische Durchführung der Rehabilitation umfassend und individuell beraten.

Leistungen zur Rehabilitation

Nicht alle Leistungen zur Eingliederung Behinderter werden im Einzelfall von dem Rehabilitationsträger übernommen. Ob eine bestimmte Leistung in einem gegebenen Fall übernommen wird oder nicht, muß bei den Auskunfts- und Beratungsstellen erfragt werden. Bei den Leistungen zur Rehabilitation werden vier Gruppen unterschieden, zu denen in der folgenden Tabelle einige Beispiele angegeben werden:

Medizinische Leistungen	ärztliche und zahnärztliche Behandlung, Arznei- und Verbandmittel, Heilmittel, Körperersatzstücke, orthopädische und andere Hilfsmittel, Belastungserprobung und Arbeitstherapie u a.
Berufsfördernde Leistungen	Hilfen zur Erhaltung oder Erlangung des Arbeitsplatzes, Berufsfindung, Arbeitserprobung, Berufsvorbereitung, berufliche Anpassung, Ausbildung, Fortbildung und Umschulung u. a.
Leistungen zur sozialen Eingliederung	Hilfen zur angemessenen Schulbildung, zur Ausübung einer angemessenen Tätigkeit, zur Erhaltung, Besserung und Wiederherstellung der körperlichen und geistigen Beweglichkeit sowie des seelischen Gleichgewichtes u. a.
Ergänzende Leistungen	Übergangs-, Kranken-, Verletztengeld, sonstige Hilfen zum Lebensunterhalt, Beiträge zu Sozialversicherungen, Behindertensport in Gruppen unter ärztlicher Leitung, Haushaltshilfe u a.

25 Untersuchung des Patienten

25.1. Der Patient im Sprechzimmer

Jeder Patient, der zum ersten Male in die Praxis eines Arztes kommt, wird besonders gründlich vom Arzt befragt und untersucht. Sind die Patienten dem Arzt bekannt, fällt es ihm so später viel leichter, bei erneut auftretenden Erkrankungen schnell und gezielt Entscheidungen zu treffen.

Anamnese

Je nach Krankheit und Bekanntheit des Patienten werden vom Arzt die Vorgeschichte der Erkrankung und die jetzigen Beschwerden erfragt. Das Ergebnis führt zu einer gezielten Untersuchung.

Untersuchung

Unterschiedlich nach der Art der Erkrankung wird der Arzt zunächst — soweit möglich — den erkrankten Bereich betrachten *(Inspektion)* und befühlen *(Palpation)*. Bei Erkrankungen des Brust- (manchmal auch des Bauch-) raumes wird er dann durch Beklopfen *(Perkussion)* der Körperoberfläche versuchen, sich einen Eindruck über Lage und Ausmaß des Krankheitsprozesses zu machen, nach dem Abhören *(Auskultation)* der Lunge, des Herzens und des Darmes wird er oft schon zu einer Krankheitsfeststellung *(Diagnose)* kommen können.

Häufig sind bis zur endgültigen Diagnose jedoch noch weitere Untersuchungen, z. B. im Labor, mit dem Elektrokardiographen, dem Röntgengerät oder aber durch einen Spezialisten, notwendig.

Schließlich wird der Arzt nach Ausschluß aller noch in Frage kommenden Erkrankungen *(Differentialdiagnose)* zu einer abschließenden Diagnose kommen.

Therapie

Nach Feststellung der Diagnose folgt die Therapie (Behandlung). Diese ist je nach Art der jeweiligen Erkrankungen unterschiedlich. Viele Erkrankungen, die mit Störungen der Körperfunktion und des persönlichen Befindens einhergehen, lassen sich am schnellsten und wirkungsvollsten durch *Medikamente* (Kapitel 23) behandeln.

Mitunter helfen auch *Bestrahlungen* oder andere Formen der Wärmeanwendung (Kapitel 28) oder ergänzen die medikamentöse Therapie wirkungsvoll. Bei einigen Krankheiten ist eine *chirurgische Therapie* nötig, d. h., das erkrankte Organ wird vom Chirurgen freigelegt, die Krankheitsursache oder die Krankheitsfolge beseitigt. Wieder andere Krankheiten können durch die *Strahlentherapie* wirkungsvoll behandelt werden.

Bestimmte Krankheiten sind nicht so sehr körperlich, sondern mehr seelisch begründet, obwohl die Krankheitserscheinungen dieses manchmal nicht gleich vermuten lassen; hier hilft nicht selten eine *psychotherapeutische Behandlung*.

25.2. Die Allgemeinuntersuchung

25.2.1. Vorbereitende Untersuchungen durch die Arzthelferin

Insbesondere bei neuen Patienten oder auf besondere Anweisung des Arztes werden von der Arzthelferin vor der ärztlichen Untersuchung schon Körpergewicht, Körpergröße, bei einigen Patienten auch der Umfang von bestimmten Körperteilen festgestellt. Bei Säuglingen und fiebrig erkrankten Patienten sollte die Körpertemperatur gemessen werden.

Körpergewicht
Es wird barfuß mit Hosen gewogen. Ist dies nicht möglich, wird notiert, ob mit Halbkleidung oder Ganzkleidung (große Variationsbreiten und Fehlerquellen). Säuglinge dürfen nur auf dicker Unterlage und Einwegpapierschutz gewogen werden, um eine unnötige Abkühlung und Infektionen zu vermeiden.

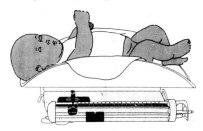

Wiegen des Kindes auf einer geeichten Kinderwaage. Für jeden Patienten wird die Auflagestelle mit neuer Krepplage belegt.

Körpergröße und Gewicht hängen besonders auch vom Alter und Geschlecht ab und zeigen große Schwankungen.

> **Normalgewicht**
> Sollgewicht in Kilogramm = Körpergröße in cm minus 100 (Formel nach BROCA).
>
> **Idealgewicht**
> Das Idealgewicht für Erwachsene erhält man bei Männern nach Abzug von 10 Prozent, bei Frauen von 15 Prozent des Normalgewichts.

Körpergröße
Der Patient steht *mit nackten Füßen* auf dem Tritt der Waage (an der die Meßstange befestigt ist); das Klappmetall wird auf den Scheitelpunkt aufgelegt. Man kann den Patienten auch vor das am Türrahmen befestigte Meßband stellen.

Körperumfangsmessungen

Bei liegenden Säuglingen werden Kopfumfang und Körperlänge gemessen. Bei den übrigen Patienten werden je nach Anordnung Messungen des Hals-, Brust- und Bauchumfanges und des Umfangs von Extremitäten in verschiedener Höhe durchgeführt. Bei Patienten mit bestimmten Lungenerkrankungen (Asthma bronchiale, chronische Bronchitis, Emphysem) wird der Brustumfang in Höhe der Brustwarzen eingeatmet und ausgeatmet gemessen.

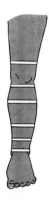

Maßnehmen am Bein vor der Verordnung von Gummistrümpfen. Maßnehmen nach mehrstündiger Ruhelage mit Hochlagerung der Beine. Gummistrümpfe haben den Zweck, bei Venenstauung, Thrombose und Lymphstauung den Blutrückstrom zu beschleunigen.

Umfangsmessungen
weiches Bandmaß
Hautfettstift (rot)
Zellstoffstück
Äther (zum Abwaschen der Farbe)

Messung der Körpertemperatur

Dies geschieht mit einem Fieberthermometer, dessen Quecksilbersäule vor der Messung durch ruckartiges, schnelles Herunterschlagen des Thermometers in der Luft auf etwa 35° gebracht wird. Die Messung erfolgt bei Erwachsenen und größeren Kindern in der Achselhöhle (*axillär*, nicht sehr genau), bei Säuglingen und Kleinkindern und zur Kontrolle durch Einführen in den After *(rektal)*.

Bei rektaler Messung liegen die Temperaturen jeweils um etwa 0,5 Grad höher als in der Achselhöhle. Der rektalen Messung ist wegen der größeren Genauigkeit in Zweifelsfällen der Vorzug zu geben.

Bei Verdacht auf entzündliche Prozesse im Unterbauch (z. B. Appendizitis) wird die Temperatur sowohl in der Achselhöhle als auch im After gemessen (zwei Thermometer verwenden!). Ist die Differenz deutlich größer als 0,5°, so ist dies ein weiterer Hinweis, gelegentlich sogar die Bestätigung, für die Verdachtsdiagnose bei Appendizitis.

Die Messung muß mit dem Quecksilberthermometer *mindestens 3 Minuten* lang durchgeführt werden. Bei der Benutzung von elektronisch messenden Tastthermometern verkürzt sich die Dauer.

Nach Gebrauch ist das Thermometer zu reinigen, die Quecksilbersäule sollte wieder auf 35° gebracht werden. Zum Abschluß muß das Thermometer desinfiziert werden.

Verschiedene Bereiche der Körpertemperatur
— Normaltemperatur bis 37° C,
— erhöhte (subfebrile) Temperatur bis 38° C,
— Temperatur bis 39° C,
— hohe Temperatur über 39° C,   } Fieber
— sehr hohe Temperatur ab 40° C

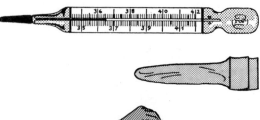

Oben: Thermometer mit Gradeinteilung nach Celsius. Unten: Tempasept-Schutzhülle für Thermometer. Die Quecksilberspitze des Thermometers wird in die in einer Schutzfolie befindliche Hülle gesteckt. Gleitmittel sind nicht erforderlich. Für rektale Messung besonders zu empfehlen.

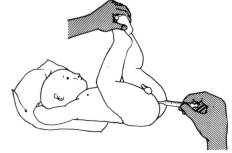

Messen der Temperatur beim Säugling und Kleinkind. Bei Kindern unter 10 Jahren ist das Thermometer während der ganzen Dauer der Messung festzuhalten (Haftung!). Bei Kindern ist mit plötzlichen Bewegungen zu rechnen, wo durch den Bruch des Thermometers Verletzungen eintreten können. Die Füße des Kindes werden von oben gefaßt.

Sonstiges
Bei Körperbehinderten, alten Menschen und Kindern muß die Arzthelferin dem Arzt bei der Untersuchung beistehen, indem sie den Kranken beim Auskleiden, Hinlegen und Umlegen behilflich ist. Das ist auch für gynäkologische und rektale Untersuchungen erforderlich.

25.2.2. Pulsmessung
Die Stöße der Blutwelle, die durch die Herzkontraktion entstehen, kann man als Puls fühlen. Die Häufigkeit des Pulsschlages pro Minute wie auch die Regelmäßigkeit des Pulses erlaubt Rückschlüsse auf die Funktion des Kreislaufes.

Die Häufigkeit des Pulses *(Pulsfrequenz)* pro Minute wird mit Hilfe einer Uhr mit Sekundenanzeige festgestellt. Der Puls wird oberhalb des Handgelenkes an der auf der Daumenseite befindlichen Unterarmarterie *(Arteria radialis)* durch Auflegen und leichtes Eindrücken von drei Fingerspitzen (zweiter, dritter und vierter Finger) gemessen. Der Daumen stützt sich dabei an der Rückenfläche des Handgelenks ab (s. Abb.). In der Regel wird mindestens eine Viertelminute gemessen. Das Ergebnis wird durch Multiplizieren mit 4 auf eine Minute hochgerechnet. Bei Besonderheiten des Pulsschlages muß die Meßdauer verlängert werden.

Untersuchung des Patienten

Normalwerte		
Neugeborene und Säuglinge	120—140	pro Minute,
1. Lebensjahr	100—110	pro Minute,
2. Lebensjahr	95—105	pro Minute,
7. Lebensjahr und folgende	85	pro Minute,
Erwachsene ab 20. Lebensjahr	65— 80	pro Minute,

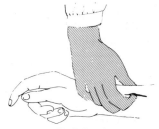

Fühlen des Radialispulses.

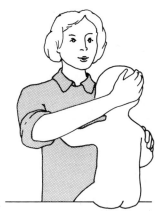

Halten eines Kindes beim Abhören der Lunge.

25.2.3. Blutdruckmessung

Sie erfolgt mit einem Blutdruckapparat *(Sphygmomanometer)*. Hierbei kann entweder ein *Quecksilber-Blutdruckmeßapparat* oder ein *Manometer-Blutdruckmeßapparat* Verwendung finden. Beide Apparate können wahlweise mit einer selbsthaftenden Manschette oder einer Hakenmanschette ausgerüstet sein.

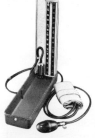

Quecksilber-
Blutdruckmeßapparat
(AC 300)

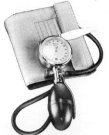

Manometer-
Blutdruckmeßapparat
(AC 330)

Hakenmanschette
(AC 390)

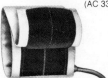

Selbsthaftende
Manschette
(AC 392)

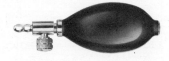

Gebläse
(AC 396)

Die an dem Verbindungsschlauch sitzende Gummimanschette wird eng um den Oberarm des liegenden Patienten gewickelt. Die Ellenbeuge bleibt dabei frei. Danach wird mittels *Gebläse* (Gummiball) Luft in die Manschette gepumpt. Die aufgeblähte Manschette übt einen Druck auf die Weichteile des Oberarmes aus. Bei Überschreiten eines bestimmten Druckes wird die Oberarmarterie so zusammengedrückt, daß kein Blut mehr durch die Arterie hindurchkommt. Der Druck kann an der Quecksilbersäule oder dem Zeiger des Blutdruckapparates abgelesen werden. Das Bruststück eines Stethoskopes wird in der Ellenbeuge über der Arterie aufgesetzt. Ist die Oberarmarterie verschlossen, ist mit dem Stethoskop nichts zu hören. Wird mit der am Gebläse des Blutdruckapparates befindlichen Schraube Luft aus der Manschette abgelassen und damit der Druck auf die Arterie vermindert, ist das Fließen des Blutes durch die immer noch verengte Arterie durch ein klopfendes Geräusch *(KOROTKOWsches Geräusch)* im Stethoskop zu hören. Sobald das erste Geräusch zu hören ist, muß der obere (oder erste) Blutdruckwert abgelesen werden.

Beim deutlichen Nachlassen der Geräusche wird der zweite oder untere Wert abgelesen.

> **Beachte:**
> Armlagerung in Herzhöhe, Manschettenbreite für Erwachsene 13 cm, für Neugeborene 2,5 cm, für Kleinstkinder bis 12 Monate 5 cm, für Kinder bis zum 8. Lebensjahr 9 cm. Je dicker das Oberarmgewebe ist, desto größer ist die Meßungenauigkeit.

Der gemessene Blutdruck wird auf der Karteikarte vermerkt; dazu bedient man sich einer festgelegten Abkürzung. Beträgt der systolische Blutdruck beispielsweise 110, der diastolische 70 mm Hg, so schreibt man RR *(RR = RIVA-ROCCI)* 110/70 mm Hg (Hg = Hydrargyrum, Quecksilber). Die physikalisch richtige Bezeichnung Kilopascal (KPa) hat sich im medizinischen Bereich nicht durchgesetzt. Man soll, um Vergleichswerte zu haben, stets im Liegen messen. Wird im Stehen oder Sitzen gemessen, ist dies ausdrücklich zu vermerken.

Normalwerte		
	Neugeborenes	80/60 mm Hg
	2 Monate altes Kind	80/60 mm Hg
	Kind im 2. bis 4. Lebensjahr	90/60 mm Hg
	Kind im 5. Lebensjahr	100/60 mm Hg
	Kind im 9. Lebensjahr	110/80 mm Hg
	ab 14. Lebensjahr	120/80 mm Hg

Wenn nur eine 13 cm breite Manschette zur Verfügung steht, müssen systolischer und diastolischer Druck korrigiert werden (vereinfacht n. RUTENFRANZ).

Oberarmumfang	ungefähre Korrektur systolische RR, mm Hg	ungefähre Korrektur diastolische RR mm Hg
15—18 cm	+ 15	—
19—22 cm	+ 10	—
23—26 cm	+ 5	— 5
27—30 cm	—	— 10
31—34 cm	— 5	— 15
35—38 cm	— 10	— 15
39—41 cm	— 15	— 20
42—45 cm	— 20	— 20
46—49 cm	— 25	— 25

Häufig müssen die Blutdruckwerte an beiden Oberarmen, manchmal auch an den Unterschenkeln oder Oberschenkeln, gemessen werden.

Stethoskop (Hörrohr)
Es dient zum Abhören der Herztöne, des Atemgeräusches über den Lungen, der Darmbewegungen und der Geräusche beim Blutdruckmessen. Wir unterscheiden *Schlauchstethoskope* von den heute allerdings nur noch in der Geburtshilfe verwendeten *Holzstethoskopen.* Schlauchstethoskope bestehen aus einem *Bügel* mit den *Ohroliven* und dem *Bruststück,* das mit einer Membran, einem Trichter oder einer Kombination von beiden versehen sein kann.

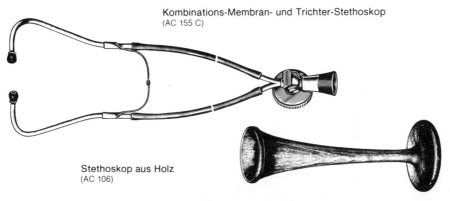

Kombinations-Membran- und Trichter-Stethoskop
(AC 155 C)

Stethoskop aus Holz
(AC 106)

25.2.4. Untersuchung der Ohren
Hierzu verwendet man entweder einen Stirnspiegel mit Ohrtrichter oder ein Otoskop (elektrischer Ohrspiegel) mit bajonettförmig einrastendem Trichter. Der in den Gehörgang eingeführte Trichter erlaubt die Beurteilung des Trommelfells im Hinblick auf Verletzungen und Entzündungen.

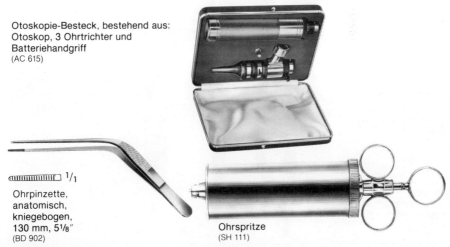

Otoskopie-Besteck, bestehend aus:
Otoskop, 3 Ohrtrichter und
Batteriehandgriff
(AC 615)

Ohrpinzette,
anatomisch,
kniegebogen,
130 mm, 5⅛"
(BD 902)

Ohrspritze
(SH 111)

350 Untersuchung des Patienten

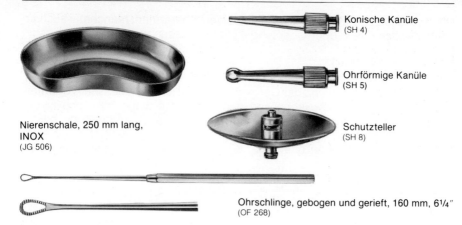

Nierenschale, 250 mm lang,
INOX
(JG 506)

Konische Kanüle
(SH 4)

Ohrförmige Kanüle
(SH 5)

Schutzteller
(SH 8)

Ohrschlinge, gebogen und gerieft, 160 mm, 6¼"
(OF 268)

Ohrspülung

Ist der Gehörgang verschmutzt, muß er vor einer Untersuchung des Trommelfells gesäubert werden. Sitzt ein Zeruminalpfropf (Ohrschmalzpfropf) fest im Ohr, wird dieser erweicht und mittels Ohrspülspritze (lauwarmes Wasser vorher bereiten) entfernt.

Bei Trommelfellverletzungen und -perforation darf die Ohrspülung nicht durchgeführt werden.

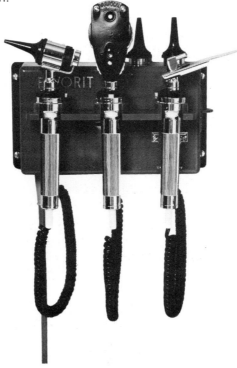

Otoskop
Ophthalmoskop
Spatelhalter,
mit Wandhalter
(AC 680)

Ohrspülung

Ohrspülspritze 50 bis 100 ml
auswechselbare stumpfe,
konische Metallkanülen
lauwarmes Wasser (37 bis 40° C)
Nierenschale

Watte
Watteträger
Ohrpinzette
Gummischürze

Zellstoff
Ohrkürette

Vorgehen

Der Patient sitzt auf einem Stuhl und hält eine Nierenschale unterhalb des Ohres fest gegen seinen Hals gedrückt. Der Arzt führt die stumpfe Kanüle der mit lauwarmem Wasser gefüllten Ohrspritze in den äußeren Gehörgang ein und spritzt die Flüssigkeit zügig in den Gehörgang. Die Spülung wird so lange fortgesetzt, bis die Spülflüssigkeit klar zurückläuft. Gelingt es trotzdem nicht, das Zerumen (Ohrschmalz) oder den Fremdkörper auf diese Weise herauszuspülen, so muß sie unter Sicht mit einer stumpfen Ohrkürette vom Arzt entfernt werden. Ohrspülungen dürfen auf Anweisung des Arztes auch von der erfahrenen Arzthelferin vorgenommen werden.

25.2.5. Untersuchung der Augen

Im Rahmen der Allgemeinuntersuchung wird mit Hilfe einer Untersuchungslampe (Taschenlampe) der Pupillenreflex geprüft. Bei Auftreffen des Lichtes auf die Pupille in nicht zu hellen Räumen verengt sich die Pupille normalerweise schlagartig. Mit dem Augenspiegel kann die Netzhaut auf Veränderungen untersucht werden.

25.2.6. Untersuchung des Rachens

Zweckmäßig werden Einwegspatel verwendet (aus Holz oder Kunststoff). Man drückt damit die Zunge herunter, um Einblick in den hinteren Bereich der Mundhöhle und den Rachen zu bekommen. Licht erhält man durch eine Untersuchungs- oder Taschenlampe.

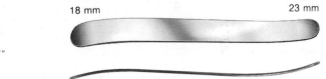

Zungenspatel, 180 mm, 7"
(OM 205)

25.2.7. Untersuchung des Nervensystems

Im Rahmen der Allgemeinuntersuchung werden mit einem Reflexhammer die Reflexe geprüft; Nervennadel und Nervenpinsel, die mitunter in den Reflexhammer eingeschraubt sind, erlauben die Prüfung der Schmerz- und Berührungsempfindlichkeit.

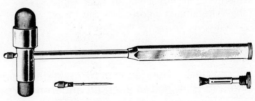

Perkussionshammer
mit Nadel und Pinsel,
180 mm, 7"
(AC 15 C)

25.2.8. Rektale Untersuchung

Eine rektale Untersuchung wird durchgeführt, um den Enddarm im Bereich der letzten 10 cm auf Tumoren, Geschwüre u. a. Veränderungen zu untersuchen. Beim Mann wird insbesondere auch die Prostata auf Vergrößerung (Prostatahypertrophie) oder knöcherige Verhärtung (Prostatakarzinom) untersucht, bei der Frau können Portio (Muttermund der Gebärmutter) und Adnexe (Eileiter, Eierstöcke, breites Mutterband) beurteilt werden.

Rektale Untersuchung

Einmalhandschuh	Vaseline
Gummifingerling	Zellstoff

Vorgehen

Der Patient liegt mit angezogenen Beinen seitlich auf der Untersuchungsliege oder in Knie-Ellenbogen-Lage. Der Arzt zieht einen Einmalhandschuh an, darüber einen Gummifingerling über den Zeigefinger, der mit Vaseline bestrichen wird. Dann führt er den Finger durch den Afterschließmuskel und tastet das Beckeninnere aus, beim Manne auch die Prostata, bei Frauen (die rektal untersucht werden) auch die Hinterfläche des Uterus ab. Man kann auch den an der Tischkante stehenden und den Oberkörper stark nach vorne beugenden Patienten untersuchen.

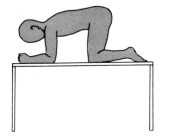
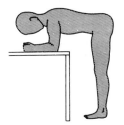

Rektale Untersuchung. Links kniet der Kranke auf dem Tisch (Knie-Ellenbogen-Lage; diese Stellung wird auch für die Rektoskopie benötigt!), rechts beugt er sich stehend über den Rand des Untersuchungsstuhls.

Handschuhe: Einweghandschuhe benötigt der Arzt für rektale und gynäkologische Untersuchungen und zum Schutze gegen Infektionen beim Verbinden eiternder Wunden. Auch die Arzthelferin sollte Einweghandschuhe tragen, wenn Patienten mit Ausschlägen oder Eiterungen behandelt werden.

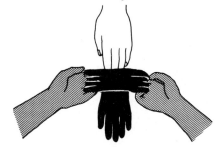

Halten und Aufspannen eines Gummihandschuhs für den Arzt.

25.3. Laboruntersuchungen

Laboruntersuchungen in der Praxis des niedergelassenen Arztes werden an Urin und Blut, selten auch an anderen Körperflüssigkeiten vorgenommen.

25.3.1. Urinentnahme

Normalerweise wird Urin vom Patienten in der Praxis in einem Glasgefäß abgegeben. Es soll möglichst nur frischer Mittelstrahlurin untersucht werden, Morgenurin ist zweckmäßig, Verunreinigung durch Menstrualblut oder Vaginalfluor ist zu vermeiden. Einzelheiten siehe Kapitel 31.

In seltenen Fällen wird Urin für Untersuchungen, besonders bei Frauen, auch durch Katheterisierung der Harnblase oder — bei Frauen und Männern — durch Harnblasenpunktion gewonnen.

Katheterisierung der Harnblase

Bei der Katheterisierung erfolgt eine Sondierung der Harnblase mit einem Hohlrohr durch die Harnröhre, um sterilen Harn zu gewinnen. Sie wird auch zum Harnablassen bei Verschluß der Harnröhre (z. B. bei Prostatahypertrophie) durchgeführt.

Katheter bestehen aus Metall (und sind starr), Kunststoff oder Gummi (und sind biegsam). Die Enden sind unterschiedlich geformt. Man unterscheidet

Nélaton-Katheter (Ende gerade),
Tiemann-Katheter (Ende leicht gebogen),
Casper-Katheter
(Ende streckbar, zieht sich jedoch wieder zusammen, für Dauerkatheter geeignet),
Ballon-Katheter (mit aufblasbarem Ballon),
Pezzer-Katheter (Ende aufgewuchtet),
kurze starre Katheter (zur Katheterisierung der Harnblase der Frau).

Die Weiten (Lumina) werden mit Zahlen (Charrière) gekennzeichnet. Die Säuberung und Desinfektion erfolgt in Grotanatlösung oder Desinfektion durch Gigaseptlösung mit anschließender Neutralisierung mit 0,2prozentiger Natriumbisulfitlösung. Danach gut durch- und abspülen, anschließend Sterilisation im Autoklaven, falls nicht Einwegkatheter verwendet werden.

Heißluftsterilisation ist für Gummi- und Kunststoffkatheter wegen der hohen Temperaturen nicht möglich (siehe Kapitel 22).

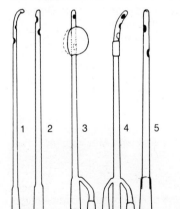

Katheter:
1. Tiemann-Katheter
2. Nélaton-Katheter
3. Ballon-Katheter
4. Doppelkatheter (für Spülungen)
5. kurzer Metall- oder Glaskatheter

Durchführung der Katheterisierung

Frauen

Verwendung findet heute in der Regel ein steril verpackter Kunststoffkatheter zum einmaligen Gebrauch, es kann aber auch ein kurzer (etwa 10 cm langer) steriler Glas- oder Metallkatheter mit leicht gekrümmter Spitze sein. Weitere Hilfsmittel sind sterile Tupfer, Desinfektionslösung, eine Nierenscha-

354 Untersuchung des Patienten

le oder Uringlas, evtl. ein steriles Röhrchen für bakteriologische Untersuchungen, eine Zellstoffunterlage, Gummihandschuhe.

Bei der in Rückenlage befindlichen Frau werden mit der linken Hand die Schamlippen gespreizt. Die Harnröhrenöffnung wird desinfiziert, wobei vorsichtig von oben nach unten abgetupft wird. Der sterile Katheter wird dann mit der Spitze nach oben in die Harnröhrenmündung eingeführt und vorsichtig vorgeschoben, bis Urin abläuft.

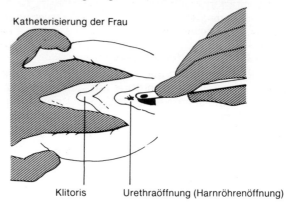

Katheterisierung der Frau

Klitoris   Urethraöffnung (Harnröhrenöffnung)

Männer

Benötigt werden Kunststoffkatheter zum einmaligen Gebrauch in verschiedener Größe (12 bis 20 Charrière) nach Tiemann oder Nélaton, selten finden noch sterile weiche Gummikatheter Verwendung. Weiterhin werden eine sterile anatomische Pinzette, sterile Tupfer, Desinfektionslösung, steriles Gleitmittel (Katheterpurin) sowie eine Nierenschale oder Urinflasche, evtl. ein steriles Röhrchen für bakteriologische Untersuchungen gebraucht. Gummihandschuhe und eine Zellstoffunterlage sollten nicht fehlen.

Beim auf dem Rücken liegenden Patienten wird vom Arzt die Vorhaut zurückgestreift und die Eichel mit sterilen Tupfern gründlich desinfiziert. Die Spitze des Katheters (am besten Tiemann, normal 16 bis 18 Charrière) wird mit reichlich Gleitmittel versehen. Mit der linken Hand spreizt der Arzt die Harnröhrenöffnung und zieht den Penis nach vorn und oben, mit der rechten Hand wird der Katheter eingeführt, bis Urin in das bereitgestellte Auffanggefäß fließt. Das Katheterisieren der männlichen Harnblase ist wegen der Länge und des gebogenen Verlaufs der Harnröhre sowie der Notwendigkeit, daß durch den Katheter keine Krankheitserreger in die Harnblase eingeschleppt werden dürfen, nicht ganz einfach und sollte normalerweise vom Arzt vorgenommen werden.

Harnblasenpunktion:

Zur Gewinnung sterilen Harns kann die volle Harnblase oberhalb der Schambeinfuge punktiert werden. Schamhaare rasieren. Der Arzt anästhesiert vor der Punktion (Infiltrationsanästhesie).

Blutentnahme siehe Kapitel 32.

Nach der Blutentnahme wird die Punktionsstelle mittels sterilem Tupfer leicht eingedrückt, um Nachblutung zu vermeiden. Nach 5 Minuten muß man sich davon überzeugen, daß keine Nachblutungsgefahr besteht. Ein kleines Pflaster schützt die Einstichstelle für die nächsten Stunden.

25.3.2. Punktionen

Lumbalpunktion

Durch die Lumbalpunktion wird das Rückenmarks-Gehirn-Wasser (Liquor cerebrospinalis oder kurz „Liquor") für diagnostische Zwecke gewonnen. Die Punktion darf nicht bei Hirndruck vorgenommen werden.

Lumbalpunktion	Lokalanästhesie
Lumbalpunktionskanüle mit Mandrin	Spritze 5 bis 10 ml
Glassteigrohr mit Gummischlauch zum Ansatz an die Kanüle zur Druckmessung	Kanülen verschiedener Länge
	Lokalanästhetikum
Tupfer	Tupfer
Heftpflaster	Desinfektionsmittel
Desinfektionsmittel	
Glasröhrchen zur Einsendung	

Vorgehen

Die Lumbalpunktion wird je nach Zustand des Patienten im Sitzen oder im Liegen vorgenommen, am einfachsten geht es im Sitzen. Die Arzthelferin hält den Oberkörper des Patienten und beugt den Kopf auf die Brust, so daß der Rücken stark gekrümmt ist. Nach Bestimmung der Einstichstelle durch den Arzt (meist zwischen den Dornfortsätzen des 3. und 4. Lendenwirbels) wird die Haut desinfiziert, ggf. eine Lokalanästhesie mit Hautquaddel und Infiltration des Stichkanals gelegt. Dann wird die Punktionskanüle genau zwischen den Dornfortsätzen eingestochen, bei Kindern senkrecht zur Körperoberfläche, bei Erwachsenen schräg nach oben etwa 4 bis 6 cm vorgeschoben. Dann wird der Mandrin herausgezogen (steril aufbewahren!), der Liquor kann abtropfen.

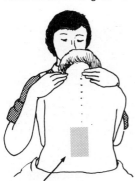

Haltungshilfe bei Lumbalpunktion im Sitzen. Der Pfeil zeigt auf die zu desinfizierende Hautstelle.

Pleurapunktion

Die Pleurapunktion dient zum Nachweis und zur Untersuchung eines Pleuraergusses.

Pleurapunktion	Lokalanästhesie
Punktionskanülen verschiedener Größe	Spritze 5 bis 10 ml
Rekordspritze 10 ml	Kanülen verschiedener Länge
Desinfektionsmittel	Lokalanästhetikum
Tupfer	Tupfer
Heftpflaster	Desinfektionsmittel
Nierenschale	
Glasgefäß	
Zur Entleerung eines Ergusses benötigt man entweder einen Heberschlauch mit Trichter, eine Rotandaspritze oder einen Saugapparat.	

Vorgehen

Die Punktion wird am sitzenden Patienten ausgeführt. Der Patient muß in jedem Falle gestützt werden. Er lehnt seinen Kopf gegen die Schulter oder den Oberkörper der Arzthelferin. Punktiert wird im 7. oder 8. Zwischenrippenraum in der hinteren Axillarlinie. Nach der Hautdesinfektion erfolgt eine Lokalanästhesie durch Hautquaddel und Infiltration des Stichkanals. Die Probepunktion wird mit einer dünnen Kanüle, die Entlastungspunktion (zum Ablassen des Ergusses) mit einer dickeren Kanüle durchgeführt. Nach beendigter Punktion wird die Kanüle schnell herausgezogen und die Einstichstelle mit einem Heftpflasterverband abgedeckt.

25.4. Elektrokardiogramm

Mit Hilfe des Elektrokardiographen wird das Elektrokardiogramm (EKG) erstellt. Man leitet die vom Herzmuskel ausgehenden elektrischen Impulse mittels Elektroden in das EKG-Gerät, wo sie grafisch aufgezeichnet werden. Auf diese Weise werden die Aktionsströme des Herzens erfaßt. Veränderungen am Herzen, wie z. B. durch Verengung der Herzkranzgefäße *(Angina pectoris, Koronarsklerose)*, Verschluß der Herzkranzgefäße *(Herzinfarkt)*, aber auch Vergrößerungen, Lageveränderungen sowie Rhythmusstörungen des Herzens, können im EKG festgestellt werden.

Normales Elektrokardiogramm

Die verschiedenen Phasen des Kurvenablaufs werden mit P (Vorhofszacke), QRS (Kammerkomplex), ST-Strecke (Zwischenstrecke), T-Welle (Endschwankung) und U-Welle (Nachschwankung) bezeichnet.

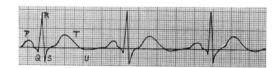

25.4.1. Aufzeichnen eines EKG-Streifens

Der Untersuchungsraum soll ausreichend warm sein, um Frösteln des Patienten zu vermeiden (Frösteln verzittert die Kurven). Der Kranke muß sich ausreichend entkleiden und ruhig und entspannt liegen. Metall sollte er nicht bei sich tragen. Die Elektroden werden an genau vorgeschriebenen Stellen des Brustkorbes angelegt. Man bringt auf die Ableitungsstellen gut durchfeuchtetes Elektrodenpapier oder streicht Elektrodengelee auf. Es werden

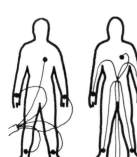

Führung des Patientenkabels.
Links falsch, rechts richtig.

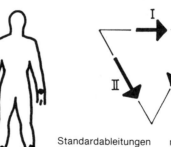

Standardableitungen nach Einthoven. Rechts ist die Projektion der Spannungslinien (Integralvektor) auf die Seiten des Einthovenschen Dreiecks bei normaler Herzlage gezeichnet.

Einwegklebeelektroden oder Klammerelektroden verwendet. Die Elektroden sind mittels Kabel mit dem EKG-Apparat zu verbinden.

Extremitätenableitungen
Die Extremitäten- oder Standardableitungen werden nach Einthoven benannt. Die Elektroden werden an den vier Extremitäten angelegt. Die Stecker werden entsprechend ihrer Farbe eingesteckt. Es wird am rechten Unterschenkel begonnen und im Uhrzeigersinn vorgegangen (schwarz-rot-gelb-grün).

Anordnung der Kabel bei den Extremitätenableitungen
Kabel schwarz (null) für den rechten Unterschenkel   Merkmal:
Kabel rot für den rechten Unterarm   schwarz — rot — gelb
Kabel gelb für den linken Unterarm   oder
Kabel grün für den linken Unterschenkel   rot — gelb — grün

Brustwandableitungen

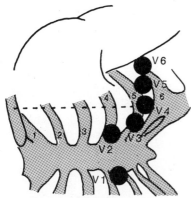

Brustwandableitungen nach Wilson (= unipolare Ableitungen). Man erfaßt die Aktionsströme aus anderen Herzmuskelgegenden wie mit den Standardableitungen. Die Wilsonableitungen (V 1 bis V 6) erlauben vor allem eine bessere Lokalisation von Herzmuskelveränderungen. Die Extremitätenstecker werden wie beim Standard-EKG angebracht; die Punkte der Brustwandableitungen 1 bis 6 sind nebenstehend angezeichnet, hier wird mit Brustwandsaugelektrode der weiße Stecker befestigt (kleine Zahlen bedeuten die Rippen).

Ableitungssystem nach Nehb
1. Die rechte Armelektrode wird zum Sternalansatz der 2. Rippe rechts gerückt (rot),
2. die linke Armelektrode (gelb) zur hinteren Axillarlinie in Höhe von V_4,
3. die linke Fußelektrode (grün) zum 5. ICR in der Medioklavikularlinie (V_4).

Es werden die Potentialdifferenzen   zwischen 1 und 3 mit D (dorsal),
                                     zwischen 1 und 2 mit A (anterior) und
                                     zwischen 2 und 3 mit I (inferior)
                                                           bezeichnet.

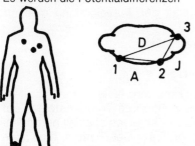

Brustwandableitungen nach Nehb. Ableitepunkte: 1. Sternalansatz der zweiten Rippe rechts, 2. Herzspitzenstoß, 3. horizontale Projektion des Spitzenstoßes auf die linke hintere Axillarlinie (= bipolare Ableitungen): der Standardableitungen ausgeführt. Die runden Brustwandelektroden oder Saugelektroden sind an den Ableitungsstellen zu befestigen. 1 A = anterior, 2 J = inferior, 3 D = dorsal.

> **Beachte:** Beim Abzählen der Rippen zum Anlegen der Elektroden für die Brustwandableitungen ist die 1. Rippe nicht zu tasten, da sie sich hinter dem Schlüsselbein befindet. Die **erste tastbare Rippe** ist also die 2. Rippe von oben.

Fehler bei der EKG-Schreibung

- *Sägezahngrundlinien,* verursacht durch Wechselspannungen (Wechselstromüberlagerung). Abhilfe: Abrücken der Liege von der Wand, Kabelführung nachprüfen, Elektroden fester anlegen.

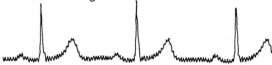

Sägezahngrundlinie

- *Wandern der Nullinie* (bei sonst normalem EKG), verursacht durch Bewegung des Patienten oder der Elektroden, psychisch bedingt. Abhilfe: Beruhigung, Entspannung, Kabel locker legen.

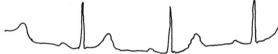

Wandern der Nullinie

- *Unregelmäßige Verzitterung* ohne Wanderung der Nullinie, verursacht durch Muskelanspannung, Frösteln (zu niedrige Raumtemperatur), Tremor (Myogrammüberlagerung). Abhilfe: Entspannung, Lockerung, Abstützen der Extremitäten durch Sandsäcke, Raumtemperatur erhöhen, mäßige Lockerung der Elektrodengummibänder.

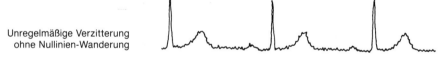

Unregelmäßige Verzitterung
ohne Nullinien-Wanderung

25.4.2. Dokumentation

Der EKG-Streifen muß sofort beschriftet werden. Alle Ableitungen müssen genau und zutreffend zu erkennen sein. Name, Alter des Patienten, Datum der Untersuchung sowie die Geschwindigkeit der Aufzeichnung müssen vermerkt sein.

Der gesamte EKG-Streifen wird dem Arzt vorgelegt.

25.4.3. Ergometrische Untersuchung

Zur Prüfung der Leistungsfähigkeit des Herzens wird eine dosierte, stufenweise gesteigerte Belastung des Patienten, z. B. durch Treppensteigen auf einer Spezialtreppe *(Master-Test),* oder dem Treten eines speziell hergerichteten Fahrrads *(Fahrrad-Ergometer)* durchgeführt. Der Patient muß sich hierbei in genau vorgeschriebener Weise belasten. Vor der Belastung, während der Belastung und hinterher wird in festgelegten Zeitabständen Puls und Blutdruck gemessen und ein EKG geschrieben.

Die Untersuchung darf wegen der möglichen Zwischenfälle (z. B. Herzinfarkt, Herzkammerflimmern u. ä.) *nur im Beisein eines Arztes* durchgeführt werden. Auch müssen von ihm die wichtigsten Untersuchungsergebnisse überwacht werden, um gegebenenfalls die Untersuchung abbrechen zu können.

25.4.4. Phonokardiogramm

Graphische Registrierung des Herzschalls. Man kann aus der Herzschallkurve auf die Veränderung von Herzklappen schließen.

25.4.5. Elektroenzephalogramm (EEG)

Abnahme der Hirnströme mittels Haubenelektroden. Untersuchung, die vorwiegend der Neurologe durchführt. Das Prinzip entspricht dem des Elektrokardiogramms.

25.5. Rektoskopie

Mit der Rektoskopie kann man einen Bereich von etwa 8 bis 10 cm oberhalb des Anus bis etwa 25 cm Höhe des Darmes untersuchen.

Vorgehen

Vor der Untersuchung muß der Patient auf die Toilette gehen, um den Enddarm zu entleeren. Die Untersuchung kann in Knie-Ellenbogen-Lage oder Knie-Brust-Lage vorgenommen werden. Das vorgewärmte Instrument wird mit Gleitmittel bestrichen und unter sanftem Druck behutsam durch den Schließmuskel eingeführt und unter Sichtkontrolle bis zum Anschlag in den Enddarm vorgeschoben. Die Rektumschleimhaut wird beim Zurückziehen des Instrumentes durch systematische Drehbewegungen betrachtet. Stuhlreste oder Schleim werden mit einem Tupfer durch das Rektoskop entfernt.

25.6. Ultraschalldiagnostik

In den letzten Jahren hat die Ultraschalldiagnostik eine immer größer werdende Verbreitung gefunden. Es handelt sich um eine Methode, die ohne jedes Risiko für den Patienten die Darstellung tieferliegender Strukturen des Körpers erlaubt. Damit sind die wegen der Strahlenbelastung nur in wirklich begründeten Fällen durchzuführenden Röntgenaufnahmen in vielen Fällen nicht mehr erforderlich. Auch ist die Ultraschalldiagnostik wegen der zwar hohen, aber nicht mit den Kosten einer Röntgenanlage vergleichbaren, Investitionskosten für ein Ultraschallgerät auch in Praxen von Allgemein-, Kinder- und Frauenärzten möglich, so daß Überweisungen von Patienten zu Spezialisten häufig nicht erforderlich werden.

Bei der Ultraschalluntersuchung werden Frequenzen jenseits des Hörbereichs verwendet. Diese werden an Grenzflächen des Körpers reflektiert. Das Echo wird aufgenommen und diagnostisch ausgewertet. Das auf einem Bildschirm erscheinende Echobild wird meistens mit einer Sofortbildkamera festgehalten.

Nach Erzeugung des Ultraschalls wird zwischen dem *Impulsechoverfahren (Sonographie)* und dem *Dauerschallverfahren (Doppler-Verfahren)* unterschieden.

Beim **Impulsechoverfahren** (Sonographie) werden durch einen Kristall Schallwellen erzeugt und auch empfangen. Die Zeit, die zwischen dem Aussenden des Impulses und dem Auffangen seines von den untersuchten Körperschichten zurückkehrenden Echos vergeht, erlaubt Rückschlüsse auf die untersuchten Strukturen des Körpers. Die Echoschallwellen werden in elektrische Impulse verwandelt, verstärkt und auf einem Bildschirm dargestellt. Je nach Art der Darstellung unterscheidet man die *A-Bild-Methode (eindimensional)* von der *B-Bild-Methode (Schnittbildmethode, zweidimensional)*. Bei der B-Bild-Methode können auch Bewegungsabläufe wie z. B. fetale Bewegungen in der Frühschwangerschaft sichtbar werden.

Anwendung findet die Sonographie in der *Gynäkologie* (Nachweis von Geschwulsten) *und Geburtshilfe* (Herzaktionen in der Frühschwangerschaft, Messung der Kopfdurchmesser, Nachweis von Mehrlingsgeburten u. ä.), in der *Neurologie* (Nachweis von Geschwulsten im Schädel), in der *Gastroenterologie* und *Augenheilkunde*.

Das **Dauerschallverfahren** (Doppler-Verfahren) arbeitet mit Schallwellen von gleichbleibender Frequenz, die von einem Kristall ständig ausgesandt werden. Beim Auftreffen auf reflektierende Körperstrukturen wird bei einem Teil der Wellen die Frequenz geändert (Doppler-Effekt), gemessen wird die Differenz der Frequenzen, die als Ton hörbar gemacht wird. Verwendung findet das Doppler-Verfahren insbesondere in der Geburtshilfe zur Kontrolle der kindlichen Herztöne sowie in der Diagnostik von Gefäßerkrankungen.

Vorbereitung und Lagerung des Patienten

Der Patient muß für Untersuchungen des Abdominalraumes nüchtern sein, er soll abgeführt haben und auch am Tage vor der Untersuchung keine blähenden Speisen zu sich genommen haben. Blähungen (Meteorismus) können die Untersuchungen erheblich stören, gelegentlich sogar unmöglich machen.

Untersuchungen des Bauchraumes und der weiblichen Brust erfolgen in Rückenlage, bei besonderen Fragestellungen ist eine Hyperlordose der Wirbelsäule von Vorteil. Bei Untersuchungen im Halsbereich ist ein Polster in der Schultergegend, durch das der Kopf nach hinten fällt, erforderlich. Bei bestimmten Fragestellungen kann die Untersuchung auch in Seiten- und Bauchlage sowie im Stehen erfolgen.

Untersuchung des Patienten, Dokumentation

Während der Untersuchung des Bauchraumes soll der Patient möglichst gleichmäßig und langsam atmen. Dabei ist es wichtig, daß beim Einatmen der Bauch weit herausgestreckt wird, damit die Organe im Oberbauch durch das Zwerchfell nach unten gedrückt werden. Die Befunde müssen einwandfrei dokumentiert werden. Für die Abrechnung im kassen- und vertragsärztlichen Bereich sowie für die Liquidation nach der GOÄ 82 sind Aufnahmen (in der Regel Sofortbilder) vorgeschrieben.

25.7. Tuberkulintestung

Mit der Tuberkulintestung wird eine noch bestehende bzw. durchgemachte Erkrankung an Tuberkulose oder eine erfolgreiche BCG-Impfung nachgewiesen. Es gibt verschiedene Nachweismethoden.

- *Tuberkulin-Pflasterprobe (MORO, HAMBURGER)*
  Ein etwa 2 cm großes quadratisches Pflasterstück mit einem stecknadelgroßen Tuberkulinsalbenstück wird für 48 Stunden bei Kindern auf die Haut

(unterhalb des Schlüsselbeines, zwischen den Schulterblättern) aufgebracht. Im positiven Falle sind nach 72 Stunden gerötete Knötchen sichtbar.

- *Stempeltest (Tubergenstempel, Tinetest)*
  Die Austestung erfolgt unter Verwendung eines Stempels mit 4 spitzen Häkchen, an denen sich gereinigtes Tuberkulin befindet. Der Stempel wird in die Haut gedrückt, eine Ablesung erfolgt nach 2 bis 3 Tagen.

- *Tuberkulintest (MENDEL-MANTOUX)*
  Mit einer Tuberkulinspritze wird 0,1 ml gereinigtes Tuberkulin GT an der Innenseite des Unterarmes intrakutan injiziert, so daß eine Quaddel entsteht. Dies erfolgt in Verdünnungsstufen 1 : 100 000 bis 1 : 10, um die Tuberkulinschwelle festzustellen. Eine positive Reaktion liegt nach 2 bis 3 Tagen vor, wenn eine Rötung von mehr als 6 mm Durchmesser auftritt.

26 Behandlung des Patienten

> **Übersicht über Instrumente**
> 1. **Spritzen und Kanülen**
> 2. **Schneidende Instrumente**
>   Skalpelle, Scheren, scharfe Löffel, Küretten
> 3. **Fassende Instrumente**
>   Pinzetten, Zangen, Klemmen
> 4. **Haltende Instrumente**
>   Haken, Spekulum
> 5. **Instrumente zum Nähen**
>   Nadelhalter, Nadeln, Nahtmaterial
> 6. **Sonstige Instrumente**
>   Sonden, Stieltupfer
> 7. **Behälter**
>   Nierenschale, Verbandtrommel

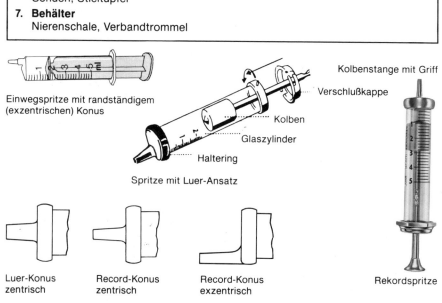

26.1. Spritzen und Kanülen

26.1.1. Spritzen

Spritzen haben verschiedene Größen und damit unterschiedliche Rauminhalte: 1, 2, 5, 10 und 20 ml (Milliliter). Der Rauminhalt wird begrenzt vom

Zylinder, von der unteren Fläche des Kolbens und von der inneren Fläche des Halteringes.

In der Praxis werden fast durchweg Einwegspritzen aus Polypropylen-Kunststoff verwendet; sie sind sterilisiert und werden nach Gebrauch weggeworfen.

Rekordspritzen finden nur noch selten Verwendung. Sie sind zusammensetzbar und bestehen aus Gehäuse und Stempel.

Der Zylinder wird auf der einen Seite vom Haltering (mit Kanülenansatz nach Luer), auf der anderen Seite von der Verschlußkappe (bei zusammensetzbaren Spritzen mit bajonettartiger Arretierung) begrenzt. Die Enden des Zylinders nennt man Dichtflächen; sie liegen der Verschlußkappe bzw. dem Haltering an und sind bei Rekordspritzen durch eine Kittsubstanz verkittet (Lötstellen). Der Zylinder trägt eine Einteilung, die den Fassungsraum in Millilitern (ml) anzeigt; bei im elektrischen Heißluftsterilisator sterilisierbaren Spritzen ist außerdem der zulässige Hitzegrad eingeprägt. Der Stempel besteht aus dem Kolben und der Kolbenstange, die am Ende einen tellerförmigen Griff trägt. Nach längerem Gebrauch werden Rekordspritzen undicht infolge Weitung des Glaszylinders, so daß der Kolben keine dichte Führung mehr hat; damit läuft bei Druck der Spritzeninhalt neben dem Kolben zurück.

Rekordspritzen müssen nach Gebrauch zerlegt, desinfiziert, gereinigt und sterilisiert werden.

Es gibt verschiedene Arten des Kanülenansatzes, die bei Bestellung von Kanülen Beachtung finden müssen. Der Luer-Konus ist wesentlich dicker als der Record-Konus, beide Arten können zentrisch (in der Mitte) oder exzentrisch (am Rand) angebracht sein (s. Abb.).

Zusammensetzen der Rekordspritze

1. mit rechter Hand Instrumentenfaßzange nehmen, damit Glaszylinder ergreifen und — ohne die Instrumentenfaßzange zu berühren — den Glaszylinder in die linke Hand geben,
2. mit Instrumentenfaßzange den Stempel fassen und den Kolben in das Glasgehäuse führen,
3. Instrumentenfaßzange weglegen,
4. Arretierung der Verschlußkappe mit der rechten Hand.

Spezialspritzen

Die *Tuberkulinspritze* kann 1 ml Flüssigkeit enthalten, ihre Unterteilung ist so genau, daß noch Unterschiede von $\frac{1}{100}$ ml eingestellt werden können. Sie findet Verwendung bei der intrakutanen Tuberkulintestung (s. d.).

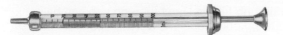

Tuberkulinspritzen (SF 51)

Die *Insulinspritze* enthält eine besondere Graduierung, die damit zusammenhängt, daß Insulinmengen nicht in Milliliter, sondern Einheiten gemessen werden.

> Vier (Insulin) Einheiten entsprechen $\frac{1}{10}$ ml,
> vierzig Einheiten also 1 ml Insulin.

Die *Ohrspritze* kann bis 150 ml aufnehmen und dient zum Ausspülen der Gehörgänge (s. d.).

26.1.2. Kanülen

Die Kanüle ist ein dünnes Rohr aus Metall, das am Anfang den Konus trägt (der auf den Kanülenansatz des Spritzenhalterings aufgesetzt wird) und am unteren Ende schräg angeschliffen ist. Man unterscheidet hinsichtlich Durchmesser und Länge mehrere Kanülenarten, je nach beabsichtigter Injektionsart wird die Kanüle ausgesucht.

Die für Injektionen verwendeten „normalen" Kanülen unterscheiden sich durch verschiedene Weiten des Hohlrohres. Die Kanülendicke ist im Ansatz der Kanüle eingraviert.

Die dickste Injektionskanüle hat die Stärke 1, es folgt eine Kanüle mit der Stärke 2, die nächstdünneren sind Zwölfer-, Vierzehner-, Sechzehner-, Achtzehner- und Zwanzigerkanülen.

Für Injektionen finden Einer-, Zweier- und Zwölferkanülen, bei Injektionen in die Haut auch Sechzehnerkanülen Verwendung.

Die Blutentnahme erfolgt mit Einer- oder Zweierkanülen.

Im allgemeinen werden Einwegkanülen benutzt, die nach Gebrauch weggeworfen werden. Sie haben kein Mandrin (ein dünner Draht, der den Hohlraum der Kanüle ausfüllt). Sofern Kanülen nicht als Einwegkanülen benutzt werden, muß man sie nach Gebrauch desinfizieren, reinigen und im Heißluftsterilisator, nach Größen geordnet und mit einem Mandrin durchzogen, sterilisieren.

> Der Mandrin muß unbedingt vor Aufsetzen der Kanüle auf die Spritze entfernt werden! Die Mandrins müssen stets länger als die Kanülen sein, also auf beiden Seiten um wenigstens ½ cm herausragen; sind sie zu kurz, so besteht Gefahr, daß sie im Kanülenlumen verschwinden und dann nicht erreichbar sind oder — was noch schlimmer ist — unvorsichtigerweise mit eingespritzt werden.

Flügelkanülen

haben ein Griffstück in der Größe einer Münze, das ein besseres Anfassen erlaubt. Sie haben ein wesentlich dickeres Hohlrohr als die üblichen Kanülen und finden insbesondere bei größeren Blutentnahmen Verwendung.

Punktionskanülen

gibt es in verschiedener Ausführung für die Durchführung von Lumbalpunktionen, Sternalpunktionen, Gelenkpunktionen und Pleurapunktionen. Sie enthalten alle ein Mandrin. Besonders zu erwähnen ist der *Troikar*, bei dem die Kanüle mit stumpfem Rand endet. Die Spitze wird vom Mandrin gebildet, der nach dem Einstich entfernt wird. So kann der stumpfe Troikar z. B. bei Bauchhöhlenpunktionen keinen Schaden anrichten.

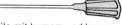

Kanüle mit kurzem und langem
spitzem Anschliff (Luer-Ansatz)

Venenpunktionskanüle nach Strauss
(Flügelkanüle)

26.1.3. Vorbereitung einer Spritze für eine Injektion

Zunächst stellt man sich die Arzneimittelampulle zurecht. Die Rekordspritze wird mit Spritzenfaßzange dem Sterilisator entnommen, die Einwegspritze wird aus ihrer Umhüllung gelöst. Mit einer sterilen anatomischen Pinzette entnimmt man die passende Kanüle der im Sterilisator befindlichen Kanülenschale oder (bei Gebrauch von Einwegkanülen) der Umhüllung und setzt sie auf den Kanülenansatz der Spritze fest auf.

Sodann legt man die Spritze in eine flache, gut desinfizierte Schale, wobei die Kanüle die Unterlage nicht berühren darf (sie würde unsteril werden).

Danach sägt man den Ampullenhals mittels Ampullenfeile auf. Schließlich nimmt man die Ampulle in die linke, die Spritze in die rechte Hand.

Die Kanüle wird, ohne den Ampullenrand zu berühren, in die Flüssigkeit der Ampulle geführt. Dabei wird mit dem linken Mittelfinger die Spritze bzw. der Kanülenkonus abgestützt. Die Kanüle selbst darf wegen der Sterilität nicht berührt werden.

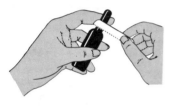
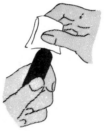
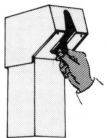

Anritzen der Ampulle am Ampullenhals. Man benutzt dazu eine kleine Ampullensäge.

Abbrechen der angesägten Ampullenspitze.

Ampullenöffner.

> Die Kanülenspitze darf keinesfalls an den Ampullenrand oder gar auf dem Ampullenboden aufstoßen, da sie sich sonst verbiegt (was zur Folge haben kann, daß der Einstich der Kanüle für den Patienten schmerzhaft wird). Geschieht es doch einmal, muß die Kanüle ausgewechselt werden.

Anschließend Spritzenstempel durch Zug am Kolbenstangengriff hochziehen. Dadurch kommt der Ampulleninhalt in die Spritze.

Steigen beim Hochziehen Blasen in die Spritze, so sitzt entweder der Kanülenkonus nicht fest auf dem Kanülenansatz des Halteringes auf, die Kanüle ist im Ansatzlumen verschmutzt, die Kanüle taucht nicht in den Ampulleninhalt ein, oder der Spritzenstempel sitzt nicht fugendicht im Gehäuse.

Man hält nach der Entleerung der Ampulle die gefüllte Spritze mit der Kanüle senkrecht nach oben in Augenhöhe. Dann wird langsam die nach oben gestiegene Luft herausgedrückt, indem man vorsichtig am Kolbenstangengriff drückt. Kommt oben aus der Kanülenspitze der Inhalt in kleinen Tropfen heraus, so ist die Luft vollkommen aus der Spritze entwichen. Gleichzeitig überprüft man die Kanülenspitze, ob sie einwandfrei (ohne Widerhaken) ist. Kanülen mit Widerhaken dürfen nicht verwendet werden.

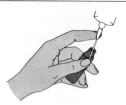
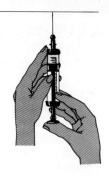

Das Arzneimittel wird durch die Kanüle in die Spritze hochgezogen. Dann hält man die Spritze mit der Kanüle nach oben. Der Daumen drückt vorsichtig den Kolben nach oben, so daß die Luft entweichen kann. Wenn sich der erste Arzneitropfen am Kanülenende zeigt, wird die Spritze dem Arzt übergeben.

> Bei gewebereizenden Arzneimitteln muß die Kanüle vor der Injektion mit einem sterilen Tupfer außen gut getrocknet oder ausgetauscht werden.

Bereitet die Arzthelferin eine Injektion vor, die nicht umgehend nach der Spritzenfüllung erfolgen soll, so darf sie die Ampulle nicht wegwerfen, sondern muß sie vorsichtig über die Kanüle stülpen, damit sich der Arzt, wenn er die Einspritzung vornehmen will, vorher von der Richtigkeit des Arzneimittels überzeugen kann. Die vorzeitige Spritzenfüllung sollte eine Ausnahme sein.

26.2. Schneidende Instrumente

Skalpelle

sind Messer von verschiedener Länge und unterschiedlicher Schneidenform. Häufig werden Einwegskalpelle verwendet.

Nach der Klingenform werden *spitze und bauchige Skalpelle* unterschieden. Mit den spitzen Skalpellen wird die Stichinzision (z. B. beim Abszeß), mit den bauchigen Skalpellen Schnittinzisionen (z. B. Hautschnitte bei Operationen) vorgenommen.

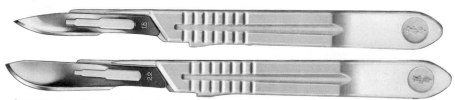

Skalpelle mit spitzer (BA 318) und bauchiger (BA 322) Klinge

Scheren

Man unterscheidet gerade und gebogene Scheren. Sie können unterschiedlich lange Branchen haben. Weiterhin werden unterschieden:

- *Knopfscheren* (knopfartige Auftreibung an einem Branchenende),
- *Verbandscheren* (unterschiedlich lange, am Vorderende abgestumpfte Branchen, die abgewinkelt sind; die untere Branche ist verbreitert und kann ohne Verletzungsgefahr unter den zirkulären Verband geschoben werden),

● *Gipsscheren* zur Öffnung eines Gipsverbandes; sie haben kurze Branchen und Griffe; damit erzielt man eine starke Hebelwirkung, zumal der Hebeleffekt über zwei Gelenke geleitet wird.

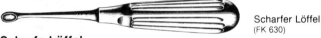

Scharfer Löffel
(FK 630)

Scharfe Löffel

Sie bestehen aus einem dicken Schaft und einem am Löffelende befindlichen runden oder ovalen vertieften Teller mit scharfen Rändern. Er dient dem Auskratzen oberflächlicher Wundwucherungen oder dem Abkratzen von Warzen.

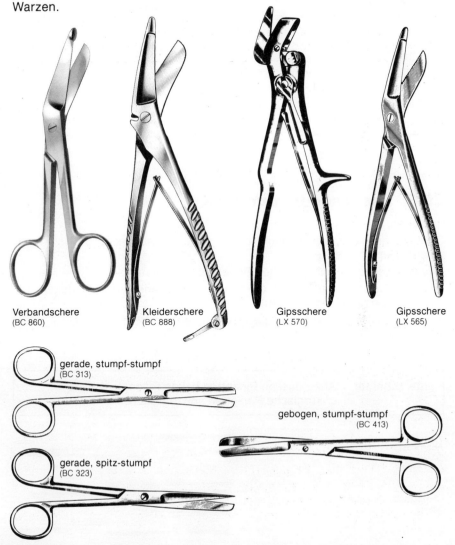

Verbandschere
(BC 860)

Kleiderschere
(BC 888)

Gipsschere
(LX 570)

Gipsschere
(LX 565)

gerade, stumpf-stumpf
(BC 313)

gebogen, stumpf-stumpf
(BC 413)

gerade, spitz-stumpf
(BC 323)

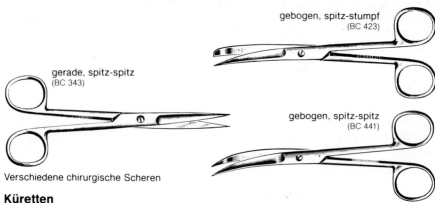

Verschiedene chirurgische Scheren: gerade, spitz-spitz (BC 343); gebogen, spitz-stumpf (BC 423); gebogen, spitz-spitz (BC 441)

Küretten

Mit Hilfe von Küretten wird die Schleimhaut der Gebärmutter zu diagnostischen oder therapeutischen Zwecken ausgeschabt. Sie entsprechen in etwa dem scharfen Löffel.

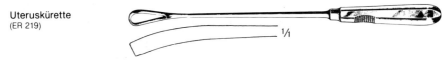

Uteruskürette (ER 219)

26.3. Fassende Instrumente

Pinzetten

Sie bestehen aus zwei Schenkeln, die spitz aneinander gelötet sind und federn. Man unterscheidet:
- *anatomische Pinzetten* (an den Schenkelenden gerillt),
- *chirurgische Pinzetten* (mit an den Schenkelenden spitzen Haken, die gegenüber ineinandergreifen),
- *Ohrpinzetten* (bajonettförmig abgewinkelte Pinzetten),
- *Splitterpinzetten* (zum Entfernen von Splittern),
- *Klammerpinzetten* (zum Klammern von Wunden).

Unterscheide:	Anatomische Pinzetten haben Rillen, chirurgische Pinzetten spitze Haken!

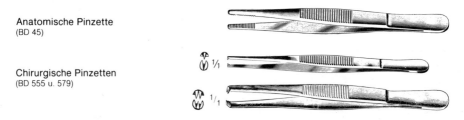

Anatomische Pinzette (BD 45)

Chirurgische Pinzetten (BD 555 u. 579)

Behandlung des Patienten 369

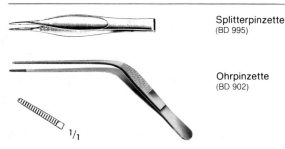

Splitterpinzette
(BD 995)

Ohrpinzette
(BD 902)

Klammerpinzetten und *Klammern* werden zum Verschluß von Wunden an Stelle der Naht verwendet. Die Klammerpinzette findet sowohl als Klammeranlege- wie auch als Klammerentfernungspinzette Verwendung.

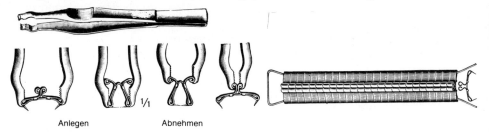

Anlegen   Abnehmen

Klammeranlege- und -entfernungspinzette
(BN 732)

Wundklammern
(BN 607) N

Zangen

Bei der *Kornzange* handelt es sich um eine lange Greifzange, mit der man Mulltupfer faßt und damit Körperhöhlen (Mund, Rachen, Vagina) austupfen und auswischen kann. Desinfektion und Säuberung wie Gefäßklemmen. Sie findet häufig auch Verwendung als Instrumentenfaßzange und kann leicht mit einer langen stumpfen Klemme verwechselt werden.

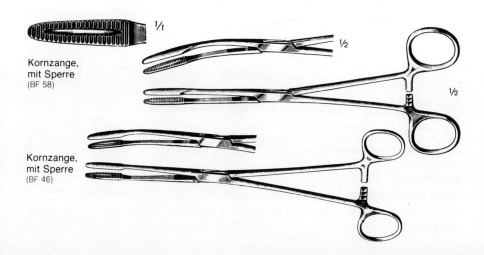

Kornzange,
mit Sperre
(BF 58)

Kornzange,
mit Sperre
(BF 46)

Zungenzange
(BH 906)

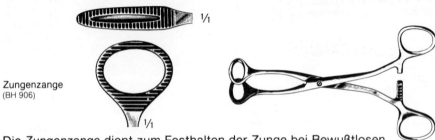

Die *Zungenzange* dient zum Festhalten der Zunge bei Bewußtlosen.
Die *Splitterzange* wird zum Entfernen von Splittern und Fremdkörpern aus Wunden verwendet.
Mit der *Fremdkörperzange* werden Fremdkörper durch den Urologen entfernt.
Die *Tupferzange* dient zum Fassen von Tupfern.

Splitterzange
(BD 992)

Fremdkörperzange
(EF 920)

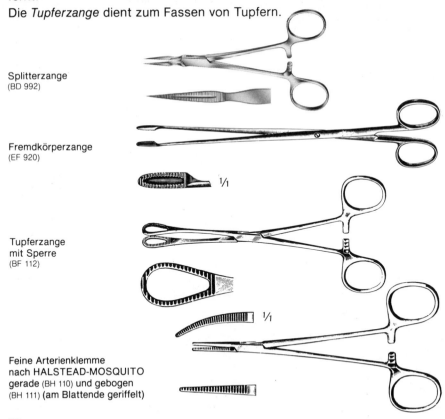

Tupferzange
mit Sperre
(BF 112)

Feine Arterienklemme
nach HALSTEAD-MOSQUITO
gerade (BH 110) und gebogen
(BH 111) (am Blattende geriffelt)

Klemmen

Wichtige Klemmenarten sind Arterienklemmen und Tuchklemmen.
Arterienklemmen sind zum Verschluß von spritzend blutenden Blutgefäßen bestimmt.

Behandlung des Patienten 371

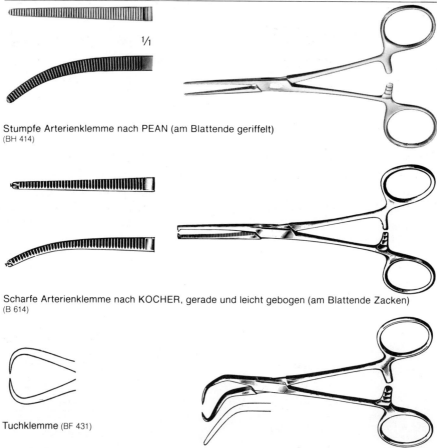

Stumpfe Arterienklemme nach PEAN (am Blattende geriffelt)
(BH 414)

Scharfe Arterienklemme nach KOCHER, gerade und leicht gebogen (am Blattende Zacken)
(B 614)

Tuchklemme (BF 431)

Zur Befestigung von Operationstüchern am Patienten dient die Tuchklemme.

Die Desinfektion und Reinigung erfolgen mit auseinandergenommenen Blättern. Vor der in geschlossenem Zustand durchgeführten Sterilisation muß das Gelenk mit einem Tropfen Paraffinum liquidum geölt werden.

26.4. Haltende Instrumente

Haken

Wundhaken dienen dem Spreizen von Wunden. Man unterscheidet doppelseitige Wundhaken (= Venenhaken), scharfe und stumpfe, selbsthaltende und nichtselbsthaltende Wundhaken (zum Teil mit Gewichtsbeschwerung) mit stumpfen oder scharfen Hakenenden. Wundhaken haben einen bis mehrere Zinken.

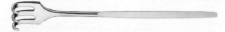

Trachealhäkchen,
3zinkig, scharf
(BT 123)

Wundhaken, stumpf
(BT 254)

Wundhaken
(BT 327)

Venenhaken
(BT 187)

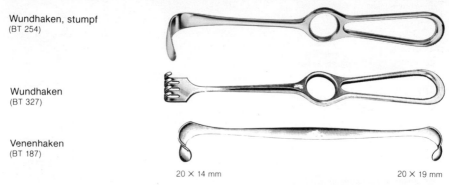

20 × 14 mm   20 × 19 mm

Das *Spekulum* wird zur Entfaltung der Scheide verwendet, wodurch der Arzt den Scheidenkanal und den Gebärmuttermund betrachten kann. Einwegspekula werden immer häufiger verwendet. Sie haben verschiedene Form und Größe. Rundspekula sind röhrenförmig gebaut. Klappenspekula bestehen aus zwei breiten Löffeln, ggf. versehen mit einem Schraub- oder Klemmsystem.

Häufigste Verwendung findet das aus einem vorderen und hinteren Blatt bestehende zweiteilige Scheidenspekulum nach Kristeller.

|—— 220 mm ——| |—— 220 mm ——|

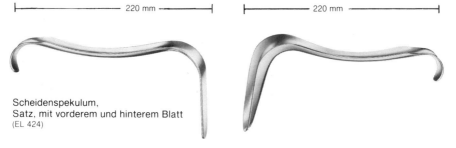

Scheidenspekulum,
Satz, mit vorderem und hinterem Blatt
(EL 424)

26.5. Instrumente zum Nähen

Chirurgische *Nadeln* sind abgerundete Instrumente zur Wundnaht. Es gibt verschiedene Größen mit unterschiedlicher Rundung und verschiedenem Querschnitt. Sie haben ein geschlossenes oder offenes federndes Ohr, in die der Nahtfaden eingeführt wird. Wir unterscheiden die (dreikantigen) *scharfen Nadeln* für feste Gewebe von den (runden) *glatten Nadeln,* die bei zarten Geweben Verwendung finden.

Nadeln werden in der *Nadeldose* sterilisiert und aufbewahrt; die Nadeldose besteht aus einem mehrfach durchlöcherten Metallgefäß und einer Metallhülle. Die Löcher gestatten das Eindringen der Sterilisationshitze.

Nadelhalter dienen dem Festklemmen und Halten von Nadeln, die im kurzen Schenkel des Nadelhalters festgeklemmt werden.

Nahtmaterial wird für Praxiszwecke gebrauchsfertig in Einzelfäden geliefert. Der Faden ist häufig bereits in eine Nadel gezogen. Sonst wird er mit anatomischer Pinzette aus der Packung genommen und in die auf dem

Nadelhalter montierte Nadel eingeführt. Es gibt verschiedene Sorten von Nahtmaterial: *Katgut, Seide, Zwirn, Kunststoffäden.* Man unterscheidet resorbierbares Material und nichtresorbierbares. Für Nähte in der Tiefe des Körpers muß man resorbierbares Fadenmaterial verwenden.

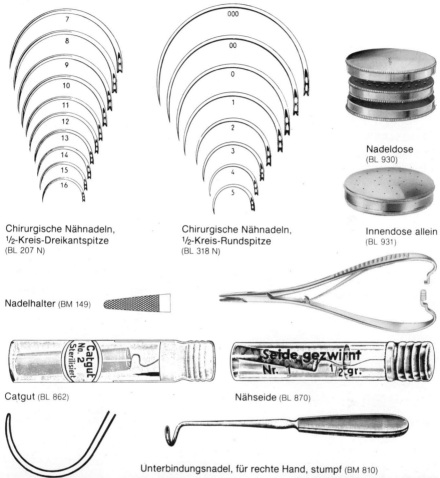

Chirurgische Nähnadeln, ½-Kreis-Dreikantspitze (BL 207 N)

Chirurgische Nähnadeln, ½-Kreis-Rundspitze (BL 318 N)

Nadeldose (BL 930)

Innendose allein (BL 931)

Nadelhalter (BM 149)

Catgut (BL 862)

Nähseide (BL 870)

Unterbindungsnadel, für rechte Hand, stumpf (BM 810)

Unterbindungsnadel nach Deschamps: Sie hat einen langen Schaft und am Ende ein entweder nach links oder nach rechts abgebogenes Teil mit Nadelöhr. Das Instrument dient dem Unterfahren eines Blutgefäßes, ehe es abgebunden und durchtrennt werden kann.

26.6. Sonstige Instrumente

Sonden sind Metallstäbe verschiedener Form. Die *Knopfsonde* wird benutzt, um eine Wunde in der Tiefe abzutasten oder einen Fistelgang zu verfolgen. Die *Hohlsonde* hat eine Längsrinne, ähnlich wie die breitere Rillensonde nach Kocher.

Stieltupfer bestehen aus einer langschaftigen Klemme, an deren Ende ein Mulltupfer eingeklemmt wird.

Hohlsonde (BN 12 C)

Ohrsonde (BN 36)

Myrtenblattsonde (BN 54/63)

Knopfsonde (BN 104)

26.7. Behälter

Nierenschale

Eine nierenförmig geformte Schale mit vielseitiger Verwendungsmöglichkeit, wie z. B. Ablage von gebrauchten Spritzen, Kanülen, Mull. Die Nierenform dient der Anpassung an Körperrundungen.

Sterilisier- und Bereitschaftsbehälter („Verbandtrommel"). Runde oder viereckige Metallbehälter, in die zur Sterilisation Mull, Tupfer, Abdecktücher, Gummihandschuhe u. ä. gelegt werden können.

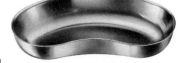

Nierenschale (JG 506)

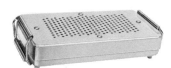

Sterilisier- und Bereitschaftsbehälter mit Deckel, Bodenlochung und Filtertucheinlagen (JF 402 C)

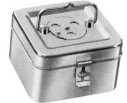

Tupfer- und Verbandstoffbüchse mit Drehscheiben-Verschluß im Deckel und Boden für Tupfer, Watte, Spritzen und kleine Instrumente (JF 1 C)

26.8. Injektionen

26.8.1. Allgemeines

Injektionen dienen der Verabreichung von Arzneimittellösungen oder Kontrastmitteln unter Umgehung des Magen-Darm-Kanals. Die Gabe von Medikamenten über den Magen-Darm-Trakt nennt man „enterale Verabreichung", Injektionen gehören, da der Magen-Darm umgangen wird, zu den „parenteralen Verabreichungen".

Zu Injektionen werden Spritzen und Kanülen benötigt, deren Größe nach Art und Menge der Medikamente sowie Verabreichungsstelle ausgewählt werden muß.

Injektionsarten

- intrakutan (in die Haut)
- subkutan (unter die Haut)
- intramuskulär (in die Muskulatur)
- intravenös (in eine Blutader)
- intraarteriell (in eine Schlagader)
- intraartikulär (in ein Gelenk)

In der Klinik werden noch andere Injektionen durchgeführt, z. B. intralumbal (in den Rückenmarkskanal), intraaortal (in die Hauptschlagader).

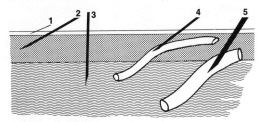

Injektionsarten von links nach rechts:
(1) intrakutan, (2) subkutan, (3) intramuskulär, (4) intravenös, (5) intraarteriell

26.8.2. Intrakutane Injektion (i. c. Injektion)

wird zur oberflächlichen Betäubung der Einstichstelle bei Lokalanästhesie, bei Hauttestungen sowie bei der Neuraltherapie verwendet. Durchführung nur durch den Arzt.

Benötigt:
Tuberkulinspritze (1 ml), „Quaddel"-Kanüle (Größe 16 bis 20), Ampullenfeile, Injektionsmittel, Tupfer, Desinfektionsmittel (z. B. 70prozentiger Alkohol), Heftpflaster.

Vorgehen:
Das Injektionsmittel wird nach fast parallel zur Hautoberfläche erfolgtem Einstich in die Haut langsam verabreicht, wobei sich — richtige Lage der Kanüle vorausgesetzt — eine weißliche Quaddel mit deutlich sichtbaren Hautporen bildet. Bei zu tiefer Injektion wird die Quaddel nicht sichtbar.

26.8.3. Subkutane Injektion (s. c. Injektion)

findet häufig Anwendung bei Impfungen und Verabreichung von kleinen Mengen nicht gewebereizender Medikamente. Sie hat den Vorteil der einfachen Durchführung mit geringer Komplikationsrate. *Nur für bestimmte Medikamente geeignet!* Sie kann grundsätzlich in das Unterhautfettgewebe des gesamten Körpers erfolgen, in der Regel werden Streckseite von Oberarm und Oberschenkel bevorzugt. Durchführung durch den Arzt bzw. auf Anweisung des Arztes auch durch medizinisches Assistenzpersonal.

Benötigt:
Spritze (2 bis 5 ml), Kanülen Nr. 12 bis 16, Injektionsmittel, Tupfer, Desinfektionsmittel, Heftpflaster.

Vorgehen:
Nach Desinfektion der vorgesehenen Stelle wird eine Hautfalte mit Daumen und Zeigefinger der linken Hand angehoben. Die Kanüle wird in die Hautfalte eingestochen, durch Anziehen des Stempels der Spritze wird geprüft, ob versehentlich ein Blutgefäß getroffen wurde *(Aspirationsversuch),* dann wird das Medikament langsam injiziert.

Aspirationsversuch
Bei s. c. und i. m. Injektionen muß vor dem Einspritzen des Medikamentes durch Anziehen des Stempels geprüft werden, ob sich die Kanüle versehentlich in einem Blutgefäß befindet.

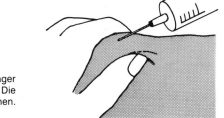

Subkutane Injektion. Mit Daumen und Zeigefinger der linken Hand wird eine Hautfalte abgehoben. Die Kanüle wird in das subkutane Gewebe eingestochen. Dann wird der Spritzeninhalt ausgedrückt.

26.8.4. Intramuskuläre Injektion (i. m. Injektion)
dient der Verabreichung auch größerer Mengen von teilweise auch schlechter gewebsverträglichen Arzneimitteln tief in den Muskel. Da die Muskel sehr gut durchblutet sind, werden die Medikamente — soweit sie von entsprechender Beschaffenheit sind — schnell und sicher aufgenommen. Die intramuskuläre Injektion ist mit einer Reihe von Gefahren verbunden (s. Kasten). Wegen der dargestellten Komplikationsmöglichkeiten sollten bei bestimmten Medikamenten i. m. Injektionen nur durch den Arzt vorgenommen werden. Soweit vom Arzt angeordnet, sind intramuskuläre Arzneimittelverabreichungen auch durch die Arzthelferin zulässig.

Der Arzt muß sich persönlich davon überzeugt haben, daß die von ihm **im Einzelfall** mit der Durchführung beauftragte Arzthelferin tatsächlich in der Lage ist, die Injektion durchzuführen.

Benötigt:
Spritzen 2 bis 10 ml, Kanülen (Nr. 1, für adipöse Patienten 8 bis 10 cm lang), Injektionsmittel, Tupfer, Desinfektionsmittel, Heftpflaster.

Vorgehen:
Die Injektion erfolgt in der Regel in die Glutäalmuskulatur. Wir unterscheiden zwei Modifikationen:

1. Bei der *dorsoglutäalen Injektion* (bei auf dem Bauch liegenden oder stehenden Patienten) wird in den seitlichen und oberen Anteil des oberen äußeren Quadranten nach oben und außen auf den Beckenkamm gerichtet eingestochen. Dabei wird die Haut mit den Fingern der linken Hand gestrafft, die Spritze schreibfederartig gefaßt. Für den Patienten ist es am wenigsten schmerzhaft, wenn ohne Zögern zügig eingestochen wird. Nach Aspirationsversuch, bei dem kein Blut in der Spritze sichtbar werden darf, erfolgt die langsame Injektion des Medikamentes.

> **Komplikationen bei dorsoglutäaler i. m. Injektion**
>
> *Schädigung des Nervus ischiadicus* durch falsche Impftechnik führt zur Lähmung von Beinmuskeln.
>
> *Absterben (Nekrose) von Gewebe* durch Injektion in das subkutane Fettgewebe bei zu kurzer Kanüle. Kanüle muß bei adipösen Patienten bis zu 10 cm lang sein.
>
> *Thrombosen und Embolien* bei versehentlicher Injektion von öligen Arzneimittellösungen in Blutgefäße. Deswegen **nie** Aspirationsversuch vergessen.

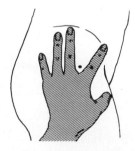

Intramuskuläre Injektion (ventroglutäal). Die Injektionsstelle ergibt sich dadurch, daß bei in linker Seitenlage befindlichem Patienten der linke Zeigefinger den vorderen Darmbeinstachel (spina iliaca anterior superior) tastet und die Spitze des linken Mittelfingers an den oberen Beckenrand liegt. Die Kanüle wird dann in geringer Neigungsrichtung gegen den Beckenkamm zu eingestochen.

2. Die *ventroglutäale Injektion* nach v. HOCHSTETTER ist der dorsoglutäalen vorzuziehen, da die angeführten Komplikationen kaum zu erwarten sind. Im Bereich der vorderen Glutäalregion ist die Fettschicht über dem Muskel nicht sehr dick, auch verlaufen hier keine großen Blutgefäße und Nerven. Der Patient befindet sich in Seitenlage mit leicht angezogenen Beinen. Die Injektionsstelle wird mit dem weit gespreizten Zeige- und Mittelfinger der linken Hand bestimmt. Dabei muß sich die Zeigefingerspitze auf dem vorderen Darmbeinstachel (Spina iliaca anterior superior), die Spitze des Mittelfingers am oberen Beckenrand und der angespreizte kleine Finger an der unteren Kante des Darmbeinkammes befinden. Die Injektion erfolgt mit der schreibfederartig gefaßten Spritze zwischen Zeige- und Mittelfinger, leicht nach oben geneigt, senkrecht auf den Beckenknochen zu. Nach negativem Aspirationsversuch langsam injizieren, Kanüle danach schnell herausziehen.

26.8.5. Intravenöse Injektion (i. v. Injektion)

ist die schnellste in der Praxis übliche Möglichkeit, ein Medikament zu verabreichen. Die erste Wirkung tritt häufig schon wenige Sekunden nach der Injektion ein. *Wegen der mit der Medikamentenverabreichung verbundenen Gefahren dürfen i. v. Injektionen nur durch den Arzt erfolgen; aus diesem Grunde wird auf eine detaillierte Beschreibung des Vorgehens verzichtet.*

Benötigt:
Spritzen 2 bis 20 ml, Kanülen Nr. 1 oder 12, Staubinde, Lagerungskissen, Injektionsmittel, Tupfer, Desinfektionsmittel, Heftpflaster.

Vorgehen:
Der Arm wird auf dem Kissen gelagert, oberhalb der Injektionsstelle mit der Staubinde gestaut, der Patient schließt die Faust kräftig. In der Regel sind dann in der Ellenbeuge Venen tastbar, in die direkt oder indirekt eingestochen wird. Nach Probeaspiration wird die Staubinde gelöst und das Medikament langsam injiziert. Dabei wird der Patient vom Arzt auf erste Wirkungen (oder Nebenwirkungen) des Medikamentes beobachtet. Nach beendeter Injektion wird die Einstichstelle für 5 Minuten mit einem (trockenen) Tupfer komprimiert, danach wird sie mit einem Heftpflaster abgedeckt.

> **Komplikationen der i. v. Injektion**
>
> *paravenöse Applikation* (das Medikament ist neben die Vene eingespritzt worden und verursacht Schmerzen)
>
> *intraarterielle Applikation* (Verabreichung in Arterie, kann bei bestimmten Medikamenten zum Absterben [Nekrose] des Unterarms führen)
>
> *Durchstechen der Vene* mit meist harmloser Bildung eines Blutergusses (Hämatom)
>
> *Venenentzündung (Thrombophlebitis)* nach Verabreichung venenreizender Medikamente
>
> *Allgemeinreaktionen* des Patienten bei zu schneller Injektion oder Unverträglichkeit des verabreichten Medikamentes

26.8.6. Nach der Injektion

Einwegspritzen werden weggeworfen. Gebrauchte Kanülen müssen mit ihrer Schutzhülle versehen werden, ehe sie in den Abfalleimer kommen; die Berufsgenossenschaft empfiehlt, die Kanüle so in die gebrauchte Einwegspritze zu schieben, daß niemand verletzt werden kann. Folgende Abbildungen sind daher zu beachten:

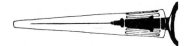

Die gebrauchte Kanüle wird in ihre Schutzhülle zurückgesteckt.

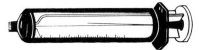

Die gebrauchte Kanüle kann auch in eine Kerbe des Stempels der Einmalspritze gelegt werden.

26.9. Kleine chirurgische Eingriffe

26.9.1. Wundbehandlung

Wunden entstehen durch äußere Gewalt und beruhen auf einer Trennung des Zusammenhanges von Geweben. Bei einfachen Wunden sind tiefer liegende Gewebe nicht mitverletzt, bei zusammengesetzten Wunden liegt eine Mitverletzung tiefer gelegener Gewebe, wie z. B. Muskeln, Nerven, Gefäßen,

Knochen, Gelenken u. a. vor. Jede Gelegenheitswunde kann infiziert sein, deswegen sollte sie möglichst frühzeitig vom Arzt behandelt werden. Soweit möglich, sollten hierbei die als infiziert zu betrachtenden Gebiete herausgeschnitten werden und die Wunde durch eine Naht verschlossen werden. Manche besonders infektionsgefährdete Wunden müssen jedoch offen gelassen werden.

Wundbehandlung

Skalpell	Knochenfaßzange	Nahtmaterial
Pinzetten	Gefäßklemmen	Verbandsmaterial
Nadelhalter	Sonden	Mull
Nadeln	Rasiermesser	Schiene
Wundspreizer	Einwegkanülen	Einweghandschuhe
Scheren	Einwegspritzen (2 ml, 10 ml)	Tetanusantitoxin
Luersche Zange	Lokalanästhetikum oder Narkosemittel	

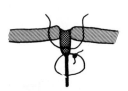 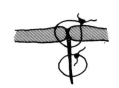 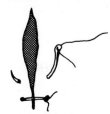

Wundnaht. Links: Eine Tiefennaht ist in der klaffenden Wunde verknüpft; der Faden für die Hautnaht ist bereits gelegt. Mitte: Tiefennaht und Hautnaht sind gelegt und verknüpft. Rechts: Ansicht von oben, eine Naht ist verknüpft, die Nadel für die zweite Naht greift gerade durch die Haut.

Vorgehen:
Nach Desinfektion der Wundumgebung und lokaler Anästhesie wird zunächst um den Wundrand ein 2 bis 3 mm breiter Hautstreifen herausgeschnitten. Das darunter liegende Gewebe wird schrittweise mit dem Messer gereinigt, zerfetztes und gequetschtes Gewebe sowie Fremdkörper werden entfernt. Nach vollständiger Reinigung der Wunde kann häufig ein Nahtverschluß der Wunde durchgeführt werden. Zum Abschluß wird die Wunde steril verbunden und ggf. durch eine Schiene ruhiggestellt.

Die Tetanusprophylaxe schließt sich an.

Nach 6 bis 7 Tagen können normalerweise die Fäden entfernt werden.

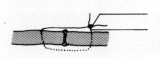

Den Knoten hält die Pinzette fest.
Hier wird der Faden mit runder Schere durchgeschnitten.

Entfernen eines Fadens

26.9.2. Tetanusprophylaxe (siehe auch Kapitel 24)

Heute ist es üblich, bei nahezu jeder Verletzung den Impfschutz gegen Tetanus zu überprüfen und ggf. zu erneuern bzw. eine Grundimmunisierung vorzunehmen. Insbesondere bei Wunden an Füßen, die mit Erde verschmutzt sind und bei Verletzungen durch Holz ist die Gefahr eines Wundstarrkrampfes besonders groß.

Wir unterscheiden die passive und die aktive Tetanusschutzimpfung. Wenn bisher keine Impfung gegen Wundstarrkrampf erfolgt ist oder die letzte Impfung zu lange zurückliegt, muß eine Simultanimpfung durchgeführt werden. Hierbei wird gleichzeitig eine Serumprophylaxe mit dem entsprechenden Impfstoff sowie eine Grundimmunisierung durchgeführt.

Für die Grundimmunisierung reichen zwei Impfungen im Abstand von vier bis sechs Wochen und eine weitere nach sechs bis zwölf Monaten voll aus. Die Zeitabstände zwischen den Impfungen können auch größer sein, ohne daß der Impfschutz dadurch schlechter wird.

Liegt die Grundimmunisierung erst 1 bis 2 Jahre zurück, so besteht ein voller Schutz auch ohne zusätzliche Maßnahmen. Im Zweifelsfall kann eine Auffrischimpfung mit dem aktiven Impfstoff erfolgen. Er ist um so wichtiger, je mehr Jahre seit der Grundimmunisierung oder einer letzten Auffrischimpfung vergangen sind.

Gegenindikationen gegen eine Impfung sind akute fieberhafte Infektionen.

Bei guter Vorimmunität treten nach einer Impfung an der Impfstelle häufiger lokale Reaktionen (Schwellung, Rötung, Schmerz) auf.

26.9.3. Warzenentfernung

Warzen kommen oft bei Kindern und Jugendlichen, zumeist an den Händen, selten an anderen Körperstellen, vor. Sie werden durch Ausschaben aus ihrem Bett mit einem scharfen Löffel entfernt. Bei größeren Warzen empfiehlt es sich, diese herauszuschneiden und die Schnittstelle anschließend mit einer Naht zu schließen. Ausnahmen bilden Fußsohlenwarzen bei Kindern, bei denen die Narbenbildung störend sein kann.

Warzenentfernung
Scharfer Löffel
Anästhesie (Infiltrationsanästhesie)
Verbandmaterial
Desinfektionsmittel

bei größeren Warzen
Skalpell, Nahtmaterial

26.9.4. Varizenverödung

Bei Varizen handelt es sich um erweiterte und geschlängelte Venen, vorwiegend an der unteren Extremität. Unter bestimmten Umständen können diese Varizen verödet werden.

Die Varizenverödung wird am liegenden Patienten vorgenommen. Nach Injektion des Verödungsmittels in die Vene wird ein Kompressionsverband mit einer elastischen Binde angelegt. Der Kompressionverband bleibt 8 Tage liegen. Weitere Injektionen sind in der Regel wöchentlich durchzuführen.

Varizenverödung
Kurze Einwegkanüle
Spritze
Tupfer, Desinfektionsmittel

Mullkompresse
Verödungsmedikament
Kompressionsverband

27 Besondere diagnostische und therapeutische Maßnahmen

27.1. Röntgendiagnostik

27.1.1. Physikalische Grundlagen

Röntgenstrahlen sind elektromagnetische Lichtstrahlen mit einer Wellenlänge um 0,1 nm und daher unsichtbar. Sie werden in der luftleeren Röntgenröhre erzeugt. Diese hat zwei Pole: Die Kathode nimmt den zugeführten Strom auf; in der Röhre werden unter Hitzeentwicklung Elektronen mit hoher Geschwindigkeit zur Anode geschleudert. Dort wird die Geschwindigkeit der Elektronen gebremst. X-Strahlen, nach ihrem Entdecker Röntgen genannt, entstehen beim Abbremsen der geschleuderten Elektronen. Die Röntgenstrahlen treten aus der Anode am Brennfleck (Fokus) aus; das ist derjenige Teil der Anode, von dem die nutzbare Röntgenstrahlung ausgeht.

Bei der Erzeugung von Röntgenstrahlen entsteht Hitze. Um einer Überhitzung vorzubeugen, muß die Anode dauernd gedreht werden (Drehanode). Die Röntgenstrahlen passieren dann das Strahlenaustrittsfenster. Der Abstand zwischen Brennfleck und Strahlenaustrittsfenster ist bei großen Röntgenröhren weit, bei kleinen dagegen kurz.

Der nachfolgende Röntgenfilter (aus Aluminium oder Kupfer) absorbiert die „weichen" (langwelligen) Strahlen zugunsten der „harten" (kurzwelligen) Strahlen. Zweck der Filterung ist die Schonung der Haut bei Auftreffen der Strahlen, denn weiche Strahlen können zu Verbrennungen führen. Die Strahlen werden zusätzlich gebündelt, so daß sie nicht über den Rand des Leuchtschirms oder des Films hinausgehen. Der Begrenzung des Strahlenkegels dient die Blende.

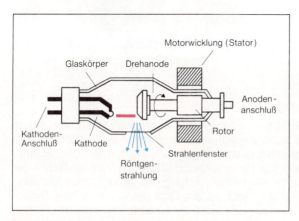

Prinzipieller Aufbau einer Röntgenröhre

Beim Auftreffen der Röntgenstrahlen auf Körpergewebe wird ein Teil der Strahlen zurückgeworfen (Sekundärstrahlen). Die Einrichtungen der Apparatur fangen diese Sekundärstrahlen ab.

Röntgenstrahlen durchdringen das Körpergewebe unterschiedlich. Dies ist abhängig von der Dichte des Gewebes. Dichteunterschiede beeinflussen die Deutlichkeit der Darstellung. Bei Untersuchungen werden Röntgenstrahlen für Durchleuchtung und für Röntgenaufnahmen eingesetzt. Die Durchleuchtung macht Organkontraste auf dem Röntgenschirm sichtbar, während bei der Röntgenaufnahme die Organkontraste auf einem Film festgehalten werden. Einige Organe (wie Verdauungsorgane, Gallenblase, Nierenbecken, Gehirnhohlraum) sind nur indirekt darstellbar, indem man sie mit Kontrastmitteln füllt.

Die Bildschärfe auf Röntgenfilmen hängt vom Brennfleck und vom Abstand zwischen Brennfleck und Leuchtschirm bzw. Röntgenfilm ab. Je kleiner der Brennfleck, desto schärfer das Röntgenbild.

Sowohl die Durchleuchtung als auch die Röntgenaufnahme wird vom Schalttisch aus gesteuert. Er steht in einem gesonderten, durch Bleiwändeschutz gesicherten Raum. Stromschwankungen im Netz werden im Schalttisch automatisch ausgeglichen.

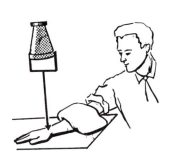

Einstellung einer Aufnahme des rechten Handgelenks mit Hilfe des am Tubus beweglich montierten Zentrierstabes

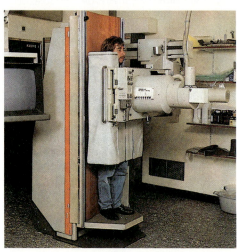

Röntgenanlage (Durchleuchtung, Aufnahme)

27.1.2. Durchleuchtung

Es handelt sich um eine Untersuchung mit Röntgenstrahlen vor einem Leuchtschirm. Der Patient steht zwischen Röntgenröhre und Leuchtschirm. Die Röntgenstrahlen durchdringen den Körper und treffen auf den Schirm, der fluoresziert (aufleuchtet). Die Untersuchung erfolgt im dunklen Raum, bei Verwendung einer Bilderkette ohne Abdunkelung. Vor einer Durchleuchtung im dunklen Raum muß sich der Arzt an die Dunkelheit gewöhnen (Adaptation). Da die inneren Bauchorgane strahlendurchlässig sind, muß man Kontrastmittel verabreichen, um ihre Höhlungen sichtbar zu machen.

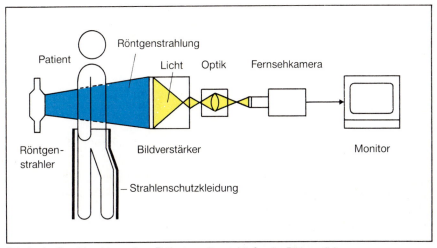

Prinzip der Durchleuchtung eines Patienten mit anschließender Bildverstärkung

§ 26 der Röntgenverordnung (RöV) vom 8. Januar 1987 schreibt vor, daß bei der Durchleuchtung von Menschen eine Einrichtung zur elektronischen Bildverstärkung oder eine mindestens gleichwertige Einrichtung verwendet werden muß.

27.1.3. Aufnahmen

Bei den Röntgenaufnahmen werden durch die durch den Körper hindurchgegangenen Röntgenstrahlen Abbildungen auf einem Röntgenfilm erzeugt.

Der Röntgenfilm wird in der Dunkelkammer in die Kassette gelegt; diese besteht aus zwei gegenüberliegenden Metallflächen, welche durch Scharniere verbunden sind. Meist wird der Film zwischen Folien gelegt, die durch ihr Aufleuchten die Wirkung der Röntgenstrahlen verstärken. Die Folienflächen dürfen nicht mit den Fingern berührt werden (es zeichnen sich sonst die Berührungsstellen auf jeder Aufnahme ab).

Röntgenaufnahmen lassen sich auch im Zuge von Durchleuchtungen machen, wie z. B. bei der Speiseröhren- oder Magen-Darm-Durchleuchtung. Bei Röntgenaufnahmen muß die rechte Seite gegebenenfalls mit R, die linke mit L gekennzeichnet werden (Auflegen eines Bleibuchstabens auf die Kassette).

Der Röntgenfilm zeigt eine sogenannte Negativdarstellung, d. h. dichte Körperstellen werden hell, weniger dichte dunkler dargestellt (Folge des unterschiedlichen Durchdringens der Gewebe mit Röntgenstrahlen).

27.1.4. Darstellung von Hohlräumen

Da sich Hohlräume nur mittels Kontrastmittel darstellen lassen, gibt man vor *Magen-Darm-Röntgenuntersuchungen* Bariumbrei zu trinken, zu *Gallenblasendarstellungen* (Cholezystographie) wird das entsprechende Kontrastmittel am Abend vor der Untersuchung eingenommen oder kurz vor der Röntgenuntersuchung intravenös injiziert. Bei *Gelenkdarstellungen* (Arthrographie) spritzt der Arzt das Kontrastmittel in den Gelenkspalt.

Beim *Pyelogramm* (auch Urogramm) wird Kontrastmittel intravenös verabreicht.

Angiographien (Gefäßdarstellungen) sind durch Einspritzen eines Kontrastmittels in das Blutgefäß möglich. Auf diese Weise kann man auch das Innere des Herzens (Kardiographie) oder der Herzkranzgefäße darstellen (Koronariographie) (siehe auch Abb. S. 207 und 208).

Die unterschiedlichen Belichtungszeiten für die verschiedenen Organe sind zu beachten und von Tabellen abzulesen.

Mit der *Computertomographie* kann man Schichtaufnahmen durchführen. Durch Übertragung der Dichteunterschiede von Körpergewebe auf elektronische Daten gelingt die Darstellung tiefliegender Körpergegenden.

27.1.5. Entwickeln und Fixieren

Belichtete Röntgenfilme müssen entwickelt und fixiert werden. Der Film wird in der Dunkelkammer aus der Kassette genommen, in den Filmrahmen geklemmt und in den Entwicklertank gehängt. Nach der Entwicklung wird er gewässert, danach fixiert. Abschließend erfolgt eine weitere Wässerung und die Trocknung im Trockenapparat

27.1.6. Beschriftung und Versand

Nach der Trocknung wird der Film beschriftet, sofern nicht bereits vor der Aufnahme eine Schreibfolie, mit Namen und laufender Nummer versehen, auf den Film aufgelegt und daher mitbelichtet wurde. Der Befund wird nach Diktat ins Protokollbuch eingetragen; gleichzeitig werden die Belichtungsdaten festgehalten.

Der Versand von Röntgenfilmen erfolgt in Rollenform.

27.1.7. Aufzeichnungen

Die Röntgenverordnung vom 8. Januar 1987 sieht die Einführung eines Röntgennachweisheftes (Röntgenpaß) vor. Dieses soll eine vom Patienten freiwillig geführte schriftliche Unterlage sein, in die der untersuchende Arzt Datum und untersuchte Körperregion einträgt.

Vor Röntgenuntersuchungen muß nach früheren Röntgenuntersuchungen sowie dem Bestehen einer Schwangerschaft gefragt werden. Über jede Anwendung von Röntgenstrahlen sind Aufzeichnungen anzufertigen. Aus ihnen müssen der Zeitpunkt, die Art der Anwendung, die untersuchte und behandelte Körperregion sowie die Angaben hervorgehen, die zur Ermittlung der Körperdosen erforderlich sind. Die Aufzeichnungen müssen der zuständigen Behörde auf Verlangen vorgezeigt werden.

Besondere diagnostische und therapeutische Maßnahmen

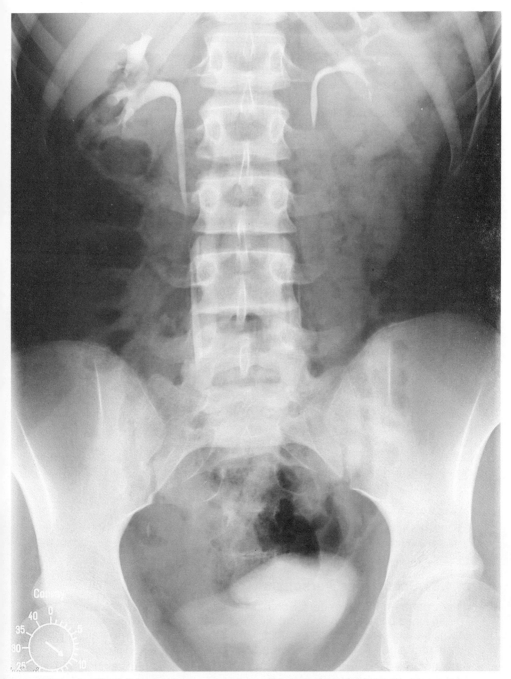

Intravenöse Darstellung der Niere und ableitenden Harnwege (i. v. Pyelogramm)

Patienten haben einen Anspruch auf eine Abschrift oder Ablichtung der Aufzeichnungen. Wird ein Röntgennachweisheft vorgelegt, sind die darin vorgesehenen Eintragungen kostenlos vorzunehmen.
Aufzeichnungen über Röntgenbehandlungen müssen 30 Jahre nach der letzten Behandlung aufbewahrt werden, Röntgenaufnahmen und sonstige Aufzeichnungen über Röntgenuntersuchungen zehn Jahre nach der letzten Behandlung. Im Falle der Praxisaufgabe kann von der zuständigen Behörde verlangt werden, daß die Unterlagen an einer bestimmten, der ärztlichen Schweigepflicht unterliegenden Stelle hinterlegt werden.

Fragebogen für Röntgenleistungen.

Vorsichtsmaßnahmen
Vorsichtsmaßnahmen zum Schutz gegen Schäden durch Röntgenstrahlen sind peinlich genau zu beachten.

27.1.8. Schutz des Personals
Hierzu gehören insbesondere Schutzkleidung gegen Röntgenstrahlen, das Tragen eines Dosimeters (mit dem die Strahlenbelastung festgestellt werden kann), ärztliche Kontrolluntersuchungen des Personals sowie halbjährlich durchzuführende Belehrungen durch den Arzt.
Das Personal darf bei der Durchführung von Untersuchungen keiner direkten Röntgenbestrahlung ausgesetzt sein.

Arzthelferinnen müssen nach einer Übergangszeit von 3 Jahren einen vierwöchigen Kurs zum Erwerb der erforderlichen Kenntnisse im Strahlenschutz nachweisen, um Röntgenuntersuchungen unter Aufsicht und Verantwortung des Arztes vornehmen zu dürfen.

27.1.9. Schutz der Patienten

Soweit möglich muß bei Röntgenuntersuchungen eine Bestrahlung der Keimdrüsen (Eierstöcke, Hoden) vermieden werden. Dies geschieht durch eine Bleischürze o. ä. Während bestehender Schwangerschaften sollte — soweit vermeidbar — nicht geröntgt werden.

Röntgenpaß nach der Röntgenverordnung vom 7. Januar 1987.

27.1.10. Strahlentherapie

Röntgenstrahlen können nicht nur zur Diagnostik verwendet werden. Sie haben auch Heilwirkung bei entzündlichen Prozessen und Geschwülsten. Man benutzt dazu besonders Röntgenröhren, die eine energiearme Strahlung abgeben, die dazu noch durch Metallscheiben gefiltert wird. Röntgentherapie wird in Serien verabfolgt. Die Gesamtdosis wird auf die einzelnen Bestrahlungstage verteilt.

Die Telecurietherapie ist eine Bestrahlung mit Isotopen (Radium, Radiokobaltbombe) und wird als harte Strahlung bezeichnet. Die Arzthelferin darf zur Röntgentherapie nicht zugezogen werden.

27.1.11. Anwendung von Isotopen

Isotope sind radioaktive Stoffe, die Gammastrahlen aussenden. Mit ihnen können einzelne Organe, die mit normalen Röntgenuntersuchungen nicht dargestellt werden können, untersucht werden (Isotopendiagnostik), aber auch bestimmte Organe (besonders die Schilddrüse) behandelt werden (Isotopentherapie).

27.2. Anästhesiologie

Das Wort Anästhesie leitet sich vom Griechischen ab („Nichtempfindung") und bedeutet Schmerzunempfindlichkeit oder Schmerzbetäubung. Entweder wird eine Narkose herbeigeführt (darunter versteht man einen künstlich herbeigeführten Schlaf mit Schmerzfreiheit und Ausschalten des Bewußtseins) oder es wird ein Teilbereich des Körpers mittels örtlicher Betäubung schmerzfrei gemacht (lokale Anästhesie).

27.2.1. Intravenöse Kurznarkose

In der ärztlichen Praxis wird neben der Möglichkeit der lokalen Anästhesie (Schleimhaut-, Infiltrations- und Leitungsanästhesie) in aller Regel nur die nur wenige Minuten dauernde i. v. Kurznarkose Anwendung finden. Auch hierbei darf der Patient die letzten 6 Stunden vor der Narkose nichts gegessen und getrunken haben.

Für i. v. Kurznarkose

Spritze	Nierenschale
Kanüle	Kiefersperrer, Mundkeil
Narkotikum	Stieltupfer
Staubinde	Zungenzange
Tupfer	Beatmungsgerät
Herz-, Kreislaufmittel	
Schocktherapiemittel	

Patientenvorbereitung

Zahnprothese entfernen (in Nierenschale legen)	Patienten operationsgerecht lagern
Kleidung ausziehen	beruhigende Worte sprechen
alle beengenden Gegenstände entfernen (Halsband, Armbanduhr, Armreif, Ringe, Strumpfhalter)	Vorgang erklären

Während der Narkose

Patienten beobachten (Pupillen, Puls, Hautfarbe)	Kiefer zurückdrücken (Atmung muß frei sein!)

27.2.2. Narkosemerkmale und -stadien

Narkosemerkmale sind Bewußtlosigkeit (Amnesie), Schmerzlosigkeit (Analgesie), Verminderung bzw. Ausschaltung der Reflexe (Areflexie) und Muskelerschlaffung (Relaxie). Man unterscheidet vier Narkosestadien:

I *Schmerzlosigkeit (Analgesie),*
II *Erregung (Exzitation;* es ist durch erhöhte Reflexaktivität gekennzeichnet und war bei der früher üblichen Äthernarkose besonders ausgeprägt; es wird heute nur noch selten beim Erwachsenen beobachtet, tritt jedoch bei Kindern häufiger auf),
III *Toleranz* (in diesem Stadium ist die Operation durchführbar),
IV *Vergiftung (Asphyxie)* (tritt durch Überdosierung von Narkotika ein: Atem- und Kreislaufstillstand).

Stadien	Einleitungs-stadium	Erregungs-(Exzitations)stadium	Toleranzstadium	Aufwachphase
Verhalten	ruhig	unruhig Erbrechen?	ruhig	zunehmend unruhig
Pupillen	weit reagieren auf Lichteinfall	eng	*wenn weit, Gefahr!* reagieren *nicht* auf Lichteinfall	zunehmend weit reagieren auf Lichteinfall

Übersichtstabelle der Narkosenstadien und der Aufwachphase

Inhalationsnarkose, Kombinationsnarkose und Intubationsnarkose sind nur ausnahmsweise in der ärztlichen Praxis anzutreffen, aus diesem Grunde wird auf eine Beschreibung hier verzichtet.

27.2.3. Lokale Anästhesie

Wir unterscheiden drei Formen der lokalen Anästhesie. Der Patient befindet sich in jedem Falle bei vollem Bewußtsein.

Formen der lokalen Anästhesie
- Schleimhautanästhesie
- Infiltrationsanästhesie
- Leitungsanästhesie

Schleimhautanästhesie
Durch Aufträufeln der Anästhesielösung wird die zu betäubende Fläche schmerzunempfindlich gemacht. Die kann z. B. an der Hornhaut, der Bindehaut des Auges, der Mund- und Nasenschleimhaut, der Rachenschleimhaut sowie der Harnröhre zur Ermöglichung von Untersuchungen oder kleinen Eingriffen erfolgen.

Infiltrationsanästhesie
Man unterscheidet die direkte und indirekte Infiltrationsanästhesie. Bei der direkten Infiltrationsanästhesie wird nach Setzen mehrerer Quaddeln das ganze Gewebe infiltriert, bei der indirekten oder Umspritzungsanästhesie wird das Operationsgebiet von allen Seiten umspritzt. Das Zentrum bleibt frei von Anästhesielösung.

Leitungsanästhesie
Bei der Leitungsanästhesie wird die Schmerzempfindung durch Umspritzung der versorgenden Nerven aufgehoben. Das jeweilige Vorgehen richtet sich nach der Lage der Nerven.

Oberstsche Anästhesie
wird an Fingern und Zehen durchgeführt. 5 ml einer 2- bis 4prozentigen Novocainlösung ohne Suprareninzusatz wird bei den Schwimmfalten von einer Quaddel aus rund um die Basis des Fingers (oder Zehs) gespritzt.

Weitere Leitungsanästhesien können am Nervus medianus, Nervus radialis und Nervus uluaris, am Ganglion stellatum, am lumbalen Grenzstrang u. a. Stellen vorgenommen werden.

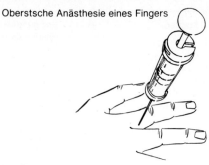

Oberstsche Anästhesie eines Fingers

27.3. Assistenz beim Gynäkologen
27.3.1. Gynäkologische Untersuchung

Der Untersuchungsstuhl ist mit einem Einweglaken belegt. Die Patientin muß Hosen, Rock, Hüfthalter, Schuhe ausziehen. Sie steigt, den Rücken zum Untersuchungsstuhl gewendet, auf das Trittbrett und setzt sich auf den Stuhl. Unter Mithilfe der Arzthelferin legt sie sich nach hinten um. Die Beine werden in die Beinhalter gelegt. Mit dem Becken soll die Patientin möglichst weit nach vorn rutschen. Nackenrolle unter den Nacken schieben. Beleuchtung einschalten. Während der Untersuchung steht auf Anweisung des Arztes die Arzthelferin in Kopfhöhe der Patientin. Muß die Arzthelferin assistieren oder Instrumente reichen, steht sie links von dem auf dem Drehschemel sitzenden Arzt. Nach der Untersuchung Hängeschale säubern, Sitzleder desinfizieren, neue Einwegunterlage auflegen.

Gynäkologische Untersuchung

Einweghandschuhe
hautschonendes Desinfektionsmittel
sterile Watte
sterile Tampons
Stieltupfer
Mulltupfer
Tamponademittel
Ätzmittel
Kolposkop
Zellstoff

Spekulum
Uterusfaßzange
graduierte Uterussonde
lange anatomische Pinzette
Nierenschale
Plantinöse (ausgeglüht)
2 Objektträger
Smearlöffel
Playfairsonde (zum Ätzen)

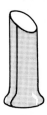 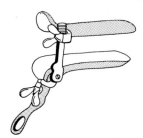 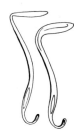

Spekula. Von links nach rechts: Vaginal-Trichterspekulum, selbsthaltendes Vaginalspekulum nach Trélat, Vaginalspekulum nach Kristeller mit vorderem und hinterem Spekulum.

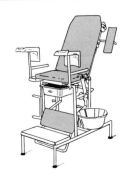

Stuhl für gynäkologische Untersuchung, auch für Zystoskopie.

27.3.2. Probekürettage

Falls Verdacht auf Veränderungen des Uterusinneren besteht, wird Endometriummaterial ausgeschabt. Dazu wird der Muttermund mit Hegarstiften erweitert. Mit einer schmalen Kürette entfernt der Arzt die Gebärmutterschleimhaut. Ausführung im allgemeinen in intravenöser Kurznarkose.

Probekürettage

Spekulum (selbsthaltendes)
Hegarstifte 1 bis 4
Küretten (Strichkürette und Nr. 2)
Kugelzange
Uterussonde
lange anatomische Pinzette

Watteträger
evtl. langes Skalpell (für Probeexzision)
langer Nadelhalter, Nadeln, Nahtmaterial
lange chirurgische Pinzette
Mulltupfer
Desinfektionslösung
Abdecktücher
sterile Handschuhe

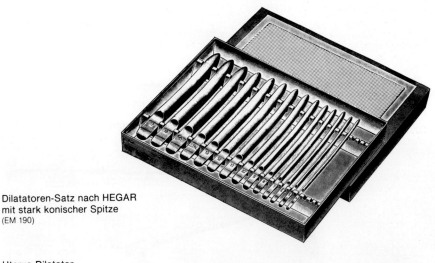

Dilatatoren-Satz nach HEGAR
mit stark konischer Spitze
(EM 190)

Uterus-Dilatator
mit schwach
konischer Spitze
(EM 18)

Uterus-Kürette
(ER 401)

Uterussonde,
biegsam
(EO 12 C)

Hakenzange
(EO 130)

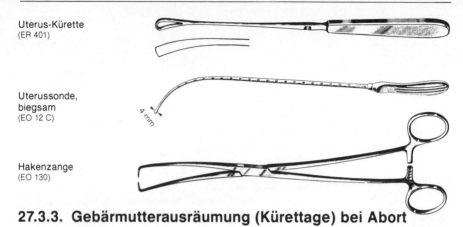

27.3.3. Gebärmutterausräumung (Kürettage) bei Abort

Um ein Verbluten der Frau zu vermeiden, muß der Uterusinhalt ausgeräumt werden. Das geschieht mit der Winterschen Abortzange (Kornzange mit breiten Löffelenden) und Küretten (Schabinstrumente mit langem Handgriff und gebogenem, in sich ovalem Endteil; man unterscheidet scharfe und stumpfe Küretten). Bei nicht vollständig erweitertem Muttermund wird dieser gedehnt; dazu benutzt der Arzt Hegarstifte (Metallstifte verschiedener Dicke).

Der Gebärmutterausgang wird während der Entleerung des Uterus mit einer Kugelfaßzange festgehalten. Zur Längenermittlung des Uterus benutzt man die Uterussonde, eine leicht gebogene, vorn stumpfe und graduierte Metallsonde.

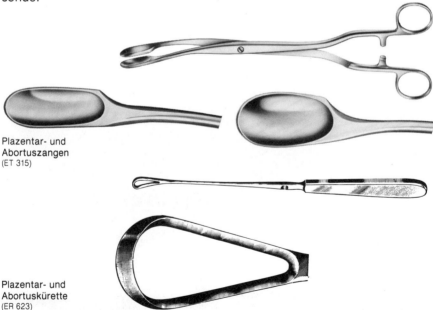

Plazentar- und
Abortuszangen
(ET 315)

Plazentar- und
Abortuskürette
(ER 623)

Abortkürettage
Gummischürze
Gummiunterlage
Beinhalter
Rasiermesser
Einweghandschuhe
Desinfektionsmittel
Mulltupfer
Narkosemittel
Uterusmittel (Hypophysin, Thymophysin, Orasthin, Methergin)
Herz-, Kreislauf-, Atmungsmittel

Jodoformgaze
Abdecktuch
Spritzen (1 ml, 2 ml, 10 ml)
Kanülen
Instrumente:
Hegarstifte
Spekulum
Kugelfaßzange
Uterussonde
Wintersche Abortzange
lange anatomische Pinzette
Stieltupfer (langstielig)
Küretten

27.4. Endoskopie

Mit Endoskopie bezeichnet man die Untersuchung der inneren Flächen von Hohlorganen sowie die Vornahme kleinerer operativer Eingriffe mit Hilfe von besonderen röhrenförmigen Geräten (Endoskopen). Endoskope können entweder starr oder flexibel sein.

Mit Hilfe der Endoskopie ist es heute möglich, bestimmte Körperhöhlen (z. B. Magen, Darm, Bronchien, Nebenhöhlen, Harnblase), die früher gar nicht oder nur nach größeren chirurgischen Eingriffen einsehbar waren, mit dem Auge zu beurteilen sowie durch das Endoskop hindurch Eingriffe vorzunehmen.

Je nach Verwendungszweck wird ein starres oder flexibles Endoskop verwendet. Immer wenn die anatomischen Gegebenheiten die Verwendung einer starren Röhre nicht erlauben (z. B. bei der Untersuchung des Magens oder des Dickdarms), wird ein flexibles Gerät (auch Fiberskop genannt) benutzt.

Ein Endoskop besteht aus

- einer Lichtquelle nebst einem „Lichtleitbündel" zum Übertragen des Lichtes von der außerhalb des Körpers befindlichen Lichtquelle zur zu untersuchenden Fläche innerhalb des Körpers
- einer Optik (Okular und Objektiv) nebst einem Glasfaserbündel (bei flexiblen Endoskopen) zum Übertragen der Bilder aus dem Körperinneren zum Auge
- sowie Arbeitskanälen für Zusatzinstrumente, zum Einleiten und Absaugen von Spülflüssigkeiten, Luft u. a.

Mit Hilfe von Drehknöpfen kann das Endoskop im Inneren des Körpers gesteuert werden.

Wir unterscheiden die diagnostische von der operativen Endoskopie. Nicht selten sind zunächst diagnostisch geplante Untersuchungen mit kleineren operativen Eingriffen verbunden.

Zur *diagnostischen Endoskopie* gehören die Untersuchung des Magen-Darm-Traktes (Ösophagoskopie, Gastroskopie, Duodenoskopie, Koloskopie), der Luftwege (Bronchoskopie) u. a.

Zur *operativen Endoskopie* werden Eingriffe am Gelenk (Arthroskopie), am Brustkorb (Thorakoskopie), im Bauchraum und kleinen Becken (Laparoskopie, Pelviskopie) gerechnet.

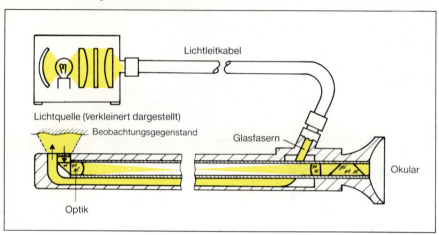

Prinzip eines starren Endoskopes.

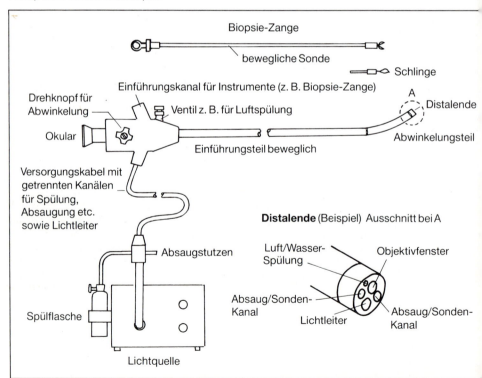

Schema eines Endoskopiegerätes mit Fiberskop.

Am häufigsten wird durch den niedergelassenen Arzt die *Gastroskopie* (einschließlich Ösophago- und Duodenoskopie) und die *Koloskopie* durchgeführt. Hierzu werden flexible Endoskope verwendet. Die Geräte sind sehr empfindlich, müssen nach Gebrauch sorgfältig entsprechend den Anweisungen der Bedienungsanleitung desinfiziert, gesäubert und gepflegt werden. Die Aufbewahrung erfolgt hängend in einem besonderen Schrank.

27.5. Assistenz beim Augenarzt

27.5.1. Augenärztliche Untersuchungen

Die Untersuchung des Auges

Das Auge wird mit Hilfe eines *Augenspiegels* untersucht. Hierbei handelt es sich um einen an einem Haltegriff befindlichen kleinen Rundspiegel mit einem in der Mitte befindlichen Loch. Der Arzt schaut durch das Loch in Richtung Patientenauge. Dabei wird der aus einer seitlich stehenden Lichtquelle befindliche Lichtstrahl in das Auge geworfen. Man kann auf diese Weise das Augeninnere und den Augenhintergrund erkennen, wenn zusätzlich vor das Patientenauge ein kleines Vergrößerungsglas gehalten wird. Die Betrachtung mit dem Buschschen Augenspiegel erfolgt durch Aufsetzen des Gerätes auf die Augenumgebung und Einschalten der in ihm befindlichen Lichtquelle. Bei der Untersuchung mittels an eine Batteriehülse gesteckten Ophthalmoskops muß der Arzt direkt an das Auge des Kranken herankommen; mittels Rädchen wird die erforderliche Linsenstärke vor die Blickrichtung gedreht.

Die *Spaltlampe* dient zusammen mit dem binokularen Mikroskop der Untersuchung der vorderen und mittleren Augenschichten, durch Zusatz der Hrubylinse auch des Augenhintergrundes (der Netzhaut). Ein Lichtstrahl wird durch einen aufrecht stehenden Spalt als Lichtband ins Auge gestrahlt.

Druckmessung im Auge

Das Tonometer dient der Messung des Augeninnendruckes; bei Glaukom (grünem Star) ist der Binnendruck erhöht. Nach Tropfanästhesie wird das mit einem Druckgewicht versehene Tonometer auf die Hornhaut gesetzt. Am Zeigerausschlag kann der Binnendruck abgelesen werden, d. h., es wird die Tiefe des möglichen Eindrückens der Hornhaut festgestellt. Die Untersuchung wird im Liegen vorgenommen. Die Desinfektion und Reinigung des Tonometers hat sofort nach Gebrauch zu erfolgen. Das Instrument muß behutsam auseinandergenommen und wieder zusammengesetzt werden. Jedes Verbiegen hat eine falsche Druckanzeige zur Folge. Tonometer werden stets auf weiche Unterlagen gelegt.

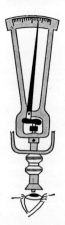

Auf das Auge aufgesetztes Tonometer nach Schiötz.

Bestimmung des Gesichtsfeldes

Als Gesichtsfeld bezeichnet man das Wahrnehmungsgebiet bei unbewegtem Blick geradeaus. Es umfaßt die Gesamtheit der Punkte im Raum, die bei Fixation eines Punktes gleichzeitig vom Auge gesehen werden. Die Abgrenzung des Gesichtsfeldes erfolgt mit dem Perimeter. Die Reichweite der Wahrnehmung einer Bewegung geht nach außen bis zu 90 Grad, nach oben innen bis zu 60 Grad, nach unten bis zu 70 Grad. Die Wahrnehmung der Farben ist dagegen beschränkter. Blau wird auch in den Außenzonen des Gesichtsfeldes wahrgenommen, rot in wesentlich engerem Kreis und grün nur noch in beschränktem Umfange nahe der Mitte des Gesichtsfeldes. Das Gesichtsfeld kann bei bestimmten Krankheiten eingeschränkt sein, entweder durch seitliche Einengung oder durch fleckförmige Gesichtsfeldausfälle (Skotome).

Refraktionsbestimmung

Die Sehtüchtigkeit des Auges beruht auf der Brechkraft (Refraktion) seiner Teile (Hornhaut, vordere Augenkammer, Linse, Glaskörper). Voraussetzung für eine Besserung der geminderten Brechkraft und damit für die Brillenverordnung ist die Refraktionsbestimmung. Man unterscheidet subjektive und objektive Refraktionsbestimmung. Die subjektive Refraktionsbestimmung beruht auf den Angaben des Kranken über sein besseres Sehvermögen bei Vorsetzen ausgleichender Brillengläser, während die objektive Refraktionsbestimmung als Untersuchung mit dem Refraktometer durchgeführt wird und objektiv meßbare Werte ergibt.

27.5.2. Fehlsichtigkeit

Viele Menschen sind fehlsichtig, weil entweder ihre Augenlinsen nicht mehr fähig sind, sich zu krümmen (fehlende Akkommodation), oder die Augenform verändert ist.

Fehlende oder verminderte Akkommodation

Die wechselnde Krümmung der Linse ist notwendig, um ein scharfes Bild auf der Netzhaut zu erzeugen, je nachdem, ob der betrachtete Gegenstand weit oder nahe liegt. Die Fähigkeit der Linse, sich durch Krümmung anzupassen, nennt man Akkommodation. Man kann die Akkommodationsfähigkeit an der Entfernung des Nahpunktes erkennen. Der Nahpunkt ist diejenige Entfernung, bei der gerade noch ein scharfes Bild des Gegenstandes wahrgenommen wird. Der Nahpunkt liegt in der Jugend näher, im Alter weiter vom Auge entfernt, weil die Linse im Laufe des Lebens ihre Krümmungsfähigkeit verliert. Der Nahpunkt liegt beim 10jährigen Kind bei 7 Zentimeter, beim 60jährigen Menschen bei 100 Zentimeter (Alterssichtigkeit).

Veränderte Augenform

Der Augapfel hat normalerweise eine kugelige Form mit einer Längsachse von 24 Millimeter. Bei dieser Form wird das aus der Ferne ins Auge geworfene Bild von der Netzhaut scharf gezeichnet (Bildebene und Netzhaut decken sich). Bei zu kurzer Augachse wird das Bild auf der Netzhaut unscharf, weil sich die von den Gegenständen ausgehenden Strahlen zum scharfen Bild hinter der Netzhaut treffen (Über- oder Weitsichtigkeit, Hyperopie); Bildebene und Netzhaut decken sich nicht. Bei zu langer Augachse wird das Bild auf der Netzhaut ebenfalls unscharf, weil sich die Strahlen vor der Netzhaut treffen (Kurzsichtigkeit, Myopie); Bildebene und Netzhaut decken sich ebenfalls nicht.

Behandlung der Fehlsichtigkeit

Normalerweise wird die Fehlsichtigkeit mit geeigneten Brillengläsern (oder Haftlinsen) ausgeglichen. Die dabei anzuwendenden Grundsätze sind der nachfolgenden Tabelle zu entnehmen.

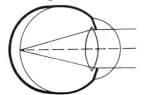 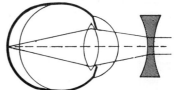

Ausgleich der Kurzsichtigkeit (Myopie) durch ein vor das Auge gesetztes konkaves Brillenglas (Streuglas). Durch das Streuglas treffen sich die Strahlen auf der Netzhaut zusammen und es entsteht ein klares Bild. Das Auge ist zu lang. Das Minusglas gleicht aus.

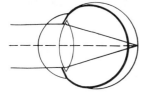 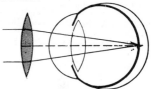

Ausgleich der Übersichtigkeit (Hyperopie, Weitsichtigkeit) durch ein vor das Auge gesetztes konvexes Brillenglas (Sammelglas). Durch das Sammelglas treffen sich die Strahlen auf der Netzhaut und es entsteht ein klares Bild. Das Auge ist zu kurz. Das Plusglas gleicht aus.

	Anatomischer Befund	Bildebene	Ausgleich durch Brillenglas	Kennzeichen dieses Brillenglases
Normalsichtigkeit (Emmetropie)	Augapfel 24 mm	auf Netzhaut	ohne	—
Weitsichtigkeit (Hypermetropie)	Augachse zu kurz	hinter der Netzhaut	Sammelglas, sphärisch, konvex, plus	In der Mitte dicker als am Rand, Gegenstände machen beim Hin- und Herbewegen der Linse eine gegensinnige Bewegung
Kurzsichtigkeit (Myopie)	Augachse zu lang	vor der Netzhaut	Streuglas, sphärisch, konkav, minus	Am Rande dicker als in der Mitte, Gegenstände gehen beim Hin- und Herbewegen mit
Stabsichtigkeit (Astigmatismus)	Hornhaut verkrümmt	Netzhautbild verzerrt	Zylinderglas	Verschiedene Krümmungsradien

Brillengläser werden im allgemeinen als Einstärkenbrille verordnet, d. h. sie gleichen die Sehkraft auf eine Entfernung aus, z. B. mit Einstellung auf die Ferne (Fernbrille, eingestellt auf unendlich) oder Einstellung auf die Nähe (Lese- oder Arbeitsbrille, eingestellt auf eine Entfernung von 35 cm). Daneben gibt es Mehrstärkenbrillen, die sowohl auf die Ferne als auch die Nähe eingestellt sind und als ein Brillenglas geschliffen werden *(Bifokalgläser).* Es gibt auch *Trifokalgläser,* welche neben dem Nah- und Fernteil noch einen zwischengeschliffenen, auf mittlere Entfernung eingestellten Zwischenteil haben. Bei den Bifokal- und Trifokalgläsern ist der obere Teil für die Ferne, der untere für die Nähe bestimmt.

398 Besondere diagnostische und therapeutische Maßnahmen

Mitgl. gebpfl. 1 frei	AOK	LKK	BKK	IKK	Knappschaft

Brillenverordnung

2	Name des Versicherten	Vorname	geb. am

Fam.-Angeh. gebpfl. 3 frei 4	Ehegatte/Kind	Vorname	geb. am

	Arbeitgeber [Dienststelle] Mitglieds-Nr. / Freiw. / Rentner

Arbeitsunfall, Arbeitsunfallfolgen, Berufskrankheit. . . . . ☐

Sonstiger Unfall, sonst. Unfallfolgen ☐

Rentner u. Fam.-Angeh. gebpfl. 5 frei 0	Wohnung des Patienten

Versorgungsleiden. . . . . ☐

	BVG	Sonstige
	6	7

Art der Verordnung:

Ein Glas ☐ Zwei Gläser ☐ Neue Brillenfassung erforderlich? Ja ☐ Nein ☐

Bei besonderen Gläsern/Sehhilfen-Art: _____

Begründung: _____

Gläserstärke gleich geblieben? Ja ☐ Nein ☐ Nicht bekannt ☐
Erstbrille ☐

Kostenrechnung des Augenoptikers

	Sphär.	Zyl.	Achse	Prism.	Bas.	Scheitel-abstand	Pos.-Nr.	Betrag DM
F R			o					
F L			o					
N R			o					
N L			o					

R   L

./. Verordnungsblattgebühr	
Rechnungsbetrag	

_____ Ausgestellt am _____ _____
Kassenarztstempel   Unterschrift des Kassenarztes

Brillenverordnung (Muster 8). Vorderseite: Für AOK, BKK, IKK, LKK Papier weiß, Druck schwarz, für E-Kassen Papier grün, Druck schwarz. Zusätzlich ist anzugeben, ob eine vorhandene Brillenfassung verwendet werden kann. Für Mehrstärkengläser, farbige Gläser, Haftschalen und Lupen muß die Begründung links unten eingetragen werden. Auf der Rückseite hat der Versicherte dem Empfang der Sehhilfe zu bescheinigen, der Optiker muß seinerseits bescheinigen, daß die Sehhilfe der Verordnung entspricht.

Stargläser ersetzen die operativ entfernte Augenlinse und haben Dioptrien von + 12 (für die Ferne) und + 17 (für die Nähe). Sie sind wegen der Glasdicke sehr schwer.
Statt der Brillengläser können in den vom Augenarzt für richtig befundenen Fällen Haftschalen *(Kontaktschalen)* getragen werden. Es handelt sich um Linsen, die der Hornhaut direkt aufliegen und auf ihr schwimmen; ihre Innenkrümmung entspricht der Hornhautkrümmung. Das Einsetzen und Abnehmen der Haftschalen muß geübt werden.

27.5.3. Augenärztliche Behandlungen

Verabreichung von Augentropfen

Das Unterlid wird abgespreizt. Mit der vorn stumpfen Tropfpipette wird die notwendige Tropfenzahl an Tropfen dem sitzenden oder liegenden Patienten verabfolgt. Danach wird das Auge mit einem Tupfer leicht bedeckt.

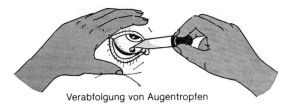

Verabfolgung von Augentropfen

Einstreichen von Salbe

Aus der Augensalbentube wird ein 1 cm langes Salbenstück auf ein Einwegplastikstäbchen gebracht. Dann wird das Unterlid des Patienten abgezogen, während er nach oben schaut. Danach legt man die auf dem Plastikstäbchen befindliche Salbe, das Plastikstäbchen quer zum Unterlid haltend, ein. Das Lid wird dann losgelassen. Man zieht sanft das Plastikstäbchen nach der Seite weg. Man streicht dann mehrmals über das geschlossene Oberlid, so daß sich die Salbe verteilen kann. Tupfer auflegen. Augenklappe anlegen.

Spülung des Bindehautsacks und der Hornhaut

Aus der mit lauwarmer physiologischer Kochsalzlösung gefüllten Undine (kolbenförmiges Glasgefäß mit langgezogenem Ausflußweg) wird beim liegenden Patienten und bei gespreizten Lidern aus der Entfernung von mindestens 10 cm vom Auge die Flüssigkeit für die angeordnete Dauer gegossen. Wenn man den Kopf des Kranken leicht seitwärts hält, kann die Flüssigkeit in eine Nierenschale abfließen.

Fremdkörperentfernung

Das Oberlid wird ektropioniert (= umgeklappt, dazu verwendet man ein Einwegplastikstäbchen); man läßt den Patienten nach unten schauen, legt das Stäbchen quer über das geschlossene Oberlid; dann erfaßt man die Wimpern des Oberlides und klappt das Lid um das gehaltene Stäbchen herum. Daraufhin ist die sonst nicht einsehbare Oberlidinnenseite sichtbar. Dort sitzen häufig die oberflächlichen Fremdkörper, die man mit kleinem Stieltupfer abwischen kann. Festsitzende Fremdkörper, namentlich solche auf oder in der Hornhaut, müssen häufig mit Stilet entfernt werden.

Chalazionentfernung

Zur operativen Entfernung eines Hagelkorns (Chalazion) wird zunächst Tropfanästhesie vorgenommen (das kann die Arzthelferin), danach wird das Operationsgebiet vom Arzt mittels Infiltrationsanästhesie betäubt.

27.6. Untersuchung beim Hals-Nasen-Ohren-Arzt

Kinder müssen zur Untersuchung auf den Schoß genommen und mit dem rechten Unterarm am Kopf und mit dem linken Arm am Körper festgehalten werden.

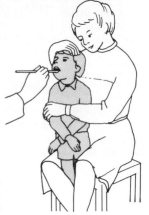

Haltung bei der Untersuchung von Mund und Rachen eines Kindes

---

Untersuchungsinstrumente für den Hals-Nasen-Ohren-Arzt

Für Ohren:

Ohrtrichter verschiedener Größe

Politzer-Ball (zum Lufteinpusten durch ein Nasenloch in den Rachenraum zwecks Herstellung eines Überdrucks im Rachenraum, der die etwas verklebte Eustachische Röhre weitet). Olive nach Gebrauch auswechseln und desinfizieren!

Lupe

Für Nase und Rachen:

Nasenspekulum
Watteträger
abgewinkelter Rachenwatteträger
Sonde
Watte
Spatel

Für Rachengewölbe und Kehlkopf:

Mull (um die Zunge festzuhalten)
Kehlkopfspiegel verschiedener Größe
Rachenspiegel
Spiritusflamme (zum Erwärmen der Spiegel)

Stirnspiegel, Ohrtrichter, Otoskop

Während der HNO-Arzt vorwiegend den *Stirnspiegel* und *Ohrtrichter* benutzt, wird von den übrigen Ärzten der *elektrische Ohrenspiegel* mit bajonettförmig einrastendem Trichter (Otoskop) bevorzugt. Die Batterie muß von Zeit zu Zeit geprüft bzw. aufgeladen werden. Der in den Gehörgang geschobene Trichter gestattet Einblick auf das Trommelfell und bei Trommelfellperforation in das Mittelohr.

Der *Stirnspiegel* ist ein *Hohlspiegel* mit kreisrundem Loch in der Mitte. Das hinter dem Patienten strahlende Licht einer Lampe wird vom Stirnspiegel reflektiert. Der Arzt kann durch das Loch geradeaus sehen.

Ohruntersuchung:

Stirnspiegel   Watteträger
Ohrtrichter   Ohrpinzette
oder elektrischer Ohrenspiegel

Besondere diagnostische und therapeutische Maßnahmen

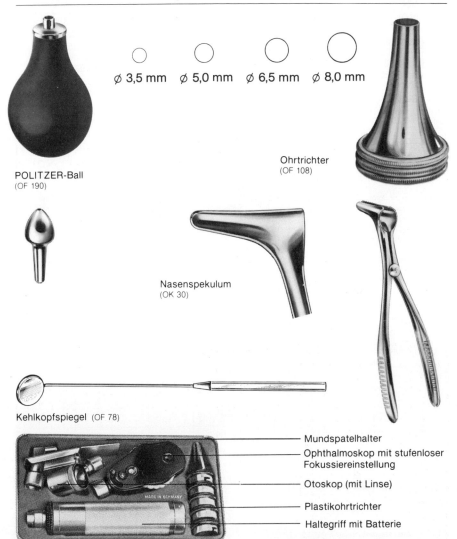

POLITZER-Ball (OF 190)

⌀ 3,5 mm ⌀ 5,0 mm ⌀ 6,5 mm ⌀ 8,0 mm

Ohrtrichter (OF 108)

Nasenspekulum (OK 30)

Kehlkopfspiegel (OF 78)

Mundspatelhalter
Ophthalmoskop mit stufenloser Fokussiereinstellung
Otoskop (mit Linse)
Plastikohrtrichter
Haltegriff mit Batterie

Etui mit Otoskop und Ophthalmoskop. Die Batterie im Batteriegriff ist bei Bedarf zu erneuern oder, je nach Konstruktion, aufzuladen. Es sind kleine Spezialbirnen zu verwenden.

Kehlkopfspiegel

Er dient der Betrachtung des Kehlkopfs. Über einem Elektroerwärmer wird der Kehlkopfspiegel angewärmt (weil er sonst beschlägt). Der Arzt faßt mit einem Mulläppchen die Zunge des Kranken und führt den Spiegel in den Rachen ein. Dadurch kann er den Kehlkopf betrachten. Ähnlich ist mit einem kleinen Spiegel das Rachengewölbe einzusehen (Rhinoskopia posterior). Die Kehlkopfdusche wird mit einer Kehlkopfspritze unter Benutzung des Kehlkopfspiegels ausgeführt.

Ohrenärztliche Verordnung einer Hörhilfe (Muster 15). Papier weiß, Druck schwarz. Auf der Rückseite der Verordnung trägt der Hörgeräteakustiker das ausgewählte Gerät und dessen Preis ein. Der Arzt bestätigt die Zweckmäßigkeit und Notwendigkeit des Gerätes.

Nasenspekulum
Spreizinstrument für die Nasenflügel. Damit kann man das Naseninnere besser übersehen.

Watteträger
Sonden, an deren Ende Watte aufgedreht werden kann. Das Rillensystem vom Watteträger aus Metall verhindert das Abrutschen der Watte. Watteträger bestehen auch aus Holz.

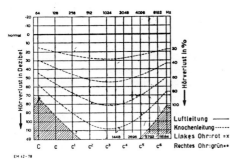

Audiogrammformular

Audiometrie
Das Audiometer ist ein Hörschwellenmeßgerät, das die Ermittlung von Frequenzen und Lautstärke bestimmter Tonhöhen gestattet. Zur Feststellung des Hörversagens stellt man Luft- und Knochenleitungskurven (Schädel) her und fertigt tonschwellen- und sprachaudiometrische Kurven. Aus der Art der Kurven kann auf die Ursache und die Art der Schwerhörigkeit geschlossen werden. Zur weiteren Diagnostik werden Impedanzmessungen am Trommelfell (Prüfung der Binnenohrmuskeln) durchgeführt.

27.7. Diagnostische und therapeutische Maßnahmen bei Allergie

Unter einer Allergie versteht man eine Überempfindlichkeit gegen bestimmte Stoffe (Allergene), die erst nach einem erneuten Kontakt auftritt und zu bestimmten krankhaften Erscheinungen führt (s. a. Kapitel 11).

Wir unterscheiden Allergien mit Sofortreaktion (Typ I) von solchen mit Spätreaktion (Typ IV). Allergien vom Typ II und III werden hier nicht angesprochen.

Allergien vom *Soforttyp* führen bei entsprechend überempfindlichen Patienten kurze Zeit nach Eindringen der Allergene (Blütenstäube, Tierhaare, Pilze) zu den typischen Symptomen (Hautjucken, Blasenbildung, Niesen, Schnupfen, Luftnot). Da die Allergene meist eingeatmet werden, nennt man sie auch Inhalationsallergene.

Allergien vom *Spättyp* sind meist Kontaktallergien, die Allergene (bestimmte Wäsche, Kleidung, Metalle, Kosmetika u. ä.) geraten über die Haut in den Körper. Symptome treten meist erst nach einiger Zeit auf.

Diagnostik

Es ist häufig schwierig, das beim Patienten die Allergie auslösende Allergen herauszufinden. Neben einer sehr eingehenden Anamnese, die sich auch besonders auf einzelne Lebensgewohnheiten beziehen muß, stehen bestimmte Untersuchungsmethoden zur Verfügung. Im einzelnen handelt es sich um

- den Prick-Test,
- den Intrakutan-Test
- den Epikutan-Test und
- den Provokations-Test.

Der *Prick-Test* erfolgt durch Aufbringen winziger Tropfen vermuteter Allergene in die leicht angeritzte Haut. In der Regel erfolgt dies schematisch unter Verwendung von Allergen-Zusammenstellungen, die käuflich erworben werden. Bei positivem Befund tritt an der Teststelle eine Rötung oder Quaddel innerhalb von 30 Minuten auf.

Beim *Intrakutan-Test* wird das Allergen in die Haut injiziert, der *Epikutan-Test* erfolgt mit Allergenen, die auf ein Leinenläppchen oder ein Testpflaster aufgetragen sind.

Beim *Provokations-Test*, der zur Absicherung einer z. B. im Prick-Test erhaltenen Diagnose dient, wird dem Patienten des Allergen oral, nasal oder bronchial verabfolgt. Die Methode ist nicht ungefährlich und muß vom Arzt durchgeführt werden.

Therapie

Gute Erfolge bietet die *Hyposensibilisierung*. Dem Patienten wird das Allergen in so kleinen Dosen zugeführt, daß er nicht mit Allergie reagiert. Dies erfolgt meist durch subkutane Injektionen. Während der Behandlung wird die Dosis des Allergens langsam gesteigert. Durch die Behandlung werden „blockierende" Antikörper aufgebaut, die die Allergene unschädlich machen, bevor allergische Erscheinungen auftreten können. Häufig sind erst nach mehrjähriger Hyposensibilisierungsbehandlung genug Antikörper dieser Art vorhanden, um eine allergische Reaktion zu vermeiden.

Hilft die Hyposensibilisierung nicht, muß durch Ortswechsel — mitunter nur zu bestimmten Jahreszeiten — versucht werden, den Patienten zu helfen.

28 Physikalische Therapie

28.1. Allgemeines

Beachte:
Die Arzthelferin darf sich während einer physikalisch-medizinischen Maßnahme nicht vom Patienten entfernen.
Sie muß bei apparativer Anwendung die Apparateeinstellung kontrollieren. Der Patient ist während jeder Anwendung zu beobachten.
Bei Unbehagen- und Schmerzäußerung ist die Intensität der Maßnahme zu drosseln oder sofort zu unterbrechen.
Bei jedem Zwischenfall ist sofort der Arzt zu benachrichtigen.

Durch die physikalische Therapie wird versucht, Erkrankungen der inneren Organe zu behandeln. Die Wirkung beschränkt sich meist auf das behandelte Gebiet; die einzelnen Maßnahmen müssen gegebenenfalls von Anwendung zu Anwendung hinsichtlich Dosis und Zeitdauer variiert werden. Die erstmaligen Anwendungen sollen niedrig dosiert und von kurzer Dauer sein. Es gibt Maßnahmen, die grundsätzlich kurz durchgeführt werden (Ultraviolettbestrahlung), andere, die eine durchschnittliche Behandlungszeit von 10 bis 20 Minuten haben (Kurzwellendurchflutung), und schließlich die, welche über eine halbe Stunde ausgedehnt werden dürfen (Überwärmungsbad).

Die Hauptwirkung der physikalischen Therapie beruht auf der Hyperämie (Blutüberfüllung des behandelten Gebietes), bedingt durch Weiterstellung der Kapillaren. Vermehrte Durchblutung fördert eine bessere Ernährung von Haut, Unterhautzellgewebe, Fettschicht, Faszie und Muskulatur.

Für die apparative Behandlung gelten Vorschriften der zuständigen Berufsgenossenschaft und der Medizingeräte-Verordnung (Prüf- und Überwachungsvorschriften für Wartung, Reinigung und Überprüfung) (siehe auch Kapitel 5).

Vor Bestrahlungsbeginn sind vom Patienten Ringe, Haarnadeln, Sicherheitsnadeln, Uhren, Spangen und Kunstfaserstoffe (wegen des Schwitzeffektes) besonders dann abzulegen, wenn sie sich in der Nähe des für die Therapie vorgesehenen Körperbereiches befinden.

Vor jeder Anwendung ist die Zeituhr einzustellen. Während der Dauer der Behandlung muß der Patient beobachtet werden, gegebenenfalls sind Stromstärke und Wärme entsprechend dem subjektiven Befinden des Kranken zu regulieren. Jede nicht sofort regulierbare Unregelmäßigkeit soll zur

Unterbrechung der Anwendung führen. Nach jeder Bestrahlung ist der Stecker aus der Steckdose zu ziehen. Kein Apparat darf unbenutzt mit der Elektroleitung verbunden bleiben. Nach Bestrahlungen können örtliche Reaktionen auftreten (Hautrötung bis Blasenbildung) oder Allgemeinreaktionen (Übelkeit, Ohnmacht). Solche Vorkommnisse sind dem Arzt mitzuteilen.

28.2. Elektrotherapie

Bei der Elektrotherapie wird elektrische Energie dem Körper zugeführt, die in Wärme umgesetzt wird. Man unterscheidet Hochfrequenz-, Niederfrequenz- und Phototherapie.

28.2.1. Hochfrequenztherapie

Dazu gehören Kurzwellen-, Mikrowellen- und Ultrahochfrequenztherapie. Sie beruht auf Anwendung von Wechselstrom mit hohen Frequenzen von über 1 Million elektromagnetischen Schwingungen/s. Die Eindringtiefe ist relativ groß, so daß Muskeln, Knochen und innere Organe in der Tiefe erwärmt werden können. Es entstehen elektrische und magnetische Felder, deren Größe von der Art und Anbringung der Elektroden abhängt.

Technisch ist zu beachten, daß unter Weichgummielektroden eine Filzlage anzubringen ist, die die Ränder der Elektroden überragt.

Hochfrequenztherapie darf nicht angewendet werden auf Liegen mit Metallrahmen, auf Matratzen mit Metallspiralen und auf Bezugsstoff, der elektroleitend ist. Kontraindiziert ist die Hochfrequenztherapie weiterhin bei Patienten mit

- Herzschrittmacher,
- einoperierten Metallteilen (Marknägel, Hüftgelenkendoprothesen),
- Granatsplittern,
- Schwangerschaft (Gefahr teratogener Schäden).

Kurzwellentherapie

Zwischen zwei im geringen Abstand von der Körperoberfläche befindlichen Glaselektroden (nach Schliephake) oder anliegenden Weichgummielektroden flutet der Hochfrequenzstrom von der Wellenlänge von 11 Metern, 100 Watt und einer Frequenz von 27 MHz in den Körperteil und erwärmt ihn. Das durchströmte Gebiet nennt man Kondensatorfeld; dies ist ein hochfrequentes Wechselfeld, in dem Joulesche Wärme (Reiben der Moleküle) und somit Blutfülle (Hyperämie) erzeugt wird, besonders im Unterhautfettgewebe, in Gelenken und in Knochen. Die Regulierung der Wärmeintensität (Dosierung) erfolgt über eine Abstimmautomatik.

Je tiefer die Erwärmung erfolgen soll, desto weiter müssen die Glaskapselelektroden von der Haut entfernt sein. Die optimale Entfernung beträgt 3,5 bis 4 cm.

Während die Weichgummielektroden, mit Filzplatten unterlegt, am Körper mit Gummilochbändern befestigt werden, sind die Glaselektroden von am Apparat befindlichen Armen gehalten. Die Elektroden werden für die Querdurchflutung gegenüber, für die Längsdurchflutung in weiterem Abstand (eine Elektrode proximal, die andere distal) angelegt.

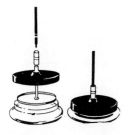

Schliephake-Elektroden zur Kurzwelle, links auseinandergeschraubt, rechts gebrauchsfertig.

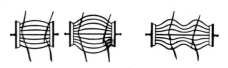

Änderung des Strahlendurchgangs mit weiterem Abstand der Elektroden bei Kurzwellenbestrahlung.

Man kann auch ein Induktionskabel um das zu durchströmende Körpergebiet wickeln; es entsteht ein magnetisches Wirbelfeld. Die Wärmeregulierung (Dosierung) erfolgt über eine Abstimmungsautomatik.

Eine andere Form der Kurzwellentherapie ist die im Spulenfeld. Der Hochfrequenzgenerator läßt den Strom durch eine einzige Spule fließen, die sich in einem isolierten Gehäuse befindet (Monode, Minode). Diese Spulenfeldanwendung ist örtlich begrenzt, hat aber einen stark erwärmenden und schmerzlindernden Effekt durch Wirbelstrombildung. Bei Auflegen der einzigen Elektrode entsteht auf der Haut ein magnetisches Wirbelstromfeld, dessen Intensität im Gewebe Wärme erzeugt, die aber nach den Randgebieten hin und in die Tiefe zu abnimmt. Erwärmt werden Muskeln und Gelenke, nur geringfügig Unterhautfettgewebe und Knochen.

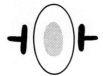

Querdurchflutung bei gleichem Abstand der Elektroden 2 bis 3 cm von der Körperoberfläche ergibt eine gute Tiefendurchwärmung.

Querdurchflutung bei Anliegen der Elektroden auf der Haut ergibt eine Erwärmung von Haut und Unterhautfettgewebe. Überhitzungsgefahr in Elektrodennähe.

Querdurchflutung mit einer Elektrode im Abstand von 2 bis 3 cm und einer in weiterem Abstand ergibt lediglich eine Haut- und Unterhautfettgewebeerwärmung im Bereich der näher am Körper befindlichen Elektrode. Dort besteht Überhitzungsgefahr.

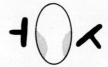

Wird eine Elektrode verkantet, so ergibt das eine unregelmäßige Erwärmung elektrodennaher Gebiete.

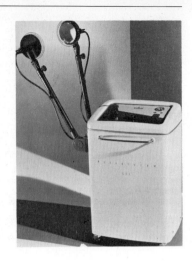

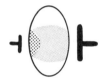

Kurzwellenapparat mit automatischer Abstimmung und Schliephake-Elektroden (Plattenelektroden).

Bei Verwendung ungleich großer Glaselektroden entsteht im Bereich der kleineren Elektrode eine größere Wärmewirkung. Die Wärme ist also in der Tiefe ungleich verteilt.

Anwendung der Minode. Die Tiefenwirkung ist örtlich begrenzt und gegenüber dem Spulenfeld gering.

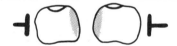

Werden zwei nebeneinander liegende Gelenke bestrahlt, bildet sich ein Wärmestau an den sich berührenden bzw. eng gegenüberliegenden Stellen.

Wird eine Filzplatte zwischengeschaltet, erfolgt eine gleichmäßige Durchwärmung.

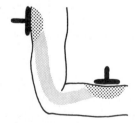

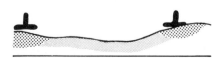

Längsdurchflutung eines Armes ergibt eine gleichmäßige Tiefendurchwärmung.

Längsdurchflutung der Wirbelsäule.

Physikalische Therapie 409

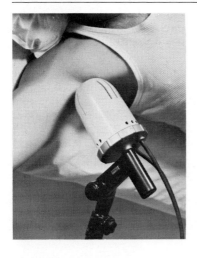

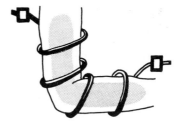

Induktionskabel um eine Extremität. Es ergibt eine intensive Tiefenerwärmung der gesamten Extremität.

Kurzwellenbehandlung der Achselhöhle mit Monode.

Monopolare Spulen sind
— Monoden (14 cm Durchmesser, 200 W) für größere Bezirke,
— Minoden (5,5 cm Stirnflachdurchmesser und 8,5 cm Gesamtdurchmesser, 70 Watt) für kleine Bezirke (Kopf, Hals, Achselhöhle, Gesäß).

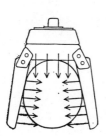

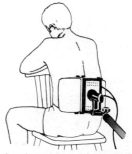

Lage und Strahlengang einer um den Oberschenkel greifenden Diplode.

Um das Lendengebiet greifende Diplode. Die Diplodenteile werden von einem selbstsperrenden Haltearm gehalten.

Die Diplode ist eine dreigeteilte Spulenfeldelektrode, die eine der Körperform angepaßte Behandlung gleichzeitig von drei Seiten zuläßt. Am zu bestrahlenden Körperteil wird eine Elektrode befestigt. Das Anschlußkabel soll nicht an Metallteilen vorbeiführen. Die Diplode beeinflußt größere Körperpartien, so daß z. B. auch bei Asthma bronchiale der Thorax behandelt werden kann.

Mikrowellentherapie
Mikrowellen sind 12,5 cm lange elektromagnetische Wellen, die gebündelt ausgestrahlt werden und wenige Zentimeter in den Körper eindringen, allerdings mit geringerer Intensität als Kurzwellen, aber tiefer als Wärmestrahler. In der Apparatur befindet sich eine Magnetröhre in einem Magnetfeld. Die Strahlen gehen von der Anode auf den Dipol, von hier aus in den Körper. Die Dosierung muß niedrig gewählt werden, weil es sonst zu Verbrennungen kommen kann. Die Augen dürfen von den Mikrowellen nicht

getroffen werden (Gefahr der Starbildung); daher müssen bei Kopfbestrahlungen die Augen mit einer Teesiebgeflechtbrille geschützt werden, die alle auf das Auge fallenden Wellen reflektiert.

Hauptanwendungsgebiet für Mikrowellentherapie sind Nebenhöhlenentzündungen und Unterleibserkrankungen der Frau.

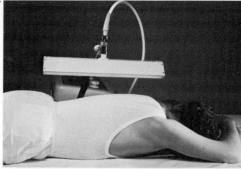

Mikrowellenbehandlung mit Längsfeldstrahler.

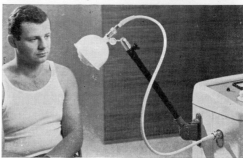

Mikrowellenbehandlung der linken Schulter durch Rundfeldstrahler.

Ultrahochfrequenztherapie

Bei der Pyrodor-Hohlleiter-(Mulden-)Strahlenbehandlung werden Wellenlängen von 69 cm in einer Magnetonröhre erzeugt. In der Tiefe des Körpers entstehen mehrere hochfrequente Magnetfelder, so daß besonders der tiefe Muskelbereich und die inneren Organe erwärmt werden, das Unterhautfettgewebe dagegen geringfügiger.

Die Bestrahlung kann als Längsfeldtherapie und als punktförmige Therapie angewendet werden. Indikationen sind tiefliegende Entzündungen, rheumatische Prozesse, Entzündungen im Atmungsbereich, im Nieren- und weiblichen Genitalgebiet.

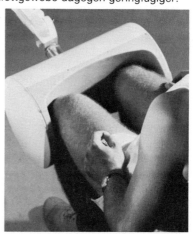

Pyrodor-Hohlleiterstrahler an den Kniegelenken.

28.2.2. Niederfrequenztherapie

Dazu gehören Galvanisation, Iontophorese, Faradisation, Exponentialstrom, Ultraschalltherapie, Elektrokrampfbehandlung. Reizstromtherapie im engeren Sinne sind Galvanisation, Iontophorese und Faradisation.

Galvanisation

Galvanisation beruht auf Anwendung des fließenden Gleichstroms. Die Kationen (positiv geladene Ionen) wandern zur Kathode, die Anionen (negativ geladene Ionen) zur Anode. Dabei spalten sich die Moleküle; dies führt zur elektrolytischen Dissoziation. Dieser Vorgang ändert das Ionengefüge im durchströmten Körpergewebe. An den Elektrodenberührungsstellen der Haut tritt Hyperämie auf; die Rötung kann stundenlang anhalten. Der Effekt zeigt sich in Schmerzstillung, Entzündungshemmung und Resorptionsförderung, besonders bei atrophischer und nicht vollständig innervierter Muskulatur. Man unterscheidet

- aufsteigende Galvanisation mit Anlegen der Anode distal und der Kathode proximal, beispielsweise zur Behandlung schlaffer Lähmungen, mit dem Ziel der Steigerung der Erregbarkeit der Nervenenden und der Durchblutung,
- absteigende Galvanisation mit Anlegen der Anode proximal und der Kathode distal, beispielsweise zur Behandlung spastischer Lähmungen und des Rückenmarks bei Poliomyelitis.

Die Dosis darf nur eine Stromstärke haben, die subjektiv angenehm wirkt, also 0,3 bis 0,5 mA je Quadratzentimeter Elektrodenfläche bei einer Dauer von 10 bis 30 min. Zu beachten ist, daß das Ein- und Ausschalten des Stroms niemals plötzlich, sondern nur ein- und ausschleichend vorgenommen werden darf.

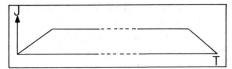

Konstanter galvanischer Strom.
Langsames Einschleichen und Ausschleichen über mehrere Sekunden.
J = Stromstärke, T = Zeit.

Iontophorese

Mit Hilfe des galvanischen Gleichstroms kann man Medikamentenlösungen durch die Haut dem Körper elektrolytisch applizieren. Dabei muß man beachten, daß positiv geladene Ionen (Kationen) am positiven Pol und negativ geladene Ionen (Anionen) am negativen Pol eingeführt werden, weil die Ionen zum entgegengesetzten Pol wandern (Kationen zur Kathode, Anionen zur Anode).

Faradisation

Faradischer Strom ist ein unregelmäßiger Wechselstrom. Von ihm zu unterscheiden ist der neofaradische Strom, eine niederfrequente Gleichstromimpulsfolge (15 bis 20/s) mit einer Dauer von 1 ms, einer Pausendauer von 20 ms und einer dreieckigen Stromform bei 50 Hz Stromstärke. Zur Behandlung benutzt man den neofaradischen Strom als Schwellstrom. Er bewirkt eine Elektrogymnastik mit Kontraktionen der quergestreiften Muskulatur. Man läßt je Sitzung 20 bis 30 Kontraktionen ausführen. Indikationen sind Inaktivitätsatrophien der quergestreiften Muskulatur, leichte schlaffe Lähmungen, Gewohnheitslähmungen, Verhinderung einer Muskelatrophie (beispielsweise während der Frakturbehandlung) und Einschleifen verlorengegangener Innervationsbahnen (beispielsweise bei zentralbedingter Lähmung). Man verwendet bipolare Elektroden und erfaßt damit den Muskel oder die Muskelgruppe. Die Gelenke sind in Mittelstellung zu bringen, die Muskulatur muß vor Behandlungsbeginn entspannt sein. Voraussetzung für die Therapie ist die faradische Erregbarkeit des Muskels.

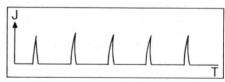

Neofaradischer Strom.

Anwendung neodynamischer (diadynamischer) Ströme

Es handelt sich um eine Kombination galvanofaradischer Stromarten (nach Bernard). Die Ströme sind niederfrequent, man kann ihre Frequenz modulieren (Impulsströme). Dazu verwendet man im Wechsel zwei Frequenzen von 50 und 100 Hz, im allgemeinen im Zusammenhang mit einem Gleichstrom (2 bis 3 mA). Die Indikation ist breit: Muskel-, Sehnen-, Gelenk- und Nervenkrankheiten. Je nach Indikation werden verschieden gekoppelte Stromabläufe erzeugt und über an einem Bügel angebrachten Elektroden dem Körper zugeführt.

Die Elektroden sind klein (Stromfluß konzentriert und lokalisiert) oder groß (Stromfluß ausgebreitet), oder man verwendet Platten- oder Schalenelektroden (für ausgedehnte Bezirke). Unter jede Elektrode muß ein mindestens 1 cm dicker, wassergetränkter Viskoseschwamm gelegt werden, der den Metallrand der Elektrode um 1 cm überragt. Die Befestigung der großen Elektroden erfolgt mit Lochgummibändern. Man beginnt nach Anlegen der Elektroden stets mit Stromstärke 0 und steigert sie, je nach subjektivem Empfinden innerhalb von 20 bis 45 s, bis der Patient neben Kribbeln und Vibrieren ein leichtes Ziehen empfindet.

> Überschreiten der Toleranzgrenze zeigt sich durch Stechen, Brennen, Schmerzen und Dauerkontraktion von Muskeln.

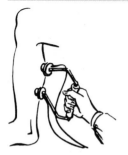

Behandlung der Unterschenkelmuskulatur mit Neodynamischen Strömen.

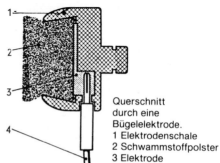

Querschnitt durch eine Bügelelektrode.
1 Elektrodenschale
2 Schwammstoffpolster
3 Elektrode
4 Patientenkabel

Die Bestrahlungsdauer beträgt für eine Körperstelle drei, für eine zweite Stelle nur 1 bis 2 Minuten. Der Erfolg stellt sich manchmal nach einer

Behandlung ein. Sonst reichen drei bis sechs Anwendungen in Abständen von 1 bis 2 Tagen aus. Danach muß die Serie unterbrochen werden. Die ersten beiden Anwendungen können am ersten Behandlungstag im Abstand von 8 bis 10 h erfolgen.

Haupteffekt der Behandlung mit diadynamischen Strömen ist die vegetative Dämpfung und damit die Schmerzlinderung durch Anwendung unterschiedlicher Stromformen, die auch im Wechsel verwendet werden können. Überdosierung führt zu gegenteiligem Effekt.

28.2.3. Ultraschalltherapie

Ultraschalltherapie ist eine Impulsbehandlung mit Ultraschallwellen höherer Frequenzen. Der Schallkopf strahlt die Impulse in kurzen Gruppen ab. Damit erzeugt man eine Mikromassage und eine sich steigernde Erwärmung des Gewebes. Der Erwärmungseffekt tritt an Gewebegrenzen auf, also zwischen Muskeln und Knochen, Muskeln und Fettgewebe, Fett- und Unterhautzellgewebe.

Von der Beschallung auszunehmen sind Hoden und Eierstöcke. Die Anwendung bei Schwangeren ist untersagt (Abortgefahr). Das Gerät darf nur von Assistentinnen bedient werden, die weder unter Nerven- noch Gelenkerkrankungen leiden.

28.3. Wärmetherapie

28.3.1. Wärmeanwendungen

Sie wirken hyperämisierend, entzündungshemmend, spasmenlösend und schmerzlindernd. Die Durchblutungsförderung beruht auf einer Kapillarerweiterung. Die Poren öffnen sich, so daß Schweiß abgesondert wird. Man unterscheidet

- trockene Wärme (Heizkissen, Wärmeflasche, Heißluft, Infrarot, Ultraschall) und
- feuchte Wärme (Aufschlag, Kataplasma, Kompresse, Wickel, Umschlag, Heilpackung, Abwaschung, Abreibung, Abklatschung, Guß).

Während der Wärmetherapie mit elektrisch betriebenen Apparaten ist der Patient dauernd zu beobachten. Vor Bestrahlungsbeginn sind Kabel und Stecker zu prüfen. Sofern keine andere Bestrahlungszeit verordnet wurde, sind 10 bis 15 Minuten einzuhalten. Um Verbrennungen zu vermeiden, ist auf gehörigen Abstand zwischen Strahlungsträger und Haut zu achten.

28.3.2. Lichtbad (Lichtkasten)

Die Wirkung der Lichtkastenbestrahlung beruht auf der Wärmestrahlung der Glühbirnen. Durch die Kastenform kann Wärme kaum entweichen. Infolge schneller Erweiterung der vorwiegend oberflächlich liegenden Blutgefäße tritt beim Patienten starkes Wärmegefühl auf. Große Lichtkästen benutzt man für den Körperstamm und für die Extremitäten bei einer Bestrahlungsdauer bis zu 20 Minuten. Kleine Lichtkästen benutzt man zur Kopfbestrahlung (Kopflichtkasten) für die Dauer von 10 Minuten. Die Augen sind dabei mit einer mehrfachen dunklen Stoffschicht zu schützen.

Die Verwendung von Höhensonnenbrillen unter dem Kopflichtkasten ist untersagt, weil sich deren Metallränder erhitzen.

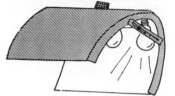

Rumpflichtkasten mit Kohlenfadenbirnen zur Elektrowärmetherapie.

28.3.3. Infrarot (IR), Ultrarot (UR)

Infrarot- und Ultrarotstrahlen sind unsichtbares, langwelliges Licht. Die Infrarotlampe strahlt Wärme in tiefere Gewebeschichten ein, als dies mit dem Lichtbad möglich ist. Bei der Bestrahlung muß ein Abstand von 40 cm vom Körper eingehalten werden; bei zu starkem Wärmegefühl wird der Abstand vergrößert. Bestrahlungsdauer bis 15 Minuten. Es entsteht ein Erythem (Hautrötung). In ähnlicher Weise wirken Vitaluxlampe und Laparophoslampe.

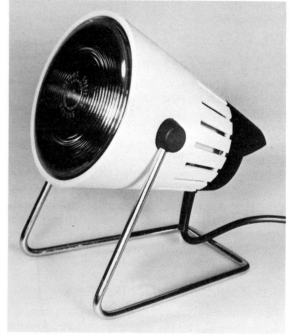

Solluxlampe.

Die Solluxlampe wird für örtlich umgrenzte Bestrahlungen verwendet. Die in der Apparatur befindliche Infrarotröhre entwickelt eine intensive Wärmestrahlung. Jeder Apparat hat einen Adapter zur Begrenzung des Bestrahlungsfeldes. Um die Strahlenaustrittsstelle liegt ein Schutzring, der einen Abstand zwischen Haut und Apparat garantieren soll. Der Abstand zwischen

Haut und Schutzring soll 10 bis 15 cm betragen. Die Bestrahlungsdauer liegt bei 15 Minuten. Ohne Filter wirkt die Solluxlampe als Wärmestrahler hyperämisierend. Mit vorgesetztem Blaufilter wird der Wärmeeffekt herabgesetzt (Dämpfungseffekt); Indikationen sind Nervenentzündungen und örtlich umschriebene Erfrierungsstellen. Ein Rotfilter bewirkt Hyperämie; Indikationen sind flächenhafte Entzündungen und Erkrankungen im Augenbereich, weil Rotlicht blendungsarm ist. Blaulicht hat eine kürzere Wellenlänge als Rotlicht. Je kürzer die Lichtwellen sind, desto weniger intensiv wärmen sie.

28.4. Ultraviolettlichtbehandlung

28.4.1. Ultraviolettquarzbrennerbestrahlung

Die Quecksilberhochdrucklampe sendet aus dem Quarzbrenner kurzwellige ultraviolette Strahlen (UV) aus, welche auch in den Sonnenstrahlen vorkommen und die wenige Millimeter in die Haut eindringen. Vitamin D wird produziert, es werden Enzyme aktiviert, und ein bakterizider Effekt entsteht.
Der Brenner besteht aus einem luftleeren Quarzglasbogen, an dessen Enden je eine Elektrode sitzt. Im Innern befindet sich 15%iges Quecksilber. Durch Bedienung des Schalters wird der Brenner gezündet. Der Strom wandert von einer zur anderen Elektrode, wodurch sich ein Lichtbogen von 300° Hitze bildet, in dem das Quecksilber verdampft. Damit beginnt die Entsendung des ultravioletten Lichts. Der Quarzbrenner hat eine Lebensdauer bis zu 800 Bestrahlungsstunden. Die lange Lebensdauer setzt gründliche Pflege voraus: Abstauben vor jeder Bestrahlung mit trockenem, weichem Lappen unter Vermeidung von Fingerberührung (weil sich dann Fett am Brenner niederschlägt). Fingerabdrücke entfernt man vom Brenner mit absolutem Alkohol. Danach darf man ihn 30 Minuten lang nicht benutzen.

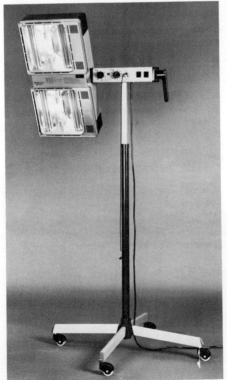

Höhensonne

Die Patienten legen sich auf eine Decke oder auf ein sauberes, ausgebreitetes Tuch. In jedem Falle muß eine Schutzbrille vom Kranken und von allen im Bestrahlungsraum anwesenden Personen getragen werden (sonst kann es zu schweren Bindehautentzündungen, wie beim Sonnenbrand, kommen). Die Arzthelferin soll beide Unterarme bedeckt halten, um Verbrennungen zu vermeiden. Der Abstand zwischen Brenner und Patient muß mindestens 1 m betragen. Die Bestrahlungen folgen in Abständen von 3 bis 4 Tagen. Sie beginnen mit einer halben Minute und werden (je nach Hautreaktion) nach und nach auf 8 bis 10 Minuten gesteigert. Bestrahlungen mit bestimmten Modellen dürfen nicht über 30 s hinausgehen! Insgesamt werden 10 Bestrahlungen verabfolgt, da bei häufigeren Bestrahlungen eine Gewöhnung an UV-Strahlen eintritt. Bei Unterbrechung der Serie (Krankheit, Urlaub) muß man wieder mit kurz dauernden Bestrahlungen beginnen. Die Höhensonnenbestrahlungen werden bei Rachitis, Vitaminarmut, bestimmten Hauterkrankungen u. a. durchgeführt. Das UV-Erythem tritt erst nach Stunden auf, bei Überdosierung (besonders bei blonden und erregbaren Patienten) kann eine Hautentzündung eintreten. Vor jeder neuen Höhensonnenbestrahlung ist deshalb der Patient auf Hautrötung anzusehen. Bei übermäßiger Rötung (Sonnenbrand) ist die Bestrahlungsserie zu unterbrechen.

28.4.2. Feldgröße

Es gibt Feldbestrahlungen (Reizbestrahlung), bei denen unter Abdeckung der übrigen Körperpartien einzelne Hautstücke in Größe 15 × 15 cm bis zur Erzeugung eines Erythems (entzündliche Hautröte) bestrahlt werden (im allgemeinen ein Feld 6 Minuten).

Kromayerlampe und Baktophoslampe sind Quecksilberhochdrucklampen mit örtlicher, hautaufliegender Behandlung.

28.4.3. Phototherapie

Sie erfolgt mittels gefilterter UV-Strahlung bei Icterus haemolyticus neonatorum (Neugeborenengelbsucht infolge Blutzerfall bei Rh-Inkompatibilität). Dadurch wird der erhöhte Bilirubinspiegel des Blutserums gesenkt. Phototherapie wird, in Kombination mit Bestreichen der Haut mit chemischen Lösungen, u. a. bei Schuppenflechte, angewendet.

28.4.4. PUVA

Bei Schuppenflechte (Psoriasis) wird eine kombinierte Behandlung mit UV-Licht und Applikation von Medikamenten vorgenommen.

28.5. Weitere physikalische Therapien

28.5.1. Inhalationen

Inhalation bedeutet tiefes Einatmen vernebelter Medikamentenlösungen. Diese dringen bis zu den Lungenbläschen. Geeignete Medikamente wirken sekretionsfördernd, entzündungshemmend und bronchialerweiternd. Da sich die Lumina der Atemwege ständig bis zu den Alveolen hin verengen (Alveolen haben einen Durchmesser von 0,2 bis 0,6 mm), muß die Partikelgröße der eingeatmeten Teile entsprechend klein sein. Die Zerstäubung der Medikamentenlösungen erfolgt bis zu Teilchengrößen von 0,5 bis 1 μm über Düsen oder durch Ultraschall (Aerosolvernebelung). Ultraschallvernebeler bedienen sich der Frequenzschwingungen 16×30^3 bis 10^{10} Hz. Die Nebeldichte soll 10 mg/Liter betragen bei einer Zerstäubungsleistung von 200 mg/min.

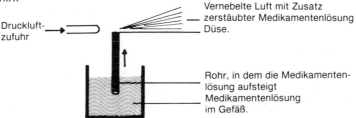

Schema des einfachen Spray-Feuchtigkeits-Inhalationssystems.

Es gibt folgende Apparatearten:
- Verdampfungsapparate (Kopfdampfbad, Dispensor, Inhalationsapparat, Bronchitiskessel),
- Aerosolgeräte,

Je nach Verordnung können vernebelt werden:
- Kochsalzlösungen (Sole), z. B. Emser, Rappenauer, Reichenhaller Salz; Salzlösungen dringen nicht bis in die Alveolen vor,
- Heilwasser (Quellwasser),
- ätherische Öle (z. B. Eukalyptus),
- Medikamente (Antibiotika, ätherische Öle, Antihistaminika, Sekretolytika, Spasmolytika, Tuberkulostatika).

Die Lösungen werden teils verwendungsfähig geliefert, teils müssen sie nach Vorschrift verdünnt werden. Die Gesamtdosis ist zu beachten.

Nasenstücke sind bei jedem Patienten zu wechseln (Einweggeräte). Apparat gut pflegen, von Wassersteinablagerungen befreien (besonders Vernebler, Zerstäuber). Nicht auswechselbare Teile desinfizieren.

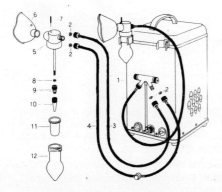

Membrankompressor und seine technischen Teile: 1 Membrankompressor, 2 Dichtring, 3 Anschlußschlauch ohne Unterbrecherventil, 4 Anschlußschlauch mit Unterbrecherventil, 5 Verneblergehäuse, 6 Verneblermaske, 7 Düsenreinigungsnadel, 8 Dichtring, 9 Düsenoberteil, 10 Düsenunterteil, 11 Einsatz, 12 Medikamentenbehälter.

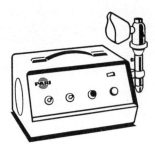

Aerosolgerät zur Inhalation.

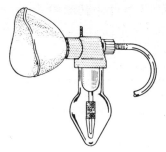

Inhalation mit Inhalette.

28.5.2. Hydrotherapie

Mit der Wasserbehandlung erzielt man einen mechanischen und einen thermischen Effekt und kann durch Differenzierung der Anwendungen und der Wassertemperatur (heiß, warm, lau, kalt) verschieden abgestufte Reize auf den Körper wirken lassen. Angriffsfläche ist die Haut mit ihren zahlreichen vegetativen Nervenendpunkten. Man unterscheidet:
- Aufschläge,
- feuchte Wickel (Waden-, Bauch-, Brustwickel), Senfwickel,
- Umschläge,
- Heilpackungen,
- Abwaschungen,
- Abklatschungen,
- Kneippsche Güsse.

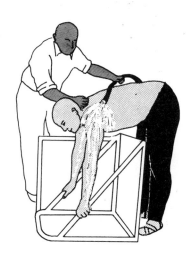

Kneippscher Armguß.

28.5.3. Medizinische Bäder

Medizinische Bäder werden mit oder ohne Arzneizusätze verabfolgt. Sie wirken über das vegetative Nervensystem und das Kapillarsystem der Haut reflektorisch auf die inneren Organe dämpfend oder anregend. Man unterscheidet Teil-, Sitz-, Halb- und Ganzbäder, Bäder mit mechanischer Wirkung (Bürsten), Bewegungs-, Wellenbäder, Unterwassermassage, Sprudelbäder und subaquale Darmbäder.

Badezusätze bestehen vorwiegend aus Pflanzenextrakten, deren ätherische Öle die Wasserwirkung erhöhen. Für Hauterkrankungen setzt man Kleieabsud zu.

28.5.4. Massagen

Die Massage besteht aus unter leichtem Druck ausgeführtem Gleiten der Hände von der Peripherie des Körpers aus in Richtung auf das Herz zu. Im wesentlichen setzt sich die Massage zusammen aus Streichungen, Reibungen, Knetungen, Klopfungen, Erschütterungen. Die Wirkung erstreckt sich über die örtlich bessere Gewebsdurchblutung auf den Gesamtorganismus. Man unterscheidet:
- Teil-, Großmassagen (Hand-, Muskelmassagen),
- Spezialmassagen (Reflexzonen-, Bindegewebs-, Nervenpunktmassagen),
- Massagen mittels Gerät,
- Massagen unter Wasser,
- Unterwasserdruckstrahlmassagen,
- Sportmassagen (Ganzmassagen).

28.5.5. Krankengymnastik

Sie dient der orthopädischen Behandlung des Bewegungs- und Stützapparates und wird als Einzel- oder Gruppenbehandlung ausgeführt, z. B. als orthopädisches Turnen und als Übungsbehandlung, auch im Bad. Spezielle Krankengymnastikarten sind Atmungsgymnastik, Schwangerengymnastik und die entwicklungsphysiologischen Maßnahmen bei zentralgestörten Kindern nach Bobath.

28.5.6. Manuelle Therapie

Behandlungsmaßnahmen, die nur ein besonders weitergebildeter Arzt ausführen kann, sind:
- chiropraktische Wirbelsäulenmobilisierung,
- chirotherapeutischer Eingriff an der Wirbelsäule bei Subluxation von Wirbeln,
- manuelle Dekompression der Dura mater und radikulärer Nervenwurzeln bei akutem Bandscheibenvorfall.

28.5.7. Kältetherapie

Kaltbehandlungen wirken auf begrenzte Körpergebiete wärmeentziehend durch Engstellung der Kapillaren mit nachfolgender reaktiver Hyperämie. Sie haben entzündungshemmenden Effekt. Anwendungsformen sind trockene Kälte (Eisbeutel, Eiskrawatte, Eispackung) und feuchte Kälte (Kataplasma, Um- und Aufschlag, Kompresse, Wickel, kühle Packungen und Bäder).

29 Verbandlehre

Verbände haben verschiedene Aufgaben. So dienen sie u. a. zum Schutz von Wunden gegen Berührung und Infektionen, zum Schutz der Umgebung (insbesondere Kleidung), bei Verwendung von Salben und Pasten u. ä., zum Halten der Wundauflage, zur Kompression bei bestimmten Erkrankungen, zur Stützung, Ruhigstellung und Fixierung bei Distorsionen, Luxationen, Frakturen, aber auch zur Ruhigstellung bei Infektionen wie Sehnenscheidenentzündung und Venenentzündung.

Um diese Aufgaben an den verschiedenen Körperteilen erfüllen zu können, gibt es Materialien und Techniken, die jeweils ihre festgelegten Anwendungsbereiche haben.

29.1. Verbandmaterialien

29.1.1. Übersicht

Ihren Aufgaben entsprechend bestehen Verbandstoffe aus verschiedenen Materialien.

Watten

Watten bestehen aus Baum- oder Zellwolle, Zellulose oder Synthetik. Man unterscheidet Augenwatte (nur aus Baumwolle bestehend), Saug- und Verbandwatte. Zu den Verbandwatten zählt die Polsterwatte, die zur Polsterung von Schienen und Gipsverbänden verwendet wird und nicht als Wundwatte verwendet werden darf (weil sie nicht entfettet und nicht gebleicht ist); zur Polsterung verwendet man auch die außen geleimte Tafelwatte.

Zellstoff

Zellstoff in Lagen wird als großflächige Liegeunterlage, als Tupfer zur Hautreinigung, als Zwischenschicht für Verbände verwendet. Er wird in Rollen geliefert und muß daher zugeschnitten werden. Zellstoff-Mull-Kompressen haben eine Mullhülle und eine Zellstoffeinlage. Die Lagen sind miteinander versteppt. Zellstoff saugt die Feuchtigkeit schnell auf und hält sie gut, neigt aber insbesondere im nassen Zustand zum Zerfließen und Zerreißen.

Mull

Mull besteht aus Baumwoll- oder Zellwollfasern, wird chemisch gereinigt und gebleicht und sterilisiert. Er dient zur Wundabdeckung als Mullkompresse (Verbandmull), zur Befestigung (Mullbinden), zum Aufsaugen (Mulltupfer, Mulltampons), zum Abdecken (Mullschleier, Gesichtsschleier).

Verbandlehre

Mullbinden
Mullbinden dürfen nicht als Wundauflage verwendet werden. Sie sind das wichtigste Material zur Befestigung von Wundauflagen. Mullbinden können im Autoklaven sterilisiert werden, mit Webkante sind sie nahezu unelastisch, mit gekräuselten Kettenfäden finden sie Verwendung als elastische Binde.

Mullkompressen
Mullkompressen sind an Rändern fest gewebte Mullrollen oder -lagen von Größen 6 × 6 oder 8 × 8 cm. Sie bestehen aus 10-, meistens 16fach übereinandergelegten Mullagen, gegebenenfalls mit Watte- oder Zellstofflage. Vliesstoffkompressen dienen der Versorgung stark sezernierender Wunden, ebenso Zellstoff-Mull-Kompressen.

Verbandpäckchen
Es handelt sich um sterile Fertigverbände für keimfreie Wundbedeckung im Rahmen der Ersten Hilfe. Die aus mehreren Lagen bestehende, gepolsterte Auflage in der Mitte dient der direkten Wundabdeckung und dem Druck bei flächenhafter Blutung. Die beidseitig anschließenden Mullbinden werden zum Festbinden benutzt. Die Innenseite des Plastikumschlags vom Verbandpäckchen ist auch steril. Damit kann man abdecken (z. B. bei Brustkorbverletzung zur Vermeidung des Pneumothorax).

Tupfer
Tupfer sind ineinandergedrehte Mullagen, die ein aufsaugendes Auftupfen von Wundflächen gestatten. Die Kleinausführung wird als Präpariertupfer bezeichnet und wird an einer Kornzange befestigt.

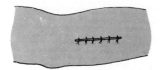 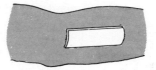 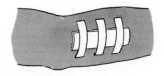

Verband einer Wundnaht: a) Wundnaht, b) Auflegen einer mehrfachen sterilen Mullschicht, c) Befestigung einer Mullschicht mit Heftpflasterstreifen. In geeigneten Fällen, besonders bei glatten Wundrändern, kleinen Wunden, wird Spraypflaster verwendet (z. B. Scan), das auf die Wunde und ihre unmittelbare Umgebung mittels Sprayflasche aufgetragen wird.

Bauchtücher
Bauchtücher sind Kompressen, die bei Bauchoperationen verwendet werden, besonders dick sind und einen Sicherungsfaden haben (um ein Verschwinden in der Bauchhöhle zu vermeiden).

Augenkompressen
Augenkompressen haben die Aufgabe des Abdeckens des Auges. Sie bestehen ebenfalls aus mehreren Lagen mit Wattezwischenschicht.

Nasen-Mund-Schutz
Die zur Verhütung der Infektion im Operationssaal getragene Nasen-Mund-Maske ist eine dicklagige Mullkompresse, an deren Ecken Haltefäden befestigt sind. Ähnlich gearbeitet sind Kopfschleier und Gesichtsschleier.

Tampons
Tampons sind Wattebäusche mit einer Mullhülle, deren Eckzipfel zusammengebunden und mit einem Faden versehen sind (gynäkologische Tampons). Sie werden in die Vagina eingelegt.

Vliesstoffe
Vliesstoffe sind filzartige Materialien, die weder gesponnen noch gewebt sind und eine gute aufsaugende Wirkung haben. Dabei zerreißen sie nicht so leicht wie Zellstoff, sind, anders als Watte, flusenlos und lassen sich gut sterilisieren.

Sonstiges
Gips findet Verwendung bei Gipsverbänden, *Kautschuk* sowie *Harze* sind in Pflasterklebemassen zu finden, *Zinkoxid* wird für Zinkleimverbände verwendet.

29.1.2. Bindenmaterial
Früher wurden Binden aus Leinen hergestellt. Dieses Material wäre heute viel zu teuer und nicht so vielseitig einsetzbar, wie die verschiedenen heute verwendeten Bindenmaterialien. Wir unterscheiden unelastische von elastischen Binden, nicht klebende von (klebenden) Pflasterbinden. Wieder andere Binden sind wasserundurchlässig. Für alle gilt, daß sie nicht direkt auf offene Wunden gewickelt werden dürfen. Die am häufigsten verwendeten Binden sind die Mullbinden.

(Normale) Mullbinde
Die genormten Mullbinden, die überwiegend der Befestigung von Wundauflagen verschiedenster Art dienen, sind das am meisten verbreitete Material. Sie bestehen meist aus Zellwolle oder einer Mischung von Zellwolle und Baumwolle, haben 20 oder 24 Fäden und eine Webkante. Sie sind nicht elastisch und in Breiten von 6, 8, 10, 12 und 15 cm bei einheitlicher Länge von 4 m im Handel erhältlich.

Elastische Mullbinde
Dadurch, daß die elastischen Binden dehnbar sind, werden Umschlagtouren fast überflüssig. Sie sind in Breiten von 6, 8, 10 und 12 cm bei einer Länge von 4 m erhältlich.

Elastische Fixierbinden
Elastische Fixierbinden bestehen aus synthetischer Faser und sind — wie der Name schon sagt — sehr elastisch. Sie finden immer dann Verwendung, wenn der Verband gut sitzen, aber die Bewegungsfähigkeit des Patienten nicht zu sehr behindern soll. Es gibt sie in Größen von 6 bis 12 cm Breite, gedehnt sind sie 4 m lang. Sie sind waschbar, kochbar, im Autoklaven sterilisierbar, können aber nicht gebügelt oder gemangelt werden.

Schlauchverbände
Schlauchverbände bestehen aus einem Schlauch aus verschiedenartigem Material in unterschiedlichen Breiten. Sie haben den Vorteil, daß sie sich der

jeweiligen Körperform gut anpassen. *Trikotschlauchverbände* sind nur mäßig dehnbar und finden besonders unter Gipsverbänden Verwendung. *Netzverbände* zeichnen sich durch besondere Dehnbarkeit vorwiegend in der Querrichtung aus.

Idealbinden

Hierbei handelt es sich um elastische Binden aus Baumwolle, die in besonderer Webart unter Verwendung von Kreppzwirnen hergestellt werden. Sie sind insbesondere in Längsrichtung besonders elastisch. Ungedehnt haben sie eine Länge von 2,5 m, lassen sich aber bis etwa 5 m Länge dehnen. Idealbinden eignen sich besonders zu Stütz- und Gelenkverbänden sowie zur Kompression und Entlastung.

Idealbinden können mehrfach verwendet werden, verlieren dann aber zunehmend an Elastizität. Sie sind koch- und sterilisierbar, dürfen aber nicht gebügelt bzw. gemangelt werden.

Es gibt weitere Idealbinden aus anderen Materialien in unterschiedlichen Breiten sowie andere Formen von Kompressionsbinden, wie z. B. die „Gummifaserbinden", die bis zu 200 Prozent dehnbar sind. Sie bestehen heute überwiegend nicht mehr aus „Gummifäden", sondern synthetischen Materialien.

Elastische Pflasterbinden

Pflasterbinden sind auf der einen Seite mit einer Pflastermasse bestrichen, wodurch die Binden fest auf der — gegebenenfalls vorher rasierten — Haut kleben. Pflasterbinden können

- *querelastisch* (Gelenk- und Bänderverletzungen, Rippenbrüche, Extensionen)
- *längselastisch* (Kompressionsverbände) oder
- *längsquerelastisch* (Kompressions- und Sportverbände)

sein. Pflasterbinden gibt es überwiegend luftdurchlässig. Bei ihrer Lagerung muß darauf geachtet werden, daß die Klebemasse nicht altert bzw. eintrocknet.

Zinkleimbinden

Hierbei handelt es sich um Mullbinden oder elastische Binden, die mit Zinkleim (Zinkoxid, Gelatine, Glyzerin und Wasser) getränkt sind. Es gibt sie fabrikfertig in Breiten von 8 cm (Länge 5 m) und 10 cm (Längen 5, 7 und 10 m). Zinkleimverbände finden insbesondere Verwendung bei den sogenannten Beinleiden (Krampfadern, Ulcus cruris, Venenentzündung). Sie können auch selbst hergestellt werden.

Papierbinden

Papierbinden bestehen aus Krepp und werden unter Gipsverbänden verwendet. Breiten sind 4, 6, 8, 10, 12 und 15 cm, Länge 4 m.

Gipsbinden

Gipsbinden sind Mullbinden, in die Gipspulver zum Teil mit Kunstharzen eingearbeitet ist. Anwendungsgebiete: Frakturen, Luxationen, Entzündungen, Gelenk- und Knochenerkrankungen.

Man unterscheidet gestrichene (Gips wird von den Mullbindenmaschen festgehalten) und gestreute Gipsbinden; sie unterscheiden sich in der Schnelligkeit der Bindung des Gipses nach Herausnahme aus dem Wasser und in der Tragfähigkeit. Hartgipsbinden üben nach der Trocknung statische Funktionen aus (sie halten den Druck des Körpergewichts aus, z. B. Beingips, Wirbelsäulengips). Gips-Kunstharz-Binden sind Hartgipsbinden, die gegen Feuchtigkeit unempfindlich sind. Ähnlich unempfindlich und besonders belastbar sind Fiberglasverbände. Einstreugipsbinden haben eine längere Tauchzeit. Schnellgipsbinden besitzen einen weitmaschigen Stoff, der schnell durchfeuchtet und sofort verwendungsfähig ist.

Gipsbinden sind 2 m oder 5 m lang und 8, 10, 12, 15 oder 20 cm breit. Die Breitlonguetten zur Herstellung von Gipsbetten werden aus 40, 60 oder 80 cm breiten Gipsbinden gefertigt. In trocknem, gleichmäßig temperiertem Raum sollen Gipsbinden nicht länger als 4 Monate lagern.

29.1.3. Pflaster

Verbandpflaster

Es besteht aus Gewebe mit einer Klebemasse und dient der Befestigung von Verbänden. Es ist nicht dehnbar, luftundurchlässig und wasserdurchlässig. Synthetische Pflaster bestehen aus Vliesstoffen oder einem Kunststoff-„Gewebe" sowie synthetischer Pflastermasse, sie sind alterungsbeständiger und hautfreundlicher. Je nach Material sind sie wasser- und luftdurchlässig.

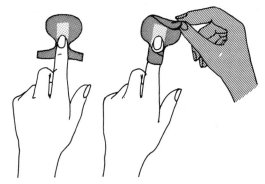

Fingerkuppenschnellverband. Nach Entfernung der Schutzfolie wird das Wundkissen des Pflasters auf die Wunde gelegt. Man klebt den einen Pflasterschenkel faltenlos an, den anderen Pflasterschenkel auf die gegenüberliegende Fingerseite.

Heftpflaster

Heftpflaster bestehen aus einem breiteren Verbandpflaster mit einer Wundauflage aus Zellwollgewebe, das aus verschiedenen Schichten besteht. Es gibt wasserdurchlässige, wasserabstoßende und wasserundurchlässige Pflaster. Angestrebt wird weitgehende Luftdurchlässigkeit, da Luftzutritt zur Wunde die Heilung fördert. Überwiegend werden Heftpflaster in Breiten von 4, 6, 8 cm sowie Längen von 10 cm bis 5 m geliefert. Vom Streifen wird das benötigte Stück mit der Schere abgeschnitten, die Wundauflage kommt auf die Wunde, die Randstreifen werden straff auf die Haut geklebt.

Verbandlehre 425

> Die Wundauflagen sind steril und durch Schutzstreifen abgedeckt. Diese dürfen erst unmittelbar bei der Verwendung des Heftpflasters entfernt werden, dabei darf die Wundauflage nicht berührt werden. Sollte dies doch einmal geschehen, ist die Wundauflage nicht mehr steril, das Pflaster darf nicht mehr auf Wunden verwendet werden.

Das Abziehen des Heftpflasters erfolgt ruckartig, um den Schmerz zu verkürzen. Pflasterreste werden mit waschäther- oder waschbenzingetränktem Wattebausch entfernt (bei Benzinallergie ist Haushaltsseife zu verwenden). Bei Heftpflasterallergie verwendet man poröses Pflaster mit Kunststoffstrichfläche.

Besondere Pflaster
Wundnahtpflaster
Falls eine Wunde nicht genäht wird, können die Wundränder mit Hilfe mehrerer parallel gelegter Heftpflasterstreifen fachgerecht vom Arzt aneinander gelegt werden (Pflasternaht mit Klammerpflaster).

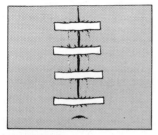

Wundpflasternaht. Die Wundränder werden vom Arzt von der Seite her zusammengedrückt. Das Pflaster wird straff aufgelegt. Somit brauchen manche oberflächlichen Wunden nicht genäht zu werden.

Nabelpflaster
Nabelpflaster werden angelegt, um die Ränder eines Nabelbruchs beim Kind zu nähern und dadurch eine Bruchheilung zu versuchen. Man legt einen dicken Mulltupfer auf den Nabelring, klebt dann einen 15 cm langen und 5 cm breiten Heftpflasterstreifen von der einen Bauchseite in Nabelhöhe über den Tupfer (der von einer zweiten Person in die Tiefe gedrückt werden muß) zur anderen Bauchseite.

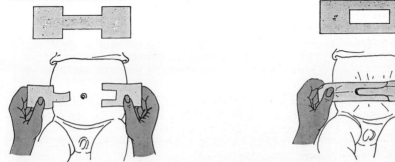

Anlegen eines Nabelbruchpflasters. Das Nabelbruchpflaster besteht aus Teilen a und b (oben). Teil a wird an die Bauchwölbung rechts vom Nabel mit der jeweils außenliegenden Hälfte geklebt, so daß sie über dem Nabel ineinandergesteckt und nach kräftigem Zug in Gegenrichtung über die jeweils andere Pflasterhälfte geklebt werden können.

Testpflaster

Hierbei handelt es sich um eine Art von Verbandpflaster, das mit kleinen Läppchen versehen ist, auf das die zu testende Substanz aufgebracht worden ist. Unter bestimmten Umständen (z. B. beim MORO-Pflaster durchgemachte Tuberkulose, bei Allergietestungen allergische Erkrankung) werden nach einer bestimmten Zeit an der Stelle des präparierten Läppchens Hautreaktionen beobachtet.

Rheumapflaster

In der Pflastermasse befinden sich durchblutungsfördernde Substanzen.

Hühneraugenpflaster

Die salizylsäurehaltige Pflastermasse weicht Verhornungen auf.

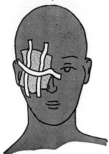

Einfacher Augendeckelverband

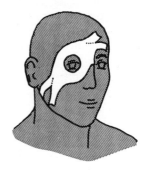

Uhrglasverband. Der durchsichtige Teil besteht aus Folie. Das Auge ist geschützt und kann dennoch beobachtet werden, ohne daß ein Verbandswechsel vorgenommen zu werden braucht. Die Folie wird ringsum mit Pflaster festgeklebt.

29.2. Verbandtechnik

Beachte:

Verbände dürfen nie so angelegt werden, daß sich der distale Körperteil blauviolett oder weiß verfärbt.

Verbände dürfen sich nicht lockern oder verrutschen, die Befestigung des letzten Stückes der Binde darf nicht über der Wunde erfolgen.

Offene Hautwunden werden vor einem Verband stets mit einer sterilen Auflage bedeckt. Die Wundauflage muß so beschaffen sein, daß sie sich so leicht wie möglich wieder entfernen läßt.

Verbände sollten so angelegt werden, daß möglichst ungestört Luft an die Wunde herantreten kann. Durchgeblutete Verbände müssen gewechselt werden, Salben u. ä. dürfen nicht zu dick aufgetragen werden. Auch die Verbände selbst dürfen nicht zu dick sein.

29.2.1. Allgemeines

Je nach zu verbindendem Körperteil wählt man die Breite und Länge der Binde aus.

Die Breite der Binde soll der Dicke des zu verbindenden Körperteils ungefähr entsprechen.

Die Mullbinden sind eng zusammengerollt und von einer Schutzhülle umgeben. Man unterscheidet
- das freie Bindenende (Anfang der Binde),
- den Bindenkopf,
- die Bindenbahn.

Gelegentlich benötigt man gleichzeitig zwei Binden, die mit ihren Bindenenden zusammengenäht werden (z. B. Kopfverband). Damit kann man die Touren nach rechts und links wickeln.

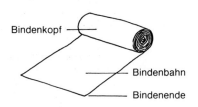

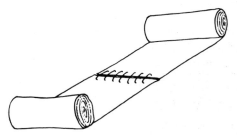

Bezeichnung der Teile einer Mullbinde

Zusammengenähte Bindenenden

Anfassen der Binde

Nach Entfernen der Schutzhülle wird das Bindenende zwischen Daumen und Zeigefinger der linken (Linkshänder der rechten) Hand gefaßt, während die andere Hand den Bindenkopf hält.

Anlegen der Binde

Der zu verbindende Körperteil muß verbandgerecht liegen. Umstehende Gegenstände, Bekleidung u. a. dürfen nicht stören. Grundsätzlich beginnt man den Verband jenseits der zu bedeckenden Stelle. Den Bindenkopf legt man etwas schräg an. In der Regel wird der Bindenverband herzwärts (Ausnahmen Kornährenverband an Arm und Bein) und von links nach rechts gewickelt. Hierzu muß der Bindenkopf in der rechten und das Bindenende in der linken Hand liegen.

Merke:
Bindenkopf in die rechte, Bindenende in die linke Hand!
Herzwärts wickeln!

29.2.2. Grundformen

Jeder Bindenverband bedient sich im Prinzip dreier Grundformen:
- Kreistour
- Schraubentour
- Achtertour

Kreistour

Die Kreistour findet Verwendung bei Beginn des Verbandes oder beim Übergang auf eine zweite Binde.

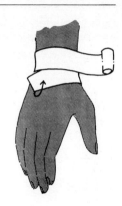

Kreistour
Beginn einer Kreistour mit einem etwas schräg liegenden Bindenende, deren Zipfel in die zweite Kreistour eingeschlagen wird.

Schraubentour
Bei der Schrauben- oder Spiraltour wird die vorhergehende Tour nur noch teilweise (etwa zu zwei Drittel) von der folgenden bedeckt. Bei der *Schlangentour* berühren sich die Bindentouren überhaupt nicht mehr. Bei der *Umschlagtour* wird mit dem Daumen der linken Hand der obere Rand der Binde festgehalten und die Binde in der rechten Hand so umgedreht, daß sie verkehrt herum liegt (siehe Abbildung).

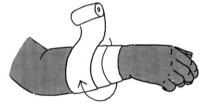

Schrauben-(Spiral-)tour am rechten Unterarm.

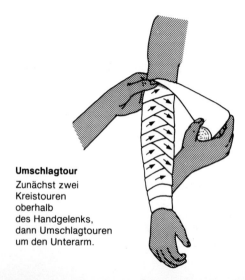

Umschlagtour
Zunächst zwei
Kreistouren
oberhalb
des Handgelenks,
dann Umschlagtouren
um den Unterarm.

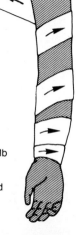

Schlangentour
Zunächst zwei
Kreistouren oberhalb
des Handgelenks,
dann läuft die
Binde entsprechend
der Unterarmform.

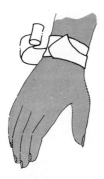 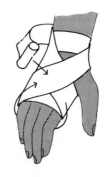

Achtertour
Absteigender Kornährenverband.

Achtertour
Es werden mehrere Touren achterförmig gewickelt, bei denen eine Kreuzfigur entsteht (siehe Abbildung). Das Kreuz kann entweder immer am selben Punkt liegen oder auf- bzw. absteigen. In den beiden letzten Fällen erhält man das Bild eines „**Kornährenverbandes**". Der Achterverband an bestimmten Gelenken (z. B. Knie, Ellenbogen) wird auch wegen seines Aussehens „**Schildkrötenverband**" genannt.

29.2.3. Durchführung eines Bindenverbandes

Nach der ersten Kreistour wird der vom Bindenkopf überstehende Zipfel eingeschlagen und mit einer weiteren Kreistour festgebunden (dadurch rutscht die Binde nicht). Binden werden der Rundung des Körperteils entsprechend ringsherum gewickelt (Kreistour). Dabei wird die jeweils nachfolgende Spiraltour so gelegt, daß sie die vorhergehende Tour mindestens zwei Drittel bedeckt. Müssen Gelenke mit verbunden werden, kommt man mit Kreistouren und Spiraltouren nicht aus; sie würden abrutschen. Deshalb bedient man sich dann der Umschlagtouren, der Achtertour, des Kornährenverbandes oder des Schildkrötenverbandes.

Reicht eine Mullbinde nicht aus, legt man den Bindenkopf der letzten Binde glatt und wickelt darüber drei Kreistouren, um danach den Verband in beabsichtigter Art vorzusetzen. Ist die Mullbinde zu lang, wird sie quer abgeschnitten und befestigt.

29.2.4. Befestigung des Verbandes

Zur Befestigung wird der Bindenkopf glattgestrichen und mit ein oder zwei Verbandklammern festgesteckt. Man sollte keinesfalls Sicherheitsnadeln nehmen (Verletzungsgefahr bei deren Lösung). Statt der Befestigung mit Verbandklammern kann man den Bindenkopf längs in zwei gleiche Hälften aufschneiden, die Hälften an ihrer Trennungsstelle einmal verknoten und die beiden Restbindenhälften über dem Verband zusammenbinden, so daß die entstehende Schleife nicht in die Tiefe der Wunde drücken kann.

29.3. Spezielle Bindenverbände
29.3.1. Verbände am Kopf

Augen, Ohren, Nase und Mund dürfen nur soweit bedeckt werden, wie es zur Erreichung des Zweckes nicht hinderlich ist und die Atmung nicht stört.

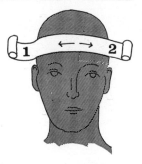

Haubenverband (Mitra)

Mit einer zweiköpfigen Binde oder zwei Binden gleichzeitig werden mit dem einen Bindenkopf eine Horizontaltour um die Stirn und mit dem anderen Bindenkopf Touren zum Eindecken des Schädeldaches gewickelt. Der eine Bindenkopf bleibt stets in der rechten, der andere stets in der linken Hand.

Vorgehen:
- Tour an der Stirn über den Augenbrauen beginnen.
- Nach rechts und links um den Kopf führen (Touren kreuzen sich über dem Hinterkopf; dort Bindenführung tief genug ansetzen!).
- Eine Tour führt weiter ringsherum (Rundtour), die andere Tour führt rechtwinklig zur Rundtour vom Hinterkopf über den Scheitelpunkt des Kopfes zur Stirn (Geradtour); die Rundtour hält die Geradtour.
- Beide Touren treffen sich über der Stirn; die Rundtour läuft weiter.
- Geradtour führt zum Hinterhaupt, dabei die bereits liegende Geradtour um zwei Drittel in Richtung Ohr bedeckend.
- Der obere Ohrmuschelansatz gibt der letzten Rundtour und der letzten Geradtour Halt.
- Abschluß: zwei Rundtouren.

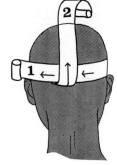

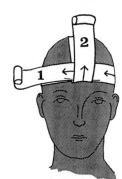

Nasenschleuderverband

Dient der Nasenbedeckung und der Befestigung von Nasentampons.

Vorgehen:
- 8 cm breite Mullbinde wird lang aufgerollt (2 m),
- Binde doppelt legen (= 1 m Doppelbinde),
- Doppelbinde von beiden Seiten her in der Mitte durchschneiden (es verbleibt ein nicht zerschnittenes Mittelstück von 25 cm Länge); beide Mullbindenhälften verknoten (dadurch wird das Mittelstück 20 cm lang). Dann hinter den Kranken treten;
- Verband so über die Nase legen, daß Unterkante der Mullbinde dicht oberhalb des Lippenrotes zu liegen kommt,
- rechten oberen mit linken oberen Bindenteil auf dem Scheitelpunkt des Kopfes zusammenknoten,
- beide untere Bindenhalbteile im unteren Nackengebiet zusammenknoten.

Haubenverband des Kopfes (Mitra)

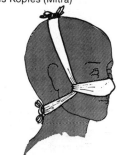

Nasenschleuderverband

Verbandlehre

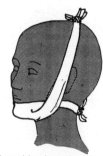

Kinnschleuderverband

Kinnschleuderverband
Dient der Kinnbedeckung. Vorbereitung wie bei Nasenschleuder. Ebensolche Verknotungen, ebenso über dem Kinn anlegen.

29.3.2. Verbände an Hals und Rumpf

Nackenverband
Dient der Bedeckung des Hinterhaupts und des Nackens.

Vorgehen:

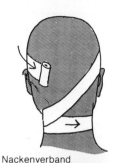

Nackenverband

- Zwei Kreistouren um den Hals so legen, daß obere Tour direkt unter den Unterkieferwinkel zu liegen kommt,
- Binde vom Nacken hinter einem Ohr zur Stirn ziehen (untere Kante der ersten Tour liegt direkt an den Augenbrauen),
- hinter dem anderen Ohr zum Nacken (Achtertour),
- Hals-Nacken-Tour,
- Kreistour um die Stirn,
- Hals-Nacken-Tour,
- Achtertour durch Achselhöhle (diese Tour ist erforderlich, um ein Verrutschen des Verbandes nach oben zu vermeiden; deshalb wird nach der Kreistour um den Hals der Verband von der einen Halbseite schräg über den Rücken von hinten zur Achselhöhle geführt),
- vorn zieht Binde zum Hals (Brust bleibt frei), bei nächster Achtertour von hinten her durch die andere Achselhöhle;
- Befestigungstour: zirkulär um den Hals.

Halskrawattenverband (nach Schanz)
Zur Nachbehandlung nach Chirotherapie oder Fraktur der Halswirbelsäule (Streckeffekt).

Vorgehen:

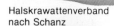

Halskrawattenverband nach Schanz

- Halswirbelsäule strecken (Kopf hochziehen durch zweite Person), mehrere dicke Polsterwattelagen zirkulär um den Hals legen, Polsterwatte mit 12 cm breiter Mullbinde befestigen,
- darauf Stärke- oder Gipsbinde wickeln.

Das Fertigfabrikat besteht aus 1,80 m langer Halsbinde, die nach Umwickelung des Halses durch die mitgelieferten Bänder gehalten wird; Breiten 6, 8, 10 cm.

Rucksackverband
Dient der Weitung des Brustkorbs nach vorn, z. B. bei Schlüsselbeinbruch (Folge: Auseinanderweichen der Frakturenden, falls diese gegeneinander verschoben sind).

Vorgehen:

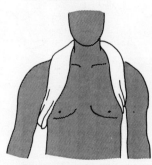

Rucksackverband von vorn

- Trikotschlauchbinde straff mit Polsterwatte füllen, prall stopfen,
- gleichmäßig geformten Schlauch fertigen (1,30 m lang). Schlauch über den Nacken legen,

- ein Ende über das gesunde Schlüsselbein nach vorn leiten, unter der Achselhöhle hindurch zum Rücken,
- dort von anderer Person festhalten lassen,
- anderes Ende in gleicher Weise über kranke Seite leiten,
- beide Enden über der Wirbelsäule zusammenknoten (die Länge des Schlauchs dabei unter dem Knoten verkürzen).

Rippenbogen-Pflasterverband

Da Mullbinden verrutschen, ist ein Verband mit 12 bis 15 cm breiten Pflasterbinden angezeigt (Dachziegelverband).

Vorgehen:
- Bei tiefster Ausatmung Kreistour um den unteren Rippenbogen legen,
- schrägliegende Kreistour bedeckt die jeweils vorangehende Kreistour um zwei Drittel;
- Herauführen bis unter die Brustwarzen (diese keinesfalls einbeziehen).

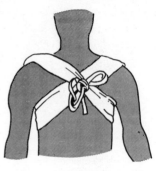
Rucksackverband von hinten

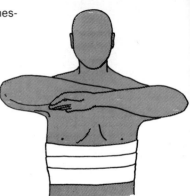
Rippenbogen-Pflasterverband

29.3.3. Verbände an Arm und Schulter

Einhüllverband für einen Finger

Fingerverband z. B. bei Verletzung, Ekzem, die Hohlhand bleibt dabei frei.

Vorgehen:
- Kreistour um Fingerspitze,
- die vorangehende Kreistour wird um zwei Drittel bedeckt,
- schräg in Richtung Fingergrundgelenk wickeln,
- dann Handrücken überqueren schräg in Richtung Handgelenk,
- Handgelenk an Innenfläche so halb umkreisen, daß Bindentour rückläufig in Fingerrichtung über den Handrücken geführt wird,
- zwei Kreistouren um Grundgelenk des Fingers (Befestigung), ggf. Rückführung der Binde nochmals zum Handgelenk,
- zwei Kreistouren um das Handgelenk.

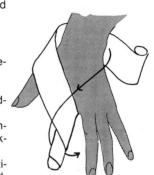
Aufsteigender Einhüllverband für einen Finger

Verbandlehre 433

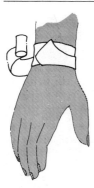

Hand- und Handgelenkverband
(absteigender Kornährenverband)
Bei Verletzungen des Handrückens und Handtellers.
Vorgehen:
- Zwei Kreistouren um das Handgelenk,
- bei Bedeckung des Handrückens über diesen bis zum Grundgelenk des 2. Fingers führen,
- Binde so durch die Innenhand laufenlassen, daß die untere Kante der Binde über den Grundgelenken der Finger zu liegen kommt, Binde kommt über dem Grundgelenk des 5. Fingers an,
- läuft über den Handrücken (die voraufgehende Tour in spitzem Winkel kreuzend) zum Handgelenk,
- Kreistour um das Handgelenk,
- nächste Tour zum Grundgelenk des 2. Fingers, dabei die vorangehende Tour zu zwei Drittel bedecken usw., bis der Handrücken eingehüllt ist.
- Bei Bedecken der Handinnenfläche: Wie bei Verletzung des Handrückens, nur daß man die sich kreuzenden Touren über die Handinnenfläche und die halben Kreistouren über den Handrücken legt.

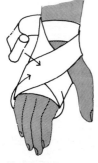

Absteigender
Kornährenverband

Unterarmverband
Einfache Kreistouren sind am Unterarm nicht angezeigt, weil der Unterarm eine zylindrische Form hat und deshalb Kreistouren abrutschen würden. Der Unterarmverband kann mit dem Handgelenkverband gekoppelt werden.
Vorgehen:
- Zwei Kreistouren um das Handgelenk,
- dann Umschlagtouren in Richtung Ellenbogengelenk, dabei wird die Schrägtour mit dem linken (bei Linkshändern rechten) Daumen festgehalten,
- die andere Hand schlägt die Oberkante der Mullbinde über das Endglied des haltenden Daumens zurück, so daß die Oberkante der Mullbinde nunmehr Unterkante wird,
- nach Legen einer halben Kreistour wird dieselbe Bewegung wiederholt;
- die Umschlagtouren müssen an genau übereinanderliegenden Stellen angebracht werden.

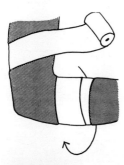

Ellenbogenverband
Es wird der einwärts ziehende Schildkrötenverband angewendet. Ellenbogen rechtwinklig beugen.
Vorgehen:
- Zwei Kreistouren handbreit unterhalb des Ellenbogengelenks,
- Binde in weitem Bogen handbreit oberhalb des Gelenks als Kreistour um den Oberarm führen (der Abstand der um den Unterarm gelegten Kreistour muß dem Abstand der oberen Kreistour entsprechen),

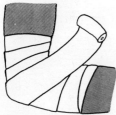

Einwärts ziehender
Schildkrötenverband
des Ellenbogengelenks.

- Binde an die erste Kreistour führen, so daß diese zu zwei Dritteln von neuer Kreistour bedeckt ist,
- Binde in weitem Bogen zur oberen Kreistour führen und dort Kreistour ausführen, in Richtung Ellenbogengelenk die obere Kreistour dabei um zwei Drittel bedecken,
- nach und nach wird das Ellenbogengelenk eingehüllt.

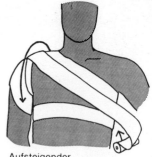

Aufsteigender Kornährenverband des Schultergelenks

Vorgehen:

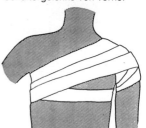

Aufsteigender Kornährenverband des Schultergelenks von vorne.

- Zwei Kreistouren am Oberarm dicht unterhalb der Achselhöhle,
- Binde durch Achselhöhle nach hinten oben führen,
- über Schulter nach vorn über die Gegend unterhalb des Schlüsselbeins zur gegenüberliegenden Achselhöhle,
- über den Rücken zur kranken Schulter, nach vorn zur Achselhöhle,
- eine Kreistour um den Oberarm,
- dabei mit den Touren höher steigen, die jeweils vorangehende Tour um zwei Drittel bedecken.

Aufsteigender Kornährenverband des Schultergelenks von hinten.

Désault-Verband

Der Verband nach Désault wird zur Ruhigstellung des Oberarms und des Schultergelenks verwendet, auch als Notverband bei Oberarm- und Schlüsselbeinfrakturen.

Vorgehen:

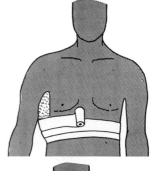

- Herstellung des Achselpolsters,
- Zellstoff in Lagen 20 × 20 cm hinlegen,
- Zellstofflagen dicht mit Polsterwatte einhüllen,
- das Ganze mit Mullbindentouren einhüllen,
- Achselpolster in die Achselhöhle einschieben,
- mit mehreren Kreistouren um den Brustkorb festhalten.
- Danach Bindentour dicht oberhalb des Ellenbogengelenks um Brustkorb und Oberarm führen (Oberarm wird, am Brustkorb anliegend, festgehalten),
- jeweils nächste Tour eine halbe Bindenbreite höher legen, bis die Achselhöhlenfalten vorn und hinten bedeckt sind;
- Unterarm der kranken Seite rechtwinklig beugen und damit waagerecht vor den Oberbauch halten;
- mit Bindentour vom Rücken her unter dem Ellenbogen hervorkommen, an das untere Drittel des Unterarms führen,

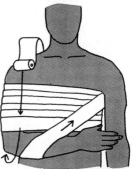

Désault-Verband

Verbandlehre 435

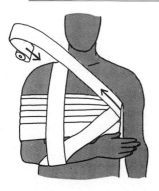

Verband nach Désault mit Achselpolster.

- unter der Achselhöhle zum Rücken,
- über den Rücken schräg hoch zur Schulter der kranken Seite,
- senkrecht über das Schlüsselbein der kranken Seite zum Unterarm,
- Unterarm umfahren,
- über den Rücken,
- unter der Achselhöhle der gesunden Seite hindurch, schräg über die Brust nach oben zur gesunden Schulter;
- Mit einer von der gesunden Schulter kommenden Tour wird die Hand des kranken Arms hochgehalten, dann läuft die Binde zur kranken Schulter.

**Merkwort ASCHE
(Achsel — Schulter — Ellenbogen)**

29.3.4. Verbände an Bein und Hüfte

Einhüllverband des Fußes

Umhüllt den ganzen Fuß einschließlich Fußgelenk.

Vorgehen:

- Zwei Kreistouren oberhalb des Fußknöchels (von außen nach innen wickeln),
- Tour an der Außenseite des Fußes um die Ferse und über die Fußsohle zur Großzehe führen (Binde erfaßt die Großzehe von unten),
- Binde von unten über die Großzehe führen, so daß sie an der Innenkante des Fußes zur Knöchelgegend kommt (Spannung ausgleichen, weder starke noch lockere Spannung),
- folgende Touren bedecken nach und nach Fußsohle und Fußrücken, dann Achtertouren aufsteigend von Zehengrundgelenken über Fußrücken und Knöchel, allmählich wird das Fußgelenk erreicht (= Befestigung einhüllender Bindentouren);
- Abschluß: Befestigungskreistouren um die Knöchel.

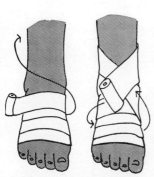

Absteigender Kornährenverband des Fußes

Absteigender Kornährenverband des Fußes

Vorgehen:

- Zwei Kreistouren oberhalb des Fußknöchel,
- schräg über den Fußrücken zur Fußsohle,
- um die Fußsohle herum, die vorangehende Tour kreuzend, zum äußeren Fußknöchel hoch,
- Kreistour,
- schräg über den Fußrücken zur Fußsohle, die vorangehende Tour um zwei Drittel bedecken.

Steigbügelverband des Fußes

Greift wie ein Steigbügel um den Fuß.

Vorgehen:

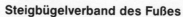

Steigbügelverband des Fußes

- Befestigungstour um den Mittelfuß,

- über Fußrücken nach Gegend oberhalb des gegenüberliegenden Knöchels,
- über obere Achillessehnengegend nach vorn,
- vorangehende Tour überkreuzend,
- zur Fußsohle,
- die Fußsohle umfassend usw.

Einwärts gerichteter Schildkrötenverband des Fußes

Vorgehen:
- Drei Befestigungstouren um den Mittelfuß,
- zum Knöchel der gegenüberliegenden Seite,
- über die Achillessehne zum anderen Knöchel (die vorangehende Tour kreuzend),
- zur Fußsohle,
- bis der Fuß einschließlich Ferse eingebunden ist;
- letzte Touren nicht über den Fußrücken, sondern etwas oberhalb der Ferse,
- hinten herum zum Fußrücken,
- dann über die Ferse.

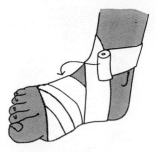

Einwärts gerichteter Schildkrötenverband des Fußes (1)

Kniegelenkverband

Man kann sowohl den einwärts ziehenden Schildkrötenverband als auch den umgekehrten Schildkrötenverband anwenden. Sie entsprechen denen des Ellenbogengelenks.

Einhüllverband des ganzen Beins

Er setzt sich zusammen aus Fußverband, Unterschenkelverband, Kniegelenkverband und Oberschenkelverband (der als Umschlagverband angelegt wird).

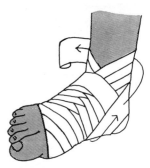

Einwärts gerichteter Schildkrötenverband des Fußes (2)

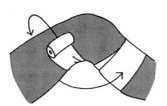
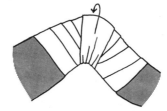

Einwärts gerichteter Schildkrötenverband des Kniegelenks.

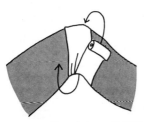
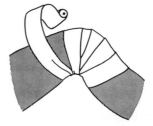

Umgekehrter Schildkrötenverband des Kniegelenks.

Aufsteigender Kornährenverband des Hüftgelenks

Vorgehen:

- Zwei Kreistouren am Oberschenkel dicht unterhalb des Rollhügels,
- Tour über die Leistengegend schräg nach der Gegend unterhalb des Beckenkamms der anderen Seite hochziehen (liegt schräg zwischen Nabel und Schambein),
- Binde über Kreuzbein führen,
- parallel zum Leistenband schräg nach unten,
- zur Innenseite des Oberschenkels;
- nachfolgende Touren bedecken die vorangehende Tour um jeweils zwei Drittel.
- Abschluß: Bindentour trifft an die Innenseite des Oberschenkels, zwei Kreistouren direkt über den beiden ersten Kreistouren.

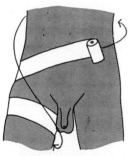

Aufsteigender Kornährenverband des Hüftgelenks (1)

Aufsteigender Kornährenverband des Hüftgelenks (2)

Schema des Dreiecktuches.

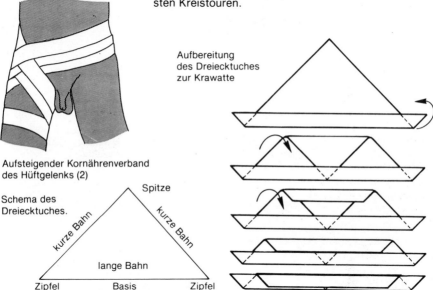

Aufbereitung des Dreiecktuches zur Krawatte

29.4. Verbände mit Dreiecktuch

Das Dreiecktuch (nach Esmarch) dient der Ersten Hilfe und ist ein vielfach verwendungsfähiges Verbandmittel. Jedoch setzt die Verwendung voraus, daß entweder der Kranke baldmöglichst fachgerecht versorgt wird oder im Bett liegt und sich nicht wesentlich bewegt. Das Dreiecktuch hat zwei kurze und eine lange Bahn (Basis). Die Länge der kurzen Bahn beträgt mindestens 90 cm. Die beiden kurzen Bahnen stehen im rechten Winkel zueinander.

Kopfverband

Vorgehen:
Hinter den Kranken treten.

- Basis über Stirn legen,
- Spitze nach hinten über den Kopf legen,

- Zipfel entweder am Hinterkopf zusammenbinden oder (falls lang genug) am Hinterkopf kreuzen und nach der Stirn führen und dort verknoten,
- Spitze am Hinterkopf einstecken.

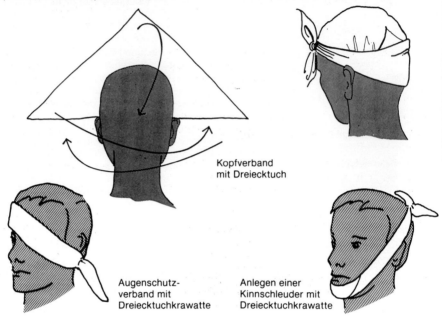

Kopfverband mit Dreiecktuch

Augenschutzverband mit Dreiecktuchkrawatte

Anlegen einer Kinnschleuder mit Dreiecktuchkrawatte

Thoraxverband

Vorgehen:

- Basis um den Rippenbogen legen,
- Zipfel treffen am Oberbauch zusammen,
- Spitze liegt auf der Schulter, verknoten.

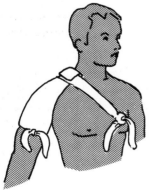

Schulterverband mit Dreiecktuch und Dreiecktuchkrawatte

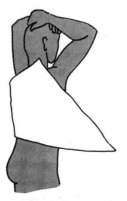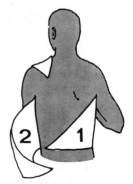

Thoraxverband mit Dreiecktuch

Mammastützverband

Zusammenknüpfen von zwei Dreiecktüchern.
Im übrigen siehe Abbildung.

Mammastützverband mit zwei Dreiecktüchern

Armverband

Schutz einer größtmöglichen Fläche des Armes.
Vorgehen:
- Dreiecktuch um den Unterarm schräg legen, so daß Spitze zur Hand zeigt,
- ein Zipfel kann um den Oberarm gelegt werden,
- anderer Zipfel hüllt den Unterarm ein.

Armstützverband

Vorgehen:
- Einen Zipfel auf die Schulter der kranken Seite legen,
- anderen Zipfel herunterhängen lassen,
- Unterarm beugen, auf Dreiecktuch legen, herabhängenden Zipfel über die Schulter der gesunden Seite schlagen,
- beide Zipfel verknoten,
- Spitze um das Ellenbogengelenk und um den unteren Teil des Oberarms schlagen, danach mit Sicherheitsnadeln oder gedrehtem Knoten befestigen,
- zur absolut sicheren Schienung des Arms an den Körper können zwei Dreiecktücher (zusammengelegt) um Thorax und verletzten Arm so geführt werden, daß die Knotungen in der vorderen Axillarlinie der gesunden Seite erfolgen.

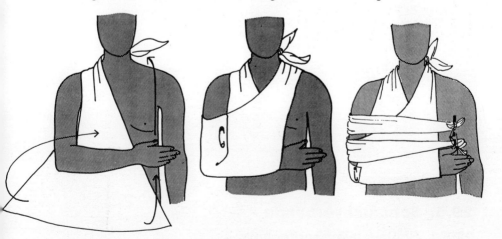

Armstützverband mit Dreiecktuch (Mitella), Prinzip des Désault-Verbandes. Dazu benötigt man drei Dreiecktücher, wovon zwei zu Krawatten zusammengelegt, um den verletzten Arm geführt und unter der Achselhöhle der gesunden Seite verknotet werden.

Verwendung bei Schlüsselbeinfraktur, Oberarmfraktur, zur Ruhigstellung des Armgebiets, wenn keine Schiene angelegt werden soll, aber auch zur zusätzlichen Ruhigstellung des Arms z. B. bei Unterarmschienung.

Handverband

Vorgehen:

- Dreiecktuch hinlegen (Basis zum Kranken),
- Hand darauflegen,
- Spitze über die Hand schlagen,
- beide Zipfel miteinander kreuzen und um das Handgelenk herumführen,
- über dem Handrücken knoten.

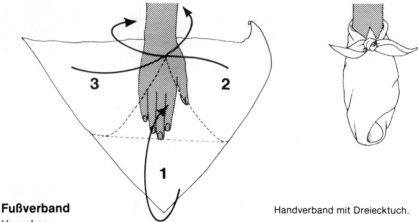

Handverband mit Dreiecktuch.

Fußverband

Vorgehen:

- Dreiecktuch hinlegen (Basis zum Kranken),
- Fuß daraufstellen,
- Spitze über Zehen und Fußrücken schlagen,
- beide Zipfel miteinander über dem Fußrücken kreuzen,
- an Hinterseite des Unterschenkels dicht oberhalb der Achillessehne verknoten.

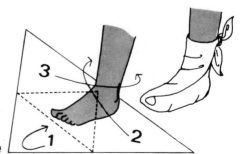

Fußverband mit Dreiecktuch

29.5. Schlauchverbände

29.5.1. Schlauchverbandtechnik

Zum Anlegen eines Schlauchverbandes sind grundsätzlich immer die gleichen vier Handgriffe erforderlich:

Verbandlehre 441

- Spannen
- Drehen
- Schließen
- Verankern

Der Beginn des Verbandes unterscheidet sich etwas, je nachdem, ob ein Applikator verwendet wird oder nicht (siehe Abbildungen).

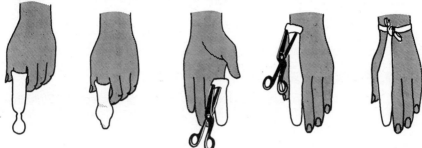

Fingerverband ohne Applikator
Offenes Stülpa-Schlauchstück dehnen und über den Finger stülpen (links), eingerollten Teil bis zum Fingeransatz abrollen (zweites Bild). Rolle auf der Beugeseite einschneiden (Mitte) und über den Handrücken weiterführen. Danach am Handgelenk einschneiden (vorletztes Bild). Beide Enden verknüpfen und um das Handgelenk führen (rechts).

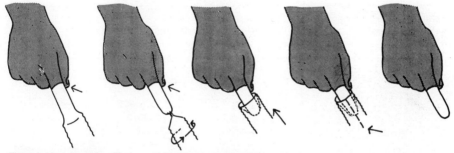

Fingerverband mit Applikator
Der gefüllte tg-Applikator Nr. 1 (bei dicker Wundauflage Nr. 2) wird über Finger und Wundauflage geschoben; Applikator und Wundauflage festhalten, dann Applikator bis zur Fingerspitze zurückziehen (links). Nunmehr den Applikator unmittelbar an der Fingerkuppe drehen, um den Verband zu schließen; gewöhnlich ist eine volle Drehung erforderlich (zweites Bild). Den Applikator ein zweites Mal bis 2 cm vor die Fingerbasis schieben (mittleres Bild). Auf der Streckseite des Fingers Längseinschnitt in den Schlauchmull, beginnend in der Mitte des Applikators (vorletztes Bild). Hand umdrehen. Es wird ein gleicher Einschnitt auf der Beugeseite gemacht. tg an der Fingerbasis festhalten. Applikator vom Finger ziehen. tg-Streifen am Fingerende abschneiden. Die beiden entstandenen Zipfel werden dorsal an der Fingerbasis verknotet (rechte Abbildung).

Spannen

Dadurch, daß der Schlauchverband in der Breite bis etwa zum Vierfachen dehnbar ist und durch Ziehen in Längsrichtung wieder in die ursprüngliche Breite gebracht werden kann, lassen sich Schlauchverbände faltenfrei an den verschiedenen Teilen des zu verbindenden Körperteils anpassen („Spannen").

Drehen

Soweit das Spannen nicht ausreicht, läßt sich durch behutsames Drehen des Schlauchverbandes in der Längsrichtung die notwendige Festigkeit erreichen.

Schließen

Soll die Spitze eines Fingers ebenfalls mit verbunden werden, wird der Schlauchverband um 180 Grad gedreht und wieder vorwärts über den Finger geschoben.

Verankern

Der Schlauchverband wird am Ende des Verbandes um 180 Grad gedreht.

29.5.2. Fertigverbände

Die heute verwendeten Schlauchverbände sind fabrikgefertigte Einhüllverbände (z. B. tubegauz, Stülpa). Sie sitzen — im Gegensatz zu Mullbindenverbänden — fest und sind schneller anzulegen. Man kann damit auch große Körperflächen bedecken. Für die Methode des Anlegens der Verbände gibt es von seiten der Hersteller Anweisungen, die zu beachten sind.

Erhältliche Fertigverbände	
tubegauz	**Stülpa**
Fingerlinge	Gr. 1 Fingerverband
Handschuhe	Gr. 3 Fuß-, Kinderkopf-, Achselhöhlenverband
Kopfverbände	Gr. 4 Kopf-, Achselhöhlenverband, Gesichtsmaske

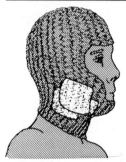
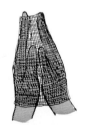
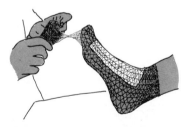

Der Kopfnetzverband wird als Schlauch über den Kopf bis zum Hals gezogen, dann in Augenhöhe eingeschnitten. Der untere Teil der Öffnung wird bis zum Kinn gezogen.

Beide Hände werden in das Schlauchinnere geführt, der Schlauch wird dadurch gedehnt und kann über den Körperteil gezogen werden.

Fußverband

29.5.3. Netzverbände

Netzverbände sind großmaschige Verbände aus polyamidumsponnenen Gummifäden und gekräuselten Polyamidgarnen in verschiedenen Größen.

Sie sind in Längs- oder Querrichtung der ungespannten Abmessungen dehnungsfähig bis zum 10- bis 15fachen. Netzverbände dienen der Fixierung von Wund- und Salbenverbänden, von Folien und Medikamentenauflagen. Für Netzverbände, bei denen eine geringe Weitung des Netzschlauchs erforderlich ist, kann das gewünschte Längenmaß mit ungespanntem Schlauch abgemessen werden; im übrigen rechnet man das Doppelte des ungespannten Schlauchs. Der Netzverband wird, indem beide Hände in sein Inneres greifen, mit beiden Händen gedehnt und auf die zu verbindende Körperstelle, auf der bereits die sterile Mullage liegt, aufgeschoben. Wenn notwendig, kann der Verband an einer oder mehreren Stellen seitlich eingeschnitten werden; die Maschen laufen nicht.

29.6. Schienenverbände

Schienen dienen der Ruhigstellung von Gliedmaßen. Schienen müssen in Länge und Form der Gliedmaße angepaßt sein und werden gepolstert. Die Polsterung hat den Zweck, direkten Schienendruck auf Körpergewebe zu vermeiden. Insbesondere sind Kanten und Ecken mit Polstermaterial abzudecken (Zellstoff, Schaumgummi, Polsterwatte). Das Polstermaterial wird mit einer Mullbinde oder mit einer elastischen Binde festgewickelt. Körperstellen, an denen die Schienen Knochen berühren, müssen stets locker gepolstert werden. Lediglich pneumatische Schienen bedürfen im Rahmen der Ersten Hilfe keiner Polsterung.

Der zu schienende Körperteil wird auf die vorbereitete Schiene gelegt und mit breiter elastischer Binde festgewickelt.

Cramer-Schienen

Aus Draht gefertigte, leiterartige Schienen (Drahtleiterschienen). Sie bestehen aus zwei dicken Längsdrähten und sprossenartig zwischengelöteten nichtrostenden Querdrähten in verschiedenen Breiten. Die Schienen können mit einer Drahtzange gekürzt werden; die Kürzungsstellen sind stumpfzufeilen und gut zu polstern. Sie sind biegbar und damit der jeweiligen Körperform anzupassen.

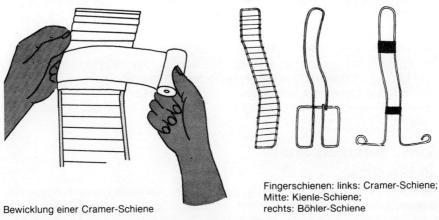

Bewicklung einer Cramer-Schiene

Fingerschienen: links: Cramer-Schiene;
Mitte: Kienle-Schiene;
rechts: Böhler-Schiene

Braun-Schiene

Schiene zur erhöhten Lagerung des Unterschenkels und des Fußes. Sie besteht aus zwei parallel verlaufenden dicken Drähten, die miteinander durch Querdrähte lediglich an den Auflageschenkeln verbunden sind. Außerdem besteht eine Verbindung der senkrechten Drähte. Im übrigen unterscheidet man an der Braun-Schiene eine schräge und eine gerade Ebene. Die gerade Ebene liegt horizontal parallel zum Bett. An der Querverbindung der Senkrechtachsen des Gestells befindet sich eine drehbare hakenförmige Einrichtung, an der die Bindezüge angebracht werden können.

Die Bewicklung der Schiene weicht von der sonstigen Schienenumwicklung ab. Es müssen die Schräge (Oberschenkelteil) und die Gerade (Unterschenkelteil) zunächst mit Mullbinden miteinander verbunden werden. Daraufhin werden die schrägen Seitenstreben der Braun-Schiene mit Polstermaterial abgedeckt. Mehrere Mullbindenzüge halten diese Polsterung fest.

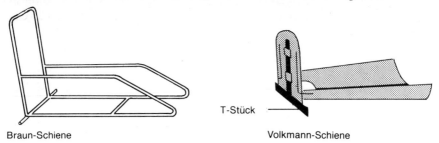

Braun-Schiene T-Stück Volkmann-Schiene

Volkmann-Schiene

Dachrinnenförmige Schiene für das Bein. An ihrem unteren Ende befindet sich ein rechtwinklig angelötetes Fußblatt, am Fersenende geht beiderseits je ein T-Stück ab. Die Fersengegend ist ausgehöhlt. Das rechtwinkelige Fußblatt verhindert die Spitzfußstellung.

> Für Verletzungen am Bein gilt folgende Regel: Bei Verletzungen unterhalb des Knies Braun-Schiene, bei Verletzungen oberhalb des Kniegelenks Volkmann-Schiene. Ist man sich im Zweifel: Die Volkmann-Schiene ist immer richtig.

Pneumatische Unfallschiene

Die Luftkammerschiene ist eine doppelwandige, durchsichtige Kunststoffschiene, aufblasbar und zur luftgepolsterten Schienung bestimmt. Sie ist für die Erste Hilfe geeignet, um einen Arm, den Unterarm, ein Bein, den Unterschenkel, transportsicher zu schienen. Reinigung: mit Wasser und Kernseife.

29.7. Gipsverbände

Allgemeines

Gipsverbände dienen zur Ruhigstellung oder Fixierung von Körperteilen (insbesondere Extremitäten) nach Knochenbrüchen, Verrenkungen, nach operativen Eingriffen, bei langwierigen Entzündungen sowie bei der Korrektur von Deformitäten des Bewegungsapparates. Unterschiedlich nach Alter des Patienten und Ursache des Gipsverbandes müssen sie z. B. bei Knochenbrüchen bis zu 4 Monaten am Körper verbleiben. Dies erfordert besondere Sorgfalt und Aufmerksamkeit beim Anlegen eines Gipses.

Vorbereitung zum Eingipsen
- Haut des einzugipsenden Körperteils mit guter Hautcreme pflegen.
- Trikotschlauch faltenlos über den einzugipsenden Körperteil ziehen.
- Polsterung vorspringender Knochen (Ellenbogen, Speichenköpfchen, Wadenbeinköpfchen, Fußknöchel, Ferse). Bei Verwendung ungepolsterter Gipsverbände benötigt man kein Überziehen einer Trikotschlauchbinde; der Gips verklebt mit den Körperhaaren.
- Für Becken- und Oberschenkelgips muß die Volkmann-Beckenstütze unter das Kreuz des Kranken geschoben werden.
- Körperteil mit flacher Hand (nicht mit eingebogenen Fingerspitzen) halten, Gipsumwickelung nicht berühren. Die Stellung des Körperteils bestimmt der Arzt (Gelenkbeugung meistens in Mittelstellung).

Gebrauch der Gipsbinden
Gipsbinden werden in Wasser von 20° bis 21° C getaucht, bis keine Luftblasen aus den Binden mehr aufsteigen. Dann werden sie sofort aus dem Wasser genommen, leicht (!) ausgedrückt und dem Arzt gereicht. Während der Zeit ihrer Schmiegsamkeit müssen die Gipsbinden angewickelt und anmodelliert werden. Gipslonguetten fertigt man auf dem Gipsbindentisch oder auf einer großen Resopalplatte.

Jeder Gipsverband benötigt eine mehr oder weniger lange Trocknungszeit (Abbindezeit), bis er belastet werden darf. Für gewöhnliche Gipsbinden dauert die Abbindezeit für Beinverbände bis zu 24 Stunden. Etwa nach 20 bis

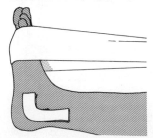

Polsterung des Außenknöchels (bei Beingips) mit bumerangförmiger Schaumstofflage vor Anlegen eines festen oder elastischen Klebeverbandes. Bei Fuß- und Unterschenkelverbänden ist der Fuß in rechte Winkelstellung zu bringen, eventuell mittels Mullbindenzug durch den Patienten. Der Schaumstoff wird mit Leukospray fixiert. Der Innenknöchel wird entsprechend mit U-förmigem Polster geschützt.

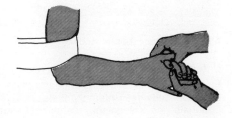

Haltehilfe bei Reposition einer Radiusfraktur und bei Anlegen der dorsalen Unterarm-Handrücken-Gipsschiene.

30 Minuten kann eine vorsichtige Frühbelastung erfolgen. Den Trocknungsvorgang kann man durch Wärmezufuhr (Lichtkasten) beschleunigen.
Auf dem fertigen Gipsverband sind zu vermerken:
- Unfalltag,
- Tag des Anlegens des Gipsverbandes,
- Tag der Röntgenkontrolle,
- Tag der Wiederabnahme,
- ggf. Skizze der Fraktur.

Gipsabfälle sind in Abfalleimer zu werfen; keinesfalls darf Gips in Waschbeckenabflüsse gelangen.

Hinweise auf einige Gipsverbandarten

Das Anlegen von Gipsverbänden gehört üblicherweise nicht zu den Aufgaben der Arzthelferinnen, aus diesem Grunde werden hier nur noch einige wenige Hinweise zu den wichtigsten Arten von Gipsverbänden gegeben.

Gipslonguetten
sind breite Gipsbindenstreifen, die man z. B. zur Ruhigstellung des Unterarms oder als Nachtschiene für den Unterschenkel verwendet. Longuetten werden mit einer elastischen Binde fixiert. Sie sind leicht abnehmbar.

Gipshülsen
sind kurze zirkuläre Gipsverbände um ein Gelenk; man kann sie durch einzubindende Schusterspäne verstärken.

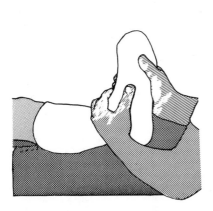

Anmodellieren des Gipsverbandes

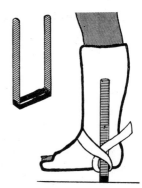

Gehbügel als U-Schiene. Sie dient als Laufschiene bei Unterschenkelgips. Die U-Schienen nach Böhler tragen an ihren oberen Bügelenden kurze querstehende Metallbänder, welche in den Gips eingearbeitet werden.

Unterschenkelgips
Es wird zunächst eine Gipslonguette, dicht unterhalb des Kniegelenks beginnend, an der Außenseite des Unterschenkels um die Fersengegend über die Innenseite bis dicht unterhalb des Kniegelenks geführt. Daraufhin werden Kreistouren von den Zehengrundgelenken an nach oben gewickelt und anmodelliert. Entweder wird sofort oder einen Tag später ein Gehbügel angepaßt und mit Gipsbinden befestigt. Oder es wird eine Gehrolle angemessen und angewickelt.

Beobachtung des Patienten mit Gips

Druckstellen können an den Rändern eines Gipsverbandes und an zu stark anmodellierten Stellen entstehen. Tritt eine Störung des Blutumlaufs ein (Blau- oder Weißwerden von Fingern, Zehen, Kribbelgefühl), muß der Gipsverband bis auf die Haut gespalten bzw. der Rand aufgebogen werden. Treten Schmerzen an umschriebener Stelle auf, wird ein Fenster in den Gipsverband geschnitten. Für das Laufen ist den Kranken mit Wirbelgips und Beingips Führungshilfe zu geben, bis der Kranke im Auftreten sicher wird. Außerdem hat er einen Stock (mit Gummiknauf) zu benutzen.

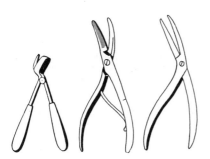

Links Gipsscheren, rechts Rabenschnabel (zum seitlichen Aufbiegen der Gipsränder).

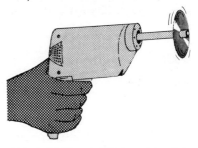

Elektrische Gipssäge (Ortopedia), mit der ein Gipsverband schnell und sicher aufgeschnitten werden kann. Sie eignet sich auch zum Ausschneiden eines Fensters.

Entfernung des Gipses

Gipslonguetten lassen sich leicht abheben. Dagegen sind zirkuläre Gipsverbände mit besonderer Sorgfalt aufzuschneiden und abzunehmen. Man benutzt dazu Gipsscheren (lange Schenkel, kurze Schnäbel mit starker Hebelkraft), elektrische Gipssägen oder Oszillationssägen. Die firmenseitig gegebenen Anweisungen sind zu beachten (z. B. Unterschieben eines Metallstreifens zwischen Haut und Gipsverband). Gipsverbände werden an der großen Längskante aufgeschnitten; falls dies nicht möglich ist, müssen Streck- oder Beugeseite genommen werden, z. B. Auftrennung des Zirkulärgipses über der Wadenmittellinie, wobei die Schnittlinie die Ferse in Richtung Fußsohlenmitte bis zu den Zehen zu führen ist.

Nach der Gipsabnahme wird der befreite Körperteil gewaschen und eingefettet. Da nach mehreren Wochen Gipsverband die Muskulatur atrophiert ist, müssen alsbald Bewegungsübungen vorgenommen werden. Auch ist die Hautpflege noch einige Zeit fortzusetzen.

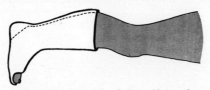

Aufschnittlinie für den Cellona-Unterschenkelgips. Die Schnittlinie wird über der Fußsohle fortgesetzt.

30 Arbeiten im Praxislabor

Unfallverhütungsvorschriften, Brandschutz siehe Kapitel 5, Maßnahmen bei Laborunfällen siehe Kapitel 8.

30.1. Glasgeräte

30.1.1. Reagenzgläser

Reagenzgläser fassen 20 ml. Sie sollen kochbeständig sein (Fertigung aus Jenaer Glas; Kennzeichen: Haardünner dunkler Längsstreifen). Es gibt glatte und graduierte Reagenzgläser. Reagenzgläser werden im Reagenzglasständer abgestellt und werden mit dem Reagenzglashalter gehalten (Vermeidung der Berührung mit Blut, Urin, ätzenden Chemikalien und Farblösungen). Die Reinigung erfolgt, soweit nicht Einwegreagenzgläser verwendet werden, unter fließendem Wasser. Verbliebene Reste lösen sich innerhalb von 30 Minuten in einer Granutonlösung (Nachspülen mit Leitungs- und anschließend destilliertem Wasser). Bei Reinigungsarbeiten sind Schmutzhandschuhe anzuziehen. Zum Verschließen von Reagenzgläsern u. a. benutzt man eine feuchtigkeitsresistente Folie.

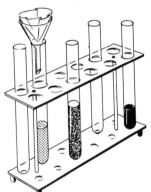

Reagenzgläser im Reagenzglasständer. In einem Reagenzglas steht ein Trichter mit Filterpapier. Der Reagenzglasständer soll hitze- und säurebeständig sein.

30.1.2 Zentrifugenröhrchen

Zentrifugenröhrchen sind kleine, sich unten konisch verjüngende Reagenzgläser zur Herstellung des Urinsediments. Zur Trennung des Blutserums verwendet man Zentrifugenröhrchen mit rundem Boden. Zentrifugengläser bestehen im allgemeinen aus Glas (ggf. unzerbrechlichem) oder aus Polypropylen (Einweggeräte, die jedoch nicht gegen alle Säurearten widerstandsfähig sind).

Zentrifugenglas.

Reagenzglas, Glastrichter und Papierfilter zur Filterung des Urins.

30.1.3. Trichter

Trichter bestehen aus Glas, Plexiglas oder Polypropylen und werden zum Umfüllen aus und in Reagenzgläser und Flaschen benötigt. Zum Filtrieren wird ein Filterpapier in den Trichter gefaltet eingelegt; die durchgegossene Flüssigkeit erscheint dann als klares Filtrat (im Filterpapier verbleibt der Rückstand).

Filterpapier soll chemisch neutral sein. Man verwendet in der Praxis Filterpapier mit 9 cm ⌀ (Durchmesser). Das Filterpapier soll den Trichterrand etwas überragen. Das runde Filterpapier wird halbiert, dann geviertelt und geachtelt. Durch das mehrmalige Knicken erreicht man, daß sich das Filterpapier an der Innenwand des Trichters anlegt.

30.1.4. Pipetten

Pipetten sind geeichte graduierte Glasröhrchen, die ein jeweils bestimmtes Fassungsvermögen haben und damit verschiedenen Zwecken dienen. Pipetten ab 0,5 ml Fassungsvermögen müssen eine ausgezogene Spitze aufweisen. Für Mengen unter 0,5 ml verwendet man geeichte Mikroliterpipetten oder Kapillarpipetten.

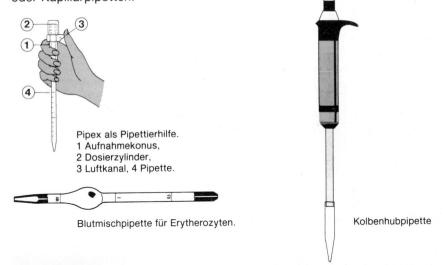

Pipex als Pipettierhilfe.
1 Aufnahmekonus,
2 Dosierzylinder,
3 Luftkanal, 4 Pipette.

Blutmischpipette für Erytherozyten.

Kolbenhubpipette

Pipettenarten

Nach ihrem Fassungsvermögen, ihrer Form und ihrer Verwendung unterscheiden wir folgende Pipettenarten:
- Blutsenkungspipetten (Fassungsvermögen 1 ml).
- Hämoglobinpipetten (Fassungsvermögen 0,2 ml).
- Kugelpipetten (für Erythrozyten- und Leukozytenzählung).
- Vollpipetten (mit bauchiger Auftreibung); sie fassen nur eine bestimmte Volumenmenge und tragen deshalb eine Graduierung (Meßmarke).

Diese Pipetten werden mit Ausnahme der Blutsenkungspipetten durch Eintauchen der unteren Spitze in die zu pipettierende Flüssigkeit und durch

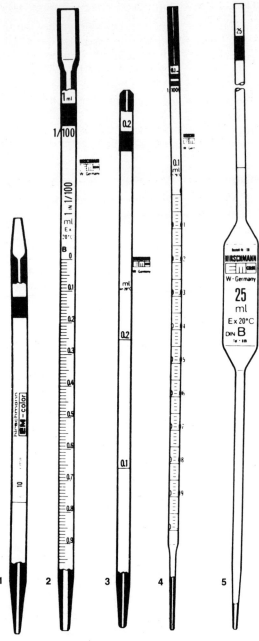

Pipetten. 1 Hämometerpipette, 2 Meßpipette, 3 Blutzuckerpipette, 4 Enzymtestpipette, 5 Vollpipette.

Unterdruck gefüllt. Auf Grund von Besonderheiten unterscheiden wir folgende weitere Pipettenarten:
- Kapillarpipetten: Infolge des engen Lumens wird Blut selbständig durch Adhäsion aufgesaugt; Verwendung für Mikroanalysen.
- Ausblaspipetten müssen mit einer Pipettierhilfe vollständig ausgeblasen werden, damit das auf ihnen angegebene Volumen eingehalten wird.
- Auslaufpipetten: Aus ihnen läßt man die aufgesaugte Flüssigkeit ohne Nachhilfe auslaufen. Der in der Pipettenspitze verbleibende Rest ist nicht in dem auf der Pipette angegebenen Volumen enthalten.
- Auswaschpipetten: Nach Auslaufen des Inhalts muß nochmals Flüssigkeit nachgesaugt werden, um die zu bestimmende Substanz restlos zu erfassen.
- Enzympipetten: Schlanke, unten spitz auslaufende Glasröhrchen, aus denen man unter Beachtung der Graduierung die jeweils benötigte Menge auslaufen lassen kann.

Füllen der Pipetten

Es erfolgt mittels dosiertem Unterdruck durch Pipettierhilfen (Hersteller- und Lieferantennachweis in „Sicher arbeiten", Merkblatt M 651 der Berufsgenossenschaft für Gesundheitsdienst und Wohlfahrtspflege „Richtig pipettieren"). Hochziehen mit dem Mund ist untersagt. Da das Füllen der *Erythrozyten-, Leukozyten- und Hämoglobinpipetten* nicht mechanisch erfolgen kann, muß am oberen Ende dieser Pipetten ein Gummischlauch, der ein Mundstück trägt, zwischengeschaltet sein.

Die *Blutsenkungspipetten* werden mittels einer Spritze im Blutsenkungsständer gefüllt (siehe 32.3.1.).

Sicherheitspipetten tragen am oberen Rand eine Glasspitze, mit der man die Pipette sowohl auffüllen als auch dosiert entleeren kann.

Das *Fassungsvolumen* einer Pipette muß dem analytischen Zweck entsprechen (werden kleine Mengen Reagenz benötigt, nimmt man eine Pipette mit entsprechend kleinem Volumen).

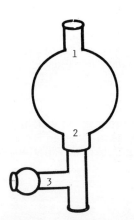

Pipettierhilfen

Beim Pipettieren von Flüssigkeiten, die giftig, infektiös oder ätzend sind, müssen Pipettierhilfen verwendet werden. Ein Beispiel hierfür ist der Peleusball. Die Anwendung ist folgendermaßen:
1. Aufschieben des Balles auf die obere Pipettieröffnung.
2. Öffnen des Auslaßventiles (1) und Zusammendrücken des Balles.
3. Eintauchen der Pipette in die Flüssigkeit und Betätigen des Ventils (2). Dies führt zu Aufsaugen der Flüssigkeit.
4. Drücken des Ventils (3) führt zum Ablassen der Flüssigkeit.

Ablesen des Füllungsstandes in der Pipette

Infolge Adhäsion schließt die Flüssigkeitssäule oben nicht waagerecht ab, sondern ist am Rande etwas höher als in der Mitte. Es wird der tiefste Punkt abgelesen.

Der obere Füllspiegel in einer Pipette ist nicht waagerecht, sondern konkav. Der mit dem unteren Punkt der Konkavität übereinstimmende Teilstrich der Pipette gilt für das Abmessen der Flüssigkeitsmenge.

Pipettierregeln

1. Ablesen am unteren Meniskus der Flüssigkeit.
2. In Augenhöhe ablesen.
3. Oberes Pipettenende mit dem Zeigefinger verschließen.
4. Spitze der Pipette abwischen.
5. Luftblasen vermeiden.
6. Pipettenspitze beim Auslassen dicht über Flüssigkeitsspiegel halten.
7. Pipette beim Austropfen an Gefäßwand halten.
8. Immer die richtige Pipettenart und -größe verwenden.

Entleeren der Pipette

Vor Zugabe der in der Pipette befindlichen Reagenz- oder Körperflüssigkeitsmenge wird die obere Pipettenöffnung entweder mit dem Zeigefinger oder mit einer entsprechenden mechanischen Einrichtung zugehalten, damit die Pipette nicht auslaufen kann. Dann muß mit einem trockenen Zellstoff- oder Filterpapiertupfer die Pipettenspitze abgewischt und von anhängendem Reagenz befreit werden (sonst gibt man zuviel Reagenz in den Analysenvorgang). Gleichzeitig wird die Pipettenspitze geprüft (Pipetten mit abgeschlagenen Glasteilchen müssen ausgesondert werden).

Die Pipettenspitze wird bis dicht oberhalb des Flüssigkeitsspiegels im Reagenzglas oder (falls sich noch keine andere Flüssigkeit darin befindet) bis dicht oberhalb des Reagenzglasbodens eingeführt; dann läßt man durch dosiertes Nachlassen des Fingerdrucks die entsprechende Menge ein. Diese darf nicht am Glasrand herunterlaufen, sondern muß direkt auf den Boden des Reagenzglases bzw. direkt in die im Reagenzglas befindliche Flüssigkeit gelangen.

Abstellen der Pipette

Nach Gebrauch wird die Pipette in den Pipettenständer (der einen weichen Fußboden hat) gestellt oder auf den Pipettierrahmen in die markierten Rillen gelegt, alsbald gereinigt (Pipettenspülgerät) und getrocknet (Pipettentrockner).

Die Verwendung von Pipetten, die auf Druck automatisch eine genaue Menge Reagenz abgeben, vermindert Dosierungsfehler.

30.1.5. Küvetten

Küvetten sind 1 bis 2 ml fassende quadratisch gebaute Glasbehälter von 10 mm lichter Weite (man verwendet auch solche von 2 oder 4 mm). Sie bestehen aus plangeschliffenem, kantenverfugtem Glas.

Die Küvetten haben zwei optisch durchscheinende und zwei angerauhte Seiten. Die geschliffenen Seiten dienen dem Durchtritt der Lichtstrahlen und dürfen nicht berührt werden (Vermeiden von Verunreinigungen, Kratzern, Schmutzpartikeln). Die angerauhten Seiten werden dagegen berührt, um die Küvette in das Photometer hineinzutun und herauszunehmen.

Die Güte einer Küvette wird geprüft, indem man eine als gut geprüfte Küvette und die neue Küvette mit destilliertem Wasser füllt und sie gegenseitig ins Photometer stellt; dabei dürfen keine Extinktionsdifferenzen auftreten. Einwegküvetten sind für die Praxis zu empfehlen. Die Küvetten dienen der Aufnahme der zu photometrierenden Lösung, die in genau abgemessenem Volumen eingegeben wird. Die Küvette wird während der Photometrie in den Strahlengang eingefügt.

Die *Säuberung von Küvetten* erfolgt mit Leitungswasser (Wasserstrahlabsauger), danach mit destilliertem Wasser, zuletzt mit doppelt destilliertem Wasser.

Die *Trocknung* erfolgt, indem man die Küvetten umgekehrt für 2 Stunden auf dickes Fließpapier stellt. Die Küvetten müssen vor Gebrauch mit weichem Speziallappen außen abgewischt werden. Detergentien dürfen zur Reinigung keinesfalls verwendet werden.

30.1.6. Weitere Behälter

Bechergläser
Zylindrische Gläser mit aufgebogenem Rand (Fassung 20, 50 oder 100 ml); sie werden z. B. zur Prüfung des Urins mittels Stäbchentest verwendet.

Spitzbecher
Spitzbecher sind sich nach unten verjüngende Becher, die mit einem Standteller versehen sind.

Meßzylinder
sind zylindrische, graduierte Gefäße mit breit aufsitzendem Fuß. Ähnlich sehen die Standgefäße aus, in die hinein die häufig benötigten Faßzangen, Pinzetten, Pipetten u. a. gebracht werden. Sich nach unten verbreiternde, oben mit einer engen Öffnung versehene Meßgeräte nennt man Erlenmeyerkolben.

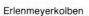
Erlenmeyerkolben

Viereckküvette aus Spiegelglas mit einer Schichttiefe von 10 mm

Petrischale

Uringläser, links Spitzglas

Uringläser

Uringläser haben unterschiedliche Formen. Meistens werden die dickbauchigen verwendet. In der Praxis sollten nur Einweg-Urinbecher verwendet werden. Sie fassen 120 ml und verhindern Keimübertragungen und Verunreinigungen.

Petrischalen

Petrischalen sind runde Glasschalen mit niedriger Seitenhöhe und einem Deckel und werden zur Aufbewahrung von Sputum und Stuhl verwendet. Zur Färbung der Retikulozyten benötigt man eine Feuchte Kammer. Petrischale mit angefeuchtetem Filterpapier auslegen; Deckel darauf stülpen; zwei Stunden stehenlassen; nicht in Heizungsnähe stellen und nicht von der Sonne bescheinen lassen!

30.1.7. Zählkammern

Zählkammern benötigt man zum Auszählen von Erythrozyten, Leukozyten, Zellen des Liquors u. a. Es gibt verschiedene Arten von Zählkammern, die nach ihren Erfindern benannt werden.

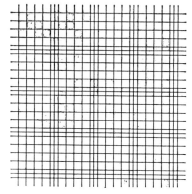

Thoma-Zählkammer
(für die Praxis am geeignetsten)

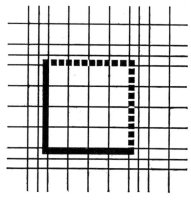

Ausschnitt aus der Thoma-Zählkammer
(Großquadrat mit 16 Kleinquadraten)

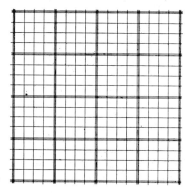

Fuchs-Rosenthal-Zählkammer

Die Zählkammer zeigt in der Mitte des mittleren Balkens ein mit dem normalen Auge eben sichtbares Kreuz, das unter dem Mikroskop als Gittersystem erkennbar wird. Rechts und links vom mittleren Balken befinden sich Rinnen, an die sich nach außen Trägerbalken anschließen. Der mittlere Balken ist um $1/10$ niedriger als die Trägerbalken.

Vorbereitung der Zählkammer

Ein geschliffenes Deckgläschen wird unter leichtem Druck von der Breitseite der Zählkammer aus auf die Trägerbalken geschoben. Bei festem Sitz des Deckgläschens auf dem Trägerbalken zeigen sich farbige Ringe *(Newtonsche Ringe)*. Zwischen dem Mittelbalken und dem Deckgläschen entsteht ein luftleerer, genau $1/10$ mm hoher Raum.

Das Zählnetz der Zählkammer

Das *Zählnetz* der Zählkammer besteht aus Quadraten. Jedes Quadrat wird von einer feinen Linie vierseitig begrenzt. Je 16 kleine Quadrate werden von Dreifachlinien umschlossen. Die so aus 16 kleinen gebildeten Quadrate werden große Quadrate genannt. Die Thoma-Zählkammern enthalten 16 große Quadrate mit je 16 kleinen Quadraten. Jedes kleine Quadrat hat eine Seitenlänge von $1/20$ mm. Die Fläche eines kleinen Quadrates beträgt mithin $1/20 \times 1/20 = 1/400$ mm². Da die Höhe $1/10$ mm beträgt, beläuft sich das Volumen eines kleinen Quadrates auf $1/10 \times 1/400 = 1/4000$ mm³.

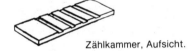

Zählkammer, Aufsicht.

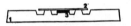

Zählkammer, Seitenansicht
1 Zählkammer, 2 geschliffenes Deckglas, 3 verdünntes Blut.

Die Füllung der Zählkammer

Die Zählkammer wird vom Rand des Deckgläschens her gefüllt. Der aus der Zählpipette austretende dritte Tropfen wird an die untere Deckglaskante gebracht. Der Tropfen verteilt sich sofort durch Adhäsion gleichmäßig zwischen Mittelbalken und Deckgläschen.
Dann wird die Zählkammer — die dabei stets waagerecht gehalten werden muß — auf dem Objekttisch des Mikroskops festgeklemmt bzw. in den Kreuztisch eingeklemmt. Das auf dem Mittelbalken befindliche Kreuzsystem wird zunächst mit schwacher Vergrößerung eingestellt.
Häufig werden *Doppelzählkammern* verwendet. Sie gestatten die gleichzeitige Füllung der Zählkammer einerseits zur Erythrozyten-, andererseits zur Leukozytenzählung, ohne daß zwischendurch Zählkammer und Deckgläschen gesäubert zu werden brauchen. Sie haben aber den Nachteil, daß bei der Füllung Verteilungsfehler und infolgedessen Auszählfehler vorkommen können. Die Fehlerquote kann bis 8 Prozent betragen.

30.1.8. Objektträger/Deckgläschen

Sie werden für das Urinsediment, gefärbte Präparate und Abstriche benötigt. Auf Nativpräparate (Urinsediment, Vaginalschleimabstrich auf Trichomonas) wird unter Vermeidung von Luftbläschen ein Deckgläschen aufgebracht.

30.1.9. Reinigung und Desinfektion der Glasgeräte

Jedes benutzte Einweglaborgerät ist so zu beseitigen, daß es keinesfalls Quelle für eine Infektion wird. Wiederholt zu benutzende Glasgeräte sind umgehend nach Gebrauch zu desinfizieren, zu reinigen und zu spülen, schließlich, soweit notwendig, zu sterilisieren.

> **Desinfektion — Reinigung — Trocknung**

Zur Spülung benutzt man spezielle für Laborgeräte geeignete Spüllösungen, die auch in der Lage sind, organische Reste aufzulösen. Die Anweisungen der Herstellerfirma sind zu beachten. Nach der Reinigung der Geräte ist immer mindestens dreimal mit destilliertem Wasser nachzuspülen; zum Durchspülen der Pipetten wird die Wasserstrahlpumpe benutzt.

Nach den Spülvorgängen wird das Glasgerät getrocknet, das in den Pipetten befindliche Wasser kann schnell beseitigt werden, indem man mit absolutem Alkohol nachspült und die Pipetten danach im Luftstrahl trocknet. Mit absolutem Alkohol gespülte Geräte können wegen der Entflammungsgefahr nicht im Sterilisator getrocknet werden.

30.2. Das Mikroskop

In der ärztlichen Praxis findet fast ausschließlich das Lichtmikroskop, auch kurz Mikroskop genannt, Anwendung.

> *Fluoreszenzmikroskopie*
> Mit besonderen Farbstoffen gefärbte kleine Teilchen (z. B. Tuberkelbakterien) leuchten bei Verwendung von ultraviolettem Licht auf und werden so im Fluoreszenzmikroskop sichtbar.
>
> *Elektronenmikroskopie*
> Kleinste Teilchen (z. B. Viren) werden mit Hilfe von Elektronenstrahlen sichtbar gemacht, es sind millionenfache Vergrößerungen möglich.

30.2.1. Aufbau

Das *Mikroskop* besteht aus einem an einem Stativ befestigten Tubus, in dem augenwärts ein *Linsensystem* mit Lupenfunktion *(Okular)* eingelassen ist. Auf der anderen Seite des Tubus — dem zu untersuchenden Material (Objekt) zugewandt — befinden sich meist in einer drehbaren Scheibe (Objektivrevolver) eingeschraubte *Objektive.* Sie gestatten unterschiedliche Vergrößerungen.

Mit Hilfe der Makrometerschraube (Grobeinstellung) und Mikrometerschraube (Feineinstellung) erhält man ein scharf eingestelltes Bild des Objekts. Der das Objekt tragende Objektträger liegt auf dem *Objekttisch,* wird mit der Klemmeinrichtung des *Kreuztisches* festgehalten und kann seitlich und vor und zurück verschoben werden. Unter dem Objekttisch befindet sich der *Kondensor,* sein Zweck ist es, das Licht auf das Objekt zu konzentrieren; es

Arbeiten im Praxislabor 457

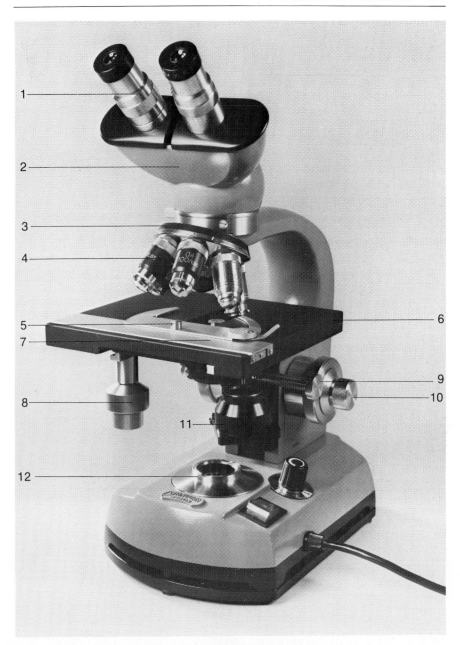

Binokulares Mikroskop. 1 Okulare, 2 Binokulartubus,
3 Objektivrevolver, 4 Objektive, 5 Einstellknopf für Kreuztisch, 6 Kreuztisch, 7 Präparatehalter,
8 Triebknöpfe für Kreuztisch, 9 Einstellknopf für Kondensor,
10 Fein- und Grobeinstellknöpfe (Mikro-, Makrometerschraube), 11 zentrierbare
Leuchtfeldblende, 12 Lampengehäuse.

gibt außer dem Kondensor für Hellfeld noch solche für Dunkelfeld und Phasenkontrast. Unter dem Kondensor ist die Irisblende angebracht. Schließlich ist darunter das Beleuchtungssystem angebracht.

Das Auflösungsvermögen (Erkennungsvermögen bei mikroskopischer Betrachtung) von Lichtmikroskopen hängt von der Wellenlänge der weißen Lichtstrahlen ab, die in das Objekt treffen. Lichtquelle ist eine eingebaute Niedervoltpunktlichtlampe. Damit sind Objekte von 275 nm (0,000275 mm) Größe zu erkennen. Das Auflösungsvermögen des Lichtmikroskops endet, wenn der Abstand von Strukturen unter 2×10^{-4} liegt.

An älteren Mikroskopmodellen befindet sich die Lichtquelle außerhalb des Mikroskops; der Lichtstrahl wird mittels Spiegel ins zu betrachtende Objekt gelenkt (für Nativpräparate plane Seite des Spiegels, für gefärbte Präparate Hohlspiegelseite).

30.2.2. Gebrauch des Mikroskops

Das Mikroskop ermöglicht es, ein kleines Objekt tausendfach und mehr vergrößert zu betrachten. Jedes unter das Mikroskop gebrachte Objekt muß vorher auf eine dünne Glasplatte, den Objektträger, gelegt oder gestrichen werden. Handelt es sich bei dem Objekt um ein ungefärbtes und unfixiertes sogenanntes Nativpräparat, so wird darauf ein Deckgläschen gelegt. Für gefärbte Präparate braucht man kein Deckgläschen; sie werden bei Verwendung des Objektivs 100 mit einem Tropfen Zedernöl versehen.

Zur Vermeidung von Verzerrungen bei der Betrachtung des Objekts muß das *Mikroskop* zentriert werden, indem die Achse des Kondensors mit der Achse des Objektivs zur Übereinstimmung gebracht wird.

Vorgehen beim Mikroskopieren
1. Mikroskop mit dem Netzteil verbinden
2. Licht einschalten
3. Leuchtenfeldblende (im Stativfuß) schließen
4. Kondensor nach oben drehen
5. Frontlinse des Kondensors in den Strahlengang bringen
6. Aperturblende öffnen
7. Objektiv 10 einstellen; die Konturen der Leuchtfeldblende müssen scharf eingestellt sein und einen blau oder rot leuchtenden Rand zeigen
8. Kondensor mit Hilfe der Zentrierschrauben so einstellen, daß die Konturen der Leuchtfeldblende im Zentrum des Gesichtsfeldes zu sehen sind (Zentrierschrauben: 2 geriffelte, waagerecht stehende Schrauben an der Kondensorhaltung beiderseits vom Stativhals)
9. Objektiv 40 einstellen, Leuchtfeldblende scharf einstellen
10. Vorgang 8 wiederholen
11. Leuchtfeldblende so weit öffnen, daß das Gesichtsfeld gerade gut ausgeleuchtet ist (Köhlersches Beleuchtungsprinzip)
12. Bei anschließendem Mikroskopieren von ungefärbten Präparaten muß die Frontlinse des Kondensors aus dem Strahlengang weggeklappt werden, der Kondensor wird nach unten gedreht.

30.2.3. Betrachtung des Objekts

Der *Objektträger* wird auf den Objekttisch des Mikroskopes gelegt und mit Kreuztischklemmen festgeklemmt. Je nach Helligkeit des Präparates wird die am Kondensor befindliche Blende kleiner oder größer gestellt.

Bei *Nativpräparaten* wird der Tubus mit der Makrometerschraube so weit gesenkt, daß er 1 bis 2 mm vom Präparat entfernt ist. Darauf schaut man in das Okular und dreht vorsichtig die Makrometerschraube weiter, bis das Präparat erscheint; danach benutzt man zur Feineinstellung die Mikrometerschraube, die während der ganzen Betrachtung des Präparats nicht wieder losgelassen wird, weil die Ebenen des Präparats stets unterschiedlich sind und infolgedessen dauernd neu eingestellt werden müssen. Bei Untersuchung ungefärbter Präparate muß der Kondensor nach unten gedreht werden.

Bei *gefärbten Präparaten* kann zur besonders starken Vergrößerung die Ölimmersionslinse benutzt werden. Sie wird vorsichtig in den vorher auf den Objektträger aufgebrachten Tropfen Zedernöl eingetaucht. Dann wird unter Betrachtung durch das Okular die Mikrometerschraube betätigt. Bei Untersuchung gefärbter Präparate muß der Kondensor nach oben gedreht werden; er muß also objekttischnahe sein. Die Blende ist so weit zu stellen, daß das Präparat gut aufleuchtet, aber nicht überblendet wird.

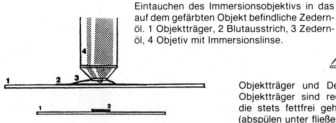

Eintauchen des Immersionsobjektivs in das auf dem gefärbten Objekt befindliche Zedernöl. 1 Objektträger, 2 Blutausstrich, 3 Zedernöl, 4 Objetiv mit Immersionslinse.

Objektträger, Seitenansicht. Auf dem Objektträger liegt das zu untersuchende ungefärbte Material (z. B. Urinsediment, Trichomonasabstrich). Darüber wird ein Deckgläschen gelegt. 1 Objektträger; 2 Deckgläschen.

Objektträger und Deckgläschen, Aufsicht. Objektträger sind rechteckige Glasplatten, die stets fettfrei gehalten werden müssen (abspülen unter fließendem Wasser, reinigen in Granutonlösung). Deckgläschen sind hauchdünne quadratische oder rechteckige Glasplättchen, die nach kurzer Wässerung in Alkoholäther gelegt und dann vorsichtig abgetrocknet werden.

Während der Objektbetrachtung befinden sich stets die ersten drei Finger der einen Hand an der Kreuztischschraube, die ersten drei der anderen Hand an der Mikrometerschraube.

Die *Dunkelfeldeinrichtung* ist ein Zusatzgerät zum Mikroskop, das die Untersuchung lebender Erreger gestattet. Durch einen Dunkelfeldkondensor wird das direkte, von der Lichtquelle her einfallende Licht ganz aus dem Bereich des Objekts ferngehalten, so daß die im dunklen Gesichtsfeld befindlichen Körperchen durch eine abgebeugte, etwa parallel zur Ebene des Objektträgers verlaufende und demnach seitlich auftreffende Strahlung hell aufleuchten. Die Dunkelfeldeinrichtung wird zum Nachweis der Erreger der Syphilis, der Spirochäten, verwendet.

Maßeinheiten			
1 Millimeter	(1 mm)	= 1000 Mikrometer	
1 Mikrometer	(1 µm)	= 0,001 mm	
1 Mikrometer		= 1000 Nanometer	
1 Nanometer	(1 nm)	= 0,001 µm = 0,000001 mm	
1 Angström	(1 A)	= 0,01 nm = 0,0000001 mm = 0,0001 µm	

30.2.4. Pflege der Mikroskope

Nie offen stehenlassen (Staubgefahr), stets nach Benutzung mit Plastikhaube bedecken oder in Holzgehäuse stellen. Jedes Teil ist empfindlich, besonders das Linsen- und Schraubensystem. Linsensäuberung nur mit weichem Fensterleder, ggf. nimmt man bei verschmierten Linsen drei Tropfen einer Alkohol-Äther-Mischung. Säuberung der Immersionslinse mit Xylol (kurz benetzen und sofort trocken nachreiben, weil Xylol die Einbettungsmasse der Linse lösen kann). Der Objekttisch muß stets saubergehalten werden, er verschmutzt leicht, abreiben mit 50prozentigem Alkohol. Eine Ölung des Schraubsystems ist im allgemeinen nicht notwendig und sollte dem Fachmann überlassen bleiben. Die Teile des Stativs werden mit einem absolut trockenen, nicht öl- und nicht xylolbenetzten weichen „antistatischen" Lappen vom Staub befreit. Dabei ist auch die Okularlinse zu säubern.

Das Mikroskop muß gleichmäßig warm stehen, das heißt, es darf weder zu dicht in Heizungsnähe noch zu kalt aufbewahrt werden, weil sonst die Schraubengewinde schlecht funktionieren und die Linsen beschlagen.

30.3. Photometer

Photometrie bedeutet „Lichtmessung". Bei der im medizinischen Laboratorium verwendeten Absorptionsphotometrie wird die „Lichtschwächung" (Lichtabsorption) gemessen, die als Ergebnis einer Reihe von Wechselwirkungen zwischen dem Untersuchungsmaterial und den zugegebenen Reagenzien auftritt. Die Photometrie findet Anwendung beim quantitativen Nachweis von Substanzen in Körperflüssigkeiten.

30.3.1. Prinzip

Das diffuse „weiße" (polychromatische) Tageslicht oder elektrische Lampenlicht besteht aus mehreren Farben verschiedener Wellenlänge. Mit einem Prisma kann dieses Licht in seine farbliche Komponente zerlegt werden, von violett (Wellenlängen 400 bis 450 nm) über blau (450 bis 500 nm), grün (500 bis 570 nm), gelb (570 bis 590 nm), orange (590 bis 620 nm) zu rot (620 bis 760 nm [sichtbares Licht]). Diesseits der Wellenlänge 400 nm befindet sich der Ultraviolettbereich (unsichtbares Licht), jenseits der Wellenlänge 760 nm der Infrarotbereich (unsichtbares Licht).

Ein Photometer registriert über den sichtbaren Teil des Lichts hinaus noch den unsichtbaren (infraroten, ultravioletten).

Läuft ein weißer Lichtstrahl durch eine farbige Lösung, wird der betreffende farbige Anteil des weißen Lichts bestimmter Wellenlänge herausgefiltert (absorbiert [monochromatisches Licht]). Die Wellenlänge wird als Zahl mit dem Zusatz nm (Nanometer) angegeben (z. B. 546 nm = Gibsonfilter).

Man macht sich dieses Prinzip bei der Photometrie zunutze, indem man einen aus einer Lichtquelle kommenden Strahl durch eine Blende und dann auch ein Prisma leitet. Der Strahl wird im Prisma gebrochen und am Austritt des Prismas in seine Farbe zerlegt. Auf ähnlichem Prinzip beruht die Verwendung von Farbfilter (statt eines Prismas). Jeder Farbtönung des zu untersuchenden Körpermaterials entspricht ein bestimmtes Filter (meistens auf Komplementärfarben beruhend). Dadurch kommt nur ein Lichtstrahl bestimmter Wellenlänge auf die zu untersuchende Körperflüssigkeit, die chemisch zu einer Farblösung aufbereitet wurde und sich in einer Küvette befindet. Der Lichtstrahl wird in der Küvette durch den Farbwert der Körperflüssigkeit in seiner Farbintensität vermindert.

Um die Substanz in einer Körperflüssigkeit bestimmen zu können, muß die Körpersubstanz (z. B. Blutserum) chemisch aufbereitet, d. h., im allgemeinen zunächst von Trübungselementen (wie Eiweiß) befreit werden. Dazu werden Fällungsmethoden angewendet. Weiterhin muß die gesuchte Substanz chemisch in eine Farblösung überführt werden, um das meßbare Verhältnis zwischen Farbintensität und Prozentgehalt an der gesuchten Substanz herzustellen.

30.3.2. Aufbau des Photometers

Benötigt wird zunächst eine kontinuierliche Strahlen aussendende *Lichtquelle* (für den sichtbaren Bereich eine Gasentladungslampe oder Quecksilberdampflampe oder Kadmium-Quecksilber-Dampflampe, für den unsichtbaren Ultraviolettbereich eine Wasserstofflampe). Dann benötigt man entweder ein *Filter* für die Einengung auf den Lichtstrahl bestimmter Wellenlänge (Filterphotometer) oder einen *Monochromator* zum Einengen auf verschiedene Wellenlängen, im Einzelfall jedoch einstellbar auf nur eine Wellenlänge (Spektralphotometer). In der *Küvette* befindet sich die vorher chemisch präparierte Körperflüssigkeit. Der Lichtstrahl trifft dann auf einen lichtelektrischen Empfänger *(Photozelle* oder *Multipler),* der die einfallende Strahlungsintensität in elektrische Stromstärke umwandelt, die ihrerseits auf einer Skala die Extinktion anzeigt.

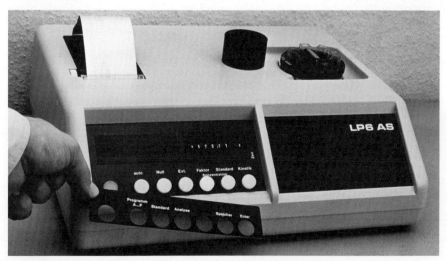

Photometer mit Rechner und Drucker.

Die Anzeige erfolgt entweder indirekt als Lichtmarke (anschließend ist an Hand einer Wertetabelle oder an einer Eichkurve der Gehalt an gesuchter Substanz abzulesen) oder direkt (Digitalanzeige). Durch diese objektive Messung und Anzeige werden Fehler und Irrtümer umgangen.

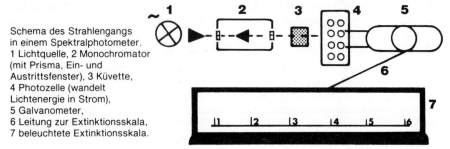

Schema des Strahlengangs in einem Spektralphotometer.
1 Lichtquelle, 2 Monochromator (mit Prisma, Ein- und Austrittsfenster), 3 Küvette, 4 Photozelle (wandelt Lichtenergie in Strom), 5 Galvanometer, 6 Leitung zur Extinktionsskala, 7 beleuchtete Extinktionsskala.

30.3.3. Enzymbestimmung

Für bestimmte Untersuchungen, wie z. B. die Untersuchung bestimmter Enzyme (z. B. GOT, GPT, Gamma-GT), ist eine Quecksilberlampe erforderlich.

Die quantitative Enzymbestimmung erfolgt durch die Messung der Aktivität des zu bestimmenden Enzyms. Ein zum Enzym gehörender Stoff (Substrat) wird durch das Enzym in einen anderen Stoff umgesetzt. Die Geschwindigkeit, mit der dies geschieht, gibt Aufschluß über die Menge des vorhandenen Enzyms.

Einige Fachausdrücke für die Photometrie:

Absorption: Prozentanteil des von der Probe verschluckten Lichtstrahls (der also die Küvette nicht verläßt).

Analysenwert: Aus einer mit der chemisch vorbereiteten Probe beschickten Küvette sich ergebender Extinktionswert.

Blindwert (Leerwert): Aus einer nicht oder nur mit destilliertem Wasser beschickten Küvette sich ergebender Extinktionswert (meistens gleich Null = Nullwert).

Einbrennzeit: Dauer in Minuten zur Aufheizung des Photometers, ehe es zu Untersuchungszwecken benutzt werden kann.

Extinktion: Prozentualer Veränderungsanteil, den ein Lichtstrahl beim Durchgang durch eine mit dem Standard oder der Probe beschickten Küvette erfährt.

Gibsonfilter: Farbfilter von 560 nm (grün).

Standard: Photometrierbare Lösung mit bestimmtem Gehalt an einer Substanz; zur Prüfung der richtigen Photometriertechnik; Vergleichslösung.

Transmission: Prozentanteil des von der Probe nicht verschluckten Lichtstrahls (der also die Küvette verläßt).

30.3.4. Andere Arten von Photometern

Es gibt außerdem Photometer, deren Prinzip etwas voneinander abweicht.

Das *Spektralphotometer* hat eine kompliziert gebaute Lichtquelle, die Gasatome mit bestimmten elektromagnetischen Eigenschaften enthält. Außerdem ist kein Farbfilter vorhanden, sondern ein Monochromator (Prisma), der die benötigte Lichtwellenlänge bündelt und in die in der Küvette befindliche

Körperflüssigkeit sendet. Eine Spektralanalyse liefert qualitative Ergebnisse (Auftreten von Spektrallinien); jedoch wird durch photometrische Messung der Intensität der Spektrallinien das Ergebnis quantitativ faßbar. Das *Flammenphotometer* mißt die Bestandteile aus dem in der Photometerkammer mittels Wasser und Brenngas zerstäubten Blutserum und wird für quantitative Nachweise von Ionen (wie Calcium, Kalium, Natrium, Lithium) verwendet.

30.3.5. Extinktion, Leerwert, Standard

Der *Extinktionswert* gibt Auskunft über das Ausmaß der Abschwächung eines Lichtstrahles, der durch die Untersuchungsflüssigkeit in der Küvette (genannt: *Analyse*) geleitet wird. Damit aus dem Extinktionswert die Konzentration der gesuchten Körpersubstanz errechnet werden kann, muß er je nach Art der Untersuchung zum *Leerwert* (z. B. destilliertes Wasser) oder zum *Standard* (dessen Konzentration der gesuchten Substanz bekannt ist) gesetzt werden. Hieraus ergibt sicht, daß bei einer photometrischen Untersuchung mindestens zwei Küvetten gemessen werden müssen.

Beispiel: Für die Glukose-(Blutzucker-)Bestimmung im Blut benötigt man beispielsweise eine Extinktion der Analyse (z. B. 0,4) und eine Extinktion des Glukosestandards (100 mg) (z. B. 0,2). Die Konzentration im Blut ermittelt man, indem 0,4 durch 0,2 geteilt und das Ergebnis mit 100 multipliziert wird.

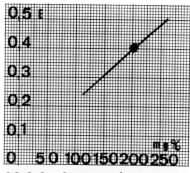

Also

$$\frac{0,4}{0,2} = 2 \times 100 = 200 \text{ mg\%}.$$

Ermittlung des Glukosegehalts im Blut (angeführtes Beispiel ist der Kurve zugrunde gelegt).

30.3.6. Autoanalyzer

In Großlaboratorien werden Blut- und Serumanalysen auch mittels automatischer Vielfachanalyse erstellt, z. B. mit dem Autoanalyzer. Eine einzelne Untersuchung bezeichnet man als Parameter; mehrere Parameter aus derselben Blutprobe ergeben ein biochemisches Profil. Es gibt Ein- und Mehrkanalsysteme, für die im allgemeinen 2 bis 3 ml Blut benötigt werden.

30.3.7. Miniphotometer

Ein mobiles Miniphotometer ist in der Lage, Gesamtprotein, Gesamtbilirubin und Glukose exakt zu bestimmen. Man benutzt vorkonfektionierte Einwegküvetten und Mikrokapillaren für die Blutgewinnung. Die Apparatur läuft auf Netz- und Batteriebetrieb, so daß sie der Arzt mit auf Besuchstour nehmen kann. Die technisch vereinfachte Bestimmung von 8 Substraten und 8 Enzymen mittels Tastendruck ist möglich.

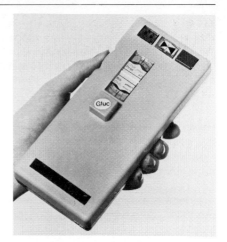

Miniphotometer, von denen es mehrere Ausführungen gibt, z. B. für Hämoglobin- und Erythrozytenbestimmung (M 1000), für Cholesterin + Gesamtprotein + Gesamtbilirubin + Glukose (M 1001), für Glukose (M 1002).

30.3.8. Vorgehen

Vorgehen bei der photometrischen Bestimmung
Folgende Maßnahmen sind im allgemeinen erforderlich:
1. Blutserum durch Zentrifugieren des Blutes gewinnen.
2. Enteiweißen vom Blutserum.
3. Feststellung des Reagenzienleerwertes (Reagenzienmischung ohne das zu untersuchende Serum).
4. Feststellung des Serumleerwertes (Serum ohne Zusatz spezifischer Reagenzienmischung).
5. Feststellung der Extinktion eines Standards.
6. Quantitative Feststellung des gesuchten Substrats im Serum durch Beachtung eines Faktors oder durch Photometrie gegen einen Standard oder Erfassen der Enzymaktivität durch Feststellung sich verändernder Ablaufwerte oder anderer Reaktionsabläufe.

Die Empfehlungen der die Reagenzien liefernden Firma müssen genau beachtet werden.

30.3.9. Reagenzien

Reagenzien für photometrische Untersuchungen sind zweckmäßig von Firmen zu beziehen, die für Reinheit und Exaktheit bürgen. Vorteilhaft sind solche Reagenzpackungen, mit denen man möglichst wenig Pipettiervorgänge zu leisten hat (Monotest, Küvettentest, Einwegtest). Mikrolitermethoden sparen zwar Reagenzien und Untersuchungsmaterial ein (falls man komplette Testpackungen bezieht), sind aber empfindlich gegen jeden Fehler beim Pipettieren. Außerdem benötigt man zusätzlich eine Mikrozentrifuge.
Auch im kleinen Laboratorium muß darauf geachtet werden, daß die Reagenzien staubfrei und unter Zimmertemperatur, also weder unter Sonneneinwir-

kung noch Heizungshitze aufbewahrt werden. Sie müssen wenigstens einmal wöchentlich auf Farb- und Konsistenzveränderung hin angesehen werden. Weiterhin ist auf das Verfalldatum zu achten. Das betrifft besonders die Stäbchentests. Substanzen, die kühl aufzubewahren sind, müssen im Kühlschrank stehen, den man auf gleichmäßige Temperatur von + 4° C prüfen muß.

30.3.10. Aqua destillata

Zu vielen Laboranalysen benötigt man Wasser. Aqua destillata verliert innerhalb weniger Stunden seine Neutralität, wenn es mit Luft in Berührung kommt, sich also Kohlensäure bildet und der pH nach der sauren Seite hin verschiebt. Der Bezug von Roh-Aqua destillata, das kalkfrei ist, ist teuer und erfordert eine Nachbereitung in einem doppelstufigen Quarzapparat. Leitungswasser ist völlig unbrauchbar, weil es organische Stoffe und darüber hinaus Mineralien enthält. Mithin hat sich in vielen kleinen Laboratorien bewährt, demineralisiertes Wasser (Aqua demineralisata) zu verwenden; es hat eine niedrige Leitfähigkeit, ist also praktisch mineralfrei. Allerdings enthält es Schwermetalle, die einige Fermentreaktionen beeinflussen können. Gleichgültig, ob man sich im Laboratorium das Wasser selbst täglich bereitet (Aq. dest.) oder ob man es bezieht (Aq. demin.), es muß in kalkfreien Flaschen unter Verschluß einer Rücklaufbürette (aus der man jederzeit Wasser abziehen kann) gehalten werden.

30.3.11. Thermostat

Die Bestimmung von Enzymaktivitäten ist nur bei konstanter, festgelegter Temperatur möglich. Diese kann dadurch erreicht werden, daß z. B. die Temperatur eines Wasserbades mit einem Thermostaten konstant gehalten wird. Eine andere Möglichkeit ist die Verwendung des Metallblockthermostaten.

Beide Arten haben Vor- und Nachteile. Beim Metallblockthermostaten muß auf Konstanz der Temperatur geachtet werden. Der Wasserbadthermostat verunreinigt schnell und beherbergt oft Bakterien; er bedarf der täglich durchgeführten Reinigung und Auffüllung mit Aqua demineralisata. Vor Beginn der Analysen muß der Thermostat (Wärmehalter) auf die vorgeschriebene konstante Temperatur eingestellt und gehalten werden.

30.3.12. Heute nicht mehr übliche Verfahren

Kolorimetrie

Die Kolorimetrie wurde früher benutzt, um durch Vergleich der Farbintensität einer chemisch vorbereiteten Körperflüssigkeit mit einem Farbstandard eine Aussage über die Menge der zu bestimmenden Substanz zu machen (z. B. Hämoglobinbestimmung nach Sahli). Die Methode soll heute keine Anwendung mehr finden.

Polarimetrie

wurde früher insbesondere zur quantitativen Harnzuckerbestimmung verwendet. Seit Einführung der sehr viel einfacher zu handhabenden Teststreifen findet auch diese Methode fast keine Anwendung mehr.

30.4. Weitere Apparate

30.4.1. Bunsenbrenner

Zur Erwärmung und zum Kochen benötigt man eine offene Flamme. Leicht explosive und brennbare Stoffe wie Äther, Reagenzien dürfen niemals in der Nähe der offenen Flamme stehen. Zweckmäßig wird der Bunsenbrenner verwendet. Man kann sich auch mit einem einfachen Spiritusbrenner helfen.

> **Nie brennbare Stoffe in die Nähe einer Flamme stellen!**

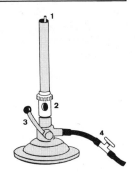

Bunsenbrenner; nach Aufdrehen des Haupthahns kann die kleine Dauerflamme (1) angezündet werden; bei Öffnung des Regelhahns (3) entzündet sich die große Flamme; die seitlich angebrachten Löcher in der Zuführung und im Stellring (2) gestatten eine Regelung der Luftzufuhr. Sind beide Löcher übereinander, ist die Luftzufuhr groß und die Flamme erhitzt so stark, daß sogar Glas darin geschmolzen werden kann; verdeckt der Stellring das Loch in der Zuführung, erwärmt die Flamme lediglich. Vor Verlassen des Laboratoriums muß der Haupthahn geschlossen werden, damit die Dauerflamme erlischt. Statt des Bunsenbrenners werden auch Elektrobrenner verwendet.

30.4.2. Zentrifuge

Sie ist ein bei niedriger oder hoher Tourenzahl rotierendes Gerät, das der Trennung von festen und flüssigen Bestandteilen, z. B. der Herstellung des Urinsedimenten oder der Trennung des Blutserums oder -plasmas von den Blutzellen, dient. Durch Zusatz eines Serum- und Plasmaseparators bildet sich beim Zentrifugieren von Blut eine feste Trennschicht zwischen Sediment und Überstand.

Zentrifugen dürfen laut Unfallvorschrift nur geschlossen in Gang gesetzt werden. Infolge des einzuhaltenden Gleichgewichts der Schleuder soll man stets in alle Hülsen je ein Zentrifugenröhrchen stellen. Ist nur ein Urin zu untersuchen, müssen die übrigen Zentrifugenröhrchen mit Wasser beschickt werden. Alle Zentrifugenröhrchen müssen aus Gründen des Gleichgewichts genau mit demselben Flüssigkeitsgewicht gefüllt werden. Man sollte Zentrifugengläschen aus unzerbrechlichem Material verwenden, also aus Plastik oder aus unzerbrechlichem Glas. Für Herstellung des Urinsediments benutzt man unten konisch zugehende, für Herstellung von Blutserum unten runde Zentrifugengläser.

BGH-Urinschleuder (verschließbar)

30.5. Befundung
30.5.1. Befundung

Jeder Befund einer Laboratoriumsuntersuchung muß sofort unter Datumsangabe auf dem Karteiblatt eingetragen werden. Man bedient sich sogenannter Praxisstempel. Gleichzeitig vermerkt man die entsprechende Nummer der Gebührenordnung (weil das die spätere Rechnungslegung erleichtert). Im Labor selbst führt man zweckmäßig ein Labortagebuch, in das alle Untersuchungen mit Nennung des Patientennamens eingetragen werden.

Positives Ergebnis heißt: Die durchgeführte Probe zeigt den krankhaften Befund an. Negatives Ergebnis heißt: Die durchgeführte Probe ergibt keinen Hinweis auf eine krankhafte Veränderung. Von dieser Grobregel gibt es nur sehr wenige Ausnahmen. Man schreibt bei Trübungs- und Fällungsreaktionen:

(+)	schwach positiv
+	positiv
+ +	stark positiv
+ + +	sehr stark positiv
⌀	negativ

Die meßbaren Werte werden in ihrer genauen Prozentzahl eingetragen, vorwiegend in mg %, neuerdings in mmol/Liter. Die Werte des Blutbildes werden in Prozent oder mit der auf das Blutvolumen bezogenen Absolutzahl eingetragen. Die Ergebnisse der Urinsedimentuntersuchung zeichnet man entsprechend der Häufigkeit im Blickfeld bei 400facher Vergrößerung folgendermaßen ein:

0	keine
(+)	vereinzelt
+	etwa 10 im Blickfeld
+ +	etwa 30 im Blickfeld
+ + +	massenhaft

30.5.2. SI-Einheiten

Folgende bisherige Einheiten sollen nicht mehr verwendet werden	künftige Einheiten	Abkürzungen
Minute als Zeitangabe	Sekunde	s
Kubikzentimeter, -millimeter, Mikroliter, dl, ml als Volumenangabe	Liter	l
Gewicht in Gramm	Kilogramm	kg
Druck in mm Hg oder H_2O oder Torr	Kilopascal	KPa
Prozente als Konzentrationsangabe	g pro Liter	g/l
	kg pro Liter	kg/l
° Celsius	Kelvin	K

Auf Grund einer Übereinkunft einiger internationaler wissenschaftlicher Gesellschaften und eines Gesetzes über Einheiten im Meßwesen sind seit längerer Zeit neue Meßeinheiten vorgeschrieben. Man nennt sie SI-Einheiten (Abkürzung von „Systeme International d'Unités"). Die Normwerte sind im Gesetz definiert. Sie haben den Zweck, als standardisierte Größen die bisher möglichen Irrtümer in der Mengenbezeichnung und in der Kommastellung zu vermeiden und international vergleichbar zu sein. Im folgenden werden nur die wichtigsten Grundsätze der SI-Einheiten erläutert; die Darstellung selten vorkommender Meßgrößen wird vermieden. Nicht alle neuen Bezeichnungen haben sich in der ärztlichen Praxis durchgesetzt.

Basiseinheiten und abgeleitete Einheiten

Man unterscheidet bei den Meßgrößen die *Basiseinheiten* und die davon *abgeleiteten Einheiten*. So ist die Länge eine Basisgröße, dagegen sind Breite und Höhe davon abgeleitete Größen, die auf die Basisgröße „Länge" zurückgeführt werden können. Wenn man das Meter (m) als Basisgröße benennt, muß man Quadratmeter (m^2) und Kubikmeter (m^3) als vom Meter abgeleitete Größen bezeichnen.

Folgende **Basiseinheiten** sind hier zu nennen:
- Länge (Meter = m).
- Zeit (Sekunde = s).
- Masse (Kilogramm = kg).
- Stoffmenge (Meßgröße von Stoffen) (Mol = mol).
- Lichtstärke (Candela = cd).
- Elektrische Stromstärke (Ampere = A).
- Thermodynamische Temperatur (Kelvin = K).
- Volumen (Liter = l oder L).

Die *abgeleiteten* Einheiten sind
- entweder ein Vielfaches der Basiseinheit 1; man nennt sie kohärente Einheiten,
- oder sie sind kein Vielfaches von 1, sondern gebrochene Werte; man nennt sie inkohärente Einheiten.

Beispielsweise kann man aus den Basiseinheiten Länge und Zeit die Geschwindigkeit errechnen: m geteilt durch s = m/s. Ähnlich sind aus jeder der übrigen Basiseinheiten weitere Meßgrößen kohärenter und inkohärenter Art abzuleiten.

Schreibweise

Um die sich bei Addition, Subtraktion, Multiplikation und Division ergebenden, ein Vielfaches von 1 darstellenden (also kohärenten) Größen übersichtlich schreiben zu können, bedient man sich der Potenzbezeichnung, sagt also nicht 2 × 2, sondern 2^2, nicht 3 × 3 × 3, sondern 3^3. Man schreibt also Dezimale. Dadurch verkürzt sich die Billion (= 1 000 000 000 000) auf 10^{12}, die Milliarde (= 1 000 000 000) auf 10^9. Genauso lassen sich Bruchteile von 1 bezeichnen, beispielsweise ein Billionstel (= 0,000 000 000 001) mit 10^{-12}, ein Milliardstel (= 0,000 000 001) mit 10^{-9}. Selbst diese Potenzwerte kann man noch kürzer schreiben, indem man die international vereinbarten Buchstabenkürzel verwendet:

Kürzel	Bezeichnung	Wert
T	Tera	10^{12}
G	Giga	10^{9}
M	Mega	10^{6}
k	Kilo	10^{3}
h	Hekto	10^{2}
da	Deka	10^{1}

Kürzel	Bezeichnung	Wert
d	Dezi	10^{-1}
c	Zenti	10^{-2}
m	Milli	10^{-3}
µ	Mikro	10^{-6}
n	Nano	10^{-9}
p	Piko	10^{-12}
f	Femto	10^{-15}
a	Atto	10^{-18}

Damit kann man also statt 10^{12} auch T schreiben, statt 10^{-12} auch p. Ein tausendstel von einem Meter könnte man 1 mm oder 10^{-3} m schreiben. Ein millionstel Meter würde man 10^{-6} oder 1 µm schreiben.

Volumen

Infolge Änderung der Volumenbezüge auf den Liter (ml, mm³) müssen besonders für mikroskopische Laboruntersuchungswerte von Erythrozyten, Leukozyten und Thrombozyten Umstellungen erfolgen. Man bezieht die Erythrozytenzählung auf 10^{12}, also auf das Billionenfache eines Liters (Kürzel T = Tera), die Leukozyten- und Thrombozyten auf 10^{9}, also auf das Milliardenfache (Kürzel G = Giga), die Liquorzellen auf das Millionenfache; also schreibt man 10^{6} (Kürzel M = Mega). Mithin ergeben sich dabei folgende Möglichkeiten:

  T/l = Tera je Liter
  G/l = Giga je Liter
  M/l = Mega je Liter.

Druck

Druckwerte werden nicht mehr in mm Hg oder mm H$_2$O angegeben, sondern nur nach in Pascal (Pa) oder Kilopascal (kPa). Das erforderte bei Augenbinnen-, Schall-, Atmungs- und Liquordruckmessungen eine Neuerarbeitung von Werten. Bei der Blutdruckmessung haben sich Kilopascal nicht durchgesetzt, die Werte werden weiterhin in mm Hg angegeben.

Kraft, Arbeit, Leistung

Krafteinheit ist das Newton (N), der auf den Quadratmeter ausgeübte Druck. Arbeits- und Energieeinheit ist das Joule (gesprochen dschul) (J), was sowohl für Berechnung der früher als Kalorien bezeichneten Nahrungseinheiten als auch für die Röntgendosis wichtig ist.

Leistungseinheit ist das Watt, beispielsweise zum Erfassen der Schalleistung.

30.6. Qualitätssicherung

30.6.1. Eichpflicht

Nach dem *Eichgesetz vom 11. Juli 1969* und der zugehörigen Verordnung vom 15. Dezember 1982, sind die zu quantitativen Untersuchungen benutzten und bevorrateten Volumenmeßgeräte eichpflichtig (z. B. Pipetten, Büretten,

Meßkolben, Zählkammern, auch Blutdruckmeßgeräte, Tonometer, Personen- und Säuglingswaagen, Thermometer).

Eichnachkontrollen sind entsprechend der Eichgültigkeitsverordnung vom 5. August 1976 nach fünf Jahren bei Augentonometern zur Grenzwertbestimmung vorzunehmen, nach vier Jahren für Personen-, Säuglings-, Federwaagen und Gewichte, nach zwei Jahren für Analysenwaagen, Blutdruckmeßgeräte. Sofern die Apparatur nicht transportabel ist, wird auf Antrag hin die Nacheichung im Praxisbereich vorgenommen.

Die *Kosten für Eichung* und Nacheichung hat der Apparatebesitzer zu tragen. Bei Neukauf genannter Geräte sollte auf das Eichzeichen geachtet werden; das Ablaufjahr ist daraus zu erkennen (umrandete Jahreszahl).

Eichnachkontrollen entfallen für Volumenmeßgeräte aus Glas (Büretten, Zählkammern, Thermometer), sofern sie nur der qualitativen Untersuchung dienen.

Volumenmeßgeräte zur quantitativen Anaylse brauchen nicht amtlich geeicht zu werden, wenn eine Eichung nicht möglich ist und statistische Qualitätskontrollen und Ringversuche durchgeführt werden.

Nicht eichpflichtig sind Mischzylinder, Reagenzgläser, Bechergläser, Zentrifugengläser, Erlenmeyerkolben, Uringläser. Bestimmte Bedingungen müssen eingehalten werden für Volumenmeßgeräte für qualitative Untersuchungen (Pipetten zu einmaligem Gebrauch, Spritzen).

Photometer und Reflektometer sind täglich im Laboratorium mit einer Testlösung zu eichen.

Beispiel für ein amtliches Eichzeichen
(links das Eichband, rechts das Jahreszeichen)

30.6.2. Eichzeichen und Jahreszeichen

Die Eichung wird durch amtliche Zeichen auf den Geräten kenntlich gemacht. Sie besteht aus dem Eichband und dem Jahreszeichen. Das Jahreszeichen gibt die beiden letzten Ziffern des Jahres wieder, mit dessen Ablauf die Gültigkeit der Eichung erlischt.

Soweit die Gültigkeit der Eichung nicht befristet ist, wird das Jahr der Eichung mit offener Jahreszahl angegeben (z. B. bei Fieberthermometern aus Glas).

30.6.3. Qualitätskontrolle

Bei der Durchführung von Untersuchungen im Labor sind eine Fülle von Fehlern möglich. Die Fehler lassen sich in drei Gruppen einteilen, wobei die Trennung im Einzelfall nicht immer streng vorgenommen werden kann.
1. *Zufällige („unvermeidbare") Fehler:* Jede Messung (Wägung, Volumenmessung usw.) ist in gewissen Grenzen fehlerhaft. Die erreichbare Präzi-

sion hängt vom Untersucher, von der Methode, von verwendeten Pipetten, von Meßgeräten u. a. ab.
2. *Systematische („vermeidbare") Fehler:* Diese Fehler wirken sich auf alle Ergebnisse einer Untersuchungsserie aus und bewirken Abweichungen in eine Richtung. Ursachen können unter anderem falsch hergestellte Standardlösungen oder falsche Inkubationstemperaturen sein.
3. *Grobe Fehler:* Darunter versteht man z. B. die Verwechselung von Proben, von Pipetten oder Reagenzien, falsche Bedienung von Meßgeräten, Rechen- und Übertragungsfehler usw. Gerade diese Art von Fehlern hat oft besonders schwerwiegende Folgen für den Patienten.

Präzisionskontrolle
Wird ein gleiches Untersuchungsmaterial an verschiedenen Tagen untersucht, so kann man feststellen, daß die Ergebnisse von Tag zu Tag stärker streuen, als

Datum Serie	n	x_i	$x_i - \bar{x}$	$(x_i-\bar{x})^2$
03.03.	1	98	4	16
04.	2	102	1	1
05.	3	102	1	1
06.	4	112	10	100
07.	5	102	1	1
10.	6	98	4	16
11.	7	106	4	16
12.	8	104	2	4
13.	9	100	2	4
14.	10	100	2	4
17.	11	107	5	25
18.	12	99	3	9
19.	13	101	1	1
20.	14	98	4	16
21.	15	99	3	9
24.	16	100	2	4
25.	17	103	1	1
26.	18	107	5	25
27.	19	100	2	2
	20			
	21			
	22			
	23			
	24			
	25			
	26			
	27			
	28			
	29			
	30			
	31			
$\Sigma x_i =$ 1938		$\Sigma(x_i-\bar{x})^2 =$ 252		

Bestandteil: Glucose
Methode: GOD-PAP
Kontrollserum: Präzinorm SPX
Chargen-Nr.: 411
Maßeinheit: mg / 100 ml

1. Mittelwert

$$\bar{x} = \frac{\Sigma x_i}{n} = \frac{1938}{19} = 102$$

2. Standardabweichung

$$s = \sqrt{\frac{\Sigma(x_i - \bar{x})^2}{n-1}} = \sqrt{\frac{252}{18}} = \sqrt{14} = 3{,}7$$

3. Variationskoeffizient

$$VK = \frac{s \cdot 100}{\bar{x}} = \frac{3{,}7 \times 100}{102} = 3{,}62\%$$

4. Warngrenzen
   obere: $\bar{x} + 2s =$ 109
   untere: $\bar{x} - 2s =$ 95

5. Kontrollgrenzen
   obere: $\bar{x} + 3s =$ 113
   untere: $\bar{x} - 3s =$ 91

bei Mehrfachbestimmungen innerhalb einer gleichen Serie. Zur Ermittlung der Streuung von Tag zu Tag analysiert man in jeder Serie sogenannte Präzisionskontrollproben, die in ihrer Zusammensetzung dem Untersuchungsmaterial (z. B. Serum) möglichst ähnlich sein sollen, so daß mit diesen Proben jeder der Untersuchungsschritte durchgeführt werden kann. Präzisionskontrollproben können selbst hergestellt werden; sie sind auch im Handel erhältlich.

Je dichter die Werte der Präzisionskontrollproben, die an verschiedenen Tagen durchgeführt werden, zusammenhängen, desto präziser ist die Arbeit des Laboratoriums.

Richtigkeitskontrolle

Um systematische Fehler zu vermeiden, muß man sich der Richtigkeitskontrolle bedienen. Systematische Fehler bei Untersuchungen im medizinischen Labor treten besonders auf, wenn falsch eingestellte Volumenmeßgeräte verwendet werden, wenn nicht bei der vorgeschriebenen Temperatur inkubiert wird, wenn nicht ausreichend reine Reagenzien verwendet werden, wenn ein falscher oder defekter Filter bei der Photometrie benutzt wird u. ä.

Systematische Fehler lassen sich durch Mitführen von Kontrollproben mit bekanntem Untersuchungsergebnis, den sogenannten Richtigkeitskontrollproben erkennen. Die Konzentrationen der betreffenden Bestandteile in diesen Proben werden in Referenzlaboratorien mit möglichst spezifischen Methoden und mit besonderer Sorgfalt ermittelt. Es hat sich bewährt, in jeder Untersuchungsserie Richtigkeitskontrollproben mit zu untersuchen. Liegen die Ergebnisse innerhalb der vom Hersteller angegebenen Grenzen, so ist das Untersuchungssystem „unter Kontrolle".

Die Daten der Präzisionskontrolle und der Richtigkeitskontrolle werden auf Kontrollkarten dokumentiert.

Datum	Kontrollserum (Charge) / Sollwert µ	gefundener Wert X_i	Abweichung $\Delta = (\mu - X_i)$	Prozentuale Abweichung $\Delta \cdot 100 / \mu$
03.03.	Präc. SPX /4u / 102	98	4	3,9%
04.03	"	102	/	0%
05.03	"	102	/	0%
06.03	"	112	10	9,8%

Richtigkeitskontrolle

Fehlersuche

Wenn die durchgeführten Präzisions- und Richtigkeitskontrollen über das zugelassene Maß hinaus Abweichungen ergeben, muß der Fehler gesucht werden. Hierzu ist es notwendig, daß alle bei der Untersuchung des Materials in Frage kommenden Faktoren überprüft werden. Gegebenenfalls ist der Arzt oder die die Reagenzien liefernde Firma zu befragen.

I. **Zur Durchführung:** An mindestens 20 Arbeitstagen wird unter Routinebedingungen in einem Kontrollserum eine Einzelbestimmung durchgeführt. Die Ergebnisse werden in die Spalte x_i eingetragen. Aus diesen Werten werden die Standardabweichung und der 2s- bzw. 3s-Bereich mit den umseitig aufgeführten Formeln berechnet.

II. **Verwendete Abkürzungen:**

x_i = Einzelbestimmungen (x_1; x_2; x_3 ...)
$\sum$ = Summenzeichen
n = Zahl der Bestimmungen
s = Standardabweichung (absolute)
VK = Variationskoeffizient (relative Standardabweichung)
R = Richtigkeitsmaß (prozentuale Abweichung)

III. **Anleitung zu den Berechnungen:**

1. Berechnung des **Mittelwertes $\bar{x}$:**
Die Einzelwerte (Spalte x_i) werden addiert und durch die Zahl der Bestimmungen (Spalte n) dividiert.

$$\bar{x} = \frac{\sum x_i}{n} = \frac{x_1 + x_2 + x_3 \ldots}{n}$$

2. Berechnung der **Standardabweichung:**

2.1 Es wird die Differenz zwischen Einzelwert und Mittelwert gebildet und in die Spalte $x_i - \bar{x}$ eingetragen.
z.B.: $(x_1-\bar{x})$; $(x_2-\bar{x})$; $(x_3-\bar{x})$; ...

2.2 Die gebildeten Differenzen zwischen Einzelwert und Mittelwert werden mit sich selbst multipliziert (quadriert) und in die Spalte $(x_i-\bar{x})^2$ eingetragen. Man erhält die einzelnen Differenzenquadrate $(x_1-\bar{x}) \cdot (x_1-\bar{x})$
$(x_2-\bar{x}) \cdot (x_2-\bar{x})$
$(x_3-\bar{x}) \cdot (x_3-\bar{x})$; ...

2.3 Diese Zahlen der Spalte $(x_i-\bar{x})^2$ werden addiert und man erhält die Summe der Differenzenquadrate.

$$\sum (x_i-\bar{x})^2$$

2.4 Die Summe wird durch die Zahl der Bestimmungen $-1 = (n-1)$ dividiert. Z.B.: Bei 20 Bestimmungen wird die oben (2.3) berechnete Summe durch 19 geteilt.

2.5 Aus dem Ergebnis von 2.4 wird die Wurzel gezogen und man erhält die (absolute) **Standardabweichung s.**

3. Berechnung des **2 s- und 3 s-Bereiches:**

3.1 Für die Präzisionskontrolle wird zu dem Mittelwert $\bar{x}$ die zweifache bzw. dreifache (2 · s- bzw. 3 · s-) Standardabweichung addiert (obere Grenze) und subtrahiert (untere Grenze).

$\bar{x} + 2s$ $\bar{x} - 2s$ Warngrenzen
$\bar{x} + 3s$ $\bar{x} - 3s$ Kontrollgrenzen

3.2 Berechnung des **Variationskoeffizienten** (relative Standardabweichung): Die berechnete Standardabweichung s wird mit 100 multipliziert und durch den Mittelwert $\bar{x}$ dividiert. Man erhält den VK in %.

$$VK\ (\%) = \frac{s \cdot 100}{\bar{x}}$$

4. Zur Beurteilung der Richtigkeit wird das Richtigkeitsmaß (R) ermittelt. Es stellt die Abweichung (ohne Berücksichtigung des Vorzeichens!) des gefundenen Wertes vom Sollwert in % dar.

$$R\ (\%) = \frac{|\text{Sollwert} - \text{gefundenem Wert}|}{\text{Sollwert}} \cdot 100$$

R soll nicht größer als das Dreifache des für die gleiche Methode ermittelten VK sein und darf nach den Richtlinien der Bundesärztekammer 10% nicht übersteigen.
Als Ausnahme sind 20% erlaubt bei: Bestimmungen von Enzymaktivitäten und Eisen, Kupfer, Magnesium, Phosphor, Gesamtlipide, Phospholipide, Cholesterin, Neutralfett, Creatinin, Fibrinogen und den Fraktionen der Elektrophorese.
$R \leq 3 \times VK \leq 10\ \%$ bzw. 20 %

Präzisions- und Richtigkeitskontrolle

Besonders gefährlich sind die „groben Fehler". Hierunter versteht man u. a.
- Verwechslung von Pipetten, Seren, Reagenzien,
- Übertragungsfehler,
- Rechenfehler
- falsche Bedienung von Geräten.

Folgende weitere Fehler sollten im Einzelfall ausgeschlossen werden: falsches Wiegen, falsches Ansetzen von Lösungen, Verwendung falsch gelagerter Materialien, Verwendung von ungeeignetem Untersuchungsmaterial, unsaubere Glasgeräte, ungenügendes Mischen, falsches Inkubieren und Messen.

> **Vermeiden von Fehlern**
>
> Die schlimmsten Fehler können durch einwandfreies Beherrschen der Methode, Beachten der Vorschriften für Geräte und Reagenzien, Sorgfalt bei der Bedienung der Geräte, regelmäßige Wartung sowie regelmäßige und sorgfältig durchgeführte Qualitätskontrolle vermieden werden.

30.6.4. Durchführen einer Qualitätskontrolle

Präzisions- und Richtigkeitskontrolle werden entsprechend der auf Seite 473 wiedergegebenen Anweisung erstellt und auf die jeweiligen Berechnungsbögen eingetragen. Mittelwert, Standardabweichung, Warngrenzen und Kontrollgrenzen werden berechnet. Beim Anlegen der Kontrollkarte sollte sich der Mittelwert möglichst im Mittelbereich der linken senkrechten Linie

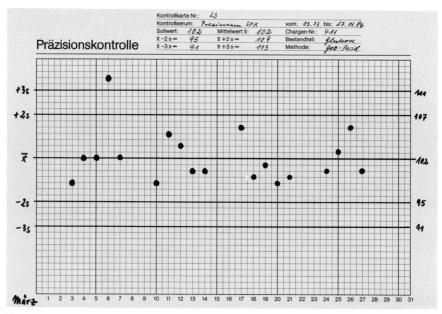

Kontrollkarte

(Ordinate) befinden, auf der unteren waagerechten Linie (Abszisse) werden Monat und Tag eingetragen. Die Eintragung der Meßergebnisse kann mit farbigen Punkten erfolgen, dann sollte jede Mitarbeiterin eine eigene Farbe verwenden.

Für jeweils eine Kontrollperiode werden Mittelwert, Standardabweichung, Warngrenzen und Kontrollgrenzen der Vorperiode übernommen.

Eine *Methode ist außer Kontrolle*, d. h., die bestimmten Werte sind nicht mehr verwertbar, wenn folgende Gegebenheiten vorliegen:

- ein Wert liegt außerhalb des Kontrollbereiches
- 7 aufeinanderfolgende Werte liegen auf einer Seite des Mittelwertes
- 7 aufeinanderfolgende Werte haben eine ansteigende Tendenz
- 7 aufeinanderfolgende Werte haben eine abfallende Tendenz

Der in den Abbildungen für den 6. März wiedergegebene Wert befindet sich außerhalb der Kontrollgrenzen. An diesem Tag müssen — nach Möglichkeit nach Ermittlung des Fehlers — alle einschlägigen Untersuchungen wiederholt werden.

Richtlinien

Zur praktischen Durchführung der Qualitätskontrolle sind von der Bundesärztekammer Richtlinien erlassen worden, in denen die technischen Einzelheiten geregelt sind. Außer der Präzisions- und Richtigkeitskontrolle ist die Teilnahme an sogenannten Ringversuchen vorgeschrieben, bei denen Proben unbekannter Zusammensätze verschickt und in den einzelnen Laboratorien analysiert werden. Diese Ringversuche werden in aller Regel von der örtlich zuständigen Kassenärztlichen Vereinigung angeordnet und in ihrem Auftrage von geeigneten Laboratorien durchgeführt.

31 Urinuntersuchungen

31.1. Allgemeine Untersuchung des Urins

Urinuntersuchungen werden durchgeführt, um Hinweise auf krankhafte Veränderungen der Niere und ableitenden Harnwege (z. B. Entzündungen wie Pyelonephritis) oder des gesamten Körpers (z. B. Stoffwechselerkrankungen wie Diabetes mellitus) zu erhalten.

Die Untersuchung des Urins kann auch beim scheinbar Gesunden wertvolle Hinweise auf mögliche Erkrankungen des Körpers geben. Da Urin als Untersuchungsmaterial leicht zu gewinnen ist, wird die Urinuntersuchung häufig routinemäßig durchgeführt.

Die routinemäßige Untersuchung des Urins nennt man Urinstatus. Zum Urinstatus gehören folgende Untersuchungen:

- Bestimmung des pH-Wertes (der Reaktion)
- Bestimmung des spezifischen Gewichtes (der Dichte)
- Untersuchung auf Eiweiß, Zucker und Urobilinogen
- Untersuchung des Harnsedimentes

Die aufgeführten Untersuchungen werden heute in aller Regel mit Teststäbchen durchgeführt. Dies gilt nicht für die Bestimmung des spezifischen Gewichtes und die Untersuchung des Harnsedimentes. Bei positiven Befunden werden ergänzende Untersuchungen erforderlich, so z. B. bei positivem Glukosenachweis auf Ketonkörper, bei positivem Urobilinogennachweis auf Bilirubin. Zur Arbeitsvereinfachung finden heute Mehrfachteststreifen Verwendung, die die Bestimmung von 8 und mehr der chemisch nachweisbaren Urinbestandteile mit einem Streifen erlauben.

31.1.1. Uringewinnung

Allgemeine Regeln für die Uringewinnung und -untersuchung

Urin soll in sterilem, dicht verschließbarem Einweggefäß aufgefangen werden. Verunreinigungen durch ein nicht völlig sauberes und keimfreies Auffanggefäß haben Fehlresultate zur Folge.

Urinuntersuchungen sind Grunduntersuchungen, die bei pathologischen Ergebnissen unbedingt noch ein- bis zweimal im Abstand von wenigstens 24 Stunden mit neuem, in der Praxis gelassenem Frischurin wiederholt werden sollen.

Urinverunreinigungen

In üblicher Weise vom Patienten gelassener Urin ist meist durch Bakterien, die sich in der Harnröhre und am äußeren Genitale befinden, bei Frauen mitunter auch durch Vaginalflour und Menstrualblut, verunreinigt. Ein solcher Urin ist für die Untersuchung meist nicht geeignet. Besser zu verwenden ist *Mittelstrahlurin*. So wird diejenige Urinportion bezeichnet, die nach einer zunächst gelassenen kleineren Portion Urin in einem sterilen Gefäß aufgefangen wird. Die erste Urinstrahlmenge reinigt die Harnröhre. Zusätzlich soll noch eine Desinfektion des äußeren Genitales erfolgen. Den Patienten muß beim Überreichen des sterilen Gefäßes genau erklärt werden, wie beim Wasserlassen vorgegangen werden muß.

> **Mittelstrahlurin**
> Technik zur Gewinnung von keimarmen Urin. Das äußere Genitale wird desinfiziert, eine erste Menge des Urins verworfen, der dann gelassene Urin wird in einem sterilen Gefäß aufgefangen.

Aufbewahrung des Urins

Jede Urinuntersuchung sollte an frischem Urin vorgenommen werden. Falls dies nicht möglich ist, muß der Urin bis zur Untersuchung — höchstens jedoch 3 bis 4 Stunden — im Kühlschrank bei 4° aufbewahrt werden. Durch das Stehenlassen des Urin können auch bei Kühlung die zellulären Bestandteile (Erythrozyten, Zylinder) durch Auflösung verschwinden, auch ist eine Änderung des pH-Wertes möglich.

Verschiedene Urinproben

Morgenurin (Ruheurin) eignet sich zur Diagnostik von Erkrankungen des Nierensystems, vom Diabetes mellitus, der Ödemkrankheit, für qualitativ-chemische und mikroskopische Untersuchungen.

Tagesurin (Belastungsurin) eignet sich zur Diagnostik von Glukose- und Urobilionogenausscheidungen (besonders 2 Stunden nach einer Hauptmahlzeit).

24-Stunden-Urin (Sammelurin von 6 Uhr morgens bis 6 Uhr am nächsten Tag) eignet sich zur Mengen- und Konzentrationsbestimmung.

31.1.2. Eigenschaften des Urins

Urinfarbe

Aussehen	mögliche Bedeutung
hell, farblos	Polyurie, Verdacht auf Diabetes mellitus
milchig, trüb	Leukozyturie
braunrot	Hämaturie
ziegelrot	Urobilinogenurie
gelbbraun	weitere Gallenfarbstoffe

Beim Schütteln des Urins kann sogenannter „Schüttelschaum" auftreten, der normalerweise weiß ist. Bei Bilirubin im Harn sieht er gelbbraun aus.

Urintrübungen

Normaler Urin ist klar. Bei längerem Stehen kann sich ein Bodensatz entwickeln, der dann aber keine Bedeutung hat. Trübungen und stärkerer

Bodensatz müssen als verdächtig angesehen werden. Sie können durch Mikroorganismen, Leukozyten, aber auch Salze bedingt sein.

Trüber Urin muß stets auch mikroskopisch untersucht werden, damit die Ursache der Trübung festgestellt wird.

Geruch des Urins

Urin riecht normalerweise fade, aber nicht ekelerregend. Der Geruch kann wertvolle Hinweise geben, deswegen sollte man sich die wichtigsten Möglichkeiten einprägen.

Geruch	Bedeutung
ammoniakalisch	durch Bakterien, Harnwegsentzündung?
ekelerregend	durch Bakterien, Eiter
obstähnlich	Azeton bei Diabetes mellitus u. a.

Reaktion des Urins

Urin kann sauer, neutral oder alkalisch sein. Normalerweise ist er schwach sauer, üblicherweise wird die Reaktion des Urin heute durch Abschätzen des sogenannten pH-Wertes festgestellt. Dies kann mit pH-Indikatorpapier, Teststreifen oder Kombinationsteststreifen erfolgen.

Der pH-Wert ist Ausdruck der Wasserstoffionenkonzentration in einer Flüssigkeit. Je mehr Wasserstoffionen sich in einer Lösung befinden, desto saurer ist die Lösung, desto niedriger ist der pH-Wert. Die Skala der pH-Werte geht von 1 bis 14. Der Wert 7 gibt eine neutrale Lösung an, Werte < 7 bedeuten eine saubere, Werte > 7 eine alkalische Lösung.

Urin ist im Gegensatz zu Blut (pH-Wert von 7,2 bis 7,4) normalerweise schwach sauer bis leicht alkalisch (pH-Wert 4,8 bis 7,5), die Schwankungen sind in der Regel durch eine unterschiedlich zusammengesetzte Nahrung bedingt.

pH-Wert-Skala

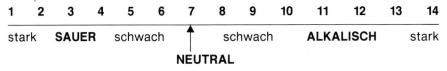

Alkalisch ist Urin bei vegetarischer Kost, nach längerem Stehen und bei entzündlichen Erkrankungen der Harnwege.

Spezifisches Gewicht des Urins

Das spezifische Gewicht gibt Auskunft über die Dichte einer Substanz im Verhältnis zu Wasser von 4° mit dem spezifischen Gewicht von 1 kg/dm³ (=1000 g/dm³). Das spezifische Gewicht von Urin wird mit der sogenannten Urinspindel (dem Urometer) gemessen und in Gramm angegeben. Urin hat normalerweise ein geringfügig höheres spezifisches Gewicht als Wasser, normal sind Werte zwischen 1012 und 1030 im 24-Stunden-Urin.

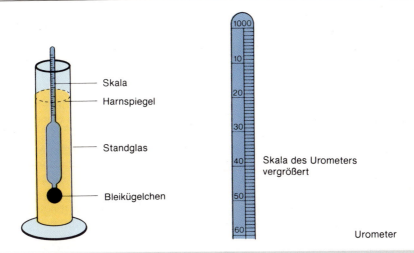

Durchführung

Mindestens 35 ml Urin von 15 Grad Celsius wird in einen 50 ml fassenden Glaszylinder gegeben. Das Urometer wird vorsichtig in den Urin eingetaucht, bis es schwimmt. Damit die Spindel nicht am Rand des Gefäßes klebt, empfiehlt es sich, ihr eine kleine Drehung zu geben. Abgelesen wird auf der Urometerskala in Höhe des Harnflüssigkeitsspiegels.

Die Temperatur des Urins, sowie das eventuelle Vorhandensein von Eiweiß und Glukose müssen festgestellt werden, um Verfälschungen des Ergebnisses zu vermeiden. Bei falscher Temperatur sind ebenso wie bei positivem Eiweiß- bzw. Glukosebefund Korrekturen erforderlich.

Korrekturen des Ergebnisses

	Verminderung des abgelesenen Wertes um
05 ⁰/₀₀ Eiweiß	1 Teilstrich
10 ⁰/₀₀ Eiweiß	3 Teilstriche
0,3 g Glukose/l	1 Teilstrich
1,0 g Glukose/l	3 Teilstriche
je 3 Grad C mehr	1 Teilstrich

Für je 3 Grad Celsius unter 15 Grad muß ein Teilstrich zum Ergebnis hinzugefügt werden.

Durch höhere Mengen eines zuvor injizierten Kontrastmittels wie auch nach bestimmten Medikamenten wird das korrekte Bestimmen des spezifischen Gewichtes unmöglich. In diesen Fällen muß die Untersuchung später wiederholt werden.

Ein zu hoher Salzgehalt des Urins täuscht einen zu niedrigen pH-Wert vor (sogenannter „Salzfehler"). Bei zu niedrigem spezifischen Gewicht zerfallen die zellulären Bestandteile des Urins, dadurch wird eine Beurteilung des Harnsedimentes erschwert oder sogar unmöglich.

Normalwerte	
24-Stunden-Sammelurin	1012 bis 1030
Spontanurin	1001 bis 1040
nach längerem Dursten	über 1026

Gesamtmenge des Urins

Die Gesamtmenge des innerhalb von 24 Stunden ausgeschiedenen Urins beträgt normalerweise 1200 bis 1800 ml. Sie wird in graduierten Uringläsern gemessen.

Größere Mengen treten bei reichlichem Trinken (Polydipsie), Diabetes mellitus, durch nächtliches Ausscheiden von in den Körper eingelagertem Wasser, bei Herzinsuffizienz und durch andere Ursachen auf.

Kleinere Mengen (unter 400 ml/24 Std. *Oligurie*) oder keine Harnausscheidung (unter 100 ml/24 Std. *Anurie*) treten bei Nierenversagen (beginnende Urämie), Verlegung des Harnblasenausganges (z. B. bei Prostatavergrößerung) u. a. auf.

31.1.3. Teststreifenuntersuchungen des Urins

Teststreifen zur Untersuchung von Urin ermöglichen auf schnelle und unkomplizierte Weise die Untersuchung des Urins auf alle üblicherweise vorkommenden chemischen Substanzen mit Bedeutung für die Diagnostik von Erkrankungen. Wegen ihrer einfachen Handhabbarkeit finden sie nicht nur Verwendung in der Routinediagnostik, sondern auch bei der Vorsorgeuntersuchung, bei Kontrolluntersuchungen sowie bei der vom Patienten selbst vorzunehmenden Selbstkontrolle.

Die routinemäßige Bestimmung der Leukozyten, des Nitrits, des pH-Wertes, von Eiweiß, Glukose, Keton, Urobilinogen, Bilirubin und Blut führt zu Hinweisen auf das Vorliegen von Diabetes mellitus, von Nieren- und Harnwegserkrankungen sowie Erkrankungen der Leber. Kontrolluntersuchungen (auch vom Patienten selbst durchgeführt) sind insbesondere im Zusammenhang mit Diabetes mellitus (Bestimmung von Glukose und Keton) sinnvoll.

Teststreifen weisen entweder Reaktionszonen für eine einzelne Untersuchung (Einfachteststreifen) oder für mehrere Untersuchungen (Kombinationsteststreifen) auf. Sie erlauben ohne großen Aufwand den qualitativen und semiquantitaven Nachweis von Substanzen im Urin.

Beachte:
Eine Untersuchung kann qualitativ, quantitativ und semiquantitativ sein. Eine qualitative Untersuchung gibt Auskunft darüber, ob ein Stoff überhaupt im Untersuchungsmaterial vorhanden ist, bei einer quantitativen Untersuchung wird festgestellt, wieviel sich von einer bestimmten Substanz im Untersuchungsmaterial befindet, die semiquantitative Untersuchung ermöglicht die Feststellung der ungefähren Menge des zu bestimmenden Stoffes im Material.

Aufbau des Teststreifen

Von einer Trägerfolie ist das Reagenzpapier, in dem die eigentliche chemische Nachweisreaktion stattfindet, durch ein Saugpapier getrennt. Ein hauchdünnes Netz schützt den Reaktionsbereich des Teststreifens vor Berührung und Verunreinigung, ohne das gleichmäßige Eindringen des Urins zu behindern. Das Saugpapier nimmt überschüssige Urinmengen auf.

Handhabung der Teststreifen

Es wird frischer, nicht vorbehandelter Urin verwendet. Auf keinen Fall darf der Urin länger als 3 bis 4 Stunden im Eisschrank gestanden haben. Der Teststreifen enthält alle notwendigen Reagenzien in dem Testfeld. Dadurch gestaltet sich die Untersuchung sehr einfach:

1. Der Teststreifen wird kurz (höchstens 1 Sekunde) in den Urin eingetaucht, so daß das Testfeld — oder bei Kombinationsteststreifen die Testfelder — benetzt werden.
2. Beim Herausnehmen wird der Streifen am Gefäßrand abgestreift, um überschüssigen Urin zu entfernen.
3. Nach 30 bis 60 Sekunden werden die Testfelder mit der Farbskala auf dem Etikett der Packung verglichen. Abweichende Ablesezeichen sind angegeben und müssen beachtet werden.

Farbveränderungen, die nur an den Rändern der Testfelder auftreten, sind bedeutungslos.

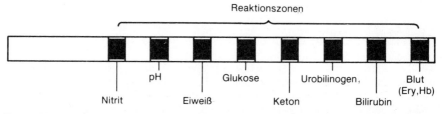

Teststreifen zur Bestimmung von Harnreaktion und Harnbestandteilen

Empfindlichkeit

Die praktische Nachweisgrenze der einzelnen Teste ist meist so angelegt, daß schon geringfügige pathologische Beimengen im Urin nachweisbar sind.

Aufbewahrung und Haltbarkeit

Die Teststreifen sind gegen Luftfeuchtigkeit und höhere Temperaturen empfindlich. Aus diesem Grunde müssen die Teststreifenröhren nach Entnahme des Teststreifens sofort wieder mit dem Trockenmittelstopfen verschlossen werden. Der Trockenmittelstopfen enthält eine Substanz, die die in die Teststreifenröhre eingedrungene Feuchtigkeit aufnimmt. Die Packungen sind bis zum Verfallsdatum bei Zimmertemperatur, auf jeden Fall aber unter 30 Grad Celsius aufzubewahren.

Kombinationsteststreifen

Zur besseren Handhabbarkeit im Praxisalltag sind Kombinationsteststreifen entwickelt worden, mit denen qualitative bzw. semiquantitative Untersuchungen auf mehrere Urinbestandteile gleichzeitig möglich sind. Es gibt unterschiedliche Kombinationen von Testfeldern, z. B. für Diabetiker die

Kombination von Glukose und Keton, bei Verdacht auf Nieren- und Harnwegserkrankungen die Kombination von pH-Wert, Eiweiß, Glukose mit Blut (evtl. noch ein Testfeld für Leukozyten). Teststreifen mit 8 oder 9 Testfeldern erlauben die Bestimmung aller mit Schnelltests erfaßbarer Urinbestandteile (z. B. Combur[9]-Test® mit Feldern für die Leukozyten, Nitrit, pH-Wert, Eiweiß, Glukose, Keton, Urobilinogen, Bilirubin und Blut), wobei außer bei Nitrit, Keton und Bilirubin die Ergebnisse semiquantitativ ermittelt werden können.

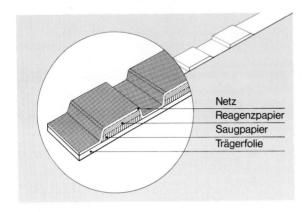

Aufbau eines Teststreifens

Reflexionsphotometrische Auswertung von Harnteststreifen

Die Genauigkeit der Ablesung von Teststreifen leidet durch einige Faktoren wie z. B. unterschiedliches Farbunterscheidungsvermögen der Arzthelferin, unterschiedliche Beleuchtungsverhältnisse am Arbeitsplatz, nachlassende Konzentration beim Ablesen u. a.

Eine objektive Bewertung erlaubt die Verwendung eines Reflexionsphotometers, das jeweils speziell für einen Kombinationsteststreifen entwickelt wurde (z. B. Urotron®-RL für den Teststreifen Combur[9]-Test®-RL). Entsprechend den unterschiedlichen Reaktionsfarben sind unterschiedliche, auf die Testfelder abgestimmte Meßwellenlängen erforderlich.

Die Arbeit mit dem Reflexionsphotometer ist einschließlich der Befundausgabe weitgehend automatisiert, bis zu 300 Untersuchungen sind pro Stunde möglich.

31.2. Spezielle Analysen des Urin

31.2.1. Blutnachweis im Urin

Blut im Urin (Hämaturie) kann in Form der mit dem bloßen Auge sichtbaren Makrohämaturie (sichtbar ab 0,5 ml Blut pro Liter Urin, entspricht 2500 Erythrozyten pro Millionstel Liter) sowie als Mikrohämaturie auftreten. Als pathologisch zu bewertende Mikrohämaturie werden 5 Erythrozyten/µl Urin angesehen.

Ursachen einer Hämaturie sind im wesentlichen Erkrankungen der Nieren und ableitenden Harnwege, insbesondere Entzündungen (Glomerulonephritis, Pyelonephritis, hämorrhagische Zystitis), Steinbildung (Nephrolithiasis) und bösartige Geschwulste.

Bei Muskelerkrankungen, (z. B. Herzinfarkt, Muskelverletzungen, Myopathien), Vergiftungen, Verbrennungen und hämolytischen Anämien ist auch Hämoglobin oder Myoglobin im Urin nachweisbar.
Folgende Nachweise finden Verwendung:

- **Teststreifen**
  Nachweis von Erythrozyten, Hämoglobin und Myoglobin.

- **Harnsediment**
  Nachweis der Erythrozyten; der Nachweis im Harnsediment kann negativ ausfallen bei abgestandenem Urin und Urin mit niedrigem spezifischem Gewicht, weil sich die Blutzellen auflösen.

Auf die Feststellung von Erythrozyten im Harnsediment wird an späterer Stelle dieses Kapitel eingegangen.

Nachweis von Erythrozyten, Hämoglobin und Myoglobin mit Teststreifen
(Sangur-Test®, Heglostix®, Urotest®, Haemomerckognost® u. a.)

Testprinzip
Ein Farbindikator im Testfeld wird bei Vorhandensein von Hämoglobin oder Myoglobin zu einem blau-grünen Farbstoff umgewandelt, der auf dem gelben Testpapier einen Umschlag nach grün bewirkt. Die früher mögliche Störung der Reaktion durch Ascorbinsäure kann heute durch Imprägnation des Schutznetzes mit Jodat, das die Ascorbinsäure oxidiert, verhindert werden (Sangur-Test®). Intakte Erythrozyten zerfallen auf dem Testfeld durch Hämolyse und setzen die Reaktion in der Umgebung des Erythrozyten in Gang. Das Ergebnis sind sichtbare grüne (bei Haemomerckognost® blaue) Punkte, die eine semiquantitative Bewertung erlauben.

Fehlermöglichkeiten
Fehler können bei mit Formalin konserviertem Urin und nicht gründlich ausgespülten Urinbehältern auftreten. Eiweiß von mehr als 5 g/l kann die Farbreaktion mit Hämoglobin vermindern.

Beurteilung
Die Beurteilung erfolgt durch Vergleich mit den Farbskalen, die für Erythrozyten und Hämoglobin getrennt ausgegeben sind. Normal sind 0 bis 3 Erythrozyten pro µl. Mehr als 5 Erythrozyten sind als krankhaft anzusehen, das Untersuchungsergebnis muß kontrolliert werden. Bei hohen Erythrozytenkonzentrationen empfiehlt sich eine Verdünnung des Urin mit physiologischer Kochsalzlösung im Verhältnis 1 : 10 oder 1 : 100.

31.2.2. Gallenfarbstoffe im Urin

Unter Gallenfarbstoffen versteht man Bilirubin, Urobilinogen und ggf. Urobilin.

Bilirubin
Normalerweise ist Bilirubin im Urin nicht nachweisbar. Erscheint es im Urin, so kann ein mechanischer Verschluß der Gallengänge, eine Hepatitis oder

eine Hämolyse vorliegen. Der Bilirubinnachweis erfolgt mittels Teststäbchen oder Testtablette.

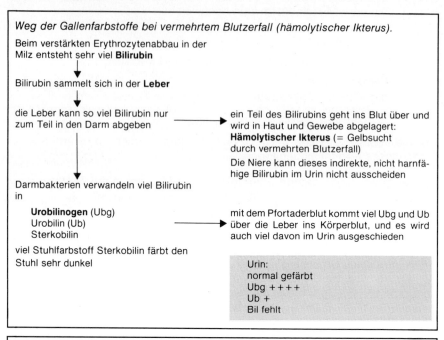

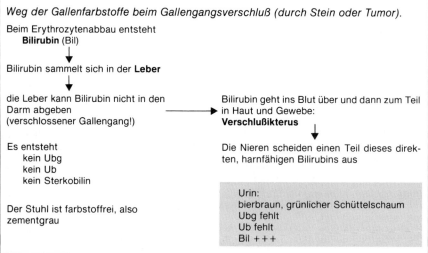

Bilirubinnachweis mit Teststreifen

Der Nachweis des (direkten) Bilirubin erfolgt durch die Kupplung von Bilirubin an ein Diazoniumsalz. Dadurch entsteht ein rotvioletter Farbstoff, der einen

Farbumschlag nach violett bewirkt. Die Nachweisgrenze liegt bei 9 µmol/l (0,5 mg/100 ml). Ascorbinsäure und Nitrit setzen die Empfindlichkeit der Reaktion herab. Langes Stehenlassen bei Licht führt zu falsch negativen Ergebnissen. Medikamente, die den Harn rot färben, können falsch positive Ergebnisse zur Folge haben (Ictotest®, Bilur-Test®, Ictostix®, Bili-Merckognost®).
Der Farbumschlag erfolgt von weiß nach beige-rosa bis hellrot-violett und erlaubt eine Differenzierung zwischen negativem sowie schwach, mittel und stark positivem Befund.

Urobilinogen

Urobilinogen entsteht durch Umwandlung von Bilirubin im Darm. Ein Teil wird mit dem Stuhl ausgeschieden, der Rest wird vom Darm wieder aufgenommen und von den Leberzellen mit der Galle ausgeschieden. Bei Leberzellerkrankungen ist es vermehrt im Urin nachweisbar.

Urobilinogennachweis nach EHRLICH

Die Probe ist nicht in der Lage, Sterkobilin und Urobilinogen (Ubg) getrennt anzuzeigen. Der Aussagewert der Reaktion ist daher nicht groß. Besserer Aussagewert, wenn Probe früh nüchtern und nachmittags 15 Uhr (Belastung) durchgeführt wird und die Ergebnisse miteinander verglichen werden.

Benötigte Utensilien:
Reagenzglas, Reagenzglashalter, Ehrlichsches Reagenz (2 g Dimethylparaaminobenzaldehyd in 100 ml 20 Prozent analysenreiner Salzsäure)

Durchführung:
  5 ml Frischharn
+ 3 Tr. Aldehydreagenz,
+ 1 ml Chloroform,
  gut mischen (schütteln),
  absetzen lassen.

Die Chloroformausschüttelung ist notwendig, um störende Farbstoffe auszuschließen. Diese Farbstoffe, wie z. B. Porphyrine, gehen nicht ins Chloroform über.

Ergebnis:
Urobilinogen ist vorhanden, wenn die Rotfärbung durch Chloroform ausschüttelbar ist, d. h. sich das Chloroform rot färbt, während die überstehende Lösung die Harnfarbe behält.

Reaktionsintensität an der Farbe des Chloroforms ablesen:

Färbung	Urobilinogen
gering, rosa- bis kirschrot	normal
dunkles Rot	**vermehrt** (bei Leberzellschaden, Hämolyse) **falsch positiv** bei erwärmtem Urin, positiver Azetonprobe, durch Medikamente
keine	**vermindert** (Totalverschluß des Gallenganges) **falsch negativ** bei starker Eiweißausscheidung, durch Antibiotika

Wegen der zahlreichen Störfaktoren (Nitrit, Formaldehyd) ist die diagnostische Bedeutung des Urobilinogennachweises eingeschränkt.

Urobilinogennachweis mit Teststreifen

Der Nachweis des Urobilinogen erfolgt durch die Verbindung mit einem Diazoniumsalz (UGEN-Test®). Dadurch entsteht ein roter Farbstoff. Die Nachweisgrenze liegt bei 7 µmol/l (0,4 mg/100 ml). Langes Stehenlassen bei Licht führt zu falsch negativen Ergebnissen. Medikamente, die den Harn rot färben, können falsch positive Ergebnisse zur Folge haben. Der Farbumschlag erfolgt von weiß nach rot in weniger als 10 Sekunden.

Gegenüber der EHRLICHschen Probe ist der Teststreifen schon wegen seiner höheren Praktikabilität vorzuziehen. Er ist spezifischer als die Probe nach EHRLICH und weniger störanfällig. Die völlige Abwesenheit von Urobilinogen im Urin läßt sich mit dem Teststreifen nicht nachweisen.

Andere Teststreifen beruhen auf der EHRLICH-Reaktion (Urobilistix®, Multistix®). Die Reaktion mit Urobilinogen ergibt eine orange-braune Färbung, die nach 5 Farbblöcken (0,1, 1, 4, 12 mg/dl) bewertet wird. Falsch positive Ausfälle kommen u. a. durch bestimmte Medikamente (Sulfonamide, Phenazopyridin) und physiologische Stoffwechselprodukte im Urin (Indol, Skatol, Indikan) vor. Nitrit und Formaldehyd wirken ebenso wie bei der klassischen EHRLICHschen Probe hemmend und können bei entsprechenden Konzentrationen zu falsch negativen Ergebnissen führen.

31.2.3. Eiweißnachweis im Urin

Insbesondere bei Nierenerkrankungen tritt als ein — allerdings nicht sehr spezifisches Symptom — die Ausscheidung von Eiweiß im Urin (Proteinurie) auf. Proteinurien können im Morgenurin auch als normaler Befund auftreten. Dies ist besonders im Alter bis zu 30 Jahren, bei körperlicher Belastung, Streß, Lordose der Wirbelsäule und Kreislaufstörungen (Orthostase) der Fall. Der Grenzwert dieser „physiologischen" Proteinurie liegt zwischen 10 bis 30 mg/dl. Weitere Ursachen harmloser, nur gelegentlich auftretender, Proteinurien können Schwangerschaft, Unterkühlung, Erhitzung und bestimmte Medikamente sein.

Nierenbedingte Proteinurien sind zu allen Zeiten im Urin nachweisbar. Sie liegen meist über 25 mg/dl, am stärksten sind sie bei Nephrosen.

Um Eiweiß im Urin nachweisen zu können, muß trüber Urin vor dem Nachweis filtriert werden. Mit empfindlichen Methoden kann die physiologische Eiweißausscheidung ein schwach positives Ergebnis ergeben; dann ist mit einer anderen Methode die Probe zu wiederholen. Bei positivem Ausfall wird der pH bestimmt; falls der Urin alkalisch ist, wird er schwach angesäuert (Zusatz von 1 Tr. Schwefelsäure — oder Essigsäurelösung), und die Probe ist zu wiederholen.

Sulfosalizylsäureprobe

Benötigte Utensilien:
Reagenzglas, Reagenzglashalter, 20prozentige Sulfosalizylsäurelösung.

Durchführung:
5 ml gefilterten Urin
+ 10 Tr. 20prozentige Sulfosalizylsäurelösung (nach und nach mit Pipette eintropfen). Reagenzglas dabei in Augenhöhe halten.
Wenn schlierige oder massive Trübung: vorsichtig erwärmen; schwindet dann die Trübung, so handelt es sich nicht um Eiweiß, sondern um Albumosen.

Ergebnis:
Trübung schon bei 0,015‰ Eiweiß im Urin.

Fehlermöglichkeiten:
Sehr empfindliche Reaktion, positiv auch bei Vorhandensein von Harnsäure, ebenso während einer Tolbutamidbehandlung, bei Sulfonamidbehandlung, nach Kontrastmittelinjektionen, während Behandlung mit Salizylsäure, Calciumsalzen und Penicillin, ebenso bei alkalisch zersetztem Urin (dann die Nitritprobe durchführen und Urinsediment auf Tripelphosphate nachsehen).
Ist die Sulfosalizylsäureprobe positiv, muß zum Ausschluß von Harnsäure als Ursache der Trübung nachfolgend eine Untersuchung mit Teststreifen durchgeführt werden.
Falsch positive Reaktion kann auch entstehen durch Albumosen und Peptone bei alkalischem Urin oder bei einem spezifischen Gewicht ab 1026.
Die Sulfosalizylsäureprobe spricht bei Vorliegen von Eiweiß infolge Myelom (Plasmozytom) an, während in diesem Falle die Untersuchung mit Teststreifen ein negatives Ergebnis gibt.

Eiweißnachweis im Urin mit Teststreifen

(Albym-Test®, Albustix®, Nephromerckognost®, Rapidognost Protein® u. a.)
Die Teststreifen enthalten einen Indikator, der in Gegenwart von Eiweiß einen Farbumschlag von gelb über hellgrün nach grün zeigt. Die Empfindlichkeit beginnt bei etwa 50 mg/dl Albumin, wobei andere Proteine (Globuline, Glukoproteine, Mukoproteine) erst in weit höheren Konzentrationen angezeigt werden.
Während für die Durchführung der Sulfosalizylsäureprobe ein klarer Urin Voraussetzung ist, ist bei der Untersuchung mit Teststreifen eine Klärung des Urins nicht erforderlich. Es empfiehlt sich, die Sulfosalizylsäureprobe und eine Untersuchung mit Teststreifen nebeneinander durchzuführen, da die Teststreifen auf bestimmte Eiweißfraktionen nicht empfindlich genug ansprechen. Die Teststreifen erlauben ein semiquantitatives Abschätzen der im Urin befindlichen Eiweißmenge, sie erlauben ein genaueres Ergebnis als die früher übliche ESBACHsche Probe, die eine erhebliche Fehlerbreite hat.

Durchführung:
Zunächst Prüfung, ob Harn alkalisch, ist das der Fall, dann zu 5 ml Urin 1 Tr. 3prozentige Essigsäurelösung zusetzen, um den Urin sauer zu machen (sonst gegebenenfalls falsch positive Anzeige auf Eiweiß). Imprägniertes Ende des Teststreifens kurz in den Harn eintauchen.

Ergebnis:
Entstandene Färbung sofort mit der Farbskala vergleichen und in mg-Prozent ablesen (Schätzungswert — semiquantitative Probe).

Gelber Farbton = Eiweiß negativ.
Grünblauer Farbton = Eiweiß positiv (semiquantitative Anzeige).

Quantitative Proben auf Eiweiß im Urin
Bei der Beurteilung des Eiweißprozentgehaltes ist die Konzentration des Urins zu beachten. Man muß deshalb einen Teil des 24-Stunden-Urins nehmen. Prüfung der Konzentration mit dem spezifischen Gewicht und der Tagesmenge. Bei dünnem Urin (niedriges spezifisches Gewicht) wiegt ein positiver Befund und ein höherer Prozentgehalt schwerer als bei konzentriertem Urin.

Polarimeterbestimmung: Die polarimetrische quantitative Eiweißbestimmung im Urin ist exakter als die mit erheblichen Fehlern belastete ESBACHsche Probe, jedoch im Ablesungswert dadurch subjektiv, als ein Vergleich der Farbintensität vorgenommen werden muß. Eiweiß ist linksdrehend.

Photometerbestimmung: Sie ist eine exakte quantitative Methode. Siehe Analysevorschrift der Reagenzien liefernden Firma.

31.2.4. Glukosenachweis im Urin

Eine weit verbreitete Suchmethode zur Erkennung des Diabetes mellitus ist die Untersuchung des Urins mit Teststäbchen auf das Vorhandensein von Zucker. Da die Zuckerkrankheit in ihren Anfängen häufig keine typischen Symptome zeigt, ist dies eine auch vom Patienten leicht zu handhabende Methode zur Früherkennung des Diabetes.

Sowohl positive wie negative Befunde sind allerdings nicht unbedingt verläßlich. Ursache hierfür ist in diesem Falle nicht eine Unspezifität der Teststreifen, sondern physiologische Vorgänge im Körper.

Auch bei erhöhten Blutzuckerwerten wird bis zu einer bestimmten Schwelle (= **Nierenschwelle,** 9 bis 10 mmol/l = 160 bis 180 mg/dl) Glukose nicht mit dem Urin ausgeschieden. Wenn die Nierenschwelle stark herabgesetzt ist, kann es auch bei normalen Blutzuckerwerten zur Ausscheidung von Glukose mit dem Urin (Glukosurie) kommen. Eine Glukosurie bei normalen Blutzuckerwerten tritt besonders häufig (in etwa 10 bis 15 Prozent) bei Schwangeren auf (Schwangeren-Glukosurie). Weiterhin kann eine Glukosurie bei normalen Blutzuckerwerten bei Nierenschaden oder auch nach kohlenhydratreichen Mahlzeiten beobachtet werden.

Auf einen einzigen negativen Befund sollte man sich also — insbesondere bei Vorliegen von typischen Symptomen — nicht verlassen. Bei positiven Befunden kann eine Überprüfung des Nüchtern- und Belastungsurins (2 Stunden nach dem Mittagessen) erfolgen, besser wird jedoch eine Bestimmung des Blutzuckerspiegels sowie des Blutzuckertagesprofils sein.

Glukosenachweis mit Teststreifen
Reduktionsproben (wie z. B. nach NYLANDER, TROMMER, FEHLING) finden keine Verwendung mehr. Die heute üblichen Teststreifen beruhen auf einer enzymatischen Reaktion. Glukose wird im Beisein des Enzyms Glukose-Oxydase (GOD) und Luftsauerstoff (O_2) zu Glukonolakton oxidiert, dabei entsteht Wasserstoffperoxid (H_2O_2). In einer weiteren „Indikatorreaktion" wird das Wasserstoffperoxid mit Hilfe einer geeigneten Reaktionssubstanz

(einem farblosen Chromogen) im Beisein eines weiteren Enzyms (Peroxidase, POD) zu einem Farbstoff oxidiert. In vereinfachter Darstellung sieht das Ganze dann so aus:

Glukose + O_2 $\xrightarrow{GOD}$ Glukonolakton + H_2O_2
H_2O_2 + farbloses Chromogen $\xrightarrow{POD}$ Wasser (H_2O) + Farbstoff

Es gibt zahlreiche Teststreifen auf dem Markt, die je nach verwendetem Chromogen und Grundfarbstoff bei Vorhandensein von Glukose im Urin Farbumschläge in verschiedenen Farben zeigen. Einige Beispiele sind:

Teststreifen	Chromogen	Grundfarbstoff	Farbumschlag
S-Glukotest®	o-Tolidin	Tartrazin	gelb auf grün bis blau
Clinistix®	o-Tolidin	roter Farbstoff	rosa auf violett bis blau
Merckognost®	Tetramethyl-	keiner	beige nach blau-grün
Diabur-Test® 5000	Benzidin	Naphtolgelb/	hellgrün bis dunkelgrün
(2 Testfelder)		keiner	hellblau bis dunkelblau
Diastix®	Jodid, PVP	Zitrat-Zitronensäure	türkis auf grün nach braun

Empfindlichkeit, Fehler

Die Empfindlichkeit der verschiedenen Teststreifen ist unterschiedlich. Sie beginnt etwa bei 40 mg/dl (S-Glukotest®), bei anderen Teststreifen liegt sie etwa um 100 mg/dl.

Falsch negative Ergebnisse treten bei Vorhandensein von Ascorbinsäure auf, falsch positive Ergebnisse können bei Verwendung stark oxidierender Desinfektionsmittel und schlechtem Ausspülen des Sammelgefäßes auftreten.

Semiquantitative Bestimmung von Glukose im Urin mit Teststreifen

Der Diabur-Test® 5000 besteht aus zwei Testfeldern mit unterschiedlicher Empfindlichkeit für Glukose. Der empfindlichere Testbereich ist gelb eingefärbt und wird bei steigender Glukosekonzentration hellgrün bis dunkelgrün (2 Prozent Glukose). Der zweite Testbezirk ist weiß und verfärbt sich ab 0,5 Prozent Glukose hellblau bis blau (5 Prozent und mehr). Zwei Farbskalen stehen zur semiquantitativen Bewertung zur Verfügung. Bei Werten bis zu 1 Prozent erlaubt die obere, bei Werten über 1 Prozent die untere Farbskala eine bessere Bewertung.

Quantitative Bestimmung von Glukose im Urin

Eine — praktisch nie erforderliche — quantitative Bestimmung von Glukose im Urin kann photometrisch durchgeführt werden. Die früher übliche Messung mit dem Polarimeter ist heute nicht mehr üblich.

31.2.5. Ketonkörpernachweis im Urin

Nachgewiesen wird von den drei Ketonkörpern (Azeton, Azetessigsäure, β-Oxybuttersäure) vorwiegend Azetessigsäure, z. B. bei schwerer Zuckerkrankheit (Versagen des Kohlenhydratstoffwechsels infolge Glykogenarmut der Leber), bei Hungerzustand und im Präkoma, gelegentlich auch bei Schwangerschaftserbrechen, Säuglingstoxikose, Thyreotoxikose, hohem Fieber der Kinder.

Ketonkörpernachweis durch Teststreifen
(Ketur-Test®, Ketostix®, Keto-Merckognost® u. a.)
Der Nachweis erfolgt entsprechend der Probe nach LEGAL. Azetessigsäure und Azeton reagieren mit Nitroprussidnatrium und Glyzin zu einem violetten Farbstoff. Die Nachweisgrenze liegt bei etwa 4 mg/dl. Falsch positive Ergebnisse könnte es durch Phenylbrenztraubensäure bei der aber heute kaum noch vorkommenden unbehandelten Phenylketonurie geben.

Es tritt bei positivem Befund ein Farbumschlag von beige nach violett in 15 Sekunden (Ketur-Test® 60 Sekunden) ein. Die Stärke der Violettfärbung ist proportional der Ketonmenge im Urin.

Der Ketonkörpernachweis mit Testtabletten (Acetest®) benutzt ebenfalls das LEGALsche Prinzip. Die Testtablette wird auf Filterpapier gelegt, ein Tropfen Urin aufgetropft, nach 30 Sekunden abgelesen. Positiv ist wie bei den Teststreifen ein Farbumschlag nach violett.

31.2.6. Nitritnachweis durch Teststreifen

Escherichia coli und viele weitere harnpathogene Bakterien (z. B. Proteus, Klebsiellen, teilweise auch Enterokokken und Pseudomonas) reduzieren im Urin vorhandenes Nitrat zu Nitrit. Da es sonst Nitrit im Urin nicht gibt, ist auf diese Weise ein indirekter — einfach durchzuführender — Nachweis von Bakterien im Urin möglich.

Die Teststreifen bedienen sich der klassischen Nitritreaktion nach GRIESS. Sulfonanilamid reagiert mit dem Nitrit zu einer Diazoverbindung, die mit einem Chinolin einen (Azo-) Farbstoff bildet. Die Rotfärbung ist proportional der Nitritmenge im Urin, sagt aber nichts über die Schwere der Harnwegsentzündung aus.

Der Nitritnachweis ist spezifisch, falsch positive Befunde kommen bei frischem Spontanurin trotz einer eventuellen Kontamination mit Bakterien der Harnröhre praktisch nicht vor, da die Zeit zur Reduktion von Nitrat in Nitrit nicht ausreicht. Urin, der älter als 4 Stunden ist, sollte nicht mehr auf Nitrit untersucht werden. Bis zu 90 Prozent der Harnwegsinfekte können bei Verwendung des Morgenurins erfaßt werden.

Die Methode setzt voraus, daß sich genügend Nitrat im Urin befindet. Dies ist nicht in jedem Falle gegeben, kann aber durch eine normale gemüsehaltige Ernährung am Vortage erreicht werden. Weitere Ursache für falsch negative Befunde kann starke Diurese sein, die Zeit zur Nitritbildung durch die Bakterien reicht nicht aus. Auch größere Mengen Ascorbinsäure können falsch negative Ergebnisse zur Folge haben.

31.2.7. Leukozytennachweis durch Teststreifen

Ein Bakteriennachweis allein etwa durch Nitrit-Nachweis, Nachweis von Bakterien im Harnsediment oder durch Nährböden ist noch nicht beweisend für das Vorliegen eines Harnwegsinfektes, ebenso wie negative Befunde das Vorliegen nicht mit Sicherheit ausschließen. Ein wichtigerer weiterer Befund ist der Nachweis von Leukozyten im Urin (Leukozyturie). Dieser ist im Harnsediment oder durch Teststreifen möglich.

Das Vorhandensein von Leukozyten im Urin wird durch Umschlagen des Testfeldes bei dem Cytur-Test® von hellbeige nach blau angezeigt. Nach 15 Minuten ist eine volle Empfindlichkeit erreicht, der Vergleich mit der auf der Packung aufgedruckten Farbskala zeigt als erstes positives Feld Konzentrationen von mehr als 10 Leukozyten/µl an. Blaufärbung schon nach 60 Sekunden spricht für eine massive Leukozyturie. Eine durch die Eigenfarbe des Urins anstelle der Blaufärbung auftretende Grünfärbung ist als positive Reaktion zu bewerten.

Vorhandensein von Ascorbinsäure, Albumin und Keton kann die Empfindlichkeit des Testes beeinträchtigen.

31.2.8. Human-Choriongonadotropin im Urin

Die Bestimmung erfolgt zum Nachweis einer Schwangerschaft.

Durchführung:
1 Tr.		Antiserum (gegen das Glykoprotein-Choriongonadotropin) auf Objektträger
+ 1. Tr.		Urin umrühren (Kunststoffstäbchen) mischend bewegen (30 Sekunden)
+ 2. Tr.		Antigen umrühren (Kunststoffstäbchen), dabei auf Flächen von 5 cm² verteilen, vorsichtig bewegen (2 Minuten)

Mikromethoden ermöglichen das Einsparen von kostspieligen Reagenzien. Hierbei sind die gleichen Verhältnisse wie oben angegeben einzuhalten.

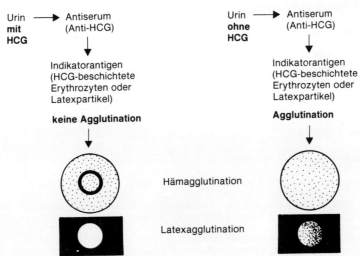

Prinzip des Humanchoriongonadotropinnachweises
(HCG = Humanchoriongonadotropin)

Ergebnis	
Agglutination	keine Schwangerschaft;
keine Agglutination	Schwangerschaft (auch Blasenmole, Endokrinopathie);
falsch positiv	bei Blut- und Eiweißgehalt im Urin, bestimmten Medikamenten (Phenothiazine, Tranquilizer), Netzmittel oder Detergentien als Reinigungsmittel der Objektträger;
falsch negativ	Gravidität abgestorben, Einnahme von Ovulationshemmern trotz Gravidität.

31.2.9. Phenylbrenztraubensäurenachweis im Urin

Im Urin einiger Säuglinge erscheint in den ersten Lebenswochen eine Substanz, die charakteristisch für eine sich nach und nach ausbildende Krankheit ist, die auf einem Enzymmangel beruht und zur Ausbildung von Schwachsinn führt. Die Substanz ist Phenylbrenztraubensäure (Phenylketon). Untersuchung mit Teststreifen (Phenistix® u. a.).

Ergebnis:
negativ = Teststäbchen nach 30 s weiß bis cremegelb;
positiv = Teststäbchen graugrün verfärbt.
Andersartige Verfärbungen weisen auf andere Bestandteile hin:

blau = Gentisinsäure;
grüngrau = Laevopromazin;
violett = Salizylsäure.

Auch in Form des *Guthrie-Tests* (Kartentest; es wird Fersenblut aufgetropft und in den gekennzeichneten Kreisen verstrichen; Einsendung an das die Untersuchung durchführende Institut im Zuge der Früherkennungsmaßnahme U 2 bei Kindern).

31.3. Urinsediment

31.3.1. Technik

Der Urin muß besonders dann mikroskopisch untersucht werden, wenn die Eiweißprobe positiv war oder ein Verdacht auf Nierenstörungen, Bluthochdruck, Infektionen besteht. Das Harnsediment ist Bestandteil des Harnstatus und sollte deswegen zu jeder gründlichen Untersuchung eines Patienten gehören.

Technisches Vorgehen:

Urin vorsichtig aufschütteln,
9 ml Urin in Zentrifugengläschen schütten,
Zentrifugengläschen in Halterung der Zentrifuge stellen,
Zentrifuge bei Umdrehung 1500/min laufen lassen (3 bis 5 min),
Zentrifuge abstellen und auslaufen lassen,
Zentrifugenröhrchen entnehmen und zügig dekantieren (infolge des Adhäsionseffektes verbleibt in der Spitze des Zentrifugenröhrchens das Urinsediment haften), Sediment kurz aufschütteln,
1 Tr. des im Zentrifugenröhrchen verbliebenen Urins auf einen Objektträger tropfen,
Deckgläschen (18 × 18 mm) so auflegen, daß keine Luftblasen im Urinsediment entstehen,
Objektträger auf den Kreuztisch des Mikroskops legen,
mikroskopische Betrachtung (400fache Vergrößerung), Planspiegel, Irisblendung.

Zellen im Harnsediment

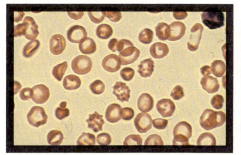
Erythrozyten

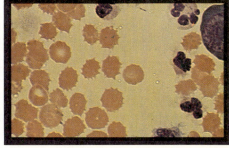
Erythrozyten

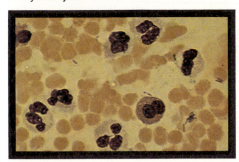
Leukozyten

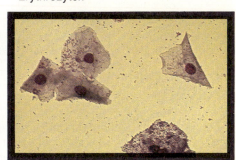
Plattenepithelien

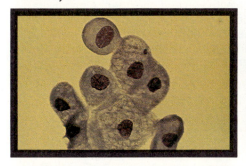
Urothelien

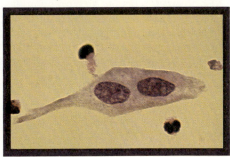
Urothelien

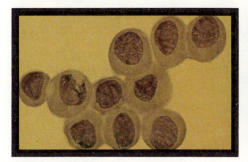
Nierenepithelien

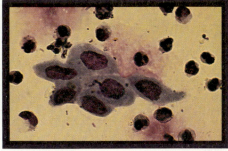
Tumorzellen

Beurteilung:
Man unterscheidet organische und nichtorganische Bestandteile im Sediment (siehe auch Farbtafeln).

31.3.2. Organische Bestandteile
Gelegentlich ist die Unterscheidung zelliger und anderer Bestandteile schwierig. Deshalb kann man das Phasenmikroskop benutzen oder einen Farbzusatz vornehmen, zweckmäßig bereits im Zentrifugenröhrchen.

> *Vorgehen:*
> 2 Tr. einer wäßrigen 1prozentigen Neutralrotlösung oder
> 4 Tr. Trypanblau oder
> 1 Tr. einer 0,5prozentigen Eosinlösung

Damit färben sich die abgestorbenen Zellen sofort, während sich die lebenden nicht färben.

Zellen im Sediment

Erythrozyten:
Als Scheibe mit lichtreflektierendem, doppelkonturiertem Rand oder geschrumpft in Stechapfelform zu erkennen, normal 2 Erythrozyten im Gesichtsfeld; Vorkommen von mehr Erythrozyten (= Erythrozyturie) weist auf Schleimhautläsion oder tiefere Gewebeläsion im Urosystem hin. Beachte Verunreinigung bei Menstruation.

Erythrozyten lassen sich manchmal schlecht von Lymphozyten, Algen, Hefe, Prostatazellen und Leucin unterscheiden. Erythrozyten sind klein, kleiner als Leuko- und Lymphozyten, weisen bei Drehung der Mikrometerschraube einen zweiten lichtbrechenden Innenring auf, welcher der Eindellung der Erythrozyten entspricht. Sicherheit der Unterscheidung bietet die Teststreifenuntersuchung auf Blut.

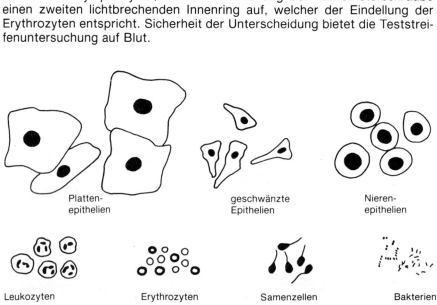

Plattenepithelien — geschwänzte Epithelien — Nierenepithelien

Leukozyten — Erythrozyten — Samenzellen — Bakterien

Weitere Sedimentbestandteile

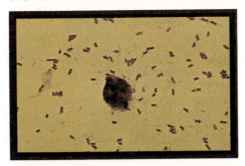

Trichomonaden

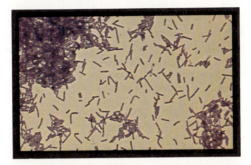

Bakterien

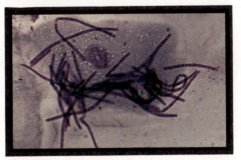

Pilze (Hefen)

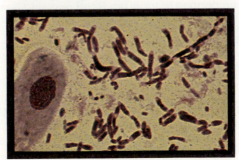

Pilze (Hefen)

Zellen im Harnsediment (schematisch)

Leukozyten:

Größer als Erythrozyten; man erkennt Granulationen im Zytoplasma und einen gelappten Kern. Vorkommen: normal bis zu 5 Leukozyten im Gesichtsfeld; mehr Leukozyten bei Entzündung im Harnsystem oder durch Verunreinigung (Vagina, Vulva, Urethra).

Epithelzellen:

Zu unterscheiden sind

- Plattenepithelzellen: große gelappte Zellen mit 1 bis 2 Zellkernen und unterschiedlicher Granulation; sie stammen vorwiegend aus der Vaginal- und Urethralschleimhaut (Verunreinigung); vermehrt sind sie um die Zeit des Eisprungs anzutreffen.
- Nierenepithelien: Tubuluszellen; sie sind kleiner als Epithelzellen und gelappt, geschwänzt oder rund; sie haben einen Kern und sind teilweise granuliert, zum Teil auch mit Fettkugeln besetzt. Vorkommen bei Nierenparenchymerkrankung.

Spermien:

Spermien sind im Urin von Männern noch Stunden nach einem Samenerguß als stark lichtbrechende, spitzovale Köpfe mit kurzem Schwanzteil nachweisbar, die sich in frischem Urin gelegentlich noch bewegen.

Krankheitserreger

Bakterien:

Stäbchenförmige Colibakterien zum Teil massenhaft bei Zystitis (Harnblasenentzündung), jedoch auch als Verunreinigung und bei nicht frischem (alkalischem) Urin. Deshalb Bakterienvorkommen nur im steril entnommenen Urin oder sauber gelassenem Mittelstrahlurin verwertbar. Bei Bakterienbefund stets Keimuntersuchung des Urins und gegebenenfalls Kultur. Beachte: Keime beruhen häufig auf Kontamination (z. B. unsteriles Auffanggefäß).

> Grobe diagnostische Regel: Bakterien allein = Verunreinigung; Bakterien + Leukozyten = entzündliche Erkrankung.

Hefen:

Einzeller, auch in Kolonien vorkommend; im Gegensatz zu den Erythrozyten haben sie keinen doppelkonturierten Rand und sind länglich geformt.

Trichomonaden:

Spitzovale Einzeller mit lebhafter Geißelbewegung (besonders bei angewärmtem Objektträger), ausgehend von Genitalinfektion. Vorkommen im Frischharn.

Zylinder

Zylinder sind organische Bestandteile der Nieren. Es handelt sich um Ausgüsse der Tubulushöhlung. Ihre chemische Grundsubstanz sind Serumproteine. Finden sich Zellen auf oder in den Zylindern, kann man auf eine mehr oder minder schwere Nierenerkrankung schließen.

Zylinder im Harnsediment

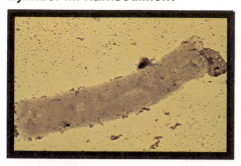
Hyaliner Zylinder

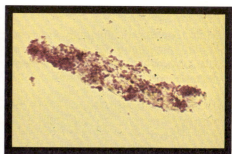
Granulierter Zylinder

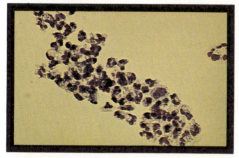
Leukozytenzylinder

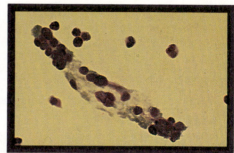
Gemischter Zylinder

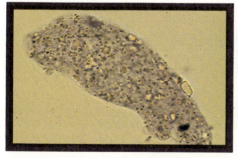
Fettkörnchenzylinder

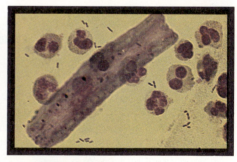
Wachszylinder

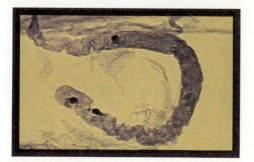
Zylindroide

Urinuntersuchungen

Hyaline Zylinder:
Homogen durchscheinend, kaum sichtbar; schwinden, wenn der Urin länger als 20 min gestanden hat; Vorkommen bei Fieber, Herzinsuffizienz (Nierenstauung), während Diuretikamedikation; kann harmloser Befund sein; normalerweise vereinzelt vorkommend.

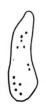 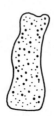 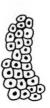

| hyaliner Zylinder | granulierter Zylinder | Epithelzylinder | Erythrozytenzylinder |

Zylinder im Harnsediment (schematisch)

Granulierte Zylinder:
Hyaline Zylinder mit Auflagerungen von Granula (Serumproteine mit Resten degenerativer Zellen); Vorkommen bei parenchymatöser Nierenerkrankung, Nephritis.

Erythrozytenzylinder:
Zylinder mit haftenden oder eingeschlossenen Erythrozyten; Vorkommen bei Glomeruluserkrankung der Nieren (Glomerulonephritis, Glomerulopathie).

Leukozytenzylinder:
Stammen aus dem Nierenparenchym bei Entzündung; Vorkommen bei Pyelonephritis, interstitielle Nephritis.

Epithelzylinder:
Ein- oder Auflagerung von tubulären Nierenepithelien; Vorkommen bei akuter Niereninsuffizienz, interstitieller Nephritis, Nephropathie (Tubulusschäden).

Wachs- und Fettzylinder:
Auflagerung von Fettkügelchen (Lipoidzylinder), leicht gelb gefärbt; Vorkommen als Begleiterscheinung einer Proteinurie, bei Nephrose.

Uratzylinder:
Hyaline Zylinder mit Uratkristallen im Inneren.

Hämoglobinzylinder:
Bräunlich gefärbte Zylinder infolge Gehaltes an denaturiertem Hämoglobin; Vorkommen bei Nierenparenchymschaden, Muskelzerfall, Tumor.

Zylindroide:
Zylinderähnlich geformte Schleimpartikel ohne wesentliche diagnostische Bedeutung.

Kristalle

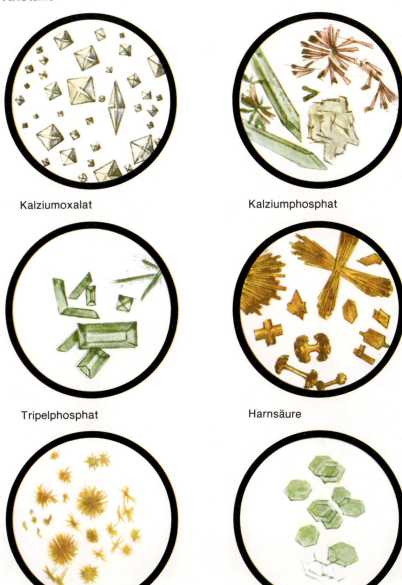

Die auf den Tafeln gezeigten Abbildungen stammen von Präparaten, die nach MAY-GRÜNWALD-GIEMSA (PAPPENHEIM) gefärbt wurden.

31.3.3. Nicht organische Bestandteile (Kristalle)

Die nicht organisierten Bestandteile des Urinsedimentes sind für die Diagnostik von geringer Bedeutung.

Häufiger vorkommende Kristalle

Calciumoxalat: stark lichtbrechende Kristalle, größtenteils viereckig erscheinend mit mittlerer Kreuzstruktur (Briefumschlagform), gelegentlich auch hantelförmig. Vorwiegend bei Pflanzennahrung und bei Harnstein (Oxalatstein) vorkommend.

Harnsäure: tonnenförmige, aber teilweise mit Strukturen besetzte Kristalle; bei übermäßiger Harnsäurebildung (Gicht, Gallensteinbildung) vorkommend, auch Wetzstein-, Drusen-, Hantel- oder Rosettenform.

Sedimentum lateritium (Ziegelmehl): amorphe Kristalle, gelbrötlich, lösen sich bei Erwärmung des Sediments schnell auf; bestehen aus Uraten. Vorkommen bei Fieber.

Erdalkaliphosphate: amorphe Kristalle, von Uraten durch weißgraue Färbung unterscheidbar. Vorwiegend bei alkalischem Urin vorkommend, auch bei Neuropathie. Siehe phosphorsaures Ammoniakmagnesia.

Phosphorsaures Ammoniakmagnesia (Ammonium-Magnesium-Phosphat): Tripelphosphate in Sargdeckelform, stark lichtbrechend. Vorkommen bei Störung des Eiweißstoffwechsels, Fäulnis, Vergiftung.

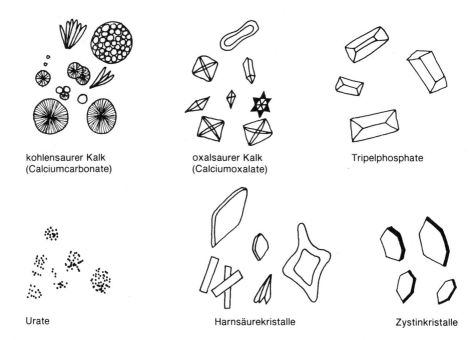

Nichtorganische (kristalline) Bestandteile im Harnsediment (schematisch)

Selten vorkommende, nicht organische Bestandteile

Dicalciumphosphat: farblose, stark lichtbrechende, von einer Grundplatte ausgehende strahlige Kristallstrukturen.

Tyrosin: farblose, von einem Punkt ausgehende, fingerförmig gespreizt angeordnete Nadeln. Vorkommen bei Leberstörung, Eiweißstoffwechsel-(Aminosäure-)Störung.

Salpetersaurer Harnstoff: rhombische Platten (nicht mit Cholesterinkristallen verwechseln!). Besonders bei säuernder Kost vorkommend.

Xanthin: dreiecktuchähnlich geformte, kleine, isoliert auftretende Kristalle. Abbauprodukt der Purinbase, mithin bei starker Harnsäurebildung vorkommend.

Cholesterin: farblose, geschichtete Plattenkristalle. Bei Leber-, Galle- und Fettstoffwechselstörung vorkommend.

Zystin: farblose, sechseckige Platten mit parallel verlaufenden Kanten; Vorkommen bei angeborener Nierenfunktionsstörung.

Sulfonamidkristalle: sechseckige Kristallplatten mit nicht parallel verlaufenden Kanten (Unterschied zum Zystin!); Vorkommen bei Sulfonamidtherapie.

Hippursäure: stabförmige, längliche kantige Kristalle.

Schwefelsaurer Harnstoff: unregelmäßig gekreuzte Kristallstangen.

Tricalcium-Magnesium-Phosphat: farblos, kleine gepunktete Kristalle, kaum erkennbar.

Harnsaures Ammoniak (Diammoniumurat): kleine runde, glattrandige Kristalle, einzeln auftretend, sich selten aneinanderlegend, zum Teil mit strahlenartigen Kristallausläufern. Vorkommen bei Leber- und Eiweißstoffwechselstörung.

Calciumcarbonat (kohlensaurer Kalk): kleine ovale, zum Teil zusammenhängende Kristalle in Brötchen- oder Blütenform.

Leuzin: farblose kleine runde, zum Teil gestaltete und zum Teil aneinanderliegende gelbbraune Kristalle.

Vorstufen von Harnsteinen: kleine runde bis größere runde oder eckige, im Inneren zum Teil strukturierte Bestandteile des Urins.

Calciumsulfat: strahlige, aber unregelmäßig zusammenliegende Kristalle.

Calciumphosphat: strahlig gebündelte Kristalle, die von einem Mittelpunkt ausgehen.

Sonstiges

Fettkugeln (Lipoide) in unterschiedlichen Größen (kleiner bis größer) als Erythrozyten, farblos, kein doppelbrechender Rand, insgesamt aber stark lichtbrechend.

Luftblasen: Kunstprodukt bei Auflegen des Deckgläschens. Kenntlich an gleichmäßig dicker Randerscheinung (Ring) infolge unterschiedlicher Lichtbrechung.

32 Blutuntersuchungen

Die Arzthelferin muß bei jedem Umgang mit Untersuchungsmaterial darauf achten, sich selbst vor Infektionen zu schützen. In ganz besonderem Umfange gilt dies bei Arbeiten mit Blut, da hier in besonderem Maße die Möglichkeit besteht, sich mit Hepatitis B-Viren und neuerdings auch den Erregern der tödlich verlaufenden Immunkrankheit AIDS anzustecken. Für die Blutentnahme müssen Einmalhandschuhe angezogen werden, die die Arzthelferin vor der Berührung mit Blut schützen.

32.1. Gewinnung von Untersuchungsmaterial

32.1.1. Blutentnahme aus der Vene

Für viele Untersuchungen wird Serum oder Plasma benötigt, das aus Venenblut hergestellt wird. Beim Kind und Erwachsenen ist für eine Venenpunktion die Vene in der Ellenbeuge (Vena mediana cubiti) am besten geeignet. Bei Säuglingen und bis zu zweijährigen Kleinkindern ist der bevorzugte Ort für eine Venenblutentnahme eine Kopfvene. Für viele Blutuntersuchungen ist es erforderlich, daß das Blut morgens beim nüchternen Patienten entnommen wird.

Benötigt:

Spritzen 10 oder 20 ml, je nach erforderlicher Blutmenge, bei größeren Blutentnahmen sterile Röhrchen, Kanülen Nr. 1 oder 12, Staubinde, Lagerungskissen, Tupfer, Desinfektionsmittel (z. B. 70 Prozent Alkohol), Heftpflaster

Vorgehen:
1. Der Arm des Patienten wird auf dem Kissen gelagert.
2. Oberhalb der Entnahmestelle — also normalerweise am Oberarm — wird mit der Staubinde gestaut. Dabei darf die Staubinde nicht zu fest angelegt werden.
3. Falls die Vene nicht deutlich sichtbar, besser noch fühlbar ist, wird der Patient gebeten, die Faust zu öffnen und zu schließen. Bei schlechten Venen kann es erforderlich sein, durch ein heißes Unterarmbad die Füllung der Unterarmvenen zu verbessern.
4. Es wird mit der angeschliffenen Kanülenspitze nach oben entweder direkt in die Vene oder einige Millimeter neben ihr eingestochen. Da das Durchstechen der Haut bei vielen Patienten einen gewissen Kraftaufwand erfordert, besteht beim direkten Einstechen leichter die Gefahr des Durchstechens der Vene und damit eines Blutergusses.

5. Die richtige Lage der Kanüle in der Vene wird durch vorsichtiges Anziehen des Spritzenstempels überprüft (Aspiration). Falls sich kein Blut anziehen läßt, ist die Vene nicht getroffen oder durchstochen worden. In diesen Fällen empfiehlt sich ein vorsichtiges Zurückziehen der Kanüle, ohne sie aus der Haut herauszuziehen und ein erneuter Venenpunktionsversuch.
6. Häufig wird zunächst Blut für eine Blutsenkung mit einer mit 0,4 ml Natrium citricum gefüllten 2-ml-Spritze entnommen werden. Sobald dies geschehen ist, empfiehlt es sich, das weitere benötigte Blut direkt aus der Kanüle in ein steriles Röhrchen tropfen zu lassen. Voraussetzung hierfür ist eine ausreichende Größe der Kanüle.
7. Soweit Blutplasma benötigt wird, muß das Blut möglichst noch während der Entnahme mit einem gerinnungshemmenden Mittel (Natrium-Citrat, Natrium-Oxalat, EDTA, Natrium-Fluorid, Heparin) versetzt werden.
8. Nachdem die gewünschte Blutmenge entnommen ist, wird die Stauung gelöst. Die Kanüle wird schnell aus der Einstichstelle herausgezogen, dann wird fest mit einem trockenen Tupfer für etwa 5 bis 10 Minuten auf die Einstichstelle gedrückt (dies kann auch der Patient tun), bevor mit einem Heftpflaster die Einstichwunde geschützt wird.

32.1.2 Serumgewinnung

Serum ist derjenige Blutbestandteil, der übrigbleibt, wenn die festen Bestandteile des Blutes und das Fibrinogen entfernt sind. Das Fehlen des Fibrinogens verhindert die Gerinnung.

Es gibt zwei Möglichkeiten der Serumgewinnung. Nach Abtrennung der festen Blutbestandteile durch Stehenlassen oder Zentrifugieren wird der Überstand, das Serum, abgegossen. Der Blutkuchen verbleibt im (Zentrifugen-)Röhrchen. Bei unsachgemäßer Durchführung insbesondere des Zentrifugierens droht ein Zerfall insbesondere der roten Blutkörperchen, und Hämoglobin tritt in das Serum über. Diesen Vorgang nennt man *Hämolyse*.

32.1.3. Blutentnahme aus Ohrläppchen oder Fingerbeere

Häufig reichen für Blutuntersuchungen wenige Milliliter Kapillarblut aus. Diese kann man aus der Fingerbeere oder dem Ohrläppchen durch Einstich mit einer sterilen Lanzette gewinnen.

Benötigt:
Sterile Einmallanzette, Tupfer, Desinfektionsmittel, Heftpflaster sowie Mischpipette, Objektträger o. ä. (je nach gewünschter Untersuchung) zur Aufnahme des Blutes.

Hämostilette (Blutlanzette)

Vorgehen:
1. Die Entnahmestelle (vorzugsweise das Ohrläppchen) wird desinfiziert, bei nicht ausreichender Durchblutung durch Reiben und/oder Erwärmen vorbereitet. Bei Säuglingen wird das Blut aus der Ferse genommen.
2. Mit der Lanzette wird kräftig (nicht zögern!) etwa 3 mm eingestochen.
3. Der erste Bluttropfen wird mit einem trockenen Tupfer weggewischt. Die dann folgenden Tropfen werden entweder mit der Pipette oder dem Objektträger

aufgenommen. Drücken des Ohrläppchens oder der Fingerbeere zum Beschleunigen des Blutaustritts verfälscht das Ergebnis!
4. Die Wunde wird mit einem Heftpflaster versehen.

Die Ergebnisse bei Entnahme aus Ohrläppchen oder Fingerbeere können durchaus unterschiedlich sein, deswegen empfiehlt sich insbesondere bei Kontrolluntersuchungen, das Kapillarblut immer an der gleichen Stelle zu entnehmen.

32.1.4. Hämolyse

Hämolyse kann durch krankhafte Veränderungen, Substanzen wie z. B. Marcumar, Gifte, Antikörper bedingt sein oder auf technischem Versehen beruhen (Schütteln, Transport vor der Koagulation, große Kälte und Frost, Erwärmung, forciertes Einspritzen des Blutes in das Reagenzglas, nicht trockene Reagenzgläser, unsterile Reagenzgläser mit Bakterienentwicklung). **Hämolytisches Blut ist für die meisten chemischen Analysen unbrauchbar.** Das abgenommene Blut soll daher nach der Entnahme in die bereitgestellten sauberen Reagenz- und Zentrifugengläser vorsichtig so hineingegeben werden, daß es langsam am Innenrand des Glases herunterläuft.

32.1.5. Blutalkoholbestimmung

Für Untersuchungen auf Alkohol zu gerichtlichen Zwecken werden besondere gebogene Röhrchen geliefert, in die Blut direkt hochgesaugt wird (in diesen Fällen Hautdesinfektion nur mit 1‰iger Sublimatlösung oder 1‰iger Oxycyanatlösung). Spritzen und Kanülen dürfen keinerlei Alkohol- oder andere Reste obengenannter Mittel enthalten. Auf Entfernung etwaiger Benzin-, Öl- oder sonstiger Schmutzreste von der Blutentnahmestelle ist sorgfältig zu achten.

32.2. Morphologische Blutuntersuchungen

Aus Untersuchungen des Blutes lassen sich viele diagnostische Schlüsse ziehen. Die Untersuchung der Blutkörperchen wird mikroskopisch durchgeführt, die Untersuchung der Blutflüssigkeit chemisch oder chemisch-physikalisch.

32.2.1. Übersicht

Blutstatus (Gesamtblutbild)
- Zählung der Erythrozyten,
- der Leukozyten,
- Bestimmung des Hämoglobins,
- Auszählung des Differentialblutbildes (Blutausstriches) und
- Berechnung des Färbeindex.

Nicht zum Blutstatus gehört die Blutkörperchensenkungsreaktion.

Rotes Blutbild
- Zählung der Erythrozyten,
- Bestimmung des Hämoglobins,
- Blutausstrich mit Beurteilung der Erythrozytengröße, -form und -färbung,
- Berechnung des Färbeindex.

Weißes Blutbild
- Zählung der Leukozyten,
- Auszählung des Differentialblutbildes.

Kleines Blutbild
- Hämoglobin,
- Hämatokrit,
- Leukozytenzählung.

32.2.2. Erythrozytenzählung mit der Zählkammer
Es gibt mehrere Methoden:

- Zählkammermethode; klassische Zählung mit Fehlerquellen;
- Photometermethode; moderne Zählung, bei der die Werte etwas höher als die mit Zählkammer bestimmten liegen; Werte mit Fehlerquellen;
- Zählung mit Zählautomaten (elektronisch); nur für Großlaboratorien geeignet (Streulichtmethode, Dunkelfeldmethode, Widerstandsänderungsmethode).

Hier wird die Erythrozytenzählung mit Zählkammer dargestellt, Photometermethode siehe 32.3.6.

Benötigt:
Thoma-Zählkammer, geschliffenes Deckglas, Mikroskop, Erythrozytenpipette (kenntlich an der roten Glaskugel im dicken Pipettenbauch mit Eichstrichen bei 0,5, 1,0 und 101), Hämostilette, Watte, Hayemsche Lösung; Hayemsche Lösung zerstört die Leukozyten.

Durchführung:
Blut bis Marke 0,5 oder 1,0 hochziehen,
sofort Hayemsche Lösung bis Marke 101 nachziehen,
2 min mischen (Schüttelapparat benutzen),
die ersten beiden Tropfen verwerfen,
dann die nächsten beiden Tropfen in Thoma-Zählkammer bringen.

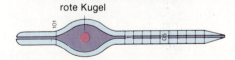

Erythrozytenpipette (schematisch)

Das Kapillarblut wird in den unteren geraden Teil der Erythrozytenpipette so hochgezogen, daß man zweckmäßigerweise eine geringe Menge mehr einzieht, dann die Pipette waagerecht hält und mit einem in der anderen Hand gehaltenen Filterpapierstück vorsichtig die über 0,5 bzw. 1,0 stehende Blutmenge absaugt. Infolge Kapillarsaugwirkung ist das Abtupfen der zuviel hochgezogenen Menge leicht; das muß jedoch schnell geschehen, damit das Blut in der Pipette nicht gerinnt; denn die Suspensionsflüssigkeit (Hayemsche Lösung) muß unmittelbar darauf nachgezogen werden. Beim Aufziehen des Blutes auf Marke 1 und der Hayemschen Lösung auf Marke 101 befinden sich im Pipettenbauch 1 Volumenteil Blut sowie 99 Volumenteile Lösung. Es erfolgt eine Verdünnung 1 : 100. Beim Aufziehen des Blutes auf die Marke 0,5 befinden sich im Pipettenbauch 0,5 Volumenteile Blut und 99,5 Volumenteile Lösung, es entsteht eine Verdünnung des Blutes 1 : 200. Trotz exakter Technik sind 10 Prozent Zählschwankungen möglich, weshalb mit demselben Pipetteninhalt zwei Zählkammerfüllungen hintereinander vorgenommen werden sollen; die gefundenen Werte sind auf den Mittelwert dann zu reduzieren, wenn die gefundenen Werte relativ eng beieinander liegen. Liegen sie weit auseinander, muß nochmals Blut entnommen werden.

Auszählung:
Betrachtung mit 40fach vergrößerndem Objektiv.
Es werden fünf große Quadrate (= Gruppenquadrate) in der Thoma-Kammer gezählt und addiert (ein Gruppenquadrat = 4mal 4 = 16 Kleinquadrate). 1 Kleinquadrat hat $\frac{1}{20}$ mm Seitenlänge und $\frac{1}{400}$ mm² Fläche; da die Höhe $\frac{1}{10}$ mm beträgt, umfaßt das Volumen eines Quadrates $\frac{1}{4000}$ mm³. Mitgezählt werden die auf der linken und unteren Kante des Gruppenquadrats liegenden Erythrozyten.

Berechnung der Erythrozytenzahl:
Man benutzt folgende Formel:
$$\frac{X \times V \times 4000}{80} = \text{Erythrozytenzahl in mm}^3.$$
Dabei ist X die ausgezählte Erythrozytenzahl in 5 Großquadraten bzw. 16 mal 5 Kleinquadraten; V ist der Verdünnungsfaktor (also 100 oder 200).

---

1. Beispiel

Füllen der Erythrozytenpipette bis Marke 1;

im 1. großen Quadrat finden sich 192 Erythrozyten,
im 2. großen Quadrat finden sich 196 Erythrozyten,
im 3. großen Quadrat finden sich 188 Erythrozyten,
im 4. großen Quadrat finden sich 191 Erythrozyten,
im 5. großen Quadrat finden sich 193 Erythrozyten,
zusammen 960 Erythrozyten.

Es wurde bis Marke 1 in der Erythrozytenpipette Blut hochgezogen, so daß eine Verdünnung von 1 : 100 entstand.
Mithin:
960 mal 100 mal 4000 durch 80 = 4 800 000 Erythrozyten bzw. 4,8 Mill. im mm³ Blut = 4,8 T/Liter.

2. Beispiel

Füllen der Erythrozytenpipette bis Marke 0,5;

im 1. großen Quadrat finden sich 96 Erythrozyten,
im 2. großen Quadrat finden sich 98 Erythrozyten,
im 3. großen Quadrat finden sich 94 Erythrozyten,
im 4. großen Quadrat finden sich 96 Erythrozyten,
im 5. großen Quadrat finden sich 96 Erythrozyten,

zusammen 480 Erythrozyten.

Es wurde bis Marke 0,5 in der Erythrozytenpipette Blut hochgezogen, so daß eine Verdünnung von 1 : 200 entstand.

Mithin:
480 mal 200 mal 4000 durch 80 = 4 800 000 Erythrozyten bzw. 4,8 Mill. im mm³ Blut = 4,8 T/Liter.

Beachte:

Es gibt eine gute Faustregel: Wird bis Marke 1 hochgezogen, wird die in Großquadraten gefundene Erythrozytenzahl durch 2 geteilt, dann setzt man vor die zweitletzte Stelle ein Komma; also 960 durch 2 = 480; Komma gesetzt = 4,80 Mill. = 4,8 T/Liter. Wird bis Marke 0,5 hochgezogen, wird nur das Komma gesetzt, also 4,80 Mill. = 4,8 T/Liter.

Normalzahlen: Männer 5 Mill., Frauen 4,5 Mill. in einem Kubikmillimeter = T/Liter (Tera pro Liter).

Die Erythrozytenzahl wird nicht mehr in Million/mm³ Blut angegeben, sondern im Liter Blut. T (Tera) ist der als Rechnungsfaktor fungierende Potenzwert 10^{12} (billionenfaches).

mm³	Liter	Tera/Liter
3,5 Mill. mm³	$3,5 \times 10^{12}/l$	3,5 T/l
4,0 Mill. mm³	$4,0 \times 10^{12}/l$	4,0 T/l
4,5 Mill. mm³	$4,5 \times 10^{12}/l$	4,5 T/l
5,0 Mill. mm³	$5,0 \times 10^{12}/l$	5,0 T/l
5,5 Mill. mm³	$5,5 \times 10^{12}/l$	5,5 T/l

32.2.3. Leukozytenzählung mit der Zählkammer

Benötigt:

Thoma-Zählkammer mit aufgeschobenem geschliffenem Deckgläschen, Mikroskop, Leukozytenpipette (kenntlich an der weißen Glaskugel im schmalen Pipettenbauch mit Eichstrichen bis 0,5, 1,0 und 11), Hämostilette, Watte, 1%ige Essigsäurelösung (der man zur Färbung der Leukozytenkerne 1 bis 2 Tr. Methylenblaulösung auf 10 ml zusetzen kann) oder Türksche Lösung.

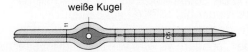

Leukozytenpipette (schematisch)

> **Durchführung:**
> Blut bis Marke 0,5 oder 1,0 hochziehen,
> sofort 1%ige Essigsäurelösung oder Türksche Lösung bis Marke 11 nachziehen,
> 2 min mischen (Schüttelapparat benutzen),
> die ersten beiden Tropfen verwerfen,
> dann nächste Tropfen in Thoma-Zählkammer bringen.

Beim Hochziehen von Kapillarblut in den unteren geraden Teil der Leukozytenpipette wird Blut bis zur Marke 0,5 bzw. 1 gezogen. Zweckmäßigerweise zieht man eine geringe Menge mehr ein; dann hält man die Pipette waagerecht und tupft mit einem in der anderen Hand gehaltenen Filterpapierstück vorsichtig die über 0,5 bzw. 1,0 stehende Blutmenge ab. Infolge Kapillarsaugwirkung ist das Abtupfen der zuviel hochgezogenen Menge leicht; das muß jedoch schnell geschehen, damit das Blut in der Pipette nicht gerinnt; denn die Suspensionsflüssigkeit (Essigsäurelösung) muß unmittelbar darauf nachgezogen werden (dadurch werden die Erythrozyten hämolysiert). Beim Aufziehen des Blutes auf Marke 1 und der Türkschen Lösung auf Marke 11 befinden sich im Pipettenbauch 1 Volumenteil Blut sowie 9 Volumenteile Lösung. Es erfolgt also eine Verdünnung 1 : 10. Beim Aufziehen des Blutes auf die Marke 0,5 befinden sich im Pipettenbauch 0,5 Volumenteile Blut und 9,5 Volumenteile Türksche Lösung, es entsteht eine 20fache Verdünnung. Trotz exakter Technik sind 10 Prozent Zählschwankungen möglich, weshalb mit demselben Pipetteninhalt hintereinander zwei Zählkammerzählungen durchgeführt werden sollen. Liegen deren Werte relativ eng beieinander, wird der Mittelwert als Ergebnis genommen. Liegen sie weit auseinander, muß erneut Blut entnommen werden.

Auszählung und Berechnung:
Betrachtet mit 10fach vergrößerndem Objektiv.
Die Berechnung beruht darauf, daß die Zählkammerfläche 1 mm² und die Zählkammertiefe 0,1 mm beträgt und der Verdünnungsfaktor nebst der Menge hochgezogenen Blutes zu beachten ist (0,5 oder 1). Es wird also $\frac{1}{10}$ mm³ ausgezählt.

> *Beispiel*
> 68 Leukozyten bei Hochziehen bis Marke 1,
> man rechnet $68 \times 10 \times 10 = 68 \times 100 = 6800/mm^3 = 6,8$ G/Liter
> 35 Leukozyten bei Hochziehen bis Marke 0,5,
> man rechnet $35 \times 10 \times 10 \times 2 = 35 \times 200 = 7000\ mm^3 = 7$ G/Liter

Ergebnis:
Normal 5000 bis 7000 je Kubikmillimeter = 5 bis 7 G/Liter (Giga pro Liter) (im 1. Lebensjahr bis 15 000); vermindert unter 5000, vermehrt 8500 bis 14 000, stark vermehrt über 15 000. Bei Verminderung spricht man von Leukopenie, bei Vermehrung von Leukozytose. Neuere Untersuchungen ergaben, daß $\frac{1}{5}$ der Bevölkerung normalerweise 3500 bis 5000 Leukozyten im Kubikmillimeter hat. Säuglinge haben bis 18 000, Kinder bis 15 000 Leukozyten.
Die Werte für die weißen Blutkörperchen werden nicht mehr in tausend pro Kubikmillimeter (mm³) Blut angegeben, sondern es wird von der Zahl im Liter

Blut ausgegangen. Der als Rechnungsfaktor fungierende Potenzwert 10^9 wird auch als G (Giga) geschrieben. 10^9 bedeutet das Milliardenfache.

32.2.4. Herstellen eines Blutausstriches

Mit Hilfe des Differentialblutbildes kann man die prozentuale Zusammensetzung der weißen Blutkörperchen feststellen, die Thrombozyten beurteilen und Größe, Form und Färbbarkeit der Erythrozyten feststellen. Die Herstellung eines brauchbaren Blutausstrichs erfordert viel Übung. Auf dem Ausstrich müssen bei mikroskopischer Betrachtung die Blutkörperchen nebeneinander liegen, nicht sich gegenseitig verdecken. Deshalb muß schon bei grober Betrachtung das Blut gleichmäßig verteilt sein, der Ausstrich darf also nicht dicke und dünne Stellen aufweisen. Dicke Ausstriche sind von vornherein unbrauchbar. Entstehen Blutringe, so war der Objektträger nicht genügend entfettet. Kommt es zum engen An- und Übereinanderliegen der Erythrozyten, spricht man von Geldrollenbildung. Dies kann darauf beruhen, daß unspezifische Eiweißkörper auf der Oberfläche der Erythrozyten haften.

Benötigt:
Mehrere gut mit Alkohol oder Äther entfettete Objektträger, 2 entfettete geschliffene Deckgläschen, Hämostilette, Watte, Färbegestell, Fließpapier, später Mikroskop. — Wasserfreier Methylalkohol; Farblösungen nach Giemsa (15 Tr. auf 10 ml gekochtes und abgekühltes Aq. dest.), May-Grünwald; destilliertes Wasser.

Anfertigung des Blutausstriches

Geschliffenes Deckgläschen zwischen Daumen und Zeigefinger halten,
1 Tr. Blut mit der Unterseite der Deckglaskante wegnehmen,
sofort Mittelfinger an den Objektträgerrand anlegen,
Deckglas auf die rechte Seite des Objektträgers etwas schräg aufsetzen, so daß sich der Blutstropfen an der Deckglaskante verteilt,
Deckglas unter ganz leichtem Druck und Zug in einem Winkel von etwa 45 Grad gegen die linke Objektträgerseite schieben, es entsteht ein dünner Ausstrich,
Blutausstrich 30 bis 60 min lufttrocknen lassen (in einen Kasten legen, da sonst Fliegen punktförmige Ausstanzungen abfressen können).

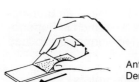

Anfertigung des Blutausstrichs von der Seite gesehen.

Anfertigung des Blutausstrichs. Der Pfeil zeigt die Strichrichtung an.

Färbung des Blutausstriches nach Pappenheim:

Durchführung der Färbung:

Getrocknete Blutausstriche auf Färbegestell legen,
3 min in May-Grünwald-Lösung aufgießen,
danach gleiche Menge Aq. dest. mit Pipette zugeben,

leicht mischen (blasen oder etwas kippen),
2 min färben,
abgießen, danach
verd. Giemsa-Lösung aufgießen,
15 min färben,
abspülen unter hartem Wasserleitungsstrahl, Objektträgerunterseite von Farbresten reinigen,
lufttrocknen durch Schrägstellen.

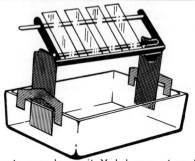

Färbegestell

Zu *schwach gefärbte Präparate* werden mit Xylol von etwa bereits aufgebrachtem Zedernöl befreit und nachgefärbt. Zu *stark gefärbte Präparate* werden auf gleiche Weise von Zedernöl befreit und mit viel destilliertem Wasser abgespült und zwei Sekunden mit Methylalkohol übergossen und nochmals mit Wasser nachgespült. Soll der Blutausstrich weitergeleitet werden, so fixiert man vorher den Blutausstrich für 1 min mit Methylalkohol. Sternalpunktate müssen ebenfalls vor dem Versand mit Methylalkohol fixiert werden.

Schnellfärbung nach Wright (Hemacolor)

Lufttrockenen Blutausstrich je 5mal 1 s in Fixierlösung 1, Farbreagenz 2, Farbreagenz 3 eintauchen und jeweils abtropfen lassen. Dann in Pufferlösung mit einem pH von 7,2 spülen und lufttrocknen lassen. Damit sind auch Bakterienfärbungen und Spermafärbungen vorzunehmen.

Benutzung der Färbefolie

Den luftgetrockneten Blutausstrich für 10 bis 30 s in Methanol fixieren. Dann 1 bis 2 Tropfen der Pufferlösung von Sangodiff auftragen. Daraufhin die Färbefolie Sangodiff auflegen und leicht andrücken. Nach 10 min kann der Blutausstrich mikroskopiert und differenziert werden. Will man den Blutausstrich aufheben, wird die Färbefolie abgenommen, der Ausstrich in Pufferlösung von pH 7,2 gewaschen und luftgetrocknet. Man vermeidet so das Hantieren mit Farbstofflösungen.

Benutzung von farbbeschichteten Objektträgern (Testsimplets®)

Zeitraubende Färbungen lassen sich bei Benutzung von farbbeschichteten Objektträgern (Testsimplets®) umgehen, die sich auch für Sputum-, Punktat-, Magenspülwasseruntersuchungen auf karzinomverdächtige Zellen eignen.

Benötigt:
Farbbeschichtete Objektträger, Deckgläser 24 * 36 (in der Packung enthalten)

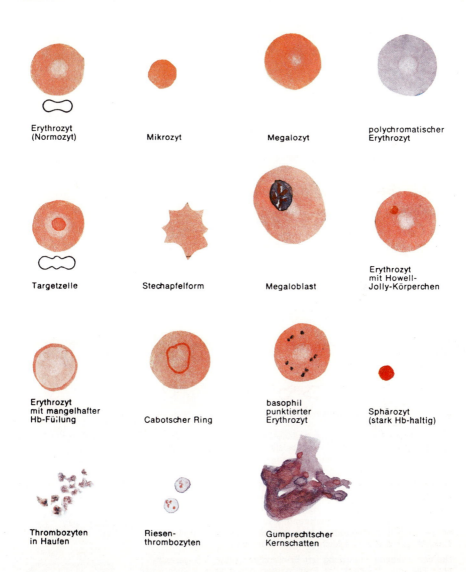

Vorgehen:

1. Objektträger und Deckgläschen der Packung entnehmen, Farbfeld auf Objektträger nicht mit Fingern berühren.
2. Kleinen Bluttropfen (Kapillar- oder Venenblut) auf die Mitte eines Deckglases geben. Richtig ist ein Bluttropfen, der auf dem Deckgläschen einen Durchmesser von 3 bis 4 mm ergibt. Zu große Tropfen haben eine zu dicke Blutschicht zur Folge.
3. Das Deckgläschen wird so auf das Farbfeld des farbbeschichteten Objektträgers gelegt, daß der Bluttropfen in der Mitte des Farbfeldes liegt.
4. Differenzierung in üblicher Weise nach 15 Minuten. Die Präparate sind mindestens 4 Stunden, im Kühlschrank bis zu 24 Stunden haltbar.

32.2.5. Beurteilung der Zellen des Blutbildes

Beurteilung der Erythrozyten

1 2 3

1 Normozyten (normale Erythrozyten),
2 Anisozytose (Erythrozyten unterschiedlicher Größe, deutet auf Anämie = Blutarmut hin),
3 Makrozyten (über die Norm große Erythrozyten, kommen vorwiegend bei perniziöser Anämie vor).

4 5 6 7

4 Mikrozyten, auch Kugelzellen genannt (Austrocknungsformen, durch toxische Einflüsse, Anämie und dgl. bedingt),
5 Poikilozyten (Keulenform, bei Anämie vorkommend),
6 Elliptozyten (ovale Form, Anämiezeichen bei toxischer Schädigung),
7 Drepanozyten (Sichelzellen, bei Anämie, besonders im Mittelmeerraum vorkommend).

Die verschiedenen Formen von Erythrozyten im Blutausstrich (außer der Form werden Farbintensität und etwaige Kernbestandteile beurteilt).

Geldrollenlage der Erythrozyten; Vorkommen bei Polyzythämie (Bluteindickung), Gerinnungsstörung, Pseudoagglutination bei erhöhter Blutsenkungsreaktion; Kunstprodukt bei nicht entfettetem Objektträger und bei ungleichmäßigem Blutausstrich.

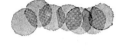

Die verschiedene Anfärbung der Erythrozyten (übergroß gezeichnet). Die Farbintensität der Erythrozyten hängt vom Gehalt an Hämoglobin (Blutfarbstoff) ab. 1. hypochrom (bei Anämie), 2. normochrom, 3. hyperchrom (bei perniziöser Anämie).

Kernhaltige Vorstufen der Erythrozyten, die normalerweise im Blutbild nicht erscheinen: 1. Proerythroblast (Protoplasma bläulich-violett angefärbt, Kern groß und rund oder oval), die Zelle ist größer als die der Makrozyten; 2. Makroblast (Protoplasma leicht violett angefärbt, Kern groß oval), Zellgröße gering größer als Erythrozyt; 3. Normoblast (Protoplasma wie Erythrozyt angefärbt, Kern rund und radspeichenförmig, Zellgröße wie Erythrozyt); 4. Basophil punktierte Erythrozyten.

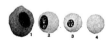

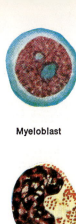 Myeloblast

 Myeloblast

 Promyelozyt

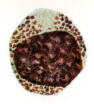 Myelozyt

 Metamyelozyt (Jugendlicher)

 Stabkerniger

 Segmentkerniger

 Hypersegmentierter Segmentkerniger

 Toxisch degenerierter Segmentkerniger

 Toxische Granulation d. Protoplasmas

 Basophiler Myelocyt

 Basophiler Segmentkerniger

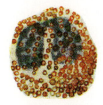 Eosinophiler Stabkerniger

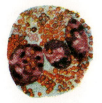 Eosinophiler Segmentkerniger

 kleiner Lymphozyt

 großer Lymphozyt

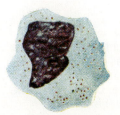 junger Monozyt

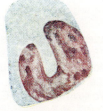 älterer Monozyt

 Riederform

 Plasmazelle

Weiße Blutkörperchen (Leukozyten)

Beurteilung der Leukozyten

Granulozyt
mittelgroße Zelle, verschieden geformter rotvioletter Kern mit grober Chromatinstruktur, Zellplasma rosa mit unterschiedlich großen und unterschiedlich angefärbten Granula (Körnchen).

Stabkerniger neutrophiler Granulozyt: stabförmiger Kern, feine braunviolette Granula.

Segmentkerniger neutrophiler Granulozyt: segmentierter Kern mit meist 3 bis 4 Segmenten, feine braunviolett gefärbte Granula.

Eosinophiler Granulozyt: Kern stabförmig oder segmentiert, zahlreiche rotgelbe, bläschenförmige Granula, die den Kern frei lassen.

Basophiler Granulozyt: vielgestaltig eingestülpter Kern, große, kugelförmige blauviolette Granula.

Lymphozyt
kleine Zelle, runder oder leicht eingebuchteter rotvioletter Kern mit feinem Chromatin, hellblauer Zelleib, selten feine Granula.

Monozyt
große, oft unregelmäßig begrenzte Zelle mit gelapptem, eingebuchtetem oder stabförmigem violetten Kern, feines Chromatin, Zelleib taubenblau mit sehr feinen Granula.

32.2.6. Differenzierung des Blutausstrichs

Der Blutausstrich wird nach der Färbung mit nachfolgender Trocknung mit 1 Tropfen Zedernöl beschickt und so unter das Mikroskop gelegt, daß das Ölimmersionsobjektiv eben eintaucht. Dann wird mit der seitlich am Mikroskop angebrachten Mikrometerschraube die erforderliche Ebene eingestellt.

> *Durchführung:*
> Auf den getrockneten Ausstrich 1 Tr. Ol. cedri geben,
> im Kreuztisch des Mikroskops einklemmen,
> Ölimmersionslinse in den Öltropfen eben eintauchen,
> mit Mikrometerschraube des Mikroskops Sichtebene einstellen,
> Okular für 10fache Vergrößerung einsetzen,
> Betrachtung mit 900- bis 1000facher Vergrößerung.

Bei der Differenzierung wird vom Rande des Ausstrichs zur Mitte hin bis etwa zu einem Drittel der Höhe und dann um je Blickfeld weiter nach rechts oder links und danach wieder zum Rande zurück der Blutausstrich betrachtet (Mäanderlinien). Beurteilt werden die Erythrozyten, die Leukozyten, die Thrombozyten und gegebenenfalls Vorkommen von Gewebezellen.

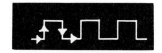

Auszählung des Blutausstrichs: Mäanderlinie.

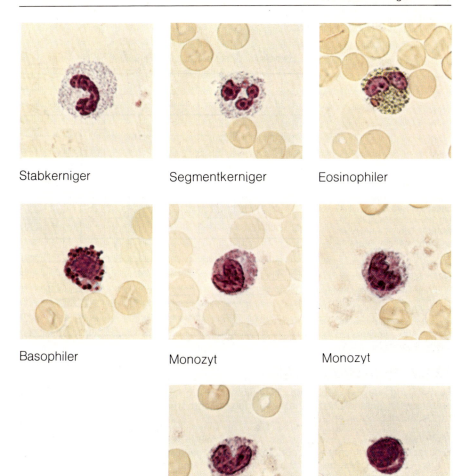

Normale Leukozytenformen des peripheren Blutes
Färbung mit farbbeschichteten Objektträgern (Testsimplets®). Die Granula bei den eosinophilen Granulozyten sind anders als bei der Färbung nach PAPPENHEIM nicht rotgelb sondern gelbgrün.

Vorgehen beim Differenzieren

Schillingsche Tafel zum Differenzieren des Blutausstrichs. Als Beispiel ist ein normales Blutbild gewählt. Die Leukozyten werden einzeln betrachtet, ihrer Art nach bestimmt und mit Strich in entsprechender Vordruckrubrik eingetragen, so daß in jeder Längsrubrik 10 Leukozyten gebucht werden. Man zählt mindestens 100 Leukozyten aus, in Zweifelsfällen 200.

32.2.7. Retikulozytenzählung

Feststellung der Anzahl der Retikulozyten (Vorstufe der Erythrozyten, Proerythrozyten, jugendliche Erythrozyten) durch Sichtbarmachen ihrer Ribonukleinstruktur bei ausgeprägter Anämie.

Benötigt:
Blockschälchen, feuchte Kammer, spitz ausgezogener Glasstab, Hb-Pipette, Objektträger, Deckglas, Mikroskop (Okularblende oder -fenster); Reagenz: 1%ige alkoholische Brillantkresylblaulösung.

Durchführung:
Hb-Pipette vollsaugen mit Brillantkresylblaulösung
in Blockschälchen blasen
Hb-Pipette vollsaugen mit Blut
ins Blockschälchen geben, mischen
feuchte Kammer (45 Min.)
Mischung mit Glasstäbchen
Ausstrich auf Objektträger
Mikroskopie (auszählen: alle im verkleinerten Quadratgesichtsfeld befindlichen Erythrozyten und Retikulozyten, insgesamt 1000 Erythrozyten + die dabei gesichteten granulierten Erythrozyten)

Ergebnis:
Erythrozyten grün oder grünblau. Vitalgranulierte Erythrozyten haben blauschwarze Granulation oder Netzkörnelung (= Proerythrozyten, Retikulozyten).
Normal: 7 bis 15 ‰.
Darüber = erhöhte Regeneration der Erythrozyten.

32.2.8. Eosinophilenzählung

Zählung der bei Färbung nach Pappenheim rotgranulierten Granulozyten. Vermehrung deutet auf allergische Erkrankungen, Asthma bronchiale und Wurmkrankheiten hin.

Benötigt:
Fuchs-Rosenthal-Zählkammer, Leukozytenpipette, Hämostilette; Eosin-Aceton-Lösung wie folgt: 1%ige wäßrige Eosinlösung 5 ml + Aceton 5 ml + Aq. dest. 50 ml; Lösung ist auf Eis 2 Wochen haltbar.

Durchführung:
+ Blut bis Marke 1 aufziehen
+ Eosinlösung bis Marke 11 nachziehen (= Verdünnung 1 : 10), hin- und herbewegen (5 Min.)
Kammer füllen, ganze Kammer auszählen,

$$\frac{\text{gezählte Eosinophile} \times 10 \text{ (Verdünnung)}}{3{,}2 \text{ (Kammerinhalt)}} = \text{Eosinophile in 1 ml Blut}$$

Ergebnis:
Normal relativ 2 bis 4 %, absolut 50 bis 100 Zellen/ml = 0,05 bis 0,1 G/Liter

32.2.9. Thrombozytenzählung
(Zählung nach FEISSLY-LÜDIN)

Benötigt:
Hämostilette, Watte, geschliffenes Deckgläschen, Thoma-Zählkammer, Leukozytenpipette, Mikroskop mit Objektiv 1 : 40. — Novocainlösung (Novocainum hydrochloricum 3,5 + Natrium chloratum 0,25 + Aq. dest. ad 100,0); die Lösung wird unbrauchbar bei Auftreten von Flockungen.

Durchführung:
Novocainlösung in Leukozytenpipette hochziehen bis Marke 0,5
+ Blut hochziehen bis Marke 1
+ Novocainlösung nachziehen bis Marke 11
5 min mäßig schütteln (ergibt Hämolyse)
Zählkammer beschicken
Zählkammer in feuchte Kammer stellen (10 Min.)
Auszählung der Thrombozyten in 5 Gruppenquadraten

Ergebnis:
Die Thrombozyten erscheinen als lichtbrechende Kugel mit Brownscher Molekularbewegung. Dadurch sind sie von Leukozyten und den ausgelaugten Erythrozyten zu unterscheiden.

Zahl der in 5 Gruppenquadraten gezählten Thrombozyten mit 1000 multiplizieren. Es sind stets Doppelbestimmungen vorzunehmen.

Thrombozyten liegen im Blutausstrich normalerweise in Haufen, sind klein und gelappt. Liegen Thrombozyten einzeln oder handelt es sich um vergrößerte Rundformen (Riesenthrombozyten), kann eine Gerinnungsstörung bestehen. Mit der kaum mehr gebräuchlichen Methode nach Fonio kann man die Thrombozyten, allerdings mit einer gewissen Fehlerbreite, zählen, indem man die Thrombozytenzahl auf 1000 Erythrozyten feststellt.

Normwerte: 140 000 bis 350 000 (bei Neugeborenen bis 250 000)

32.3. Physikalische Blutuntersuchungen
32.3.1. Blutkörperchen-Senkungsreaktion

Die BSR (auch BKS oder englisch ESR = erythrocyte sedimentation rate abgekürzt) ist eine Methode, mit der man die Verschiebung des Eiweißgefüges im Blutserum grob erfassen kann, insbesondere im Hinblick auf Feststellung etwaiger Entzündungsvorgänge im Körper.

Benötigt:

Blutsenkungsständer, Blutsenkungsröhrchen, 2-ml-Spritze (sogenannte Senkungsspritze mit einrastendem Kolben), kleines Reagenzglas, Kanüle. — 3,8%ige Natriumcitricum-Lösung (für den Praxisgebrauch aus Ampullen, da die in größeren Mengen hergestellte Lösung ausflockt und unbrauchbar wird).

Es gibt unterschiedliche Blutsenkungsmeßapparate, die n. Westergren-Katz, n. Westergren-Adler und Einwegdispetten mit Füllkappe, so daß das Aufziehen des Blutes mit dem Munde vermieden wird.

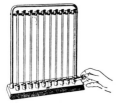

Blutsenkungsapparat mit Füllvorrichtung, System Dräger und Herhorst.

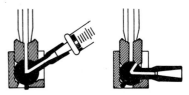

Mit der Blutentnahmespritze wird die Pipette gefüllt.
Links Füllstellung; rechts Sperrstellung.

Durchführung:

1. In graduierte 2-ml-Spritze 0,4 ml einer 3,8%igen Natriumcitricum-Lösung aufziehen. Desinfektion der Einstichstelle. Stauung am Oberarm (nicht zu lange!).
2. Entnahme von 1,6 ml Blut aus Ellenbogenvene (genaues Mischverhältnis!).
3. Blut-Natrium-citricum-Gemisch in gefüllter Spritze vorsichtig hin- und herbewegen (nicht schütteln!).
   Sofortiges Einfüllen des Gemisches in trockenes Westergren-Röhrchen genau bis Marke 0. Man drücke das Blutgemisch von unten ein.
4. Genau senkrechte Einklemmung des Westergren-Röhrchens ins Gestell, dieses muß während der ganzen Beobachtungszeit ruhig (erschütterungsfrei) und vor Wärme geschützt stehen.
5. Nach einiger Zeit trennt sich das Plasma (obere helle Schicht) von den Erythrozyten (untere rote Schicht). Die schmale Zwischenschicht zwischen Plasma und Erythrozyten besteht vorwiegend aus Leukozyten.
6. Ablesung des Standes der oberen Erythrozytenschicht genau nach einer und nach zwei Stunden. Aus dem 24-Stunden-Wert läßt sich die Menge der Erythrozyten schätzen. Hohe weiße Zwischenschicht zeigt Leukozytose an.
7. Werte auf Karteikarte notieren, ebenso Plasmafarbe, Höhe der Leukozytenzwischenschicht und Trübungsgrad.

Blutuntersuchungen 519

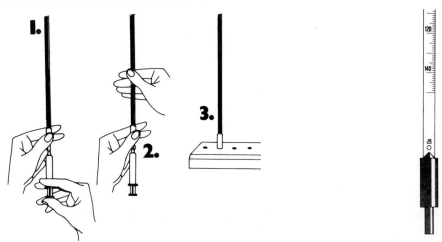

BSG-Pipette. Mit der Blutentnahmespritze wird die Pipette von unten her gefüllt. Durch Vierteldrehung bis zum Anschlag wird die Pipette geschlossen. Nach Entfernung der Spritze kann man die Pipette in jedes Stativ stellen.

Ergebnis:

Erhöhte Werte weisen auf Entzündungsprozesse im Körper, extrem hohe Werte (über 60 mm in der ersten und über 100 mm in der zweiten Stunde) kommen u. a. bei Lues, Paraproteinämie, Leberzirrhose, Herzklappenentzündungen (Endokarditis) vor. Erhöhungen sind physiologisch im hohen Alter, bei Schwangerschaft, bei Kälteagglutination infolge Ballung der Erythrozyten, nach Streptasetherapie. Erniedrigte Werte findet man u. a. bei vegetativer Dystonie, Agammaglobulinämie der Kinder, Polyglobulie, Hypothyreose.

Normwerte der Westergrenschen Methode:			
Neugeborene 1. Std.	1 bis 4 mm	2. Std.	24. Std.
Säuglinge Kleinkinder	7 bis 13 mm		
Männer	3 bis 7 mm	10 mm	20 bis 30 mm
Frauen	6 bis 10 (bis 13) mm	20 mm	30 bis 40 mm

Fehlerquellen

Die Blutsenkungsreaktion verläuft ungenau bei zu großer Zimmerwärme, in Ofen- oder Heizkörpernähe, bei Sonnenbestrahlung, bei Schiefstellung des Röhrchens oder des Gestells, unrichtigem Mischungsverhältnis (bei zuviel Natrium citricum erhöhte Falschwerte). Falschwerte (über 20 mm in der 1. Std.) beobachtet man bei Hypercholesterinämie.

Sonstiges

Schnellsenkung:

(Schrägkippen des genormten Gestells auf 45°)
Es ergeben sich folgende Resultate: nach 7 Minuten = 1-Stunden-Wert, nach 10 Minuten = 2-Stunden-Wert.

Plasmafarbe:
Normal gelblich, hell; krankhaft zitronengelb (weist auf Bilirubinerhöhung bei Leberstörung), grünlich-gelblich (deutet auf Ikterus), rötlich-gelb (deutet auf Medikamenteneinfluß oder Hämolyse), bräunlich (deutet auf perniziöse Anämie).

Plasmadurchsichtigkeit:
Normal durchsichtig, wenn mit Natrium citricum gemischt wurde, trüb-krankhaftes Serum infolge Stoffwechselschlacken; milchiges Plasma deutet auf hohen Fettgehalt (Hypertriglyzeridämie) und findet sich manchmal nach den Mahlzeiten. Schlierenbildung (manchmal kegelförmig oberhalb der Zwischenschicht) deutet auf veränderte Eiweißzusammensetzung des Blutplasmas.

Weiße Zwischenschicht: Unterhalb des Plasmas auf der Grenze zur Blutsäule findet sich normalerweise eine 1 mm hohe weiße Zwischenschicht. Sie besteht aus Leukozyten. Bei hoher Leukozytenzahl ist die Schicht bis auf 4 mm und mehr erhöht. Man kann aus der erhöhten Zwischenschicht auf eine Leukozytose schließen.

32.3.2. Elektrophorese
Auftrennung der Blutserumbestandteile in die einzelnen Fraktionen Albumin, α1-Globulin, α2-Globulin, β-Globulin und γ-Globulin im elektrischen Feld.

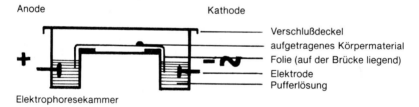

Dabei wandern die mit verschiedenen Oberflächenladungen behafteten Moleküle mit unterschiedlicher Transportgeschwindigkeit vom negativen Pol (Kathode) zum positiven Pol (Anode). Zu diesem Zweck wird eine Folie in eine Brücke gespannt. Mit einem Auftragstempel wird die mit Puffergemisch getränkte Folie mit Blutserum oder Urin benetzt. Die Auftrennung mittels Gleichstrom dauert bei Verwendung der Kurzzeit-Elektrophorese 25 min. Danach wird die Folie im Färbefixierbad mit Amidoschwarz behandelt und in einer Säure-Methanol-Lösung fixiert. Die Eiweißfraktionen bleiben dabei gefärbt. Nach Entfärbung wird die Folie auf einen Objektträger gedrückt, im Transparenzbad durchsichtig gemacht und getrocknet. Die Auswertung erfolgt nach Trennung der Eiweißphasenabschnitte und Eluierung im Photometer, oder mittels vollautomatischem Auswertgerät mit Digitalanzeige. Es ergibt sich eine Kurve (Phärogramm), aus deren Höhen und Flächen auf die Menge der jeweiligen Substanzanteile (bei Proteinauftrennung Albumin, α1-, α2-, β-, γ-Globulin) geschlossen wird. Normalwerte:

Normalwerte	Albumin	50—60 %
	α1-Globulin	5— 7 %
	α2-Globulin	7—10 %
	β-Globulin	8—13 %
	γ-Globulin	10—18 %

Verschiebungen in der Relation sind charakteristisch für bestimmte Krankheiten. Die Werte müssen in Beziehung zum Gesamteiweißgehalt des Serums gesetzt werden.

32.3.3. Hämatokritbestimmung

Der Hämatrokrit (Ht) zeigt den Erythrozytenanteil in Prozent des gesamten Blutes an und ist genauer als die Erythrozytenzählung mittels Zählkammer oder Photometrie.

Benötigt:
2 Glaskapillaren (heparinisiert) von 75 mm Länge und 1 mm Durchmesser, Kitt zum Verschließen der Glaskapillare, Mikro-Ht-Zentrifuge (zur Sedimentation der Erythrozyten), Auswertegerät.

Durchführung:
Beide Glaskapillaren zu drei Viertel mit Blut füllen,
blutfreie Kapillarenden mit Kitt waagerecht verschließen,
Zentrifugieren 5 min bei 10 000 Umdrehungen.
Unteres Blutsäulenende auf 0, oberes auf 100 Prozent einstellen.
Ablesen des Ht-Wertes am oberen Erythrozytensäulenende in Prozent.

Ergebnis:
Die Werte beider Kapillaren dürfen nur bis zu 2 Prozent voneinander abweichen, sonst Wiederholung der Bestimmung. Männer 42 bis 52 Prozent, Frauen 37 bis 47 Prozent.

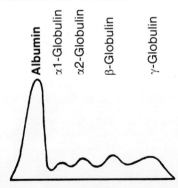

Normaldiagramm der Serum-Elektrophorese.

32.3.4. Gerinnungszeitbestimmung

Die Methoden nach Morawitz, Sahli und Fonio sind ungenau. Für die Praxis zur Suchdiagnostik nur Thrombozytenzählung (32.2.9.), Quicktest und/oder partielle Thromboplastinzeit (PTT) (synonym: Plasma-Thrombin-Gerinnungszeit [PTZ]).

Quick-Test

Dient der Feststellung von Blutgerinnungsstörungen, der Leberfunktionsdiagnostik, der Therapiekontrolle bei gerinnungsherabsetzender Medikation (Antikoagulantien wie Marcumar) bei Thrombose, Myokardinfarkt. Man benutzt dazu die Bestimmung der Thromboplastinzeit (= Prothrombinzeit). Die Zeitdauer bis zum Gerinnungseintritt des Blutplasmas (Gerinnselbildung = Verwandlung von Fibrinogen in Fibrin) hängt dabei von den Blutfaktoren I (Fibrinbildung), II (Thrombinbildung), V und X (Prothrombin-Aktivator-Bildung) und VII (Aktivator von Faktor X) ab. Der Bezug der Zeitdauer in Prozenten der Normwerte (die im Blutplasma von gesunden Vergleichspersonen gefunden wurden) dient als Maß (Ablesung in Standardkurve oder Tabelle). Man gibt dem Natriumzitratplasma bzw. dem mit Zitratpuffer versetzten Blut den Gewebefaktor III (entspricht der Vorphase der Blutgerinnung) und Kalziumionen zu und erwärmt im vom Thermostaten regulierten Wasserbad. Die Reaktion ist fehleranfällig (u. a. falls bei der Venenpunktion Gewebeteile und damit Gewebethromboplastin erfaßt wurde, wenn die in 10%iger NaOH gespülten Glasgegenstände nicht ausreichend mit Aq. dest. nachgespült wurden). Man gibt die Thromboplastinzeit in Prozent der Norm als „Quickwert in Prozent" an. Eine Eichkurve ist anzufertigen, aus der man das Ergebnis ablesen kann.

32.3.5. Erythrozytenbestimmung mit dem Photometer

Die Erythrozytenauszählung mit der Zählkammer ist arbeitsintensiv und zeitaufwendig. Aus diesem Grunde findet gelegentlich die photometrische Bestimmung der Erythrozyten mit Hilfe von GOWERscher Lösung Anwendung, die eine hinreichend genaue Bestimmung der Erythrozytenzahl ohne Zählung erlaubt. Das Vorgehen hat Ähnlichkeit mit der photometrischen Hämoglobinbestimmung.

GOWERsche Lösung führt zu kugelförmigen Erythrozyten. Dadurch kommt es zu einer Trübung der Lösung, die sich innerhalb gewisser Bereiche proportional zur Zahl der Erythrozyten verhält.

Benötigt:

1 Vollpipette (10 ml), 1 Hb-Pipette (0,02 ml), 1 Reagenzglas, 2 Glasküvetten für das Photometer, Photometer mit geeignetem Filter (z. B. Grünfilter 546 nm), GOWERsche Lösung.

Durchführung:

10 ml GOWERsche Lösung
+ 0,02 ml Kapillarblut
mischen (mehrfaches Aufziehen und Ausblasen)
5 Minuten stehen lassen
1 ml des Gemisches in die Küvette geben
Photometrie gegen destilliertes Wasser oder GOWERsche Lösung
Wert in der den Reagenzien oder dem Photometer beigegebenen Wertetabelle ablesen

32.4. Chemische Blutuntersuchungen
32.4.1. Hämoglobinbestimmung

Die Bestimmung des Hb-Gehaltes nach der Hämometermethode (Sahli) ist unbrauchbar. Lediglich die photometrische Bestimmung kann als exakt angesehen werden. Diese wird mit der Cyanid-Hämoglobin-Methode durchgeführt. Jede Hb-Bestimmung ist zweimal auszuführen. Die Extinktionswerte sind dann zusammenzurechnen, durch 2 zu dividieren und mit einem Faktor zu multiplizieren; der Faktor schwankt je nach Photometer zwischen 36,7 und 36,8. Der Endwert entspricht gHb auf 100 ml Vollblut.

Benötigt:
1 Reagenzglas; Sicherheitspipette (2 ml, 5 ml); geeichte Hb-Pipette (0,02 ml), 2 Glasküvetten (Schichtdicke 1 cm), Photometer mit geeignetem Filter (z. B. Grünfilter 546 mm). — Lösungen nach Anleitung, z. B. Lösung I (1 mM Kaliumdihydrogenphosphat — 0,75 mM Kaliumcyanid — 0,6 mM Kaliumhexacyanoferrat-III) (dieses auf 1000 ml Aq. dest. auffüllen — Vorsicht! Gift!); Lösung II (Detergens 25%ig). — 2 ml Lösung II in 1000 ml Lösung I pipettieren (ergibt Lösung III).

> *Durchführung:*
>   5 ml Lösung III
> + 0,02 ml venöses Vollblut
> mischen (mehrmaliges Aufziehen und Ausblasen)
> stehenlassen (3 min)
> davon 1 ml in Küvette geben
> Photometrie gegen Aq. dest. oder eine Transformationslösung mit pH 7,
> Wert in Werttabelle ablesen.

Ergebnis:
Normalzahlen bei Männern 14 bis 18 g/100 ml bzw. 8,69 bis 11,17 mmol/Liter; bei Frauen 12 bis 16 g/100 ml bzw. 7,45 bis 9,93 mmol/Liter. Falschaussagen infolge Trübung des Blutes bei Hypertriglyzeridämie und durch Vermehrung der Makroglobuline (IgM) bei Morbus Waldenström. Dann Bestimmung im Laboratorium mittels Ultrazentrifuge.
Die Testpapiere auf Hb-Gehalt haben etwa 15 Prozent Fehlerbreite und sollten deshalb im Praxislaboratorium keine Verwendung finden.

Umrechnungsformel:

g/100 ml × 0,6206 = mmol/l

Rückrechnungsformel:

mmol/l × 1,611 = g/100 ml

Hb-Gehalt des Erythrozyten
Hb_E ist der Hb-Gehalt des einzelnen Erythrozyten und wird nach folgender Formel ermittelt:

$$\frac{Hb \times 10}{Ery} = Hb_E$$

Ergebnis: Normwerte 28 bis 34 pg; bis 27,9 pg = hypochrom; ab 34,1 pg = hyperchrom.

Erythrozytenvolumen

(MCV = mittleres korpuskuläres Volumen)
Rechenwert aus Ht und Ery-Zahl nach folgender Formel:

$$\frac{Ht \times 10}{Ery} = MCV.$$ Normwerte 90 bis 99 μm^3 (μm^3 = fl [femtoliter]).

Hb-Konzentration der Erythrozyten

(MCHC = mittlere korpuskuläre Hämoglobinkonzentration): Rechenwert aus Ht und Hb nach folgender Formel:

$$\frac{Hb \times 100}{Ht} = MCHC.$$

Normwerte: 32 bis 36 g Hb/100 ml Ery = 19,86 bis 22,34 mmol/Liter.

32.4.2. Bilirubin im Blutserum

Bilirubin entstammt dem Hämoglobin der zugrunde gehenden Erythrozyten. Die Mengenfeststellung erfolgt photometrisch, wobei neben dem Gesamtbilirubin das direkte Bilirubin bestimmt wird; aus beiden Werten kann man die Höhe des indirekten Bilirubins ermitteln (Gesamtbilirubin mit einem Grenzwert von 17 μmol/Liter = 1 mg%). Erhöhte Bilirubinwerte im Serum spiegeln das Ausmaß der mechanischen Abflutbehinderung innerhalb der Leber und im Gallengangsystem wieder.

Ictotest-Tablettentest

> *Durchführung:*
> 2 Tr. Serum auf Abrißquadrat des Prüfblättchens tropfen,
> + 1 Tbl. Ictotest in die Mitte darauf legen,
> + 5 Tr. Aq. dest. auftropfen,
> Stoppuhr laufen lassen,
> ablesen nach 30 Sekunden.

Ergebnis:

negativ = Farbhof um Tbl. gelb bis rosarot (Gesamtbilirubin unter 1 mg%); positiv = Farbhof blauviolett bei Gesamtbilirubingehalt über 1 mg% (es werden direktes und indirektes Bilirubin erfaßt).

Bilirubin ist normalerweise erhöht im Serum von Neugeborenen (steigt jedoch bei Neugeborenen der Serumbilirubingehalt laufend an, besteht Verdacht auf Morbus haemolyticus neonatorum [Kernikterus] bei Rh- oder ABO-Unverträglichkeit). Krankhaft erhöht bei Hämolyse, Hepatitis, Leberstauung, Lebertumor, Vergiftung, Verschlußikterus u. a. m. Schubweise erhöht bei angeborener Hyperbilirubinämie. Gelegentlich medikamentös und in der Schwangerschaft ausgelöst.

Teststreifen (Bilur-Test®, Bili-Merckognost®)
Vorgehen wie bei der Harnuntersuchung mit Teststreifen. Das Ablesen erfolgt mit Hilfe einer speziellen Farbskala für Serum.

32.4.3 Glukosenachweis im Blut

Es stehen mehrere Methoden zur Verfügung:

- Untersuchung mit Teststreifen (leicht praktikabel, bietet gute Anhaltswerte)
- Photometrische Glukosebestimmung im Blut (heute übliche quantitative Methode)
- Quantitative Bestimmung durch Reflexionsmessungen (Trockenchemie)

Glukosenachweis im Blut mit Teststreifen

(Haemo-Glukotest 20-800®, Dextrostix®, Visidex® u. a.)

Die Blutzuckerteststreifen beruhen auf dem gleichen Prinzip wie die Urinteststreifen (s. d.)., Glukose wird zu Glukonsäure oxidiert, das dabei entstehende Wasserstoffperoxid verwandelt einen farblosen Stoff in einen Farbstoff, der durch Vergleich mit der Farbskala auf der Packung das Ablesen eines semiquantitativen Wertes ermöglicht.

Ein Bluttropfen wird auf das Testfeld des Teststreifen gegeben und verteilt. Nach genau 60 Sekunden wird das Blut je nach Teststreifen abgewischt (Haemo-Glukotest 20 bis 800) oder mit einem Wasserstrahl aus einer Spritzflasche abgewaschen (Dextrostix, Visidex), dann wird sofort mit der Farbskala verglichen.

Die Bereiche der Teststreifen sind unterschiedlich, Haemo-Glukotest und Visidex weisen einen Bereich von 20 bis 800 mg/dl Glukose, Dextrostix eine von 0 bis 250 mg/dl auf. Die Genauigkeit ist in Anbetracht der Methode bei Haemo-Glukotest 20 bis 800 und Visidex gut, es können jedoch Abweichungen von bis zu 30 Prozent Unter- oder Überschreitung des richtigen Wertes vorkommen. Positive Befunde müssen in jedem Falle mit einer quantitativen Methode überprüft werden.

Glukosenachweis im Blut mit dem Photometer

Bei der Oxidation von Glukose im Beisein von Glukose-Dehydrogenase wird NAD in NADH umgewandelt. Die Menge des NADH ist der Glukosemenge proportional. Die Messung erfordert ein Photometer mit entsprechenden Filtern (z. B. Wellenlänge Hg 334 nm, Hg 365 nm, 340 nm oder Hg 436 nm o. a.).

Das Vorgehen muß sich genau nach den Vorschriften der die Reagenzien liefernden Firma richten und kann im folgenden nur grundsätzlich wiedergegeben werden. Als Untersuchungsmaterial kann Vollblut, Serum, Plasma (sowie zur quantitativen Bestimmung des Harn- und Liquorzuckers auch Urin und Liquor) verwendet werden. Eine Glukosebestimmung ist auch im Hämolysat (sofort nach der Abnahme hämolysiertes Vollblut), das sich im Kühlschrank 2 Wochen und bei 15 bis 20 Grad Celsius 7 Tage aufbewahren läßt, möglich.

Benötigt:

Photometer mit Filter; 1 Zentrifugenglas; Pipetten (4 zu 0,1 ml; 1 zu 1,0 ml; 3 zu 5,0 ml); Zentrifuge, 4 Reagenzgläser; Reagenzglastrichter; Filterpapier; Enteiweißungslösung (z. B. Urac); Lösung je nach Fabrikat, z. B. Lösung I: (9,1 mg Glukose/100 ml = Standard); Lösung II: (100 mM Phosphatpuffer mit

einem pH 7,0; 20 µg GOD/ml; 180 µg GOD/ml; 1 mg ABTS/ml); Aq. bidest.
Bereitung der Lösungen und Haltbarkeit siehe Angaben des Reagenzienherstellers.

Durchführung:
A. Enteiweißung:

Enteiweißungslösung	1,0 ml
Blut, Serum, Plasma	0,1 ml
	Pipette durch mehrmaliges Aufziehen und Ausblasen spülen, Zentrifugieren (5 bis 10 min), filtrieren

B. Photometrieanalyse:

	Leerwert	Standard	Probe
Aq. bidest.	0,1 ml (0,2) bei Hg 578 nm	—	—
Standard	—	0,1 ml (0,2) bei Hg 578 nm	—
Überstand nach Enteiweißung	—	—	0,1 ml (0,2) bei Hg 578 nm
angesetztes Reagenz	5,0 ml	5,0 ml	5,0 ml

C. mischen, stehenlassen *(25 bis 30 min), Extinktion der Probe und Extinktion vom Standard gegen Leerwert* **messen.** *Ablesen und Vergleich mit Wertetabelle.*

Reflexionsmessung

Die Näherungwerte werden exakter erfaßt durch die Reflexionsmessung mit Teststreifen und Benutzung eines Reflexionsphotometers. Es werden mit Reflomat®- Werte zwischen 0,56 und 19,4 mmol/Liter (= 10 bis 350 mg/dl) erfaßt. Man benutzt dazu Teststreifen Reflotest-Glukose bzw. Reflotest-Hypoglycemie.

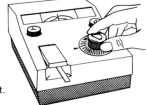

Reflexionsmessung des Reflotest-Glukose-Streifens im Reflomat.

Ergebnis:

normal:	4,16 bis 5,27 mmol/l (75 bis 95 mg%/dl)
erhöht:	ab 6,44 mmol/l (ab 116 mg%/dl)
stark erhöht:	ab 11,1 mmol/l (ab 200 mg%/dl, Hyperglykämie)
erniedrigt:	unter 3,61 mmol/l (unter 65 mg%/dl, Hypoglykämie)

Blutzuckerwerte werden üblicherweise nicht mehr in mg%/100 ml oder mg%/dl angegeben, sondern in Mol (mol) bzw. Millimol (mmol).

Umrechnungsformel: Rückrechnungsformel:

| mg/100 ml × 0,055 = mmol/l | mmol/l × 18,016 = mg/100 ml |

Hyperglykämie

Hyperglykämien treten besonders bei Diabetes mellitus auf. Weitere Ursachen können (viel seltener) Akromegalie, M.Cushing (z. B. bei Cortikoidbehandlung), Hyperthyreose, Myokardinfarkt, Gehirnverletzungen u. a. sein. Besonders hohe Werte (bis 800—1000 mg%/dl) sind bei dem höchst bedrohlichen Coma diabeticum festzustellen.

Hypoglykämie

Hypoglykämien sind besonders bei Diabetikern nach zu hohen Insulindosierungen, aber auch bei normalen Insulinmengen und zu wenig Nahrung oder zu viel (verglichen mit dem üblichen) Bewegung zu beobachten. Seltenere Ursachen können Nebennierensuffizienz, Hypophysentumor, Myxödem u. a. sein.

32.4.4 Orale Glukosebelastung

Zur Sicherung der Diagnose „Diabetes mellitus" ist eine orale Glukosebelastung und die Erstellung eines Blutzuckerprofils erforderlich. Nach Bestimmung des Nüchternblutzuckers wird eine Lösung mit Oligosacchariden (entsprechend 100 g Glukose) getrunken, alle 60 Minuten wird Blutzucker bestimmt, nach 180 Minuten nur noch bei besonderen Fragestellungen.

Voraussetzung für die orale Glukosebelastung ist ein seit etwa 12 Stunden nüchterner Patient, der sich die letzten drei Tage kohlenhydratreich ernährt hat und keine störenden Medikamente eingenommen hat. Die Harnblase ist vor Beginn der oralen Glukosebehandlung vollständig zu entleeren.

Belastungsproben sind untersagt bei Dyspnoe, Erregbarkeit, Fieber, während einer Gravidität, bei Kleinkindern, 3 Tage vor und während der Menstruation, bei akuter Verdauungsstörung. Vorsicht bei Verdacht auf Insulom (Geschwulst in Pankreas) und Nebennierenstörung (Schock- und Hypoglykämiegefahr).

Benötigt:

Trinkgefäß; Probetrunk (z. B. Gluko-50-Probetrunk®, DEXTRO o.g.T.®). Körpergewicht feststellen, 1 Gramm Glukose je Kilogramm Körpergewicht.

Durchführung:
Nüchterner Patient läßt Wasser (Urin auf Glukose prüfen)
danach Blutentnahme
danach Probetrunk
Patient ruht
Blutentnahme nach 60 und 120 Minuten, evtl. noch nach 180 Minuten
Wasserlassen nach 2. und 4. Stunde
Blutzuckerbestimmungen (bei Belastungsprobe nur photometrisch!) und Prüfung aller Urinportionen auf Glukose

Ergebnis:

Zuckerausscheidung im Urin, sofern keine Störung der Nierenschwelle vorliegt, nur wenn Blutzucker um 9,99 mmol/Liter (= 180 mg%) und höher liegt. Der Ausgangswert ist nach 2 Stunden erreicht. Normaler höchster Einstundenwert bis 7,49 mmol/Liter (= 135 mg%), Zweistundenwert bis 6,38 mmol/Liter (= 115 mg%).

32.4.5 Harnstoffbestimmung im Blut mit Teststreifen
(Urastrat®, Merckognost-Harnstoff®, Reflotest Urea®, Azostix® u. a.)
Mit Teststreifen kann relativ schnell die Harnstoffkonzentration im Blut festgestellt werden. Damit ist die Diagnose einer beginnenden Urämie ohne große Umstände möglich.

Dem Nachweis liegt eine Spaltung von Harnstoff durch Urease letztlich in gasförmiges Ammoniak zugrunde. Die Menge des Ammoniak wird durch die Teststreifen angezeigt.

Die Anwendung der Teststreifen ist bei den verschiedenen Fabrikaten unterschiedlich. Merckognost-Harnstoff® kann mit Vollblut, Heparinblut, Serum oder Plasma durchgeführt werden und liefert schon nach 10 Minuten erste Werte.

32.5. Quantitative Bestimmung von Blutbestandteilen mit dem Reflexionsphotometer

32.5.1. Allgemeines

Die Entwicklung von Trockenreagenzträgern (Teststreifen) für qualitative und semiquantitative Untersuchungen von Harn und Blut hat durch Verbesserung der Auswertung mit Hilfe von reflektorischen Messungen und Mikroprozessorsteuerung zur Möglichkeit quantitativer Bestimmungen einer großen Zahl von Blutbestandteilen mit Teststreifen geführt.

Im Gegensatz zu den bisherigen Methoden der Analyse von Parametern im Blut, der „Naßchemie", wird die quantitative Bestimmung von Blutbestandteilen als „Trockenchemie" bezeichnet. Mit ihr ist heute schon die Bestimmung von sehr vielen Blutbestandteilen (z. B. Glukose, Harnstoff, Bilirubin, CO_2, Chlorid, Natrium, Kalium, Ammoniak, Calcium, Harnsäure, Triglyceride, Protein, Amylase, Albumin, AP, GOT, GPT, CK, γ-GT, LDH, Kreatinin, HDL-Cholesterin, Cholesterin, Phospat) möglich. Die Trockenchemie erlaubt die Durchführung von kleinen Serien oder Einzelanalysen innerhalb kürzester Zeit (2 bis 3 Minuten) und ist deswegen in ganz besonderem Maße für den niedergelassenen Arzt geeignet, der noch innerhalb der Sprechstunde über Untersuchungsergebnisse verfügen möchte.

Für die Durchführung von Untersuchungen mit Hilfe der „Trockenchemie" werden ein spezielles Reflexionsphotometer, die dazugehörigen Trockenreagenzträger sowie eine spezielle Pipette zum Aufnehmen und Dosieren des Untersuchungsgutes benötigt.

32.5.2. Das reflometrische System

Das Reflexionsphotometer

Unter Reflexion versteht man die Erscheinung, die auftritt, wenn Teilchen oder Wellen an Grenzflächen zurückgeworfen werden. Das Reflexionsphotometer verwendet zur Messung der Reflexion eine sogenannte Ulbrichtsche Kugel, in der mit pulsierendem Licht eine Veränderung der Reflexionswerte gemessen wird. An der Meßöffnung der Kugel befindet sich das diffus beleuchtete Meßfeld des Reagenzträgers. Das vom Testfeld reflektierte

Licht wird gemessen. Die so gewonnenen Werte werden im Mikroprozessor des Photometers mit den gespeicherten Referenzwerten verglichen.

Für den jeweils zu untersuchenden Blutbestandteil sind spezielle Daten im Mikroprozessor des Photometers erforderlich. Diese werden entweder durch ein für jede Untersuchung unterschiedliches Meßmodul, das in das Photometer eingesteckt wird (Miles Seralyser®) oder durch ein Magnetband auf der Rückseite des Reagenzträgers eingespeichert (Reflotron®).

Der Trockenreagenzträger

Der Trockenreagenzträger hat mehrere Aufgaben. Er muß das Plasma von den übrigen Bestandteilen des Blutes abtrennen, gleichzeitig erfolgt die Vorinkubation, danach die Reaktion des Plasmas mit den „Trockenreagenzien" in den Reaktionsschichten und die Farbstoffbildung. Beim Reflotron® ist zusätzlich noch die Übertragung von Daten an das Photometer eine Aufgabe des Teststreifens.

Hierzu bedarf es eines besonderen Aufbaus des Reagenzträgers. Mittels eines Glasfaservlieses werden bei den Reflotron-Teststreifen (außer bei der Hämoglobinbestimmung, die mit Vollblut stattfinden muß) die Erythrozyten zurückgehalten. Mit einen „Transportvlies" wird die der Reaktionsschicht zugeführte Plasmamenge dosiert. In den Reaktionsschichten findet dann die Farbstoffbildung statt.

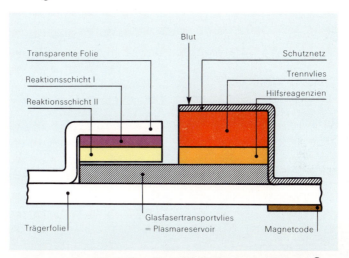

Schematischer Aufbau eines Test nach Reaktionsstart (Reflotron®)

32.5.3. Die Durchführung der Untersuchung

Die Verfahren sind je nach Fabrikat etwas unterschiedlich. Meist wird die Probe (je nach Angabe der Firma Vollblut, Plasma, Serum) mit einem Dosiergerät und einer Einmalpipettenspitze genau abgemessen und auf den Trockenreagenzträger gebracht. Es folgt die Einbringung des mit der Probe versehenen Teststreifens in das Gerät. Die Untersuchung wird durch Knopfdruck o. ä. gestartet. Nach etwa einer Minute ist die Vorinkubation, in der die richtige Temperatur erreicht wird sowie bei Vollblut die Abtrennung des Erythrozyten und die Dosierung des Plasmas, abgeschlossen.

Bei Reflotron® erfolgt dann automatisch der Reaktionsstart. Die Reaktionszone wird in das Plasma gedrückt, die Nachweisreaktion mit den jeweils spezifischen Reagenzien finden statt. Je nach Untersuchung erfolgt nach Ablauf der Reaktion oder zu verschiedenen Zeitpunkten während der Reaktion die Messung der Farbintensität des Reaktionsproduktes.

Die Ablesung des Wertes erfolgt an einer Digitalskala am Photometer. Die Genauigkeit der ermittelten Werte ist mit den nach herkömmlichen Methoden festgestellten bei korrekter Bedienung des Systems annähernd identisch.

33 Weitere Laboruntersuchungen

33.1. Stuhluntersuchungen

Stuhluntersuchungen dienen vornehmlich folgenden Feststellungen:
— Liegt eine Blutung aus dem Verdauungstrakt vor?
— Ist die Verdauung vollständig?
— Besteht Wurmbefall?

Weitere, jedoch in der Praxis nicht durchführbare Untersuchungen beziehen sich u. a. auf Feststellung der Bakterienflora, Enzymuntersuchungen, Prüfung der Nahrungsmittelausnutzung, Gesamtfettbestimmung.

33.1.1. Betrachtung des frisch abgesetzten Stuhls

Farbe, Geruch, Konsistenz beachten. Die Stuhlfarbe ist durch einen Bestandteil in der Galle bedingt, weshalb bei Verschlußikterus der Stuhl hell wird. Die aus dem Bilirubinstoffwechsel stammenden Bilirubin und Sterkobilin bedingen die Stuhlfarbe normalerweise nicht, zumal Urobilinogen farblos ist und der frisch abgesetzte Stuhl reichlich Urobilinogen, dagegen kein Sterkobilin enthält.

33.1.2. Stuhlentnahme

Sie erfolgt unmittelbar nach Absetzen des Kotes in der Toilette. Mit Hilfe des im Stuhlröhrchen befindlichen, im Verschlußkorken befestigten Löffels wird der Stuhl zerteilt; aus der Mitte des Stuhls werden zwei Löffel voll Kot in das Stuhlröhrchen getan.

Probenbehälter für Faezes aus Plexiglas mit Spateldeckel.

33.1.3. Blutnachweis im Stuhl

Der Patient muß drei Tage vorher einige Einschränkungen der Kost einhalten: Verboten sind Fleisch, Bouillon, Wurst, Spinat, grüne Bohnen, Kakao, rote Bete (Rüben), Heidelbeeren. Auch Magensaftaushebung, Rektoskopie und eine Rektaluntersuchung müssen ebenfalls für 3 Tage unterbleiben.

Haemoccult (auch hemo FEC oder Colo-Rect-Test)
Bestehend aus einem Briefchen zur Aufnahme eines Stückes Stuhl und dem Reagenz. Der Patient füllt das Briefchen mit einem Stück Stuhl.

Vorgehen:	Briefchen nach Erhalt öffnen
	+ Reagenzlösung tropfenweise

Ergebnis (nach 30 s)
Blaue Verfärbung bei Vorhandensein von okkultem Blut. Die Verfärbung beruht darauf, daß o-Tolidin durch Zugabe von Wasserstoffperoxid in einen blauen Farbstoff verwandelt wird, sobald das aus Hämoglobin entstandene Häm vorhanden ist.

> **Beachte:** Die Briefchenproben können sowohl falsch negativ als auch falsch positiv ausfallen, besonders bei eingetrocknetem und bereits zwei Tage altem Stuhl.

Sangur-Test:

Vorgehen:	Stuhlstück mit Aq. dest. 1000fach verdünnen, in die Verdünnung Sangur-Teststreifen halten

Ergebnis: negativ = keine Färbung; positiv = diffuse Grünfärbung. Die Verfärbung erfolgt durch Umwandlung von Gujakharz in einen Farbstoff, wenn Häm vorhanden ist.

Benzidinprobe:
Benötigt werden Petrischale, Glastrichter, 2 Reagenzgläser, Reagenzgläserständer, Filterpapier. — Frisch bereitete Benzidin-Essigsäure-Lösung (1 Tbl. Benzidin „Merck" in 10 ml 50%iger Essigsäurelösung lösen), Lösung filtrieren; 30%iges Wasserstoffsuperoxyd. — 3 Tage vorher fleischlose und chlorophyllfreie Kost erforderlich.

Vorgehen:	Linsengroßes Stuhlstück in Petrischale ausstreichen,
	+ tropfenweise Benzidin-Essigsäure-Lösung,
	+ 5 Tr. Wasserstoffsuperoxyd,
	5 min stehenlassen.

Positiv: zuerst grünlich, später blaue (bis dunkeltintenblaue) Färbung.

33.1.4. Pankreasinsuffizienznachweis im Stuhl

BM-Test Meconium-Schnelltest oder Mecostix auf überhöhten Albumingehalt des Stuhls infolge (erblicher) Mukoviskidosis. Unmittelbar nach erstem Stuhlgang (Mekonium) prüfen.

Vorgehen:
3 bis 5 Tr. Aqua dest. aus Tropfflasche in Kunststoffgefäß geben,
0,5 bis 1 cm des unteren BM-Test-Meconium-Teststreifenteils mit Meconium bestreichen,
Teststreifen in das mit wenig Aqua dest. gefüllte Kunststoffgefäß stellen (15 min belassen).

33.1.5. Mikroskopische Untersuchung des Stuhls

Die Untersuchungen auf Muskelfasern, Fette und Stärke können an einem Präparat kombiniert vorgenommen werden. Als nicht regelrecht verarbeitete Nahrungsbestandteile finden sich im Kot

- *Muskelfasern* (als Zeichen unverdauten Eiweißes),
- *Fette* (als Zeichen pathologischer Fettverdauung),
- *Stärke* (als Zeichen pathologischer Kohlenhydratverdauung).

Außerdem finden sich ggf. Pflanzenreste, Schleim, Kristalle. Vor der Untersuchung wird die benötigte Menge Kot auf einer Glasplatte oder in einer Petrischale ausgebreitet.

Vorgehen:
Wenig Stuhl dünn auf Objektträger mit 1 Tr. physiologischer Kochsalzlösung ausstreichen, Deckglas auflegen, mikroskopische Betrachtung.

Muskelfasern quergestreift, leicht gelblich (durch Gallenfarbstoffe gefärbt) deuten auf gestörte Eiweißverdauung, Achlorhydrie, Pankreasinsuffizienz.

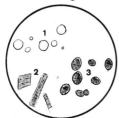

Mikroskopisch nachweisbare Stuhlbestandteile
Fett (1), Muskelfasern (2), Stärke (3).

Fettkugeln sind ungleich groß, stark lichtbrechend mit dunklem Rand und ggf. Fettkristalle (nadel- und rundförmig); Kalk- und Magnesiastreifen der Fettsäure sind büschelförmig; bei Zusatz von 1 Tr. Eisessig lösen sich Kalk- und Magnesiastreifen auf, es erscheinen Fetttropfen; erkalten lassen, es erscheinen Fettsäurekristalle (spitze Nadeln). Zahlreich vorhanden bei Erkrankungen der Gallenwege, Acholie, Pankreasinsuffizienz, Malabsorption.

Kohlenhydrat-(Stärke-)Nachweis: Zugabe von der rechten oberen Deckglasecke mit einem an einem Glasstab hängenden Tropfen Lugolscher Lösung (Jod). Stärkekörner färben sich schwarzblau. Vorhanden bei Kohlenhydratverdauungsstörung, z. B. Dünndarmverdauung gestört, Pankreasinsuffizienz. Die aus Pflanzenzellen (Getreidekorn, Kartoffel) stammende Stärke wird nicht abgebaut. Die Jodprobe wird blau, wenn wasserlösliche Amylose vorliegt, sie wird rotbraun, wenn nichtwasserlösliches Amylopektin vorhanden ist.

33.1.6. Stuhluntersuchung auf Wurmeier

Zunächst muß eine Anreicherung erfolgen.

Vorgehen:
Stuhl
+ Mischung aus 20- bis 25%igem Antiformin und Äther zu gleichen Teilen, verreiben,
12 h stehenlassen,
zentrifugieren,
Zentrifugat mikroskopisch untersuchen.
Oder:
Becherglas von 10 ml Fassungsvermögen, Glasstab, Platinöse, Objektträger, Deckgläschen, Pinzette; gesättigte Kochsalzlösung (37,7 g auf 100 ml Aqua dest.).
1 Teil Stuhl

+ 20 Teile gesättigte Kochsalzlösung tropfenweise unter Verrühren zugeben und gründlich mischen.
Es bildet sich ein Film auf der Oberfläche des Wassers. Nach 15 Minuten mit Platinöse die Oberfläche abstreichen und drei Tropfen auf Objektträger bringen und auf die Größe eines Pfennigstückes vergrößern.
Deckglas auflegen,
mikroskopische Betrachtung.

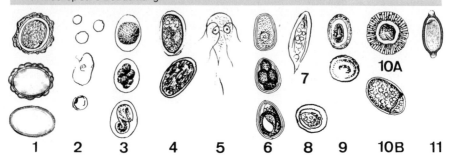

Wurmeier- und Amöbentafel. 1 Askariden (Spulwürmer), 2 Amöben, 3 Ankylostoma duodenale (Hakenwurm), 4 Bothriocephalus (Bandwurm), 5 Lambliasis intestinalis, 6 Oxyuren (Madenwürmer), 7 Schistosoma haematobium, 8 Schistosoma japonicum, 9 Taenia saginata (Bandwurm), 10 Taenia solium (Bandwurm), 11 Trichuris trichura (Peitschenwurm).

Cellophanprobe auf Oxyureneier
Cellophanklebestreifen 4 cm lang in die Analfurche eindrücken und sofort abziehen.

Vorgehen: auf Objektträger auftragen,
mikroskopisch untersuchen (mittlere Vergrößerung).

33.2. Sputumuntersuchungen

Schichtung beobachten
Bei genügender Menge Sputum wird dieses in ein Spitzglas gekippt und stehengelassen. Nach mehreren Stunden bildet sich eine Schichtung aus, deren Konsistenz mit Hilfe einer Platinöse geprüft wird.

Herzfehlerzellennachweis
Herzfehlerzellen erscheinen bei Stauungen im Lungenkreislauf. Es handelt sich um Alveolarepithelien mit Hämoglobineinlagerungen.

Vorgehen:
Es werden 1 ml 36%ige Salzsäurelösung mit 5 ml 2%iger Kaliumferrocyanidlösung zusammengegossen. Die in einer Petrischale befindliche Sputummenge von etwa 5 ml wird damit übergossen und durch Verrühren mittels Platinöse vermischt. Die Petrischale bleibt dann 60 min zugedeckt stehen. Eine der sich bildenden blauen Flocken wird mit Platinöse herausgefischt und auf einem Objektträger verstrichen. Unterm Mikroskop sieht man runde bzw. mehreckige Zellen mit bläschenartigem Kern nebst blauen Einlagerungen.

Nachweis eosinophiler Zellen
Eosinophile Zellen erscheinen im Sputum besonders bei Asthma bronchiale.

Vorgehen:

Eine Sputumflocke wird wie ein Blutausstrich auf einem Objektträger ausgestrichen, mittels dreimaligem Durchziehen durch die Spiritus- bzw. Gasflamme fixiert und mit verdünnter May-Grünwald-Lösung gefärbt. Die Lösung bleibt 3 min über dem Sputumausstrich stehen (wird eventuell auch nachgegossen, falls sie vorzeitig abläuft). Danach gießt man in die auf dem Objektträger stehende Farblösung 1 bis 2 ml Aqua dest. tropfenweise ein und bewegt den Objektträger so, daß die Farblösung sich miscgt ohne abzufließen. Dann läßt man den Objektträger 7 min liegen. Anschließend wird mit Aqua dest. abgespült, bis der Ausstrich blaßrot erscheint. Dann Lufttrocknung bei schräg gestelltem Objektträger. Unter dem Mikroskop erscheinen die eosinophilen Granula leuchtend rot.

Tuberkelbakteriennachweis
Zunächst Anreicherung der Bakterien im Sputum.

Vorgehen:
+ 4 ml Sputum
+ 12 ml 5- bis 10%iger Sputofluollösung,
mischen mit Glasstäbchen,
kräftig schütteln,
10 min stehenlassen,
20 min zentrifugieren,
Überstand wegschütten,
Sediment färben.

33.3. Untersuchungen auf Bakterien und Trichomonaden

33.3.1. Allgemeines

Untersuchungen auf Vorhandensein und Art von Bakterien im Urin und Blut werden in der ärztlichen Praxis nur in begrenztem Ausmaß durchgeführt. Spezialuntersuchungen bleiben meist den Zentrallaboratorien und mikrobiologisch tätigen Instituten vorbehalten.

Mikrobiologische Untersuchung

In der Regel werden neben den Keimnachweisen im Urin durch Tauchverfahren weitere Bakteriendifferenzierungen im Praxislabor lediglich mit dem Mikroskop durchgeführt. Da zahlreiche Keime im Mikroskop nicht unterschieden werden können, läßt die mikroskopische Untersuchung nur in wenigen Fällen eine sichere Diagnose zu. Häufig erlauben erst Bakterienkulturen, sogenannte „Bunte Reihen" und Tierversuche eine endgültige Diagnose. Mitunter reicht eine grobe Diagnose im Mikroskop für weitere therapeutische Maßnahmen aus. Dies gilt besonders für Bakterien mit typischem Aussehen und einem bestimmten Färbeverhalten gegenüber festgelegten Farblösungen.

Herstellung eines Präparates

Zur mikroskopischen Untersuchung auf Bakterien wird Körperflüssigkeit bzw. -sekret mittels einer Platinöse entnommen, das Material wird auf einem Objektträger verstrichen, fixiert (durch Flamme ziehen) und nach der Färbung untersucht.

Vorgehen:
Material auf Objektträger nicht zu dick verstreichen,
Fixierung: zweimal durch Flamme ziehen.
Nach der Spezialfärbung lufttrocknen lassen.
Betrachtung mit Immersionslinse bei mittlerer oder großer Okularlinse.
Konkavspiegel.

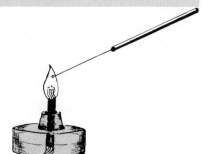

Abstrich-Platinöse mit Spiritusflamme; vor Gebrauch und nach Übertragung des Abstrichs auf einen Objektträger muß die Platinöse ausgeglüht werden (dadurch werden die Bakterien vernichtet).

Vernichtung keimhaltigen Untersuchungsmaterials

Die Vernichtung aller zur Bakterienzüchtung verwendeten Materialien und Kulturmedien ist unmittelbar nach Beendigung des Versuchs im Autoklaven vorzunehmen. Wegwerfen in den allgemeinen Müll ist verboten, da die Gefahr der Verbreitung von ansteckenden Krankheiten besteht.

33.3.2. Keimnachweis im Urin durch Tauchverfahren

Harnwegsinfekte sind beim Menschen sehr häufig, bedürfen aber, solange sie nur kurzdauernd auftreten und dann wieder verschwinden, keiner umfangreichen Diagnostik. Längerdauernde Harnwegsinfekte sollten jedoch gründlich untersucht werden. Dazu gehört ein Bakteriennachweis, eventuell verbunden mit einem Empfindlichkeitstest auf Antibiotika.

Durchgesetzt haben sich in der täglichen Praxis die einfach durchzuführenden Tauchverfahren zum Nachweis von Bakterien (z. B. Uricult®). In durchsichtigen sterilen Plastikröhrchen befindliche Nährbodenträger sind auf beiden Seiten mit für verschiedene Bakterienarten geeignete Nährböden beschichtet. Die Untersuchung erfolgt an frisch gelassenen Mittelstrahlurin.

Beachte:
Hemmstoffe im Urin — insbesondere Antibiotika und Chemotherapeutika — können zu abgeschwächten oder sogar falsch negativen Ergebnissen führen.

Vorgehen:
1. Der Nährbodenträger wird so in den in einem sterilen Gefäß aufgefangenen Urin eingetaucht, daß der Nährboden vollständig mit Urin benetzt ist.
2. Nach Abtropfen des überschüssigen Urins wird der Rest mit sauberem Filterpapier vom unteren Rand des senkrecht gehaltenen Nährbodenträgers abgesaugt.

3. Der Nährbodenträger wird in das Röhrchen zurückgesteckt, das Röhrchen verschlossen und mit einem Etikett versehen.
4. Das Röhrchen wird stehend für 16 bis 24 Stunden in einem Brutschrank mit 35 bis 37 Grad Celsius inkubiert.
5. Nach Ablauf der Zeit werden beide Seiten des Nährbodenträgers mit den Musterbildern verglichen und die Keimzahl geschätzt.

Ergebnis:
Entscheidend für die Beurteilung ist nicht die Größe sondern die Zahl der Kolonien. Weniger als 10 000 Keime/ml sind als Verunreinigung des Mittelstrahlurins (der nicht steril ist) anzusehen, Werte zwischen 10 000 und 100 000 Keime/ml sind als verdächtiger Befund zu bewerten, mehr als 100 000 Keime/ml lassen das Vorliegen eines Harnwegsinfektes vermuten.

Mehr als 10 Millionen Keime führen zu einem so dichten Wachstum der Kolonien auf dem Nährboden, daß es zu einer Verwechslung mit einem negativen Befund kommen kann. Im Gegensatz zum Nährboden ohne Bakterienwachstum mit spiegelnder Oberfläche ist der Nährboden in diesen Fällen matt und samtartig.

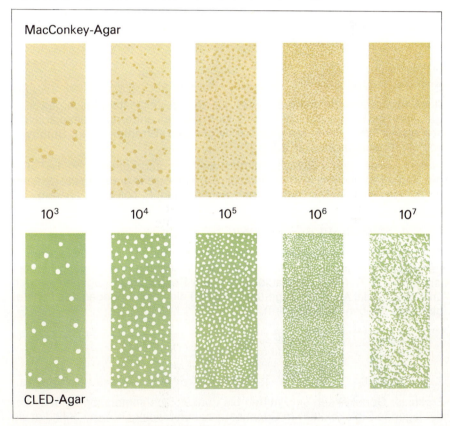

Musterbilder zur Ermittlung der Keimzahl/ml

Bei positivem Befund sollte eine weitere Diagnostik zur Resistenzbestimmung der Keime gegen Antibiotika erfolgen.

33.3.3. Bakteriendifferenzierung mit der Gramfärbung

Die Gramfärbung ist die einfachste und am häufigsten angewandte Färbung, um Bakterien auf Grund ihres Färbeverhaltens (zusammen mit Form und Lagerung) voneinander unterscheiden zu können.

Benötigt:
Lösung I: Gesättigte alkoholische Gentianaviolettlösung 10,0, Phenol. liquefact. 2,0, Aq. dest. ad 100,0.
Lösung II: Jod 1,0, Kaliumjodid 2,0, Aq. dest. ad 100,0.
Lösung III: Karbol-Fuchsin-Lösung in 1 : 10 bis 1 : 20, filtrieren.

Vorgehen: 1 bis 3 min Lösung I,
abgießen,
1 bis 1½ min Lösung II,
abgießen.
96%iger Äthylalkohol
solange Farbwolken abgehen,
abspülen mit Aq. dest.,
20 bis 30 Sekunden Lösung III,
Wasserspülung,
Lufttrocknung.

Der Farbstoff Gentianaviolett haftet gut an den Zellbestandteilen gewisser Bakterien und läßt sich nicht mit 96%igem Alkohol entfernen. Diese erscheinen *blauviolett* und werden *grampositiv* genannt (Streptokokken, Staphylokokken, Pneumokokken u. a.).

Andere werden durch 96%igen Alkohol wieder entfärbt und zeigen die Farbe der Gegenfärbung (bei Karbol-Fuchsin *rot*). Sie werden *gramnegativ* genannt (z. B. Gonokokken, Meningokokken, Salmonellen, E. coli, Spirochäten).

33.3.4. Gonokokkennachweis

Färbung mit Löfflers Methylenblau: Benötigt werden Platinöse, Objektträger, Färbegestell, Flamme; Aq. dest.; Methylenblaulösung (Verdünnung herstellen, indem 3 Tr. Methylenblaulösung in ein Reagenzglas gegeben werden und dann soviel Aq. dest. zugefügt wird, daß die Lösung, gegen das Fenster gehalten, soeben durchscheint).

Vorgehen: Lufttrockener Ausstrich,
+ Löfflers Methylenblaulösung,
3 min belassen,
abspülen mit Aq. dest. (Pipette).

Ergebnis: Gonokokken sind mittel- bis dunkelblaue semmelförmig aneinanderliegende Diplokokken, im Gegensatz zu den Meningokokken befinden sie sich bei akuter Erkrankung in großer Zahl intrazellulär.

33.3.5. Tuberkelbakteriennachweis

Vorgehen:
Sputum lufttrocknen lassen,
Karbolfuchsin aufgießen,
dreimal von unten her unter Dampfbildung erhitzen,
4 min die Farblösung belassen,
Wasserspülung,
nicht trocknen,
1%iger Salzsäure-Alkohol (Entfärbung) oder 15 s 10%ige Schwefelsäure, Wasserspülung (es darf keine Rotfärbung des Wassers auftreten, sonst mit Salzsäure-Alkohol oder Schwefelsäure nochmals kurz entfärben),
vorsichtig mit Fließpapier abtrocknen oder eventuell Nachentfärben mit Natr. sulfurosi 0,2 — Aqua dest. 2,0 — schütteln — 0,4 ml 96%iger Alkohol — schütteln. Die Karbol-Fuchsin-Lösung besteht aus 1,0 Fuchsin — 10,0 Alkohol — 90,0 5%ige Karbolsäure.
1 bis 2 min 1%ige wäßrige Methylenblaulösung,
Wasserspülung,
Lufttrocknung.

Ergebnis: Tb-Bakterien rot auf blauem Grunde. (Jedoch ist nicht jedes säurefeste Stäbchen ein Tuberkelbakterium!)

33.3.6. Spirochätennachweis

Mikroskopischer Nachweis mit der Dunkelfeldeinrichtung.

Vorgehen:
1. Entnahmestelle mit trockenem Tupfer abreiben (oder auch mit einem in physiol. Kochsalzlösung angefeuchteten Tupfer), infolge der Reibung perlt nach wenigen Minuten Gewebsaft (Reizserum) hervor,
2. Reizserum mit der Kante eines dünnen Deckgläschens abnehmen,
3. Deckgläschen auf absolut sauberen Objektträger blasenfrei auflegen; falls nicht genügend Reizserum vorhanden ist, gibt man vor dem Auflegen des Deckgläschens 1 Tr. körperwarme physiol. Kochsalzlösung auf den Objektträger und legt darauf das Deckgläschen,
4. auf den Kondensor 1 Tr. Zedernöl oder dest. Wasser geben und Verbindung zwischen diesem Tropfen und dem Objektträger herstellen,
5. auf das Deckgläschen 1 Tr. Zedernöl oder dest. Wasser geben und die Verbindung zwischen diesem und dem Objektiv herstellen. Die Feineinstellung erfolgt durch Regulierung an der Spiegel- und Kondensoreinstellung bzw. auch an der Objektivblende. Verwendung der *Dunkelfeldeinrichtung (siehe 30.2.3.).*

Ergebnis: Im Dunkelfeld zeigen sich die Spirochäten hell aufleuchtend auf schwarzem Untergrund, unbeweglich (bei Nativpräparat bewegen sich die Spirochäten seitlich vorwärts, indem sie sich um die eigene Achse drehen und eine rechtwinklige Abknickung aufweisen). Die Spirochäten haben 8 bis 20 Windungen; sie sind u. a. die Erreger der Lues.

33.3.7. Trichomonadennachweis

Untersuchung der Abstriche von Vulva, Vagina, Zervix, bei Mann und Frau der Urethra (morgens vor dem ersten Urinieren); ggf. Feststellung im Urinsediment.

Trichomonaden (Trichomonas vaginalis) mit Achsenstab
Kern und 4 bis 5 Flagellen (Geißeln)

Herstellung des Nativpräparates:

1 Tr. physiol. Kochsalzlösung
auf einen bis 36 Grad erwärmten Objektträger,
+ 1 Sekrettropfen der Vagina mit Platinöse vermischen.
Deckglas auflegen.
Mikroskopie bei mittelgroßer Objektivlinse und stärkstem Okular. Planspiegel.
Kondensor wird nach unten gedreht.

Ergebnis: Trichomonaden, rund oval oder unregelmäßig, haben 4 Geißeln, in der Mitte wellige Membran, Vakuolen, grobkörniges Protoplasma, Achsenstab. Betrachtung unter nicht zu greller Mikroskopierlampenbeleuchtung oder im Dunkelfeld bei schwacher Vergrößerung. Man erkennt die Trichomonaden an der ruckartigen Geißelbewegung.

Herstellung eines gefärbten Präparates:

Abstrichmaterial auf Objektträger bringen
mit Deckglas verstreichen
Fixierung (Methylalkohol)
Giemsa-Färbung

Ergebnis: Geißelbewegung bis 20 Minuten anhaltend.

Teil C

Verwaltung

C1
Kassenpraxis

C2
Verordnungen, Bescheinigungen und Abrechnungen

C3
Verwaltungsarbeiten

C1 Kassenpraxis

34. Sozialgesetzgebung
35. Gesetzliche Kranken- und Unfallversicherung
36. Kassenärztliche Versorgung
37. Behandlungsausweise, Vorsorge- und Berechtigungsscheine

C2 Verordnungen, Bescheinigungen und Abrechnungen

38. Verordnungen
39. Bescheinigungen
40. Gebührenordnungen
41. Abrechnung von Leistungen
42. Abrechnung mit sonstigen Kostenträgern
43. Durchführung der Kassenabrechnung
44. Privatliquidation

C 3 Verwaltungsarbeiten

45. Datenverarbeitung in der Praxis
46. Praxisorganisation
47. Schriftverkehr
48. Zahlungsverkehr, Mahnverfahren
49. Grundlagen der Buchführung

34. Sozialgesetzgebung

34.1. Übersicht

Zur Verwirklichung sozialer Gerechtigkeit und Sicherheit werden im Rahmen der Sozialgesetzgebung soziale und erzieherische Hilfen geschaffen. Zu den Sozialgesetzen gehören die Bestimmungen der Sozialgesetzbücher sowie u. a. das Schwerbehindertengesetz, das Bundesversorgungsgesetz, das Wohngeldgesetz, das Bundeskindergeldgesetz, das Jugendwohlfahrtsgesetz, das Bundessozialhilfegesetz, das Mutterschutzgesetz, die Reichsversicherungsordnung (RVO), das Angestelltenversicherungsgesetz, das Reichsknappschaftsgesetz.

Von besonderer Bedeutung im Rahmen der Sozialgesetzgebung ist die *Sozialversicherung,* die der wirtschaftlichen Sicherung von über 90 Prozent der Bevölkerung bei Krankheit, Arbeitsunfall, Invalidität, Alter, Mutterschaft oder Arbeitslosigkeit dient. Die Sozialversicherung ist in mehrere Versicherungszweige mit besonderen Versicherungsträgern und verschiedenen Versicherungsrisiken gegliedert. Sie läßt sich in folgende Zweige aufteilen:

- die Krankenversicherung
- die Rentenversicherung
- die Unfallversicherung
- die Arbeitslosenversicherung

Für sie gelten gemeinsame Vorschriften, die im Sozialgesetzbuch (SGB IV) 1976 zusammengefaßt worden sind.

Zweige der Sozialversicherung		
Versicherungszweig	**Träger**	**Leistungen bei**
Krankenversicherung	Krankenkassen	Vorsorge, Krankheit Schwangerschaft Tod
Unfallversicherung	z. B. Berufsgenossenschaften	Arbeitsunfall, Schulunfall Berufskrankheit
Rentenversicherung	Landesversicherungsanstalten, Bundesversicherungsanstalt	Berufs- bzw. Erwerbsunfähigkeit, Alter, Tod
Arbeitslosenversicherung	Bundesanstalt für Arbeit	Arbeitslosigkeit, Kurzarbeit

Die Sozialgesetzgebung soll dazu beitragen, ein menschenwürdiges Dasein zu sichern, gleiche Voraussetzungen für die freie Entfaltung der Persönlichkeit, insbesondere auch für junge Menschen, zu schaffen, die Familie zu schützen und zu fördern, den Erwerb des Lebensunterhalts durch eine frei gewählte Tätigkeit zu ermöglichen und insbesondere Belastungen des Lebens, auch durch Hilfe zur Selbsthilfe, abzuwenden oder auszugleichen.

> Gesetzliche Kranken- und Unfallversicherung siehe Kapitel 35, Unfallversicherung siehe auch Kapitel 5

Für die Arzthelferin sind für ihre Tätigkeit in der ärztlichen Praxis nur bestimmte Vorschriften von Bedeutung. Aus diesem Grunde wird darauf verzichtet, die Gesetze in ihrem Aufbau und mit ihren wichtigsten Bestimmungen wiederzugeben, sondern es werden thematische Schwerpunkte nach den Erfordernissen der ärztlichen Praxis gesetzt.

34.2. Gesetzliche Rentenversicherung

34.2.1. Aufgaben und Gliederung der Rentenversicherung

Die Rentenversicherungen gewähren Schutz gegen die wirtschaftlichen Folgen der Berufsunfähigkeit, der Erwerbsunfähigkeit, des Alters sowie des Todes des Versicherten. Die Aufgaben sind gesetzlich insbesondere in der Reichsversicherungsordnung (RVO) und dem Angestelltenversicherungsgesetz (AVG) vorgeschrieben:

- Allgemeine Maßnahmen zur Besserung der gesundheitlichen Verhältnisse der gesamten Bevölkerung
- Leistungen zur Rehabilitation für den einzelnen
- Zahlen von Renten
- Zahlen von Zuschüssen zu den Beiträgen an die Krankenversicherung
- Aufklären und Beraten der Versicherten und Rentner

> **Die gesetzliche Rentenversicherung ist wie folgt gegliedert**
> - Rentenversicherung für Arbeiter
> - Rentenversicherung für Angestellte
> - Knappschaftliche Rentenversicherung
> - Rentenversicherung der Handwerker
> - Altershilfe für Landwirte

34.2.2. Arbeiter- und Angestelltenversicherung

Mitglieder

Grundsätzlich kann jeder (Arbeiter, Angestellter, Selbständiger usw.) der Arbeiter- oder Angestelltenrentenversicherung beitreten. Es wird zwischen Pflichtversicherten und freiwillig Versicherten unterschieden.

> Hierbei gilt, daß derjenige, der überwiegend körperlich tätig ist, der Arbeiterrentenversicherung, derjenige, der überwiegend geistig tätig ist, der Angestelltenversicherung angehört.

Sozialgesetzgebung

Pflichtversicherte Mitglieder
Pflichtversichert ist man als Arbeiter oder Angestellter. Hierbei handelt es sich um eine Zwangsversicherung, der Arbeiter oder Angestellte kann sie nicht abwählen, auch kann nicht zwischen Arbeiter- und Angestelltenversicherung gewählt werden.

Beispiele für Pflichtmitgliedschaft in den Rentenversicherungen
Arbeiterrentenversicherung: Gesellen, Gehilfen, Hausgehilfen, Hausgewerbetreibende, Heimarbeiter u. a.
Angestelltenrentenversicherung: Kaufmännische Angestellte, Büroangestellte, leitende Angestellte, Handlungsgehilfen, Arzthelferinnen.

Selbständige können nach einem Aufnahmeantrag auch pflichtversichert sein.

Freiwillige Mitglieder
Die freiwillige Versicherung ist vom Willen des einzelnen abhängig. Jeder kann der Rentenversicherung freiwillig beitreten. Ausnahmen gelten für Beamte u. ä. Sie können nur freiwillige Beiträge zahlen, wenn sie bereits 60 Pflichtbeiträge gezahlt haben.

Träger
Träger der Rentenversicherung für Arbeiter sind die 17 regional gegliederten *Landesversicherungsanstalten (LVA)*. Bei der Angestelltenversicherung ist der Träger *die Bundesversicherungsanstalt für Angestellte (BfA)*. Daneben gibt es Sonderanstalten für besondere Berufsgruppen: die *Bundesbahn-Versicherungsanstalt* für Arbeiter und Angestellte der Bundesbahn und die *Seekasse* für in einem der Seefahrt dienenden Unternehmen.

Beiträge
Einheitlich für die Rentenversicherung der Arbeiter und Angestellten wird ein bestimmter Prozentsatz des Entgelts bis zur Beitragsbemessungsgrenze erhoben. Die Beitragsbemessungsgrenze wird jährlich neu festgesetzt. Die Beiträge werden von Arbeitgeber und Arbeitnehmer je zur Hälfte aufgebracht. Freiwillig Versicherte und Selbständige tragen ihre Beiträge allein.

> **Beiträge
> ab 1. Januar 1987
> 18,7 Prozent
> bis zur
> Bemessungsgrenze
> von
> 5700 DM**

Leistungen
Zu den Leistungen der Rentenversicherungen gehören neben den Renten die sogenannten Gesundheitsmaßnahmen.
Soweit die Voraussetzungen erfüllt sind, werden Renten bei folgenden Sachverhalten gewährt:

- bei längerer Berufsunfähigkeit ⎫
- bei längerer Erwerbsunfähigkeit ⎬ vorzeitige Renten
- bei Erreichung der Altersgrenze
- bei Vollendung des 60. Lebensjahres ⎫
  und (nur bei Männern) mindestens ⎬ Altersrenten
  einjähriger Arbeitslosigkeit ⎭
- beim Tode des Versicherten (Witwen- und Waisenrente)

Leistungen der Rentenversicherungen

A. Renten

Rente wegen Berufsunfähigkeit

Erwerbsfähigkeit muß infolge von Krankheit auf weniger als die Hälfte derjenigen eines gesunden Versicherten herabgesunken sein, 5 Jahre Versicherungszeit.

Rente wegen Erwerbsunfähigkeit

Regelmäßige Erwerbstätigkeit kann infolge Krankheit nicht mehr ausgeübt oder es können nicht mehr als nur noch geringfügige Einkünfte erzielt werden, 5 Jahre Versicherungszeit. In den letzten 5 Jahren vor Minderung der Erwerbsfähigkeit muß mindestens 3 Jahre eine versicherungspflichtige Beschäftigung bestanden haben. Von dieser seit dem 1. Januar 1984 bestehenden Regelung gibt es Ausnahmen (z. B. Ausfallzeiten, Ersatzzeiten, Zeiten der Kindererziehung).

Altersruhegeld

a) vom 60. Lebensjahr an für Schwerbehinderte, Berufs- oder Erwerbsunfähige: 35 Versicherungsjahre, Weiterarbeit nur in begrenztem Umfang zulässig;

b) vom 60. Lebensjahr an für weibliche Versicherte:
In den letzten 20 Jahren überwiegend Pflichtbeiträge (d. h. mindestens 121 Monate), 15 Jahre Versicherungszeit, Weiterarbeit nur in begrenztem Umfang zulässig;

c) vom 60. Lebensjahr an für Arbeitslose: Arbeitslosigkeit von mindestens 52 Wochen in den letzten 1½ Jahren, für mindestens 8 Jahre Pflichtbeiträge in den letzten 10 Jahren, 15 Jahre Versicherungszeit, Weiterarbeit nur in begrenztem Umfang zulässig;

d) vom 63. Lebensjahr an:
35 Versicherungsjahre, Weiterarbeit nur in begrenztem Umfang zulässig;

e) vom 65. Lebensjahr an:
15 Jahre Versicherungszeit.

Erziehungsrente

Tod des früheren Ehegatten, Auflösung der Ehe nach dem 30. Juni 1977, keine Wiederheirat, Erziehung eines waisenrentenberechtigten Kindes, 5 Jahre Versicherungszeit des Überlebenden, Erwerbstätigkeit nur in begrenztem Umfang zulässig.

Witwenrente

Tod des Ehemannes, 5 Jahre Versicherungszeit.

Witwerrente

Tod der Ehefrau, überwiegender Unterhalt der Familie durch die Ehefrau, 5 Jahre Versicherungszeit.

Rente an den früheren Ehegatten

Auflösung der Ehe vor dem 1. Juli 1977, Tod des früheren Ehegatten, Unterhalt durch den Verstorbenen, 5 Jahre Versicherungszeit.

Waisenrente

Tod eines Elternteils oder beider Eltern, 5 Jahre Versicherungszeit.

B. Gesundheitsmaßnahmen

Gesundheitsmaßnahmen können bewilligt werden, wenn die Erwerbsfähigkeit durch Krankheit *erheblich gefährdet oder gemindert* ist und nur durch diese Maßnahmen *wesentlich gebessert oder wiederhergestellt* werden kann.

Weitere Anspruchsvoraussetzungen:

— mindestens 6 Pflichtbeiträge in den letzten 24 Kalendermonaten oder
— Versicherungszeit von 180 Monaten bei Antragstellung oder
— 60 Monate Versicherungszeit, Berufs- oder Erwerbsunfähigkeit liegt vor oder ist zu befürchten oder
— versicherungspflichtige Beschäftigung innerhalb von 2 Jahren nach einer Ausbildung.

Versicherte, die das 59. Lebensjahr vollendet haben, können Gesundheitsmaßnahmen nur dann erhalten, wenn Berufs- oder Erwerbsunfähigkeit bereits vorliegt oder in absehbarer Zeit zu erwarten ist.

Eine Wiederholung von Gesundheitsmaßnahmen ist erst nach Ablauf von 3 Jahren möglich.

Die Gesundheitsmaßnahmen gliedern sich in medizinische, berufsfördernde und ergänzende Maßnahmen.

Medizinische Maßnahmen sind insbesondere Heilbehandlungen in Kur- und Spezialeinrichtungen einschließlich der erforderlichen Unterkunft und Verpflegung.

Berufsfördernde Maßnahmen haben das Ziel, den Betreuten möglichst auf Dauer beruflich einzugliedern. Sie umfassen insbesondere Hilfen zur Erhaltung eines Arbeitsplatzes, Ausbildung und Umschulung.

Ergänzende Maßnahmen umfassen im wesentlichen die Zahlung von sogenanntem Übergangsgeld während der medizinischen und berufsfördernden Rehabilitation.

34.2.3. Knappschaftliche Versicherung

Alle Arbeitnehmer knappschaftlicher Betriebe sind ohne Rücksicht auf die Höhe ihres Einkommens pflichtversichert. Eine freiwillige Versicherung gibt es nicht.

Träger der knappschaftlichen Rentenversicherung ist die Bundesknappschaft in Bochum.

Es gibt eine Reihe von Besonderheiten. Wegen besserer Leistungen sind auch die Beiträge höher. Vom Staat werden erhebliche Zuschüsse geleistet.

34.2.4. Rentenversicherung der Handwerker

Pflichtversichert ist man als Handwerker, wenn man in die Handwerksrolle eingetragen ist. Die Pflichtversicherung endet mit der 216. Beitragszahlung. Dann besteht die Möglichkeit, die Pflichtversicherung auf Antrag fortzusetzen oder der Rentenversicherung als freiwilliges Mitglied anzugehören.

Ansonsten besteht die Möglichkeit einer freiwilligen Mitgliedschaft wie in der Rentenversicherung der Arbeiter und Angestellten.

Träger der Rentenversicherung der Handwerker sind die Landesversicherungsanstalten.

34.2.5. Altershilfe für Landwirte

Pflichtversichert sind alle landwirtschaftlichen Unternehmer. Befreiungsmöglichkeit besteht, wenn der Landwirt anderweitig ausreichend versorgt ist.

Landwirte, ehemalige Landwirte sowie deren Witwen und Witwer können freiwillig Beiträge an die landwirtschaftliche Alterskasse zahlen, wenn bereits 60 Pflichtbeiträge entrichtet sind und die freiwillige Versicherung innerhalb von zwei Jahren beantragt wird.

Träger der Altershilfe für Landwirte ist die landwirtschaftliche Alterskasse, die bei jeder landwirtschaftlichen Berufsgenossenschaft errichtet ist.

Ebenso wie bei der knappschaftlichen Rentenversicherung werden die Leistungen durch erhebliche Zuschüsse des Staates finanziert.

Die von der landwirtschaftlichen Alterskasse gewährten Leistungen weichen von denen der Arbeiter- und Rentenversicherung ab.

34.3. *Arbeitslosenversicherung*

Träger der Arbeitslosenversicherung ist die Bundesanstalt für Arbeit in Nürnberg mit den Landesarbeitsämtern und Arbeitsämtern.

Die Arbeitslosenversicherung hat im Grundsatz zwei Aufgaben

- Sicherung von Arbeitsplätzen
- Finanzielle Leistungen an Arbeitslose

Arbeitgeber und Arbeitnehmer zahlen je die Hälfte der von Ortskrankenkassen einzuziehenden Beiträge. Die Bemessungsgrenze entspricht der der Rentenversicherung.

**Beiträge
ab 1. Januar 1987
4,3 Prozent
bis zur
Bemessungsgrenze
von
5700 DM**

Pflichtversichert sind alle Arbeiter und alle Angestellten. Nicht versichert sind alle selbständigen Personen, für die auf andere Weise gesorgt ist (wie z. B. Beamte), Arbeitnehmer, die das 63. Lebensjahr vollendet haben und Rentner wegen Erwerbsunfähigkeit.

Zur Sicherung von Arbeitsplätzen wird Kurzarbeitergeld, Schlechtwettergeld u. ä. gezahlt. Weitere Leistungen sind u. a. Konkursausfallgeld, Stillegungsvergütung, Maßnahmen zur Verhütung und Beendigung von Arbeitslosigkeit. Die wichtigste Leistung der Arbeitslosenversicherung ist die finanzielle Sicherung von Arbeitslosen durch Arbeitslosengeld und Arbeitslosenhilfe.

Arbeitslosengeld

Anspruch auf Arbeitslosengeld hat jeder Arbeitslose, der
- der Arbeitsvermittlung zur Verfügung steht
- die Anwartschaftszeit erfüllt (d. h. innerhalb von drei Jahren unmittelbar vor der Arbeitslosigkeit mindestens 360 Tage beitragspflichtig beschäftigt war),
- sich beim Arbeitsamt arbeitslos gemeldet hat und
- Arbeitslosengeld beantragt hat.

Je nach Dauer der Beschäftigung in den letzten drei Jahren vor der Arbeitslosigkeit wird das Arbeitslosengeld für eine Zeit von 104 bis 312 Tagen gezahlt. Arbeitslose über 49 Jahre können bis zu 468 Tage Arbeitslosengeld erhalten.

Das Arbeitslosengeld beträgt **68 Prozent** des letzten Nettoarbeitsverdienstes bei denen, die Kinder erziehen, bei allen anderen **63 Prozent**.

Wenn ein Arbeitsloser selbst Anlaß für die Beendigung des Arbeitsverhältnisses gegeben hat, eine ihm vom Arbeitsamt angebotene (zumutbare) Arbeit nicht annimmt oder sich einer Maßnahme zur beruflichen Förderung entzieht, wird das Arbeitslosengeld bis zu zwölf Wochen gesperrt.

Arbeitslosenhilfe

Arbeitslosenhilfe erhält derjenige, der die oben genannten Voraussetzungen mit Ausnahme der Anwartschaft erfüllt und bedürftig ist. Arbeitslosenhilfe erhalten also auch Personen, die nicht in der Arbeitslosenversicherung versichert sind.

Die Arbeitslosenhilfe beläuft sich bei Personen, die Kinder erziehen, auf **58 Prozent,** bei allen anderen auf **56 Prozent** des letzten Nettoverdienstes. Sie wird ohne zeitliche Begrenzung gezahlt.

Krankenversicherung des Arbeitslosen

Alle vom Arbeitsamt erfaßten Arbeitslosen sind für die Dauer ihrer Arbeitslosigkeit bei der zuletzt zuständigen Krankenkasse versichert.

Zur Feststellung des Leistungsvermögens eines Arbeitslosen kann der Arbeitsmedizinische Dienst der Arbeitsverwaltung tätig werden.

34.4. Sozialhilfegesetz

Diejenigen Personen, die unverschuldet oder verschuldet in eine Lage gekommen sind, in der sie sich nicht selbst zu helfen vermögen und auch von anderer Seite keine Hilfe zu erwarten haben, haben Anspruch auf Hilfe durch den Staat. Diese Hilfe wird Sozialhilfe genannt, die Voraussetzungen, sie zu erlangen, und ihr Leistungsumfang sind im Bundessozialhilfegesetz festgelegt.

Aufgabe der Sozialhilfe

Aufgabe der Sozialhilfe ist es, dem Empfänger die Führung eines Lebens zu ermöglichen, das der Würde eines Menschen entspricht. Die Hilfe soll ihn so weit wie möglich befähigen, unabhängig von ihr zu leben; hierbei muß er nach seinen Kräften mitwirken.

Anspruchsberechtigte

Auf Sozialhilfe besteht Anspruch, soweit durch das Sozialhilfegesetz bestimmt ist, daß Hilfe gegeben werden muß. Sozialhilfe darf nicht erhalten, wer sich selbst helfen kann oder wer die Hilfe von anderen, besonders von Angehörigen oder von Trägern anderer Sozialleistungen, erhält.

Folgende Gesichtspunkte sind bei der Bemessung der Sozialhilfe zu berücksichtigen:

- der individuelle Bedarf
- die persönlichen Umstände
- die familiären Verhältnisse

Umfang der Sozialhilfe

Hilfe in besonderen Lebenslagen (BSHG)
1. Hilfe zum Aufbau oder zur Sicherung der Lebensgrundlage
2. Ausbildungshilfe
3. Vorbeugende Gesundheitshilfe
4. Krankenhilfe, sonstige Hilfen
5. Hilfen für werdende Mütter und Wöchnerinnen
6. Eingliederungshilfen für Behinderte
7. Tuberkulosehilfe, Blindenhilfe
8. Hilfe zur Pflege
9. Hilfe zur Überwindung besonderer sozialer Schwierigkeiten
10. Altenhilfe und andere mehr

Dem Bedürftigen wird nach den Bestimmungen des Sozialhilfegesetzes Hilfe zum Lebensunterhalt gewährt. Hierzu gehören insbesondere Geldleistungen nach bestimmten Regelsätzen sowie die Hilfe, Arbeit zu erhalten oder die Arbeit durchführen zu können.

Die *Hilfe in besonderen Lebenslagen* wird Personen gegeben, die sich in die Gesellschaft nicht einfügen können wie z. B. Süchtigen, nicht Seßhaften. Hierzu gehören aber auch die Kranken- und Mutterschaftshilfe.

Im Bereich der *Krankenhilfe* entsprechen die Leistungen in etwa denen der Ortskrankenkasse, die freie Arztwahl gilt auch für den Sozialhilfeempfänger. Auch die Hilfe für werdende Mütter und Wöchnerinnen orientiert sich weitgehend an den Leistungen der Allgemeinen Ortskrankenkasse.

Träger der Sozialhilfe sind die Kreise oder die kreisfreien Städte.

Der Sozialhilfeempfänger erhält auf Antrag einen Krankenschein vom Sozialamt selbst oder von der Allgemeinen Ortskrankenkasse, falls das Sozialamt dies mit der AOK vereinbart hat. Überweisungsscheine dürfen nur an Ärzte innerhalb des Bereichs des Sozialamtes, nicht jedoch an Ärzte, die außerhalb dieses Bereiches tätig sind, ausgestellt werden.

34.5. Mutterschutzgesetz (MuSchG)

34.5.1. Allgemeines

Das Gesetz gilt für Frauen, die in einem Arbeitsverhältnis stehen, sowie für weibliche in Heimarbeit Beschäftigte.

Mitteilungspflicht

Werdende Mütter sollen dem Arbeitgeber ihre *Schwangerschaft* und den mutmaßlichen Tag der Niederkunft *mitteilen,* sobald ihnen der Zustand bekannt ist; der Arbeitgeber kann darüber ein ärztliches Zeugnis oder die Bescheinigung einer Hebamme verlangen. Der Arbeitgeber muß das Gewerbeaufsichtsamt über die Mitteilung der werdenden Mutter benachrichtigen.

Kündigungsverbot

Kündigungen seitens des Arbeitgebers sind während der Schwangerschaft bis zum Ablauf von 4 Monaten nach der Entbindung nicht zulässig. Sofern der Arbeitgeber zu einem Zeitpunkt kündigt, zu dem die Frau eine Schwangerschaft vermutet, muß gegen die Kündigung binnen 14 Tagen Widerspruch eingelegt werden. Wird der Erziehungsurlaub in Anspruch genommen, erweitert sich auch der Kündigungsschutz bis zum Ablauf des Erziehungsurlaubs.

34.5.2. Beschäftigungsverbote

Werdende Mütter dürfen nicht beschäftigt werden, soweit nach ärztlichem Zeugnis Leben oder Gesundheit von Mutter und Kind bei Fortdauer der Beschäftigung gefährdet ist (z. B. im Röntgenbereich, im Labor mit Dämpfen und Gasen oder Infektionsmöglichkeiten). Es dürfen nicht beschäftigt werden: Hausgehilfinnen und Tagesmädchen in den letzten 4 Wochen vor der Niederkunft, andere werdende Mütter in den letzten 6 Wochen vor der Niederkunft, es sei denn, daß sie sich zur Arbeitsleistung ausdrücklich bereit erklären; die Erklärung kann jederzeit fristlos widerrufen werden (§ 3 MuSchG). Werdende Mütter dürfen nicht mit Schwerarbeit, Mehrarbeit, Nacht- oder Sonntagsarbeit beschäftigt werden. Überstunden dürfen von werdenden Müttern auch dann nicht geleistet werden, wenn sie damit einverstanden sein sollten. Das gilt auch für Sonntagsarbeit. Gewisse Ausnahmen sind zugelassen. So dürfen in der Hauswirtschaft tätige werdende Mütter bis zu höchstens 9½ Stunden täglich beschäftigt werden. Hausgehilfinnen dürfen auch sonntags arbeiten. Das Nachtarbeitsverbot (20 bis 6 Uhr) gilt nicht für die Beschäftigung in der Krankenpflege und in Badeanstalten, sofern wöchentlich eine mindestens 24stündige ununterbrochene Ruhezeit im Anschluß an eine Nachtarbeit gewährt wird.

34.5.3. Schutzfrist

Die Frau darf bis 8 Wochen nach der Geburt nicht arbeiten. Die Schutzfrist verlängert sich bei Frühgeburten und Mehrlingsgeburten (auch wenn eins oder beide Kinder sterben) auf 12 Wochen. Ist die Frau in den ersten Monaten nach der Geburt nicht voll leistungsfähig, darf sie, wenn ein ärztliches Zeugnis vorliegt, nicht zu einer die Leistungsfähigkeit übersteigenden Arbeit herangezogen werden.

Mutterschaftsurlaub
An die Stelle des Mutterschaftsurlaubs ist der Erziehungsurlaub getreten (siehe auch 34.6.).

Nichtversicherte Mütter
Nichtversicherte Mütter, die in einem privatrechtlichen Arbeitsverhältnis stehen und nicht bei der gesetzlichen Krankenkasse freiwillig oder pflichtversichert sind, erhalten Mutterschaftsgeld für die Zeit der Schutzfristen und des sich anschließenden Erziehungsurlaubes zu Lasten des Bundes vom Bundesversicherungsamt, Reichpietschufer 72/76, 1000 Berlin 30.

Fristen nach dem Mutterschutzgesetz	
Beschäftigungsverbote:	6 Wochen vor bis 8 Wochen (bei Früh- und Mehrlingsgeburten 12 Wochen) nach der Entbindung
Mitteilungspflicht:	sobald Schwangerschaft bekannt
Kündigungsschutz:	Kündigungsverbot während der Schwangerschaft bis 4 Monate nach der Entbindung.

34.5.4. Stillzeit

Mütter dürfen während der Arbeitszeit stillen, ohne daß Lohnausfall eintritt. Die Stillzeit beträgt zweimal täglich ½ Stunde oder einmal 1 Stunde, bei mehr als achtstündiger Arbeitszeit mindestens zweimal 45 oder einmal 90 Minuten. Die durch das Stillen ausgefallene Arbeitszeit darf nicht nachgeholt und nicht vorgearbeitet werden. Ein Stillraum ist auf Anordnung des Gewerbeaufsichtsamtes einzurichten.

34.6. Bundeserziehungsgeldgesetz

Mütter oder Väter von Kindern, die ab dem 1. Januar 1986 geboren sind, erhalten in den ersten zehn Lebensmonaten ihres Kindes ein **Erziehungsgeld** von 600 DM monatlich, wenn sie ihr Kind selbst betreuen. Ab 7. Monat gelten bestimmte Einkommensgrenzen.

Das Erziehungsgeld erhalten im Unterschied zum bisherigen Mutterschaftsurlaubsgeld auch Hausfrauen, Selbständige, Väter, die Kinder betreuen, usw.

Das Erziehungsgeld wird zusätzlich zu eventuellen Sozialleistungen gezahlt, es wird nicht angerechnet. Neben Arbeitslosengeld kann gleichzeitig kein Erziehungsgeld in Anspruch genommen werden. Zusätzlich zu Mutterschaftsgeld während der Mutterschutzfrist wird es nur gezahlt, wenn das Mutterschaftsgeld nicht 600 DM erreicht. In diesem Falle wird das Mutterschaftsgeld auf 600 DM aufgestockt.

Erwerbstätige Mütter können, wenn sie ihr neugeborenes Kind betreuen, **Erziehungsurlaub** erhalten. Betreut der Vater das Kind, gilt für ihn das gleiche nach Ablauf der Mutterschaftsfrist. Ist ein Elternteil arbeitslos oder in Ausbildung, kann der andere Erziehungsurlaub nehmen. Dies gilt nicht bei Erwerbslosigkeit. Anspruch auf Erziehungsurlaub hat auch, wer wegen der Höhe seines Einkommens kein Erziehungsgeld mehr bekommt. Eheleute können sich während des Erziehungsurlaubs einmal abwechseln, für die Zeit des Urlaubs besteht für den Ehepartner, der den Erziehungsurlaub hat, Kündigungsschutz.

Während der Zeit des Erziehungsurlaubs ist der erziehende Arbeitnehmer in der Kranken- und Arbeitslosenversicherung weiter beitragsfrei versichert, ein Jahr Kindererziehung wird dem erziehenden Elternteil auf die Rentenversicherung angerechnet.

Zuständige Stellen nach dem Bundeserziehungsgeldgesetz

Baden-Württemberg:	Landeskreditbank	Hessen:	Versorgungsamt
Bayern:	Versorgungsamt	Niedersachsen:	Arbeitsamt
Berlin:	Bezirksamt (Abteilung Jugend)	Nordrhein-Westfalen:	Versorgungsamt
Bremen:	Arbeitsamt	Rheinland-Pfalz:	Jugendamt
Hamburg:	Arbeitsamt	Saarland:	Arbeitsamt
		Schleswig-Holstein:	Arbeitsamt

34.7. Bundesversorgungsgesetz

Das *Bundesversorgungsgesetz (BVG)* regelt die Versorgung derjenigen, die durch eine Kriegs- oder Wehrdienstbeschädigung zu einer gesundheitlichen Schädigung gekommen sind.

Zum *Umfang der Versorgung* gehören die Heilbehandlung, Versehrtenleibesübungen und Krankenbehandlung, die Leistungen der Kriegsopferfürsorge, die Beschädigtenrente und Pflegezulage, Bestattungsgeld und Sterbegeld, die Hinterbliebenenrenten und das Bestattungsgeld beim Tode von Hinterbliebenen.

Die *Heilbehandlung* umfaßt im wesentlichen diejenigen Leistungen, die auch von der Allgemeinen Ortskrankenkasse gewährt werden, hinzu kommen Besonderheiten, die sich auf Grund des anspruchsberechtigten Personenkreises ergeben.

Die Durchführung der Krankenbehandlung der Anspruchsberechtigten nach dem Bundesversorgungsgesetz erfolgt durch die Träger der gesetzlichen Krankenversicherung.

Hierbei ist zu beachten, daß eine Behandlung auf normalem Krankenschein bei Beschädigten, die Mitglied der gesetzlichen Krankenkasse sind, und bei Schwerbeschädigten, Angehörigen, Pflegepersonen und Hinterbliebenen auf besonderem Krankenschein (orangefarbener KOV-Schein, KOV = Kriegsopferversorgung) erfolgt.

Diejenigen Beschädigten, die **nur** für ihre Versorgungsleiden Anspruch nach dem Bundesversorgungsgesetz haben, erhalten gesonderte Behandlungsausweise mit dem Aufdruck KOV. Diese Behandlungsausweise sind rosa; der Anspruchsberechtigte erhält sie von derjenigen Krankenkasse, der er nach dem Bundesversorgungsgesetz angehört. Nähere Einzelheiten sind im Kapitel 37 zu finden.

34.8. Bundesentschädigungsgesetz (BEG)

Das Bundesentschädigungsgesetz enthält u. a. Bestimmungen über die ärztliche Versorgung von Verfolgten. Sie erhalten einen Behandlungsausweis von der zuständigen Allgemeinen Ortskrankenkasse.

Die Honorierung der ärztlichen Leistungen erfolgt nach den gleichen Sätzen und Bedingungen wie nach den Bestimmungen des BVG.

Anspruch auf Krankenbehandlung nach dem BEG entfällt, wenn Anspruch auf Krankenpflege gegenüber einer gesetzlichen Krankenkasse besteht oder das Einkommen über der Jahresverdienstgrenze der gesetzlichen Krankenversicherung liegt.

35 Gesetzliche Kranken- und Unfallversicherung

35.1. Gesetzliche Krankenversicherung

35.1.1. Versicherungspflicht, Beiträge

Versicherungspflichtig in der Krankenversicherung sind **alle** Arbeiter, Angestellte, Auszubildende und bestimmte Gruppen von Selbständigen, deren regelmäßiger Jahresarbeitsverdienst die jeweilige Versicherungspflichtgrenze nicht übersteigt. Weiterhin gehören zu diesem Kreis rentenberechtigte Hinterbliebene von Krankenversicherungspflichtigen, Rentenberechtigte der Arbeiter- und Angestelltenrentenversicherung sowie Bezieher von Renten der knappschaftlichen Rentenversicherung und Arbeitslose, wenn sie Arbeitslosengeld oder Unterstützung aus der Arbeitslosenhilfe beziehen (Einzelheiten s. §§ 165 bis 167 RVO).

> Beiträge 1987
> etwa 13 Prozent
> bis zur
> Bemessungsgrenze
> von
> 4275 DM

Versicherungsfreie Personengruppen sind in den §§ 168 bis 175 d der RVO genannt (u. a. Beamte und Personen mit beamtenähnlicher Versorgung).

Nach Auflösung eines Arbeitsverhältnisses kann sich jeder bisher Pflichtversicherte in unmittelbarem Anschluß an die Pflichtversicherung freiwillig weiter versichern. Bestimmte Personenkreise (Handwerker, Angestellte mit hohem Einkommen) sind versicherungsberechtigt (§§ 168 bis 175 d RVO).

Arbeitnehmer und Arbeitgeber zahlen je die Hälfte der Beiträge. Bei den Ersatzkassen zahlt der Arbeitgeber die Hälfte des Beitrages der örtlichen AOK.

Arbeitslose werden vom Arbeitsamt bei ihrer bisherigen Krankenkasse versichert. Sind sie in keiner gesetzlichen Krankenkasse, werden sie in der AOK versichert.

35.1.2. Träger der gesetzlichen Krankenversicherung

Die gesetzliche Krankenversicherung ist bei uns sehr stark gegliedert. Träger sind die Krankenkassen. Diese sind selbständige Körperschaften des öffentlichen Rechts, die die ihnen durch die Reichsversicherungsordnung (RVO), das Gesetz über die Krankenversicherung der Landwirte (KVLG) und das Reichsknappschaftsgesetz (RKG) übertragenen Aufgaben in Selbstverwaltung durchführen.

Alle gesetzlichen Krankenkassen sind zu Verbänden zusammengeschlossen, die RVO-Kassen (AOK, BKK, IKK, LKK) zu Landes- und Bundesverbänden, die Knappschaftliche Krankenversicherung zur Bundesknappschaft, die Ersatzkassen zum Verband der Angestelltenkrankenkassen (VdAK) und zum Verband der Arbeiterersatzkassen (AEV).

Im SGB IV ist die Bildung der Selbstverwaltungsorgane und ihre Aufgabenstellung geregelt. Selbstverwaltungsorgane der Sozialversicherung sind in allen Versicherungszweigen die Vertreterversammlung und der Vorstand. Die Aufsicht über die Krankenkassen führt auf Landesebene die dazu bestimmte oberste Verwaltungsbehörde (z. B. Sozialminister), für die Bundesvertragskassen und die Ersatzkassen das Bundesministerium für Arbeit und Soziales.

Arten und Anzahl der Krankenkassen im Bundesgebiet
(Stand 1. Juli 1984, Quelle: Statistisches Bundesamt)

Krankenkasse	Zahl	Mitglieder in % der Versicherten
Allgemeine Ortskrankenkasse (AOK)	270	45,1
Landwirtschaftliche Krankenkasse (LKK)	19	2,3
Betriebskrankenkasse (BKK)	770	11,5
Innungskrankenkasse (IKK)	155	5,3
Knappschaftliche Krankenkasse	1	2,8
See-Krankenkasse (See-KK)	1	0,2
Ersatzkasse Arbeiter (AEV)	8	1,4
Ersatzkasse Angestellte (VdAK)	7	31,4
	1231	100,0

RVO-Krankenkassen

Allgemeine Ortskrankenkassen (AOK)
In ihnen sind alle Arbeiter und weiterhin andere versicherungspflichtige Arbeitnehmer Mitglied, die nicht einer anderen gesetzlichen Krankenversicherung angehören. § 234 RVO legt fest, daß sie Mitglieder der Allgemeinen Ortskrankenkasse ihres Beschäftigungsortes werden müssen. Entsprechend § 238 RVO gilt dies auch für die Versicherungsberechtigten und freiwillig weiter Versicherten.

Betriebskrankenkassen (BKK)
können für einen oder mehrere Betriebe mit mehr als 450 Arbeitnehmern errichtet werden. Gemäß § 245 Abs. 3 der RVO gehören ihr alle im Betrieb beschäftigten Versicherungspflichtigen einschließlich der für den Betrieb beschäftigten Heimarbeiter an. Verwaltungen des Bundes haben auch Betriebskrankenkassen errichtet, z. B. die Betriebskrankenkasse des Bundesverkehrsministeriums, die Bundesbahn-BKK, die Bundespost-BKK. Mit „Bundesgesamtvertragskassen" bezeichnet man jene Betriebskrankenkassen, deren Mitglieder über das ganze Bundesgebiet verstreut sind.

Innungskrankenkassen (IKK)
Kann unter bestimmten Voraussetzungen für eine oder mehrere Innungen gemeinsam errichtet werden, wenn in den Betrieben regelmäßig mindestens 450 Versicherungspflichtige beschäftigt werden. Die in den Betrieben beschäftigten Versicherungspflichtigen gehören der Innungskrankenkasse an, die Versicherungsberechtigten können ihr beitreten (§ 250 RVO).

See-Krankenkasse (See-KK)
Sie versichert als Untergliederung der See-Kasse die Seeleute. Bei ihr sind die Besatzungsmitglieder deutscher Seefahrzeuge sowie Berufsseeleute soweit sie auf Kosten ihres Reeders anderweitig beschäftigt sind, pflichtversichert. Die See-KK hat

außerhalb Hamburgs keine eigenen Geschäftsstellen. Aushelfende Kassen sind AOK und LKK. Die See-Krankenkasse nimmt innerhalb der Krankenkassen eine Sonderstellung ein, die sich aus der Eigenart des Berufes der Seeleute ergibt; sie bietet Unterkunft und Verpflegung in einem Seemannsheim für die Dauer einer Krankheit sowie Leistungen im Ausland. Binnenschiffer sind in ihr nicht versichert.

Landwirtschaftliche Krankenkassen (LKK)

Sie versichern Landwirte und deren über 18jährige mitarbeitende Familienmitglieder, die Altenteiler sowie die Auszubildenden. Die Landwirtschaftlichen Krankenkassen sind der landwirtschaftlichen Berufsgenossenschaft angeschlossen. Sitz des Bundesverbandes ist in Kassel bei der landwirtschaftlichen Alterskasse. Landesverbände gibt es nicht.

Knappschaftskrankenversicherung

Sie ist Teil der Bundesknappschaft für Arbeiter und Angestellte des Bergbaus. Die Bundesknappschaft umfaßt außer der Krankenversicherung noch Renten- und Altersruhegeldversicherung für Arbeiter und Angestellte.

Ersatzkassen

Ersatzkassen sind ebenfalls Träger der gesetzlichen Krankenversicherung. Im Unterschied zu den RVO-Kassen ergibt sich der in ihnen versicherte Personenkreis nicht aus dem Beschäftigungsort, einer bestimmten Betriebs- oder Berufszugehörigkeit, sondern aus den in ihrer Satzung näher bezeichneten Personengruppen. Anders als in den bisher genannten Kassen ist eine Mitgliedschaft in einer Ersatzkasse grundsätzlich freiwillig. Voraussetzung ist, daß die Versicherungspflichtigen oder Versicherungsberechtigten zu dem Personenkreis gehören, der in der Satzung der Ersatzkasse genannt ist. Außer bei der Bundesknappschaft, der See-Krankenkasse und den Landwirtschaftlichen Krankenkassen hat die Mitgliedschaft in einer Ersatzkasse befreiende Wirkung für Versicherungspflichtige gegenüber den an sich zuständigen Krankenkassen (§ 517 RVO). Wir unterscheiden Ersatzkassen für Angestellte (VdAK) und Arbeiterersatzkassen (AEV).

Die Ersatzkassen (Sitz der Hauptstelle in Klammern)

Angestelltenkrankenkassen (VdAK)

Barmer Ersatzkasse (Wuppertal-Barmen),
Deutsche Angestellten Krankenkasse (Hamburg),
Kaufmännische Krankenkasse (Hannover),
Hamburg-Münchner Ersatzkasse (Hamburg),
Handelskrankenkasse (Bremen),
Hanseatische Ersatzkasse (Hamburg),
Techniker Krankenkasse (Hamburg).

Arbeiterersatzkassen (AEV)

Braunschweiger Kasse (Hamburg),
Buchdrucker-Krankenkasse (Hannover),
Gärtner-Krankenkasse (Hamburg),
Schwäbisch Gmünder Ersatzkasse (Schwäbisch Gmünd),
Hamburgische Zimmerer-Krankenkasse (Hamburg),
„Neptun" Berufskrankenkasse für Binnenschiffahrt (Hamburg),
Krankenkasse „Eintracht" (Heusenstamm),
Brühler Krankenkasse (Solingen).

Sonstige Kostenträger

Neben den RVO- und Ersatzkassen gibt es noch weitere Kostenträger, die mit den Kassenärztlichen Vereinigungen gemäß § 368 n Verträge geschlossen haben (siehe Kapitel 36 und 42).

35.1.3. Leistungen der Krankenkassen

Nach § 21 des allgemeinen Teils des Sozialgesetzbuches können vom Versicherten folgende Leistungen in Anspruch genommen werden:

Leistungen der Krankenkassen

1. **Untersuchungen zur Früherkennung von Krankheiten für folgenden Personenkreis (§ 181 RVO)**
   - Kinder bis zur Vollendung des 4. Lebensjahres auf Untersuchungen zur Früherkennung von Krankheiten, die eine normale körperliche oder geistige Entwicklung des Kindes in besonderem Maße gefährden (U 1 bis U 8)
   - Frauen von Beginn des 20. Lebensjahres an einmal jährlich auf eine Untersuchung zur Früherkennung von Krebserkrankungen
   - Männer vor Beginn des 45. Lebensjahres an einmal jährlich auf eine Untersuchung zur Früherkennung von Krebserkrankungen.

2. **Vorsorgekuren und andere Leistungen zur Verhütung von Krankheiten**

3. **Bei Krankheiten, Krankenpflege, Krankenhauspflege, Behandlung in Kur- und Spezialeinrichtungen sowie Krankengeld**
   - Krankenpflege umfaßt insbesondere die ärztliche und zahnärztliche Behandlung, die Versorgung mit Arznei-, Verband-, Heilmitteln und Brillen, Körperersatzstücke, häusliche Krankenpflege u. a.
   - Krankenhauspflege wird zeitlich unbegrenzt gewährt, wenn sie notwendig ist
   - Behandlung in Kur- und Spezialeinrichtungen kann mit Unterkunft und Verpflegung gewährt werden, wenn dies erforderlich ist, um eine Krankheit zu heilen, zu bessern oder eine Verschlimmerung zu verhüten
   - Krankengeld, wenn die Krankheit den Versicherten arbeitsunfähig macht. Es beträgt 80 Prozent des wegen der Arbeitsunfähigkeit entgangenen regelmäßigen Entgelts und darf das entgangene regelmäßige Nettoarbeitsentgelt nicht übersteigen.

4. **Bei Mutterschaft**
   Ärztliche Betreuung und Hilfe, Hebammenhilfe, Arzneien, Heilmittel, Pflege in einer Entbindungs- oder Krankenanstalt, Mutterschaftsgeld (bei nicht versicherten Familienangehörigen und Versicherten ohne Arbeitsverhältnis wird ein pauschaler Betrag gezahlt) und ein einmaliger Pauschbetrag für sonstige Aufwendungen, wenn die Vorsorgeuntersuchungen von der Mutter in Anspruch genommen worden sind.

5. **Bei Freistellung von der Arbeit wegen Beaufsichtigung, Betreuung oder Pflege eines erkrankten Kindes Krankengeld**
   Voraussetzung hierfür ist, daß eine andere im Haushalt des Versicherten lebende Person die Beaufsichtigung, Betreuung oder Pflege eines noch nicht 8 Jahre alten Kindes nicht übernehmen kann. Der Anspruch ist für 5 Arbeitstage pro Kalenderjahr begrenzt und wird für beide Eltern gewährt, wenn beide selbst Mitglieder sind. Eine ärztliche Bescheinigung ist notwendig (siehe auch Kapitel 39).

6. **Haushaltshilfe**
   Sie wird Versicherten gestellt, wenn ihnen oder dem Ehegatten wegen eines Aufenthaltes in einem Krankenhaus u. ä. die Weiterführung des Haushalts nicht möglich ist und eine andere im Haushalt lebende Person den Haushalt nicht weiter führen kann. Voraussetzung ist weiterhin, daß im Haushalt ein Kind lebt, das das 8. Lebensjahr noch nicht vollendet hat oder das behindert und auf Hilfe angewiesen ist.

7. **Betriebshilfe**
   für Landwirte wird gewährt während eines Krankenhausaufenthaltes u. ä. des Landwirtes. Voraussetzung ist, daß der Aufenthalt über zwei Wochen dauert und in dem Unternehmen des Landwirtes keine Arbeitnehmer und keine mitarbeitenden versicherungspflichtigen Familienangehörigen ständig beschäftigt werden.

8. **Sterbegeld**
   Beim Tode des Versicherten wird ein Sterbegeld in unterschiedlicher Höhe gezahlt.

9. **Sonstige Hilfen**
   Gemäß § 200 e bis g haben die Versicherten Anspruch auf ärztliche Beratung über Fragen der Empfängnisregelung einschließlich der erforderlichen ärztlichen Untersuchung und der Verordnung von empfängnisregelnden Mitteln. Weiterhin haben Versicherte Anspruch auf Leistung bei einer nicht rechtswidrigen Sterilisation und bei einem nicht rechtswidrigen Abbruch der Schwangerschaft durch einen Arzt.

Die Leistungen der Krankenkassen können als Sachleistungen (z. B. Krankenpflege, Krankenhauspflege usw.) oder als Barleistungen (z. B. Krankengeld, Sterbegeld usw.) erfolgen.

35.2. Zwischenstaatliches Krankenversicherungsrecht

Auf Grund einer zwischenstaatlichen Vereinbarung haben auch im europäischen Ausland versicherte Ausländer einen Anspruch auf eine Behandlung und Abgeltung nach den Bestimmungen der gesetzlichen Krankenversicherung.

Die örtlich zuständige AOK stellt einen Aushilfskrankenschein aus.

Überweisungen sind nicht auf dem üblichen grauen Formular vorzunehmen, sondern auf einem neutralen Vordruck zur Vorlage bei der Krankenkasse zu bescheinigen. Die Krankenkasse stellt dann einen neuen Aushilfskrankenschein aus.

Bei Arbeitsunfähigkeit des Ausländers ist das gelbe Formular auszufüllen. Teil 1 b muß der Krankenkasse zugeleitet werden.

Verordnungen sind auf Kassenrezeptvordruck zu erstellen, die ausstellende Kasse und der Hinweis auf das zwischenstaatliche Abkommen und das Herkunftsland des Ausländers sind anzugeben.

35.3. Medizinische Hilfe für Einreisende aus der DDR und Berlin (Ost)

Es besteht ein Gesundheitsabkommen zwischen der Bundesrepublik Deutschland und der DDR, nach dem Patienten aus der DDR und Berlin (Ost) im Rahmen der kassenärztlichen Versorgung behandelt werden. Den Patienten entstehen hierdurch keine Kosten.

In solchen Fällen hat sich der Einreisende gegenüber dem Arzt bei Behandlungsbeginn durch Vorlage seines Reisepasses als Einwohner der DDR auszuweisen. Der Arzt händigt dem Patienten daraufhin einen Berechtigungsschein aus, der vom Patienten auf der Vorderseite vollständig ausgefüllt und unterschrieben werden muß. Der Arzt oder sein Beauftragter (Arzthelferin) bestätigt dann durch Stempel und Unterschrift, daß der Einreisende sein amtliches Personaldokument der DDR vorgelegt hat und die Angaben des Einreisenden auf dem Berechtigungsschein mit diesem amtlichen Personaldokument übereinstimmen.

Anspruch besteht auf kostenfreie ambulante oder stationäre medizinische Hilfe

- für akute Erkrankungen bzw. Unfälle
- akuter Verschlechterung älterer Krankheiten
- zur Schmerzlinderung.

Die ärztliche Behandlung für Einreisende aus der DDR wird nach Sätzen vergütet, welche die Ortskrankenkasse, in deren Bereich der Arzt niedergelassen ist, für ihre Mitglieder zahlt. Auf der Rückseite des Berechtigungs-

scheines sind deshalb für die Abrechnung die Gebührenordnungsnummern des BMÄ einzutragen.
Die Abrechnung ist über die Kassenärztliche Vereinigung vorzunehmen. Auf allen Verordnungen, die auf Grund eines Berechtigungsscheines ausgestellt werden, ist die auf dem Berechtigungsschein angegebene Behörde und in das Arbeitgeberfeld das Aktenzeichen und die laufende Nummer einzutragen. Die Abrechnung erfolgt entsprechend den Bestimmungen der zuständigen KV.
Verordnungen erfolgen auf dem Rezeptformular (Muster 16). Es muß die den Berechtigungsschein ausgegebene Behörde, das Aktenzeichen und die laufende Nummer des Berechtigungsscheines eingetragen werden. Es ist das Markierungsfeld 7 anzukreuzen, es ist keine Rezeptgebühr zu entrichten.

35.4. Gesetzliche Unfallversicherung

35.4.1. Aufgaben der Unfallversicherung

Die Unfallversicherung hat die Aufgaben, Arbeitsunfälle zu verhüten und nach Eintritt eines Arbeitsunfalles den Verletzten, seine Angehörigen und seine Hinterbliebenen zu entschädigen. Dies kann geschehen durch Wiederherstellung der Erwerbsfähigkeit des Verletzten, durch Arbeits- und Berufsförderung und durch Erleichterung der Verletzungsfolgen oder durch Geldleistungen an den Verletzten, seine Angehörigen oder seine Hinterbliebenen.
Arbeitsunfälle sind Unfälle, die sich während der Arbeit eines Versicherten oder auf dem Weg von und zur Arbeit ereignen. Auch *Berufskrankheiten,* also Krankheiten, die sich ein Versicherter in Folge besonderer Gesundheitsschädigungen bei seiner Arbeit zugezogen hat, gehören in den Bereich der gesetzlichen Unfallversicherung (siehe auch Kapitel 5).

35.4.2. Versicherter Personenkreis

In der gesetzlichen Unfallversicherung sind sehr viele verschiedene Gruppen versichert. Besonders sind zu nennen:
- die auf Grund eines Arbeits-, Dienst- oder Ausbildungsverhältnis Beschäftigten
- eine Reihe von Selbständigen bei der Ausübung ihrer Tätigkeit
- Personen, die bei Unglücksfällen, Katastrophen oder Festnahme einer Person o. ä. Hilfe leisten
- Kinder während des Besuchs von Kindergärten, Schüler, Auszubildende und Studenten.

35.4.3. Träger der gesetzlichen Unfallversicherung

Die gesetzliche Unfallversicherung gliedert sich in drei Zweige.

Allgemeine Unfallversicherung
Träger sind die gewerblichen Berufsgenossenschaften, die Gemeindeunfallversicherungsverbände, die städtischen Eigenunfallversicherungen, die staatlichen Ausführungsbehörden für Unfallversicherungen, die Feuerwehrunfallversicherungskassen.

> **Landwirtschaftliche Unfallversicherung**
> Die Träger der Landwirtschaftlichen Unfallversicherung sind im Gegensatz zu den Trägern der allgemeinen Unfallversicherung regional gegliedert.
> **See-Unfallversicherung**
> Der Träger der See-Unfallversicherung ist die See-Berufsgenossenschaft.

Die Träger der Unfallversicherung sind Körperschaften des öffentlichen Rechts zur Versicherung der Arbeitgeber gegen Arbeitsunfälle und Berufskrankheiten ihrer Arbeitnehmer. Aus diesem Grunde zahlen die Arbeitgeber den vollen Betrag in einem Umlageverfahren. Die Höhe richtet sich u. a. nach der in dem jeweiligen Bereich gegebenen Gefährdung.

Für den medizinischen Bereich ist der zuständige Unfallversicherungsträger die *Berufsgenossenschaft für Gesundheitsdienst und Wohlfahrtspflege*, Schäferkampsallee 24, 2000 Hamburg 6.

Träger der Unfallversicherung
- Gewerbliche Berufsgenossenschaft
- Landwirtschaftliche Berufsgenossenschaft
- See-Berufsgenossenschaft
- Bund
- Länder
- Städte
- Gemeinden
- Gemeindeunfallversicherungsverbände

35.4.4. Leistungen der Unfallversicherung

Die Leistungen der Unfallversicherung bestehen in der *Heilbehandlung* (etwa entsprechend der Krankenpflege bei den gesetzlichen Krankenversicherungen), *Verletztengeld* (etwa entsprechend dem Krankengeld), Berufshilfe (etwa entsprechend der Krankenhilfe) sowie *Renten* an Verletzte und Hinterbliebene, *Sterbefeld* und *sonstige Beihilfen*.

35.4.5. Vorgehen bei Arbeitsunfällen und Berufskrankheiten

Meldungen

Jeder Arbeitsunfall bzw. Schulunfall und jede Berufskrankheit muß umgehend vom Betrieb, der Schule usw. der Krankenkasse und der Berufsgenossenschaft gemeldet werden. Bei Verunfallten, die in einer Orts-, Landwirtschaftlichen-, Betriebs-, Innungskrankenkasse, Ersatzkasse oder der Bundesknappschaft selbst versichert sind, geht die Leistungspflicht der Krankenkasse bei Arbeits-/Schulunfallverletzungen voran. Der Träger der Unfallversicherung kann sich jedoch, wenn er es für zweckmäßig und notwendig hält, in die Behandlung jederzeit einschalten und selbst oder z. B. durch einen Durchgangsarzt eine berufsgenossenschaftliche Heilbehandlung einleiten. Bei Familienversicherten erfolgt die ärztliche Behandlung direkt zu Lasten des Unfallversicherungsträgers.

Für eine ausführliche Meldung auf Formularen ist der Betrieb verantwortlich. Bei Arbeitsunfall ist die gelbe Unfallanzeige in einfacher Ausfertigung, bei Berufskrankheiten das grüne Formular in zweifacher Ausfertigung direkt an die Berufsgenossenschaft einzusenden. Das Durchgangsarztverfahren gilt für Berufskrankheiten nicht. In diesen Fällen wird von der Berufsgenossenschaft der Landesgewerbearzt zur Begutachtung eingeschaltet.

Durchgangsarztverfahren (D-Arztverfahren)

Unter bestimmten Voraussetzungen muß jeder bei einem Arbeits- oder Schulunfall Verletzte einem Durchgangsarzt vorgestellt werde. Bei einem *Durchgangsarzt* handelt es sich um einen *Arzt für Chirurgie oder Orthopädie*, der auf Grund besonderer Erfahrungen in der Behandlung von Unfällen von der Berufsgenossenschaft zum Durchgangsarzt bestellt worden ist. Eine durchgangsärztliche Untersuchung ist nicht erforderlich, wenn die Unfallverletzung nicht zu Arbeitsunfähigkeit führt.

Nach Leitnummer 29 des Abkommens Ärzte/Berufsgenossenschaften ist bei einem Schulunfall eine durchgangsärztliche Untersuchung nicht erforderlich, wenn die voraussichtliche Dauer der Behandlungsbedürftigkeit nicht mehr als eine Woche dauert.

Die Überweisung zum Durchgangsarzt erfolgt mit hellblauem Unfallüberweisungsvordruck. Der D-Arzt entscheidet darüber, ob der Unfallverletzte in Behandlung des zuerst in Anspruch genommenen Arztes bleiben kann oder einer besonderen, gegebe-

Überweisungsvordruck für Zuweisung zum D-Arzt im Rahmen des berufsgenossenschaftlichen D-Arzt-Verfahrens. Hellblaues Papier mit weißem Durchschlagformular. Dient als Mitteilung für den D-Arzt sowie zur Abrechnung des pauschalierten Honorars für den überweisenden Arzt. Beide Teile werden vom D-Arzt an die Berufsgenossenschaft geschickt.

nenfalls Krankenhausbehandlung zugeführt werden muß. Der Durchgangsarzt erstattet einen Durchgangsarztbericht (Vordruck D 13) an die Berufsgenossenschaft.

Unfallverletzte, die von einem Arzt für Chirurgie in Behandlung genommen sind, sind von der Vorstellung beim Durchgangsarzt befreit. Das gleiche gilt bei Ärzten für Orthopädie im Rahmen ihres Fachgebietes (Stütz- und Bewegungsapparat); falls es sich jedoch um offene Verletzungen handelt, ist der Unfallverletzte nur dann von der Pflicht zur Vorstellung beim Durchgangsarzt befreit, wenn der ihn behandelnde Arzt für Orthopädie die Voraussetzungen für die Beteiligung als H-Arzt erfüllt.

H-Arzt

Ärzte, die an der Durchführung der berufsgenossenschaftlichen Heilbehandlung (H = Heilbehandlung) auf Grund fachlicher Befähigung, entsprechender Ausstattung der Praxis und der Bereitschaft, die damit verbundenen Pflichten zu übernehmen, beteiligt sind, nennt man H-Ärzte. Ein H-Arzt kann auch ein praktischer Arzt oder Arzt für Allgemeinmedizin sein. Er hat das Recht, seine eigenen unfallverletzten Patienten direkt zu behandeln, er darf aber keine Patienten mit Überweisungsvordruck annehmen.

Beratungsfacharztverfahren

In ländlichen Bezirken ist es möglich, an Stelle des Durchgangsarztverfahrens das Beratungsfacharztverfahren zu wählen, wenn dem Unfallverletzten nicht zugemutet werden kann, den Durchgangsarzt aufzusuchen. Bei den Beratungsfachärzten kann sich jeder Arzt einen Rat über einen von einem Arbeitsunfall betroffenen Versicherten holen, er ist verpflichtet, den Unfallverletzten unverzüglich dem Beratungsfacharzt unter bestimmten Umständen vorzustellen.

Verletzungsartenverfahren

Im Verletzungsartenverfahren haben die behandelnden Ärzte dafür zu sorgen, daß die von dem Verfahren erfaßten Unfallverletzten unverzüglich einem der von den Trägern der gesetzlichen Unfallversicherung bezeichneten Krankenhäuser überwiesen werden. Dies gilt z. B. für *Verbrennungen, Verätzungen, ausgedehnte Weichteilverletzungen, Gelenkverletzung, Nervenverletzungen, Gehirnquetschungen, Prellungen, Brustkorbverletzungen, Bauchverletzungen, Nieren- und Harnwegsverletzungen, Sehnenverletzungen,* bestimmte *Ausrenkungen* usw. Eine genaue Liste darüber wird jedem Arzt von der Berufsgenossenschaft zur Verfügung gestellt bzw. liegt in der Praxis im Ordner „Verträge KBV" vor.

Besonderes Verfahren bei Augen- und Hals-, Nasen- und Ohrenverletzungen

Jeder Unfallverletzte mit Verletzungen des Auges oder im Bereich des Auges, des Ohres, der Nase, des Kehlkopfes und des Mundes muß dem nächsterreichbaren Augen- bzw. HNO-Arzt umgehend vorgestellt werden. Dieser berichtet der Berufsgenossenschaft (auf Formular 14 a bzw. 14 b). Zur Früherfassung beruflich bedingter Hauterkrankungen ist ein Arzt für Hauterkrankungen in Anspruch zu nehmen.

Ärztliche Unfallmeldung (Teil 1: Meldebogen)
nach Leitnummer 10 des Abkommens Ärzte/Unfallversicherungsträger

Für den Unfallversicherungsträger
(Nicht ausfüllen, wenn eine Vorstellung beim Durchgangsarzt erfolgt!*)

Zuname Reimer	Vorname Rudolf	geb. am 12.0.79

wohnhaft in 2360 Bad Segeberg   Straße Nr. Leuthenstr. 15

Schule, Hochschule
Kindergarten   Grundschule 3, Fischerstr.5, 2360 Bad Segeberg
(Bitte Art der Einrichtung und genaue Anschrift einsetzen; z. B. Volksschule Hamburg, Schloßstraße 1)

Krankenkasse: AOK Segeberg (Mitglied: Vater Paul Reimer)

Zutreffendes bitte ankreuzen: Pflicht-[X], freiwillig-[ ], familien-[ ], privatversichert[ ]

Unfalltag 13.01.86   Unfallzeit 10.30   Unfallort Treppenhaus der Schule

Der/Die Verletzte nahm meine ärztliche Hilfe aus Anlaß dieses Unfalls erstmalig in Anspruch am 13.01. 19 86, 10.45 Uhr.

Der/Die Verletzte machte bei der ersten Untersuchung über die Entstehung des Leidens folgende Angaben:

Auf dem Weg in die Pausenhalle Treppe herabgestürzt und dabei auf den rechten Arm gefallen.

Kurze Angaben des Befundes bei der ersten ärztlichen Untersuchung:

Stark schmerzhafte Deformierung rechter Unterarm

Röntgenergebnis:

distale typische Radiusfraktur rechts

Diagnose:

Typische Radiusfraktur rechts

Art der Weiterbehandlung:
    Reposition in Kurznarkose, Gipsverband
stationär (Angabe des Krankenhauses)

ambulant durch

0123456
Dr. med. Peter Müllerlei
Arzt für Allgemeinmedizin
Am Bahnhof 7
2360 Bad Segeberg

2360 Bad Segeberg den 14.01. 19 86

Unterschrift und Stempel (genaue Anschrift)

*) Anmerkung: Das gleiche gilt, wenn der/die Verletzte einem Facharzt für Augen- oder Hals-, Nasen- und Ohrenheilkunde vorgestellt wird.

Arztvordruck 13 S   Zu beziehen durch die zuständige Kassenärztliche Vereinigung
Gebühr nach Ltnr. 82 des Abkommens Ärzte/Unfallversicherungsträger

Ärztliche Unfallmeldung nach dem Gesetz über Unfallversicherung für Kinder in Kindergärten, Schüler und Studenten.

Ärztliche Anzeige über eine Berufskrankheit

Die mit ○ gekennzeichneten Fragen sind im Vorblatt erläutert.

Absender (Stempel)

1 Mitgliedsnummer

2 Gewerbeaufsichtsamt/Bergamt

4 Anschriftfeld für den Empfänger der Anzeige

3 Betriebsnummer des Arbeitsamtes

Unfallart — 7

Meldeart — Meldejahr

Versicherungsträger

Gefahrtarif

Aktenzeichen

Angaben zum Versicherten

5 Name, Vorname

⑥ Versicherungsnummer oder Geburtsdatum — Tag Monat Jahr

7 Straße — PLZ — Ort — zu 7

⑨ Geschlecht — männlich / weiblich

10 Staatsangehörigkeit — zu 9 — zu 10

11 In welchem Unternehmen ist der Versicherte zur Zeit ständig tätig?

⑫ Als was ist der Versicherte regelmäßig eingesetzt?

13 Seit wann bei dieser Tätigkeit?

18 Krankenkasse des Versicherten (Name, Ort)

19 Hat der Versicherte die Arbeit eingestellt? nein / ja am — Tag Monat

20 Hat der Versicherte die Arbeit wieder aufgenommen? nein / ja am — Tag Monat

22 Welche Beschwerden äußerte der Versicherte?

23 Wann traten sie erstmals auf?

24 Auf welche beruflichen Einwirkungen führt der Versicherte die Beschwerden zurück?

25 Welche Berufskrankheit liegt vor oder wird angenommen? — zu 25

Angaben zum Gesundheitszustand des Versicherten

㉖ Ergebnis der Untersuchung mit DIAGNOSE (Unterlagen bitte beifügen)

㉗ Vorerkrankungen

28 Welcher Arzt (Anschrift) hat den Versicherten wegen seiner Beschwerden zuerst behandelt, wann?

29 Welcher Arzt (Anschrift) behandelt den Versicherten zur Zeit?

30 Wo befindet sich der Versicherte zur Zeit (zu Hause, Krankenhaus, Sanatorium)?

31 Welche Behandlungsmaßnahmen wurden eingeleitet und wann? keine

32 Ist der Versicherte tot? nein / ja

33 Zeitpunkt des Todes — Tag Monat Jahr Stunde Minute — zu 33

34 Fand eine Leichenöffnung statt? nein / ja

Wenn ja, wann und durch wen?

Angaben zur beruflichen Tätigkeit des Versicherten

35 Name und Art des Unternehmens, in dem die Ursache der Erkrankung vermutet wird — PLZ — Ort, Straße

36 Welche Tätigkeiten übte der Versicherte bisher aus?

37 Welche Tätigkeit wird für die Entstehung der Berufskrankheit als ursächlich angesehen?

38 Wann wurde diese Tätigkeit verrichtet und wie lange?

39 Wurden arbeitsmedizinische Vorsorgeuntersuchungen durchgeführt? Wenn ja, durch wen und mit welchem Ergebnis?

㊵ Welche weiteren Angaben können gemacht werden?

(Ort) .... den .... 19......

Anschrift: ....

Bank-
Postscheck- Konto: ....
(Bankleitzahl)

(Unterschrift des Arztes)

Beidruck des Namensstempels oder Wiederholung des Namens in Schreibmaschine erforderlich

---

Ärztliche Anzeige über eine Berufskrankheit (grünes Papier) an die Berufsgenossenschaft oder den Staatlichen Gewerbearzt.

Die Überweisung erfolgt mit dem Überweisungsvordruck bei Verletzten, die nur gegenüber einem Unfallversicherungsträger Ansprüche haben, ansonsten zu Lasten der jeweiligen Krankenkasse mit einem kassenärztlichen oder vertragsärztlichen Überweisungsschein.

Berufsunfälle bei der Bundesbahn
Berufsschäden, die nicht Berufskrankheiten sind, sind für den Bereich der Bundesbahn der Bundesbahnunfallversicherungsbehörde zu melden. Zur Begutachtung wird der Bahnarzt eingeschaltet.

Formulare
Die zahlreichen Formulare für die hier dargestellten Meldungen und Verfahren sind entweder über die zuständigen Kassenärztlichen Vereinigungen oder den Landesverband der gewerblichen Berufsgenossenschaft anzufordern.

35.4.6. Schülerunfallversicherung

Die Schülerunfallversicherung ist Bestandteil der gesetzlichen Unfallversicherung. Träger sind die Gemeindeunfallversicherungsträger oder die Ausführungsbehörden für Unfallversicherung der Länder. Versichert sind Schüler, Kinder in Kindergärten, Studenten.

Schulunfälle sind Unfälle, die Kinder während des Besuchs von Kindergärten, Schüler während des Besuchs von Schulen und Studierende während des Besuchs von Hochschulen erleiden. Auch die Wege von und zum Kindergarten, von und zur Schule und Hochschule sind versichert.

Bei einem Schulunfall ist eine durchgangsärztliche Untersuchung nicht erforderlich, wenn die voraussichtliche Dauer der Behandlungsbedürftigkeit nicht mehr als eine Woche beträgt.

Ist der Patient selbst versichert (Auszubildender, Waisenrentner), ist zunächst auch die Krankenkasse leistungspflichtig. Auch bei ihm besteht kein Anspruch gegenüber der Kasse, wenn berufsgenossenschaftliche Behandlung eingeleitet wird.

Bei Familienversicherten (auch bei Sozialhilfeempfängern und privat bzw. nicht versicherten Kindern) ist allein der Unfallversicherungsträger leistungspflichtig. Ist der Verletzte in der Familienhilfe mitversichert, was bei Kindern im allgemeinen der Fall ist, hat der Verletzte einen eigenen Anspruch gegenüber dem Unfallversicherungsträger. Hierdurch entfällt der Anspruch auf die sonst in Betracht kommende Familienkrankenpflege, so daß die Ausstellung eines Krankenscheines unnötig ist.

Formular 13 S
Zur Abrechnung der Leistungen im Schülerunfallheilverfahren wird ein dreiteiliger Vordruck (13 S) verwendet.
Teil 1 (rosa) dient der Meldung des Unfalls an den zuständigen Unfallversicherungsträger durch den Arzt.
Teil 2 (grün) wird für die Abrechnung des behandelnden Arztes verwendet. Abgerechnet wird über die Kassenärztliche Vereinigung.
Teil 3 (gelb) dient zum Verbleib beim behandelnden Arzt.

Die Benutzung des Formulars 13 S entfällt für diejenigen Personen, bei denen die Leistungen durch die gesetzliche Krankenversicherung übernommen werden (also Selbstversicherte, nicht Familienversicherte) und bei Überweisung zum Durchgangsarzt.

Der Vordruck 13 S ist über die zuständige Kassenärztliche Vereinigung zu beziehen.

Unfallheilverfahren der RVO-Kassen (siehe Kapitel 37).

36 Kassenärztliche Versorgung

36.1. Kassenärztliche Vereinigung (KV)

Kassenärztliche Vereinigungen werden auf Grund des § 368 k der Reichsversicherungsordnung von den Kassenärzten für einen bestimmten Bereich gebildet. *Ordentliche Mitglieder* sind die Kassenärzte und — für die Dauer ihrer Beteiligung — die an der kassenärztlichen Versorgung beteiligten Ärzte. *Außerordentliche Mitglieder* sind die in das Arztregister eingetragenen nichtzugelassenen Ärzte. Die Kassenärzte und außerordentlichen Mitglieder wählen die Delegierten der *Vertreterversammlung* (in Hessen und Schleswig-Holstein: *Abgeordnetenversammlung*), die ihrerseits den *Vorstand* wählen. Dieser führt die Geschäfte der Kassenärztlichen Vereinigung.

Auch den Kassenärztlichen Vereinigungen stehen verschiedene Gremien zur Erfüllung ihrer Aufgaben zur Verfügung. Hier sind insbesondere die *Prüfungs- und Beschwerdeausschüsse*, der *Disziplinarausschuß* und der *Zulassungsausschuß* zu nennen.

Rechte und Pflichten der Kassenärztlichen Vereinigungen
- Die kassenärztliche Versorgung sicherzustellen **(Sicherstellungsauftrag)**
- Die Interessen der Kassenärzte gegenüber den Krankenkassen wahrzunehmen **(Interessenwahrnehmung)**
- Die kassenärztliche Versorgung durchzuführen und die kassenärztliche Tätigkeit zu überwachen **(Gewährleistungsauftrag)**
- Die kassenärztliche Vergütung auf die einzelnen Kassenärzte zu verteilen
- Die wirtschaftliche Erbringung von kassenärztlichen Leistungen zu überwachen
- Einen Bedarfsplan für die kassenärztliche Versorgung zu erstellen
- Die kassenärztliche Fortbildung zu regeln

Kassenärztliche Bundesvereinigung (KBV)
Im Gegensatz zur Bundesärztekammer ist die Kassenärztliche Bundesvereinigung eine Körperschaft des öffentlichen Rechts, die von den Kassenärztlichen Vereinigungen der Länder gebildet wird. Bestimmte Aufgaben werden für alle Kassenärztlichen Vereinigungen von der Kassenärztlichen Bundesvereinigung wahrgenommen. So ist die Kassenärztliche Bundesvereinigung z. B. Vertragspartner für Gesamtverträge mit Krankenkassen, deren Bereich sich über den Bereich einer Kassenärztlichen Vereinigung hinaus erstreckt (z. B. bestimmte Betriebskrankenkassen), Vertragspartner der Ersatzkassen sowie der „Sonstigen Kostenträger", während die Kassenärztlichen Vereinigungen in den Ländern im Rahmen ihrer Aufgaben insbesondere Verträge mit den Landesverbänden der RVO-Kassen über angemessene Vergütungen der ärztlichen Leistung abschließen.

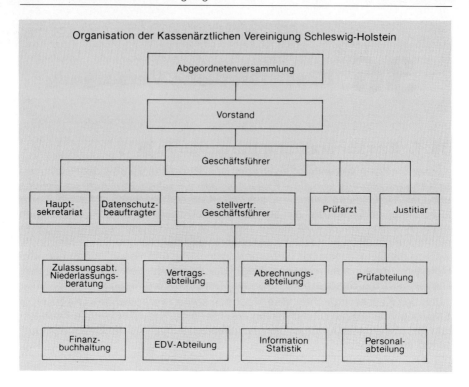

36.2. Kassenärztliche Vergütung

Im Gegensatz zum Privatpatienten braucht der Kassenpatient seinem behandelnden Arzt kein Honorar zu bezahlen. Dies geschieht durch die zuständige Kassenärztliche Vereinigung, deren Mitglied der Arzt ist. Die Kassenärztliche Vereinigung erhält ihrerseits das Geld von einer gesetzlichen Krankenkasse auf Grund einer Abrechnung oder einer vereinbarten Gesamtvergütung. Die Krankenkassen erhalten die zur Wahrnehmung ihrer Aufgaben notwendigen Mittel je zur Hälfte von ihren Pflichtmitgliedern und deren Arbeitgebern (siehe auch Kapitel 34).

Das auf Grund eines Behandlungsvertrages entstehende Rechtsverhältnis zwischen Arzt und Privatpatient unterscheidet sich bezüglich der Honorierung von dem zwischen Arzt und Kassenpatient bestehenden Rechtsverhältnis.

Arzt — Privatpatient
- der Arzt erbringt für seinen Patienten eine oder mehrere Leistungen,
- der Patient bezahlt nach ordnungsgemäßer Rechnungsstellung (unter Zugrundelegung der GOÄ 82) dafür.

Hierbei ist es für den Arzt vom Grundsatz her unerheblich, ob der Patient seinerseits eine private Krankenversicherung hat, ob er als Beamter beihilfeberechtigt ist oder aber die Rechnung voll aus eigener Tasche bezahlt. Das Rechtsverhältnis zwischen Arzt und Kassenpatient ist vergleichsweise komplizierter.

Arzt — Kassenpatient
- Der Arzt erbringt für seinen Patienten eine oder mehrere Leistungen.
- Der Patient gibt seinen Behandlungsausweis (z. B. den Krankenschein) beim Arzt ab.
- Der Arzt rechnet gegenüber seiner Kassenärztlichen Vereinigung unter Zugrundelegung der Gebührenordnung und Beachtung der Abrechnungsbestimmungen ab und erhält von der KV Geld.
- Die KV rechnet mit der zuständigen Krankenkasse ab oder erhält von ihr eine vereinbarte Gesamtvergütung.
- Die Krankenkasse bezahlt die vereinbarten Beträge an die KV.
- Die Krankenkasse erhält die nötigen Geldmittel durch Beiträge von ihren Mitgliedern bzw. deren Arbeitgebern. Die Höhe des Beitrages wird bis zu einer bestimmten Höchstgrenze in Prozent des Bruttogehaltes von der Vertreterversammlung der Krankenkasse beschlossen und richtet sich nach der Höhe der Ausgaben. Bei Arbeitnehmern trägt der Arbeitgeber 50 Prozent der Beiträge (siehe auch Kapitel 35).

Die mit der Kassenärztlichen Vergütung zusammenhängenden Vorschriften sind gesetzlich insbesondere in der RVO, ansonsten in Gesamtverträgen und vertraglichen Absprachen, Richtlinien und Satzungen geregelt.

Merke:
Kassenarzt: Unter einem Kassenarzt versteht man einen Arzt, der zur Erbringung und Abrechnung von Leistungen bei Mitgliedern von RVO-Kassen zugelassen oder ermächtigt ist.
Vertragsarzt: Ein Vertragsarzt ist ein Arzt, der gemäß dem Vertrag Ärzte—Ersatzkassen zur Erbringung und Abrechnung von Leistungen bei Ersatzkassenpatienten berechtigt ist.
Die Regelungen für Kassen- und Vertragsärzte sind häufig sehr ähnlich, so daß auf eine Unterscheidung dann, wenn es nicht sachlich geboten ist, verzichtet wird.

36.3. Zulassung zum Kassenarzt

Die Zulassung ist in § 368 a, b und c der RVO und in einer vom Bundesminister für Arbeit erlassenen Zulassungsordnung für Ärzte geregelt. Die Zulassung erfolgt für einen bestimmten Ort, den sogenannten Kassenarztsitz.

Zulassungsvoraussetzung sind
- die Eintragung ins Arztregister (hierfür müssen die Geburtsurkunde, die Approbationsurkunde sowie ein Nachweis über eine achtzehnmonatige Vorbereitungszeit vorgelegt werden),

- ein Nachweis über die Teilnahme an einem Einführungslehrgang, der nicht älter als 4 Jahre sein darf und
- weitere Unterlagen (wie Lebenslauf, polizeiliches Führungszeugnis u. a.).

Nicht zur Zulassung zum Kassenarzt geeignet ist, wer
- für die Versorgung der Patienten auf Grund anderer Tätigkeiten nicht im erforderlichen Maße zur Verfügung steht oder
- eine Tätigkeit ausübt, die mit der eines Kassenarztes nicht zu vereinbaren ist.

Die Zulassung endet mit dem Tod, dem Wirksamwerden eines Verzichtes oder dem Wegzug aus dem Kassenarztsitz.

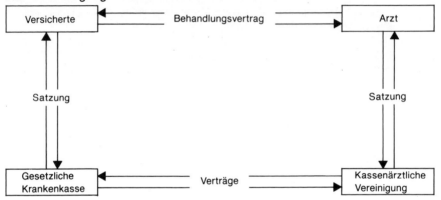

Beteiligung und Ermächtigung

Leitende Krankenhausärzte und andere Krankenhausärzte mit Gebietsbezeichnung können bei vorliegendem Bedarf an der kassenärztlichen Versorgung beteiligt werden. Meist geschieht dies für bestimmte Leistungen auf Überweisung, grundsätzlich ist aber auch eine uneingeschränkte Beteiligung für leitende Krankenhausärzte (nicht für andere Krankenhausärzte) möglich.

Eine Ermächtigung kann bei bestehender oder drohender Unterversorgung für ein bestimmtes Fachgebiet, für die Versorgung eines bestimmten Personenkreises (z. B. Bewohner eines Lagers oder Heimes), für einzelne (seltenere) Leistungen sowie bei Personen erfolgen, die keine deutsche Approbation besitzen und deswegen nicht für eine Zulassung oder Beteiligung in Frage kommen.

36.4. Bundesmantelvertrag Ärzte und Arzt-Ersatzkassen-Vertrag

Im Bundesmantelvertrag (BMV) wird zwischen der Kassenärztlichen Bundesvereinigung und den RVO-Kassen der allgemeine Teil der Gesamtverträge geregelt. Er ist verbindlich, soweit nicht Ausnahmen vorgesehen sind. Analog dazu gibt es den Arzt-Ersatzkassen-Vertrag (EKV) zwischen Kassenärztlicher Bundesvereinigung und Ersatzkassen. Im BMV sind u. a. festgelegt

- der Umfang kassenärztlicher Versorgung (§ 2)
- Leistungen außerhalb der kassenärztlichen Versorgung (§ 3)
- Rechte und Pflichten des Kassenarztes (§ 4)
- Aufzeichnungen, Sprechstunden- und Besuchsbehandlung (§§ 5 bis 7)
- Behandlungsausweise (§§ 8 ff.)
- Richtlinien des Bundesausschusses der Ärzte und Krankenkassen (§§ 28 ff.)
- Verordnung von Arznei-, Heil- und Hilfsmitteln (§ 29)
- Auskünfte und Bescheinigungen (§ 30)
- Vordrucke zur Durchführung der Kassenärztlichen Versorgung

Anlagen zum Bundesmantelvertrag Ärzte

- Belegarztvertrag
- Psychotherapievereinbarung
- Vertrag über kassenärztliches Unfallheilverfahren
- Vereinbarung über EDV in der Kassenpraxis
- Vertrag über Rehabilitationsmaßnahmen
- Richtlinien für Radiologie und Nuklearmedizin
- Zytologie-Richtlinien
- Merkblatt über zwischenstaatliches Krankenversicherungsrecht

Die für die Arzthelferin wichtigen Bestimmungen sind in den Kapiteln 35 bis 43 im thematischen Zusammenhang wiedergegeben.

36.5. Rechte und Pflichten des Kassenarztes

Die Rechte und Pflichten des Kassen-/Vertragsarztes sind in § 4 des BMV festgelegt.

Besonders sind zu nennen:

- Der Kassenarzt sowie der beteiligte Arzt haben die kassenärztliche Versorgung persönlich durchzuführen.
- Der Kassenarzt hat den Berechtigten die ärztliche Versorgung zuteil werden zu lassen, die zur Heilung oder Linderung nach den Regeln der ärztlichen Kunst ausreichend ist.
- Leistungen, die für die Erzielung des Heilerfolges nicht notwendig oder unwirtschaftlich sind, darf der Kassenarzt nicht bewirken oder verordnen.
- Heilmaßnahmen dürfen nur verordnet werden, wenn sich der Kassenarzt persönlich von dem Krankheitszustand des Patienten überzeugt hat. Hiervon darf nur in begründeten Ausnahmefällen abgewichen werden.
- Der Kassenarzt darf vom Berechtigten eine Vergütung fordern, wenn dieser ausdrücklich verlangt, auf eigene Kosten behandelt zu werden und dieses dem Kassenarzt schriftlich bestätigt.
- Der Kassenarzt darf die Behandlung oder Weiterbehandlung eines Berechtigten in begründeten Fällen ablehnen. Von der Ablehnung der Weiterbehandlung hat er die Krankenkasse unter Mitteilung der Gründe zu unterrichten.

Aufzeichnungspflicht

Der Kassenarzt soll über Befund und die Behandlungsmaßnahmen Aufzeichnungen machen und mindestens 10 Jahre aufbewahren, soweit nicht andere Vorschriften oder die Besonderheiten des gegebenen Falles eine längere Aufbewahrungsfrist erfordern.

Die Bestimmungen des Vertrages Ärzte—Ersatzkassen legen sinngemäß etwa die gleichen Rechte und Pflichten des Vertragsarztes fest.

36.6. Umfang kassenärztlicher Versorgung

Zur ärztlichen Behandlung im Rahmen der kassenärztlichen Versorgung gehören

- die ambulante ärztliche Behandlung (einschließlich der Notfallbehandlung durch Nichtkassenärzte)
- die stationäre kassenärztliche Behandlung (gemäß dem Belegarztvertrag)
- die ärztliche Behandlung und Hilfe im Rahmen der Mutterschaftsvorsorge
- die Maßnahmen zur Früherkennung von Krankheiten (soweit sie nicht ausdrücklich ausgeschlossen sind)
- die Anordnung der Hilfeleistung durch andere Personen
- die Verordnung von Arznei-, Verband-, Heil-, Hilfsmitteln
- die Ausstellung von Bescheinigungen und die Erstellung von Berichten, die die Krankenkassen und der Vertrauensärztliche Dienst zur Durchführung ihrer Aufgaben benötigen.

Durch besondere Verträge werden die belegärztliche Versorgung, die Behandlung von Unfallverletzten im Rahmen der kassenärztlichen Versorgung, die badeärztliche Behandlung bei Badekuren und die tiefenpsychologische fundierte und analytische Psychotherapie geregelt (siehe Kapitel 37).

Nicht zur kassenärztlichen Versorgung gehören

- Maßnahmen zur Früherkennung von Krankheiten, wenn sie bei einem Aufenthalt im Krankenhaus erbracht werden
- Behandlung von Zahnkrankheiten (außer einfachen Verrichtungen und bei Mund-Kiefer-Gesichtschirurgen)
- Untersuchungen, die nicht zu den von den Krankenkassen zu übernehmenden Leistungen gehören (z. B. Reihen-, Kontroll-, Einstellungs- und Tauglichkeitsuntersuchungen)
- Ausstellung von Bescheinigungen außerhalb der Aufgaben der gesetzlichen Krankenversicherung (z. B. Totenschein, Bescheinigungen für private Versicherungen, für Sportvereine u. ä.)

36.7. Behandlung in der Sprechstunde und bei Besuchen

Der Patient hat freie Arztwahl. Er hat die Mehrkosten zu tragen, wenn er ohne zwingenden Grund sich von Kassenärzten besuchen läßt, die ihre Praxis außerhalb des Ortes oder Ortsteiles, in der der Patient wohnt, haben. Der Kassenarzt kann außer in Notfällen Besuche außerhalb seines üblichen Praxisbereiches ablehnen.

Anspruch auf Besuch durch den Arzt haben Kranke nur, wenn ihnen das Aufsuchen des Arztes in dessen Praxisräumen nicht möglich oder nicht zumutbar ist. Besuche, die noch am gleichen Tage ausgeführt werden sollen, müssen rechtzeitig bestellt werden. Sprechstunden sind grundsätzlich mit festen Uhrzeiten auf dem Praxisschild bekanntzugeben. Besonderheiten des Praxisbereichs und Bedürfnisse der kassenärztlichen Versorgung sind bei ihrer Festsetzung zu berücksichtigen.

36.8. Weitere Verträge und Vereinbarungen, Richtlinien

36.8.1. Verträge und Vereinbarungen

Neben dem Bundesmantelvertrag Ärzte und dem Arzt-Ersatzkassen-Vertrag gibt es zahlreiche weitere Verträge, die die ärztliche Versorgung bestimmter — nicht von der kassenärztlichen Versorgung erfaßter — Personengruppen regeln. Die meisten Verträge werden von der Kassenärztlichen Bundesvereinigung für das gesamte Bundesgebiet abgeschlossen. Rechtsgrundlage ist der § 368 n der RVO.

Verträge zur Regelung der allgemeinen ärztlichen Versorgung:
- der Vertrag mit der Bundesknappschaft
- der Vertrag mit der Postbeamtenkrankenkasse (für Mitglieder der Gruppe A)
- der Vertrag mit der Krankenversorgung der Bundesbahnbeamten (für Mitglieder der Gruppen I bis III)
- der Vertrag über die ärztliche Betreuung von Angehörigen des Bundesgrenzschutzes
- der Vertrag über die ärztliche Versorgung von Zivildienstleistenden
- der Vertrag über die ärztliche Versorgung von Soldaten der Bundeswehr / Untersuchungen von Wehrpflichtigen

Verträge zur Regelung der Versorgung bei Berufsunfällen
- das Abkommen Ärzte/Berufsgenossenschaften
- Vertrag über die Heilbehandlung der durch Dienstunfall verletzten Postbeamten
- Vertrag über die Heilbehandlung der durch Dienstunfall verletzten Bundesbahnbeamten

Badearztverträge (mit RVO-Kassen, Ersatzkassen, Postbeamtenkrankenkasse und Rentenversicherungsträgern)

36.8.2. Richtlinien

Für verschiedene Bereiche kassenärztlicher Tätigkeit sind im Bundesausschuß der Ärzte und Krankenkassen Richtlinien vereinbart, die verbindlich für die Kassenärzte sind. Es handelt sich um

- Arzneimittel-Richtlinien
- Heil- und Hilfsmittelrichtlinien
- Kinder-Richtlinien
- Krankenhauspflege-Richtlinien
- Krankentransport-Richtlinien
- Krebsfrüherkennungsrichtlinien
- Mutterschafts-Richtlinien
- Psychotherapie-Richtlinien
- Rehabilitations-Richtlinien
- Sonstige Hilfen-Richtlinien

Die wesentlichen Inhalte dieser Richtlinien sind im inhaltlichen Zusammenhang in den Kapiteln 37 bis 39 angesprochen.

36.9. Vordruckvereinbarung

Die Kassenärztliche Bundesvereinigung hat mit den Trägern der gesetzlichen Krankenversicherung eine Vereinbarung abgeschlossen, mit der zur Vereinheitlichung des mit der ärztlichen Tätigkeit und dem Abrechnungswesen notwendigen Schriftverkehrs einheitliche Vordrucke geschaffen wurden. Die im Rahmen der Vordruckvereinbarung festgelegten Vordrucke sind in der Kassenärztlichen Versorgung zu verwenden.

Die Vordrucke sind, soweit sie nicht vom Versicherten dem Arzt übergeben oder von der Krankenkasse zugesandt werden, bei den Geschäftsstellen der Kassenärztlichen Vereinigung erhältlich. Die mit der Vordruckvereinbarung erfaßten Formulare sind der nachfolgenden Aufstellung zu entnehmen:

Vordruckmuster nach Vordruckvereinbarung

Muster 1:	Arbeitsunfähigkeitsbescheinigung
Muster 2:	Verordnung von Krankenhauspflege
Muster 3:	Bescheinigung über den mutmaßlichen Tag der Entbindung
Muster 5:	Krankenschein
Muster 6:	Überweisungsschein
Muster 6 a:	Überweisungsschein „UH" — Abrechnungsschein für beteiligte und ermächtigte Unfallärzte
Muster 7:	Belegarztschein
Muster 8:	Brillenverordnung
Muster 9:	Ärztliche Bescheinigung für die Gewährung von Mutterschaftsgeld bei Frühgeburten
Muster 10:	Heilmittelverordnung
Muster 11:	Bericht für den Vertrauensärztlichen Dienst
Muster 12:	Verordnung häuslicher Krankenpflege
Muster 13:	Mutterschaftsvorsorgeschein
Muster 14:	Überweisungsschein für serologische und mikrobiologische Untersuchungen im Rahmen der Mutterschaftsvorsorge
Muster 15:	Ohrenärztliche Verordnung einer Hörhilfe
Muster 16:	Arzneiverordnungsblatt
Muster 17:	Ärztliche Bescheinigung zur Erlangung von Krankengeld bei der Verwendung von Einmalvordrucken
Muster 18 a:	Ärztliche Bescheinigung zur Erlangung von Krankengeld bei der Verwendung von Dauervordrucken
Muster 18 b:	Endbescheinigung zu Muster 18 a
Muster 19:	Abrechnungsschein für ärztlichen Notfalldienst, Urlaubs- bzw. Krankheitsvertretung
Muster 20:	Sonderabrechnungsschein für zentralen Notfalldienst
Muster 21:	Ärztliche Bescheinigung für den Bezug von Krankengeld bei Erkrankung eines Kindes
Muster 22:	Mitteilung nach § 368 s RVO an die Krankenkasse
Muster 23—29:	unbesetzt
Muster 30:	Berechtigungsschein für eine Neugeborenen-Erstuntersuchung
Muster 31:	Berechtigungsschein für eine Neugeborenen-Basisuntersuchung (vom 3. bis 10. Lebenstag)
Muster 31 a:	Überweisungsschein für Labordiagnostik im Rahmen einer Untersuchung zur Früherkennung von Krankheiten bei Kindern
Muster 32:	Berechtigungsschein für eine Untersuchung in der 4. bis 6. Lebenswoche

Kassenärztliche Versorgung

Muster 33: Berechtigungsschein für eine Untersuchung im 3. bis 4. Lebensmonat
Muster 34: Berechtigungsschein für eine Untersuchung im 6. bis 7. Lebensmonat
Muster 35: Berechtigungsschein für eine Untersuchung im 10. bis 12. Lebensmonat
Muster 36: Berechtigungsschein für eine Untersuchung im 21. bis 24. Lebensmonat
Muster 37: Berechtigungsschein für eine Untersuchung im 3½ bis 4. Lebensjahr
Muster 38: Berechtigungsschein für eine Untersuchung zur Früherkennung von Krebserkrankungen gemäß Krebsfrüherkennungs-Richtlinien
Muster 39: Überweisungsschein für eine zytologische Untersuchung zur Früherkennung einer Krebserkrankung gemäß Krebsfrüherkennungs-Richtlinien
Muster 39 a bis c: Dokumentationsvordrucke für Krebsfrüherkennungsuntersuchung Frauen
Muster 40 a und b: Dokumentationsvordrucke für Krebsfrüherkennungsuntersuchung Männer

Ausfüllen der Vordrucke

Unterschrift

Die Vordrucke sind sorgfältig und leserlich auszuschreiben und vom Kassenarzt bzw. Vertragsarzt unter Verwendung des Kassenarztstempels persönlich zu unterzeichnen. Die persönliche Unterschrift auf Behandlungsausweisen, Mutterschaftsvorsorgescheinen und Berechtigungsscheinen kann entfallen, wenn an ihrer Stelle eine vereinbarte und von der Kassenärztlichen Vereinigung bekanntgegebene Sammelerklärung abgegeben wird.

Kopfleiste

Bei allen Vordrucken ist in der Kopfleiste die zutreffende Krankenkassenart richtig zu kennzeichnen. Dabei gelten für die einzelnen Kassenarten folgende Abkürzungen:

AOK	=	Allgemeine Ortskrankenkasse
LKK	=	Landwirtschaftliche Krankenkasse
BKK	=	Betriebskrankenkasse
IKK	=	Innungskrankenkasse
VdAK	=	Verband der Angestellten-Krankenkassen
AEV	=	Verband der Arbeiterersatzkassen
Knappschaft	=	Bundesknappschaft
UV	=	Unfallversicherungsträger

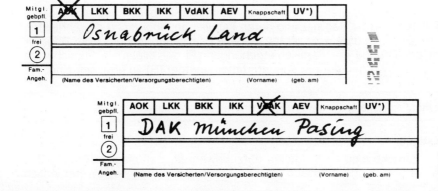

Um Verwechslungen innerhalb der Kassenart zu vermeiden, ist in der zweiten Zeile die Krankenkasse genau zu bezeichnen, z. B. bei der Allgemeinen Ortskrankenkasse für die Stadt Osnabrück = Osnabrück Stadt, für den Landkreis Osnabrück = Osnabrück Land; bei namensgleichen Betriebskrankenkassen ist die Ortsangabe unerläßlich, z. B. BKK Demag, Bad Bergzabern — BKK Demag, Wetter (Ruhr).

Bei Ersatzkassenversicherten ist — soweit vorgesehen — in der Kopfleiste der Vordrucke die betreffende Ersatzkasse und die aus dem Krankenschein ersichtliche Geschäftsstelle einzutragen, z. B. DAK München-Pasing. Für die Namen der Ersatzkassen können folgende Abkürzungen verwendet werden.

Abkürzungen für Ersatzkassen

BEK	=	Barmer Ersatzkasse
DAK	=	Deutsche Angestellten-Krankenkasse
HaMü	=	Hamburg-Münchener Ersatzkasse
HKK	=	Handelskrankenkasse
HEK	=	Hanseatische Ersatzkasse
KKH	=	Kaufmännische Krankenkasse
TK	=	Techniker-Krankenkasse
Braunschweiger	=	Braunschweiger Kasse
Buchdrucker	=	Buchdrucker-Krankenkasse
Gärtner	=	Gärtner-Krankenkasse
HZK	=	Hamburgische Zimmerer-Krankenkasse
Neptun	=	„Neptun" Berufskrankenkasse für die Binnenschiffahrt
GEK	=	Schwäbisch-Gmünder Ersatzkasse
Eintracht	=	Krankenkasse „Eintracht", Heusenstamm

Arbeitgeber (Dienststelle) / Mitgliednummer / Freiw./Rentner

Wenn auf den Vordrucken die Zeile Arbeitgeber (Dienststelle) / Mitglied-Nr. / Freiw./Rentner vorgesehen ist, sind Angaben zu machen, die der Behandlungsausweis hierüber enthält. Bei Kriegs- bzw. Wehrdienstbeschädigten sind Versorgungsamt und Grundlistennummer dann einzutragen, wenn die Erkrankung mit einem anerkannten Versorgungsleiden in ursächlichem Zusammenhang steht.

Versicherungsgruppen M/F/R

Die Kennzeichnung der Versicherungsgruppen M/F/R auf den Vordrucken bedarf größter Sorgfalt, weil die Krankenkassen insbesondere eine lückenlose Erfassung für Rentner und deren Familienangehörige zu gewährleisten haben. Dabei ist darauf zu achten, daß die Familienangehörigen der Rentner nicht der Gruppe der Familienangehörigen (F) der allgemein Versicherten zugeordnet werden dürfen, sondern unter Rentner (R) zu erfassen sind.

> **Merke:** Familienangehörige von Rentnern bei „R" ankreuzen!

Sonstiges

Die Vordrucke sind so sorgfältig aufzubewahren, daß eine mißbräuchliche Verwendung ausgeschlossen ist. Die Vordrucke dürfen selbstverständlich erst nach ihrer Ausfüllung und nicht blanko unterschrieben werden. Eine Weitergabe von Vordrucken an Nichtkassenärzte und andere Personen sowie eine Verwendung in der Privatpraxis sind nicht gestattet. Die Verwendung für andere als in der Kopfleiste aufgeführte Kostenträger ist nur dann zulässig, wenn die Kassenärztliche Vereinigung entsprechende Vereinbarungen getroffen hat.

36.10. Berichte, Auskünfte, Meldungen, Anzeigen

Auskünfte und Berichte, die die Krankenkassen zur Erfüllung ihrer Leistungspflicht benötigen, sind kostenlos innerhalb 8 Tagen zu geben. Dazu gehören insbesondere Meldungen über den Zusammenhang einer Erkrankung oder Verletzung mit einem Arbeits-, Straßenunfall, mit Kriegseinwirkungen und bei mutmaßlichem Fremdverschulden; gewöhnlich geschieht dies auf dem Arbeitsunfähigkeitsformular; liegt keine Arbeitsunfähigkeit vor (wie bei geringfügigen Verletzungen, Unfall im Haushalt und dgl.) ist ein meistens örtlich vereinbartes Formular zu verwenden; auch muß die entsprechende Rubrik auf dem Krankenschein anläßlich der Kassenabrechnung ausgefüllt werden.

Alle im Bundesmanteltarifvertrag bzw. Ersatzkassenvertrag vereinbarten Formulare mit Ausnahme der Arbeitsunfähigkeitsbescheinigung sind kostenlos auszufüllen (z. B. Heilmittelverordnung, Krankengeldauszahlungsschein, für den Vertrauensärztlichen Dienst vereinbartes Formular).

37 Behandlungsausweise, Vorsorge- und Berechtigungsscheine

37.1. Übersicht

Der Versicherte muß sich gegenüber dem Arzt als Mitglied einer Kasse oder berechtigter Familienangehöriger ausweisen.

Die Formate der Krankenscheine und Berechtigungsscheine stimmen weitgehend überein (DIN A5/Querformat). Hochformat DIN A4 haben der Mutterschaftsvorsorgeschein, der Behandlungsausweis für die große Psychotherapie, der Krankenversorgungsschein nach dem BEG sowie der rosafarbene Bundesbehandlungsschein. Bezüglich der Farbe siehe folgende Erläuterungen:

Farbe der Krankenscheine	
O Ortskrankenkassen	weiß
B Betriebskrankenkassen	gelb
I Innungskrankenkassen	blau
L Landwirtschaftl. Krankenkassen	grün

Für Berlin besteht eine Sondervereinbarung hinsichtlich Form und Farbe von Kranken- und Überweisungsscheinen. Es werden benutzt die Farben Weiß (BEK, DAK, KKH), Blau (Ha-MÜ), Gelb (Hanseat), Grün (Techniker, HHK), Ocker (Schw.-Gm.), Orange (Gärtner) und Rosa (Braunschw.).

37.2. Krankenschein

Der Krankenschein gilt nur für das Kalendervierteljahr, in dem er ausgestellt wurde, es sei denn, er trägt einen deutlich sichtbaren Vermerk der Krankenkasse, daß er für ein anderes Kalendervierteljahr gilt. Die Kennzeichnung des Kalendervierteljahres, für das der Krankenschein gelten soll, wird in der oberen rechten Ecke auf der Vorderseite des Krankenscheines vorgenommen. Es muß beachtet werden, ob im Kästchen „Gültigkeitsdauer" durch einen Vermerk der Krankenkasse die Gültigkeit des Krankenscheines eingeschränkt ist.

In der Regel verliert der Krankenschein 14 Tage nach Ausstellung seine Gültigkeit. Innerhalb dieser Zeit muß also der Versicherte den Arzt erstmalig in Anspruch nehmen.

Seit dem 1. Januar 1984 stellen gesetzliche Krankenkassen grundsätzlich nur noch einen Krankenschein pro Quartal aus. Bei Arztwechsel müssen Überweisungen ausgeschrieben werden. Bei einem Arztwechsel zu einem Arzt mit gleicher Gebietsbezeichnung muß von der Krankenkasse ein neuer Krankenschein angefordert werden. Dies gilt z. B. für einen Wechsel von einem Allgemeinarzt zu einem anderen wegen persönlicher Differenzen. Unter Umständen verlangt die Krankenkasse die Angabe von Gründen.

Behandlungsausweise, Vorsorge- und Berechtigungsscheine

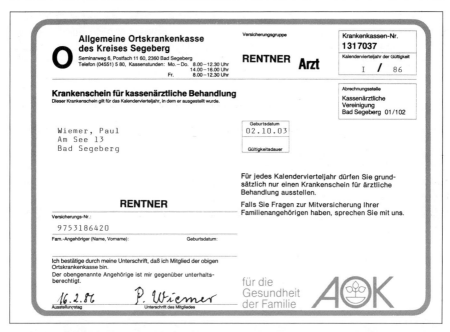

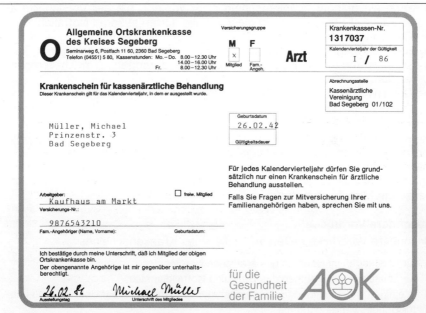

Krankenschein für ärztliche Behandlung (Muster 5). Spätestens ab 1. Januar 1984 darf je Quartal nur ein Originalkrankenschein ausgestellt werden. Für Rentner gibt es seit 1982 einen besonderen Krankenschein.

Aufbau

Wie schon ausgeführt, ist die Gestaltung der Krankenscheine aller gesetzlichen Krankenkassen (Muster 5) einheitlich. Der Textaufbau ist ähnlich. Die Personalien werden entweder von der Krankenkasse eingedruckt oder der Versicherte verwendet für seine Scheckkrankenscheine Aufkleber. Scheckkrankenscheine sind vom Versicherungsnehmer eigenhändig zu unterschreiben (auch für seine Familienangehörigen, soweit sie Anspruch gegen die Kasse haben).

Aufbau des Krankenscheines

Vorderseite: Angaben über Kasse, Versicherungsdaten, KV-Abrechnungsstelle, Geltungsbegrenzung, Symbole und eine Rubrik, die vom Arzt auszufüllen ist. Der Krankenschein ist durch Farbe und Symbole gekennzeichnet.

Rückseite (siehe Kapitel 43): Die Rückseite des Krankenscheins weist eine gitterförmige Rubrik auf für die Eintragungen von
— Diagnose(n),
— Behandlungstag(en),
— ärztlichen Leistungen nach Nummern der zuständigen Gebührenordnung,
— Wegeentfernungen (für Auswärtsbesuche).

Vorbehalt

Solange ein gültiger Krankenschein nicht vorliegt, gilt der Versicherte als Selbstzahler (Privatpatient). In diesem Falle dürfen außer in Notfällen
- Kassen-Überweisungsscheine nicht ausgestellt werden,
- Einweisungen ins Krankenhaus auf Kassenkosten nicht erfolgen,
- Sachleistungen auf Kassenkosten weder durchgeführt noch verordnet werden,
- Kassenvordrucke (z. B. Rezeptvordrucke) nicht verwendet werden (auf einem Privatrezeptvordruck kann in diesem Fall der Zusatz „mangels Krankenschein" geschrieben werden).

Liegt ein *Notfall* vor, hat der Versicherte eine Nachreichefrist von 10 Tagen; in diesem Falle muß er die *„Bestätigung über Inanspruchnahme kassenärztlicher Behandlung"* unterschreiben. Dem Kassenarzt steht frei, bei säumigen Versicherten den ausstehenden Krankenschein anzumahnen oder die Krankenkasse um Mithilfe zu bitten.

Besondere Vordrucke

Besondere Vordrucke gelten an Stelle eines Krankenscheines

- für Leistungen im Rahmen des ärztlichen Notdienstes,
- für Leistungen im Rahmen des zentralen Notfalldienstes,
- in einigen KV-Bereichen für Leistungen der Anästhesisten auf Überweisung hin,
- für Bundeswehrangehörige,
- für Bundesbehandlung,
- für Schülerunfallbehandlung,
- für DDR-Patienten,

- für Behandlung nach dem BEG,
- für Untersuchungen im Rahmen des Jugendarbeitsschutzes.

Liegt ein gültiger Kranken- oder Überweisungsschein nicht vor, hat der Patient das vereinbarte Formular (Bestätigung über Inanspruchnahme kassenärztlicher/vertragsärztlicher Behandlung) zu unterschreiben.

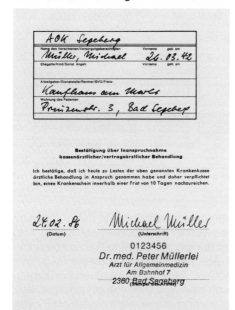

Vordruck für Bestätigung über Inanspruchnahme kassenärztlicher bzw. vertragsärztlicher Behandlung, der vom Versicherten zu unterschreiben ist, falls bei der ersten Inanspruchnahme im Quartal kein Krankenschein beigebracht wurde. Nach Verstreichen der Nachreichefrist (10 Tage) wird der Krankenschein bei der Kasse unter Beifügung der Bestätigung angefordert. Stellt sich dabei heraus, daß der vom Kranken angegebene Kostenträger nicht zuständig ist, ist privat zu liquidieren.

37.3. Überweisungsscheine

Ein Überweisungsschein darf grundsätzlich nur dann ausgestellt werden, wenn dem Kassenarzt ein gültiger Krankenschein vorliegt. Ausnahmen sind zulässig, wenn z. B. die Dringlichkeit der durch die Überweisung zu veranlassenden Maßnahmen diese erfordert oder wenn dem Arzt zweifelsfrei die Kassenzugehörigkeit bekannt ist. Der Arzt soll sich dann aber schriftlich vom Patienten bestätigen lassen, daß er kassenärztliche bzw. vertragsärztliche Behandlung in Anspruch nehmen will.

Im Aufbau ähnelt der Überweisungsschein den Krankenscheinen. Lediglich für Überweisungen an den Laborarzt zur serologischen und mikrobiologischen Untersuchung im Rahmen der Mutterschaftsvorsorge gilt der dafür vorgesehene Überweisungsschein im Hochformat.

Ausstellung eines Überweisungsscheines .

Ein Überweisungsschein wird vom Kassenarzt immer dann ausgestellt, wenn ein Versicherter einem anderen Kassenarzt überwiesen werden muß. Die Geltungsdauer des Überweisungsscheines entspricht der des Krankenscheines.

Bei der Ausstellung des Überweisungsscheines sind Personalien, Adresse, Krankenkasse, das Symbol der Versichertengruppe M, F bzw. R, Arbeitgeber, ggf. Mitgliedsnummer sowie etwaige Angaben über die Gültigkeitsdauer vom Krankenschein genau zu übertragen.

Besonders wenn der Versicherten-Status — Mitglied (M), Familienangehörige (F), Rentner und deren Familienangehörige (R) nicht eindeutig vermerkt ist, können Überweisungsscheine von der Abrechnung ausgeschlossen werden.

Ausschnitte aus Überweisungsschein mit Eintragung der Versichertengruppe (M = Mitglied, F = mitversicherter Familienangehöriger, R = Rentner und deren Familienangehörige)

Angaben des Arztes

In der Rubrik „*Überweisung an Arzt für Allgemeinmedizin / Arzt für . . .*" darf im Hinblick auf das freie Arztwahlrecht des Versicherten kein bestimmter Arzt namentlich angegeben werden, sondern nur die zutreffende Gebietsbezeichnung (z. B. Chirurgie, Innere Medizin). Ausgenommen von dieser Regelung sind nur solche Fälle, in denen eine spezielle Zuweisung an einen ermächtigten Arzt oder an eine ermächtigte ärztlich geleitete Einrichtung erfolgen soll. Hier können der Name des Ermächtigten und seine genaue Anschrift vermerkt werden.

Art der Überweisung

Auf dem Überweisungsschein ist die Art der Überweisung genau anzugeben, damit klar erkannt werden kann, ob sie

a) zur Durchführung bestimmter Leistungen (Auftragsleistungen) oder

b) zur Mitbehandlung, zur Weiterbehandlung, zur Konsiliaruntersuchung oder zur Unfallvorstellung nach dem Vertrag über das Unfallheilverfahren in der kassenärztlichen Versorgung (gilt nicht für Ersatzkassen und Bundesknappschaft) oder

c) im Rahmen der Mutterschaftsvorsorge

erfolgt.

Teil des linken oberen Kopffeldes von Überweisungsscheinen für Ersatzkassen.

Überweisungsschein für ambulante kassenärztliche Behandlung (Muster 6). Farbe für AOK, BKK, IKK, LKK, Knappschaft grau mit schwarzem Druck, für E-Kassen weiß mit grünem Druck. Auf der Rückseite befindet sich das Abrechnungsformular. Überweisungsscheine dürfen nicht für Krankenhaus- oder Belegarztüberweisungen benutzt werden.

Zur Durchführung bestimmter Leistungen *(Auftragsleistung)* ist die Art der zu erbringenden Leistung genau zu bezeichnen (z. B. „Röntgenaufnahmen des rechten Unterarmes in zwei Ebenen", „Schilddrüsenfunktionsprüfung mit Szintigramm" usw.). In diesen Fällen darf b) nicht angekreuzt werden. Unter *Konsiliaruntersuchung* ist eine einmalige Beratung durch einen zweiten Arzt zur Klärung der Diagnose und/oder zur Aufstellung des Behandlungsplanes zu verstehen.

> **Überweisung an** ~~Arzt für Allgemeinmedizin~~ / **Arzt für** _Chirurgie_
>
> **wegen (Diagnose/Verdacht auf):** _Appendizitis_
>
> **Überweisung erfolgt**
> a) zur Durchführung bestimmter Leistungen ☐ – Herkunft des Untersuchungsgutes/gewünschte Untersuchung bitte genau bezeichnen
>
> b) zur Mitbehandlung ☐   zur Weiterbehandlung ☒   zur Konsiliaruntersuchung ☐   zur Unfallvorstellung ☐
> c) im Rahmen der Mutterschaftsvorsorge: zur Konsiliaruntersuchung ☐   zur Ultraschalluntersuchung ☐
>   zur Kardiotokographie ☐   zur Amnioskopie ☐   zur Fruchtwasseruntersuchung ☐   zur Hormonanalyse ☐
>
> **Besondere Hinweise/bisherige Befunde/Medikation:** _Erbrechen, Übelkeit, Druckschmerzen an Mc Burney_
>
> AU voraussichtlich bis _25.02.86_ bescheinigt

Das Feld „c) im Rahmen der Mutterschaftsvorsorge..." ist ausschließlich für gezielte Überweisungen bei Risikoschwangerschaften bestimmt.

Die Zeile „AU voraussichtlich... bescheinigt" ist nur dann auszufüllen, wenn die Behandlungsführung auf einen anderen Arzt übergehen soll.

Besondere Überweisungsscheine

- für das Unfallheilverfahren der RVO-Kassen der Überweisungsschein „UH" (Muster 6 a)
- für die Bundesknappschaft im Rahmen des Knappschaftsarztsystems
- für die Überweisung zum Durchgangsarzt bei Arbeitsunfall
- für die Überweisung auf KOV-Schein
- für die Überweisung zum Laborarzt im Rahmen der Mutterschaftsvorsorge
- für die Überweisung zur zytologischen Untersuchung im Rahmen der Krebsfrüherkennung
- für die Überweisung zur TSH-Bestimmung im Rahmen der Früherkennung von Krankheiten bei Kindern

Besondere Überweisungsscheine können z. B. im Rahmen der Sozialhilfe zu (Universitäts-)Polikliniken örtlich vereinbart sein.

Keine Ausstellung von Überweisungsscheinen

In bestimmten Fällen dürfen Überweisungsscheine nicht ausgestellt werden. Dies ist der Fall

- zum Kassenarzt gleicher Fachrichtung (Ausnahme Urlaub, gezielte Auftragsleistung, wie z. B. Bestrahlung)
- zum Durchgangsarzt der Berufsgenossenschaft (dafür ist das Doppelformular zu verwenden)
- zum Beratungsfacharzt der Berufsgenossenschaft
- bei Krankenhauseinweisung an das Krankenhaus oder den leitenden Krankenhausarzt
- im Rahmen der Mutterschaftsvorsorge (Ausnahme: Überweisungen für bestimmte serologische Untersuchungen und Sachleistungen sind zulässig)

- für Bundesgrenzschutz, Bundeswehr, Polizei (für die Personengruppen stellt die zuständige Dienststelle auf Grund einer ärztlichen Bescheinigung den Überweisungsschein aus)
- auf Grund eines nach dem zwischenstaatlichen Krankenversicherungsrecht ausgestellten Krankenscheines für Ausländer; bei Notwendigkeit zur Überweisung ist dies mit einfacher Bescheinigung zu bekunden, worauf die ausstellende Krankenkasse einen neuen Krankenschein ausgibt.

Weiterhin ist eine Überweisung nicht an Ärzte möglich, die nicht Kassenärzte sind (außer im Notfall), sowie an Institute und Krankenhausambulanzen, die nicht in einem Vertragsverhältnis mit der Kassenärztlichen Vereinigung stehen, sowie zu Sachleistungen an Masseure, Krankengymnasten u. ä. (in diesen Fällen ist eine Verordnung auszustellen). Auch darf eine Überweisung selbstverständlich nicht ausgestellt werden, wenn kein gültiger Krankenschein vorliegt.

37.4. Unfallheilverfahren der RVO-Kassen

Durch Vertrag zwischen der Kassenärztlichen Bundesvereinigung und den Spitzenverbänden der RVO-Kassen ist vereinbart worden, daß in denjenigen Fällen, bei denen eine Person verletzt worden ist, ohne daß es sich um einen Arbeitsunfall handelt (z. B. häusliche Unfälle oder Sportunfälle u. ä.) und die Person Versicherter einer RVO-Krankenkasse ist, ein Unfallheilverfahren der kassenärztlichen Versorgung in Anwendung kommt.

Zweck des *Unfallheilverfahrens* ist es, bei solchen Unfallverletzten möglichst bald nach dem Unfall oder nach dem erneuten Auftreten von Unfallfolgen zu klären, ob besondere Heilmaßnahmen erforderlich sind und sicherzustellen, daß diese Heilmaßnahmen eingeleitet und wirksam ausgeführt werden.

Unfallärzte

Dafür gibt es spezielle *Unfallärzte*. Alle als Ärzte für Chirurgie oder Orthopädie zugelassenen Kassenärzte oder an der kassenärztlichen Versorgung beteiligten Ärzte, die sich zwei Jahre unfallchirurgisch weitergebildet haben, regelmäßig unfallchirurgisch tätig sind und die Voraussetzungen gegenüber der Kassenärztlichen Vereinigung nachgewiesen haben, sind Unfallärzte. Weitere Ärzte, die die fachlichen Voraussetzungen erfüllen, können im Einvernehmen mit den RVO-Krankenkassen zur Durchführung von Leistungen im Rahmen des Unfallheilverfahrens als Unfallärzte ermächtigt werden. Sie rechnen ihre Leistungen auf einem Kranken- oder Überweisungsschein ab.

Die Voraussetzungen für die Einleitung des Unfallheilverfahrens sind erfüllt, wenn eine sofortige ärztliche Versorgung erforderlich ist und die Behandlungsbedürftigkeit voraussichtlich länger als 18 Tage dauern wird. Ansonsten kann die Behandlung durch den Hausarzt erfolgen.

Die Überweisung zum Unfallarzt erfolgt auf dem üblichen Überweisungsschein, angekreut wird „Zur Unfallvorstellung" Vordrucke für Unfallbericht und Nachschaubericht sind zu beachten.

37.5. Notfall-, Vertreterschein

Für die Abrechnungen der Leistungen im ärztlichen Notfalldienst und bei Urlaubs- bzw. Krankheitsvertretung ist der *„Abrechnungsschein für ärzt-*

586 Behandlungsausweise, Vorsorge- und Berechtigungsscheine

| ~~AOK~~ | LKK | BKK | IKK |

AOK Segeberg

Name des Versicherten: Müller, Michael   geb. am 26.03.42

Ehegatte/Kind/Sonst. Angeh.

Arbeitgeber/Dienststelle/Mitgl.-Nr./Krankensch.-Nr./Freiw./Rentner
Kaufhaus am Markt

Wohnung des Patienten
Prinzenstr. 3, 2360 Bad Segeberg

UNFALLBERICHT

an die Krankenkasse

(nicht für Schul-, Arbeits- und Wegeunfälle)

1. Datum und Hergang des Unfalls:
   Beim Aufhängen von Gardinen vom Stuhl gestürzt, auf re. Hand gefallen

2. Erstmalig behandelt am: 03.01.86 durch uns

3. Ausführliche Diagnose:/Verdachtsdiagnose:
   Prellung re. Handgelenk

4. Krankhafte Veränderungen als Folge früherer Unfälle:
   keine

5. Weitere ☒ Behandlung   ☐ Mitbehandlung erforderlich
   a) ambulant: ☒ durch mich   ☐ durch Hausarzt
   ☐ durch Facharzt für   ☐ Augen   ☐ HNO   ☐ Nerven   ☐ _____
   Nach der Wahl der/des Verletzten wird sie durchgeführt von _____
   b) stationär: _____

6. Arbeitsunfähigkeitsbescheinigung ausgestellt: ☒ nein   ☐ ja, bis _____

7. Voraussichtliche Dauer der Behandlung:

8. Nachschau ist aus medizinischen Gründen erforderlich am _____, bei Verschlimmerung sofort.
   Der Termin wurde dem/der Verletzten bekanntgegeben.

9. Sind berufsfördernde oder sonstige Maßnahmen der Rehabilitation angezeigt? ☒ nein ☐ ja, ggf. welche? _____

0123456
Dr. med. Peter Müllerlei
Arzt für Allgemeinmedizin
Am Bahnhof 7
2360 Bad Segeberg

Arztstempel

Datum: 03.01.86

Dr. Müllerlei

Unterschrift des Unfallarztes/Kassenarztes   UH 1 a

Unfallbericht des Unfallarztes (UH 1 a, gelb), vierteilig, DIN A4. Original erhält die Krankenkasse, Durchschläge erhalten der vorstellende Arzt (UH 1 b, blau) und der weiterbehandelnde Arzt (UH 1 c, rosa); der letzte Durchschlag bleibt bei den Krankenpapieren des Unfallarztes (UH 1 d, weiß). Das Formular hat einen unteren Teil, auf dem Hinweise für den vorstellenden bzw. weiterbehandelnden Arzt gegeben werden (Befund, Art der Versorgung, Empfehlung weiterer Maßnahmen).

lichen Notfalldienst, Urlaubs- bzw. Krankheitsvertretung" zu verwenden, es sei denn, daß die Notfall-, Urlaubs- oder Krankheitsvertretung auf Grund von Absprachen unter Ärzten erfolgt und die vertretenden Ärzte diese Leistungen abrechnen. Der Notfallabrechnungsschein (Farbe rosa, Durchschlag dunkelgelb) wird von dem vertretenden Arzt selbst ausgestellt und mit allen erforderlichen Angaben versehen. Er gilt als Krankenschein, aus diesem Grunde müssen auch die Diagnosen, auf Grund derer Leistungen erbracht worden sind, eingetragen werden. Der Abrechnungsschein muß auch von Nicht-Kassenärzten benutzt werden, die im Notdienst eingesetzt sind.

Der Teil a) des Vordrucks (rosa) wird zur Abrechnung benutzt, der Durchschlag (Teil b, dunkelgelb) ist dem weiterbehandelnden Arzt zuzuleiten, damit dieser über die Erkrankung seines Patienten und die notwendig gewordenen Leistungen informiert wird.

Für den zentralen Notfalldienst gibt es einen Sonderabrechnungsschein.

Abrechnungsschein für ärztlichen Notfalldienst und Urlaubs- bzw. Krankheitsvertretung.

37.6. Mutterschaftsvorsorgeschein

Zur Inanspruchnahme ärztlicher Betreuung im Zusammenhang mit Schwangerschaft und Entbindung (Mutterschaftsvorsorge) erhält die Patientin von ihrer Krankenkasse auf Antrag einen *„Mutterschaftsvorsorgeschein"*.

Dieser Schein muß dem Arzt bei der ersten Inanspruchnahme ausgehändigt werden. In der Regel hat der Mutterschaftsvorsorgeschein eine Gültigkeitsdauer bis zum Ablauf der Mutterschaftsvorsorge, wenn nach der Entbindung die Wöchnerin aus der ärztlichen Betreuung entlassen wird. Die Einzelheiten der Mutterschaftsvorsorge sind in den Richtlinien des Bundesausschusses der Ärzte und Krankenkassen über die ärztliche Betreuung während der Schwangerschaft und nach der Entbindung *(Mutterschaftsrichtlinien)* festgelegt.

Wird bei einer Vorsorgeuntersuchung festgestellt, daß eine Schwangerschaft nicht vorliegt, so endet in diesem Fall der Mutterschaftsvorsorgefall mit der Unterrichtung der Patientin über das Untersuchungsergebnis.

Der Mutterschaftsvorsorgeschein besteht aus vier Sätzen. Die Leistungen sind in jedem Quartal abzurechnen. Jeweils der noch verbliebene oberste Satz wird für die Abrechnung benutzt. Die Untersuchung zur Feststellung der Schwangerschaft kann auch auf Krankenschein abgerechnet werden.

588 Behandlungsausweise, Vorsorge- und Berechtigungsscheine

0₁	AOK Segeberg ₂	M F R Versichertengruppe kennzeichnen	Krankenkassen-Nr. 012345

Mutterschaftsvorsorgeschein
Bei Kassenwechsel wird dieser Schein sofort ungültig

Gültigkeitsdauer: Werden hier keine Angaben gemacht, so gilt dieser Schein für den gesamten Mutterschaftsvorsorgefall

KV: Schl.-Holst.
Abrechnungsstelle: 01/102
Lfd. Nr.

Santermann, Paulina
Kirchweg 17
2360 Bad Segeberg

Die Untersuchung auf Schwangerschaft hatte ein negatives Ergebnis ☐

Beginn der Betreuung: 28.1.86
mutmaßlicher Tag der Entbindung: 11.8.86
Tag der Entbindung: _____

Datum	Stempel der Krankenkasse	Unterschrift

I. Kalendervierteljahr d. Betreuung		II. Kalendervierteljahr d. Betreuung		III. Kalendervierteljahr d. Betreuung		IV. Kalendervierteljahr d. Betreuung	
Tag	Nr. des BMÄ	Tag	Nr. des BMÄ	Tag	Nr. des BMÄ	Tag	Nr. des BMÄ
28.1.86	70, 4055	11.4.86	65				
	250		4055				
	4205						
8.3.86	65						
	4055						

Begründung bei Leistungen nach Abschnitt B Nr. 4 der Mutterschafts-Richtlinien:

0123456
Dr. med. Peter Müllerlei
Arzt für Allgemeinmedizin
Am Bahnhof 7
2360 Bad Segeberg
Kassenarztstempel

Nr. des BMÄ	1	65	70	250	3625	4055	4142	4397					

Mutterschaftsvorsorgeschein (Muster 13), vierfacher Durchschreibsatz.

Der Mutterschaftsvorsorgeschein gilt
— für die erste Untersuchung auf Schwangerschaft (Nummern 1, 65); liegt keine Gravidität vor, ist der Mutterschaftsvorsorgeschein abzuschließen;
— für die Erstuntersuchung nach Feststellung der Schwangerschaft (Nummer 70) und die Laborleistungen;
— für die nach den Mutterschaftsrichtlinien vorgeschriebenen Untersuchungen;
— für die Untersuchung im Wochenbett;
— für die Abschlußuntersuchung spätestens 8 Wochen nach der Entbindung.

Der Mutterschaftsvorsorgeschein gilt nicht
— für die Behandlung bei Fehlgeburten (mit Eintritt einer Fehlgeburt ist der Mutterschaftsvorsorgeschein abzuschließen, die weitere Behandlung erfolgt auf Krankenschein);
— für die Geburtshilfe, hier erfolgt die Behandlung auf Krankenschein.

Abrechnung
Auf dem Mutterschaftsvorsorgeschein können nur solche ärztlichen Leistungen abgerechnet werden, die in den Mutterschaftsrichtlinien erfaßt sind.
Die *Eintragung der Mutterschaftsvorsorgeleistungen* auf den Vordrucken erfolgt gesondert für jedes Kalendervierteljahr der Betreuung im Durchschreibeverfahren auf dem vierteiligen Mutterschaftsvorsorgeschein. Dabei sind erbrachte Leistungen untereinander in den auf dem Mutterschaftsvorsorgeschein angebrachten Vierteljahresspalten — für die Leistungen im 1. Vierteljahr beginnend mit der ersten Spalte links — unter Angabe des Datums einzutragen. Für die weiteren Eintragungen in den darauffolgenden Kalendervierteljahren sind die anschließenden Spalten der jeweils nächstfolgenden Blätter des Formularsatzes zu verwenden. Die Endabrechnung des Mutterschaftsvorsorgefalles soll stets auf dem letzten Teil des Mutterschaftsvorsorgescheines erfolgen.
Der Mutterschaftsvorsorgeschein wird mit der abschließenden Untersuchung nach der Entbindung spätestens 8 Wochen nach der Entbindung ungültig.
Wenn begründet ein *Wechsel in der ärztlichen Betreuung* während einer Schwangerschaft gewünscht wird, muß sich die Versicherte durch die Krankenkasse einen weiteren Mutterschaftsvorsorgeschein ausstellen lassen und diesen dem weiter betreuenden Arzt vorlegen.
Auf dem Mutterschaftsvorsorgeschein können nur präventive Leistungen abgerechnet werden. Alle übrigen Maßnahmen bei etwa eintretender Krankheit sind über den üblichen Krankenschein abzurechnen. Das gilt auch für geburtshilfliche Leistungen. Lediglich für Schwangere, die keiner gesetzlichen und privaten Krankenkasse angehören sowie nicht Berechtigte nach dem Sozialhilfegesetz sind, wird die Geburtshilfe über den *„Ausweis für ärztliche Behandlung für Anspruchsberechtigte nach dem Mutterschutzgesetz"* abgerechnet.

Überweisungsschein für serologische und mikrobiologische Untersuchungen im Rahmen der Mutterschaftsvorsorge
Wenn ein gültiger Mutterschafts-Vorsorgeschein vorliegt, wird für serologische und mikrobiologische Untersuchungen im Rahmen der Mutterschafts-

| ☒AOK | LKK | BKK | IKK | Knappschaft | ☒ M | F | R |

Versichertengruppe lt. Mutterschaftsvorsorgeschein kennzeichnen

Bad Segeberg

Name des Versicherten: Saubermann, Vorname: Paulina, geb. am 12.12.59

Krankenkassen-Nr.: 012345

Ehegatte/Kind/Sonst. Angeh.: Vorname: geb. am

Arbeitgeber[Dienststelle]/Mitgl.-Nr./Freiw./Rentner: Blitz-Sauber GmbH u. Co KG

Gültigkeitsdauer: 14 Tage, sofern nachstehend keine kürzere Frist eingetragen ist.

Wohnung des Patienten: Kirchweg 17, 2360 Bad Segeberg

Überweisungsschein

für serologische und mikrobiologische Untersuchungen im Rahmen der Mutterschaftsvorsorge

Überweisung an Dr. med.: Weiser

Untersuchungsauftrag *): LSR, Rh/Antikörper

Zur Anamnese: Schwangerschaft in der 13. Woche

Erstgebärende ☐ Mehrgebärende ☒ Fehlgeburt ☐ Totgeburt ☐ Frühgeburt ☐

Übertragung von Blut / Blutbestandteilen ☐ (Zutreffendes bitte ankreuzen)

(Raum für evtl. Vorbefunde oder Begründung eines von der Norm abweichenden Untersuchungsauftrages)

0123456

Ärztl. serologische Untersuchung am Listen-Nr.

Dr. med. Peter Müllerlei
Arzt für Allgemeinmedizin
Am Bahnhof 7
2360 Bad Segeberg

Stempel des überweisenden Kassenarztes Datum 28.1.86 Unterschrift des Kassenarztes

*) Im Regelfall kommen als Untersuchungsaufträge in Frage und sind entsprechend oben einzutragen: LSR/HAH/ABO, Rh/Antikörper/Titer/Bakteriol. Urinkultur und Sensibilität.

Leistungen nach den Nummern der BMÄ											Nr. des Arztes	Lfd. Nr.		
250	4356	4357	4360	4371	4380	4397	4400						Porto	Material

Wird der oben angegebene Untersuchungsauftrag vom ausführenden Arzt überschritten oder wird die Nr. 4357 abgerechnet, so ist dies nachstehend zu begründen.

Datum Stempel des ausführenden Arztes oder Instituts

Überweisungsschein für serologische und mikrobiologische Untersuchungen nur im Rahmen der Mutterschaftsvorsorge; Hochformat DIN A5, Muster 14.

vorsorge ein besonderer Überweisungsschein ausgestellt. Auf dem Überweisungsschein ist genau anzugeben, welche Laboratoriumsuntersuchungen vorgenommen werden sollen. Es dürfen hier keine allgemeinen Bezeichnungen, wie z. B. „Schwangerschaftsuntersuchungen", verwendet werden; der Untersuchungsauftrag ist genau zu bezeichnen. Dabei sollen normalerweise die Auftragsbezeichnungen verwendet werden, die auf dem Vordruck angegeben sind.

37.7. Berechtigungsscheine für Früherkennungsuntersuchungen bei Kindern

Zur Früherkennung von bestimmten Erkrankungen werden von der Krankenkasse besondere Berechtigungsscheine ausgegeben, die dem Arzt als Untersuchungsausweis und Abrechnungsunterlage dienen.

Für die Inanspruchnahme von Früherkennungsuntersuchungen gemäß den Richtlinien des Bundesausschusses der Ärzte und Krankenkassen über die Früherkennung von Krankheiten bei Kindern bis zur Vollendung des 4. Lebensjahres (Kinderrichtlinien), in denen ein acht Untersuchungen umfassendes Programm aufgestellt worden ist, gibt es acht Berechtigungsscheine.

U 1 Neugeborenen-Erstuntersuchung (unmittelbar nach der Geburt),
U 2 Neugeborenen-Basisuntersuchung (3. bis 10. Lebenstag),
U 3 Untersuchung in der 3. bis 6. Lebenswoche,
U 4 Untersuchung in dem 3. bis 4. Lebensmonat,
U 5 Untersuchung in dem 6. bis 7. Lebensmonat,
U 6 Untersuchung in dem 10. bis 12. Lebensmonat,
U 7 Untersuchung in dem 21. bis 24. Lebensmonat,
U 8 Untersuchung in dem $3\frac{1}{2}$ bis 4. Lebensjahr.

Die erste Untersuchung ist unmittelbar nach der Geburt durchzuführen. Die weiteren Untersuchungen U 2 bis U 8 können in den jeweils angegebenen Zeiträumen, die möglichst genau eingehalten werden sollen, in Anspruch genommen werden. Bei den Untersuchungen U 4 bis U 8 ist auf das von der Krankenkasse in die Zeile „gültig bis . . ." eingetragene, die Gültigkeitsdauer einschränkende Datum zu achten.

Abgerechnet werden die Untersuchungen zur Früherkennung von Krankheiten bei Kindern über den Berechtigungsschein ohne Angabe der Gebührenordnungsnummern (75 bis 82).

Überweisungsschein für Labordiagnostik
Der Überweisungsschein für Labordiagnostik im Rahmen einer Untersuchung zur Früherkennung von Krankheiten bei Kindern wird ausschließlich für die Überweisung zur TSH-Bestimmung zur Früherkennung der angebore-

592 Behandlungsausweise, Vorsorge- und Berechtigungsscheine

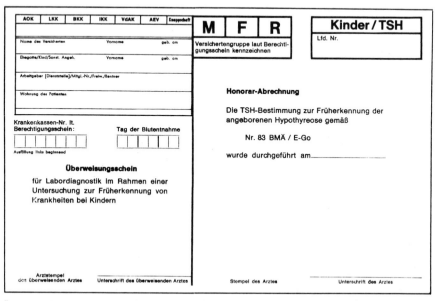

Beispiel eines Berechtigungsscheines für eine Früherkennungsuntersuchung bei einem Kind (hier U 4). Die Berechtigungsscheine tragen in der rechten oberen Ecke das Kennzeichen für den Termin (U 1 bis U 8).

Überweisungsschein für Labordiagnostik im Rahmen einer Untersuchung zur Früherkennung von Krankheiten bei Kindern. Farbe orange.

nen Hypothyreose in Verbindung mit der Neugeborenen-Basisuntersuchung (U 2) verwendet. Er dient dem die Untersuchung ausführenden Arzt zur Abrechnung. Untersuchungsheft siehe Kapitel 24.

37.8. Berechtigungsschein für Krebs-Früherkennungsmaßnahmen

Die Krankenkasse gibt dem Versicherten für jede Früherkennungsuntersuchung einen Berechtigungsschein, der dem Arzt als Ausweis und Abrechnungsunterlage dient. Die nach den Richtlinien des Bundesausschusses für Ärzte und Krankenkassen über die Früherkennung von Krebserkrankungen (Früherkennungsrichtlinien) durchzuführenden ärztlichen Maßnahmen dienen

— bei Frauen
   der Früherkennung von Krebserkrankungen des Genitales vom Beginn des 20. Lebensjahres an sowie zusätzlich der Brust und der Haut vom Beginn des 30. Lebensjahres an sowie zusätzlich des Rektums und des übrigen Dickdarms vom Beginn des 45. Lebensjahres an,

— bei Männern
   der Früherkennung von Krebserkrankungen des Dickdarms, der Prostata, des äußeren Genitales und der Haut vom Beginn des 45. Lebensjahres an.

Der Berechtigungsschein für eine Früherkennungsuntersuchung gilt grundsätzlich ein Jahr vom Tage der Ausstellung an. Sofern vom Arzt auch die zytologische Untersuchung durchgeführt wird, rechnet er diese ebenfalls auf dem Berechtigungsschein ab, indem er auf der rechten Seite des Vordruckes im Feld „Frauen" das entsprechende Kästchen ankreuzt. Wenn die zytologische Untersuchung nicht von dem die Früherkennungsuntersuchung durchführenden Arzt durchgeführt wird, muß eine Überweisung mit dem Überweisungsschein für eine zytologische Untersuchung erfolgen. Dieser Überweisungsschein dient dem Zytologen zur Abrechnung.

Auf dem Berechtigungsschein dürfen nur diejenigen Untersuchungen durchgeführt und berechnet werden, die entsprechend den Krebsfrüherkennungsrichtlinien vorgesehen sind.

Ergeben sich während der Früherkennungsuntersuchungen Befunde, die zum *Verdacht des Vorliegens einer Krebserkrankung* führen, so dürfen weitere diagnostische Maßnahmen und die etwa darauf folgenden Behandlungsmaßnahmen nur auf Krankenschein abgerechnet werden.

Während jeder Früherkennungsuntersuchung muß das Untersuchungsergebnis durch Ankreuzen zutreffender Stellen auf einem Berichtsvordruck dokumentiert werden. Nach Diktat des Arztes ist das Zutreffende entweder im Kästchen „ja" oder „nein" anzukreuzen.

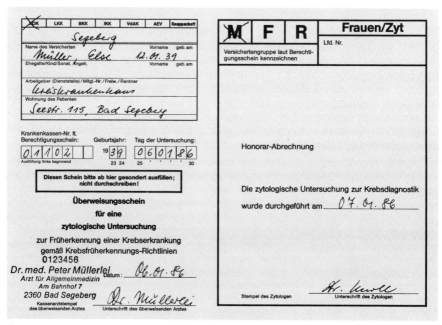

Berechtigungsschein für eine Früherkennungsuntersuchung Frauen bzw. Männer für RVO-Kassen.

Überweisungsschein für eine zytologische Untersuchung im Rahmen der Untersuchung für Früherkennung Krebs bei Frauen (Muster 39). Der Vordruck ist im Format DIN A5 quer Bestandteil (Deckblatt) des nebenstehend abgebildeten ansonsten dreiteiligen Formularsatzes.

Krebsfrüherkennung – Frauen

Zytologischer Befund

| ☒ DK | LKK | BKK | IKK | VdAK | AEV | Knappschaft |

Name des Versicherten: Müller, Segeberg
Vorname: Else **geb. am:** 12.01.39
Ehegatte/Kind/Sonst. Angeh.:
Arbeitgeber (Dienststelle)/Mitgl.-Nr./Freiw./Rentner: Kreiskrankenhaus
Wohnung des Patienten: Seestr. 115, Bad Segeberg

Untersuchungs-Nr.: 376/86
Eingangsdatum: 07.01.86
Ausgangsdatum: ___

- Gruppe I/II .... ☒ 1
- Gruppe III .... ☐ 2
- Gruppe III D .... ☐ 3
- Gruppe IV .... ☐ 4
- Gruppe V .... ☐ 5
- Zellmaterial nicht verwertbar .. ☐ 6

Döderleinflora ☐   Mischflora ☒   Kokkenflora ☐
Trichomonaden ☐   Mykosen ☐

Proliferationsgrad: ___
Empfehlung:
  zytologische Kontrolle   ☐ 2 nach Entzündungsbehdlg. ☐
                                  nach Östrogenbehandlung ☐
                                  nach ___
  histologische Klärung   ☐ 2

Bemerkungen: ___

Stempel

Arztstempel   Dr. Unsee
                   Unterschrift des zytologisch tätigen Arztes

---

Krankenkassen-Nr. lt. Berechtigungsschein: 0 1 1 0 2
Geburtsjahr: 19 39
Tag der Untersuchung: 0 6 0 1 8 6

Anamnese

Wurde bereits eine Krebsfrüherkennungsuntersuchung durchgeführt? nein ☐ 1 ja ☒ 2 zuletzt 19 8 5
Ggf. Nr. des letzten zyt. Bef.: ___ Gruppe: ___
Gyn. Op., Strahlen- oder Chemotherapie des Genitale: nein ☒ ja ☐ 2

welche? wann? ___

Zahl der Schwangerschaften (auch Fehlgeburten): 0 4

Jetzt:
Letzte Periode: 28.12.85   nein / ja
Gravidität .... ☒ ☐ 37
Path. gyn. Blutungen .... ☒ ☐ 38
  z. B. Zwischen den normalen Regeln,
  Dauer- oder Schmierblutung
  im Klimakterium, in der Postmenopause,
  bei Verkehr, blutig-bräunlicher Ausfluß
Sonstiger Ausfluß .... ☒ ☐ 39
IUP .... ☒ ☐ 40
Ovulationshemmer .... ☐ ☒ 41
sonstige Hormon-Anwendung ☒ ☐ 42
welche? warum? ___

Befund

Vulva: nein ja
  Inspektion auffällig .... ☒ ☐ 43
Portio:
  Spiegeleinstellung auffällig ...... ☒ ☐ 44
Inneres Genitale:
  Gyn. Tastbefund auffällig .... ☒ ☐ 45
  Inguinale Lymphknoten auffällig ... ☒ ☐ 46
  Bish. unbek. behandlungsbed. Nebenbefunde ☒ ☐ 47

	nein ja	
Wachstum, Verfärbung oder Blutung eines Pigmentfleckens oder Knotens der Haut	☐ ☐ 48	zusätzl. ab 30. Lebensjahr
Mamma: Inspektions-/Tastbefund auffällig	☒ ☐ 49	
Axilläre Lymphknoten auffällig	☒ ☐ 50	

	nein ja	
Rektum/Colon: Abgang von Blut oder Schleim mit dem Stuhl	☒ ☐ 51	zusätzl. ab 45. Lebensjahr
Neu aufgetr. Unregelmäßigkeiten im Stuhlgang	☒ ☐ 52	
Tastbefund auffällig	☒ ☐ 53	
Stuhltest positiv	☒ ☐ 54	
nicht zurückgegeben	☐ 55	

Gyn. Diagnose: ___

Weitere Diagnostik wegen Krebsverdacht erforderlich: nein ☒ 59   ja ☐ 2

falls Krebsverdacht:

Krebsverdacht bei:	Histologisch gesicherte(s)	Ergebnis Verd. nicht bestät.	Diagnostik nicht abgeschlossen*
Mamma ☐ 7 60	Mamma-Ca ☐ 2 61	☐ 8 61	☐ 9 61
Cervix uteri ☐ 7 62	Dysplasie, CIN I-II ☐ 2 Ca in situ, CIN III ☐ 3 63 invasives Ca ☐ 4 63	☐ 8 63	☐ 9 63
Corpus uteri ☐ 7 64	Corpus-Ca ☐ 2 65	☐ 8 65	☐ 9 65
übr. Genitale ☐ 7 66	Ca des übr. Genit. ☐ 2 67	☐ 8 67	☐ 9 67
Rektum/Colon ☐ 7 68	Rektum-Ca ☐ 2 Colon-Ca ☐ 3 69	☐ 8 69	☐ 9 69
Haut ☐ 7 70	Melanom ☐ 2 sonst. Malignom der Haut ☐ 3 71	☐ 8 71	☐ 9 71

RR: 1 3 5 / 9 5
(bei Werten über 140/90 bitte 2. Messung eintragen)

Lymphknotenbefall   nein ☐ 1 72   ja ☐ 2 72

Grund: Patient entzog sich weiterer Diagnostik ☐ 2 73
Abrechnungszeitpunkt erreicht* ☐ 2 74

Diagnose: ___

0123456
Dr. med. Peter Müllerlei
Arzt für Allgemeinmedizin
Am Bahnhof 7
2360 Bad Segeberg

* bei ausstehendem Ergebnis bitte mindestens 1 Quartal abwarten*

Dr. Müllerlei
Datum/Unterschrift

Ausfertigung für KV

Der Berichtsvordruck Früherkennungsuntersuchung Krebs bei Frauen besteht aus vier Blättern. Diese werden nach Ausfüllung insgesamt dem Zytologen mit dem zytologischen Abstrich eingesandt. Der Zytologe trennt das oberste Blatt (Muster 39, weiß, siehe nebenstehende Abb.) als Abrechnungsunterlage ab, füllt im Durchschreibeverfahren die rechte obere Sparte von Muster 39 a, 39 b, 39 c aus, sendet Muster 39 a (rosa) mit dem Muster 39 (weiß) der KV ein, dem einweisenden Arzt Muster 39 b (weiß) zu und behält Muster 39 c (gelb) bei seinen Unterlagen. Der Vordrucksatz gilt für alle Kassen.

596 Behandlungsausweise, Vorsorge- und Berechtigungsscheine

Der *Berichtsvordruck für Frauen* umfaßt die Teile a) bis c), die zunächst zum Zytologen gesandt werden, der die Teile a) und b) an den untersuchenden Arzt zurückschickt, worauf Teil a) zusammen mit dem Berechtigungsschein (auf dem anzugeben ist, ob weitere Maßnahmen in die Wege geleitet wurden) der Kassenärztlichen Vereinigung vierteljährlich zur Abrechnung eingesandt wird. Teil c) verbleibt beim Arzt.

Der *Berichtsvordruck für Männer* umfaßt die Teile a) und b). Teil b) verbleibt beim Arzt; Teil a) wird zusammem mit dem Berechtigungsschein (auf dem anzugeben ist, ob weitere Maßnahmen in die Wege geleitet wurden oder nicht) der Kassenärztlichen Vereinigung zur Abrechnung eingereicht. Soweit kassenseitig nicht bereits geschehen, müssen auf die Berichtsvordrucke die Personalien dann eingetragen werden, wenn dies vorgesehen ist.

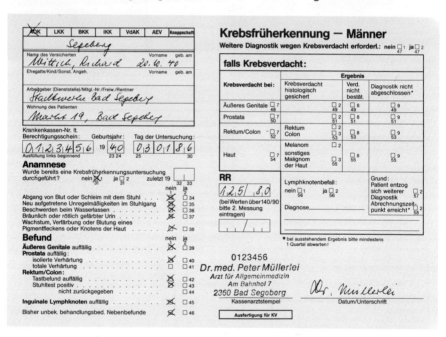

Berichtsvordruck Krebs-Früherkennungsuntersuchung für Männer (Muster 40 a, b). Die Personalien sind einzutragen. Durchschreibeverfahren. Teil a (blau) wird der KV mit der Abrechnung zugesandt, Teil b (weiß) behält der Arzt. Der Vordruck gilt für alle Kassen.

37.9. Bundesbehandlungsschein

Nach dem Bundesversorgungsgesetz (BVG) sind Anspruchsberechtigte auf ärztliche Behandlung Personen mit einer Kriegs- oder Wehrdienstbeschädigung sowie unter gewissen Voraussetzungen auch ihre Angehörigen und Hinterbliebenen. Das BVG gilt auch für Wehrdienst- und Zivildienstgeschädigte, Impfgeschädigte nach dem Bundesseuchengesetz, für Opfer von Gewalttaten u. a.

Anspruchsberechtigte nach dem BVG (Bundesversorgungsgesetz)

Personen mit einer Kriegs- oder Wehrdienstbeschädigung — unter gewissen Voraussetzungen auch deren Angehörige und Hinterbliebene — haben nach dem BVG Anspruch auf ärztliche Behandlung. Mit der Durchführung sind die Träger der gesetzlichen Krankenkassen beauftragt. Es gelten besondere Scheine mit dem Aufdruck KOV (Kriegsopferversorgung): *die Bundesbehandlungsscheine (BB)*. Kriegsbeschädigte Mitglieder der gesetzlichen Krankenversicherung werden auch bei Versorgungsleiden über normalen Krankenschein abgerechnet, gegebenenfalls muß aber ein zweites Arzneiverordnungsblatt zusätzlich ausgestellt werden, wenn neben Arzneimitteln für nicht versorgungsberechtigte Leiden (Markierungsfeld 1) auch solche für Versorgungsleiden (Markierungsfeld 2) verordnet werden.

Anspruchsberechtigte	BB-Scheine	Leistungen	Überweisung	Anmerkungen
Schwerbeschädigte (S) Angehörige (A) Hinterbliebene (H) Pflegepersonen (P)	Behandlungsschein, Berechtigungsschein (orange) (Scheckheft)	**sämtl. ärztl. Leistungen:** Versorgungsleiden und versorgungsfremde Leiden. Ausnahme Tbc, wenn nicht Kriegsfolgeleiden.	KOV-Überweisung (Orange)	Wenn das Einkommen der Angehörigen oder Hinterbliebenen die Krankenversicherungsgrenze übersteigt oder wenn sie selbst versichert sind, tritt das BVG nicht mehr ein!
Kriegsbeschädigte, die nicht Mitglied einer gesetzlichen Krankenversicherung sind (Privatpatienten)	BB-Schein rosa	**nur für anerkanntes Versorgungsleiden** und dessen unmittelbare Folgen	Antrag neuer BB-Schein (rosa)	Teil II muß umgehend an die ausgebende Krankenkasse zurückgeschickt werden, damit das Versorgungsamt die Behandlung anerkennt.

Alle Bundesbehandlungsscheine müssen für die Abrechnung vom Arzt persönlich unterschrieben werden! Im Notfalldienst und bei Urlaubsvertretungen dürfen kassenärztliche Vordrucke verwendet werden. Bedingung: In der linken oberen Ecke unter AOK muß vor der Kassenbezeichung „KVO" eingesetzt werden und die Buchstaben MFR werden gestrichen und in das daneben liegende freie Feld ist der Kennbuchstabe S—A—P oder H einzutragen.

Die Durchführung der Krankenbehandlung erfolgt durch die Träger der gesetzlichen Krankenversicherung. Die Bundesbehandlungsscheine werden durch die AOK des Wohnortes ausgegeben. Die Kosten trägt der Bund.
Kriegsbeschädigte und andere Versorgungsberechtigte, die „Mitglied" in einer gesetzlichen Krankenkasse sind, werden auf Krankenschein behandelt, Nichtmitglieder der Krankenkasse erhalten einen Bundesbehandlungsschein.
Der Bundesbehandlungsschein gilt für das laufende Quartal und soll dem Arzt bei der ersten Inanspruchnahme vorgelegt werden.

Rosafarbener Bundesbehandlungsschein (KOV-Schein)

Mit dem rosafarbenen Bundesbehandlungsschein werden nur Behandlungen anerkannter Schädigungsfolgen abgerechnet. Er gilt nicht für die Behandlung versorgungsfremder Leiden, für deren Gewährung ein Träger der gesetzlichen Krankenversicherung, eine Berufsgenossenschaft o. a. zuständig sind. Ärztliche Leistungen, die sich aus der Behandlung von Gesundheitsstörungen ergeben, die nichts mit der anerkannten Schädigung zu tun haben, dürfen auf dem Bundesbehandlungsschein nicht abgerechnet werden.

Bei der Verordnung von Arznei- und Heilmitteln muß bei Beschädigten mit rosafarbenem KOV-Schein darauf geachtet werden, daß zu Lasten der Versorgungsbehörde nur diejenigen Verordnungen ausgestellt werden, die sich auf das Versorgungsleiden beziehen.

Der Behandlungsschein wird von der Krankenkasse im Durchschreibeverfahren ausgefüllt, Teil III bleibt bei der Krankenkasse, Teil II wird sofort an die Krankenkasse zurückgesandt, die Teil II und Teil III an das Versorgungsamt weiterleitet. Teil I dient der Abrechnung am Quartalsende.
Bei Notwendigkeit einer Überweisung muß die Krankenkasse einen neuen Behandlungsschein ausstellen.

Orangefarbener Behandlungsschein

Diese KOV-Scheine gelten für Schwerbeschädigte, wenn diese nicht Mitglied einer gesetzlichen Krankenversicherung sind. Sie gelten auch für die Angehörigen, Hinterbliebenen und Pflegepersonen, die mit von der Kriegsrente des Pflegebedürftigen leben. Vom Format und von der Gestaltung her sind diese Scheine weitgehend mit den Krankenscheinen der gesetzlichen Krankenkasse identisch.
Überweisungen an einen anderen Arzt werden für den hier genannten Personenkreis mittels einer gesonderten, orangefarbenen Überweisung veranlaßt.
Bundesbehandlungsscheine gelten nicht bei Arbeitsunfällen, Berufs- und Geschlechtskrankheiten; bei Tuberkuloseerkrankungen gelten sie nur, wenn es sich um ein anerkanntes Versorgungsleiden handelt.

Abrechnung der Bundesbehandlungsscheine

Die Bundesbehandlungsscheine werden über die Kassenärztliche Vereinigung zu Lasten der ausstellenden Krankenkasse abgerechnet. Die Krankenkasse fordert ihrerseits entsprechend den Bestimmungen des Bundesversorgungsgesetzes die ihr entstehenden Kosten beim Bund an.

Behandlungsausweise, Vorsorge- und Berechtigungsscheine

Ortskrankenkasse des Kreises Segeberg
2360 Bad Segeberg, Hamburger Straße 40

KOV

Teil I Gutschein für den ☐ Arzt ☐ Zahnarzt

Bundesbehandlungsschein für Beschädigte
(Heilbehandlung nach § 10 Abs. 1 BVG)

Teil I und II für den behandelnden Arzt

Nr. _____

Wird von der Krankenkasse mit folgenden Angaben maschinell ausgefüllt

für _____ Vierteljahr 19_____ gültig bis längstens _____

A) 1. Familienname, Vorname, Geburtstag
    tätig oder beschäftigt als; bei Nichtbeschäftigten früherer Beruf
    Wohnort, Straße

2. Als Schädigungsfolge(n) anerkannte Gesundheitsstörung(en):

Zu _____ hervorgerufen, zu _____ verschlimmert durch schädigende Einwirkungen im Sinne des § 1 BVG.
Versorgungsamt _____ Grdl.-Nr./Gesch.-Z. _____
MdE. _____ v.H. _____ Pflegezulage: Ja - Nein

Ortskrankenkasse des Kreises Segeberg
2360 Bad Segeberg, Hamburger Str. 40

Ausstellungstag: _____   Stempel der Krankenkasse und Unterschrift

Anspruch auf Heilbehandlung besteht nur für Gesundheitsstörungen, die als Folge einer Schädigung anerkannt oder durch eine anerkannte Schädigungsfolge verursacht worden sind. Andere Gesundheitsstörungen dürfen auf diesen Schein nicht behandelt werden.

B Eintragungen des behandelnden Arztes: (Bitte deutliche Schrift und genaue Angaben sowie Zutreffendes ggfs. ankreuzen.)
1. Jetzige Beschwerden des Patienten:

2. Jetzige Diagnosen:

☐ Es liegt ein Unfall oder ein sonstiges Ereignis vor, wodurch Schadenersatzansprüche gegen Dritte begründet werden.
  ☐ Arbeitsunfall   ☐ Sonstiger Unfall (z. B. häuslicher Unfall)   ▼ Unfalltag, -ort bzw. -betrieb
  ☐ Verkehrsunfall   ☐ Schlägerei
  ▼ kurze Schilderung, soweit möglich

☐ Es handelt sich um Gesundheitsstörungen, die durch die anerkannten Schädigungsfolgen verursacht worden sind und auch als selbständiges Leiden auftreten könnten. *)

Ort und Datum _____   Stempel und Unterschrift des Arztes

*) In diesem Fall ist zur Gewährung der Heilbehandlung die Einwilligung des Versorgungsamtes erforderlich. Wird die Zustimmung erteilt, so hat das Versorgungsamt zu prüfen, ob die Gesundheitsstörung als Folge einer Schädigung anzuerkennen ist und — falls erforderlich — den Beschädigten zur entsprechenden Antragstellung aufzufordern (VV Nr. 1 zu § 10 BVG).

Anmerkung: Der Arzt/Zahnarzt füllt diesen Schein (Teil I und II) im Durchschreibeverfahren aus. Teil II behält der Arzt als Unterlage für die Gebührenforderung zurück (s. Rückseite). Es wird dringend gebeten, innerhalb einer Woche nach Ablauf des Kalendervierteljahres die-sen Teil I der Abrechnungsstelle KV/KZV zu übersenden. Teil II ist vom Arzt/Zahnarzt sofort an die Krankenkasse zurückzusenden. Nach-teile aus einer unbegründeten Verzögerung der Rücksendung fallen vom Arzt zur Last. Nach Rücksendung des Teiles II dürfen die vom Arzt/Zahnarzt gemachten Angaben (s. oben) nicht mehr geändert werden; die Änderungen sind in diesem Falle auf der Rückseite der Kostenrechnung zu vermerken. Bei Überweisung an einen Facharzt oder Arzt für Allgemeinmedizin zur Mitbehandlung, Weiterbehandlung oder Konsiliaruntersuchung ist zur Ausstellung eines weiteren Bundesbehandlungsscheines der Krankenkasse der Überweisungsschein ein-zureichen.

Rosafarbener Bundesbehandlungsschein DIN A4, Hochformat. Die ausgebende Krankenkasse füllt den oberen Teil aus. Ein solcher Schein gilt nur für die unter Ziffer 2 beschriebenen Schädigungsfolgen. Die Arzthelferin füllt den unteren Teil nach vorheriger Befragung des Arztes aus, stempelt den Schein an vorgeschriebener Stelle (und vorbeugend für die Abrechnung auch sofort auf der auf der Rückseite vorgesehenen Stelle) ab und legt ihn dem Arzt zur Unterschrift vor. Die im Durchschreibeverfahren einzutragenden Angaben müssen gewissenhaft gemacht werden.

600 Behandlungsausweise, Vorsorge- und Berechtigungsscheine

KOV	Ortskrankenkasse des Kreises Segeberg 2360 Bad Segeberg, Hamburger Straße 40	Zutreffende Gruppe ankreuzen				Kalendervierteljahr der Gültigkeit
		S ○	**A** ○	**P** ○	**H** ○	**II/1983** 1.4.83 - 30.6.83
Bundesbehandlungsschein für (Schwer-) Beschädigte = S, Angehörige = A, Pflegepersonen = P, Hinterbliebene = H **ärztliche Behandlung**		KV-Abrechnungsstelle **Bad Segeberg**				

Ohne Unterschrift nicht gültig!

Datum — Unterschrift des Berechtigten oder seines gesetzlichen Vertreters

Zur Beachtung für den Berechtigten und Leistungsempfänger

Der Bundesbehandlungsschein ist dem behandelnden Arzt **vor Beginn der Behandlung** auszuhändigen.

Falls die Krankheit durch einen Unfall verursacht wurde, bitten wir um sofortige Meldung.

Bei Wohnortwechsel in einen anderen Kassenbezirk wird der Bundesbehandlungsschein sofort ungültig.

Dieser Schein ist nicht für zahnärztliche Behandlung, Mutterschaftshilfeleistungen oder Früherkennungsmaßnahmen bestimmt. Soll eine als Schädigungsfolge anerkannte Tuberkulose behandelt werden, ist die Ausstellung eines roten Bundesbehandlungsscheines zu beantragen.

Anmerkung für den Arzt

Gilt nicht für die Behandlung von Tuberkulose, Geschlechtskrankheiten und von Folgen eines Arbeitsunfalles.

Bei Überweisung an einen Facharzt oder Arzt für Allgemeinmedizin zur Weiterbehandlung, Mitbehandlung oder Konsiliaruntersuchung ist der für Versorgungsberechtigte und Leistungsempfänger der KOV vorgesehene Überweisungsschein zu verwenden.

Orangefarbener Bundesbehandlungsschein

| **KOV** | AOK | LKK | BKK | IKK | Knappsch. | Ers. K. | **S** **A** **P** **H** Berechtigtengruppe laut Bundesbehandlungsschein kennzeichnen | Gilt nicht für die Behandlung von Tuberkulose, Geschlechtskrankheiten und von Folgen eines Arbeitsunfalles | **Gültigkeitsdauer:** |

(Name des Schwerbesch./Hinterbliebenen) (Vorname) (geb. am)

(Ehegatte/Kind/Sonst. Angeh./Pflegeperson) (Vorname) (geb. am)

Überweisungsschein für ambulante ärztliche Behandlung
(nur bei Behandlung auf orange Bundesbehandlungsschein)

(Wohnung des Patienten)
Versorgungsamt — Grundl. Nr.

Zur Beachtung für den Berechtigten!
Dieser Überweisungsschein wird ungültig, wenn er nicht innerhalb von 14 Tagen nach seiner Ausstellung verwendet wird, spätestens mit Ablauf des Kalendervierteljahres seiner Ausstellung.

Eine auf dem Bundesbehandlungsschein angegebene Gültigkeitsdauer ist vom überweisenden Arzt hier zu übertragen.

Ohne Angaben gilt dieser Überweisungsschein für das Kalenderviertaljahr, in dem er ausgestellt wurde.

Überweisung an einen Arzt für Allgemeinmedizin / Arzt für

a) zur Mitbehandlung ☐ zur Weiterbehandlung ☐ zum Zwecke der Konsiliaruntersuchung ☐
wegen

b) wegen Notfallbehandlung ☐ zur ambulanten Behandlung nach stationärer Krankenhausbehandlung ☐
c) zur Durchführung bestimmter Leistungen - z. B. Röntgen, Labor - (die gewünschte Untersuchung bitte genau bezeichnen):

wegen
d) Besondere Hinweise:

AU voraussichtlich bis — bescheinigt.

Ausgestellt am:

(Stempel des überweisenden Arztes) — (Unterschrift des überweisenden Arztes)

Überweisungsschein für ambulante ärztliche Bundesbehandlung nur für Patienten, die auf orangefarbigem BB-Schein behandelt werden (Farbe Orange). S = Schwerbehinderter, A = Angehöriger eines Schwerbeschädigten, P = Pflegeperson Schwerbeschädigter, H = Hinterbliebener eines Schwerbeschädigten.

37.10. Belegarztschein

Der zur Belegarztbehandlung berechtigte Kassenarzt stellt sich den Belegarztschein selbst aus. Der Belegarztschein wird der Krankenkasse zugeleitet; der von der Krankenkasse abgestempelte Belegarztschein dient dem Arzt dann als Abrechnungsunterlage für seine stationär erbrachten Leistungen.

Belegarztschein (Muster 7). Papierfarbe Rosa. Die Rückseite enthält das Abrechnungsschema.

37.11. Badeärztliche Überweisungsscheine

Zwischen der Kassenärztlichen Bundesvereinigung und den RVO- und Ersatzkassen und anderen bestehen Verträge zur Gewährung einer freien Badekur. Die Kuren werden von den Krankenkassen in aller Regel alle drei Jahre bezuschußt bzw. es werden die Kosten bis auf eine Selbstbeteiligung von 10 DM pro Tag übernommen. Dies gilt allerdings nur für anerkannte Bade- und Kurorte.

Überweisung zum Badearzt

Die Überweisung zum Badearzt erfolgt auf einem besonderen Überweisungsformular, das die Krankenkasse dem Kassenarzt zusendet, der seinerseits das Formular ergänzt. Die Formulare der RVO- und Ersatzkassen sind unterschiedlich.

Abrechnung

Der Badearzt rechnet entsprechend dem Badearztvertrag auf der Rückseite des Überweisungsscheines zur badeärztlichen Behandlung ab (Pauschalbeträge) und sendet die Unterlagen der Badearztabteilung der Kassenärztlichen Vereinigung Westfalen-Lippe, Rheinlanddamm 6, 4600 Dortmund, zu.

Badeärztlicher Überweisungsschein
Ärztliche Sonderleistungen, die der Badearzt für RVO-Versicherte in eigener Praxis nicht erbringen kann, die aber zur Durchführung der Badekur unerläßlich sind, werden unter Verwendung des *„Badeärztlichen Überweisungsscheins im Rahmen einer Badekur"* angeordnet. Der beauftragte Arzt rechnet die Leistungen ebenfalls über die Badearztabteilung der KV Westfalen-Lippe ab.

Erkrankungen während der Kur
Bei Erkrankungen während einer Badekur kann der Badearzt behandeln, muß jedoch die anfallenden Leistungen auf dem grünen Formular abrechnen und ebenfalls über die Badearztabteilung der KV Westfalen-Lippe abrechnen.
Am Schluß der Kur sendet der Badearzt der Krankenkasse einen Kurbericht.

Postbeamtenkrankenkasse
Zwischen der Postbeamtenkrankenkasse und der Kassenärztlichen Bundesvereinigung besteht ebenfalls ein Badearztvertrag, der die ambulante badeärztliche Versorgung der Mitglieder und Familienangehörigen der Postbeamtenkrankenkasse A regelt. Der Nachweis der Kostenübernahme wird durch einen Badearztschein erbracht, den die Postbeamtenkrankenkasse ausstellt.

Rentenversicherungsträger
Zwischen dem Verband Deutscher Rentenversicherungsträger und dem Verband Deutscher Badeärzte besteht ein Empfehlungsvertrag über die Vergütung badeärztlicher Leistungen. Diesem Vertrag sind alle Rentenversicherungsträger beigetreten. Er regelt die ambulante badeärztliche Behandlung von Versicherten der Rentenversicherung. Dem Vertrag kann jeder Badearzt beitreten.
Badeärztliche Leistungen werden nach allen Verträgen mit Pauschbeträgen abgegolten.

37.12. Behandlungsausweis nach der Psychotherapie-Vereinbarung

Der Behandlungsausweis für die gutachterpflichtige tiefenpsychologisch fundierte oder analytische Psychotherapie erfolgt auf Grund eines Antrags- und Genehmigungsverfahrens, wofür die in der *„Vereinbarung über die Ausübung von tiefenpsychologisch fundierter und analytischer Psychotherapie in der kassenärztlichen Versorgung"* festgelegten Vordrucke zu verwenden sind. Der psychotherapeutisch tätige Arzt kann bestimmte Leistungen an

Behandlungsausweise, Vorsorge- und Berechtigungsscheine

| Name und Anschrift der Krankenkasse | | M | F | R | Krankenkassen-Nr.: | Badearzt-Nr. *) |

M | F | R

Zur Beachtung für den Versicherten!
Bitte erst etwa eine Woche vor Kurbeginn von dem behandelnden Kassenarzt ausfüllen lassen.

Überweisungsschein zur badeärztlichen Behandlung
nach dem Vertrag über badeärztliche Behandlung
(gemäß § 2 Absatz 5 des Bundesmantelvertrages-Ärzte)

Name des Versicherten   Vorname   geb. am

Es wurden folgende Unterlagen mitgegeben:

Keine ☐   EKG: Original ☐ Auswertung ☐   Röntgen: Original ☐ Auswertung ☐

Name des Familienangehörigen   Vorname   geb. am

Sonstiges (z. B. Arztbericht): _____

Arbeitgeber [Dienststelle]/Mitgl.-Nr./Freiw./Rentner

Wohnung, Straße und Haus-Nr.

Laborergebnisse (Unters.-Daten bitte einzeln angeben): _____

Überweisung zur badeärztlichen Behandlung in
Bad _____

Derzeitige Medikation mit Angabe der Tagesdosis: _____

wegen _____

In Behandlung seit: _____

Dauer _____ Wochen

Nach Beendigung der Kur bitte
1. den Kurbericht unverzüglich der Krankenkasse und dem behandelnden Arzt zusenden und
2. bis spätestens 10. des folgenden Kalendermonats die Honorarabrechnung der Kassenärztlichen Vereinigung Westfalen-Lippe in 46 Dortmund, Westfalendamm 27, einreichen.

Besondere Hinweise: _____

Der Patient ist kurfähig.

Datum: _____

_____ Datum
(Stempel der Krankenkasse und Unterschrift)

(Kassenarztstempel)
[bitte vollständige Anschrift]
[* Von der Abrechnungsstelle auszufüllen]

(Unterschrift des Kassenarztes)

Überweisungsschein des Hausarztes zur badeärztlichen Behandlung, Vorderseite.

Honorarabrechnung des Badearztes
Die badeärztliche Behandlung des umstehend genannten Patienten wurde von mir durchgeführt.
Der Kurbericht wurde an die Krankenkasse und an den behandelnden Kassenarzt abgesandt.
Ankunftstag: _____ Abreisetag: _____ (zählen beide als je ein Tag)
Datum der Behandlungen: _____
Kurverlängerung von _____ Wochen wurden beantragt am _____ und genehmigt mit Schreiben der
Krankenkasse vom _____
Diagnose: _____

BMÄ
Krankenkassen-Nr.
Nr. des Arztes
Lfd. Nr.

| M | F | R |
Versichertengruppe ankreuzen

Bei Kurantritt wurden die umseitig aufgeführten ☐ — keine ☐ — Untersuchungsbefunde vom Patienten vorgelegt.

Für die Durchführung der Badekur erforderliche Sonderleistungen:					
Datum	BMÄ-Nr.	Datum	BMÄ-Nr.	Datum	BMÄ-Nr.

Ärztliche Leistungen außerhalb der Badekur bei interkurrenten Erkrankungen:					
Diagnose:					
Datum	BMÄ-Nr.	Datum	BMÄ-Nr.	Datum	BMÄ-Nr.

Unfallfolge ☐*
Berufskrankheit ☐
Versorgungsleiden ☐
* Zutreffendes bitte ankreuzen

Dkm

Für KV-Zwecke

(Stempel und Unterschrift des Badearztes)

Rückseite zum Überweisungsschein. Honorarabrechnung des Badearztes für AOK, BKK, IKK, LKK.

einen nicht ärztlichen Psychotherapeuten delegieren. Die Abrechnung erfolgt durch den nicht ärztlich tätigen Psychotherapeuten quartalsweise auf dem von der Kasse zugesandten Mehrfachsatz. Neben dem jeweils obersten Blatt vom Durchschreibesatz sind eine Übersicht über die von nicht ärztlichen Psychotherapeuten durchgeführten Leistungen und der Abrechnungsschein für diese Leistungen mit einzureichen.

Der Kassenarzt rechnet seine Leistungen auf dem Kranken- bzw. Überweisungsschein ab. Er bestätigt auf dem Abrechnungsschein, daß er mit einer direkten Abrechnung mit dem nichtärztlichen Psychotherapeuten einverstanden ist.

38 Verordnungen

38.1. Privatärztliche Verordnungen

In der privatärztlichen Versorgung sind so zahlreiche Vordrucke, wie sie aus der Kassenarztpraxis bekannt sind, nicht üblich. Verordnungen können auf dem Privatrezept oder auf privat zu beschaffenden Formularen erfolgen.

> Privatärztliche Verordnungen erfolgen meist auf dem Formular für Privatrezepte.

Dies gilt nicht nur für die Verordnung von Medikamenten, sondern auch von Krankenhauspflege, der Verordnung von häuslicher Krankenpflege, der Bescheinigung über die Notwendigkeit eines Krankentransportes sowie der Verordnung von Heil- und Hilfsmitteln.

Privatrezept

Das Rezept ist eine Privaturkunde, also im juristischen Sinne ein Dokument. Es ist die schriftliche Anweisung des Arztes für den Patienten zum Bezug eines Arzneimittels in einer Apotheke

Meistens wird ein Arzneimittel in der Form verordnet, daß der Arzt hinter die beiden Buchstaben „Rp." den Namen eines Medikamentes und die Darreichungsform schreibt, als weiteres noch die Packungsgröße (seit dem 1. Januar 1983 mit N1, N2 oder N3, siehe Kapitel 23), der Apotheker die fertige Packung abgibt und der Patient bezahlt.

Dies ist die heute zu 98 Prozent übliche Form der ärztlichen Verordnung von Medikamenten. Trotzdem sollte man zusätzlich einige für die Ausstellung des Rezeptes wissenswerte Punkte kennen.

Als Dokument muß es dokumentenecht geschrieben sein, es muß Datum und Unterschrift tragen. Die Abänderung durch andere Personen ist Urkundenfälschung. Anders als bei Kassenrezepten, bei denen der Vordruck vorgeschrieben ist, ist für Privatrezepte ein Format nicht vorgeschrieben.

Der Aufbau des privatärztlichen Verordnungsblattes ist seit altersher gleich.

Oben auf dem Rezept steht — heute praktisch immer vorgedruckt — der Name, die Berufsbezeichnung und Adresse des Arztes sowie das Datum.

Dann folgen — heute vorgedruckt — die beiden Buchstaben „Rp." (d. h. „Recipe", deutsch „Nimm"). Danach folgt die eigentliche Verordnung des Medikaments, heute fast immer Arzneimittelspezialitäten.

Bei der Abfassung des Rezeptes darf nun allerdings nicht nur der Name der Arzneimittelspezialität angegeben werden, sondern der Apotheker muß auch wissen, zu welcher Verordnungsform (Tabletten, Creme o. ä.) sich der Arzt entschieden hat. Bei Tabletten muß auf die Dosis der Einzeltablette sowie die Anzahl pro Packung und die Anzahl der gewünschten Packungen angegeben werden. Ein Rezept könnte also wie folgt aussehen:

Decortin H 5 mg Tabl. X 1 OP (oder N 1)

Die Anzahl der Tabletten, Zäpfchen usw. pro Packung wird üblicherweise in römischen — heute aber auch schon zunehmend in arabischen — Zahlen angegeben.

Darunter kommt ggf. noch die *„Signa"* (S), sie ist die Gebrauchsanweisung für den Patienten. Der Apotheker schreibt sie auf die Verpackung. Dies könnte auf dem Rezept etwa so aussehen:

„S. 3 × tägl. 1 Tabl."

Man kann dem Patienten die Dosierung auch mündlich sagen. Dann erübrigt sich die *„Signa"*.

Anders als bei den Kassenrezepten wird unten auf dem Rezept der Name des Patienten und seine Adresse vermerkt. Darunter wird vom Arzt unterschrieben. Ein Stempel ist nicht zwingend vorgeschrieben.

38.2. *Betäubungsmittelrezepte*

Für Betäubungsmittelverordnungen müssen spezielle Vordrucke benutzt werden, die nur beim Bundesgesundheitsamt, Bundesopiumstelle, Seestr. 10, 1000 Berlin 65, bestellt werden können.

Diese Betäubungsmittelrezepte finden sowohl in der privatärztlichen Tätigkeit als auch in der Kassenpraxis Anwendung. Sie sind entsprechend dem Arzneiverordnungsblatt (Muster 16) gestaltet.

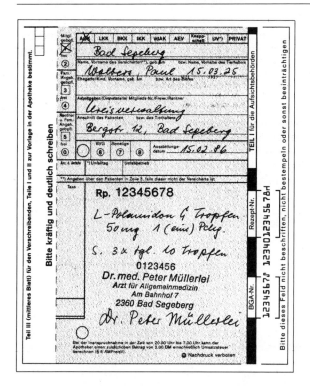

Rezeptformular für
Betäubungsmittel
(mit Codierrand).

Betäubungsmittelverordnungsformulare

Die Betäubungsmittelverordnungen bestehen aus drei zusammengehefteten Blättern; die mit der laufenden Nummer versehenen Rezeptvordrucke werden in Durchschrift erstellt; die Teile 1 und 2 sind zur Vorlage in der Apotheke bestimmt, Teil 3 muß der Arzt 3 Jahre lang aufbewahren.

Die Betäubungsmittelverordnungsformulare werden persönlich für den antragstellenden Arzt ausgestellt und enthalten eine nur für ihn geltende Codiernummer. Ein Belegarzt darf nur für die von ihm unmittelbar betreuten Patienten die Rezeptformulare verwenden, nicht etwa für das Krankenhaus allgemein oder für die Patienten anderer Belegärzte. Im Vertretungsfall darf der Vertreter die Formulare des Praxisinhabers verwenden.

Teil 3 der BTM-Rezepte müssen vom Arzt 3 Jahre lang aufbewahrt werden.

Vorbereitung durch Arzthelferin

Für die Betäubungsmittelrezepte gelten besonders strenge Vorschriften. Von der Arzthelferin dürfen Name, Vorname und Anschrift des Patienten, für den das Betäubungsmittel bestimmt ist, sowie das Ausstellungsdatum, Name, Berufsbezeichnung, Anschrift und Telefon des verschreibenden Arztes ausgefüllt bzw. — soweit möglich — gestempelt werden.

Rezeptur durch Arzt
Die eigentliche Rezeptur des Betäubungsmittels muß demgegenüber vom Arzt eigenhändig mit Tintenstift oder Kugelschreiber vorgenommen werden. Sie muß folgende Angaben enthalten:
- den Namen des Betäubungsmittels,
- die gewünschte Darreichungsform (Ampulle, Injektionsflasche, Tabletten, Tropfen),
- den Betäubungsmittelgehalt nach Gewicht,
- die Betäubungsmittelmenge (Stückzahl in arabischen Zahlen und in Worten),
- eine Gebrauchsanweisung mit Einzel- und Tagesangaben,
- die eigenhändige ungekürzte Unterschrift des verordnenden Arztes.

Überschreiten der Dosis
Bei Überschreiten der in der Betäubungsmittelverordnung genannten höchsten Dosis ist außerdem ein handschriftlicher Zusatz des Arztes *„Menge ist ärztlich begründet"* oder *„Praxisbedarf"* notwendig. Das aus Praxisbedarf bezogene Betäubungsmittel ist in ein vorgeschriebenes Karteiformular einzutragen; Entnahmen sind mit Tag und Patientennamen zu verzeichnen.

Sonstiges
Betäubungsmittelrezepte dürfen vom Apotheker nur innerhalb von 7 Tagen nach Ausstellung beliefert werden. Darauf sollte man die Patienten hinweisen.
Bei Privatpatienten wird an Stelle der Kasse lediglich das Wort „Privat" eingesetzt.

38.3. Arzneiverordnungsblatt (Rezept)
38.3.1. Allgemeines
Das Arzneiverordnungsblatt (Muster 16) enthält zum Zwecke der maschinellen Rezepterfassung auf dem rechten Rand der Vorderseite eine *Arztnummer*. Der Kassenarzt darf nur Arzneiverordnungsblätter mit seiner Arztnummer verwenden. Deshalb ist eine aushilfsweise Weitergabe nicht statthaft.

Kassenärzte, die *Heil- und Hilfsmittel* nur in geringem Umfange verordnen, können das Arzneiverordnungsblatt (Muster 16) an Stelle der Heilmittelverordnung (Muster 10) verwenden. Die Erläuterungen zu dem Vordruck für die Heilmittelverordnung sind zu beachten.

Für die Ersatzkassen ist der Vordruck 16 für die Verordnung von Heil- und Hilfsmitteln zu verwenden.

Bei der Verordnung von Seh- und Hörhilfen muß jedoch generell der Vordruck 8 (Brillenverordnung, siehe Kapitel 27) und 15 (Ohrenärztliche Verordnung einer Hörhilfe, siehe Kapitel 27) benutzt werden.

> *Betäubungsmittel* dürfen auf Grund der Betäubungsmittelverschreibungsverordnung vom 16. Dezember 1981 nur auf dem dreiteiligen amtlichen Formblatt verordnet werden.

Mittel, die ausschließlich der Empfängnisverhütung dienen sollen, dürfen nicht auf Muster 16 verordnet werden, weil die Kosten für die Mittel nicht zur Leistungspflicht der gesetzlichen Krankenversicherung gehören. Sie werden auf Privatrezept verordnet.

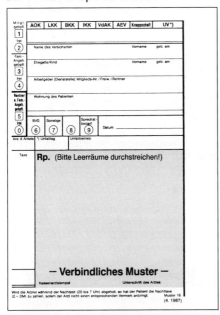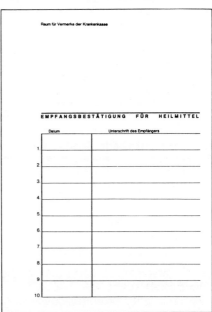

Rezeptverordnungsblatt (Muster 16). Ab 1. April 1987 erfolgt der Druck in roter Farbe. Damit werden Rezeptfälschungen durch Kopieren erschwert. Neu ist auch der Hinweis „Bitte Leerräume durchstreichen" sowie eine Rasterung des Verordnungsfeldes. Die vorhandenen Rezeptvordrucke können noch bis zum 31. Dezember 1988 aufgebraucht werden.

38.3.2. Verordnungsblattgebühr

Nach den gesetzlichen Vorschriften haben alle Versicherten und mitversicherten Familienangehörigen grundsätzlich eine Verordnungsblattgebühr zu zahlen.

Die Verordnungsblattgebühr beträgt:

a) bei der Abnahme von Arznei- und Verbandmitteln 2,— DM für jedes verordnete Mittel, höchstens jedoch die tatsächlich entstandenen Kosten,

b) bei der Abnahme von Heil- und Hilfsmitteln beträgt die Verordnungsblattgebühr 4,— DM je Verordnung,

c) auch bei der Abnahme sowie der Instandsetzung von Brillen und anderen Sehhilfen beträgt die Verordnungsblattgebühr 4,— DM.

Von der Entrichtung der Verordnungsblattgebühr für Arznei-, Verband- und Heilmittel sowie Brillen und anderen Sehhilfen sind befreit:

a) Kinder des Versicherten, soweit die Leistungen im Rahmen der Familienkrankenhilfe zur Verfügung gestellt werden, und zwar auch dann, wenn das Kind das 16. Lebensjahr vollendet hat.

— Anzukreuzen ist das Markierungsfeld 4 oder 0 —

b) Versicherte und die mitversicherten Familienangehörigen eines Versicherten für Verordnungen von Arznei-, Verband- und Heilmitteln wegen Schwangerschaftsbeschwerden und im Zusammenhang mit der Entbindung.
— Anzukreuzen ist das Markierungsfeld 2, 4 oder 0 —
c) Arbeitsunfallverletzte, denen im Rahmen berufsgenossenschaftlicher Heilbehandlung Arznei-, Verband-, Heilmittel sowie Brillen und andere Sehhilfen verordnet werden.
— Anzukreuzen ist das Markierungsfeld 7 —
d) Versorgungsberechtigte, die Heil- oder Krankenpflegebehandlung nach dem Bundesversorgungsgesetz oder in entsprechender Anwendung des Bundesversorgungsgesetzes erhalten und einen orangefarbenen oder roten Bundesbehandlungsschein (letzterer berechtigt nur zur Behandlung und zur Verordnung wegen anerkannter Schädigungsfolgen) vorlegen.
— Anzukreuzen ist das Markierungsfeld 6 —
e) Krankenversicherte Kriegs-, Wehrdienst- und Zivildienstbeschädigte, die neben dem Krankenschein einen Versorgungsbescheid vorlegen, soweit Arznei-, Verbandmittel sowie Brillen und andere Sehhilfen wegen anerkannter Schädigungsfolgen verordnet werden,
— Anzukreuzen ist das Markierungsfeld 2 oder 0 —
f) Versicherte „sonstiger Kostenträger", wie z. B. Postbeamtenkrankenkasse A, Zivildienst, Polizei, Bundesgrenzschutz, Bundeswehr, Berechtigte nach dem Sozialhilfegesetz, Kostenträger für Schul- und Arbeitsunfälle, BEG.
— Anzukreuzen ist das Markierungsfeld 7 —

Die Krankenkasse kann den Versicherten von der Zahlung der Verordnungsblattgebühr befreien, wenn er über einen längeren Zeitraum Arznei-, Verband- oder Heilmittel sowie Brillen und andere Sehhilfen benötigt und durch die Zahlung unzumutbar belastet wird (sogenannte Härtefallregelung). In diesen Fällen stellt die Krankenkasse eine entsprechende Bescheinigung aus.

Sofern bei einer ärztlichen Inanspruchnahme Verordnungen erfolgen, für die teilweise die Verordnungsblattgebühr zu zahlen ist und teilweise nicht, sind zwei Verordnungsblätter zu verwenden.
Das gleiche gilt, wenn Arznei- und Heilmittel gleichzeitig verordnet werden.
Wenn eine Arzneiverordnung zu Lasten eines Unfallversicherungsträgers ausgestellt wird, so sind neben der Bezeichnung des zuständigen Unfallversicherungsträgers auch Unfalltag und Unfallbetrieb (ggf. Kindergarten, Schule, Hochschule) in der dafür vorgesehenen Spalte anzugeben.
Das Arzneiverordnungsblatt kann auch für sonstige Personengruppen (z. B. Postbeamtenkrankenkasse A) verwendet werden, wenn die Kassenärztliche Vereinigung nach einer entsprechenden Vereinbarung eine solche Anweisung herausgegeben hat.
Dringende Arzneiverordnungen während der Nachtzeit (20 bis 7 Uhr) sind mit dem Zusatz „Noctu" zu kennzeichnen, damit in diesen Fällen der Versicherte von der Entrichtung der Nachttaxe in der Apotheke befreit wird. Die Unterschrift des Arztes soll sich unmittelbar unter der letzten Verordnung auf dem Arzneiverordnungsblatt befinden oder der Leerraum zwischen der letzten Verordnung und der Unterschrift soll durch Striche gekennzeichnet werden, damit nicht unbefugterweise noch weitere Arzneiverordnungen hinzugefügt werden können.

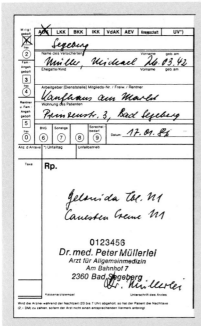

Rezeptformular für Arznei- und Heilmittelverordnungen. Meistens mit Eindruck der Arztadresse.

Markierungsfeld links auf Verordnungsblatt

[1]	= Gebührenpflichtige Mitglieder (ohne Rentner)
②	= Kostenanteilfreie Mitglieder (ohne Rentner) — bei Schwangerschaftsbeschwerden — im Zusammenhang mit der Entbindung — Härtefälle — sofern das 16. Lebensjahr noch nicht erreicht ist
[3]	= Kostenanteilpflichtige Familienangehörige (nicht Angehörige von Rentnern)
④	= Kostenanteilfreie Familienangehörige (nicht Angehörige von Rentnern, Waisenrentner) — nicht selbstversicherte Kinder — bei Schwangerschaftsbeschwerden — im Zusammenhang mit der Entbindung — Härtefälle
[5]	= Kostenanteilpflichtige Rentner und deren Familienangehörige — auch selbstversicherte Waisenkinder sind kostenanteilpflichtig — nur mitversicherte Kinder sind kostenanteilfrei
⓪	= Härtefälle, Waisenrentner unter 16 Jahren, familienversicherte Kinder von Rentnern, Rentnerinnen bei Schwangerschaftsbeschwerden, Rentner-Ehefrauen bei Schwangerschaft
⑥	= Anspruchsberechtigte nach dem Bundesversorgungsgesetz bei Behandlung auf Bundesbehandlungsschein (rosa oder orange)
⑦	= Anspruchsberechtigte der Polizei, Bundesgrenzschutz, Zivildienst, Bundeswehr, Mitglieder der Postbeamtenkrankenkasse A, Kostenträger bei Arbeits- und Schulunfällen, Sozialhilfe, BEG, DDR-Patienten u. a.
⑧	= Impfungen bei Ersatzkassen und bestimmten RVO-Kassen mit „I"
⑨	= Sprechstundenbedarf, gilt nicht für Bayern und Bremen

Im Gegensatz zum üblichen Privatrezept befinden sich die Angaben über den Patienten, seine Krankenkasse usw. oben auf dem Rezept, die notwendigen Angaben über den das Rezept ausstellenden Arzt sind dem unten auf dem Rezept befindlichen Kassenarztstempel oder dem auch zulässigen Eindruck zu entnehmen. Die Verordnung von Medikamenten erfolgt nach den gleichen Regeln wie beim Privatrezept.

38.3.3. Verordnung von Sprechstundenbedarf

Bestimmte Arzneimittel und Materialien, die in der Praxis für mehrere Patienten einer Krankenkasse gebraucht werden, kann der Arzt als Sprechstundenbedarf zu Lasten dieser Krankenkasse verordnen. Hierbei sind die für die einzelnen Kassenärztlichen Vereinigungen bestehenden Sprechstundenbedarfsregelungen zu beachten. Sie sind von KV zu KV unterschiedlich. Im großen und ganzen stimmen sie mit der Regelung bei den Ersatzkassen überein.

Dort ist für den Sprechstundenbedarf zwischen der Kassenärztlichen Bundesvereinigung und dem Verband der Angestellten-Krankenkassen und dem Verband der Arbeiterkrankenkassen festgelegt, daß Sprechstundenbedarf grundsätzlich nur einmal im Kalendervierteljahr, und zwar am Quartalsende, zu verordnen ist. Es dürfen nur bestimmte in der Vereinbarung festgelegte Mittel aufgeschrieben werden.

Der Umfang des Sprechstundenbedarfs darf nur den Bedürfnissen der Praxis entsprechen und muß zur Zahl der Behandlungsfälle der Kasse im angemessenen Verhältnis stehen.

Mittel, die nur für einen Kranken bestimmt sind, stellen keinen Sprechstundenbedarf dar und sind daher mit Angabe der zuständigen Krankenkasse auf den Namen des betreffenden Versicherten zu verordnen, soweit nicht im einzelnen etwas anderes bestimmt ist. Soweit solche Mittel in der Praxis verbleiben und für diesen Patienten nicht mehr benötigt werden, sind sie dem Sprechstundenbedarf zuzuführen.

> **Als Sprechstundenbedarf zulässige Mittel (entsprechend der Vereinbarung KBV/VdAK, AEV)**
> 1. Verband- und Nahtmaterial
> 2. Mittel zur Narkose und örtlichen Betäubung
> 3. Desinfektionsmittel, ausschl. zur Anwendung am Patienten
> 4. Reagenzien und Schnelltests
>   — mit gewissen Einschränkungen —
> 5. Diagnostische und therapeutische Hilfsmittel
> 6. Puder, Pulver, Salben
> 7. Arzneimittel für Notfälle und Sofortanwendung
> 8. Röntgenkontrastmittel

38.3.4. Negativliste

Seit 1983 gelten eingeschränkte Bestimmungen bezüglich der Verordnung von bestimmten Arzneimitteln bei Mitgliedern der gesetzlichen Krankenversicherungen.
1. Für Versicherte, die das 16. Lebensjahr vollendet haben, dürfen
   - lokal anzuwendende Mund- und Rachentherapeutika (Ausnahmen: lokal anzuwendende Arzneimittel, die bei ulzerierenden Erkrankungen, nach operativen Eingriffen und bei Pilzerkrankungen im Mund-Rachen-Raum verordnet werden, sowie Verordnung von künstlichem Speichel)
   - Abführmittel
   - Arzneimittel gegen Reisekrankheit
   nur noch auf Privatrezept verordnet werden.
2. Bei Erkältungskrankheiten bzw. „grippalen Infekten" mit ausgeprägter Symptomatik wie Kopfdruck, Fieber, Husten sind Grippe-, Husten-, Schnupfen- sowie Schmerzmittel auch weiterhin auf Kassenrezept verordnungsfähig.

   Bei Befindlichkeitsstörung soll der Arzt auf bewährte Hausmittel verweisen. Falls trotzdem Medikamente gewünscht werden, müssen sie auf Privatrezept verordnet werden.
3. Arzneimittel, die an sich ausgeschlossen sind, aber zur Vorbereitung oder im zeitlichen Anschluß an diagnostische oder operative Eingriffe benötigt werden, müssen künftig über den Sprechstundenbedarf bezogen und dem Patienten ausgehändigt werden.

38.4. Verordnung von Heil- und Hilfsmitteln

Die Verordnung von Heil- und Hilfsmitteln soll außer bei Brillen und Hörhilfen, für die die Vordrucke 8 bzw. 15 vorgesehen sind, bei RVO-Kassen auf dem Vordruck 10 (Heilmittelverordnung) erfolgen. Heil- und Hilfsmittelverordnungen für Ersatzkassen erfolgen, soweit es nicht Brillen und Hörhilfen betrifft, auf dem Vordruck 16 (Arzneiverordnungsblatt).

Genehmigung von kassenärztlichen Verordnungen
Grundsätzlich besteht keine Genehmigungspflicht für Verordnungen jeder Art. Es gibt folgende Ausnahmen:
- *für alle Kostenträger:* bestimmte Hilfsmittel (z. B. Hörgerät), Krankenhauspflege, Krankenpflegeartikel, große Psychotherapie u. a.
- *für Bundesversorgung:* Psychotherapie
- *für Sozialämter:* je nach örtlichem Vertrag im allgemeinen Heilmittel wie Bäder, Bandagen, Brillen, Bruchbänder, orthopädische Behelfe, Krankenpflegeartikel.

38.4.1. Verordnung von Heilmitteln (Muster 10)

Im Hinblick auf eine wirtschaftliche und wirksame Behandlungs- und Verordnungsweise ist eine sorgfältige Angabe der zu behandelnden Körperteile bzw. des zeitlichen Abstandes, in dem Bäder, Massagen und dergleichen verabreicht werden sollen, erforderlich. Bei Bädern ist der erforderliche medizinische Zusatz zu vermerken, ggf. sind auch Temperatur und Zeitdauer des Bades anzugeben.

Heilmittelverordnung (Muster 10)

Bei der Verordnung von Bruchbändern, Leibbinden und dergleichen ist anzugeben, ob es sich um eine Maßanfertigung (n. M.) handeln soll oder ob Lagerware (v. L.) ausreicht. Maßanfertigungen können genauere Angaben erfordern, z. B. bei Einlagen, ob nach Farbabdruck oder Gipsabdruck. Gegebenenfalls sind außerdem die Maße der verordneten Hilfsmittel zu verzeichnen.

Die Heil- und Hilfsmittelrichtlinien schreiben vor, daß bei der Verordnung von Heil- bzw. Hilfsmitteln vom Kassenarzt unter Angabe der *Diagnose* und des *Datums* folgende weitere Angaben zu machen sind:

- genaue Bezeichnung der Maßnahme
- Anzahl und Zeitabstände der Anwendung (ggf. Dosierung, Gruppenbehandlung u. ä.)
- ggf. Dauer der Behandlung
- Anwendungsbereich (Körperteil)

38.4.2. Brillenverordnung (Vordruck 8, Abb. siehe 27.5.)

Brillenverordnungen werden nur von solchen Ärzten ausgestellt, die in der Lage sind, die Beschaffenheit der benötigten Gläser selbst zu bestimmen, in aller Regel also von Augenärzten. Durch Ankreuzen ist in der Verordnung kenntlich zu machen, ob ein Glas oder zwei Gläser erforderlich sind und ob die vorhandene Brillenfassung weiterhin verwendet werden kann.

Auch hier gelten für das Markierungsfeld links die Erläuterungen für das Arzneiverordnungsblatt.

Für Versicherte, die das 14. Lebensjahr vollendet haben, besteht Anspruch auf Versorgung mit Brillen oder anderen Sehhilfen bei gleichbleibender Sehfähigkeit nur, wenn seit dem Tag der letzten Brillenlieferung mindestens 3 Jahre vergangen sind. Deshalb soll der Arzt ankreuzen, ob die Gläserstärken gleichgeblieben sind oder nicht. Auch eine Erstbrille soll gekennzeichnet werden.

38.4.3. Ohrenärztliche Verordnung einer Hörhilfe
(Vordruck 15, Abb. siehe 27.6.)

Die Verordnung einer Hörhilfe soll grundsätzlich nur unter Verwendung des Vordruckes 15 erfolgen. Hiervon ausgenommen sind Verordnungen für Versicherte solcher Krankenkassen, die die Art der geeigneten Hörhilfe regelmäßig durch den vertrauensärztlichen Dienst feststellen lassen. Die Verordnung kann in diesen Fällen unter Verwendung eines Arzneiverordnungsblattes erfolgen. Die Krankenkassen, für die dies zutrifft, werden von den Kassenärztlichen Vereinigungen bekanntgegeben.

Die Verordnung einer Hörhilfe setzt spezielle Untersuchungen durch einen Arzt für Hals-Nasen-Ohren-Heilkunde voraus. Die Verordnung einer Hörhilfe ist vom Arzt ohne Berechnung einer Gebühr auszustellen.

38.5. Verordnung von Krankenhauspflege

Krankenhauspflege muß auf Vordruck bei der Krankenkasse beantragt werden; im Notfall und bei Entbindungen darf der Arzt direkt einweisen. Die Kasse stellt ihrerseits der Krankenhausverwaltung einen Kostenverpflichtungsschein aus. Bei Notfalleinweisung füllt die Krankenhausverwaltung eine Aufnahmeanzeige aus und sendet sie der Krankenkasse. Die Verordnung zur Krankenhauspflege (Muster 2) besteht aus drei Teilen (2 a bis 2 c) und wird im Durchschreibverfahren ausgefüllt.

Muster 2 a) ist für die Kasse bestimmt und enthält außer den Angaben über den Patienten die Diagnose, die Begründung für die Verordnung von Krankenhauspflege sowie Angaben darüber, ob es sich um einen Arbeitsunfall, überhaupt einen Unfall, eine früher nicht behobene Krankheit oder ein Versorgungsleiden handelt. Das Muster 2 b) (rosa) füllt der einweisende Arzt mit seinen Hinweisen aus; Muster 2 c) (weiß) ist die Durchschrift zum Verbleib beim einweisenden Arzt.

Verordnung von Krankenhauspflege

Dem Krankenhausarzt werden vom niedergelassenen Arzt alle Unterlagen über den Patienten in einer „grünen Tasche" mitgegeben, die von der Kassenärztlichen Vereinigung ausgegeben wird.

Neben einer Verordnung von Krankenhauspflege ist eine Arbeitsunfähigkeitsbescheinigung (Muster 1 a] bis 1 c]) auszustellen, und zwar auch dann, wenn der Beginn der Arbeitsunfähigkeit mit dem Tag der Krankenhausaufnahme übereinstimmt. Für folgende Arbeitsunfähigkeitsbescheinigungen ist dann das Krankenhaus zuständig.

38.6. Verordnung einer Krankenbeförderung

Die Verordnung einer Krankenbeförderung ist nur auszustellen, wenn der Patient wegen Art und Schwere der Erkrankung nicht zu Fuß gehen oder ein öffentliches Verkehrsmittel benutzen kann; dabei ist ein strenger Maßstab anzulegen.

Hinweise

Dieser Vordruck darf vom Arzt nur dann ausgestellt werden, wenn ein öffentliches Verkehrsmittel aus **medizinischen** Gründen nicht benutzt werden kann.

Bei der Notwendigkeit eines Krankentransports **ist die Verordnung einer Fahrt mit PKW (z. B. eigener PKW, Mietwagen, Taxi) die wirtschaftlichste.**

Ist eine Beförderung aus medizinischen Gründen mit PKW nicht möglich, soll der Arzt unter Beachtung eines strengen Maßstabes angeben, welches der nachstehenden Transportmittel notwendig ist:

- **Krankenwagen** sind grundsätzlich für alle Krankentransporte von Nicht-Notfallpatienten vorzusehen, und zwar bei
  - Personen, die an einer ansteckenden oder ekelerregenden Krankheit erkrankt oder deren verdächtig sind,
  - Personen, die aufgrund ihrer Krankheit im Liegen zu befördern sind,
  - hilfsbedürftigen Personen, die im Zusammenhang mit der Beförderung zu ihrem Bestimmungsort (z. B. Wohnung, Arztpraxis, Krankenhaus) einer fachlichen Betreuung (Arzt oder im Rettungsdienst/Krankentransport ausgebildete Personen) oder der Einrichtung des Krankenwagens bedürfen; ihnen gleichgestellt sind Personen, bei denen eine solche Hilfsbedürftigkeit zu erwarten ist.
- **Rettungswagen** sind zur Erstversorgung und zum Transport von Notfallpatienten anzufordern, die vor und während des Transportes neben den Erste-Hilfe-Maßnahmen auch zusätzlicher Maßnahmen bedürfen, die geeignet sind, die vitalen Funktionen aufrechtzuerhalten oder wiederherzustellen.
- **Notarztwagen** sind zur Erstversorgung und zum Transport von Notfallpatienten anzufordern, bei denen vor und/oder während des Transportes lebensrettende und erweiterte lebensrettende Sofortmaßnahmen durchzuführen sind, für die ein Arzt erforderlich ist.

Zur Vermeidung unkoordinierter Einsätze sollte der Arzt Rettungswagen, Notarztwagen usw. nur über die örtlich zuständige Rettungsleitstelle anfordern.

Bescheinigung des Fahrgastes bei Benutzung eines PKW (z. B. Taxi)
Die durchgeführte Fahrt wird hiermit bestätigt.

Datum:_____
Unterschrift

Vorder- u. Rückseite des Krankentransportscheins. Für Kosten von Fahrten des Patienten zum Arzt oder ins Krankenhaus sind vom Versicherten je 5,— DM zuzuzahlen. Dies gilt nicht für im Notfall benötigte Krankenwagen und wenn ein bestimmter Betrag im Monat überschritten wird.

Die Auswahl des Transportmittels muß nach dem Grundsatz einer wirtschaftlichen Verordnungsweise erfolgen und eine eindeutige Kennzeichnung auf dem Vordruck durch Ankreuzen aller zutreffenden Kästchen vorgenommen werden.

38.7. Verordnung häuslicher Krankenpflege
(Muster 12)

Der Kassenarzt kann neben seiner ärztlichen Behandlung häusliche Krankenpflege durch Krankenpflegepersonen mit einer staatlichen Erlaubnis oder durch andere zur Krankenpflege geeignete Personen verordnen.

a) wenn Krankenhauspflege zwar geboten, aber nicht ausführbar ist, weil z. B. kein Krankenhausbett beschafft werden kann oder die Trennung eines Kindes von seiner Mutter dessen Erkrankungszustand nachteilig beeinflussen würde.

b) oder wenn Krankenhauspflege dadurch nicht erforderlich wird,

c) oder wenn Krankenhauspflege dadurch abgekürzt werden kann; dies müßte in Absprache zwischen Krankenhausarzt und weiterbehandelndem Arzt erfolgen.

Kommt Krankenhauspflege nicht in Frage, weil es sich um einen Pflegefall handelt, kann auch häusliche Krankenpflege nicht gewährt werden.

In der Verordnung sind die von den genannten Pflegepersonen zu erbringenden Leistungen genau zu bezeichnen. Ob daneben pflegerische Maßnahmen von der Krankenkasse gewährt werden können, muß von dieser in jedem

Einzelfall geprüft werden. Deshalb hat der Arzt insoweit lediglich die Feststellung zu treffen, ob Hilflosigkeit für notwendige tägliche Verrichtungen vorliegt.

```
┌─────────────────────────────────────────────────────────────────────────────┐
│ ADK  LKK  BKK  IKK  VdAK  AEV  Knappschaft  M  F  X                         │
│  Bad Segeberg                Versichertengruppe laut    Verordnung          │
│                              Krankenschein kennzeichnen häuslicher          │
│                                                         Krankenpflege       │
│ Name des Versicherten    Vorname        geb. am                             │
│  Wiemer,      Paul      02.10.03   Diagnose/Befund: Herzinsuffizienz, Asthma│
│ Ehegatte/Kind/Sonst. Angeh.  Vorname    geb. am         cardiale, Dekubitus │
│                                                                             │
│ Arbeitgeber [Dienststelle]/Mitgl.-Nr./Freiw./Rentner                        │
│   -R-                                voraussichtliche Dauer vom 17.02.86    │
│ Wohnung des Patienten                                        bis 31.03.86   │
│  Am See 13, Bad Segeberg             Bei Verlängerung                       │
│                                      voraussichtlich weiterhin notwendig bis│
│                                                                             │
│ Häusliche Krankenpflege ist notwendig,  Liegt Hilflosigkeit für notwendige  │
│ a) weil                                 tägliche Verrichtungen vor?         │
│    □ Krankenhauspflege geboten,                           nein □    ja X    │
│      aber nicht ausführbar ist          Folgende Leistungen sind neben der  │
│    X Krankenhauspflege dadurch nicht    ärztlichen Behandlung notwendig:    │
│      erforderlich wird                  □ Verbandwechsel, ggf. einschl.     │
│    □ Krankenhauspflege dadurch            Wundpflege        /___xwöchentl.  │
│      abgekürzt werden kann              X Katheterwechsel einschl. Spülung  │
│ b) weil                                              ___xtägl./ 1 xwöchentl.│
│    □ die ärztliche Behandlung dadurch   X Einläufe       nach Bedarf/       │
│      gesichert wird.                                     ___xtägl./___xwöch.│
│                                         □ Wickel                            │
│  □ Arbeitsunfall, Arbeitsunfallfolgen,  X Dekubitusversorgung               │
│    Berufskrankheit                      □ Injektionen □ im. □ sc.           │
│  □ Sonstiger Unfall, sonst. Unfallfolgen             ___xtägl./___xwöchentl.│
│  □ Versorgungsleiden                    Präparat: _____ Dosierung: _____  │
│                                         □                                   │
│       0123456                           □                                   │
│  Dr. med. Peter Müllerlei               Besondere Anweisungen/Bemerkungen   │
│  Arzt für Allgemeinmedizin              (z. B. Injektionen): _____         │
│     Am Bahnhof 7                                                            │
│   2360 Bad Segeberg           Datum 17.02.86    Dr. Müllerlei               │
│                                                 Unterschrift des Arztes     │
│     Kassenarztstempel      │ Ausfertigung für die Krankenkasse │            │
└─────────────────────────────────────────────────────────────────────────────┘
```

Verordnungsformular für häusliche Krankenpflege, Dreifachsatz (rosa für Krankenkasse, hellgrün für Leistungserbringer, weiß für Arzt), Muster 12 a.

Sofern die Erkrankung es erfordert, können folgende Leistungen verordnet werden:
- a) Verbandwechsel bei großen und kleinen Verbänden mit Ausnahme von elastischen Klebe- und Zinkleimverbänden
- b) Pflege von versorgten Wunden
- c) subkutane oder intramuskuläre, einfach gelagerte Injektionen
- d) Wechsel von Harnkathetern (Verweilkathetern) einschl. Spülung in hierfür geeigneten Fällen
- e) Blutdruckkontrolle und Führen eines Meßprotokolls
- f) Einläufe
- g) Einreibungen und Wickel
- h) Dekubitusversorgung
- i) allgemeines Bewegungstraining
- k) Tag- und Nachtwachen

Die Erbringung von Leistungen auf Grund des Antrags des Versicherten (Rückseite Muster 12 a) bedarf der Zustimmung der Krankenkasse. Die Krankenkasse muß den behandelnden Kassenarzt unterrichten, sofern die verordnete Leistung nicht in vollem Umfang gewährt wird. Bei Verlängerung der häuslichen Krankenpflege ist der Formularsatz erneut auszufüllen. Dabei kann auf die Angabe der Diagnose/der Befunde verzichtet werden, sofern sich gegenüber der Vorbescheinigung nichts geändert hat. Die auf der linken Seite des Vordrucks befindlichen Kästchen brauchen dann nicht angekreuzt zu werden.

39 Bescheinigungen

39.1. Kurze Bescheinigungen (Atteste)

Auskünfte und Bescheinigungen, die die Krankenkassen zur Durchführung ihrer Aufgaben bedürfen, sind im Rahmen der kassenärztlichen Versorgung ohne besonderes Honorar zu geben. Hierzu gehören die meisten Bescheinigungen, eine Ausnahme stellt die Arbeitsunfähigkeitsbescheinigung dar, bei der der Arzt einen Honoraranspruch gegen die Krankenkasse über seine KV hat.

> **Auskünfte und Bescheinigungen (§ 30, Abs. 1 BMV)**
> Der Kassenarzt ist verpflichtet, den Krankenkassen ohne besonderes Honorar, aber gegen Erstattung der baren Auslagen, auf Verlangen die Auskünfte und Bescheinigungen zu erteilen, die die Krankenkassen zur Durchführung ihrer Aufgaben benötigen.

Bad Segeberg, den 26.02.19 86

Ärztliches Zeugnis

ausgestellt zur Vorlage bei *Betriebsarzt Kreiskrankenhaus, Dr. Müller*
zwecks *Veränderungen am Arbeitsplatz*
über *Herrn Peter Janzow, 14.02.1956, Seestr. 13, Bad Segeberg*
    (Name)   (geb.)   (Wohnung)
bekannt, oder in Behandlung des Unterzeichneten seit *1980*
Vorgeschichte, Diagnose und letzter Befund vom *17.02.86 seit ca. 2 Jahren rezidivierende Lumbago, zuletzt 14.02.86, AU bis 28.02 Rö LWS in zwei Ebenen Dez. 1985: chron. degenerative Verand. WS*
Vorschlag oder Beurteilung: *Empfehle Beschaffung von Spezialdrehstuhl zur Vermeidung weiterer Erkrankungen und Verschlechterung der Krankheitsbilder*

Dr. med. Peter Müllerlei
Allgemeinarzt
Am Bahnhof 7
2360 Bad Segeberg

Dr. Müllerlei
Unterschrift

Soweit der Patient bei einer gesetzlichen Krankenversicherung versichert ist und eine gesonderte Bescheinigung, z. B. für die Schule (bei krankheitsbedingten Versäumnissen), für bestimmte sportliche Betätigungen (sportärztliche Zeugnisse) oder für andere Zwecke benötigt, muß er die Atteste selbst bezahlen. Dies hat nach der GOÄ 82 zu erfolgen.

> Bei Privatpatienten *können* Bescheinigungen im Rahmen der Bestimmungen der GOÄ 82 immer liquidiert werden.

Häufig wird von Arbeitgebern ein Nachweis darüber verlangt, daß tatsächlich während der Arbeitszeit die Sprechstunde eines Arztes aufgesucht worden ist. Da diese Bescheinigungen auch von den Arzthelferinnen ausgestellt werden können, kann auf ein Honorar verzichtet werden.

Bescheinigungen, Auskünfte, Berichte und Gutachten *für Privatversicherungen* müssen stets im Rahmen der Gebührenordnung für Ärzte (GOÄ 82) liquidiert werden. Honorarvereinbarungen bestehen in diesem Bereich nicht. Soweit von einem Versicherungsunternehmen ein festes Honorar in dem Auftragsschreiben angeboten wird, so gilt dies als vereinbart, wenn der Arzt der Bitte des Unternehmens entspricht.

Beispiele für ärztliche Bescheinigungen außerhalb des kassenärztlichen/vertragsärztlichen Bereichs.

Privatliquidation von Attesten u. ä. (GOÄ 82)		
GOÄ 14	Kurze Bescheinigung (z. B. Arbeits- oder Dienstunfähigkeitsbescheinigung)	DM 3,10
GOÄ 15	Befundbericht mit kritischer Stellungnahme, Brief ärztlichen Inhalts	DM 5,00
	Der einfache Befundbericht ist mit der Gebühr für die zugrunde liegende Leistung abgegolten.	
GOÄ 16	Ausführlicher Befund- oder Krankheitsbericht	DM 9,10
Schreibgebühren (nur bei GOÄ-Nrn. 21, 22, 29, 30)		
GOÄ 31	Schreibgebühren je angefangene DIN-A4-Seite	DM 3,50
GOÄ 32	Schreibgebühren je vom Kostenträger verlangte Durchschlagseite	DM 0,35

Auslagen für Porto und Schreibgebühren können neben dem Honorar entsprechend den Bestimmungen der GOÄ 82 in Rechnung gestellt werden, wenn dies nicht ausdrücklich im Auftrag der Privatkasse ausgeschlossen wird. Die Gebührenordnung legt fest, daß Schreibgebühren nur bei den Leistungen nach den Nummern 21 (eingehend begründetes schriftliches Gutachten), 22 (ausführlich schriftliches Gutachten . . .), 29 (ausführlich schriftliches humangenetisches Gutachten) und 30 (humangenetische Begutachtung) und *nur mit dem einfachen Vergütungssatz* berechnungsfähig sind.

39.2. Arbeitsunfähigkeitsbescheinigung

Die Beurteilung der Arbeitsunfähigkeit und ihrer voraussichtlichen Dauer erfordert im Hinblick auf ihre Bedeutung eine besondere Sorgfalt. Arbeitsunfähigkeit darf deshalb nur auf Grund einer ärztlichen Untersuchung bescheinigt werden. Die Arbeitsunfähigkeitsbescheinigung muß erkennen lassen, ob es sich um eine Erst- oder Folgebescheinigung handelt; sie ist durch Ankreuzen eines der beiden Kästchen zu kennzeichnen.

Bei Privatpatienten wird die Arbeitsunfähigkeit formlos auf einem Privatrezept oder einem frei gestalteten Vordruck bescheinigt.

Kassenärztlicher Vordruck (Muster 1)

Der Vordruck (gelb) besteht aus selbstdurchschreibendem Papier und drei Teilen, von denen das Muster 1 a das Format DIN A6 und das Muster 1 b und 1 c das Format DIN A5 haben. Das Muster 1 a (für den Arbeitgeber) ist identisch mit den linken Hälften von Muster 1 b und 1 c. Die rechte Hälfte von Muster 1 b (für die Krankenkasse) ist identisch mit derjenigen von Muster 1 c (für den Arzt).

Der Arzt muß den für ihn bestimmten Durchschlag der Arbeitsunfähigkeitsbescheinigung (Muster 1 c) mindestens 12 Monate lang aufbewahren.

Ausfüllen des Vordruckes

In der Zeile *„Arbeitsunfähig seit . . ."* ist einzutragen, von welchem Tage an bei dem Versicherten nach dem vom Arzt erhobenen Befund Arbeitsunfähigkeit besteht. Dabei soll eine Arbeitsunfähigkeit für eine vor der ersten Inanspruchnahme des ausstellenden Kassenarztes liegende Zeit grundsätzlich nicht bescheinigt werden. Eine Rückdatierung des Beginns der Arbeitsunfähigkeit auf einen vor dem Behandlungsbeginn liegenden Tag ist nur ausnahmsweise und nur nach gewissenhafter Prüfung und in der Regel nur bis zu zwei Tagen zulässig. Bei erstmaliger Ausstellung der Arbeitsunfähigkeitsbescheinigung (Erstbescheinigung) ist in jedem Falle sowohl die Zeile „Arbeitsunfähig seit..." als auch die Zeile „Festgestellt am:..." auszufüllen, und zwar auch dann, wenn die Daten übereinstimmen. Handelt es sich um eine Folgebescheinigung, kann die Eintragung des Datums in der Zeile „Arbeitsunfähig seit..." unterbleiben. Bei der Folgebescheinigung muß die Diagnose, die für die weitere Arbeitsunfähigkeit ausschlaggebend ist, aufgeführt werden.

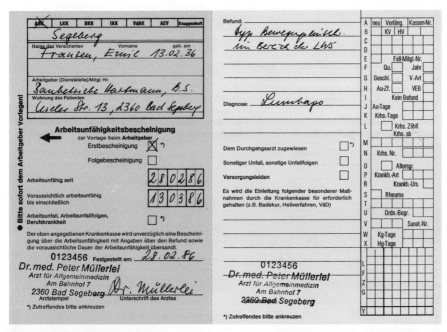

Arbeitsunfähigkeitsbescheinigung

In den Zeilen „Arbeitsunfähig seit..." und „Voraussichtlich arbeitsunfähig bis einschließlich..." sind die Daten sechsstellig (z. B. 01. 04. 84) anzugeben, damit mißbräuchliche Änderungen verhindert werden.

In das Kästchen „Voraussichtlich arbeitsunfähig bis einschließlich..." ist das Datum einzusetzen, bis zu welchem auf Grund des erhobenen ärztlichen Befundes Arbeitsunfähigkeit besteht. Bei Einweisung zur sofortigen stationären Krankenhausbehandlung ist an Stelle der Eintragung des Datums zu vermerken: „Stationäre Krankenhausbehandlung."

Bescheinigungen

Ortskrankenkasse des Kreises Segeberg
Postfach 1160, 2360 Bad Segeberg
Telefon (04551) 580
Kassenstunden Mo.—Do. 8.00—12.30 und 14.00—16.00 Uhr
Fr. 8.00—12.30 Uhr

OKK

Ärztliche Bescheinigung für die Zahlung von Krankengeld

Zuletzt vorgestellt am | bzw. zuletzt besucht am
Noch arbeitsunfähig? ja / nein | Ggf. voraussichtlich bis
Ist Bettruhe angeordnet? ja / nein
Letzter Tag der Arbeitsunfähigkeit | Noch behandlungsbedürftig? ja / nein
Krankenhausaufenthalt vom | bis
Diagnose: Bei Versorgungsleiden und am Schluß der Arbeitsunfähigkeit bitte stets angeben, sonst nur bei Änderung der zuletzt genannten Diagnose.

Datum | (Stempel des Arztes bzw. des Krankenhauses) | (Unterschrift des Arztes)

Vers.-Nr. | **Fall-Nr.**
Arbeitsunfähig ab:

Zur Beachtung!
Sehr geehrtes Mitglied, Ihre Genesung kann nur dann den gewünschten Fortschritt machen, wenn Sie alles unterlassen, was Ihren Krankheitszustand verschlimmern oder die Heilung verzögern könnte. Befolgen Sie daher bitte gewissenhaft alle Anordnungen des behandelnden Arztes und halten Sie die Behandlungstermine ein. Unterrichten Sie die Kasse bitte, **bevor** Sie Ihren Aufenthaltsort wechseln. Geben Sie uns Ihre neue Anschrift rechtzeitig bekannt. Wir wünschen Ihnen baldige Genesung.

Wichtiger Hinweis:
Das Einreichen dieser Bescheinigung gilt als Antrag auf Zahlung von Krankengeld, wobei folgende Zahlungsbedingungen der Krankenkasse anerkannt werden:
Die Zahlung des beantragten Krankengeldes erfolgt unter der Voraussetzung, daß
● für Zeiträume, für die Anspruch auf Arbeitsentgelt besteht, kein Antrag auf Krankengeld gestellt wird, irrtümlich beantragte und überwiesene Beträge sind zurückzuzahlen,
● jede Änderung gegenüber der vor der ersten Krankengeldzahlung abgegebenen besonderen Erklärung über Rentenantrag usw. der Kasse rechtzeitig mitgeteilt wird.

Endeart | Zahlungsweg
Krankheitsursache | Prüfvermerk

Auszahlungsschein für Krankengeld Buchungsanweisung | **Datenerfassung**

zu zahlen an: ☐ umseitig genannten Versicherten
☐ rechts näher bezeichnete Stelle

Datum | Beleg-Nr. | Unterbeleg-Nr.
Mitgliedsnummer
Bankschlüssel | Bankverbindung
Konto-Nummer
und bei Zahlung an sonstige Empfänger

an Krankengeld für die Zeit | ZLW
vom | bis | Tg. | (110) Kr.G. | Verteiler 3 Buchungsstelle | DM | Pf

Verteiler 4
Summe ▶
Tausender | Hunderter | Zehner | Einer
in Worten
Sachlich und rechnerisch richtig | Barscheck über vorstehenden Betrag erhalten

bzw. Lieferanten-Nr.
Verwendungszweck:

Unterschrift
Geprüft
Unterschrift | den
Unterschrift Empfänger

Vorder- und Rückseite eines Auszahlungsscheines für Krankengeld

---

Die Feststellung der Arbeitsunfähigkeit darf weder vor- noch rückdatiert werden; es ist vielmehr der Tag einzusetzen, an dem die Arbeitsunfähigkeit ärztlich festgestellt wurde. Dieses Datum kann also auch der Tag sein, an welchem ein anderer Arzt (Arzt im Bereitschafts- oder Notfalldienst, Durchgangsarzt) die Arbeitsunfähigkeit an Stelle des die Unterschrift leistenden Kassenarztes bereits vorher festgestellt hat.

Bei Vorliegen eines Arbeitsunfalles ist das Kästchen „*Dem Durchgangsarzt zugewiesen*" zutreffendenfalls anzukreuzen. Sollte der behandelnde Arzt von der Vorstellungspflicht beim Durchgangsarzt befreit sein, so ist in dieser Zeile „*befreit*" einzutragen.

Abrechnung
Bei Mitgliedern der gesetzlichen Krankenversicherungen kann für das Ausfüllen der Arbeitsunfähigkeitsbescheinigung die Nummer 71 BMÄ/E-GO abgerechnet werden.
Verlangt ein Versicherter eine Bescheinigung über die ärztliche Behandlung und/oder die Arbeits- bzw. Dienstunfähigkeit zur Vorlage bei einer dritten Stelle (nicht Arbeitgeber bzw. Krankenkasse), so muß diese Bescheinigung vom Versicherten selbst auf Grund einer Liquidation nach den Bestimmungen der GOÄ bezahlt werden.

39.3. Ärztliche Bescheinigung für die Auszahlung von Krankengeld

Arbeiter und Angestellte erhalten für die Dauer von 6 Wochen der Arbeitsunfähigkeit ihren Lohn weiter. Besteht die Arbeitsunfähigkeit länger, erfolgt nach 6 Wochen die Zahlung von Krankengeld. In diesem Falle wird die Arbeitsunfähigkeit auf dem Krankengeldauszahlungsschein vom Arzt bescheinigt. Hierfür gibt es kein Honorar.

Tritt innerhalb von 12 Monaten infolge derselben Krankheit wiederholt Arbeitsunfähigkeit ein, so erhält er sein Arbeitsentgelt vom Arbeitgeber nur für die Dauer von insgesamt 6 Wochen; war der Arbeiter vor der erneuten Arbeitsunfähigkeit jedoch mindestens 6 Monate nicht infolge derselben Krankheit arbeitsunfähig, so erhält er sein Arbeitsentgelt bei einer erneuten Arbeitsunfähigkeit für einen weiteren Zeitraum von höchstens 6 Wochen.

Lohnfortzahlung erfolgt bei Arbeitern nicht bei bis zu 4 Wochen befristeten Arbeitsverhältnissen, für Tätigkeiten bis zu einer regelmäßigen Arbeitszeit von 10 Std./wöchentlich oder 45 Std./monatlich sowie für Zeiten, in denen eine Arbeiterin Anspruch auf Mutterschaftsgeld hat.

Für Angestellte wird das Gehalt jedoch in bestimmten Fällen, je nach Arbeitgeber und Beschäftigungsdauer, länger als 6 Wochen fortgezahlt.

Das Ende der Arbeitsunfähigkeit wird nur für die Bundesknappschaft bescheinigt, im übrigen läuft sie mit dem letzten auf dem Arbeitsunfähigkeitsvordruck bescheinigten Tag aus.

39.4. Ärztliche Bescheinigung für den Bezug von Krankengeld bei der Erkrankung eines Kindes

Versicherte erhalten Krankengeld, wenn es nach ärztlichem Zeugnis erforderlich ist, daß der (die) Versicherte zur Beaufsichtigung, Betreuung oder Pflege des erkrankten Kindes der Arbeit fernbleiben muß und eine andere im Haushalt des Versicherten lebende Person die Beaufsichtigung, Betreuung und Pflege nicht übernehmen kann und das Kind das 8. Lebensjahr noch nicht vollendet hat. Anspruch besteht für jedes Kind pro Versicherungsnehmer in jedem Kalenderjahr für längstens 5 Arbeitstage, wenn der Arbeitgeber für die betreffende Zeit kein Entgelt bezahlt. Vater und Mutter können also je 5 Tage (insgesamt 10 Tage) Krankengeld erhalten, auch wenn sie beide Mitglieder der gleichen gesetzlichen Krankenkasse sind.

Ärztliche Bescheinigung für den Bezug von Krankengeld bei Erkrankung eines Kindes (Muster 21). Die Rückseite füllt der Versicherte aus und sendet die Bescheinigung seiner Krankenkasse zu. Die Bescheinigung ist kostenlos auszustellen.

39.5. Bescheinigung über Entbindungstermin

Die *Bescheinigung über den mutmaßlichen Tag der Entbindung* zur Vorlage bei der Krankenkasse darf frühestens 7 Wochen vor dem errechneten und durch Untersuchung bestätigten Entbindungstermin ausgestellt werden.

39.6. Bescheinigung für Mutterschaftsgeld

Die ärztliche Bescheinigung für die Gewährung von Mutterschaftsgeld bei *Frühgeburten* wird der Frau übergeben, wenn das von ihr geborene Kind ein Geburtsgewicht von weniger als 2500 Gramm hatte oder wenn andere Bedingungen vorliegen.

39.7. Soziale Beratung nach § 218

Ist ein Schwangerschaftsabbruch aus medizinischer Indikation erforderlich, braucht eine soziale Beratung nicht zu erfolgen. Bei allen anderen Indika-

Bescheinigung über den mutmaßlichen Tag der Entbindung (Muster 3). Papier weiß. Die Bescheinigung soll nicht eher als sieben Wochen vor dem mutmaßlichen Tag der Entbindung ausgestellt werden. Die Versicherte hat die entsprechende Vordruckseite auszufüllen, der Arzt die Rückseite.

tionen muß die Schwangere mindestens drei Tage vor einem eventuellen Schwangerschaftsabbruch an einer sozialen Beratung teilgenommen haben. § 218 b StGB schreibt vor, daß die Schwangere „über die zur Verfügung stehenden öffentlichen und privaten Hilfen für Schwangere, Mütter und Kinder beraten worden ist, insbesondere über solche Hilfen, die die Fortsetzung der Schwangerschaft und die Lage von Mutter und Kind erleichtern . . ."
Der Arzt, der den Schwangerschaftsabbruch durchführt, darf nicht auch die soziale Beratung und Indikationsfeststellung vornehmen.
Die Abrechnung erfolgt für die Beratung nach BMÄ 78/E-GO mit Nr. 190, nach der GOÄ 82 mit der Nr. 35. Die Indikationsfeststellung wird nach BMÄ 78/E-GO ebenfalls mit Nr. 190, nach der GOÄ mit Nr. 36 abgerechnet.

39.8. Schwangerschaftsabbruch

Auf besonderen Zählblättern, die vom Statistischen Bundesamt ausgegeben werden, hat der die Schwangerschaft abbrechende Arzt Angaben über die Indikation und die persönlichen Umstände zu machen. Der Name der Frauen ist dabei nicht anzugeben. Zur Durchführung von Schwangerschaftsabbrüchen benötigen die Einrichtungen derjenigen Ärzte, die Schwangerschaftsunterbrechungen durchführen wollen, eine besondere Genehmigung, die bei Erfüllung der notwendigen Voraussetzungen meist von der zuständigen Gesundheitsbehörde des Landes erteilt werden kann.

39.9. Sachverständigengutachten

Sachverständigengutachten für Gerichte, aber auch Befundberichte und Gutachten für Versorgungsämter, werden nach dem Gesetz *über die Ent-*

schädigung von Zeugen und Sachverständigen (ZSEG) vergütet. Kurze ärztliche Auskünfte, kurze Formulargutachten, Blutentnahmen, bestimmte Laboruntersuchungen, Röntgen-, EKG- und EEG-Untersuchungen sowie erbbiologische Gutachten, werden nach einer Anlage zu dem Gesetz mit festen Entschädigungssätzen honoriert.

Das Gesetz über die Entschädigung von Zeugen und Sachverständigen vom 22. Oktober 1976 gilt für Streitsachen aller Art vor den Sozialgerichten, Arbeitsgerichten, Zivil- und Strafgerichten, Verwaltungsgerichten, Finanzgerichten sowie für die Arbeit der Versorgungsämter.

39.10. Leichenschau

In den Bestattungsgesetzen der einzelnen Länder ist geregelt, daß die Leichenschau bei Verstorbenen durch einen Arzt zu erfolgen hat. Der Arzt hat sich zur Vornahme der Leichenschau an den Ort zu begeben, an dem sich die Leiche befindet. Er muß sich durch Untersuchung der Leiche Gewißheit über den Eintritt des Todes verschaffen sowie Todeszeitpunkt, Todesursache und Todesart möglichst genau feststellen.

Über die Durchführung ist eine Todesbescheinigung auszustellen. Die Leichenschau wird nach der Nummer 45 der Gebührenordnung für Ärzte abgerechnet.

Liquidation bei Leichenschau (GOÄ 82)
GOÄ 45   Besichtigung und Untersuchung eines Toten
            — einschl. Ausstellung eines Leichenschauscheines   DM 15,20

39.11. Medizinisch wichtige Ausweise der Patienten

Antikoagulantienausweis

Der Ausweis gibt Auskunft über die medikamentöse Gerinnungshemmung, was für Wund- und Operationsbehandlung lebenswichtig ist. Vom Arzt sind entsprechende Eintragungen vorzunehmen.

Notfallausweis

Bundeseinheitlicher, dreisprachiger Ausweis in Größe des amtlichen Personalausweises und in diesen einlegbar mit Eintragung blutgruppenserologischer und anderer Daten, auch Impfdaten.

Impfbuch, Impfausweis

Schutzimpfungen sollten stets in einen Impfausweis eingetragen werden, der am zweckmäßigsten bei den persönlichen Unterlagen aufbewahrt wird.

39.12. Blutalkoholuntersuchungen

Ärzten, die bei der Feststellung von Alkoholbeeinflussung von Verkehrsteilnehmern mitwirken, stehen für die von ihnen vorgenommenen Verrichtungen

WICHTIG! Für die Anmeldung des Sterbefalles Geburts- und Heiratsurkunde (und bei Eheschließungen nach dem 31. Dez. 1957 Abschrift oder Auszug aus dem Familienbuch) und amtlichen Personalausweis des Verstorbenen zum Standesamt mitbringen.	**Vom Standesamt auszufüllen!** Standesamt........ Eintragung vollzogen Sterbebuch Nr. .... Eintragung vorgemerkt Vormerkliste Nr. ....

Todesbescheinigung ¹)

I. Personalangaben Familienname (bei Frauen auch Mädchenname), Vornamen

Riemer, geb. Waldorf   Rosweitha

Geschlecht:*) männl. ☐ weibl. ☒ geboren am *23.11.1898*

in *Angerburg / Ostpr.*

Gemeinde *Wahlstedt*   Kreis *Segeberg*
Wohnung
Straße und Hausnummer *Burgtalstr. 19*

Ort des Todes   Gemeinde *Wahlstedt*   Kreis *Segeberg*
Straße und Hausnummer (auch Name der Anstalt) *Burgtalstr. 19*

Tag, Monat, Jahr, Uhrzeit
Zeitpunkt des Todes *21.02.86*   *02.10 Uhr*

Für Neugeborene, die innerhalb der ersten 24 Stunden gestorben sind, Lebensdauer in Stunden .... /

Bei Totgeborenen Größe bei der Geburt .... / cm.

II. Todesart*) natürlicher Tod .... ☒
nicht natürlicher Tod²) (Unfall, Selbstmord, Tod durch strafbare Handlung oder sonstige Gewalteinwirkung) .... ☐
nicht aufgeklärt, ob natürlicher Tod oder nicht natürlicher Tod .. ☐

Name, Anschrift und Fernsprechnummer des Arztes, der Anstalt

III. Zuletzt behandelnder Arzt *Dr. Bergmann, Wahlstedt*

IV. War der Verstorbene an einer übertragbaren Krankheit im Sinne des Bundes-Seuchengesetzes erkrankt? *) ja ☐ nein ☒
Wenn ja, sind besondere Verhaltensmaßregeln bei der Aufbewahrung, Einsargung, Beförderung und Bestattung zu beachten? *) ja ☐ nein ☐

Die Leiche wurde von mir heute zur Feststellung der Todesursache sorgfältig untersucht. Sichere Zeichen des Todes wurden von mir wahrgenommen. -
Ich bestätige durch meine Unterschrift, daß ich diese und die umseitigen anderen Angaben nach bestem Wissen gemacht habe.

Bad Segeberg, den *21.02.* 19 *86*

Dr. med. Peter Müllerlei
Allgemeinarzt
Am Bahnhof
2360 Bad Segeberg

Unterschrift und Stempel des Arztes, der die Leichenschau vorgenommen hat

¹) **Auch für Totgeborene ausfüllen!** Das sind totgeborene oder während der Geburt verstorbene Leibesfrüchte von mindestens 35 cm Länge.
²) Es genügen bereits Anhaltspunkte, die für einen nicht natürlichen Tod sprechen.
*) Zutreffendes im entsprechenden ☐ ankreuzen.

Leichenschauschein, offener Teil.

Vertraulicher Teil der Todesbescheinigung

Ärztliche Angaben über den Sterbefall

Name: *Lieme, geb. Waldorf* Vorname: *Roswitha*
Geburtsdatum: *23.11.98*   Sterbedatum: *21.02.86*

V. Endzustand (Bitte nicht unter VI. 1. wiederholen)
Herz-/Kreislaufversagen ☒   Atemlähmung ☐   Verblutung ☐

VI. Todesursache
A. Klinische (Bitte den Krankheitsablauf in der richtigen Kausalkette angeben, mit dem Grundleiden an letzter Stelle)

		Ungefähre Zeitdauer zwischen Krankheitsbeginn und Tod
1. Welche Krankheit oder Verletzung hat den Tod **unmittelbar** herbeigeführt?	a) *Pneumonie*	*4 Tage*
Welche Krankheiten od. Verletzungen lagen der Angabe unter a) **ursächlich** zugrunde?	als Folge von: b) *Hemiplegie*	*5 Jahre*
	als Folge von: c) *Apoplex* (Grundleiden)	*5 Jahre*

2. Welche **anderen** wesentlichen Krankheiten bestanden zur Zeit des Todes? *Hypertonie, Koronarsklerose*

B. Sektionsbefund (Bitte den Krankheitsablauf in der richtigen Kausalkette angeben, mit dem Grundleiden an letzter Stelle)

1. Welche Krankheit oder Verletzung hat den Tod **unmittelbar** herbeigeführt?
a) _____ als Folge von:
Welche Krankheiten od. Verletzungen lagen der Angabe unter a) **ursächlich** zugrunde?
b) _____ als Folge von:
c) _____ (Grundleiden)

2. Welche **anderen** wesentlichen Krankheiten bestanden zur Zeit des Todes? _____

VII. Zusatzangaben
A. Bei Unfall, Vergiftung und Gewalteinwirkung einschl. Selbsttötung
1. Ursache der Schädigung (nähere Angaben über den Hergang):

2. Unfallkategorie
a) Arbeits- oder Dienstunfall ☐ (ohne Wegeunfall) b) Schulunfall ☐ (ohne Wegeunfall)
c) Verkehrsunfall ☐ (einschl. Wegeunfall zu a) und b)) d) Häuslicher Unfall ☐
e) Sport-/Spielunfall ☐ (außer bei schulischer Veranstaltung oder im Haus) f) Sonstiger Unfall ☐ (nähere Angaben)

B. Bei Totgeborenen und Kindern unter 1 Jahr:
1. Die Geburt erfolgte:
im Krankenhaus ☐ (Anschrift)   zu Hause ☐ (Anschrift)   anderer Ort ☐ (Anschrift)

2. Gewicht _____ g und Länge _____ cm bei der Geburt
3. Mehrlingsgeburt? ja ☐ nein ☐

C. Bei Frauen: Ist bekannt, ob
1. eine Schwangerschaft vorlag? ja ☐ _____ Monat   nein ☐
2. in den letzten 3 Monaten eine Entbindung erfolgte? ja ☐ _____ (Datum)   nein ☐

Leichenschauschein, vertraulicher Teil.

(Blutentnahmen, Untersuchungen auf Alkoholbeeinflussung, Erstattung des Befundberichtes oder Gutachtens nach dem vorgeschriebenen Vordruck) Gebühren zu.

> Diese Gebühren werden seit dem 1. Januar 1983 in allen Bundesländern mit dem Einfachsatz der Gebührenordnung für Ärzte vom 12. November 1982 berechnet.

Liquidation der Blutalkoholuntersuchung

Leistung	Nummer des Gebührenverzeichnisses d. GOÄ	bei Tage während der Sprechstunde	bei Tage außerhalb der Sprechstunde	bei Nacht zwischen 20.00 und 8.00 Uhr	an Samstagen ab 12.00 Uhr sowie an Sonn- und Feiertagen	werktags dringend	aus der Sprechstunde sofort	bei Nacht zwischen 20.00 und 22.00 oder 6.00 und 8.00 Uhr	bei Nacht zwischen 22.00 und 6.00 Uhr	an Samstagen ab 12.00 Uhr sowie an Sonn- und Feiertagen
		DM	DM	DM	DM	DM	DM	DM	DM	DM
1	2	3	4	5	6	7	8	9	10	11
Beratung	1–4a	7,20	8,60	14,20	11,40	—	—	—	—	—
Besuch	6–8	—	—	—	—	33,—	45,—	45,—	62,—	37,—
Blutentnahme	250–250a	4,—	4,—	4,—	4,—	4,—	4,—	4,—	4,—	4,—
Eingeh. neurologische Untersuchung	800	19,50	19,50	19,50	19,50	19,50	19,50	19,50	19,50	19,50
Schriftliche gutachterliche Äußerungen	20	11,—	11,—	11,—	11,—	11,—	11,—	11,—	11,—	11,—
Summe:		41,70	43,10	48,70	45,90	67,50	79,50	79,50	96,50	71,50

Für Blutentnahmen bei Leichen werden die GOÄ-Nrn. 5—8, 47 und 65 liquidiert.

39.13. Ausweis für Anspruchsberechtigte nach dem Mutterschaftsgesetz

Schwangere Frauen, die keinen Anspruch als Mitglied oder Familienversicherte an eine Krankenkasse haben, erhalten auf Antrag einen Berechtigungsschein nach dem Mutterschutzgesetz, nach dem ihnen dieselbe Vorsorge gewährt wird wie den Versicherten.

39.14. Behandlungsschein des Gesundheitsamtes für Geschlechtskranke

Diejenigen Versicherten der gesetzlichen Krankenkassen, die auf Grund der Besonderheit ihrer Erkrankung eine Geheimhaltung auch gegenüber der Krankenkasse wünschen, können sich auf Kosten der Beratungs- und Behandlungsgemeinschaft (Landeswohlfahrtsverband) behandeln lassen. Hierzu wird vom Gesundheitsamt auf Antrag ein blauer Behandlungsschein ausgegeben, der nach den Sätzen der GOÄ 82 abgerechnet wird.

39.15. Bescheinigungen zur Ausreise aus der DDR in dringenden Familienangelegenheiten

Nach den Bestimmungen der DDR kann jüngeren Bewohnern, die noch keine Rentner sind, die Ausreise aus der DDR zum Besuch in der Bundesrepublik Deutschland in *dringenden Familienangelegenheiten* erlaubt werden. Eine Ausreise wird dann gestattet, wenn es sich im Erkrankungsfall eines nahen Angehörigen um eine *lebensbedrohliche Erkrankung* handelt. Dies muß in der ärztlichen Bescheinigung neben der Angabe der Diagnose ausdrücklich angegeben werden. Andere Angaben, daß z. B. eine schwere Erkrankung besteht oder ein ernster Zustand vorliegt, reichen nicht aus.

39.16. Mitteilung nach § 368 s RVO an die Krankenkasse

Mitteilungsformular für Rehabilitationsmaßnahmen an Behinderte, weiß.

Auf der Grundlage des § 368 s RVO und der vom Bundesausschuß der Ärzte und Krankenkassen am 17. Dezember 1975 beschlossenen Richtlinien über Verträge nach § 368 s RVO (*Rehabilitationsrichtlinien*) ist zwischen der Kassenärztlichen Bundesvereinigung und den RVO-Kassen ein Vertrag geschlossen worden, der sicherstellen soll, daß Personen, die körperlich, geistig oder seelisch behindert oder von einer solchen Behinderung bedroht sind (Behinderte), durch den Arzt, die Krankenkasse und ggf. andere Leistungsträger über die Möglichkeiten der Rehabilitation umfassend beraten und zur Mitwirkung an Rehabilitationsmaßnahmen motiviert werden, damit die gebotenen Rehabilitationsmaßnahmen möglichst frühzeitig eingeleitet werden.

Von einer Behinderung ist insbesondere auszugehen, wenn eine der folgenden Gesundheitsstörungen vorliegt oder einzutreten droht:

— eine voraussichtlich nicht nur vorübergehende erhebliche Beeinträchtigung der Bewegungsfähigkeit oder der Haltungsmotorik
— eine voraussichtlich nicht nur vorübergehende erhebliche Beeinträchtigung der Seh-, Hör- und Sprechfähigkeit
— eine voraussichtlich nicht nur vorübergehende erhebliche Beeinträchtigung der körperlichen Kräfte, z. B. durch schwere chronische Erkrankungen der inneren Organe, des zentralen Nervensystems oder des Stoffwechsels
— eine voraussichtlich nicht nur vorübergehende erhebliche Beeinträchtigung der geistigen oder seelischen Kräfte, z. B. durch Störungen des Antriebes, der Stimmungslage, des formalen Denkens, des Gedächtnisses sowie durch Abhängigkeit von Alkohol, Medikamenten oder Drogen
— eine erhebliche Mißbildung oder Entstellung
— eine erhebliche Beeinträchtigung der Gesundheit durch chronische Schmerzzustände
— eine voraussichtlich nicht nur vorübergehende erhebliche Störung der Lernfähigkeit oder des Sozialverhaltens.

Für die Mitteilung einer Behinderung oder die Anregung von Rehabilitationsmaßnahmen ist ein Vordruck (Muster 22) zu verwenden.

40 Gebührenordnungen

40.1. Übersicht

Abrechnungen und Privatliquidationen von Ärzten erfolgen im wesentlichen nach drei verschiedenen Gebührenordnungen:
- dem Bewertungsmaßstab für Ärzte (BMÄ) (RVO-Kassen, Bundesknappschaft u. a.)
- der Ersatzkassengebührenordnung (E-GO) (Ersatzkassen)
- der Gebührenordnung für Ärzte (GOÄ 82) (Privatpatienten)

Auch für die Abrechnungen oder Liquidationen mit den sogenannten „sonstigen Kostenträgern" ist zwischen den Vertragspartnern als Grundlage eine der drei Gebührenordnungen vereinbart (siehe Kapitel 42). Daneben gibt es als weitere „Gebührenordnung" die Entschädigung nach dem Zeugen- und Sachverständigengesetz, soweit Gutachten für Gerichte oder Versorgungsämter erstellt werden.

40.2. Einheitlicher Bewertungsmaßstab (E-BM)

40.2.1. Allgemeines

Alle drei Gebührenordnungen haben einen allgemeinen Teil und ein Leistungsverzeichnis. Bis zum 30. September 1987 waren die Leistungsverzeichnisse der drei Gebührenordnungen sehr ähnlich. Seit dem 1. Oktober 1987 treten neue Gebührenordnungen für die RVO-Kassen und Ersatzkassen auf der Basis eines neuen einheitlichen Bewertungsmaßstabes in Kraft. Der „Einheitliche Bewertungsmaßstab Ärzte" (E-BM) ist auf Grund des 1977 in Kraft getretenen Krankenversicherungs-Kostendämpfungsgesetzes in die RVO (§ 368 g, Absatz 4) hineingenommen worden. Er wird durch einen jeweils mit 7 Vertretern der Krankenkassen und 7 Vertretern der Ärzte besetzten besonderen Bewertungsausschuß festgelegt und den veränderten Gegebenheiten angepaßt. Eine vollständige Überarbeitung des E-BM ist im Frühjahr 1987 verabschiedet worden und bildet die Grundlage für die Vertragsgebührenordnungen im kassenärztlichen Bereich. Die Gebührenordnung für Ärzte, die GOÄ 82, bleibt hiervon unberührt.

40.2.2. Allgemeine Bestimmungen

Die Allgemeinen Bestimmungen des Einheitlichen Bewertungsmaßstabes sind im Abschnitt A festgelegt. Sie sind die Grundlagen für die allgemeinen

Bestimmungen von BMÄ und E-GO und deswegen im folgenden wörtlich wiedergegeben:
1. Eine Leistung ist nur berechnungsfähig, wenn der Leistungsinhalt vollständig erbracht worden ist. Eine Leistung ist dann nicht berechnungsfähig, wenn sie Teil des Leistungsinhalts einer anderen berechnungsfähigen Leistung ist. Dies gilt für Gesprächsleistungen wie Beratungen, Erörterungen, verbale Interventionen und psychotherapeutische Maßnahmen auch dann, wenn das Gespräch mit unterschiedlicher Zielsetzung (Diagnose/ Therapie) geführt wird.
Ist die Berechnung von Leistungen nebeneinander ausgeschlossen, kann die jeweils höher bewertete Leistung berechnet werden.
2. In der berechnungsfähigen Leistung sind — soweit nichts anderes bestimmt ist — enthalten
- allgemeine Praxiskosten,
- Kosten, die durch die Anwendung von ärztlichen Instrumenten und Apparaturen entstanden sind,
- Kosten für Einmalspritzen, Einmalkanülen, Einmalhandschuhe, Einmalharnblasenkatheter, Einmalskalpelle, Einmalproktoskope, Einmaldarmrohre und Einmalspekula,
- Kosten für Reagenzien, Filmmaterial und Radionuklide,
- Portokosten und Versandkosten, ausgenommen jene, die bei Versendungen von Arztbriefen (Befundmitteilungen, Befundberichte nach Nr. 74, Briefe nach Nr. 75) und im Zusammenhang mit Versendungen im Rahmen der Langzeit-EKG-Diagnostik, Laboratoriumsdiagnostik, Zytologie, Histologie, Zytogenetik, Strahlendiagnostik, Anwendung radioaktiver Substanzen sowie der Strahlentherapie entstehen,
3. Kosten für Versandmaterial, für den Versand des Untersuchungsmaterials und die Übermittlung des Untersuchungsergebnisses innerhalb einer Apparate- bzw. Laborgemeinschaft oder innerhalb eines Krankenhausgeländes sind nicht berechnungsfähig. Dies gilt auch, wenn Material oder Teile davon unter Nutzung des Transportmittel, des Versandweges oder der Versandgefäße der Apparate- bzw. Laborgemeinschaft zur Untersuchung einem zur Erbringung von Leistungen beauftragten Arzt zugeleitet werden.
Werden aus demselben Körpermaterial sowohl in einer Laborgemeinschaft als auch von einem Laborarzt Leistungen des Kapitels 0 ausgeführt, so kann der Laborarzt bei Benutzung desselben Transportweges Versandkosten nicht berechnen. Dies gilt auch dann, wenn ein Arzt eines anderen Gebietes Auftragsleistungen aus dem Kapitel 0 erbringt.
4. In den berechnungsfähigen Leistungen sind — soweit nichts anderes bestimmt ist — nicht enthalten
- Kosten für Arzneimittel, Verbandmittel, Materialien, Instrumente, Gegenstände und Stoffe, die nach der Anwendung verbraucht sind oder die der Kranke zur weiteren Verwendung behält,
- Kosten für Einmalinfusionsbestecke, Einmalinfusionskatheter, Einmalinfusionsnadeln und Einmalbiopsienadeln,

- Telefonkosten, die entstehen, wenn der behandelnde Arzt mit dem Krankenhaus zu einer erforderlichen stationären Behandlung Rücksprache nehmen muß.

40.2.3. Leistungsverzeichnis des E-BM

Dem Leistungsverzeichnis des E-BM ist die Vielfalt der im kassenärztlichen Bereich abrechenbaren Leistungen zu entnehmen. Im folgenden ist durch Wiedergabe der Überschriften der einzelnen Abschnitte und Unterabschnitte lediglich eine Übersicht gegeben. Eine ausführliche Darstellung erfolgt im Kapitel 41.

A. (Allgemeine Bestimmungen, s. o.)

B. **Grundleistungen, Prävention, sonstige Hilfen**
  I. Beratungen und Visiten
  II. Hausbesuche
  III. Verweilen, Konsilium, Assistenz
  IV. Eingehende Untersuchungen
  V. Verordnungen, schriftliche Mitteilungen, Gutachten
  VI. Ambulante Operationen
  VII. Ambulante Anästhesien
  VIII. Operationen ohne Leistungsdefinition
  IX. Prävention
  X. Sonstige Hilfen

C. **Sonderleistungen**
  I. Anlegen von Verbänden
  II. Blutentnahmen, Injektionen, Infusionen, Transfusionen
  III. Punktionen, Abstrichentnahmen
  IV. Sofortmaßnahmen
  V. Allergologie
  VI. Proktologie
  VII. Sonographische Untersuchungen mit B-Bild-Verfahren
  VIII. Thermographische Untersuchungen

D. **Anästhesieleistungen**

E. **Physikalisch-medizinische Leistungen**
  I. Inhalationen
  II. Krankengymnastik, Übungsbehandlungen, Extensionen
  III. Massagen, Druck- und Saugverfahren
  IV. Hydrotherapie, Thermotherapie
  V. Elektrotherapie
  VI. Lichttherapie

F. **Innere Medizin**
  I. Kardiologie
  II. Angiologie
  III. Pneumologie
  IV. Gastroenterologie
  V. Nephrologie

G. **Neurologie, Psychiatrie, Kinder- und Jugendpsychiatrie, Psychosomatik und Psychotherapie**
  I. Neurologie
  II. Psychiatrie, Kinder- und Jugendpsychiatrie
  III. Psychosomatik
  IV. Psychotherapie
  V. Testverfahren

H. **Dermatologie**

I. **Kinderheilkunde**

J. **Gynäkologie und Geburtshilfe**

K. **Augenheilkunde**

L. **Hals-Nase-Ohren-Heilkunde**
  I. Nase, Nasennebenhöhlen
  II. Mundhöhle, Rachen, Kehlkopf, Sprache
  III. Ohr, Gleichgewichts- und Gehörorgan

M. **Urologie**

N. **Chirurgie/Orthopädie**
  I. Wundversorgung
  II. Chirurgie der Körperoberfläche
  III. Extremitätenchirurgie
  IV. Knochenchirurgie
  V. Gelenkchirurgie
  VI. Hals- und Abdominalchirurgie

VII. Thorax- und Gefäßchirurgie
VIII. Neurochirurgie
IX. Mund-, Kiefer- und Gesichtschirurgie
X. Konservative othopädisch-chirurgische Behandlung

O. Laboratoriumsuntersuchungen
I. Basisuntersuchungen
II. Allgemeine Untersuchungen
III. Spezielle Untersuchungen

P. Histologie, Zytologie und Zytogenetik
I. Histologie
II. Zytologie
III. Zytogenetik

Q. Strahlendiagnostik
I. Röntgendiagnostik
II. Nuklearmedizinische In-vivo-Diagnostik

R. Magnet-Resonanz-Tomographie (MRT)

S. Kontrastmitteleinbringung

T. Strahlentherapie
I. Weichstrahltherapie
II. Orthovolttherapie
III. Hochvolttherapie
IV. Brachytherapie mit umschlossenen Radionukliden
V. Anwendung offener Radionuklide
VI. Pauschalgebühren (nur BMÄ)

40.3. Kassenärztliche Vertragsgebührenordnungen (BMÄ, E-GO)

BMÄ und E-GO unterscheiden sich teilweise in den allgemeinen Bestimmungen, der Angabe der Bewertung (Punktzahl in BMÄ, DM-Betrag in E-GO) und Anmerkungen, sind ansonsten jedoch weitgehend ähnlich.

40.3.1. Bewertungsmaßstab für Ärzte (BMÄ)

Der BMÄ ist zwischen der Kassenärztlichen Bundesvereinigung und den Bundesverbänden der Orts-, Betriebs-, Innungs- und Landwirtschaftlichen Krankenkassen als Abrechnungsgrundlage vereinbart und gilt auf Grund besonderer Vereinbarungen auch für Bundesknappschaft, Bundeswehr, Bundesgrenzschutz, Zivildienst, Seekasse, Sozialhilfe, Berechtigte nach dem Bundesentschädigungs- und Bundesversorgungsgesetz sowie die Polizei einiger Bundesländer.

Das Leistungsverzeichnis gibt als Bewertung der einzelnen Leistungen nur Punktzahlen an, die Punktwerte werden regional von den einzelnen Kassenärztlichen Vereinigungen mit den Kostenträgern ausgehandelt. Zur Zeit liegen sie bei den meisten Leistungen etwa bei 0,10 DM.

Im Unterschied zu den Ersatzkassen zahlen die RVO-Kassen ein Gesamthonorar mit befreiender Wirkung an die kassenärztlichen Vereinigungen, das von diesen an die Kassenärzte nach einem zusammen mit den RVO-Kassen festgelegten Verteilungsmaßstab weitergegeben wird.

Wegegeld/Wegepauschale

Der Arzt erhält für jeden Besuch ein Wegegeld oder eine Wegepauschale.

Im Gegensatz zu der E-GO und der GOÄ 82 gibt es im BMÄ keine einheitliche Bestimmung für die Abrechnung von Wegegeld bzw. Wegepauschale. Eine Regelung erfolgt in den Gesamtverträgen zwischen den regionalen kassenärztlichen Vereinigungen und den RVO-Landesverbänden.

Eine Wiedergabe der Vorschriften aller KV-Bereiche ist im einzelnen nicht möglich. Als Beispiel werden die Regelungen der Kassenärztlichen Vereinigung Schleswig-Holstein vereinfacht wiedergegeben:
- Die Entfernung zwischen Praxisstelle und Besuchsstelle wird zugrunde gelegt.
- Innerhalb geschlossener Ortschaften und bebauter Stadtgebiete ist Wegegeld nicht berechnungsfähig.
- Wegegeld gibt es nur für die beiden nächsterreichbaren Kassenärzte.
- Weiter entfernte Kassenärzte dürfen nur das Wegegeld des zweitnächsten Kassenarztes berechnen.
- Bei stationärer Behandlung und Aufsuchen einer Zweigpraxis ist Wegegeld nicht berechnungsfähig.
- Für Besuche nach Nr. 25 wird bei Allgemeinärzten/prakt. Ärzten und Kinderärzten eine Zeitlang eine Wegegeldliste für alle RVO-Kassen geführt. Der sich ergebende Gesamtbetrag wird auf alle RVO-Kassen entsprechend der Fallzahlen verteilt.
- Aus der Wegegeldliste wird ein Besuchszuschlag zur pauschalen Wegegeldabrechnung ermittelt.
- Das Wegegeld für Besuche nach den Nrn. 26 bis 30 wird mit der Besuchsgebühr abgerechnet.
- Die Wegepauschale und das Wegegeld **pro Doppelkilometer** betragen am Tag 3,— DM, bei Nacht 5,— DM.

Teil des inneren Kopfes einer Wegegeldliste.

40.3.2. Ersatzkassengebührenordnung (E-GO)

Die E-GO gilt für die Abrechnung von Leistungen bei allen Mitgliedern von Angestellten- und Arbeiterersatzkassen. Eine „Arbeitsgemeinschaft Ärzte/Ersatzkassen" beschließt über Auslegungen und Änderungen der E-GO unter Berücksichtigung der Beschlüsse des Bewertungsausschusses. Die E-GO enthält zusätzlich zu den schon unter Abschnitt 40.2. wiedergegebenen noch weitere allgemeine Bestimmungen.

1. **Vertragsleistungen, Leistungen von Mitarbeitern**
Vertragsleistungen sind auch Hilfeleistungen nichtärztlicher Mitarbeiter, wenn der Vertragsarzt diese anordnet, fachlich überwacht und der nichtärztliche Mitarbeiter zur Erbringung der jeweiligen Hilfeleistung qualifiziert ist.

2. **Nicht medizinisch erforderliche Besuche**
   Führt ein Vertragsarzt wegen örtlicher Gegebenheiten oder auf Grund sonstiger nicht durch die Art der Erkrankung bedingter Umstände die Behandlung des Patienten außerhalb der Praxis durch, so kann an Stelle der Besuchsgebühr nur eine Beratungsgebühr in Ansatz gebracht werden.

3. **Befundmitteilungen, Überweisungen, Auftragsleistungen**
   Bei *Aufträgen zur Durchführung* von nach Art und Umfang konkret definierten Leistungen ist die Befundmitteilung nicht gesondert berechnungsfähig. Ist ein inhaltlich über die Befundmitteilung hinausgehender Bericht notwendig, kann dieser nur nach Nr. 74 berechnet werden.

   Die Anforderung von *Befundmitteilungen* und Krankenblättern durch einen ambulant behandelnden Vertragsarzt sowie die Rücksendung solcher Unterlagen sind keine berechnungsfähigen Leistungen.

   Bei *Überweisungen* ist der Vertragsarzt verpflichtet, auf dem Überweisungsschein anzugeben, ob die Überweisung zur Mitbehandlung, Weiterbehandlung, Konsiliaruntersuchung oder zur Durchführung bestimmter Leistungen (Auftragsleistungen) erfolgt.

   Bei *Überweisungen zu Auftragsleistungen* hat der überweisende Vertragsarzt Art und Umfang der Auftragsleistungen konkret zu definieren. Der ausführende Vertragsarzt darf nur diese Leistungen berechnen. Eine Erweiterung des Auftrages nach Art oder Umfang bedarf der Zustimmung des Vertragsarztes, der den Auftrag erteilt hat.

   Die *Leistungen nach den Nrn. 60, 61, 800 oder 820* sind bei Auftragsleistungen nicht berechnungsfähig, es sei denn, daß der überweisende Arzt dazu ausdrücklich einen diesbezüglichen Auftrag erteilt hat.

   Eine *Beratung nach Nr. 1* kann neben Auftragsleistungen nur berechnet werden, wenn die Besonderheit des Krankheitsfalles eine Beratung zum Untersuchungsergebnis bereits durch den auftragsausführenden Arzt erfordert.

4. **Wegegeld/Wegepauschale**
   Der Vertragsarzt erhält für jeden Besuch nach den Nrn. 25 bis 30 und für jede Einzelvisite nach den Nrn. 18 bis 21 eine Wegepauschale nach den Nrn. 34 bis 39 in unterschiedlicher Höhe nach Wegebereichen und Besuchszeiten.

   Die Wegepauschale wird vom Praxissitz des Vertragsarztes aus berechnet
   - für Besuchsstellen innerhalb eines Radius von 2 km nach den Nrn. 34 oder 37;
   - für Besuchsstellen innerhalb von Radien von mehr als 2 km bis zu 5 km nach den Nrn. 35 oder 38;
   - für Besuchsstellen außerhalb eines Radius von 5 km nach den Nrn. 36 oder 39.

   Die *Bereiche für die Wegepauschalen* sind vom Vertragsarzt selbst — ausgehend vom Praxissitz als Zentrum — auf einer Karte mit dem Maßstab 1 : 25 000 zu bestimmen (Radius für den Kernbereich 8 cm, für den 5-km-Kreis als Grenze zwischen Randbereich und Fernbereich 20 cm).

   Bei *Besuchen im organisierten Notfalldienst,* die von einer für den Notfalldienst geschaffenen zentralen Einrichtung aus durchgeführt werden, ist an Stelle des Praxissitzes der Ort dieser Einrichtung das Zentrum der durch Entfernungskreise festgelegten Wegebereiche. Örtliche Sonderregelungen zwischen den kassenärztlichen Vereinigungen und VdAK-Ortsausschüssen bleiben hiervon unberührt.

   Die *Wegepauschalen* sind je Besuch nach den Nrn. 34 bis 39 berechnungsfähig, unabhängig davon, ob und wie Besuchsfahrten ggf. miteinander verbunden wer-

den. Die tatsächlich zurückgelegte Entfernung wird bei der Ermittlung der jeweiligen Wegepauschale nicht berücksichtigt. Ausschlaggebend ist allein die Lage der Besuchsstelle innerhalb eines der drei Wegebereiche.
Für die *Berechnung der Wegepauschale* ist es unerheblich, auf welche Weise bzw. mit welchem Verkehrsmittel und mit welchem Zeitaufwand die Besuchsstelle erreicht worden ist.
Die Rückfahrten sind mit den Wegepauschalen abgegolten.

Wegepauschalen

Nr. 34	Pauschale für Besuche im Kernbereich *bis zu 2 km* Radius bei Tage zwischen 8 und 20 Uhr	5,50 DM
Nr. 35	Pauschale für Besuche im Randbereich bei *mehr als 2 km bis zu 5 km* Radius bei Tage zwischen 8 und 20 Uhr	11,— DM
Nr. 36	Pauschale für Besuche im Fernbereich bei *mehr als 5 km* Radius bei Tage zwischen 8 und 20 Uhr	16,— DM
Nr. 37	Pauschale für Besuche im Kernbereich *bis zu 2 km* Radius bei Nacht zwischen 20 und 8 Uhr	11,— DM
Nr. 38	Pauschale für Besuche im Randbereich bei *mehr als 2 km bis zu 5 km* Radius bei Nacht zwischen 20 und 8 Uhr	17,— DM
Nr. 39	Pauschale für Besuche im Fernbereich bei *mehr als 5 km* Radius bei Nacht zwischen 20 und 8 Uhr	23,— DM

Die Nrn. 36 oder 39 dürfen — abgesehen von Notfällen — dann nicht abgerechnet werden, wenn die Besuchsstelle innerhalb der Kern- oder Randzone eines anderen Vertragsarztes derselben Gebietsbezeichnung liegt. In diesen Fällen können nur die Wegepauschalen berechnet werden, die von diesem anderen Vertragsarzt für das Aufsuchen der Besuchsstelle berechnet werden könnten.

40.4. Gebührenordnung für Ärzte vom 12. November 1982 (GOÄ 82)

40.4.1. Allgemeines

Am 1. Januar 1983 ist die am 12. November 1982 von der Bundesregierung erlassene neue Gebührenordnung für Ärzte (GOÄ 82) in Kraft getreten. Sie löst die Gebührenordnung für Ärzte (GOÄ 65) vom 18. März 1965 ab. Soweit nicht durch ein Bundesgesetz etwas anderes bestimmt ist, werden alle Vergütungen für die beruflichen Leistungen der Ärzte nach dieser Gebührenordnung festgelegt.

> Die GOÄ 82 gilt ohne Einschränkung für alle Patienten, die für die Liquidationen selbst aufkommen müssen oder sie sich durch *Privatversicherungen* oder *Beihilfe* erstatten lassen bzw. Mitglieder der *Krankenversorgung der Bundesbahnbeamten (KVB IV)* oder *Postbeamtenkrankenkasse Gruppe B* sind.

Leistungen auf Verlangen
Der Arzt darf nach der neuen GOÄ Leistungen, die über das Maß einer medizinisch notwendigen Versorgung hinausgehen, nur noch berechnen,

wenn sie auf Verlangen des Patienten erbracht worden sind (§ 1 Abs. 3). Diese Leistungen müssen in der Rechnung als solche bezeichnet werden (§ 12 Abs. 2, letzter Satz).

A GOÄ 82: Gebühren in besonderen Fällen
B Grundleistungen und allgemeine Leistungen
   I. Grundleistungen
   II. Allgemeine Leistungen
   III. Eingehende Untersuchungen
   IV. Präventive Untersuchungen
   V. Ambulantes Operieren
C Allgemeine Sonderleistungen
   I. Verbände
   II. Blutentnahmen, Injektionen, Infiltrationen, Infusionen, Transfusionen, Implantation
   III. Punktionen
   IV. Kontrastmitteleinbringungen
   V. Impfungen und Testungen
   VI. Allgemeine Leistungen
D Anästhesieleistungen
E Physikalisch-medizinische Leistungen
   I. Inhalationen
   II. Krankengymnastik und Übungsbehandlungen
   III. Massagen
   IV. Hydrotherapie und Packungen
   V. Wärmebehandlung
   VI. Elektrotherapie
   VII. Lichttherapie
F Innere Medizin, Kinder, Haut
G Neurologie, Psychiatrie und Psychotherapie
H Geburtshilfe und Gynäkologie
I Augen
J Hals-Nase-Ohren
K Urologie
L Chirurgie und Orthopädie
   I. Wundversorgung/Fremdkörperentfernung
   II. Extremitätenchirurgie
   III. Gelenkchirurgie
   IV. Gelenkluxationen
   V. Knochenchirurgie
   VI. Frakturbehandlung
   VII. Chirurgie der Körperoberfläche
   VIII. Neurochirurgie
   IX. Mund- und Kieferchirurgie
   X. Halschirurgie
   XI. Gefäßchirurgie
   XII. Thoraxchirurgie
   XIII. Herzchirurgie
   XIV. Ösophaguschirurgie/Abdominalchirurgie
   XV. Hernienchirurgie
   XVI. Orthopädisch-chirurgische konservative Leistungen
M Laboratoriumsuntersuchungen
   I. Qualitative physikalisch-chemische Untersuchungsmethoden
   II. Quantitative physikalisch-chemische Untersuchungsmethoden
   III. Elektrophoretische und chromatographische Trennverfahren
   IV. Gerinnungsphysiologische Untersuchungsmethoden
   V. Mikroskopische Untersuchungsmethoden
   VI. Komplexuntersuchungen
   VII. Funktionsprüfungen
   VIII. Serologisch-immunologische Untersuchungsmethoden
   IX. Mikrobiologische Untersuchungsmethoden
N Histologie, Zytologie und Zytogenetik
   I. Histologie
   II. Zytologie
   III. Zytogenetik
O Strahlendiagnostik, Anwendung radioaktiver Substanzen (Radionuklide) und Strahlentherapie
   I. Strahlendiagnostik
   II. Anwendung radioaktiver Substanzen (Radionuklide)
   III. Strahlentherapie
P Sektionsleistungen

40.4.2. Abweichende Vereinbarung

Früher konnte mit den Patienten eine andere Gebührenordnung vereinbart werden. Die GOÄ 82 legt dagegen fest, daß nur noch die Höhe der Vergütung von der Verordnung abweichend durch eine Vereinbarung festgelegt werden kann.

Weiterhin ist vorgeschrieben, daß die Vereinbarung zwischen dem Arzt und dem Patienten vor der Erbringung der Leistung in einem Schriftstück zu treffen ist, das keine anderen Erklärungen enthalten darf. Der Arzt muß dem Zahlungspflichtigen einen Abdruck der Vereinbarung aushändigen.

Die Honorarvereinbarung muß sowohl vom Patienten wie auch vom Arzt unterschrieben sein.

Muster einer Honorarvereinbarung

Honorarvereinbarung

Nach Erläuterung wird zwischen Dr. med. ....
und .... (Patient/ggf. gesetzlicher Vertreter) gemäß § 2 GOÄ in Abweichung von der gesetzlichen Gebührenregelung des § 5 vereinbart:

Die Gebühr für die Erbringung............................ ärztlicher Leistungen bemißt sich nach dem ...fachen des gesetzlichen Gebührensatzes I. S. V. § 5 Abs. 1 Satz 2 GOÄ

Ort, Datum...............................

....
(Dr. med. X)   (Patient)
ABSCHRIFT AN PATIENT

40.4.3. Bemessung der Gebühren

Gebühren

Gebühren sind Vergütungen für die im Gebührenverzeichnis genannten ärztlichen Leistungen. Sie können vom Arzt nur für selbständige Leistungen berechnet werden. Soweit durch die Gebührenordnung nicht etwas anderes bestimmt ist, sind mit den Gebühren die Praxiskosten und eine etwaige Inanspruchnahme Dritter, die nicht liquidationsberechtigt sind, abgegolten.

Sachkosten dürfen nicht gesondert berechnet werden. Eine Abtretung des Vergütungsanspruches in Höhe solcher Kosten ist unwirksam. Dies gilt nicht für den Ersatz von Auslagen (siehe 40.4.4.).

Der Patient muß darauf aufmerksam gemacht werden, daß Leistungen, die durch Dritte erbracht werden, ihm von dort unmittelbar berechnet werden.

Höhe der einzelnen Gebühr

Die Höhe der einzelnen Gebühr bemißt sich nach dem *Einfachen bis Dreieinhalbfachen* des Gebührensatzes. Dabei wird unter Gebührensatz derjenige Betrag verstanden, der sich ergibt, wenn die Punktzahl der einzelnen Leistung des Gebührenverzeichnisses mit dem Punktwert (0,10 DM) vervielfacht wird.

Die Gebühren sind unter Berücksichtigung

— der Schwierigkeit — der Umstände bei der Ausführung
— des Zeitaufwandes — der örtlichen Verhältnisse

zu bestimmen, wobei die Schwierigkeit der einzelnen Leistungen auch durch die Schwierigkeit des Krankheitsfalles begründet sein kann.

Hierbei ist besonders zu beachten, daß von ihrer Art besonders schwierige Leistungen deswegen nicht höher bemessen werden dürfen, da diese Schwierigkeit bereits im Leistungsverzeichnis berücksichtigt worden ist.

Gebühren für die in den Abschnitten A, E, M und O des Gebührenverzeichnisses genannten Leistungen dürfen nur zwischen dem *Einfachen bis Zweieinhalbfachen* des angegebenen Gebührensatzes abgerechnet werden. Die Schwierigkeit des Krankheitsfalles darf hier nicht berücksichtigt werden.

In der Regel darf eine Gebühr nur zwischen dem 1fachen und dem 2,3fachen des Gebührensatzes bemessen werden (Regelspanne); ein Überschreiten des 2,3fachen des Gebührensatzes ist nur zulässig, wenn Besonderheiten der Schwierigkeit und des Zeitaufwandes der einzelnen Leistung, der Umstände bei der Ausführung sowie der örtlichen Verhältnisse es rechtfertigen (§ 5 [2] GOÄ 82).

Abschnitte A, E, M und O

A Gebühren in besonderen Fällen
E Physikalisch-medizinische Leistungen (Nrn. 500 bis 567)
M Laboratoriumsuntersuchungen (Nrn. 3500 bis 4770)
O Strahlendiagnostik, Anwendung radioaktiver Stoffe und Strahlentherapie (Nrn. 5000 bis 5845)

Bei Leistungen der Abschnitte A, E, M und O liegt die Regelspanne zwischen dem 1fachen und dem 1,8fachen des Gebührensatzes; die Schwierigkeit des Krankheitsfalles darf nicht zur Begründung der Schwierigkeit der Leistung herangezogen werden.

Die Fassung des § 5 (2) der GOÄ 82 schließt aus, daß von einem Arzt ständig der ohne zusätzliche Begründung mögliche höchste Faktor (2,3 bzw. 1,8, auch genannt Schwellenwert) zugrunde gelegt wird. Nach § 12 Abs. 2 muß das Überschreiten des 2,3- bis 1,8fachen des Gebührensatzes schriftlich begründet werden. Auf Verlangen muß die Begründung näher erläutert werden.

Nicht in GOÄ enthaltene Leistungen

Soweit selbständige Leistungen erbracht werden, die in das Gebührenverzeichnis nicht aufgenommen sind, darf nicht mehr eine entsprechende Leistung etwa aus der BMÄ oder E-GO oder anderen Gebührenordnungen zugrunde gelegt werden, sondern die Leistung muß entsprechend einer gleichwertigen Leistung des Gebührenverzeichnisses berechnet werden. In der Rechnung ist die entsprechend bewertete Leistung für den Patienten verständlich zu beschreiben und mit dem Hinweis „entsprechend" sowie der Nummer und der Bezeichnung der als gleichwertig erachteten Leistung zu versehen.

Gebühren bei stationärer Behandlung

Bei Mitgliedern der gesetzlichen Krankenversicherung sind die Arztkosten bei stationärem Aufenthalt mit dem Pflegesatz abgegolten. Privatpatienten, die im Krankenhaus die Betreuung durch den Chefarzt oder andere liquidationsberechtigte Ärzte gewählt haben, erhalten neben der Rechnung des Krankenhauses eine gesonderte Liquidation des behandelnden Arztes.

Auch hier ist die GOÄ 82 zugrunde zu legen. Da ein Teil der in den Gebühren des Leistungsverzeichnisses enthaltenen Praxiskosten über den an das Krankenhaus zu entrichtenden (um die Arztkosten verminderten) Pflegesatz enthalten ist, müssen die Gebühren in der Rechnung des Krankenhausarztes um 15 Prozent gemindert werden.

40.4.4. Entschädigungen

Als Entschädigungen für Besuche erhält der Arzt *Wegegeld* und *Reiseentschädigung*.

Wegegeld

Der Arzt kann für jeden Besuch ein Wegegeld berechnen. Das Wegegeld beträgt bei einer Entfernung bis zu 2 km zwischen der Praxisstelle des Arztes und der Besuchsstelle 10 DM, bei Nacht (zwischen 20 und 8 Uhr) 20 DM.

Bei Entfernungen von mehr als 2 und bis zu 25 km beträgt das Wegegeld für *jeden zurückgelegten Kilometer* 2,50 DM, bei Nacht 5,— DM.

Besucht der Arzt auf einem Weg mehrere Patienten, so beträgt das Wegegeld je Patient die Hälfte der genannten Beträge. Werden mehrere Patienten in demselben Haus oder in einem Heim besucht, darf der Arzt das Wegegeld insgesamt nur einmal und nur anteilig berechnen.

Reiseentschädigung

Bei Entfernungen von mehr als 25 km erhält der Arzt als Reiseentschädigung 0,50 DM für jeden zurückgelegten Kilometer, wenn er einen eigenen Kraftwagen benutzt, sonst die tatsächlichen Aufwendungen sowie bei Abwesenheit bis zu 8 Stunden 100,— DM, bei Abwesenheit von mehr als 8 Stunden 200,— DM je Tag. Die ihm entstandenen Kosten für notwendige Übernachtungen werden ersetzt.

Ersatz von Auslagen
In der Regel dürfen neben den Gebühren nur die Kosten für diejenigen Arzneimittel, Verbandmittel und sonstigen Materialien berechnet werden, die der Patient zur weiteren Verwendung behält oder die mit einer einmaligen Anwendung verbraucht sind. Einmalartikel sind nach dieser Bestimmung berechenbar. Neben den Gebühren für Leistungen nach den Abschnitten M, N und O dürfen nur Versand- und Portokosten berechnet werden, neben den Gebühren für die Anwendung radioaktiver Stoffe auch die Kosten für die Stoffe, die mit ihrer Anwendung verbraucht sind.

Rechnungslegung siehe Kapitel 44.

41 Abrechnung von Leistungen

41.1. Übersicht

Die meisten allgemeinen Bestimmungen von BMÄ/E-GO sind ebenso wie der „Paragraphenteil" der GOÄ 82 bereits in vorigen Kapiteln dargestellt. Die für die Allgemeinpraxis wichtigen Leistungen werden ausführlicher wiedergegeben, Leistungen aus anderen Fachgebieten sind nur aufgenommen, soweit sie auch für die Allgemeinpraxis Bedeutung haben können.

Zur Vereinfachung sind neben den Leistungen die **Punktzahlen** des E-BM angegeben. Hiermit soll ein Hinweis auf die Bewertung der jeweiligen Leistung gegeben werden. Die **Punktwerte** sind bei den RVO-Kassen regional und in den einzelnen Abschnitten, bei den Ersatzkassen in den einzelnen Abschnitten unterschiedlich festgelegt.

Die in der E-GO üblichen DM-Beträge sind hier nicht wiedergegeben. Im allgemeinen kann davon ausgegangen werden, daß mit Ausnahme insbesondere des Abschnittes „M. Laboratoriumsmedizin" die Punktwerte ungefähr um 0,10 DM liegen.

Für die Leistungen der GOÄ ist der jeweils abrechenbare Gebührensatz in DM-Beträgen angegeben. Den Leistungsbeschreibungen des „moderneren" E-BM wurde bei gleichen Leistungen gegenüber den der GOÄ Vorzug gegeben, soweit von einer getrennten Darstellung abgesehen wurde.

41.2. Grundleistungen, Prävention und sonstige Hilfen

41.2.1. Beratungen und Visiten

BMÄ/E-GO

Gegenüber den bis zum 30. September 1987 in Kraft befindlichen Gebührenordnungen BMÄ 78 und E-GO sind die Beratungen und Visiten völlig neu gegliedert und wesentlich höher bewertet worden. Hiermit soll erreicht werden, daß der Arzt für die „zuwendungsintensiven Leistungen", die bisher häufig nur unzureichend mit der Nr. 1 der „alten" Gebührenordnungen abgerechnet werden konnten und die den Arzt überdurchschnittlich zeitlich beanspruchen, angemessen honoriert wird.

Mit den Nrn. 1 bis 23 ist es nunmehr möglich, persönliche Leistungen des Arztes dem Umfange der Beratung und ihrer Besonderheit entsprechend differenziert abzurechnen.

Es wird zwischen der einfachen Beratung nach Nr. 1 (ohne Untersuchung) und der Beratung einschließlich Untersuchung (Nr. 4) unterschieden. Die Leistungsbeschreibungen nach den Nrn. 2 und 5 berücksichtigen ungünstige Tageszeiten, mit den Nrn. 3 und 6 werden Beratungen an Sonn- und Feiertagen abgerechnet.

Die Nrn. 10 bis 13 erlauben die Abrechnung besonderer Beratungssituationen, die vom Arzt einen besonderen Zeitaufwand und besonderes Können erfordern. Im einzelnen werden folgende Sachverhalte erfaßt:

- Erörterung und Planung therapeutischer Eingriffe bei chronischen Erkrankungen oder Erkrankungen mehrerer Organsysteme (Nr. 10)
- Erörterung der Auswirkungen einer Krankheit auf die Lebensgestaltung (Nr. 11)
- Einleitung und Koordination therapeutischer und sozialer Maßnahmen bei behinderten Kindern und Jugendlichen (Nr. 12)
- Erörterung körperlicher und seelischer Krankheitszustände bei Konflikten (Nr. 13)

Das alleinige Ausstellen von Wiederholungsrezepten und/oder Überweisungsscheinen ist nicht mehr — wie in der Vergangenheit — nach Nr. 1 abrechenbar. Für diese Fälle muß die Nr. 70 Verwendung finden.

Beratungen

Nr. 1	Beratung, auch mittels Fernsprecher	80
Nr. 2	Beratung, auch mittels Fernsprecher zwischen 19 und 8 Uhr	200
Nr. 3	Beratung, auch mittels Fernsprecher, an Samstagen, Sonntagen und gesetzlichen Feiertagen sowie am 24. und 31. Dezember	150
Nr. 4	Beratung, einschließlich symptombezogener klinischer Untersuchung	120
Nr. 5	Beratung, einschließlich symptombezogener klinischer Untersuchung, zwischen 19 und 8 Uhr	260
Nr. 6	Beratung, einschließlich symptombezogener klinischer Untersuchung, an Samstagen, Sonntagen und gesetzlichen Feiertagen sowie am 24. und 31. Dezember	210
Nr. 10	Erörterung und Planung gezielter therapeutischer Maßnahmen zur Beeinflussung chronischer Erkrankungen oder von Maßnahmen mehrerer Organsysteme, insbesondere mit dem Ziel sparsamer Arzneitherapie, einschließlich Beratung, ggf. unter Einbeziehung von Bezugspersonen, ggf. einschließlich Anfertigung schriftlicher ärztlicher Empfehlungen	180
Nr. 11	Erörterung der Auswirkungen einer Krankheit auf die Lebensgestaltung in unmittelbarem Zusammenhang mit der Feststellung einer nachhaltig lebensverändernden und lebensbedrohenden Erkrankung, ggf. mit Planung eines operativen Eingriffs und Abwägung seiner Risiken und Konsequenzen, einschließlich Beratung, ggf. unter Einbeziehung von Bezugspersonen	300
Nr. 12	Einleitung und Koordination therapeutischer und sozialer Maßnahmen während der kontinuierlichen Betreuung eines körperlich oder psychisch behinderten Kindes oder Jugendlichen bis zum vollendeten 16. Lebensjahr, ggf. unter Einbeziehung der Bezugsperson(en), einmal im Behandlungsfall	300

648 Abrechnung von Leistungen

Nr. 13 Erörterung körperlicher und/oder seelischer Krankheitszustände bei Sexualkonflikten, bei Sterilität oder bei Konflikten in der Schwangerschaft, ggf. unter Einbeziehung der Bezugsperson 250

Einschränkungen der Abrechenbarkeit

Beratungen nach den Nrn. 1, 4, 100 oder 165 sind im Behandlungsfall (Quartal) nur einmal neben Leistungen aus den Kapiteln B IX, B X und C bis T berechnungsfähig, sofern die Berechnungsfähigkeit dieser Leistungen nebeneinander nicht nach Kapitel A — Allgemeine Bestimmungen Abs. 1 — (siehe 40.2.2.) ausgeschlossen ist. Werden darüber hinaus weitere Beratungen nach den Nrn. 1, 4, 100 oder 165 erbracht, können diese nur an Stelle und nicht neben Leistungen aus den Kapiteln C bis T abgerechnet werden.

Die *Leistungen nach den Nrn.* 2 und 5 sind nicht berechnungsfähig, wenn Sprechstunden innerhalb der in den angeführten Nrn. genannten Zeiten abgehalten werden oder Beratungen für die genannten Zeiten verabredet worden sind.

Messungen allein, z. B. des Blutdrucks, des Körpergewichts, der Körpertemperatur, erfüllen den Leistungsinhalt der *Nrn.* 4 bis 6 bzw. 62 nicht (BMÄ).

Neben den *Leistungen nach den Nrn.* 4 bis 6 sind die Leistungen nach den Nrn. 1 bis 3, 10, 11, 13, 17, 60, 61, 360, 800, 850, 950 bis 955, 1070, 1202, 1205, 1207, 1209, 1216 bis 1219, 1228, 1240, 1242, 1255, 1530, 1531, 1551 und 1775 nicht berechnungsfähig.

Ferner sind neben *Leistungen nach den Nrn.* 4 bis 6 Leistungen aus den Abschnitten B IX und B X, die klinische Untersuchungen (Nrn. 101 bis 105, 140, 142 bis 148, 157, 158, 166, 173, 180, 181, 189, 190, 192, 199) enthalten, nicht berechnungsfähig.

Leistungsbeschreibungen (in Kurzform, nur von Leistungen, die nicht in diesem Kapitel aufgeführt sind) von Gebührenordnungsnummern, die nach den Bestimmungen von BMÄ und/oder E-GO neben mindestens einer der Nrn. 4 bis 6 nicht abgerechnet werden können.

Nr. 850 Klärung psychosomatischer Krankheitszustände	Nr. 1207 Funktionsprüfung Brillen
Nr. 950 Untersuchung kindlicher Entwicklung	Nr. 1209 Bestimmung Tränensekretion
	Nr. 1216 bis 1219 Prüfung von Augenfunktionen
Nr. 951 Untersuchung funktioneller Entwicklung (Greifalter, Sitzalter usw.)	Nr. 1228 Orientierende Farbsinnprüfung
	Nr. 1240 Spaltlampenmikroskopie
Nr. 952 Untersuchung funktioneller Entwicklung (Sprechalter, Sozialalter usw.)	Nr. 1242 Binokulare Untersuchung Augenhintergrund
	Nr. 1255 Tonometrische Untersuchung
Nr. 955 Untersuchung mit Prüfung der Lagereaktionen	Nr. 1530 Untersuchung der Sprache
	Nr. 1531 Untersuchung der Stimme
Nr. 1070 Kolposkopie	Nr. 1551 Insufflation der Eustachischen Röhre
Nr. 1202 Objektive Refraktionsbestimmung	
Nr. 1205 Untersuchung Sehschärfe	Nr. 1775 Prostatamassage

Neben der *Leistung nach Nr.* 10 ist die Leistung nach Nr. 76 (schriftlicher Diätplan) nicht berechnungsfähig.

Neben der *Leistung nach Nr.* 13 sind die Leistungen nach den Nrn. 165, 166, 180, 190, 825, 850 und 851 nicht berechnungsfähig.

Neben den *Leistungen nach den Nrn. 10, 11 und 13* sind die Leistungen nach den Nrn. 1 und 6, 17 und 23 nicht berechnungsfähig.

> **Leistungsbeschreibungen (in Kurzform, nur von Leistungen, die nicht in diesem Kapitel aufgeführt sind) von Gebührenordnungsnummern, die nach den Bestimmungen von BMÄ und/oder E-GO neben Nr. 13 nicht abgerechnet werden können.**
>
> Nrn. 165 und 166 Beratungen im Rahmen der Empfängnisregelung
> Nr. 180 Beratung im Zusammenhang mit einer Sterilisation
> Nr. 190 Beratung im Zusammenhang mit einem beabsichtigten Schwangerschaftsabbruch
> Nrn. 825, 850 und 851 spezielle psychiatrische Leistungen

Bei *Auftragsleistungen* kann eine Beratung grundsätzlich nicht berechnet werden. Ergibt sich aus den Besonderheiten der Durchführung ausnahmsweise die Notwendigkeit, kann nur die Nr. 1 unter Angabe der Diagnose oder des Befundes mit **Begründung** abgerechnet werden.

Mehr als eine Beratung oder eine Visite an einem Tage können nur dann berechnet werden, wenn sie durch die Beschaffenheit des Krankheitsfalles geboten waren. Die Abrechnung ist neben der **Uhrzeitangabe** besonders zu **begründen.**

Führt ein Kassenarzt (Vertragsarzt) wegen örtlicher Gegebenheiten oder auf Grund sonstiger nicht durch die Art der Erkrankung bedingter Umstände die *Behandlung des Patienten außerhalb der Praxis durch,* so kann an Stelle der Besuchsgebühr nur eine Beratungsgebühr oder die Leistung nach Nr. 70 in Ansatz gebracht werden.

Visiten

Für die Visiten im Krankenhaus sind jetzt zahlreiche Gebührenordnungsnummern (Nrn. 17 bis 23) vorgesehen. Neben der

- *„normalen" Visite im Krankenhaus (Nr. 17, 100 Punkte)*

  gibt es die *dringend angeforderten und sofort ausgeführten Einzelvisiten*

- von 8 bis 20 Uhr (Nr. 18, 300 Punkte, Begründung),
- von 20 bis 22 und von 6 bis 8 Uhr (Nr. 19, 450 Punkte, Begründung und Uhrzeit von Bestellung und Ausführung),
- von 22 bis 6 Uhr (Nr. 20, 620 Punkte, Begründung und Uhrzeit von Bestellung und Ausführung)

  und *Visiten auf Pflegestationen mit Pflegepersonal*

- Einzelvisite, nur auf besondere Anforderung (Nr. 21, 250 Punkte)
- bei Betreuung bis zu zwei Patienten am Tag (Nr. 22, 150 Punkte) und
- bei Betreuung von drei und mehr Patienten am Tag (Nr. 23, 120 Punkte).

Neben den Leistungen nach den Nrn. 17 bis 23 sind die Leistungen nach den Nrn. 1 bis 6 sowie 25 bis 32 nicht berechnungsfähig.

Bei Visiten nach den Nummer 18 bis 23 ist gegebenenfalls ein Zuschlag für eine symptombezogene klinische Untersuchung mit Nr. 62 (40 Punkte) abrechenbar.

GOÄ 82

Beratung und Visite

Die normale Beratung wird mit der Nr. 1 abgerechnet. Sie schließt das Erheben einer Anamnese, eine das gewöhnliche Ausmaß nicht überschreitende Untersuchung (wie z. B. in den Mund sehen, eine Warze untersuchen, eine Blutdruckmessung) sowie einfache therapeutische Maßnahmen, die nicht besonders berechnungsfähig sind (wie z. B. Anlegen eines Pflasters, einer Augenklappe u. ä.) mit ein.

Beratungen außerhalb der Sprechstunde (Nr. 2) zwischen 20 und 8 Uhr (Nr. 3), an Sonn- und Feiertagen (Nr. 4) sowie an Samstagen ab 12 Uhr (Nr. 4 a) werden mit gesonderten Gebührenordnungsnummern abgerechnet.

Fernmündliche Beratung

Die GOÄ läßt die Abrechnung fernmündlicher Beratungen bei Nacht, an Sonn- und Feiertagen und an Samstagen nur mit der Nr. 1 zu, auf Grund § 5 Absatz 2 der GOÄ kann aber ein erhöhter Faktor bei der Liquidation bis hin zum begründeten Überschreiten der Regelspanne wegen der besonderen Umstände bei Erbringung der Leistung in Ansatz gebracht werden (siehe Kapitel 40).

Beratungen

Nr. 1	Beratung — auch mittels Fernsprecher —, gegebenenfalls eine das gewöhnliche Ausmaß nicht übersteigende ärztliche Untersuchung	7,20 DM
Nr. 1 a	Kurze Information — auch mittels Fernsprecher — oder Ausstellung einer Wiederholungsverordnung als einzige Leistung bei der Inanspruchnahme eines Arztes	3,60 DM
Nr. 1 b	Eingehende, das gewöhnliche Maß übersteigende Beratung — gegebenenfalls einschließlich Untersuchung — als einzige Leistung, Dauer mindestens 15 Minuten	15,— DM
Nr. 2	Beratung, jedoch außerhalb der Sprechstunde	8,60 DM
Nr. 3	Beratung, jedoch bei Nacht (zwischen 20 und 8 Uhr)	14,20 DM
Nr. 4	Beratung, jedoch an Sonn- und Feiertagen	11,40 DM
Nr. 4 a	Beratung, jedoch an Samstagen ab 12 Uhr	11,40 DM

Einschränkungen der Abrechenbarkeit

Die Gebühr für eine Beratung kann nicht neben einer Besuchsgebühr, eine Gebühr nach Nr. 1 nicht neben einer Sonderleistung der Abschnitte B III bis O und nicht an Stelle einer Leistung nach den Abschnitten C bis O abgerechnet werden, es sei denn, es handelt sich um die erste Inanspruchnahme des Arztes durch den Patienten pro Behandlungsfall.

Erfolgt die Beratung nach Ablauf der für die Sprechstunde angegebenen Zeiten, jedoch noch während der andauernden Sprechstunde, so ist ebenso wie bei Inanspruchnahme außerhalb der Sprechstunde ohne vom Patienten geltend gemachte Dringlichkeit bzw. tatsächliche Dringlichkeit die Nr. 2 nicht anrechenbar.

Findet eine Beratung während der Sprechstunden nach 20 bzw. vor 8 Uhr statt, kann eine Nachtberatung nicht abgerechnet werden.

Behandlungsfall

Im Zusammenhang mit BMÄ/E-GO wird unter einem Behandlungsfall die Inanspruchnahme eines Arztes innerhalb eines Quartals verstanden. Dabei ist es unerheblich, wie oft diese Inanspruchnahme erfolgt und ob eine oder oder mehrere Erkrankungen der Anlaß sind. In der Privatpraxis ist der Begriff des Behandlungsfalles nicht an das Quartal gebunden, sondern orientiert sich an Beginn und Ende der Erkrankung. Bei lang andauernden oder chronischen Erkrankungen von Privatpatienten ist davon auszugehen, daß „abrechnungstechnisch" der Behandlungsfall mit der üblicherweise alle 2 bis 3 Monate zu erstellenden Liquidation seinen Abschluß findet.

GOÄ Nr. 1 a und 1 b

Die GOÄ kennt neben den zusätzlich zu den bisher angesprochenen Gebührenordnungsnummern die Nummern GOÄ 1 a und 1 b (siehe Kasten). Diese beiden nur in der GOÄ anzutreffenden Nummern sind nur als alleinige Leistungen abrechenbar. Sollte allerdings zeitlich deutlich abgesetzt, etwa nach morgendlicher Inanspruchnahme des Arztes, am Abend eine Leistung nach einer der beiden Nummern erfolgen, ist eine Abrechenbarkeit mit Uhrzeitangabe gegeben.

> **GOÄ Nrn. 1 a und 1 b sind nur als alleinige Leistungen abrechenbar.**

Wie bei allen anderen Beratungen auch, muß es sich bei der Nr. 1 a um eine ärztliche Leistung handeln, Terminabsprachen und ähnliches sind nicht abrechenbar. Die Information ärztlichen Inhalts darf aber durch die Arzthelferin an den Patienten übermittelt worden sein.

Das Ausstellen eines Wiederholungsrezeptes ohne besondere Beratung wird mit Nr. 1 a abgerechnet.

Bei der Nr. 1 b ist für die Abrechenbarkeit ohne Bedeutung, wodurch die 15minütige Dauer der Beratung entstanden ist. Ursache können z. B. Sprachschwierigkeiten, Erläuterungen von Diätplänen u. ä. sein.

Die **Visite** wird mit Nr. 4 b (Visite im Krankenhaus, 6,— DM) liquidiert.

41.2.2. Besuche

Kann der Patient den Arzt in der Sprechstunde nicht aufsuchen, muß der Arzt einen Krankenbesuch machen. Je nach Tageszeit, Wochentag usw. sind bestimmte Gebührenordnungsnummern abzurechnen: in BMÄ/E-GO handelt es sich um die Nrn. 25 bis 33, in der GOÄ um die Nrn. 5 bis 8.

BMÄ/E-GO

Die Leistungsbeschreibungen für die Besuche nach den Nrn. 25 bis 30 sind gegenüber den früheren BMÄ/E-GO-Nrn. 5 bis 8 a leicht verändert, neu sind in BMÄ/E-GO

- ein Zuschlag für erschwerte Bedingungen (Nr. 31), u. a. an Stelle der bisherigen Nrn. 5 b, 6 b, 6 c, 7 b, 7 c, 8 b
- ein Leistungsansatz für den Besuch eines weiteren Kranken in derselben Gemeinschaft (Nr. 32), an Stelle der bisherigen Familienbesuche F1, F2 usw. (bzw. H1, H2 . . .)

- eine Gebühr für die Begleitung eines Patienten durch den behandelnden Arzt (Nr. 33)

Bei Hausbesuchen ist gegebenenfalls ein Zuschlag für eine symptombezogene klinische Untersuchung mit Nr. 62 (40 Punkte) abrechenbar.

Besuche

Nr. 25	Besuch	275
Nr. 26	Besuch, wegen der Erkrankung sofort nach Anforderung ausgeführt — Uhrzeitangabe erforderlich	360
Nr. 27	Besuch, wegen der Erkrankung sofort nach Anforderung ausgeführt mit Unterbrechung der Sprechstundentätigkeit — Uhrzeitangabe erforderlich	500
Nr. 28	Besuch bei Nacht, bestellt und ausgeführt zwischen 20 und 22 Uhr oder zwischen 6 und 8 Uhr — Uhrzeitangabe der Bestellung und Ausführung erforderlich	500
Nr. 29	Besuch bei Nacht, bestellt und ausgeführt zwischen 22 und 6 Uhr — Uhrzeitangabe der Bestellung und Ausführung erforderlich	700
Nr. 30	Besuch, bestellt und ausgeführt an Samstagen, Sonntagen und gesetzlichen Feiertagen sowie am 24. und 31. Dezember	450
Nr. 31	Zuschlag für Besuche nach den Nrn. 25 bis 30 am Ort des Unfalls oder der plötzlich eintretenden Erkrankung unter erschwerten Bedingungen: — an Bord von Schiffen — in Fahrzeugen oder Flugzeugen — außerhalb geschlossener Gebäude	80
Nr. 32	Besuch eines weiteren Kranken derselben sozialen Gemeinschaft (auch z. B. Altenheim) in unmittelbarem zeitlichen Zusammenhang mit einem Besuch nach den Nrn. 25 bis 30 oder 169	130
Nr. 33	Begleitung eines Patienten durch den behandelnden Arzt beim Transport zur unmittelbar notwendigen stationären Behandlung, ggf. einschließlich organisatorischer Vorbereitung der Krankenhausaufnahme	500

Abrechnungseinschränkungen

Neben den *Leistungen nach den Nrn. 25 bis 32* sind Beratungen nach den Nrn. 1 bis 6 bei derselben Arzt-Patient-Begegnung nicht berechnungsfähig. Bei Besuchen in Altenheimen oder ähnlichen Einrichtungen ist die Nr. 32 nicht berechnungsfähig, wenn der Kranke dort im Rahmen einer Sprechstunde behandelt wird.

Besuche im Rahmen des *organisierten Notfalldienstes* sind bei Tage nach Nr. 25 und bei Nacht — bestellt und ausgeführt zwischen 20 und 8 Uhr — nach Nr. 28 zu berechnen, wenn der Notfalldienst nicht von einem niedergelassenen Kassenarzt (Vertragsarzt) oder dessen persönlichem Vertreter wahrgenommen wird.

Wegegeld/Wegepauschale

Die Abrechnung der Wegegebühren nach dem BMÄ ist regional unterschiedlich in den Gesamtverträgen der kassenärztlichen Vereinigungen mit den Landesverbänden der RVO-Krankenkassen geregelt.

Bei den Ersatzkassen erhält der Vertragsarzt eine Wegepauschale.

Näheres ist in Kapitel 40 beschrieben.

GOÄ 82

Besuche

Nr. 5	Besuch einschließlich Beratung	25,— DM
Nr. 5 a	Besuch zur Ausführung einer Früherkennungsuntersuchung bei Kindern nach den Nummern 75 bis 82 — einschließlich Beratung	18,80 DM
Nr. 6	Dringender Besuch an Werktagen (dringend angefordert und sofort ausgeführt oder wegen der Beschaffenheit der Krankheit gesondert notwendig) — einschließlich einer Beratung	33,— DM
Nr. 6 a	Besuch aus der Sprechstunde heraus sofort ausgeführt — einschließlich einer Beratung	45,— DM
Nr. 7	Besuch bei Nacht (bestellt und ausgeführt zwischen 20 und 22 Uhr oder 6 und 8 Uhr) — einschließlich einer Beratung	45,— DM
Nr. 7 a	Besuch bei Nacht (bestellt und ausgeführt zwischen 22 und 6 Uhr) — einschließlich einer Beratung	62,— DM
Nr. 8	Besuch an Samstagen ab 12 Uhr sowie an Sonn- und Feiertagen — einschließlich einer Beratung	37,— DM

Ein Zuschlag für erschwerte Bedingungen gibt es in der GOÄ nicht. Treten bei der Durchführung eines Besuches besondere Umstände auf, so ist entsprechend § 5 Absatz 2 der GOÄ ein höherer Faktor bis hin zum 3,5fachen möglich.

Besuche bei mehreren Personen

Bei der Untersuchung oder Beratung mehrerer Personen im unmittelbaren zeitlichen Zusammenhang anläßlich eines Besuches sind

für die zweite Person die Leistungen nach den Nrn. 5 bis 8 mit der Hälfte der Gebühr berechnungsfähig;

für jede weitere Person darf der Besuch nur mit der Hälfte der Gebühr nach Nr. 5 oder 5 a berechnet werden.

Eine besondere Kennzeichnungspflicht gibt es nicht.

Untersuchung oder Behandlung außerhalb der Praxisräume

Führt der Arzt die Untersuchung oder die Behandlung von Personen außerhalb seiner Praxisräume in einer Sprechstunde (z. B. in einem Heim) durch oder ist der Besuch nicht durch Art oder Schwere der Erkrankung bedingt, so kann nur eine Beratungsgebühr abgerechnet werden.

Mehrere Besuche am Tag

Mehr als zwei Besuche (oder zwei Visiten) an einem Tag dürfen nur dann berechnet werden, wenn sie durch die Beschaffenheit des Krankheitsfalles geboten waren oder verlangt worden sind. Als Tag gilt der Kalendertag von 0 bis 24 Uhr.

Wegegeld/Wegepauschale

Für jeden Besuch kann ein Wegegeld berechnet werden. Das Wegegeld beträgt bis zu einer Entfernung von 2 Kilometern zwischen Praxisstelle des Arztes und der Besuchsstelle bei Tag 10,— DM, bei Nacht 20,— DM (ist also eine Pauschale). Bei einer Entfernung von mehr als 2 bis zu 25 Kilometern beträgt das Wegegeld 2,50 DM für jeden zurückgelegten Kilometer, bei Nacht 5,— DM.

Besucht der Arzt auf einem Wege mehrere Patienten, so beträgt das Wegegeld je Patient die Hälfte der Beträge. Werden mehrere Personen in demselben Haus oder in einem Heim besucht, darf der Arzt das Wegegeld nur einmal und anteilig berechnen.

Einzelheiten siehe Kapitel 44.

41.3. Verweilen, Konsilium, Assistenz

41.3.1. Verweilgebühr

Eine Verweilgebühr kann dann berechnet werden, wenn der Arzt beim Patienten „verweilt", ohne eine eigentliche ärztliche Leistung zu erbringen. Dies ist z. B. der Fall, wenn ein Patient nach der Gabe eines Medikamentes noch längere Zeit beobachtet werden muß oder auf das Eintreten einer Geburt (Berechnung erst nach 2 Stunden) gewartet werden muß.

Die Verweilgebühr kann nicht für den mit der Erbringung der Leistung verbundenen Zeitaufwand abgerechnet werden. Dies gilt auch für einen im Einzelfall etwas größeren Zeitaufwand.

BMÄ/E-GO

Verweilen ohne Erbringung berechnungsfähiger Leistungen — wegen der Erkrankung erforderlich —
je halbe Stunde
- Nr. 40 — bei Tag 200
- Nr. 41 — bei Nacht 400

GOÄ 82

Nr. 9 Verweilgebühr je angefangene halbe Stunde
a) am Tag . . . . 9,50 DM
b) bei Nacht (zwischen 20 und 8 Uhr) . . . . 19,— DM

Eine Verweilgebühr nach Nummer 9 darf nur berechnet werden, wenn der Arzt nach der Beschaffenheit des Krankheitsfalles länger als eine halbe Stunde verweilen muß. Nach Ablauf von zwei Stunden kann eine Verweilgebühr bei der Leistung „Beistand bei einer Geburt" (Nr. 1022) in Ansatz gebracht werden.

41.3.2. Konsilium, Assistenz

Unter einer *konsiliarischen Erörterung,* einem *Konsilium* wird die mündliche Besprechung mindestens zweier Ärzte über medizinische, einen bestimmten

Patienten betreffende Zweifelsfragen verstanden. Das Konsilium muß am Bett des Patienten (oder zumindestens doch in seiner Wohnung, E-BM) stattfinden. Der neue E-BM unterscheidet die Konsilien zwischen voneinander unabhängigen Ärzten (Nrn. 42, 43) und solchen, die in einer Gemeinschaftspraxis oder Praxisgemeinschaft zusammenarbeiten (Nrn. 44, 45). Letztere können ein Konsilium nur abrechnen, wenn sie in unterschiedlichen Gebieten tätig sind.

BMÄ/E-GO

Konsiliarische Erörterung zwischen zwei oder mehr Ärzten der von ihnen in unmittelbarem zeitlichem Zusammenhang am Bett des Kranken oder in dessen Wohnung erhobene Befund, für jeden Arzt
- **Nr. 42** — Besuchszeit am Tage 110
- **Nr. 43** — Besuchszeit bei Nacht (zwischen 20 und 8 Uhr) 240

Konsiliarische Erörterung zwischen zwei oder mehr Ärzten einer Praxisgemeinschaft oder Gemeinschaftspraxis verschiedener Gebietsbezeichnung der von ihnen in unmittelbarem zeitlichem Zusammenhang am Bett des Kranken oder in dessen Wohnung erhobene Befund, für jeden Arzt
- **Nr. 44** — Besuchszeit am Tage 55
- **Nr. 45** — Besuchszeit bei Nacht (zwischen 20 und 8 Uhr) 120

Konsilien zwischen Ärzten derselben Gebietsbezeichnung sind nicht berechnungsfähig, wenn sie Mitglieder derselben Praxisgemeinschaft oder Gemeinschaftspraxis sind.

Unter *Assistenz* wird der Beistand, die Hilfe eines Arztes bei der Erbringung einer ärztlichen Leistung durch einen anderen Arzt verstanden.

Beistand bei der ärztlichen Leistung eines anderen Arztes (Assistenz)
- **Nr. 46** — bei Tage 240
- **Nr. 47** — bei Nacht (zwischen 20 und 22 Uhr oder zwischen 6 und 8 Uhr) 360
- **Nr. 48** — bei Nacht (zwischen 22 und 6 Uhr) 600
- **Nr. 49** Zuschlag zu den Leistungen nach den Nrn. 46, 47 oder 48 bei Operationsdauer von mehr als 1 Stunde 180
- **Nr. 50** Aufsuchen eines Patienten in der Praxis eines anderen Arztes oder Zahnarztes zur Durchführung von Leistungen nach der Nr. 46 oder von Anästhesieleistungen 60

Die Leistung nach Nr. 50 ist für Partner derselben Gemeinschaftspraxis oder Praxisgemeinschaft nicht berechnungsfähig.

Neben der Leistung nach Nr. 50 können Wegegeld bzw. Wegepauschalen berechnet werden.

Mit den Nrn. 51 bis 53 kann die Assistenz durch einen von der kassenärztlichen Vereinigung genehmigten Praxisassistenten bei operativen Leistungen abgerechnet werden. Hierfür gelten noch weitere Einschränkungen.

GOÄ 82

Nr. 10	Mündliche Beratung zweier oder mehrerer Ärzte am Bett des Patienten (Konsilium), für jeden Arzt	
	a) am Tag	11,20 DM
	b) bei Nacht (zwischen 20 und 8 Uhr)	23,80 DM
Nr. 13	Beistand bei der ärztlichen Leistung eines anderen Arztes (Assistenz)	
	a) am Tag	24,20 DM
	b) bei Nacht (zwischen 20 und 22 Uhr und zwischen 6 und 8 Uhr)	36,30 DM
	c) bei Nacht (zwischen 22 und 6 Uhr)	60,50 DM

Die Nr. 13 gilt nicht für Ärzte, die zur Ausführung einer Narkose hinzugezogen werden.

41.4. Eingehende Untersuchungen

Unter der „Untersuchung" werden Maßnahmen des Arztes verstanden, um einen Sachverhalt festzustellen. Bei Beratungen, Besuchen und Visiten durchgeführte Untersuchungen sind im Zusammenhang der Gebührenordnungen als klinische Untersuchungen zu verstehen. Klinische Untersuchungen werden weitgehend ohne Zuhilfenahme von Hilfsmitteln durch Ansehen, Fühlen, Abklopfen und Abhören des Patienten durchgeführt. Untersuchungen, die mit größeren Hilfsmitteln (wie z. B. EKG, Röntgen u. ä.) erfolgen, werden über gesonderte Gebührenordnungsnummern abgerechnet.

Eine eingehende, das gewöhnliche Maß überschreitende Untersuchung liegt dann vor, wenn die Untersuchung vom Zeitaufwand, Umfang oder der Schwierigkeit her Besonderheiten aufweist. Die Leistungsbeschreibung von BMÄ/E-GO sind gegenüber den alten, jetzt nur noch für die GOÄ geltenden Bestimmungen präziser gefaßt und erlauben die Abrechnung immer dann, wenn mindestens ein Organsystem untersucht wird.

BMÄ/E-GO

Im neuen E-BM werden mehrere Gebührenordnungsnummern für die Abrechnung der eingehenden Untersuchung vorgesehen, wobei die Nr. 60 den praktischen Ärzten, Allgemeinärzten, Internisten und Kinderärzten vorbehalten bleibt. Erstmals ist der Mindestumfang (ein Organsystem) der eingehenden Untersuchung auch in der Leistungsbeschreibung aufgeführt. Als Organsystem gelten:

- Haut, Hautanhangsgebilde
- Bewegungsapparat
- Brustorgane
- Bauchorgane
- weiblicher Genitaltrakt
- Nieren und ableitende Harnwege
- Nasen-Rachen-Raum, Kehlkopf und Gehörorgan
- alle Augenabschnitte.

Nr. 60	Untersuchung zur Erhebung des vollständigen Status (Ganzkörperstatus), einschließlich Befragung, Beratung und Dokumentation, für die Gebiete Allgemeinmedizin, Innere Medizin, Kinderheilkunde	320
Nr. 61	Vollständige Untersuchung mindestens eines Organsystems, einschließlich Befragung, Beratung und Dokumentation	200

Nr. 62 Zuschlag für symptombezogene Untersuchung bei einem Hausbesuch oder einer Visite nach den Nrn. 18 bis 23 40

Eine mehrfache Berechnung der Nr. 60 im Behandlungsfall bedarf der Begründung. Die Leistungen nach den Nrn. 60 und 61 sind bei derselben Arzt-Patient-Begegnung nicht nebeneinander berechnungsfähig. Eine mehr als zweimalige Berechnung der Nr. 61 im Behandlungsfall bedarf der Begründung.

Neben den *Leistungen nach den Nrn. 60 oder 61* sind die Leistungen nach den Nrn. 1, 4, 5, 6, 62, 360, 600, 690, 800, 850, 950 bis 955, 1200 bis 1205, 1207, 1209, 1216 bis 1219, 1228, 1240, 1242, 1255, 1256, 1448, 1530, 1531, 1540, 1550, 1551, 1590, 1593 und 1775 bei derselben Arzt-Patient-Begegnung nicht berechnungsfähig.

Neben der *Leistung nach Nr. 62* sind die Leistungen nach den Nrn. 360, 800, 850, 950 bis 955 nicht berechnungsfähig.

Leistungsbeschreibungen (in Kurzform, nur von Leistungen, die nicht in diesem Kapitel aufgeführt sind) von Gebührenordnungsnummern, die nach den Bestimmungen von BMÄ und/oder E-GO neben mindestens einer der Nrn. 60 bis 62 nicht abgerechnet werden können.

Nr. 850	Klärung psychosomatischer Krankheitszustände	Nr. 1228	Orientierende Farbsinnprüfung
Nr. 950	Untersuchung kindlicher Entwicklung	Nr. 1240	Spaltlampenmikroskopie
		Nr. 1242	Binokulare Untersuchung Augenhintergrund
Nr. 951	Untersuchung funktioneller Entwicklung (Greifalter, Sitzalter usw.)	Nr. 1255 und 1256	Tonometrische Untersuchung
Nr. 952	Untersuchung funktioneller Entwicklung (Sprechalter, Sozialalter usw.)	Nr. 1448	Absaugen der Nebenhöhlen
		Nr. 1530	Untersuchung der Sprache
		Nr. 1531	Untersuchung der Stimme
Nr. 955	Untersuchung mit Prüfung der Lagereaktionen	Nr. 1540	Entfernen von Cerumen
		Nr. 1551	Insufflation der Eustachischen Röhre
Nr. 1070	Kolposkopie		
Nr. 1202	Objektive Refraktionsbestimmung	Nr. 1590	Hörprüfung
Nr. 1205	Untersuchung Sehschärfe	Nr. 1593	Sprachaudiometrische Untersuchung
Nr. 1207	Funktionsprüfung Brillen		
Nr. 1209	Bestimmung Tränensekretion	Nr. 1775	Prostatamassage
Nr. 1216 bis 1219	Prüfung von Augenfunktionen		

Ferner sind *neben den Leistungen nach den Nrn. 60 bis 62* Leistungen aus den Abschnitten B IX und B X, die klinische Untersuchungen (Nrn. 101 bis 105, 140, 142 bis 148, 157, 158, 166, 173, 180, 181, 189, 190, 192 bis 199) enthalten, nicht berechnungsfähig.

GOÄ 82

Die eingehende, das gewöhnliche Maß übersteigende Untersuchung unterscheidet sich von den in den Nrn. 1 bis 8 a enthaltenen „einfachen" Untersuchungen durch den Umfang der Untersuchung, die Schwierigkeit und den Zeitaufwand. Die Beratung ist neben den Nrn. 65 und 65 a abrechenbar.

Nr. 65 Eingehende, das gewöhnliche Maß übersteigende Untersuchung . . . . 10,60 DM

Nr. 65 a Eingehende, das gewöhnliche Maß übersteigende Untersuchung eines Kindes bis zum vollendeten 4. Lebensjahr . 12,70 DM

Neben einer Leistung nach den Nrn. 65 bzw. 65 a sind die Leistungen nach den Nrn. 600, 601, 800, 801, 826, 1203, 1204, 1228, 1240, 1400, 1401, 1414 und 1565 nicht berechnungsfähig. Darüber hinaus sind gemäß § 4 Absatz 2 alle diejenigen Leistungen nicht abrechenbar, die im fachlichen Zusammenhang als Bestandteil der Nrn. 65 bzw. 65 a angesehen werden müssen. Hierzu gehört z. B. bei einer gynäkologischen Untersuchung die Nr. 410 (Untersuchung des Mastdarms) und die Nr. 1730 (Katheterisierung der Harnblase), um die Untersuchung zu erleichtern.

Gebührenordnungsnummern (mit Leistungsbeschreibungen [in Kurzform]), die nach den Bestimmungen der GOÄ nicht neben Nrn. 65 und 65 a angerechnet werden dürfen:

Nr. 600 Herzfunktionsprüfung
Nr. 601 Hyperventilationsprüfung
Nr. 800 Eingehende neurologische Untersuchung
Nr. 801 Eingehende psychiatrische Untersuchung
Nr. 826 Gleichgewichts-/ Koordinationsprüfung
Nr. 1203 Messung der Akkommodation

Nr. 1204 Messung der Hornhautkrümmung
Nr. 1228 Farbsinnprüfung
Nr. 1240 Spaltlampenmikroskopie
Nr. 1400 Hörprüfung
Nr. 1401 Audiologische Hörprüfung
Nr. 1414 Diaphanoskopie
Nr. 1565 Entfernung von Ohrschmalzpropfen

41.5. Verordnungen, schriftliche Mitteilungen, Gutachten

41.5.1. Verordnungen, Bescheinigungen

BMÄ/E-GO

Das Ausstellen von Wiederholungsrezepten und Überweisungsscheinen wird mit einer besonderen Gebührenordnungsnummer (Nr. 70) abgerechnet. Auch bestimmte Mitteilungen durch die ärztlichen Mitarbeiterinnen sind (erstmals eindeutig geregelt) durch die Nr. 70 abrechenbar.

Fordert die Krankenkasse eine Bescheinigung an, gilt der Grundsatz, daß Auskünfte und Bescheinigungen nicht berechnet werden dürfen. Hierunter fallen insbesondere solche Auskünfte und Bescheinigungen, für die ein Vordruckmuster vereinbart ist.

Nicht unter diese Bestimmungen fallen von der Kasse angeforderte gutachtliche Äußerungen des Arztes, die je nach Umfang mit den Nrn. 71 oder 72 abgerechnet werden können.

Nr. 70	Ausstellung von Wiederholungsrezepten und/oder Überweisungsscheinen oder Übermittlung von Befunden oder ärztlichen Anordnungen an den Patienten im Auftrag des Arztes durch das Praxispersonal, auch mittels Fernsprecher, als alleinige Leistung ...	40
Nr. 71	Ausstellung einer Arbeitsunfähigkeitsbescheinigung gemäß § 3 des Lohnfortzahlungsgesetzes	35
Nr. 72	Kurze Bescheinigung oder kurzes Zeugnis, nur auf Verlangen der Krankenkasse	45

GOÄ 82
In der GOÄ gibt es lediglich eine Gebührenordnungsnummer für die Erstellung von Bescheinigungen.

Nr. 14	Kurze Bescheinigung (z. B. Arbeits- oder Dienstunfähigkeitsbescheinigung)	3,10 DM

41.5.2. Berichte, Brief ärztlichen Inhalts, Diätplan, Gutachten

Bei der Berechnung dieser Leistungen gibt es nunmehr deutliche Abweichungen zwischen BMÄ/E-GO einerseits und GOÄ 82 andererseits.

BMÄ/E-GO

Nr. 73	Krankheitsbericht, nur auf besonderes Verlangen der Krankenkasse	90
Nr. 74	Befundbericht mit kritischer Stellungnahme und Empfehlungen zur Behandlung	40
Nr. 75	Brief ärztlichen Inhalts in Form einer individuellen schriftlichen Information des Arztes an einen anderen Arzt über den Gesundheits- bzw. Krankheitszustand des Patienten (Anamnese, Befunde, epikritische Bewertung, ggf. Therapieempfehlung)	80
Nr. 76	Schriftlicher Diätplan bei schweren Ernährungs- oder Stoffwechselstörungen, speziell für den einzelnen Patienten aufgestellt	70
Nr. 77	Ausführlicher schriftlicher Kurplan oder begründetes schriftliches Gutachten, nur auf besonderes Verlangen der Krankenkasse	225

Die Vervollständigung vorgefertigter, standardisierter Diätpläne ist nicht berechnungsfähig.
Die *Leistung nach Nr. 76* ist im Behandlungsfall nur einmal berechnungsfähig. Im Ausnahmefall kann die Nr. 76 nur mit besonderer Begründung ein zweites Mal berechnet werden.

GOÄ 82

Nr. 15	Befundbericht mit kritischer Stellungnahme, Brief ärztlichen Inhalts	5,— DM
Nr. 16	Ausführlicher Befund- oder Krankheitsbericht	9,10 DM
Nr. 18	Individuell angefertigter schriftlicher Diätplan bei schweren Ernährungs- und Stoffwechselstörungen	7,— DM
Nr. 20	Schriftliche gutachtliche Äußerung	11,— DM
Nr. 21	Eingehend begründetes schriftliches Gutachten	37,10 DM

Der einfache Befundbericht ist mit der Gebühr für die zugrunde liegende Leistung abgegolten.
Unter den Begriff „Brief ärztlichen Inhalts" fallen nicht Befundmitteilungen, Begleitzettel bei der Einsendung von Untersuchungsmaterial und ähnliche Mitteilungen.
Die Vervollständigung standardisierter Diätpläne rechtfertigt nicht den Ansatz der Nr. 18.

41.6. Ambulante Operationen und Anästhesien

BMÄ/E-GO

Bei ambulanter Durchführung von Operationen in der Praxis eines niedergelassenen Kassenarztes kann für die erforderliche Vor- und Nachsorge einschließlich der Bereitstellung von Operationseinrichtung ein Zuschlag (nach Maßgabe der Nrn. 80 bis 83) berechnet werden.

Voraussetzung ist, daß die notwendigen Bedingungen (z. B. Ausrüstung) zur Reanimation und Schockbehandlung, Lagerungs- und Ruhemöglichkeiten) gegeben sind. Auch ist der Arzt verpflichtet, in jedem Einzelfalle zu prüfen, ob die Art und die Schwere des Eingriffs und der Gesundheitszustand des Patienten die ambulante Durchführung der Operation nach den Regeln der ärztlichen Kunst mit den ihm zur Verfügung stehenden Mitteln erlauben.

Entsprechende Regeln gelten für die Durchführung ambulanter Anästhesien, bei denen ein Zuschlag nach den Nrn. 85 bis 86 berechnet werden kann, wenn die Anästhesie im Zusammenhang mit nach den Nrn. 80 bis 83 durchgeführten operativen Leistungen erbracht wird.

Entsprechende Zuschläge gibt es in der GOÄ nicht. Die mit der Durchführung ambulanter Operationen verbundenen besonderen Umstände müssen bei der Festsetzung des Multiplikators nach § 5 Absatz 2 berücksichtigt werden (siehe auch Kapitel 44).

41.7. Nur privatärztlich abzurechnende allgemeine Leistungen

GOÄ 82

Schreibgebühren

Schreibgebühren sind nur bei Leistungen nach den Nrn. 21, 22, 29 (ausführliches humangenetisches Gutachten) und 30 (humangenetische Begutachtung) und nur mit dem einfachen Vergütungssatz berechnungsfähig.

Nr. 31	Schreibgebühren, je angefangene DIN-A4-Seite	3,50 DM
Nr. 32	Schreibgebühren, je vom Kostenträger verlangte Durchschlagseite	0,35 DM

Leistungen bei Toten

Die Erstellung eines Totenschauscheines ist **immer** eine privatärztliche Tätigkeit, da die Mitgliedschaft in der Krankenversicherung mit dem Tode erlischt. Üblicherweise erfolgt die Liquidation bei dem Bestattungsunternehmer, der seinerseits die Kosten mit den Hinterbliebenen abrechnet.

Verbunden mit der Abrechnung der Nr. 45 ist meist ein Besuch nach den Nrn. 5 bis 8 sowie gegebenenfalls Wegegeld. Ist auf Grund der Besuchsbestellung beim Kassen- bzw. Vertragsarzt nicht erkennbar, ob der Tod schon eingetreten ist, werden Besuchsgebühr und Wegegeld bei Berechtigten zu Lasten der gesetzlichen Krankenversicherung abgerechnet.

Nr. 45	Besichtigung und Untersuchung eines Toten — einschließlich eines Totenschauscheines	15,20 DM

Nr. 46	Eröffnung einer Schlagader bei einem Toten	13,— DM
Nr. 47	Entnahme einer Körperflüssigkeit bei einem Toten	12,— DM
Nr. 48	Entnahme eines Herzschrittmachers bei einem Toten	16,— DM

41.8 Prävention

(siehe auch Kapitel 24 und 37)

Im Gegensatz zu den bisherigen Abrechnungsmöglichkeiten, so wie sie im Grundsatz auch im Rahmen von Liquidationen bei Privatpatienten weiterbestehen, ist das Leistungsverzeichnis für die Abrechnung präventiver Leistungen sehr stark erweitert.

BMÄ/E-GO

Die im Rahmen der Prävention erbrachten Leistungen müssen nach den Richtlinien des Bundesausschusses der Ärzte und Krankenkassen erfolgen. Die hier vorgeschriebenen Dokumentationen sowie die notwendigen Bescheinigungen sind Bestandteil der Leistungen.

Neben den Leistungen nach den Nrn. 101 bis 105, 140, 142 bis 148, 157 und 158 sind die Leistungen nach den Nrn. 1 bis 11, 13, 60, 61 und 100 nicht berechnungsfähig.

Mutterschaftsvorsorge

Nr. 100	Beratung der Schwangeren im Rahmen der Mutterschaftsvorsorge	80
Nr. 101	Untersuchung zur Feststellung der Schwangerschaft einschließlich Beratung, ggf. einschließlich immunologischen Schwangerschaftsnachweises	250
Nr. 102	Erste Vorsorgeuntersuchung in der Schwangerschaft mit Bestimmung des Geburtstermins, einschließlich Erhebung der Anamnese und Anlegen des Mutterpasses sowie Beratung der Schwangeren über die Mutterschaftsvorsorge, einschließlich Hämoglobinbestimmung, ggf. einschließlich der Leistung nach Nr. 101	320
Nr. 103	Untersuchung und Beratung im Schwangerschaftsverlauf mit Bewertung der Befunde im Hinblick auf Schwangerschaftsrisiken (Katalog B des Mutterpasses), ggf. einschließlich Hämoglobinbestimmung	200
Nr. 104	Untersuchung und Beratung der Wöchnerin innerhalb der ersten Woche nach der Entbindung, einschließlich Hämoglobinbestimmung	200
Nr. 104	Untersuchung und Beratung der Wöchnerin in der 6. bis 8. Woche nach der Entbindung, einschließlich Hämoglobinbestimmung	250

Neben den Leistungen nach Nr. 100 sind die Leistungen nach den Nrn. 1 bis 11 und 13 nicht berechnungsfähig.

Die im Zusammenhang mit der Mutterschaftsvorsorge erforderlichen Spezialuntersuchungen werden nicht — wie in der Vergangenheit — mit den Nummern aus den entsprechenden Abschnitten abgerechnet, sondern sind gesondert im Abschnitt Prävention aufgeführt. Sonographische Untersuchungen werden mit den Nrn. 106 und 107, Fruchtwasserentnahme mit den Nrn. 110 bis 113, Untersuchung des Fruchtwassers mit den Nrn. 114 und 115, Amnioskopie mit Nr. 116, tokographische und kardiotokographische Untersuchungen mit den Nrn. 117 bis 119 und Laboruntersuchungen mit den Nrn. 120 bis 136 abgerechnet.

Nr. 120	Untersuchung des Mittelstrahlurins auf Eiweiß und Zucker sowie mikroskopische Untersuchung des Harnsediments	65
Nr. 121	Orientierende Untersuchung des Urins auf Bakterien mittels Nitritnachweis	25
Nr. 122	Entnahme von Venenblut zur Durchführung von Untersuchungen gemäß den Mutterschafts-Richtlinien	50

Früherkennung von Krankheiten bei Kindern

Die Neugeborenen-Erstuntersuchung (U 1) wird mit Nr. 140 (200 Punkte), die weiteren vorgeschriebenen Untersuchungen mit den Nrn. 142 (U 2) bis 148 (U 8) — bewertet mit jeweils 320 Punkten — abgerechnet. Nr. 141 erlaubt die Berechnung der TSH-Bestimmung (95 Punkte, einschließlich Sach-, Versand- und Portokosten), mit Nr. 149 (200 Punkte) wird ein Besuch im Rahmen einer Früherkennungsmaßnahme abgerechnet.

Neben den Leistungen nach den Nrn. 143 bis 148 sind die Leistungen nach den Nrn. 951 und 952 (Untersuchung funktionelle Entwicklung) nur mit besonderer Begründung berechnungsfähig.

Neben den Leistungen nach den Nrn. 140 bis 144 ist die Leistung nach Nr. 950 (Untersuchung kindliche Entwicklung) nicht berechnungsfähig.

Früherkennung von Krebserkrankungen

Die Untersuchung bei der Frau wird mit Nr. 157 (310 Punkte, einschließlich Beratung und ggf. Kolposkopie), die Untersuchung beim Mann mit Nr. 158 (260 Punkte, einschließlich Beratung), die zytologische Untersuchung von Abstrichen der Portio und der Zervix nach Nr. 155 (110 Punkte) und die Untersuchung auf Blut im Stuhl mit Nr. 159 (50 Punkte, unter Verwendung von drei Testbriefchen, einschließlich Kosten) abgerechnet.

Die Kosten für ausgegebenes Testmaterial sind dann erstattungsfähig, wenn die Auswertung aus Gründen, die der Arzt nicht zu vertreten hat, unterbleibt (nur BMÄ).

GOÄ 82

Präventive Untersuchungen (Leistungsbeschreibung in Kurzform)		
Nr. 70	Schwangerschaftsvorsorgeuntersuchung	24,— DM
Nr. 75	Neugeborenenuntersuchung	6,— DM
Nr. 76	Neugeborenenbasisuntersuchung	28,— DM
Nr. 77 bis 81	3. bis 7. Kindervorsorgeuntersuchung	28,70 DM
Nr. 82	8. Kindervorsorgeuntersuchung	32,20 DM
Nr. 83	TSH-Bestimmung zur Früherkennung	9,50 DM
Nr. 90	Vorsorgeuntersuchung einer Frau	28,50 DM
Nr. 92	Zytologische Untersuchung	13,— DM
Nr. 93	Vorsorgeuntersuchung beim Mann	24,— DM
Nr. 94	Untersuchung auf Blut im Stuhl	4,20 DM
Nr. 95	Jugendarbeitsschutzgesetzuntersuchung	38,20 DM

In den Leistungen nach den Nrn. 70, 76 bis 82, 90 und 93 sind die Leistungen nach den Nrn. 1 bis 4 sowie 65, 65 a, 800 und 801 enthalten. Diese sind daher wie andere in den Leistungsbeschreibungen genannten Sonderleistungen neben der Gebühr für die Früherkennungsuntersuchung bei derselben Inanspruchnahme des Arztes nicht berechenbar. Neben den Leistungen nach den Nrn. 76 bis 82 ist die Leistung nach Nr. 715 nicht berechnungsfähig.

41.9. Sonstige Hilfen

Leistungen im Rahmen der „sonstigen Hilfen" haben im E-BM einen eigenen Abschnitt erhalten, wobei ebenso wie im Abschnitt „Prävention" ein umfangreiches Leistungsverzeichnis erstellt worden ist.

BMÄ/E-GO

Empfängnisregelung

Nr. 165	Beratung im Rahmen der Empfängnisregelung, ggf. unter Einbeziehung des Partners	80
Nr. 166	Beratung zur Empfängnisregelung, ggf. unter Einbeziehung des Partners, einschließlich Erhebung der Anamnese und gynäkologischer Untersuchung, ggf. einschließlich Verordnung eines empfängnisverhütenden Mittels	200
Nr. 167	Entnahme und Fixierung von Abstrichen der Portio und der Zervix, einschließlich Kosten	40
Nr. 170	Ausstellung von Wiederholungsrezepten und/oder Überweisungsscheinen und Übermittlung von Befunden oder ärztlichen Anordnungen an den Patienten im Auftrag des Arztes durch das Praxispersonal, auch mittels Fernsprecher, als alleinige Leistung . . .	40

Weitere Abrechnungsnummern: Nr. 168 (Zytologische Untersuchung Abstrich, 110 Punkte), Nr. 169 (Mikroskopische Untersuchung Abstrich, 40 Punkte), Nrn. 171 bis 173 humangenetische Beratung und Begutachtung, Nrn. 174 bis 178 spezielle Leistungen (Chromosomenanalyse, HAH-Test, Sonographie). Die Blutentnahme für den Röteln-HAH-Test wird mit Nr. 175 (50 Punkte) abgerechnet.

Sterilisation

Nr. 180	Ärztliche Beratung über Methoden, Risiken und Folgen einer Sterilisation sowie alternative Maßnahmen zur Empfängnisverhütung, ggf. einschließlich Untersuchung zur Empfehlung einer geeigneten Operationsmethode	200

Mit den Nrn. 181 bis 189 werden die im Zusammenhang mit einem operativen Eingriff stehenden Leistungen abgerechnet.

Schwangerschaftsabbruch

Nr. 190	Beratung über die Erhaltung einer Schwangerschaft und über die ärztlich bedeutsamen Gesichtspunkte bei einem Schwangerschaftsabbruch, ggf. mit schriftlicher Feststellung der Indikation

	für den Schwangerschaftsabbruch, ggf. einschließlich Untersuchung und/oder immunologischen Schwangerschaftstests ... 220
Nr. 191	Sonographische Untersuchung zur Feststellung des Schwangerschaftsalters vor einem geplanten Schwangerschaftsabbruch . 200

Mit den Nrn. 192 bis 199 werden die im Zusammenhang mit einem operativen Eingriff stehenden Leistungen abgerechnet.

GOÄ 82
Die GOÄ sieht nur besondere Nummern für die spezifischen Leistungen im Zusammenhang mit der Erhaltung oder dem Abbruch einer Schwangerschaft vor. Die übrigen Leistungen werden entsprechend der Leistungsbeschreibung aus den zutreffenden Abschnitten des Leistungsverzeichnisses entnommen.

Erhaltung oder Abbruch einer Schwangerschaft

Nr. 35	Beratung einer Schwangeren über die Erhaltung oder den Abbruch der Schwangerschaft, auch einschließlich Beratung über soziale Hilfen — gegebenenfalls einschließlich Beurteilung über das Vorliegen einer Indikation für einen nicht rechtswidrigen Schwangerschaftsabbruch mit schriftlicher Feststellung	20,— DM
Nr. 36	Beurteilung über das Vorliegen einer Indikation für einen nicht rechtswidrigen Abbruch einer Schwangerschaft mit schriftlicher Feststellung	11,— DM

41.10. Nichtgebietsbezogene (allgemeine) Sonderleistungen

41.10.1. Anlegen von Verbänden

BMÄ/E-GO: Verbände nach Nr. 200 können nicht berechnet werden, wenn sie zur Abdeckung von Wunden dienen, die durch einen ärztlichen Eingriff bei derselben Konsultation entstanden sind.

GOÄ: Wundverbände nach den Nrn. 200 bis 204, die im Zusammenhang mit einer operativen Leistung (auch Ätzung), Punktion, Infusion, Transfusion oder Injektion durchgeführt werden, sind Bestandteil dieser Leistung, dürfen also nicht zusätzlich zur operativen Leistung abgerechnet werden.

In diesem Abschnitt besteht fast vollständige Gleichheit zwischen E-BM (BMÄ/E-GO) und GOÄ.

Nr. 200	Verband, ausgenommen Schnellverbände, Augen-, Ohrenklappen oder Dreiecktücher (E-BM: vorgefertigte Wundklebpflaster)	E-BM	45	GOÄ	4,70 DM
Nr. 201	Redressierender Klebeverband des Brustkorbes oder dachziegelförmiger Klebeverband, ausgenommen Nabelverband	E-BM	70	GOÄ	6,30 DM

Nr. 202	Schanzscher Halskrawattenverband	E-BM 65	GOÄ	9,50 DM
Nr. 203	Kompressionsverband (GOÄ: auch Schaumstoffkompressionsverband oder Zinkleimverband)	E-BM 95	GOÄ	9,50 DM
Nr. 204	Zirkulärer Verband des Kopfes, des Schulter- oder Hüftgelenks oder des Rumpfes	E-BM 85	GOÄ	9,50 DM
Nr. 205	Rucksack- oder Désault-Verband (E-BM: oder Gilchrist-Verband)	E-BM 95	GOÄ	9,50 DM
Nr. 210	Kleiner Schienenverband, auch als erster Notverband bei Frakturen	E-BM 75	GOÄ	8,— DM
Nr. 211	Kleiner Schienenverband, bei Wiederanlegung derselben nicht neu hergerichteten Schiene	E-BM 60	GOÄ	6,50 DM
Nr. 212	Schienenverband mit Einschluß von mindestens zwei großen Gelenken (Schulter-, Ellenbogen-, Hand-, Knie-, Fußgelenk), auch als Notverband bei Frakturen	E-BM 180	GOÄ	15,80 DM
Nr. 213	Schienenverband mit Einschluß von mindestens zwei großen Gelenken (Schulter-, Ellenbogen-, Hand-, Knie-, Fußgelenk), bei Wiederanlegung derselben nicht neu hergerichteten Schiene	E-BM 100	GOÄ	14,— DM
Nr. 214	Abduktionsschienenverband — auch mit Stärke oder Gipsfixation	E-BM 240	GOÄ	23,80 DM
Nr. 217	Streckverband	E-BM 230	GOÄ	22,70 DM

BMÄ/E-GO

Nr. 206	Gelenkstabilisierender Stützverband mit unelastischen Pflasterzügen (Tape-Verband)	110
Nr. 207	Zinkleimverband	120

GOÄ 82

Nr. 206	Stärke- oder Gipsfixation zu einem Verband, zusätzlich	3,20 DM

41.10.2. Blutentnahmen, Injektionen, Infiltrationen, Infusionen

Nr. 250	Blutentnahme durch Venenpunktion	E-BM 50	GOÄ	4,— DM
Nr. 251	(GOÄ: Nr. 250 a) Blutentnahme durch Arterienpunktion	E-BM 100	GOÄ	4,— DM
Nr. 252	Injektion, intrakutan, subkutan, submukös, (E-BM: subkonjunktival) oder intramuskulär	E-BM 40	GOÄ	4,10 DM
Nr. 266	(GOÄ: Nr. 260) Intrakutane Reiztherapie (Quaddelbehandlung), je Sitzung	E-BM 60	GOÄ	6,10 DM

BMÄ/E-GO

Nr. 253	Injektion, intravenös	80
Nr. 254	Injektion, intraarteriell	120
Nr. 255	Injektion, intraartikulär	95
Nr. 256	Injektion, peridural	180
Nr. 267	Medikamentöse Infiltrationsbehandlung, je Sitzung	80
Nr. 270	Infusion, subkutan	90
Nr. 271	Infusion, intravenös, von 10 bis 30 Minuten Dauer	140
Nr. 272	Infusion, intravenös, von mehr als 30 Minuten Dauer	220

Die Leistungen nach den Nrn. 271 und 272 sind im Zusammenhang mit Anästhesien nicht berechnungsfähig für die Einbringung von Anästhetika, Anästhesieadjuvantien und Anästhesieantidoten.
Wird die Leistung nach Nr. 272 im Zusammenhang mit einer Anästhesie/Narkose berechnet, ist das Medikament anzugeben.

GOÄ 82

Nr. 253	Injektion, intravenös oder intraarteriell	6,70 DM
Nr. 254	Injektion, intraartikulär oder perineural	9,10 DM
Nr. 280	Infusion	7,60 DM

Eine Leistung nach den Nrn. 252 bis 256 ist nicht mehrfach berechnungsfähig, wenn an Stelle einer Mischung mehrere Arzneimittel bei liegender Kanüle nacheinander verabreicht werden. Das Wechseln von Infusionsbehältnissen bei liegender Kanüle ist außer bei Konservenblut Bestandteil der jeweiligen Leistung.

41.10.3. Punktionen, Abstrichentnahmen, Sofortmaßnahmen (intensivmedizinische Leistungen)

BMÄ/E-GO

Punktionen erfolgen zur Entnahme von Körperflüssigkeiten oder Körpergeweben. Injektionen, Instillationen, Spülungen usw. durch die Punktionskanüle sind Bestandteil der Leistung. Die einzelnen Punktionen werden je nach Art mit den Nrn. 300 bis 318 abgerechnet. Nr. 319 (40 Punkte) kann für Abnahme und Aufbereitung von Abstrichmaterial berechnet werden.

Nr. 300	Punktion eines kleinen Gelenkes	120
Nr. 301	Punktion eines Ellenbogen- oder Kniegelenks	150
Nr. 303	Punktion eines Lymphknotens, Schleimbeutels, Ganglions, Seroms, Hygroms, Hämatoms oder Abszesses	90
Nr. 307	Punktion des Pleuraraums oder der Bauchhöhle	300
Nr. 318	Punktion der Harnblase oder eines Wasserbruchs	100

GOÄ 82

Zum Inhalt der Leistungen für Punktionen gehören die damit im Zusammenhang stehenden Injektionen, Instillationen, Spülungen sowie Entnahmen von Blut, Liquor, Gewebe usw.

Nr. 307	Punktion des Pleuraraumes	30,— DM
Nr. 318	Punktion der Harnblase	15,— DM
Nr. 328	Punktion eines Gelenkes	12,10 DM

BMÄ/E-GO
GOÄ 82

Intensivmedizinische Leistungen

Sofortmaßnahmen wie z. B. künstliche Beatmung (E-BM: Nr. 320, 150 Punkte), künstliche Beatmung und extrathorakale Herzdruckmassage (E-BM: Nr. 321, 350 Punkte, GOÄ: Nr. 416, 32,50 DM) bzw. intensivmedizinische Leistungen werden nach BMÄ/E-GO mit den Nrn. 320 bis 331, nach der GOÄ mit den Nrn. 414 bis 417 abgerechnet.

Die GOÄ hat im Gegensatz zu den Leistungsverzeichnissen von BMÄ/E-GO eine pauschale Leistungsposition für intensivmedizinische Überwachung und Behandlung einschließlich praktisch aller dabei üblicherweise zu erbringender Leistungen (Nr. 440), ausschließlich der Laborleistungen, die mit der Nr. 442 pauschal abgegolten werden.

41.10.4. Impfungen und Testungen

Bei den Testungen sind häufig Testhöchstzahlen festgelegt, bis zu denen zu einem bestimmten Satz abgerechnet werden kann. Diese sind nach E-BM und GOÄ in den meisten Fällen unterschiedlich, so daß besondere Aufmerksamkeit bei der Abrechnung bzw. Liquidation erforderlich ist.

Testungen
BMÄ/E-GO

Im Abschnitt „Allergologie" sind im E-BM die Hauttestungen (Nrn. 340 bis 354) und die Provokationstests (Nr. 355 bis 358) zusammengefaßt. Die subkutane Hyposensibilisierungsbehandlung (Desensibilisierung), je Sitzung wird mit Nr. 359 (90 Punkte) abgerechnet.

Nr. 340	Kutane Testung (z. B. von Pirquet, Moro)	35
Nr. 341	Stempeltest mit Einmalstempel, ggf. mit mehreren Antigenen (z. B. Tuberkulin, sog. Batterietests)	35
Nr. 342	Intrakutan-Test nach Mendel-Mantoux	42
Nr. 345	Epikutan-Test, einschl. Kosten bis zu 30 Tests je Behandlungsfall, je Test	30
Nr. 350	Prick-Test, einschl. Kosten bis zu 20 Tests je Behandlungsfall, je Test	45
Nr. 353	Intrakutan-Test, einschl. Kosten bis zu 20 Tests je Behandlungsfall, je Test	65

GOÄ 82

Hauttestungen werden mit den Nrn. 383 bis 392, Provokationstests mit den Nrn. 395 bis 399 berechnet. Zahlreiche Einschränkungen durch Festlegung von Höchstwerten sind zu beachten.

Bei Impfungen oder Testungen gegebenenfalls erforderliche Leerwertbestimmungen und Nachbeobachtungen sind in den Leistungsansätzen enthalten und nicht berechnungsfähig.

Nr. 261	Subkutane Hyposensibilisierungsbehandlung (Desensibilisierung), je Sitzung	6,80 DM
Nr. 383	Kutane Testung (z. B. Pirquet, Moro)	3,80 DM
Nr. 384	Tuberkulin-Stempel-Test oder Mendel-Mantoux-Test	4,20 DM
Nr. 385	Epikutan-Test, einschl. Kosten bis zu 20 Tests je Behandlungsfall, je Test	3,10 DM
Nr. 389	Prick-Test, je Test (bis zu 20 Tests je Behandlungsfall)	4,50 DM
Nr. 391	Intrakutantest, je Test (bis zu 15 Tests je Behandlungsfall)	6,— DM

Schutzimpfungen

BMÄ/E-GO

Bestimmte Schutzimpfungen können bei Mitgliedern der Ersatzkassen abgerechnet werden. In vielen KV-Bereichen haben sich die meisten RVO-Kassen dieser Regelung angeschlossen. Mit der VdAK und GEK ist ein Betrag für die 1. Impfung von 10,50 DM, mit der AEV ohne GEK von 9,25 DM vereinbart. Jede weitere Impfung wird mit 50 Prozent der festgelegten Sätze vergütet und ist bei der Abrechnung mit „A" zu kennzeichnen. Die Applikation eines Mehrfachimpfstoffes gilt als eine Leistung.

Die Impfstoffe sind über den Sprechstundenbedarf zu beziehen. Falls eine Lagerhaltung der (im Kühlschrank aufzubewahrenden) Impfstoffe nicht möglich ist, kann eine Verordnung auch im Einzelfall als Sprechstundenbedarf erfolgen. In diesem Falle ist auf dem Arzneiverordnungsblatt in das Personalienfeld „Sprechstundenbedarf" einzutragen, das Feld 9 ist anzukreuzen und in das Markierungsfeld 8 ist ein „I" einzutragen.

GOÄ 82

Bei Privatpatienten werden Schutzimpfungen mit den GOÄ-Nrn. 1 und 252 abgerechnet. Der Impfstoff wird auf Privatrezept verordnet. Für die Pockenschutzvorimpfung (Nr. 375) und Pockenschutzimpfung (Nr. 376) gibt es im Leistungsverzeichnis der GOÄ besondere Gebührenordnungsnummern.

Nr. 381	Toxoid-Behandlung oder Toxoid-Impfung (z. B. Tetanus-Erst-, -Zweit- oder -Drittinjektion) nach Verletzungen	4,60 DM
Nr. 382	Simultan-Impfung nach Verletzung (Sero-Toxoid-Behandlung)	9,10 DM

Blutsenkung

BMÄ/E-GO

Nr. 3550	Bestimmung der Blutkörperchen-Senkungsgeschwindigkeit (siehe auch Abschnitt 41.13.)	30

GOÄ

Nr. 400 Bestimmung der Blutkörperchen-Senkungsgeschwindigkeit einschließlich Blutentnahme . . . . 6,50 DM

Neben der Leistung nach Nr. 400 ist die Leistung nach Nr. 250 nicht berechnungsfähig, wenn die Blutentnahme bei liegender Kanüle für andere Zwecke fortgeführt wird.

41.11. Weitere nicht gebietsbezogene (allgemeine) Leistungen

41.11.1. Proktologie

Der E-BM sieht mit den Nrn. 360 bis 367 und 370 bis 374 insgesamt 13 Leistungsbeschreibungen für die Abrechnung von proktologischen Leistungen vor. In der GOÄ sind es die Nrn. 410 bis 412, 698, 705, 764, 765.

Spaltung von Hämorrhoidalknoten (E-BM: Nr. 370, 150 Punkte; GOÄ: Nr. 763, 14,80 DM), Verödung von Hämorrhoidalknoten (E-BM: Nr. 371, 320 Punkte; GOÄ: Nr. 764, 19,— DM), Operative Entfernung zirkumanaler Hautfalten (Marisquen (E-BM: Nr. 372, 280 Punkte, GOÄ: Nr. 765, 28,— DM), Ligaturbehandlung von Hämorrhoiden, einschließlich Proktoskopie, je Sitzung (E-BM: Nr. 373, 230 Punkte; GOÄ: Nr. 766, 22,50 DM)

Nr. 360	(GOÄ: Nr. 410) Digitaluntersuchung des Mastdarms und/oder der Prostata . .	E-BM 60	GOÄ	4,60 DM
Nr. 361	(GOÄ: Nr. 705) Proktoskopie und/oder Untersuchung mit dem Spreizspekulum	E-BM 130	GOÄ	15,20 DM
Nr. 362	(GOÄ: Nr. 411) Ätzung im Enddarmbereich	E-BM 40	GOÄ	4,60 DM
Nr. 363	(GOÄ: Nr. 412) Digitale Ausräumung des Mastdarms	E-BM 150	GOÄ	11,40 DM

41.11.2. Ultraschalluntersuchungen

BMÄ/E-GO

Sonographische Untersuchungen werden mit den Nrn. 380 bis 384 (Komplexuntersuchungen von Körperbereichen, Nr. 380: Oberbauch, Nr. 382: Harntrakt, Nr. 383: weibliches Becken), den Nrn. 385 und 386 (Einzeluntersuchungen, Nr. 385: ein Organ, 200 Punkte; Nr. 386: weitere Organe zusätzlich bis zu drei, je Organ 80 Punkte) sowie den Nrn. 387 bis 392 (Kontroll- und Spezialuntersuchungen) abgerechnet.

Die Bilddokumentation der untersuchten Organe ist mit Ausnahme nicht gestauter Gallenwege und der leeren Harnblase bei Restharnbestimmung Bestandteil der Leistungen.

GOÄ 82

Unterschieden wird zwischen Ultraschalluntersuchungen nach Nr. 404 mit Sichtgerät, nach Nr. 405 eines Organes in Schnittbildverfahren und mehreren Ebenen und Aufnahme(n), nach Nr. 406 entsprechend bei mehreren Organen.

41.11.3. Physikalisch-medizinische Leistungen
(Leistungsbeschreibung — soweit möglich — in Kurzform)

Die Gebührenordnungsnummern für physikalisch-medizinische Leistungen enthalten alle Kosten außer den für Inhalationen und die Photochemotherapie (sowie nach BMÄ/E-GO die Kosten für Thermotherapie nach den Nrn. 529, 530 und 533) erforderlichen Medikamente und wirksamen Substanzen.

Inhalationen und Krankengymnastik
Neben der Leistung nach Nr. 501 sind die Leistungen nach den Nrn. 500 und 502 (GOÄ: 500 und 506) nicht berechnungsfähig.

Nr. 500	Einzelinhalationstherapie, je Sitzung (GOÄ: auch mittels Ultraschallvernebelung)	E-BM	30	GOÄ	3,80 DM
Nr. 501	Einzelinhalationstherapie mittels intermittierender Überdruckbeatmung (z. B. Bird-Aspirator), je Sitzung	E-BM	80	GOÄ	8,60 DM
Nr. 505	Atemgymnastik (Einzelbehandlung), einschl. unterstützender Maßnahmen	E-BM	85	GOÄ	8,50 DM
Nr. 506	Krankengymnastische Ganzbehandlung (Einzelbehandlung), einschließlich der erforderlichen Massagen, je Sitzung	E-BM	120	GOÄ	12,— DM
Nr. 507	Krankengymnastische Teilbehandlung (Einzelbehandlung), einschließlich der erforderlichen Massagen, je Sitzung	E-BM	80	GOÄ	8,— DM

Massagen

Nr. 520	Massage eines Körperteils	E-BM	50	GOÄ	4,50 DM
Nr. 521	Massage des Rumpfes und/oder mehrerer Körperteile, je Sitzung	E-BM	70	GOÄ	6,50 DM
Nr. 523	Bindegewebsmassage, Periostmassage, Kolonmassage, manuelle Lymphdrainage, je Sitzung	E-BM	80	GOÄ	6,50 DM

BMÄ/E-GO: Das Auftragen, Einreiben und Einmassieren von Externa sowie „Massagen" zur Aknebehandlung sind keine berechnungsfähigen Leistungen.

Wärmebehandlung

Nr. 535	Heißluftbehandlung (nur E-BM: oder Infrarotbestrahlung) eines Körperteils	E-BM	25	GOÄ	3,30 DM
Nr. 536	Heißluftbehandlung (nur E-BM: oder Infrarotbestrahlung) mehrerer Körperteile	E-BM	50	GOÄ	5,10 DM
Nr. 538	(nur GOÄ) Infrarotbehandlung, je Sitzung			GOÄ	4,— DM
Nr. 539	Ultraschallbehandlung, je Sitzung	E-BM	45	GOÄ	4,40 DM

Elektro- und Lichttherapie
GOÄ: Wird Reizstrombehandlung nach Nr. 551 gleichzeitig neben einer Leistung nach den Nrn. 535, 536, 538, 539, 548, 552 oder 747 (Setzen von

Schröpfköpfen, Blutegeln, Saugapparaten) an demselben Körperteil bzw. an denselben Körperteilen verabreicht, so ist nur die höherbewertete Leistung berechnungsfähig; dies gilt auch bei Verwendung eines Apparatesystems an mehreren Körperteilen.

Die Leistungen nach den Nrn. 538, 560, 561 und 562 sind nicht nebeneinander berechnungsfähig.

BMÄ/E-GO, GOÄ: Werden mehrere Kranke gleichzeitig mit Ultraviolettlicht behandelt, so darf Nr. 560 nur einmal berechnet werden.

Nr. 548	Hochfrequenzdiathermie (Mikro-, Kurz-, Dezimeterwellen), je Sitzung	E-BM	30	GOÄ	3,70 DM
Nr. 549	Hochfrequenzdiathermie (Mikro-, Kurz, Dezimeterwellen) bei Behandlung verschiedener Körperregionen in einer Sitzung, je Sitzung	E-BM	50	GOÄ	5,50 DM
Nr. 551	Anwendung nieder- und/oder mittelfrequenter Ströme, auch bei wechselweiser Anwendung verschiedener Impuls- oder Stromformen, ggf. unter Anwendung von Saugelektroden, je Sitzung	E-BM	40	GOÄ	4,80 DM
Nr. 560	Ungefilterte UV-Bestrahlung mittels Quecksilberhochdrucklampe(n), je Sitzung	E-BM	25	GOÄ	3,10 DM

41.12. Gebietsbezogene Sonderleistungen

In diesem Abschnitt sind diejenigen Gebührenordnungsnummern der Abschnitte D, F bis T (bzw. bei der GOÄ Abschnitt O) dargestellt, die in der allgemeinärztlichen Praxis von größerer Bedeutung sein können. Die Leistungsbeschreibungen sind — soweit möglich — verkürzt wiedergegeben.

41.12.1. Anästhesiologie, Innere Medizin

Lokalanästhesie
BMÄ/E-GO

Nr. 406	Infiltrationsanästhesie eines Bezirkes mit bis zu 5 ml eines Lokalanästhetikums	60
Nr. 420	Leitungsanästhesie eines peripheren Nerven	120
Nr. 421	Leitungsanästhesie an einem Finger oder einer Zehe	65

GOÄ

Nr. 490	Infiltrationsanästhesie kleiner Bezirke	6,10 DM
Nr. 491	Infiltrationsanästhesie großer Bezirke	12,10 DM
Nr. 493	Leitungsanästhesie, perineural (auch nach Oberst) . . .	6,10 DM

Innere Medizin
BMÄ/E-GO

Nr. 600	Definierte Kreislauffunktionsprüfung nach standardisierten Methoden	70
Nr. 601	Ergometrische Funktionsprüfung mittels Fahrrad	180
Nr. 602	Elektrokardiographische Untersuchung mit weniger als 12 Ableitungen	150
Nr. 606	Aufzeichnung eines Langzeit-EKG von mindestens 18 Stunden Dauer und patientenbezogener Beurteilung des Befundes	400
Nr. 755	Rektoskopie, ggf. einschließlich Probeexzision	300

GOÄ

Nr. 600	Herzfunktionsprüfung nach Schellong	7,30 DM
Nr. 601	Hyperventilationsprüfung	4,40 DM
Nr. 650	EKG zur Feststellung einer Rhythmusstörung	15,20 DM
Nr. 651	EKG in Ruhe und ggfs. Belastung (mindestens 9 Ableitungen)	25,30 DM
Nr. 690	Rektoskopie, ggfs. einschließlich Probeexzision	35,00 DM

41.12.2. Neurologie, Psychiatrie und Psychotherapie
BMÄ/E-GO

Nr. 800	Erhebung des vollständigen neurologischen Status (Hirnnerven, Reflexe, Motorik, Sensibilität, Koordination, extrapyramidales System, Vegetativum, hirnversorgende Gefäße), ggf. einschließlich Beratung und Erhebung psychopathologischer Befunde, einschließlich Dokumentation, einmal im Behandlungsfall	320
Nr. 820	Erhebung des vollständigen psychiatrischen Status (Bewußtsein, Orientierung, Rapport, Kontakt, Stimmung, Antrieb, mnestische Funktionen) unter Einbeziehung der lebensgeschichtlichen und sozialen Daten, ggf. einschließlich Beratung und Erhebung ergänzender neurologischer Befunde, einschließlich schriftlicher ärztlicher Aufzeichnungen, einmal im Behandlungsfall	320
Nr. 860	Erhebung einer biographischen Anamnese unter neurosenpsychologischen oder verhaltensanalytischen Gesichtspunkten mit schriftlicher Aufzeichnung, einschließlich Beratung des Kranken, ggf. in mehreren Sitzungen	750
Nr. 865	Tiefenpsychologisch fundierte oder analytische Psychotherapie bis zu 15 Sitzungen (Kurzzeittherapie), je Sitzung (Dauer mindestens 50 Minuten, ggf. Unterteilung in zwei Einheiten von mindestens 25 Minuten Dauer)	900

Neben der *Leistung nach Nr. 800* sind die Leistungen nach den Nrn. 1585 (Gleichgewichtsprüfung) und 1590 (Hörprüfung) nicht berechnungsfähig.

Die *Leistung nach Nr. 860* ist im Krankheitsfall nur einmal berechnungsfähig.

Neben der *Leistung nach Nr. 860* sind die Leistungen nach den Nrn. 820, 840 (Erhebung der biographischen Anamnese) und 841 (Erhebung des vollständigen psychiatrischen Status) nicht berechnungsfähig.

GOÄ

Neben der Leistung nach Nr. 800 sind die Leistungen nach den Nrn. 65, 65 a, 825, 826, 830 und 1400 nicht berechnungsfähig. Neben der Leistung nach Nr. 801 sind die Leistungen nach den Nrn. 65, 715 bis 718, 825, 826, 830 und 1400 nicht berechnungsfähig.

Leistungsbeschreibungen (in Kurzform) von Gebührenordnungsnummern, die nach den Bestimmungen der GOÄ nicht neben den Nrn. 800 und 801 abgerechnet werden dürfen:

Nr.	65	Eine das gewöhnliche Maß übersteigende Untersuchung	Nr.	718	Höchstwert für Nrn. 716 und 717
Nr.	65 a	Eingehende Untersuchung eines Kindes bis zum 4. Lebensjahr	Nr.	825	Geruchs-, Geschmacksprüfung
Nr.	715	Prüfung kindliche Entwicklung	Nr.	826	Gleichgewichts-, Koordinationsprüfung
Nr.	716	Prüfung funkt. Entwicklung (Bewegung)	Nr.	830	Prüfung auf Aphasie, Apraxie, Alexie usw.
Nr.	717	Prüfung funkt. Entwicklung (Sprache)	Nr.	1400	Hörprüfung

Nr. 800	Eingehende neurologische Untersuchung	19,50 DM
Nr. 801	Eingehende psychiatrische Untersuchung	25,— DM
Nr. 804	Psychiatrische Behandlung durch eingehendes therapeutisches Gespräch	15,— DM
Nr. 806	Wie Nr. 804, ausführlicher, mind. 20 Minuten	25,— DM
Nr. 812	Psychiatrische Notfallbehandlung bei Suizidversuch und anderer psychischer Dekompensation durch sofortige Intervention und eingehendes therapeutisches Gespräch	50,— DM
Nr. 849	Psychotherapeutische Behandlung bei psychoreaktiven, psychosomatischen oder neurotischen Störungen, Dauer mindestens 20 Minuten	23,— DM

41.12.3. Operative Gebiete

Hals-Nase-Ohren-Heilkunde

Nr. 1540	(GOÄ: Nr. 1565) Entfernung von obturierenden Ohrschmalzpropfen, auch beidseitig	E-BM 40	GOÄ	4,50 DM

Urologie

Wird eine Harnblasenkatheterisierung lediglich durchgeführt, um eine gynäkologische Untersuchung nach Nr. 61 (GOÄ: Nr. 65) zu erleichtern, so ist sie neben der Nr. 61 (bzw. GOÄ-Nr. 65) nicht berechenbar.

Nr. 1720	(entsprechend GOÄ-Nr. 1729) Katheterisierung der Harnblase mit Spülung, Instillation von Medikamenten und/oder Ausspülung von Blutkoagula, beim Mann	E-BM 110	GOÄ	10,40 DM

Nr. 1721	(entsprechend GOÄ-Nr. 1731) Katheterisierung der Harnblase mit Spülung, Instillation von Medikamenten und/oder Ausspülung von Blutkoagula, bei der Frau	E-BM 70	GOÄ	7,40 DM
Nr. 1725	(GOÄ: Nr. 1728) Katheterisierung der Harnblase (E-BM: und/oder Einlegen eines Verweilkatheters), beim Mann	E-BM 70	GOÄ	5,90 DM
Nr. 1726	(GOÄ: Nr. 1730) Katheterisierung der Harnblase (E-BM: und/oder Einlegen eines Verweilkatheters), bei der Frau	E-BM 40	GOÄ	3,70 DM

Chirurgie

BMÄ/E-GO: Unterbrechungen der Unversehrtheit der Körperoberfläche bzw. Ausdehnungen von krankhaften Prozessen werden nach folgenden Kriterien den Begriffen „klein" bzw. „groß" zugeordnet:

 Länge: kleiner oder größer als 3 cm
 Fläche: kleiner oder größer als 4 cm^2
 Raum: kleiner oder größer als 1 cm^3

Als Wundverschluß gelten nur Naht, Klammerung oder ein diese Maßnahmen ersetzendes Wund-Klebe-Verfahren. Neben den Leistungen nach den Nrn. 2000 bis 2005, 2020 und 2021 ist die Leistung nach Nr. 200 nicht berechnungsfähig.

Neben den Leistungen nach den Nrn. 2000 bis 2005 ist die Leistung nach Nr. 2206 (GOÄ: Nr. 2033) nicht berechnungsfähig, wenn die Extraktion des Nagels Bestandteil der Wundversorgung ist. Bei Einrenkung von Luxationen sind Verbände Bestandteil der Leistung.

Nr. 2000	Erstversorgung einer kleinen Wunde	E-BM 100	GOÄ	7,— DM
Nr. 2001	Versorgung einer kleinen Wunde, einschließlich Wundverschluß	E-BM 160	GOÄ	13,— DM
Nr. 2002	Versorgung einer kleinen Wunde, einschließlich Ausschneidung und Wundverschluß	E-BM 240	GOÄ	16,— DM
Nr. 2003	Erstversorgung einer großen (GOÄ: und/oder stark verunreinigten) Wunde	E-BM 170	GOÄ	13,— DM
Nr. 2004	Versorgung einer großen Wunde, einschließlich Wundverschluß	E-BM 300	GOÄ	24,— DM
Nr. 2005	Versorgung einer großen (GOÄ: und/oder stark verunreinigten) Wunde, einschließlich Ausschneidung und Wundverschluß	E-BM 450	GOÄ	40,— DM
Nr. 2006	(GOÄ: Nr. 2007) Entfernung von Fäden oder Klammern (E-BM: aus einer kleinen Wunde)	E-BM 40	GOÄ	4,— DM
Nr. 2007	Entfernung von Fäden oder Klammern aus einer großen Wunde (nur E-BM)	E-BM 60		

41.13. Laboratoriumsuntersuchungen

BMÄ/E-GO

Auf Grund von Vereinbarungen zwischen der Kassenärztlichen Bundesvereinigung bzw. den kassenärztlichen Vereinigungen erfolgt die Vergütung der Punktzahlen bei den Laboruntersuchungen nicht zu dem Punktwert, der für die anderen Abschnitte vom BMÄ/E-GO vereinbart ist.
Meist ist für diese Leistungen eine Gesamtvergütung vereinbart. Der Punktwert richtet sich nach der Zahl der erbrachten und abgerechneten Leistungen. Je mehr Leistungen von allen Kassen- bzw. Vertragsärzten im Laborbereich erbracht werden, desto geringer wird der Punktwert für diese Leistungen.

Allgemeine Bestimmungen

Quantitative Laborleistungen sind nur berechnungsfähig, wenn die Richtigkeit der Analysen durch Teilnahme an Qualitätskontrollen nachgewiesen ist.

Werden Untersuchungsergebnisse im Rahmen eines programmierten Profils gewonnen, können nur die tatsächlich notwendigen Parameter berechnet werden. Rechnerisch ermittelte Werte sind nicht berechnungsfähig.

„Ähnliche Untersuchungen" können nur abgerechnet werden, wenn es die Leistungsbeschreibung vorsieht und keine eigenständige Leistungsposition vorhanden ist.

Die Höchstwerte enthalten alle Untersuchungen aus demselben Körpermaterial, auch wenn diese an einem oder zwei aufeinanderfolgenden Tagen entnommen und an mehreren Tagen untersucht wurden.

Die Kosten für benötigte *Substanzen,* ihre *Beschaffung* und ggf. *Aufbereitung* sind in den Leistungsansätzen vorhanden, soweit nichts anderes bestimmt ist. Dies gilt auch für die Kosten einer sachgemäßen *Beseitigung* bzw. *Entsorgung.*

Basisuntersuchungen

Der Nachweis von Eiweiß und/oder Zucker im Harn sowie die Bestimmung des spezifischen Gewichtes und/oder des pH-Wertes sind nicht berechnungsfähig.

Nr. 3500	Orientierende Untersuchung in einem Körpermaterial durch visuellen Farbvergleich mittels vorgefertigter Reagenzträger oder Reagenzzubereitungen, auch bei apparativer Auswertung und/oder Verwendung von Mehrfachreagenzträgern	25
Nr. 3501	Mikroskopische Untersuchung des Harnsedimentes	40

Bestimmung in einem Körpermaterial mit quantitativer physikalischer oder chemischer Messung oder Zellzählung, je Untersuchung 32
Katalog

Nr. 3510	Erythrozytenzählung	Nr. 3513	Hämoglobin
Nr. 3511	Leukozytenzählung	Nr. 3514	Hämatokrit
Nr. 3512	Thrombozytenzählung		

Nr. 3520	Untersuchung auf Blut im Stuhl in drei Proben	50
Nr. 3550	Bestimmung der Blutkörperchensenkungsgeschwindigkeit . .	30

Können mehrere Bestandteile einer Körperflüssigkeit oder -ausscheidung sowohl durch Verwendung eines Mehrfachreagenzträgers als auch durch Verwendung mehrerer Einfachreagenzträger erfaßt werden, so ist in jedem Fall nur einmal die Nr. 3500 berechnungsfähig.
Bei mehrfacher Berechnung der Leistung nach Nr. 3500 ist die Art der Untersuchungen anzugeben.

Allgemeine Untersuchungen
In diesem Abschnitt sind

1. *die mikroskopischen Untersuchungen* (**Nr. 3600:** eines Körpermaterials als Nativpräparat, 40 Punkte; **Nr. 3601:** nach einfacher Färbung, 45 Punkte; **Nr. 3620:** Differenzierung des gefärbten Blutausstrichs, 100 Punkte)

2. *die physikalischen oder chemischen Untersuchungen* (**Nrn. 3630 bis 3650:** Untersuchung mittels beschichteter Reagenzträger und apparativer Messung; **Nrn. 3660 bis 3701:** Quantitative Untersuchung von Elektrolyten, Enzymaktivitäten oder Substraten)

3. *Gerinnungsuntersuchungen*

Katalog für qualitative und quantitative physikalisch-chemische Untersuchungen eines Körpermaterials		
3630 Glukose	3660 Glukose	3686 Lipase
3631 Harnstoff	3661 Gesamteiweiß	3687 CK
3632 Harnsäure	3662 Bilirubin gesamt	3688 LDH
3633 Kreatinin	3663 Bilirubin direkt	3689 GLDH
3684 Bilirubin	3664 Cholesterin gesamt	3690 HBDH
3635 Cholesterin	3665 HDL-Cholesterin	3691 Cholinesterase
3636 Triglyceride	3666 LDL-Cholesterin	3692 Saure Phosphatase
3642 Hämoglobin	3667 Triglyceride	3693 Prostataphosphatase
3645 CK	3688 Harnsäure	3694 Kalium
3646 LDH	3669 Harnstoff	3695 Calcium
3647 GOT	3670 Kreatinin	3696 Natrium
3648 GPT	3680 Alkalische Phosphatase	3697 Chlorid
3649 Gamma-GT	3681 GOT	3698 Eisen
3650 Theophyllin	3682 GPT	3699 Kupfer
	3683 Gamma-GT	3700 Phosphor anorganisch
	3684 Aldolase	3701 Lithium
	3685 Alpha-Amylase	

Höchstwert für Untersuchungen nach den Nrn. 3630 bis 3650, sofern Meßgeräte mit mechanisierter Probenverteilung auf mehrere Reagenzträger verwendet werden (Blutzuckertagesprofile und Blutzuckerbelastungstests fallen nicht unter diesen Höchstwert)................ 240 Punkte
Dieser Höchstwert schließt ggf. auch Leistungen nach den Nrn. 3660 bis 3701 ein.

Höchstwert für Untersuchungen nach den Nrn. 3660 bis 3701 (Blutzuckertagesprofile und Blutzuckerbelastungstests fallen nicht unter diesen Höchstwert)................ 240 Punkte
Dieser Höchstwert schließt auch Leistungen nach den Nrn. 3630 bis 3650 ein, sofern Meßgeräte mit mechanisierter Probenverteilung auf mehrere Reagenzträger verwendet werden.

4. *Funktions- oder Komplexuntersuchungen* (**Nr. 3840:** Bestimmung Erythrozyten und Leukozyten, ggf. einschließlich Hämoglobin und Hämatokrit, 40 Punkte; **Nr. 3841:** zusätzlich zu Nr. 3840 Thrombozytenzahl, 50 Punkte; **Nr. 3843:** Vollständiger Blutstatus, mittels automatisierter Verfahren, 120 Punkte)

5. *Serologische Untersuchungen* und

6. *Mikrobiologische Untersuchungen* (**Nr. 3885:** Orientierender Bakteriennachweis unter Verwendung eines Trägers, 35 Punkte; **Nr. 3887:** Orientierender Pilznachweis, 40 Punkte)

zusammengefaßt.

Spezielle Untersuchungen

In diesem Abschnitt befinden sich die Abrechnungspositionen für

- *spezielle mikroskopische Untersuchungen,* z. B. von Tupf- und Quetschpräparaten, Organpunktaten, Knochenmarksausstrichen
- *spezielle Funktionsuntersuchungen*
- *spezielle Gerinnungsuntersuchungen*
- *spezielle chemische Untersuchungen*

sowie Bindungsanalysen, immunologische Untersuchungen, Blutgruppenbestimmungen, spezielle serologische Untersuchungen, parasitologische, mykologische, bakteriologische und virologische Untersuchungen.

GOÄ 82

Allgemeine Bestimmungen

Im Zusammenhang mit einer Funktionsprüfung durchgeführte Injektionen sind in der jeweiligen Leistung enthalten. Erforderliche Blutentnahmen können insgesamt einmal in Ansatz gebracht werden.

Eine durchgeführte Untersuchung kann ausschließlich nach der Nummer abgerechnet werden, in der sie namentlich aufgeführt ist. Ist eine Untersuchung mehrfach aufgeführt, ist sie der angewandten Methode entsprechend zuzuordnen.

Werden Laborleistungen mittels eines **vollmechanisierten Analysegerätes** erbracht, das aus einer Probe in einem zusammenhängenden Arbeitsgang die Untersuchungsergebnisse von zwei oder mehr verschiedenen Parametern liefert, so können jeweils nur die einzelnen Parameter berechnet werden, die im betreffenden Krankheitsfall indiziert sind. Dabei ist im Rahmen eines Untersuchungsganges der jeweils erste indizierte Parameter voll berechnungsfähig. Der zweite indizierte Parameter wird mit 75 Prozent, der dritte und jeder weitere mit 50 Prozent der jeweiligen Punktzahlen bewertet.

Die rechnerische Ermittlung von Ergebnissen aus einzelnen Parametern ist nicht gesondert berechnungsfähig (z. B. Färbeindex, HbE).

Werden Untersuchungen, die Beispiel eines Leistungskomplexes (z. B. vollständiger Blutstatus, Spermiogramm) sind, als selbständige Einzelleistungen durchgeführt, so darf die Summation der Punkte für diese Einzelleistungen die für die Komplexleistung festgelegte Punktzahl nicht überschreiten.

Die für Laboratoriumsuntersuchungen festgelegten Höchstwerte umfassen alle Untersuchungen aus einem Körpermaterial, auch wenn dieses an einem Tage mehrfach entnommen und an mehreren Tagen durchgeführt wurde.

> *Kennzeichnungssymbole*
> In der Rechnung des Arztes ist bei Gebühren für Laboratoriumsuntersuchungen hinter der Gebührennummer das jeweils zutreffende Symbol einzutragen:
> für Leistungen, die erbracht worden sind
> ohne vollmechanisiertes Analysegerät = B
> mit vollmechanisiertem Analysegerät
> 1. Parameter = C
> 2. Parameter = D
> 3. und jeder weitere Parameter = E

Qualitative physikalisch-chemische Untersuchungsmethode
(Leistungsbeschreibungen — soweit möglich — verkürzt)

> **Nr. 3500** Qualitativer oder semiquantitativer Streifentest .... 3,20 DM

Die einfache qualitative Harnuntersuchung auf Eiweiß und Zucker, die Bestimmung des pH-Wertes und des spezifischen Gewichtes sind nach den Bestimmungen aller drei Gebührenordnungen Bestandteile der ärztlichen Untersuchung und nicht gesondert berechnungsfähig.

Bei mehrfacher Berechnung der Nr. 3500 ist die Art der Untersuchungen anzugeben.

Können mehrere Bestandteile durch Verwendung eines Mehrfachreagenzträgers erfaßt werden, so ist die Nr. 3500 auch dann nur einmal berechnungsfähig, wenn mehrere Einfachreagenzträger verwandt wurden.

> **Nr. 3505** Untersuchung auf Blut im Stuhl unter Verwendung von drei Testbriefchen .... 4,20 DM

Die Kosten sind mit der Gebühr abgegolten.

> **Nr. 3511 bis 3538** Qualitative physikalische oder chemische Untersuchungen eines Körpermaterials, je Analyse .... 4,— DM

Hierzu gehört u. a. die Bestimmung von Aceton (Nr. 3512), Bence-Jones-Eiweißkörpern mit der Kochprobe (Nr. 3513). Untersuchungen unter Verwendung von Reagenzträgern sind nicht nach diesen Nummern berechnungsfähig.

Quantitative physikalisch-chemische Untersuchungsmethoden

> - Bestimmung eines Körpermaterials unter Verwendung von vorgefertigten Reagenzträgern mittels Reflektionsmessung ..... 6,50 DM
>   (**Nr. 3601** Glukose, **Nr. 3602** Harnstoff)
> - Untersuchung eines Körpermaterials mit quantitativer physikalischer oder chemischer Messung, je Analyse .... 5,— DM
>   (u. a. **Nr. 3625** Hömoglobin, **Nr. 3627** Zucker im Harn)
> - Quantitative chemische Untersuchung eines Körpermaterials mittels Photometrie, je Analyse .... 10,— DM
>   (**Nr. 3661** Glukose im Blut, **Nr. 3662** Glukose im Liquor, **Nr. 3663** GOT, **Nr. 3664** GPT)

Für Untersuchungen nach den **Nrn. 3661 bis 3664** ist der *Höchstwert* nach **Nr. 3749** zu beachten.

- Quantitative chemische Untersuchung eines Körpermaterials mittels Photometrie oder Titration — gegebenenfalls auch mit mehrfacher Messung —, je Untersuchung . . . . 12,— DM
(u. a. **Nr. 3701** Calcium, **Nr. 3702** Chlorid, **Nr. 3703** Eisen, **Nr. 3710** Bilirubin gesamt und/oder direkt, **Nr. 3711** Cholesterin gesamt, **Nr. 3714** Harnstoff, **Nr. 3715** Harnsäure, **Nr. 3717** Kreatinin, **Nr. 3718** Lipide gesamt, **Nr. 3732** CPK, **Nr. 3733** HBDH, **Nr. 3734**, GLDH, **Nr. 3735** Gamma-GT usw.)
- **Nr. 3749 Höchstwert** für Untersuchungen nach den Nrn. 3663, 3664 und 3701 bis 3748 . . . . 53,50 DM
(Blutzuckertagesprofile und Blutzuckerbelastungstests fallen nicht unter diesen Höchstwert)

Mikroskopische Untersuchungsmethoden

- Mikroskopische Untersuchungen in Nativmaterial — gegebenenfalls mit Aufbereitung —, je Präparat . . . . 5,— DM
(u. a. **Nr. 4051** Amöben, **Nr. 4055** Harnsediment — auch mit Anfärbung —, **Nr. 4060** Trichomonaden — gegebenenfalls auch Pilze und andere Erreger —, **Nr. 4061** Wurmeier)
- **Nr. 4075** Mikroskopische Untersuchung des Stuhls auf Fette, Muskelfasern und Stärke — gegebenenfalls einschließlich der Leistungen nach den Nrn. 4051 bis 4068 . . . . 11,— DM
- **Nr. 4080** Mikroskopische Untersuchung eines einfach gefärbten Präparates — gegebenenfalls einschließlich der Leistungen nach den Nrn. 4051 bis 4068 —, je Präparat . . . . 6,— DM
- Mikroskopische oder physikalische Zellzählung, je Untersuchung   5,50 DM
(**Nr. 4141** Eosinophilenzählung, **Nr. 4142** Erythrozytenzählung, **Nr. 4143** Leukozytenzählung, **Nr. 4144** Liquorzellzählung, **Nr. 4145** Spermienzählung einschließlich Beweglichkeitsbeurteilung, **Nr. 4146** Thrombozytenzählung [physikalisch])
- **Nr. 4205** Vollständiger Blutstatus (Hb., Erythrozyten- und Leukozytenzählung, Färbe-Index und quantitative Differenzierung des gefärbten Blutausstriches), zusammen . . . . 20,— DM

Neben der Leistung nach Nr. 4075 ist die Leistung nach Nr. 4080 bei Untersuchungen desselben Materials nicht berechnungsfähig.

41.14. Pauschalerstattungen (nur BMÄ)

Die Nrn. 7100 bis 7112 können nur von dem Arzt berechnet werden, dem die gesamten Kosten für das Versandmaterial, die Versandgefäße usw. sowie für den Versand bzw. Transport entstanden sind.

Kosten für Versandmaterial, für den Versand des Untersuchungsmaterials und die Übermittlung des Untersuchungsergebnisses innerhalb einer Laborgemeinschaft oder innerhalb eines Krankenhausgeländes sind nicht berechnungsfähig. Dies gilt auch, wenn Material oder Teile davon unter Nutzung der Transportmittel oder des Versandweges und/oder der Versandgefäße der Laborgemeinschaft zur Untersuchung einem zur Erbringung von Leistungen beauftragten Arzt zugeleitet wird.

Werden aus demselben Körpermaterial sowohl in einer Laborgemeinschaft als auch von einem Laborarzt Leistungen des Kapitels O ausgeführt, so kann der Laborarzt bei Benutzung desselben Transportweges Versandkosten nicht berechnen. Dies gilt auch dann, wenn ein Arzt eines anderen Gebietes Auftragsleistungen aus dem Kapitel O erbringt.

Nr. 7100	Versandpauschale für Exfoliativzytologie, je eingesandten Fall	1,80 DM
Nr. 7101	Versandpauschale für Punktions- bzw. Aspirationszytologie, je eingesandten Fall	2,30 DM
Nr. 7105	Versandpauschale für histologische Untersuchungen, je eingesandten Fall	3,10 DM
Nr. 7110	Versandpauschale für Laboratoriumsuntersuchungen, je eingesandten Fall	2,30 DM
Nr. 7111	Versandpauschale für Röntgenaufnahmen, je Versand	3,50 DM
Nr. 7112	Versandpauschale für Szintigramme, je Versand	1,80 DM
Nr. 7120	Versandpauschale, Standardbrief	0,80 DM
Nr. 7121	Versandpauschale, Brief mit höherem Gewicht oder größerem Format	1,50 DM
Nr. 7130	Pauschale für Leistungen nach den Nrn. 73 oder 77, pro Schreibmaschinenseite	3,— DM
Nr. 7140	Pauschale für Fotokopien von Befunden, ausschließlich für den mit- oder weiterbehandelnden oder konsiliarisch tätigen Arzt oder den Arzt des Krankenhauses, pro Seite	0,20 DM

Bei Mitgabe von Röntgenaufnahmen oder von Szintigrammen sind die Nrn. 7111 oder 7112 nicht berechnungsfähig.

42 Abrechnung mit sonstigen Kostenträgern

42.1 Allgemeines

Kassenärztliche Vereinigungen können entsprechend § 368 n RVO über die kassenärztliche Versorgung der Mitglieder der RVO-Kassen hinaus weitere Aufgaben der ärztlichen Versorgung, insbesondere für die Ersatzkassen und andere Träger der Sozialversicherung übernehmen.

Auf der Grundlage der RVO sind die Verträge mit den Ersatzkassen, der Bundesknappschaft, Bundesbahn, Post, Bundeswehr, Bundesgrenzschutz, den Berufsgenossenschaften, für die Zivildienstleistenden, die Polizei u. a. m. abgeschlossen worden.

Die im Vertrag Ärzte-Ersatzkassen und den dazugehörigen Verträgen und Vereinbarungen festgelegten Bestimmungen sind ebenso wie die Verträge und Vereinbarungen mit den RVO-Kassen wegen ihrer großen Bedeutung für die ärztliche Praxis an anderer Stelle eingehend behandelt worden.

Dies ist für die oben aufgeführten übrigen Verträge nicht möglich. Einzelheiten können nicht dargestellt werden. Sie müssen bei Bedarf den in jeder Kassenarztpraxis im Wortlaut vorhandenen Vertragstexten entnommen werden.

Schwierigkeiten bereitet regelmäßig die Unterscheidung der Abrechnung bzw. Rechnungserstellung bei Mitgliedern der Postbeamtenkrankenkasse Gruppe B und der Krankenversorgung der Bundesbahnbeamten Gruppe IV (in beiden Fällen Privatpatienten) von der bei Mitgliedern der Postbeamtenkrankenkasse Gruppe A und Krankenversorgung der Bundesbahnbeamten Gruppe I bis III (Verträge nach § 368 n RVO). Aus diesem Grunde sind in den entsprechenden Abschnitten auch diejenigen Versicherungsverhältnisse aufgeführt, die nicht auf Verträgen nach § 368 n RVO beruhen.

Die ärztliche Versorgung der Polizeibeamten ist jeweils auf Landesebene mit den zuständigen Kassenärztlichen Vereinigungen geregelt, eine Darstellung dieser Vertragsverhältnisse ist im Rahmen dieses Lehrbuchs nur begrenzt möglich.

42.2 Abrechnung nach dem Abkommen Ärzte/Unfallversicherungsträger

Das am 1. Juli 1984 in Kraft getretene Abkommen sieht eine Abrechnung auf der Grundlage der GOÄ 82 unter Beachtung zahlreicher im Vertrag festgelegter Sonderbestimmungen vor. Im Rahmen der berufsgenossenschaftlichen Heilbehandlung erbrachte Leistungen werden mit einem Punktwert von 14 Pf, in Fällen, in den eine berufsgenossenschaftliche Heilbehandlung nicht erforderlich ist, aber der Verletzte keine Ansprüche auf eine Krankenpflege gegenüber einer gesetzlichen Krankenversicherung hat, mit 11,37 Pf vergütet. Die errechnete Gebühr kann auf volle 0,10 DM aufgerundet werden. Für Auskünfte, Bescheinigungen, Berichte und Gutachten sind besondere Gebühren vereinbart.

Arbeitsunfall- und Berufskrankheitenbehandlungen werden grundsätzlich bei der Erstbehandlung über den Krankenschein mit der für den Versicherten zuständigen Krankenkasse abgerechnet. Entscheidet der Durchgangsarzt, daß eine berufsgenossenschaftliche Heilbehandlung durchgeführt werden soll, muß mit dem Unfallversicherungsträger abgerechnet werden. Hält der Durchgangsarzt eine kassenärztliche Behandlung für ausreichend, sind alle Leistungen über den Krankenschein abzurechnen. Dann muß der entsprechende Stempel („Unfall! Nicht über BG abgerechnet!") verwendet werden.

Unfall!
„Nicht über Berufsgenossenschaft abgerechnet"

Stempel für Arbeitsunfallbehandlung auf Kosten der Krankenkasse (nicht der Berufsgenossenschaft).

Regelung für Auskünfte, Bescheinigungen und Gutachten
(Leitnummer 82 des Vertrages)

Auf Verlangen des Trägers der gesetzlichen Unfallversicherung frei erstattete Gutachten werden je nach Schwierigkeit, Umfang usw. mit 59,10 DM bis 193 DM vergütet. Die Gebühr für eingehend begründete wissenschaftliche Gutachten, die von dem aufgeforderten Arzt unterzeichnet sind, beträgt je nach Schwierigkeit, Umfang usw. 126 DM bis 396,20 DM.

Gebühren für Auskünfte, Bescheinigungen, Berichte und Gutachten (Beispiele)		
1	Kurze Krankheitsauskunft	11,80
5	Krankheitsbericht	11,80
9	Neurologischer Befundbericht	38,40
10	Erstes Rentengutachten	82,50
13	Ärztliche Unfallmeldung	9,20
13 S	Ärztliche Unfallmeldung (Schüler)	9,20
14 a	Augenarztbericht	16,80
14 b	Hals-Nase-Ohrenarzt-Bericht	16,80

Bei Anforderung von Auskünften, Berichten und Gutachten durch den Unfallversicherungsträger werden Freiumschläge beigefügt, andernfalls werden die Portokosten erstattet. Für die Übersendung angeforderter Röntgenaufnahmen einschließlich Verpackung und Porto werden pauschal 9 DM je Sendung erstattet.

Vergütung von Durchgangsärzten

Wird eine berufsgenossenschaftliche Heilbehandlung eingeleitet, so erhält der Durchgangsarzt für seine Berichterstattung eine Gebühr von 16,80 DM. Die persönlichen und sächlichen Leistungen des Arztes und die Portoauslagen werden gesondert vergütet.

Wird eine berufsgenossenschaftliche Heilbehandlung nicht eingeleitet, so erhält der Durchgangsarzt je Fall einen Pauschbetrag von 41 DM (nachts und an Sonn- und Feiertagen 51,50 DM).

Rechnungslegung

Die Rechnung des Arztes muß insbesondere das Datum der Erbringung der Leistung, die entsprechende Nummer des Gebührenverzeichnisses, den jeweiligen DM-Betrag und bei Entschädigungen (Wegegeld u. ä.) die Art der Entschädigung und die Berechnung enthalten.

Es sind die von den Landesverbänden der gewerblichen Berufsgenossenschaften kostenlos zur Verfügung gestellten Rechnungsvordrucke zu verwenden.

Schulunfälle

Schulunfälle sind Unfälle, die Kinder während des Besuchs von Kindergärten, Schüler während des Besuchs von Schulen und Studierende während des Besuchs von Hochschulen erleiden. Eine durchgangsärztliche Untersuchung ist nicht erforderlich, wenn die voraussichtliche Dauer der Behandlungsbedürftigkeit nicht mehr als eine Woche beträgt. Hat der Unfallverletzte aus einem Schulunfall keinen eigenen Anspruch auf Leistung gegen eine gesetzliche Krankenkasse, so erstattet der Arzt eine Unfallmeldung auf dem Formblatt 13 S (siehe auch Kapitel 35). Die Liquidation erfolgt auf der Rückseite des grünen Teils 2. Für das Ausfüllen des Formblattes 13 S wird eine Gebühr berechnet.

42.3. Bundesbahn

Bundesbahn-Betriebskrankenkasse

Bei Mitgliedern der Bundesbahn-Betriebskrankenkasse wird nach dem BMÄ wie bei den anderen RVO-Kassen abgerechnet. Kein „Sonstiger Kostenträger".

Krankenversorgung der Bundesbahnbeamten (KVB)

Innerhalb der KVB wird nach den Beitragsklassen I bis III und IV unterschieden. KVB IV gehört nicht zu den „Sonstigen Kostenträgern".

Mitglieder der KVB IV sind ohne jede Einschränkung Privatpatienten und erhalten eine Privatliquidation nach den Bestimmungen der GOÄ 82.

Anspruchsberechtigte der KVB I bis III sind Selbstzahler und erhalten eine Privatliquidation entsprechend der GOÄ 82 mit dem Zusatz „KVB-Vertrag". Zusätzlich **müssen** Diagnose(n) und der vertraglich vereinbarte Punktwert (16,75 Pf) genannt sein. Jeweils für jede Leistung muß der aus Punktzahl und Punktwert zu entnehmende DM-Betrag aufgeführt werden. Der Rechnungsbetrag insgesamt darf auf volle 5 Pf aufgerundet werden. Die Punktzahl kann aus der GOÄ 82 durch Division der dort genannten DM-Beträge durch 10 errechnet werden, soweit nicht auf die von der KVB zur Verfügung gestellten Listen zurückgegriffen wird. Die Liquidation der Leistungen bei der KVB I bis III erfolgt *direkt bei dem Patienten*. Der Leistungsumfang entspricht bis auf die *Mutterschaftsvorsorge und die „Sonstigen Hilfen"* weitgehend dem der gesetzlichen Krankenversicherungen.

> **§ 6 des Vertrages KBV mit KVB**
> 1. Die KVB klärt ihre Mitglieder darüber auf, daß der Erstattungsbetrag unverzüglich an den Rechnungsaussteller abzuführen und der Unterschied zwischen Rechnungsbetrag und Erstattungsbetrag der KVB aus eigenen Mitteln zu zahlen ist und daß der Verzicht auf die Zuzahlung nicht verlangt werden darf. Bei säumigen Zahlern wird die KVB die Ärzte bei der Einziehung des Rechnungsbetrages unterstützen.
> 2. Die Kassenärztlichen Vereinigungen klären die Ärzte darüber auf, daß sie auf den Unterschied zwischen Rechnungsbetrag und Erstattungsbetrag der KVB nicht ausdrücklich oder stillschweigend verzichten dürfen. Die Herabsetzung eines Rechnungsbetrages ist zwar zulässig, darf sich jedoch nicht nur auf den Anteil des Zahlungspflichtigen beschränken, sondern sie muß sich auf den **Gesamtbetrag** einer Rechnung beziehen.

Die nicht in der GOÄ 82 aufgeführten Leistungen Nr. 866 (Besprechung mit nichtärztlichem Psychotherapeuten) und Nrn. 885 bis 887 (psychiatrische Leistungen bei Kindern) des BMÄ/E-GO sind ebenso wie bei Patienten der Postbeamtenkrankenkasse Gruppe A zusätzlich vertraglich vereinbart.

Dienstunfälle Bahnbeamte

Die Heilbehandlung der Dienstunfälle der Bundesbahnbeamten wird entsprechend dem hierfür geltenden Vertrag zwischen Kassenärztlicher Bundesvereinigung und Bundesbahn vom 6. Juni 1984 auf der Grundlage der GOÄ 82 durchgeführt. Es wird ein Punktwert von 14 Pf (Abschnitt M: 13,8 Pf) vergütet und darf auf volle 0,05 DM aufgerundet werden. Für Berichte und Gutachten sind besondere Gebühren vereinbart. Die Abrechnung erfolgt über die zuständige Bezirksdirektion der Bundesbahn.

42.4. Bundesgrenzschutz (BGS)

Die Berechnung erfolgt ab 1. April 1984 entsprechend dem zwischen Kassenärztlicher Bundesvereinigung und Bundesinnenministerium abgeschlossenen Vertrag über die ärztliche Betreuung von Angehörigen des Bundesgrenzschutzes nach dem BMÄ zum Punktwert von 12,9 Pf.

Der Heilfürsorgeberechtigte weist sich gegenüber dem Arzt durch einen BGS-Überweisungsschein aus, der in der Regel bis zum Ende des laufenden Kalenderjahres befristet ist. Bei Notwendigkeit der Überweisung an einen anderen Arzt oder eine Krankenhauseinweisung stellt der in Anspruch genommene Arzt eine kurze Bescheinigung aus, ein Arzt des BGS stellt dann den erforderlichen BGS-Überweisungsschein oder Einweisungsschein aus. Die Abrechnung erfolgt auf der Rückseite des Überweisungsscheines bei der zuständigen *Kassenärztlichen Vereinigung.*

42.5. Bundesversorgung

Die Abrechnung erfolgt auf der Rückseite des farbigen Bundesbehandlungsscheines für RVO-Kassenmitglieder nach dem BMÄ, für Ersatzkassenmitglieder nach der E-GO (siehe Kapitel 37).

Überweisungsschein zur ärztlichen Behandlung für Angehörige des Bundesgrenzschutzes. Die Rückseite ist entsprechend der Krankenscheinrückseite aufgebaut.

42.6. Bundeswehr (Bw)

Grundlage der Liquidation sind auf Grund eines entsprechenden Vertrages der BMÄ zu dem Punktwert, der für die Ortskrankenkassen des jeweiligen KV-Bereiches gilt. Solange der Punktwert 12,9 Pf durch den Punktwert der Ortskrankenkassen nicht überschritten wird, ist dieser Punktwert zugrunde zu legen. Die Abrechnung erfolgt auf der Rückseite des Überweisungsscheines (San/Bw/0217 ab 1. Oktober 1984) bzw. auf der Rückseite des Belegarztscheines bei Belegärzten nach Ablauf des Quartals über die jeweils zuständige KV.

Bezüglich der Liquidation bei Inanspruchnahme der Wahlleistung „gesondert berechenbare ärztliche Leistung" bei stationärer Behandlung in zivilen Krankenhäusern sowie bei bestimmten weiteren Leistungen durch niedergelassene Ärzte (siehe 44.9.).

42.7. Jugendarbeitsschutzuntersuchungen

Jugendarbeitsschutzuntersuchungen werden mit der GOÄ Nr. 95 zu Lasten des jeweiligen Landes meist über die zuständige KV oder Ärztekammer abgerechnet.

42.8. Polizei

Auch für Polizeibeamte gilt die freie Heilfürsorge. Da es sich bei den Polizeibeamten um Landesbeamte handelt, werden die Verträge von den örtlich

zuständigen Kassenärztlichen Vereinigungen abgeschlossen.
Die Liquidation von Blutalkoholuntersuchungen usw. erfolgt in allen Bundesländern zu den Einfachsätzen der GOÄ 82, ist aber nicht durch einen Vertrag nach § 368 n RVO geregelt, sondern wird durch § 11 der GOÄ 82 festgelegt (siehe auch Kapitel 39).

Polizei Nordrhein-Westfalen
Seit dem 1. Januar 1984 bei Versorgung durch niedergelassene Ärzte auf Kranken-, Überweisungs-, Berechtigungs- und Mutterschaftsvorsorgeschein Abrechnung nach GOÄ 82 *über zuständige KV* zum Punktwert von z. Z. 14,64 Pf. Sobald der Punktwert des BMÄ diesen Wert erreicht, wird dieser zugrunde gelegt.

Polizei Baden-Württemberg
Bei der Polizei Baden-Württemberg ist jetzt schon der BMÄ Abrechnungsgrundlage.

Polizei Schleswig-Holstein
Seit 1. April 1986 Abrechnung nach BMÄ mit einem Punktwert von 12,49 Pf.

42.9 Postbeamte

Postbetriebskrankenkasse
Für die Postbetriebskrankenkasse Abrechnung nach dem BMÄ wie bei den anderen RVO-Kassen. Kein „Sonstiger Kostenträger".

Postbeamtenkrankenkasse Gruppe B (PBeaKK B)
Die Mitglieder der Gruppe B der PBeaKK sind Privatpatienten und erhalten eine normale Rechnung nach den Bestimmungen der GOÄ 82, die allerdings den Patienten nur zu den „erstattungsfähigen Höchstsätzen" erstattet wird. Überwiegend „persönlich-ärztliche" Leistungen werden nur bis zum 1,9fachen, überwiegend „ärztlich-technische" Leistungen bis zum 1,5fachen der Einfachsätze der GOÄ 82 dem Patienten erstattet. Es besteht jedoch keine Verpflichtung für den Arzt, seiner Liquidation diese „erstattungsfähigen Höchstsätze" zugrunde zu legen. Überschreitet er unter korrekter Anwendung der GOÄ 82 diese Sätze bis zum 2,3- oder 1,8fachen, bzw. mit Begründung bis zum 3,5- oder 2,5fachen, so übernimmt einen Teil der nicht von der Postbeamtenkrankenkasse getragenen Kosten die Beihilfe des Postbeamten. Es verbleibt für den Patienten aber eine Selbstbeteiligung. Es ist nicht zulässig, daß der Arzt auf diesen Teil seines Liquidationsanspruches verzichtet.

Postbeamtenkrankenkasse Gruppe A (PBeaKK A)
Seit dem 1. Oktober 1983 erfolgt die Abrechnung von Leistungen für Postbeamte A nach den Bestimmungen der GOÄ 82 auf Kranken-, Überweisungs- oder Berechtigungsschein über die zuständige *Kassenärztliche Vereinigung*. Für ambulante Leistungen erfolgt eine Vergütung von 14,12 Pf mit Ausnahme der Laborleistungen nach Abschnitt M (12,33 Pf), bei stationären ärztlichen Leistungen von 12,11 Pf pro Punkt. Der Leistungsumfang entspricht im wesentlichen dem der gesetzlichen Krankenversicherung. Durchführung der Schutzimpfungen analog zur Ersatzkassenregelung (siehe auch 41.5.4.). Die Impfleistung wird mit 12 DM bewertet. Ambulant ausgeführte Operationen dürfen von Vertragsärzten mit Erlaubnis, die Nrn. 100, 101 und 102 anzusetzen, zu einem höheren Punktwert abgerechnet werden.

Dienstunfälle Postbeamte

Die Heilbehandlung der Postbeamten bei Dienstunfällen erfolgt entsprechend den Bestimmungen des zwischen der Kassenärztlichen Bundesvereinigung und der Bundespost abgeschlossenen Vertrages. Grundlage ist die GOÄ 82, Punktwert 14 Pf (Abschnitt M: 13,8 Pf). Berichte und Gutachten werden mit besonderen Gebühren vergütet. Abgerechnet wird über die zuständigen Kassenärztlichen Vereinigungen auf besonderen Kostenübernahmeerklärungen (Fbl 965 121 000-7), die dem Arzt von der zuständigen Dienststelle der Bundespost übersandt werden.

42.10. Sozialhilfe

Für Berechtigte nach dem Sozialhilfegesetz und Lastenausgleichsgesetz übernimmt der zuständige Sozialhilfeträger die Leistungen in dem Umfange wie sie sonst von der gesetzlichen Krankenversicherung getragen werden.

Es werden örtliche (kreisfreie Städte und Landkreise) und überörtliche Sozialhilfeträger unterschieden.

Der Patient legt vor Beginn der Behandlung einen vom örtlichen Sozialhilfeträger (Sozialamt) ausgestellten Behandlungsschein vor. Grundsätzlich gelten die kassenärztlich vereinbarten Formulare. Voraussetzung dafür ist, daß vom örtlichen Sozialhilfeträger ein Behandlungsschein ausgestellt ist.

Für in Behandlung befindliche Sozialhilfeempfänger, die aus dem Bereich des örtlich zuständigen Sozialhilfeträgers verreisen, darf kein Überweisungsschein für einen weiterbehandelnden Arzt ausgestellt werden. Der Patient hat sich an seinem neuen Aufenthaltsort auch bei kurzfristigem Aufenthalt einen neuen Behandlungsschein ausstellen zu lassen.

Verordnungen erfolgen entsprechend den Regelungen mit den RVO-Kassen. Bäder, Massagen, Brillen, Bandagen, Bruchbänder und andere Heilmittel müssen vorher von den Sozialhilfeträgern genehmigt werden. Verordnungen erfolgen auf dem Vordruckmuster 16 (Rezeptformular). Markierungsfeld 7 wird angekreuzt, Rezeptgebühr muß nicht bezahlt werden.

Mutterschaftsvorsorge und Früherkennungsmaßnahmen erfolgen entsprechend den Regelungen im Bereich der gesetzlichen Krankenkassen.

Die Abrechnung erfolgt über die zuständige Kassenärztliche Vereinigung. Die Abrechnung der Leistungen erfolgt entsprechend den Vereinbarungen mit den RVO-Kassen. Die Abrechnung erfolgt nach dem BMÄ.

42.11. Zivildienst

Die Abrechnung erfolgt entsprechend den Bestimmungen eines zwischen dem Bundesminister für Jugend, Familie und Gesundheit und der Kassenärztlichen Bundesvereinigung abgeschlossenen Vertrages (v. 22. Juni 1984). Die Abrechnung wird auf der Rückseite des Behandlungsscheines vorgenommen. Dieser ist nur im Zusammenhang mit dem Dienstausweis gültig und trägt den Aufdruck „Bundesamt für Zivildienst, Köln". Die Vergütung bemißt sich nach dem BMÄ. Der Punktwert beträgt 11,8 Pf, bis er durch den vertraglich vereinbarten Punktwert der Ortskrankenkassen des jeweiligen KV-Bezirkes überschritten wird. Dann wird dieser zugrunde gelegt.

Für die Bescheinigung der Dienstunfähigkeit des Zivildienstleistenden ist ein besonderes Formular vereinbart, das Ähnlichkeit mit der Arbeitsunfähigkeitsbescheinigung (Muster 1 b) hat. Im Gegensatz zur Arbeitsunfähigkeitsbescheinigung kann jedoch eine Dienstfähigkeit für leichtere Tätigkeiten festgestellt werden.

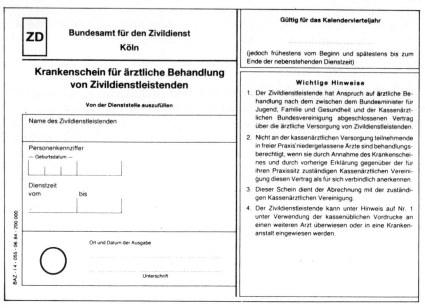

Krankenschein für die ärztliche Behandlung von Zivildienstleistenden. Nur zusammen mit Dienstausweis gültig. Die Rückseite ist entsprechend der Krankenscheinrückseite aufgebaut.

43 Durchführung der Kassenabrechnung

43.1. Grundlagen

43.1.1. Bestimmungen

Alle Bestimmungen für die Abrechnungen gegenüber den Kassenärztlichen Vereinigungen ergeben sich
- für die RVO-Kassen aus dem *Bewertungsmaßstab für kassenärztliche Leistungen (BMÄ)*, dem *Bundesmantelvertrag Ärzte*, den Beschlüssen des Bewertungsausschusses, dem Honorarverteilungsmaßstab (HVM) und den Abrechnungsanweisungen der jeweiligen Kassenärztlichen Vereinigung
- für die Ersatzkassen aus der *Ersatzkassengebührenordnung (E-GO)*, dem *Arzt-Ersatzkassen-Vertrag*,
- aus *Sonderverträgen* wie z. B. Badearztverträgen, Sprechstundenbedarfsregelungen, Mutterschaftsrichtlinien, Früherkennungsrichtlinien Kinder, Früherkennungsrichtlinien Krebs Frauen, Früherkennungsrichtlinien Krebs Männer, sonstige Hilferichtlinien usw.
- sowie aus den von der Kassenärztlichen Bundesvereinigung herausgegebenen *Merkblättern*.

Die Unterlagen darüber werden jedem Kassenarzt von seiner Kassenärztlichen Vereinigung zur Verfügung gestellt.

Aus abrechnungstechnischen oder vertraglichen Gründen sind bei den Abrechnungsstellen der Kassenärztlichen Vereinigungen bzw. bei der Kassenärztlichen Bundesvereinigung einige Kassen unter bestimmten Gesichtspunkten zusammengefaßt worden:
— *Einzelleistungskassen* (Krankenkassen, die das ärztliche Honorar nach Einzelleistungen entsprechend der Gebührenordnung vergüten)
— *Pauschalkassen*, RVO-Kassen, die das Honorar nach einem Pauschalbetrag vergüten
— *Bundesgesamtvertragskassen*, Krankenkassen, deren Mitglieder im ganzen Bundesgebiet verstreut wohnen wie z. B. bestimmte Betriebskrankenkassen. Für sie besteht eine Aufteilungsstelle bei der Kassenärztlichen Bundesvereinigung.
— *Fremdkassen* sind Kassen, deren Sitz außerhalb des Bereichs der jeweiligen Kassenärztlichen Vereinigung liegt.

43.1.2. Zeitpunkt der Kassenabrechnung

Üblicherweise erfolgt die Kassenabrechnung am Ende eines jeden Kalendervierteljahres (Quartals).

Abweichend von diesem Grundsatz kann je nach KV in kürzeren Zeitabständen abgerechnet werden bei
- Unfallversicherung der Kinder, Schüler und Studenten
- Berufsgenossenschaftlicher Behandlung (wenn mit der BG direkt abgerechnet wird), wie von der Berufsgenossenschaft vorgeschrieben.

Über das Quartalsende hinausgehende Leistungen

Bei folgenden Behandlungen wird, wenn sie sich über mehr als ein Quartal erstrecken, am Ende desjenigen Quartals abgerechnet, in dem die Behandlung abgeschlossen wurde
- belegärztliche Behandlung
- Röntgentherapie
- Radionuklidtherapie

Inwieweit dafür am Quartalsende eine Zwischenrechnung gelegt werden darf, ergibt sich aus der Abrechnungsanweisung bzw. den Bestimmungen der zuständigen Kassenärztlichen Vereinigung.

Die Mutterschaftsvorsorge sowie die tiefenpsychologisch fundierte und analytische Psychotherapie wird trotz weiterlaufender ärztlicher Betreuung quartalsweise abgerechnet. Dies geschieht jeweils auf dem obersten Blatt des Vierfachsatzes.

Überschreitung der Abgabetermine

Die Abgabetermine werden durch Rundschreiben oder im Ärzteblatt bekanntgegeben. Sie müssen eingehalten werden. Bei Überschreitung der Termine erhebt die KV-Abrechnungsstelle Bearbeitungsgebühren, die Vorauszahlungen werden gestoppt, die Abschlußzahlung wird ausgesetzt. Von einer Bearbeitungsgebühr kann abgesehen werden, wenn der Arzt nachweist, daß die verspätete Abgabe ohne sein Verschulden zustande gekommen ist.

Verspätet eingereichte Behandlungsausweise

Verspätet in die Hände des Kassenarztes gelangte Behandlungsscheine sind mit der nächsten Quartalsabrechnung abzugeben.

Terminverlängerung

Soweit aus wichtigen Gründen die Ablieferungstermine vom Kassenarzt nicht eingehalten werden können, muß er bei der Kassenärztlichen Vereinigung rechtzeitig um eine Terminverlängerung bitten.

Einige Kassenärztliche Vereinigungen bestätigen dem Arzt den Eingang der Kassenabrechnung mit einer Postkarte.

43.1.3. Ablieferungsort für Kassenabrechnung

Die Abrechnungsunterlagen müssen rechtzeitig bei der Abrechnungsstelle der zuständigen Kassenärztlichen Vereinigung persönlich abgegeben oder postalisch übersandt werden. Das Risiko bei einem eventuellen Verlust der Abrechnungsunterlagen trägt der Kassenarzt, aus diesem Grunde empfiehlt sich eine Versicherung.

Nicht bei der KV-Abrechnungsstelle eingereicht werden die Unterlagen für
- Badearztbehandlung auf Badearztschein (RVO: KV Westfalen-Lippe, Ersatzkassen: ausstellende Ersatzkasse)
- berufsgenossenschaftliche Heilbehandlung (direkt bei der Berufsgenossenschaft)
- Heilbehandlung der dienstunfallverletzten Bundesbahnbeamten (an beauftragende Stelle)
- zahnärztliche Behandlung durch Kassenärzte, die gleichzeitig als Kassenzahnärzte niedergelassen sind (bei zuständiger KZV-Abrechnungsstelle)

43.1.4. Vorbereitungen

Bevor mit der Abrechnung begonnen wird, wird der notwendige Bürobedarf (Kugelschreiber, Banderolen, Klebstoff, Konzeptpapier, Arztstempel usw.) zurechtgelegt. Zu beachten ist, daß nur blau oder schwarz schreibende Kugelschreiber verwendet werden dürfen, da andere Farben der Kassenärztlichen Vereinigung für die Bearbeitung vorbehalten sind.

Die für die Abrechnung notwendigen Gebührenordnungen, Vertragstexte, Abrechnungsanweisungen, Richtlinien usw. müssen zurechtgelegt werden. Karteikarten, Behandlungsausweise sowie Wegegeldlisten (soweit vorgeschrieben) und Fallzahlvordrucke müssen griffbereit am Arbeitsplatz liegen.

Ohne gültigen Behandlungsschein (Kranken-, Überweisungs-, Berechtigungsschein für Vorsorge- und Früherkennungsuntersuchungen) kann keine Abrechnung erfolgen.

43.2. Eintragungen auf dem Abrechnungsschein

43.2.1. Eintragung aller Diagnosen

Die Diagnosen und Verdachtsdiagnosen begründen Leistungen und Verordnungen. Aus diesem Grunde müssen alle Diagnosen einschließlich der Verdachtsdiagnosen aufgeführt werden. Die Leistungen, die nicht in einer Diagnose ihre Begründung finden, sind zu erläutern. Diagnosen müssen häufig im Laufe der Behandlung ergänzt bzw. berichtigt werden. Wird eine berechnete Leistung nicht durch die Diagnose begründet, muß eine Erläuterung gegeben werden (freies unteres Feld der Rückseite vom Krankenschein benutzen).

Soweit noch nicht erfolgt, werden noch fehlende Angaben auf den Krankenscheinen ausgefüllt (Arbeitsunfall, Arbeitsunfallfolgen, Berufskrankheiten, Versorgungsleiden usw.).

43.2.2. Ankreuzen der Versicherungssparte

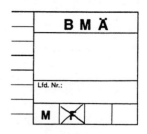

Auf der Rückseite des Krankenscheines befindet sich ein aus vier Feldern bestehendes Kästchen. Die jeweils zutreffenden Felder sind zu durchkreuzen. Gegebenenfalls müssen Eintragungen in die freien Kästchen vorgenommen werden.

43.2.3. Eintragung der Leistungen

Die Eintragung der Leistungen auf den Behandlungsausweisen müssen deutlich lesbar ausgeführt werden. Sie müssen sowohl für die Kassenärztliche Vereinigung wie auch später für die Krankenkasse lesbar sein. Fehler sollen deutlich durchgestrichen und die richtige Nummer daneben geschrieben werden. Von den Kassenärztlichen Vereinigungen werden unleserliche Abrechnungsunterlagen zurückgegeben, der Kassenarzt wird aufgefordert, die Unterlagen erneut einzureichen.

Die Abrechnung der Leistungen erfolgt durch Eintragung der in Betracht kommenden Nummer der jeweiligen Gebührenordnung.

Es dürfen nur Leistungen eingetragen werden, die der Behebung und Linderung einer Krankheit oder eines Leidens dienen (kurative Maßnahmen) und Leistungen im Rahmen der Mutterschaftsvorsorge und der Früherkennungsmaßnahmen (präventive Maßnahmen).

Folgende Vorschriften müssen beachtet werden:
- Mit den Eintragungen muß links oben in der ersten Zeile des Abrechnungsbogens (Rückseite des Krankenscheins, Überweisungsscheins usw.) begonnen werden.

Falsch

Tag		Tag	
6.5.	25, 60, 253	8.5.	25, 253

Richtig

Tag		Tag	
6.5.	25, 60, 253		
8.5.	25, 253		

Mit Eintragungen links oben beginnen.

- Das Behandlungsdatum wird mit Tag und Monat eingetragen. Es wird bei mehreren Zeilen pro Tag nur einmal eingesetzt.

Durchführung der Kassenabrechnung

Falsch			Richtig		
Tag			Tag		
6.5.	2,61,3600		6.5.	2,61,3600	
6.5.	3550,3630			3550,3630	
6.5.	3632			3632	
8.5.	25		8.5.	25	

Tag und Monat bei mehreren Zeilen nur einmal.

- Wenn eine Beratung im Behandlungsfall schon erbracht wurde, sollte bei weiteren Beratungen an anderen Tagen neben Leistungen nach den Abschnitten B IX, B X und C bis T geprüft werden, ob letztere einen höheren Honorarwert haben. In diesem Falle ist es von Vorteil, die Beratung nicht abzurechnen. Ist der Honorarwert der Leistungen nach B III bis Q geringer als der der Beratung, so sollte die Beratung abgerechnet werden. Es müssen jedoch beide Leistungen erbracht sein.

Falsch		Richtig	
Tag		Tag	
10.6.	1/60/3600	6.6.	1, 252
6.6.	1, 252	10.6.	60, 3600
12.6.	25/252	12.6.	25, 252
13.6.	250 + 3660	13.6.	250, 3660

Leistungen müssen in zeitlicher Reihenfolge und durch Kommata getrennt eingetragen werden. Die Nr. 1 durfte im linken Beispiel am 10. 6. nicht abgerechnet werden.

- Die Eintragung der Leistungen muß
    - in zeitlicher Reihenfolge,
    - durch Kommata getrennt und
    - bei gleichen Leistungsnummern an verschiedenen Tagen für jede Nummer erneut

erfolgen.

Falsch		Richtig	
Tag		Tag	
6.5.	2, 60, 71	6.5.	2, 60, 71
8.5.	252	8.5.	1

Am 8. 5. wurden eine Beratung und eine i. m. Injektion vorgenommen. Bei der Abrechnung sollte der Wert der Leistung berücksichtigt werden.

Für etwa nicht ausreichende Spalten gibt die Kassenärztliche Vereinigung in einigen KV-Bereichen Anklebeblätter heraus, die an dem unteren Rand der Rückseite des Krankenscheins befestigt werden. Stets muß erkennbar bleiben, an welchem Tag eine Leistung durchgeführt wurde.

> Eine zweite Inanspruchnahme des Arztes am selben Tage ist durch Benutzen einer neuen Zeile sowie Uhrzeitangabe zu kennzeichnen.

Quartal I./1987	Diagnose(n): Grippaler Infekt, Verdacht auf Pneumonie, chron. Leberschaden, Ausschluß eines Diabetes mellitus			BMÄ Krankenkassen-Nr.:
Tag	Tag	Tag		
3.3. 2, 60, 3550, 3660, 3681, 3682, 3683, 71				
5.3. 5053				Lfd. Nr.: 213687
10.3. 1 (11,00) 26 (18,00) 61, 253				M̶ F R Ü A Mu
11.3. 25, 253				
				0123456 Dr. med. Peter Müllerlei Arzt für Allgemeinmedizin Am Bahnhof 7 2360 Bad Segeberg Kassenarztstempel
Arbeitsunfall, Arbeitsunfallfolgen, Berufskrankheit ☐ Sonstiger Unfall, sonst. Unfallfolgen ☐ Versorgungsleiden ☐				

Quartal IV./1987	Diagnose(n): Asthmoide Emphysembronchitis, Herzinsuffizienz, Hypertonie, grippaler Infekt			BMÄ Krankenkassen-Nr.:
Tag	Tag	Tag		
2.10. 25, 61, 253				
8.10. 3550, 602, 500				
10.10. 500				
11.10. 500				Lfd. Nr.: 252709
12.10. 500				
14.10. 500				
22.10. 25, 253				M F R̶ Ü A Mu
23.10. 25, 253				
27.10. 1				
01.11. 1				
				0123456 Dr. med. Peter Müllerlei Arzt für Allgemeinmedizin Am Bahnhof 7 2360 Bad Segeberg Kassenarztstempel
Arbeitsunfall, Arbeitsunfallfolgen, Berufskrankheit ☐ Sonstiger Unfall, sonst. Unfallfolgen ☐ Versorgungsleiden ☐				

Rückseite des Krankenscheins (RVO-Kassen), auch des Überweisungsscheins. Die Rückseite des Belegarztscheines ist ebenso gestaltet; statt „Diagnose(n)" steht auf dem Belegarztschein „Schlußdiagnose".

Ist eine ärztliche Leistung in der Gebührenordnung nicht verzeichnet, kann sie nicht berechnet werden.

Ärztliche Leistungen, die nach dem Wortlaut der Beschreibung der Leistung nicht voll erfüllt sind, müssen besonders gekennzeichnet werden.

Belegärztliche Behandlung

Die Dauer einer belegärztlichen Behandlung muß gekennzeichnet werden (Datumsangabe, Einklammerung der Kliniktage). Sachleistungen müssen auch dann in die Tagesspalte eingetragen werden, wenn die Berechnung der Kosten durch das in Anspruch genommene Krankenhaus über die KV zu Lasten des Belegarztkontos erfolgt.

43.2.4. Selbständige Leistungen

Selbständige Leistungen sind solche, die nicht Teil einer anderen Leistung sind; sie dürfen berechnet werden, sofern sie nach den Bestimmungen berechnungsfähig sind. Dabei sind die Grundsätze von Notwendigkeit und Wirtschaftlichkeit zu beachten (§ 368 e RVO, § 2 Abs. 2 Ersatzkassenvertrag).

Bei der Abrechnung von Überweisungsscheinen darf der vom überweisenden Arzt gegebene Auftrag nicht überschritten werden. Dies trifft besonders bei dem gezielten Sachleistungsauftrag und der Konsiliaruntersuchung zu.

43.2.5. Stempel und Unterschrift

Jeder Krankenschein ist mit dem von der KV gelieferten und vorgeschriebenen Kassenarztstempel zu versehen. Bei jeder Abrechnung einer Unfallbehandlung, die nicht über die Berufsgenossenschaft abgerechnet wird, ist der Stempel „Unfall. Nicht über Berufsgenossenschaft abgerechnet" aufzudrücken.

Der einzelne Kranken- bzw. Überweisungsschein braucht nicht unterschrieben zu werden, wenn der Kassenarzt für die Gesamtheit seiner Kassenabrechnung deren sachliche Richtigkeit durch Unterschrift auf dem Fallzahlenbogen bestätigt.

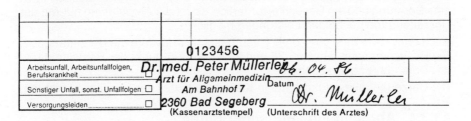

Unterer Teil des Abrechnungsbogens. Unterschrift des Kassenarztes ist nicht erforderlich, wenn sachliche Richtigkeit der Abrechnung auf dem Fallzahlenbogen bestätigt wird.

Lediglich die Bundesbehandlungsscheine/KOV-Überweisungsscheine sowie die Abrechnungsunterlagen für große Psychotherapie sowie eine Reihe von Behandlungsausweisen in Berlin müssen mit vollem Namenszug des Arztes unterschrieben werden. In einigen KV-Bereichen gilt dies zusätzlich für die Sozialämter und die Polizei.

43.3. Besondere Eintragungen

43.3.1. Begründungen

Begründungen für die Berechnung einer Nummer sind zu geben,
- wenn es in der Gebührenordnung ausdrücklich vorgeschrieben ist (siehe Kasten),
- wenn es sich um Leistungen handelt, die nicht durch die Diagnose begründet sind,
- soweit Leistungen abgerechnet werden, die sich vom Grundsatz her ausschließen, im Einzelfall aber dennoch berechnet werden.

Beispiele für Begründungen
- mehr als eine Beratung oder Visite an einem Tag
- Beratung bei Auftragsleistungen
- mehrfache Berechnung der Nr. 60 im Behandlungsfall
- mehr als zweimalige Berechnung der Nr. 61 im Behandlungsfall

---

43.3.2. Art der Untersuchung

Bei einer Reihe von Leistungen müssen nach den Bestimmungen des BMÄ und der E-GO die Art der Untersuchung angegeben werden, da die Leistungsbeschreibung der jeweiligen Nummer mehrere Möglichkeiten zuläßt. In der Regel handelt es sich um „Ähnliche Untersuchungen" zu den im Verzeichnis vorgenannten Leistungen, die einer näheren Erläuterung bedürfen.

43.3.3. Uhrzeitangabe

Wird am gleichen Tage eine zweite Beratung oder ein zweiter Besuch bzw. eine Beratung und ein Besuch erforderlich, so ist die Abrechnung nur mit der Uhrzeitangabe bei beiden Leistungen möglich.
Auch dringende Besuche sowie Nachtbesuche erfordern die Uhrzeitangabe. Bei Besuchen nach den Nrn. 28 und 29 ist der Zeitpunkt der Bestellung und der Durchführung anzugeben.
Die Uhrzeitangabe erfolgt stets in Klammern hinter der jeweiligen Leistung.

43.3.4. Abrechnung „Sonstiger Hilfen"

Die ärztliche Beratung und Untersuchung im Zusammenhang mit der Empfängnisregelung, der Durchführung einer nicht rechtswidrigen Schwangerschaftsunterbrechung sowie einer nicht rechtswidrigen Sterilisation sind abrechenbar. Die Abrechnung erfolgt mit den Gebührenordnungsnummern des Abschnittes B X.

43.3.5. Weitere ergänzende Eintragungen

Familienbesuche
Werden mit einem Besuch mehrere Patienten versorgt, wird für den ersten Patienten die übliche Gebührenordnungsnummer abgerechnet. Für jeden weiteren Patienten erfolgt abweichend von den bisherigen, bis 30. September 1987 geltenden Regelungen die Abrechnung der Nr. 32 (Besuch eines weiteren Kranken derselben sozialen Gemeinschaft, 130 Punkte).

Wegegebühren
Eine Wegepauschale wird für jeden Besuch mit Ausnahme von Familienbesuchen bezahlt. Sie wird mitunter durch ein „P" hinter der jeweiligen Gebührenordnungsnummer für den Besuch abgerechnet.

Das Wegegeld wird hinter der Gebührenordnungsnummer für den Besuch ohne Klammern in Doppelkilometern eingetragen.

> Gerade bei den Wegegebühren gibt es in den verschiedenen KV-Bereichen für die RVO-Kassen sehr unterschiedliche Regelungen.

43.4 *Ordnen der Abrechnungsformulare*

Die Kassenärztlichen Vereinigungen sehen regional unterschiedliche Verfahren vor, die jedoch viele Gemeinsamkeiten haben. Die Grundsätze für das Ordnen von Abrechnungsformularen (Krankenscheinen, Überweisungsscheinen, Berechtigungsscheinen) werden im folgenden dargestellt.

Grobsortierung
Zunächst erfolgt eine Grobsortierung, bei der für jeden Kostenträger die Behandlungsscheine gesondert gelegt werden. Dabei erfolgt gleichzeitig eine Trennung der Krankenkassen in folgende Gruppen:

- **BMÄ**
- **E-GO** und
- **sonstige Kostenträger**

Innerhalb der Behandlungsausweise jedes Kostenträgers wird dann nach Versicherungsgruppen wie folgt geordnet:

- **Mitglieder**
- **Familienangehörige**
- **Rentner** einschließlich Familienangehörige

Zu jedem Abrechnungsschein (z. B. Krankenschein) sind — soweit zusätzlich vorhanden — Überweisungsscheine, Genehmigungen, Kostenübernahmescheine für belegärztliche Untersuchung, Begleitzettel für Laboruntersuchungen u. ä. zuzuordnen.

Sortierung nach Arten der Leistungen
Nicht überall vorgeschrieben ist eine weitere Sortierung nach Art der Leistungen. Folgende Unterscheidungsmöglichkeiten gibt es
- ambulante, kurative Leistungen
- belegärztlich-stationäre Leistungen
- Mutterschaftsvorsorgeleistungen
- Früherkennungsleistungen (Frauen, Männer, Kinder)
- Psychotherapieleistungen

Alphabetische Sortierung
Falls vorgeschrieben, kann dann zum Abschluß innerhalb der Gruppen eine alphabetische Sortierung und Durchnumerierung erfolgen.

43.5. Zusammenstellung der Quartalsabrechnung
43.5.1. Bündelung (Banderolierung)
Jeder Behandlungsscheinstoß wird, alphabetisch geordnet, gebündelt. Einige Kassenärztliche Vereinigungen haben dafür Formblätter herausgegeben (Kassenleitblatt oder Packstreifen genannt), andere lassen Abrechnungstaschen (Tüten) benutzen, wieder andere schreiben vor, jeweils Papierstreifen von 10 cm Breite und 50 cm Länge zu diesem Zweck zu schneiden.
Jede Streifenbanderole bzw. jede Abrechnungstasche muß Aufschriften erhalten (Arztstempel, Kasse und Symbol, Versichertenart, Anzahl der Behandlungsscheine — muß übereinstimmen mit Fallzahlenvordruck —, Quartal). In KV-Bereichen, in denen Banderolierungsvordrucke Verwendung finden, gibt es entweder für jede Kassenart eine bestimmte (evtl. bestimmte farbige) Banderole oder für alle Kassenarten eine Banderolenart, auf der jeweils die Kassenarten angegeben sind und deren Vordruckkästen man benutzen muß.

43.5.2. Ausfüllen des Fallzahlenvordruckes
Der Fallzettel (auch Fallzahlenvordruck, Zusammenstellung, Abrechnungsgruppenzettel oder Aufstellung genannt) ist eine Übersicht über die Art und Anzahl der Abrechnungsfälle. Auf dem Fallzettel erscheinen die Zahlen, welche auf den Banderolen stehen. Die Rubriken sind zusammenzuzählen, wobei der Übertrag zu beachten ist. Die Vordrucke sind hinsichtlich Papierfarbe und Gestaltung bei den verschiedenen KV-Abrechnungsstellen unterschiedlich. Jeder Fallzettel ist nach dem Ausfüllen vom Arzt zu unterschreiben. Hierbei bestätigt der Kassenarzt ausdrücklich, daß die in Rechnung gestellten Leistungen vom Arzt persönlich, seinem Urlaubs-, Krankheitsvertreter oder von einem von der Kassenärztlichen Vereinigung genehmigten Assistenten bzw. Vertreter oder von seinem nicht ärztlichen Hilfspersonal unter seiner Überwachung oder der Überwachung seines genehmigten Assistenten bzw. Vertreters erbracht wurden. Auch wird ausdrücklich die Richtigkeit der Angaben versichert und die Verantwortung übernommen.

43.5.3. Abrechnung bei Vertretung

Wird ein Arzt für einen anderen Kassenarzt vertretungsweise tätig, so ist der Name des vertretenden Arztes anzugeben. Für Leistungen seines in der Praxis beschäftigten Vertreters rechnet der Kassenarzt selbst ab. Vertritt ein anderer Kassenarzt von dessen Praxis aus, so müssen die örtlichen Bestimmungen beachtet werden. Bei Inanspruchnahme im Rahmen des Notfall- und Bereitschaftsdienstes füllt sich der Arzt selbst einen Notfallschein aus.

43.5.4. Erklärungen zur Kassenabrechnung

Folgende Erklärungen sind der Kassenabrechnung beizufügen:
1. Erklärung über richtige Erstellung der Kassenabrechnung für RVO- und Einzelleistungskassen
2. Erklärung, daß sich unter den abgerechneten Leistungen keine befinden, die betriebsgebunden sind, sofern der Kassenarzt gleichzeitig Betriebsarzt ist,
3. Erklärung bei Ersatzkassen:
„Gemäß § 12 Ziff. 2 des Vertrages zwischen KBV und VdAK bestätige ich durch meine Unterschrift, daß die abgerechneten Leistungen persönlich erbracht sind (§ 5 Ziff. 7) und die von mir eingereichte Abrechnung sachlich richtig ist."
4. Erklärung für die Bundesknappschaft:
„Gemäß § 7 Abs. 4 des Vertrages zwischen KBV und Bundesknappschaft bestätige ich durch meine Unterschrift, daß die zu Lasten der Bundesknappschaft abgerechneten ärztlichen Leistungen von mir persönlich erbracht, ggf. daß sie unter meiner Aufsicht und Verantwortung von nicht ärztlichem Hilfspersonal erbracht worden sind und notwendig waren, sowie daß die von mir eingereichte Abrechnung sachlich richtig und vollständig ist."

43.6. Bearbeitung der Kassenabrechnung durch die KV

Die KV-Abrechnungsstelle prüft die Abrechnung sachlich und rechnerisch. Prüfungsausschüsse prüfen und entscheiden, ob die vom Arzt abgerechneten Leistungen den gesetzlichen und vertraglichen Grundsätzen der Notwendigkeit und Wirtschaftlichkeit (§ 368 e RVO) entsprechen.

Das Prüfverfahren bei den RVO- bzw. Ersatzkassen beruht auf unterschiedlichen Rechtsgrundlagen. Bei den RVO-Kassen ist es in § 368 n Abs. 5 der RVO und den Satzungen festgelegt, bei den Ersatzkassen gibt es vertragliche Regelungen im Ersatzkassenvertrag.

Die Prüfgremien bei den RVO-Kassen sind paritätisch mit Ärzten und Kassenvertretern besetzt, während bei den Ersatzkassen die Kassenseite nur mit beratender Stimme teilnimmt.

Die von den Prüfinstanzen übersandten Prüfbescheide können vom Kassenarzt mit Begründung im Widerspruchsverfahren angefochten werden; dann wird zunächst ein Abhilfeverfahren (Beschwerdevorverfahren) durchgeführt. Ergibt dies keine für die Beteiligten (Kassenarzt, Kassen) annehmbare Lösung, wird das Beschwerdeverfahren eröffnet. Gegen die Entscheidung im Widerspruchsverfahren kann der Kassenarzt Klage vor dem Sozialgericht erheben.

Durchführung der Kassenabrechnung

Für die Bearbeitungsvermerke der KV				
I	II	III	IV	V

Fakt.	Anz. d. K.	BA		

Rechnungseingang für Kassenärztliche Vereinigung Schleswig-Holstein

0123456
Dr. med. Peter Müllerlei
Arzt für Allgemeinmedizin
Am Bahnhof 7
2360 Bad Segeberg

RVO-Kassen
— AMBULANT —

(Arztstempel)

I /19 86 (Quartal)

Kass. Nr.	Name der Krankenkasse	Fallzahl unterteilt nach			Gesamt-Fallzahl	Bitte nicht ausfüllen!
		Mitgl.	Angeh.	Rentner		
01102	OK Segeberg	383	112	217	712	
01106	AOK Flensburg	—	1	—	1	
01108	OK Kiel	3	7	2	12	
01109	AOK Ratzeburg	1	—	—	1	
01111	AOK Lübeck	12	3	9	24	
01112	AOK Neumünster	37	19	23	79	
01114	AOK Ostholstein	5	1	3	9	
01115	AOK Pinneberg	—	1	—	1	
01116	AOK Plön	3	—	1	4	
01117	AOK Rendsburg-Eckernförde	—	—	—	—	
01118	AOK Dithmarschen	—	—	—	—	
01119	AOK Nordfriesland	—	—	—	—	
01120	AOK Schleswig-Flensburg	1	—	—	1	
01121	AOK Itzehoe	—	—	1	1	
01122	AOK Ahrensburg	2	—	1	3	
01123	AOK Helgoland	—	—	—	—	
01251	LKK Kiel	—	1	—	1	

1. Seite des Fallzahlenvordruckes für RVO-Kassen (ambulant).

Für die Bearbeitungsvermerke der KV				
I	II	III	IV	V

Fakt.	Anz. d. K.	BA		

Rechnungseingang für Kassenärztliche Vereinigung Schleswig-Holstein

Ersatzkassen
— AMBULANT —

0123456
Dr. med. Peter Müllerlei
Arzt für Allgemeinmedizin
Am Bahnhof 7
2360 Bad Segeberg
(Arztstempel)

I /19 86
(Quartal)

Kass. Nr.	Name der Krankenkasse	Fallzahl unterteilt nach Mitgl.	Angeh.	Rentner	Gesamt-Fallzahl	Bitte nicht ausfüllen!
01601	Barmer	63	9	22	94	
01602	DAK	49	19	29	97	
01603	KKH	8	1	1	10	
01604	Hamb. Münch.	2			2	
01605	Techniker	7	4	2	13	
01606	Hanseat. v. 1826	3			3	
01607	Handelskr. Bremen				/	
01611	Schwäb. Gmünd	5	2		7	
01612	Gärtner				/	
01613	Braunschweiger				/	
01614	Zimmerer	1			1	
01615	Neptun				/	
01616	Buchdrucker				/	
01617	Eintracht				/	

Fallzahlenvordruck für Ersatzkassen (ambulant).

Erklärung

Betr.: Abrechnungsvierteljahr I / 86

Ich bestätige hiermit, daß ich die für dieses Kalendervierteljahr aus meiner Kassenpraxis abgerechneten Leistungen im Sinne von § 3, 1 HVM bzw. § 1 Ersatzkassen-Gebührenordnung – mit Ausnahme der Leistungen meines eigenen Vertreters in der Praxis – persönlich erbracht habe und daß die von mir hierüber eingereichte Abrechnung sachlich richtig ist.

[X] Ich habe meine kassenärztliche Tätigkeit während des ganzen Quartals selbst ausgeübt.

Ich bin in der Zeit vom .... bis .... im Urlaub gewesen und

[ ] a) durch einen eigenen Vertreter in der Praxis vertreten worden

[ ] b) durch benachbarte Kassenärzte vertreten worden

[ ] c) nicht vertreten worden.

Ich bin in der Zeit vom .... bis .... berufsunfähig krank gewesen und

[ ] a) durch einen eigenen Vertreter in der Praxis vertreten worden

[ ] b) durch benachbarte Kassenärzte vertreten worden

[ ] c) nicht vertreten worden.

(Zutreffendes ankreuzen)

0123456
Dr. med. Peter Müllerlei
Arzt für Allgemeinmedizin
Am Bahnhof 7
2360 Bad Segeberg

Bad Segeberg, 06.04.86
Ort und Datum

Kassenarztstempel und Unterschrift

Bei der Kassenärztlichen Vereinigung Schleswig-Holstein übliche Erklärung des Kassenarztes.

44. Privatliquidation

44.1. Übersicht

Zahl der Privatpatienten

Etwa 9,6 Millionen Patienten sind Selbstzahler, 5,1 Millionen von ihnen sind voll in einer privaten Krankenversicherung abgesichert, 4,3 Millionen haben eine private Teilversicherung (z. B. nur für Krankenhausaufenthalt o. ä.). Nur etwa 200 000 Patienten müssen die Kosten ihrer Krankheit ohne Rückerstattungsansprüche selbst tragen, über 100 Millionen ärztliche Leistungen dürften jährlich privat abgerechnet werden.

Beihilfe

5,3 Millionen Beamte und Angestellte im öffentlichen Dienst sowie 1,2 Millionen Versorgungsempfänger des Staates haben Anspruch auf einen Zuschuß zu ihren Krankheitskosten, die sogenannte „Beihilfe". Je nach Familienstand und Kinderzahl erhalten die genannten Personengruppen zwischen 50 und 70 Prozent ihrer krankheitsbedingten Aufwendungen erstattet.

Arzt — Zahlungspflichtiger

Im Gegensatz zu den Mitgliedern der gesetzlichen Krankenversicherung ist der (geschäftsfähige) Patient immer auch Zahlungspflichtiger. Dabei ist es unerheblich, ob eine Ehefrau oder ein volljähriges „Kind" beim Vater in einer privaten Krankenversicherung „mitversichert" ist. Der Zahlungsanspruch besteht immer gegenüber dem Patienten, gleichgültig ob und von wem er einen Zuschuß oder eine Erstattung seiner Krankheitskosten erhält.

> Die Rechnung darf grundsätzlich nur an den Patienten geschickt werden. Nur dieser ist Vertragspartner des Arztes aus dem Behandlungsvertrag.

Das Übersenden einer Liquidation über die Behandlung einer Ehefrau an den z. B. beihilfeberechtigten Ehemann ist unzulässig und als Bruch der Schweigepflicht zu werten. Dabei kann auch nicht als Entschuldigung gelten, daß nur der Beihilfeberechtigte seinen Anspruch gegenüber seinem Arbeitgeber geltend machen kann, da die Ehefrau (in diesem Beispiel) auch auf die Erstattung der Rechnung hätte verzichten können.

Etwas anders ist der Sachverhalt bei Kindern und Jugendlichen. Auch hier sollte insbesondere bei „älteren" Jugendlichen und besonderen Einzelfällen der Gesichtspunkt der Schweigepflicht nicht vergessen werden.

44.2. Bestimmungen der GOÄ zur Rechnungserstellung

Die Erstellung einer Rechnung nach den Bestimmungen der GOÄ 82 ist sehr viel schwieriger als nach der alten GOÄ aus dem Jahre 1965, aber auch als eine Abrechnung gegenüber der Kassenärztlichen Vereinigung. Zahlreiche Formvorschriften sind zu beachten. Bei fehlerhaft erstellten Rechnungen kommt es zu Beanstandungen durch die Patienten (andere sind dazu nicht berechtigt!). Dies ist meist mit Ärger verbunden. Auch wird eine falsche Rechnung nicht fällig, d. h., sie muß nicht bezahlt werden.

> Die Vergütung wird erst fällig, wenn dem Zahlungspflichtigen eine der Gebührenordnung entsprechende Rechnung erteilt worden ist. Dies verpflichtet zur besonderen Sorgfalt, da der Patient ansonsten nicht verpflichtet ist, die Rechnung zu bezahlen.

Die Rechnung muß insbesondere enthalten:
1. Das *Datum* der Erbringung der Leistung,
2. bei Gebühren die *Nummer* und die *Bezeichnung* der einzelnen berechneten Leistungen sowie den jeweiligen *Betrag* und den *Steigerungssatz,*
3. bei *Entschädigungen* den Betrag, die Art der Entschädigung und die Berechnung,
4. bei *Ersatz von Auslagen* den Betrag und die Art der Auslage; übersteigt die einzelne Auslage 50 DM, ist der Beleg oder ein sonstiger Nachweis (Eigenbeleg) beizufügen.

> Die Bezeichnung der Leistung kann entfallen, wenn der Rechnung eine Zusammenstellung beigefügt wird, der die Bezeichnung für die abgerechnete Leistungsnummer entnommen werden kann.
>
> Die Angabe der Diagnose wird durch die GOÄ 82 nicht ausdrücklich verlangt, sie gehört trotzdem zu einer korrekten Rechnungsstellung.

Auf Wunsch des Patienten muß eine etwaige Begründung näher erläutert werden. Leistungen, die auf Verlangen des Patienten erbracht worden sind, ohne medizinisch notwendig zu sein, müssen als solche bezeichnet werden.
Die folgenden Beispiele zeigen, wie eine Arztrechnung aussehen kann:

Liquidation mit Leistungsbezeichnung auf einem gesonderten Blatt				
Behandlungs-datum	GOÄ-Nr.	Steige-rungssatz	DM-Betrag	Kurzbezeichnung bei Überschreitung
15. 4. 1983	7	2	90,—	
	253	2	13,40	
	65	3	31,80	Somnolenter Patient
	Wegegeld		25,—	
	Auslagen		5,—	

Liquidation

Behandlungs-datum	GOÄ-Nr.	Leistungs-bezeichnung	Steige-rungssatz	DM-Betrag
15. 4. 1983	7	Besuch bei Nacht	2	90,—
	253	Intravenöse Injektion	2	13,40
	65	Eingehende Untersuchung	3	31,80
		Wegegeld		25,—
		Auslagenersatz		5,—

Begründung der Überschreitung des Schwellenwertes: Nr. 65 Somnolenter Patient
Art der Entschädigung: Wegegeld 5 km × 5 DM
Auslagenersatz: Injektionsmittel 5 DM

Anlage zur Privatrechnung
(gemäß § 12 Abs. 2 Satz 4 GOÄ)

Diese Zusammenstellung von Gebührenordnungsnummern ist Bestandteil der Rechnung. Sie beschreibt den Leistungsinhalt der in der Rechnung aufgeführten Positionen.

GOÄ-Nr.	Leistungslegende
1	Beratung bei Tage, auch telefonisch
1 a	Kurze Information, auch telefonisch, oder Ausstellung einer Wiederholungsverordnung
1 b	Eingehende, das gewöhnliche Maß übersteigende Beratung einschl. Untersuchung — Dauer mindestens 15 Minuten
2	Beratung außerhalb der Sprechstunde
3	Beratung bei Nacht — 20.00 bis 8.00 Uhr
4	Beratung an Sonn- und Feiertagen
4 a	Beratung an Samstagen ab 12.00 Uhr
5	Besuch
6	Dringender Besuch, sofort oder gesondert, Uhrzeitangabe erforderlich
6 a	Besuch aus der Sprechstunde sofort ausgeführt, Uhrzeitangabe erforderlich
7	Besuch bei Nacht, bestellt und ausgeführt zwischen 20.00 und 22.00, 6.00 und 8.00 Uhr, Uhrzeitangabe von Bestellung und Ausführung
7 a	Besuch bei Nacht, bestellt und ausgeführt zwischen 22.00 und 6.00 Uhr, Uhrzeitangabe von Bestellung und Ausführung
8	Besuch an Sonn- und Feiertagen und an Samstagen ab 12.00 Uhr
9 a	Verweilgebühr je angefangene halbe Stunde, bei Tage
9 b	Verweilgebühr je angefangene halbe Stunde, bei Nacht, zwischen 20.00 und 8.00 Uhr
14	Kurze Bescheinigung (z. B. Arbeits- oder Dienstunfähigkeitsbescheinigung)
15	Befundbericht mit kritischer Stellungnahme, Brief ärztlichen Inhalts
65	Eingehende, das gewöhnliche Maß übersteigende Untersuchung
65 a	dito bei einem Kinde bis zum vollendeten 4. Lebensjahr
200	Verband, ausgenommen Schnellverbände, Augen-, Ohrenklappen oder Dreiecktücher
203	Zinkleimverband, Kompressionsverband (Pütter)
250	Blutentnahme
252	Injektion s. c. — i. c. — i. m.
253	Injektion, intravenös oder intraarteriell
254	Injektion, intraartikulär — neural
260	Quaddelbehandlung je Sitzung
261	Desensibilisierung je Sitzung
267	Infiltrationsbehandlung je Sitzung
270	Paravertebrale Infiltration bei einmaliger Applikation
271	Paravertebrale Infiltration bei mehrmaliger Applikation
278	Eigenbluteinspritzung einschließlich Blutentnahme

GOÄ-Nr.	Leistungslegende	GOÄ-Nr.	Leistungslegende
283	Dauertropfinfusion, intravenös oder intraarteriell, bei einer Mindestdauer von 20 Minuten	600	Schellong-Test
		650	Rhythmus-EKG
		651	EKG in Ruhe — auch ggf. nach Belastung (mindestens 9 Ableitungen)
381	Toxoid-Zweitinjektion		
382	Simultan-Impfung (z. B. Tetanol-Tetagam)	652	EKG in Ruhe und nach Belastung (Ergometrie)
400	Blutsenkung inkl. Blutentnahme	690	Rektoskopie
410	Rektale Untersuchung	705	Proktoskopie
490	Infiltrationsanästhesie kleiner Bezirke	764	Verödung (Sklerosierung) von Krampfadern oder Hämorrhoidalknoten, je Sitzung
500	Inhalationsbehandlung		
515	Extensionsbehandlung (z. B. Glissonschlinge)		
		800	Eingehende neurologische Untersuchung
538	Infrarotbehandlung		
539	Ultraschallbehandlung	801	Eingehende psychiatrische Untersuchung
548	Kurzwellen-, Mikrowellenbehandlung		
549	Kurzwellen-, Mikrowellenbehandlung	804	Psychiatrische Behandlung durch eingehendes therapeutisches Gespräch
551	Reizstrombehandlung		

Weitere erbrachte Leistungen:

Beispiel für eine Leistungsbeschreibung (Allgemeinmedizin) auf gesondertem Blatt.

Die Anlage enthält diejenigen Leistungen, die in einer bestimmten Praxis normalerweise erbracht werden. Weitere Leistungen müssen mit der Schreibmaschine ergänzt werden.

44.3. Abrechnung einzelner Leistungen

Grundsätzlich ist auf die Abrechnung von Leistungen schon im Kapitel 41 im Zusammenhang mit der Darstellung der Leistungsverzeichnisse aller drei Gebührenordnungen (BMÄ, E-GO, GOÄ 82) eingegangen worden. Einige Besonderheiten der GOÄ bedürfen aber noch einer besonderen Erwähnung.

Beratung

Ebenso wie in den Vertragsgebührenordnungen (BMÄ/E-GO) darf eine Beratungsgebühr nach Nr. 1 im Behandlungsfall nur einmal zusammen mit einer Gebühr für Leistungen aus den Abschnitten ab B III berechnet werden. Die Berechnung ist nicht zulässig, wenn im Behandlungsfall bereits eine Beratungs- oder Besuchsgebühr berechnet worden ist.

Tritt eine *neue Erkrankung* auf, beginnt ein neuer Behandlungsfall, die Beratungsgebühr darf dann das erste Mal allein oder neben Leistungen nach B III bis O liquidiert werden.

Im Gegensatz zum kassen- und vertragsärztlichen Bereich orientiert sich der *„Behandlungsfall"* nicht am Quartal, sondern am Beginn oder Ende einer

Erkrankung. Bei lang andauernden oder chronischen Erkrankungen findet der Behandlungsfall mit der alle 2 bis 3 Monate zu erstellenden Zwischenliquidation seinen Abschluß.

Beratungen auch *mittels Fernsprecher* sind bei Privatliquidationen anders als im kassenärztlichen Bereich nur mit den Gebührenordnungsnummern 1, 1 a und 1 b ansetzbar. Bei einer nächtlichen telefonischen Beratung üblichen Umfangs kann also nicht die GOÄ-Nr. 3, sondern lediglich die Nr. 1 liquidiert werden. Allerdings wird der besondere Umstand einer nächtlich erbrachten Leistung die Überlegung nahelegen, ob nicht mit der Begründung „Leistung bei Nacht" die Regelspanne überschritten werden kann.

Die *GOÄ-Nrn. 1 a und 1 b* sind nur als einzige Leistungen bei Inanspruchnahme eines Arztes abrechenbar. Ist nach einem vormittäglichen Arztbesuch am Abend des gleichen Tages eine kurze telefonische Auskunft ärztlichen Inhalts erforderlich, erscheint die Liquidation der Nr. 1 a mit Uhrzeitangabe (Uhrzeitangabe auch bei den Leistungen des Vormittags) möglich. Das gleiche gilt für eine eingehende, das gewöhnliche Maß überschreitende Beratung.

Die *GOÄ-Nr. 1 a* ist besonders für die Liquidation einer Wiederholungsverordnung gedacht. Werden noch weitere Leistungen erbracht, so sind diese fast immer höher bewertet, so daß die Nr. 1 a sinnvollerweise nicht abgerechnet werden sollte. Terminvereinbarungen sind nicht mit der Nr. 1 a abrechenbar.

Die *GOÄ-Nr. 1 b* kann immer abgerechnet werden, wenn eine eingehende Beratung von mehr als 15 Minuten als einzige Leistung erbracht wird. Hierbei ist es unwichtig, welche Ursachen zu der Dauer geführt haben.

Karteikarte

Privatliquidation

```
┌                          ┐    Für ärztliche Bemühungen
                                 bei Ihnen
         Herrn                  in der Zeit vom 9. Januar
         Emil Müller            bis  15. Januar (Jahr)
         Poststr. 20            erlaube ich mir laut GOÄ
         2360 Bad Segeberg      DM   436,75           zu berechnen.
└                          ┘
```

Diagnose: Asthmoide Emphysembronchitis
Herzinsuffizienz

Spezifikation:

Beh.-Datum	GOÄ-Nr.	Bezeichnung der Leistungen	Wert	Satz	Betrag
o9.01.	7a	Besuch bei Nacht	62.-	3	186.-
	253	I.v.-Injektion	6.70	2	13.40
		Begründung: Zeitaufwand 75 Minuten			
		Wegegeld bei Nacht: 8 km x DM 5.-			40.-
10.01.	253	I.v.-Injektion	6.70	2	13.40
	400	Bestimmung der BSG	6.50	1.5	9.75
12.01.	5	Besuch	25.-	2	50.-
	253	I.v.-Injektion	6.70	2	13.40
		Wegegeld (Besuchstour) 8 km x DM 2.50			10.-
13.01.	253	I.v.-Injektion	6.70	2	13.40
15.01.	8	Besuch am Sonntag	37.-	2	74.-
	253	I.v.-Injektion	6.70	2	13.40
		Gesamtsumme DM			436.75

Liquidation zu der abgebildeten Karteikarte

Totenschein

Die Besichtigung und Untersuchung eines Toten einschließlich der Erstellung eines Leichenschauscheines ist immer eine privatärztliche Tätigkeit und wird direkt mit dem Bestattungsunternehmer oder den Angehörigen abgerechnet. Ist bei der Besuchsbestellung nicht absehbar, ob der Patient schon verstorben ist, gehen Besuchs- und Wegegebühr bei Kassenpatienten zu Lasten der Krankenkasse. Wird der Besuch zu einem schon Verstorbenen bestellt, müssen auch Besuchsgebühr und Wegegeld zu Lasten der Angehörigen privat berechnet werden. Eine Liquidation müßte in diesem Falle beispielsweise folgende Positionen enthalten:

> GOÄ-Nr. 5 Besuch
> Wegegeld 8 km
> GOÄ-Nr. 45 Besichtigung und Untersuchung eines Toten einschließlich Erstellung eines Leichenschauscheines

Ambulante Operationen

Im Gegensatz zum BMÄ und zur E-GO sieht die GOÄ 82 keine besonderen Gebührenordnungsnummern für ambulante Operationen vor. Die mit ambulanten Operationen verbundenen Besonderheiten müssen bei der Festlegung des Multiplikators berücksichtigt werden. Bei besonderen Schwierigkeiten, besonderem Zeitaufwand oder besonderen Umständen ist auch ein Überschreiten der Regelspanne begründet möglich.

Bei bestimmten Operationen, die besondere Vorkehrungen oder zur Vermeidung von Komplikationen besondere Nachsorge erfordern (z. B. Tonsillektomien), liegen durch die ambulante Durchführung dieser Operationen schon besondere Umstände vor, die unter Hinweis auf die Diagnose mit der Begründung „Ambulante Operation" begründet das Überschreiten der Regelspanne erlauben.

Sektionsleistungen

Allein in der GOÄ sind im Abschnitt P Gebührenordnungsnummern (Nrn. 6000 bis 6018) für die Durchführung von Sektionen vorgesehen.

Gebühren in besonderen Fällen (Abschnitt A)

Für die nachfolgend genannten Leistungen dürfen Gebühren nach Maßgabe des § 5 nur bis zum Zweieinhalbfachen des Vergütungssatzes bemessen werden: Nrn. 9, 83, 92 und 94 in Abschnitt B, Nrn. 250, 400 und 442 in Abschnitt C, Nrn. 602, 605 bis 612, 615 bis 617, 620 bis 624, 635 bis 643, 646, 647, 650, 651, 653, 657 bis 661, 685 bis 668, 725, 726, 759 bis 761 in Abschnitt F, Nrn. 855 bis 857 in Abschnitt G, Nrn. 1001 bis 1002 in Abschnitt H, Nrn. 1255 bis 1257, 1259, 1260, 1262, 1263, 1268 bis 1270 in Abschnitt I, Nrn. 1401, 1403 bis 1406, 1558 bis 1560 in Abschnitt J, Nrn. 4850 bis 4873 in Abschnitt N.

> Es empfiehlt sich, die in Abschnitt A genannten Leistungen aus den Abschnitten B bis N (ohne E, M und O) in dem Leistungsverzeichnis zu kennzeichnen, damit sie bei der Erstellung der Liquidation nicht versehentlich mit dem „großen" Gebührenrahmen (1- bis 3,5fach) angesetzt werden.

44.4. Bemessung der Gebühren

Im Gegensatz zu BMÄ/E-GO sieht die GOÄ 82 für die Liquidation der Leistungen einen Gebührenrahmen vor, der sich für die größere Zahl der Leistungen vom Ein- bis Dreieinhalbfachen erstreckt. Für Leistungen nach den Abschnitten A, E, M und O (sog. „AEMO"-Leistungen oder ärztlichtechnische Leistungen) ist nur ein Gebührenrahmen vom Ein- bis Zweieinhalbfachen vorgesehen.

Bis zu einem Schwellenwert, der bei dem großen Gebührenrahmen beim Faktor 2,3, bei den AEMO-Leistungen bei 1,8 liegt, kann der Arzt die Höhe der Gebühr unter Berücksichtigung

- der **Schwierigkeit** der einzelnen Leistung (auch die Schwierigkeit des Krankheitsbildes kann ein Grund sein),
- dem **Zeitaufwand** der einzelnen Leistung,
- den **örtlichen Verhältnissen** und
- den **Umständen** bei der Erbringung der Leistung

nach seinem Ermessen bestimmen. Erst ein Überschreiten des Schwellenwertes erfordert eine Begründung.

85 Prozent der niedergelassenen Ärzte verzichten auf eine differenzierte Bewertung der einzelnen Leistung und rechnen die Leistungen mit dem Schwellenfaktor ab. Dies ist zwar nach den Bestimmungen der GOÄ 82 nicht richtig, erlaubt aber mit einem vertretbaren Arbeitsaufwand die Rechnungen zu erstellen.

Würde dem Wortlaut der GOÄ bei der Liquidation streng gefolgt werden, müßte für jede einzelne Leistung, die liquidiert wird, unter Anlegung oben genannter Kriterien ein Multiplikator festgelegt werden.

Begründung bei Überschreiten des Schwellenwertes

Die Begründungen sind in der Regel schwer zu formulieren, da sie einige wichtige Bedingungen erfüllen müssen. Sie

- sollen knapp formuliert und
- auf den Einzelfall bezogen sein,
- dürfen den Patienten nicht verletzen und
- müssen trotzdem zutreffen.

Begründungen wie „Schwierige Leistung", „Besondere Umstände", „Großer Zeitaufwand" oder „Fachärztliche Leistung" verbieten sich bei diesem Sachverhalt. Eine Begründung für das Überschreiten der Regelspanne bei der Durchführung einer eingehenden Untersuchung, wenn der Patient bestimmte Untersuchungen erst nach langem Zureden über sich ergehen läßt, etwa mit „Wehleidiger Patient" zu wählen, mag zwar zutreffend und formal ausreichend sein, wird allerdings dem Patienten nicht gefallen. In diesem Falle könnte die Begründung „Zeitraubende Untersuchung, 25 Minuten" Abhilfe schaffen. Der Schwellenwert darf immer nur bei denjenigen Leistungen überschritten werden, auf die die Begründung zutrifft.

Das Überschreiten des Schwellenwertes bei den AEMO-Leistungen könnte z. B. bei hämolytischem Blut und einer Störung der Untersuchung durch Hämolyse mit der Begründung „Hämolytisches Blut" oder bei der Durchführung von Röntgenaufnahmen oder Bestrahlungen bei behinderten Patienten, deren Behinderung die vorzunehmenden Tätigkeiten stark erschwert, mit einem Hinweis auf die Behinderung möglich sein.

Auf Verlangen müssen die Begründungen näher erläutert werden.

44.5. Berechnung der Wegegebühren

Die GOÄ sieht dreierlei Formen von Entschädigungen für das Zurücklegen von Wegen vor

1. ein **pauschales Wegegeld,** das der Arzt für jeden Besuch erhält, den er bei Patienten durchführt, die ihre Wohnung im Umkreis von 2 km um seine Praxis haben (tags 10,— DM, nachts 20,— DM)
2. ein **Wegegeld,** das der Arzt für jeden **zurückgelegten** Kilometer bei Patienten erhält, die mehr als zwei bis zu 25 km von seiner Praxis entfernt ihren Wohnsitz haben (pro km tags 2,50 DM, nachts 5,— DM) und
3. eine **Reiseentschädigung,** die für Entfernungen über 25 km gezahlt wird (bis 8 Std. Abwesenheit 100,— DM, ansonsten je Tag 200,— DM und pro zurückgelegten Kilometer 0,50 DM).

Werden *mehrere Patienten auf einer Besuchstour* besucht, kann jeweils nur die Hälfte des bei einem Einzelbesuch möglichen Wegegeldes berechnet werden. Dabei ist es unerheblich, ob die anderen besuchten Patienten Privatpatienten sind.

Werden *mehrere Patienten in einem Haus oder Heim* besucht, kann das Wegegeld nur anteilig berechnet werden. Auch hier ist es unerheblich, ob die weiteren besuchten Patienten Privat- oder Kassenpatienten sind. Werden z. B. in einem Altenheim 5 Patienten besucht, von denen vier Mitglieder einer RVO- oder Ersatzkasse sind, darf dem besuchten Privatpatienten nur ein Fünftel des eigentlich möglichen Wegegeldes berechnet werden.

Schwierig wird die Liquidation, wenn der Arzt seine Wohnung nicht an der gleichen Stelle wie die Praxis hat.

Besucht er Patienten innerhalb der 2 km um seine Praxisstelle, kann er immer nur das pauschale Wegegeld berechnen, auch wenn seine Wohnung z. B. 10 km von der Praxis entfernt ist und er hin und zurück 18 km zurücklegen mußte.

Besucht er einen Patienten, der seine Wohnung mehr als 2 aber weniger als 25 km von der Praxisstelle entfernt hat, darf er nur die tatsächlich zurückgelegten Kilometer berechnen, auch wenn die Entfernung von Praxisstelle zur Wohnung des Patienten die Berechnung einer höheren Zahl von Kilometern ermöglichen würde. Die Berechnung der zurückgelegten Kilometer darf aber nur bis zu der Kilometerzahl erfolgen, die dem Patienten hätte in Rechnung gestellt werden müssen, wenn der Besuch von der Praxisstelle erfolgt wäre.

Bei Entfernungen über 25 km, die im Rahmen einer privatärztlichen Tätigkeit schon einmal vorkommen können, wird in jedem Falle eine Pauschale von 100,— DM sowie für jeden zurückgelegten Kilometer 0,50 DM abrechenbar. Bei Abwesenheit von der Praxisstelle von mehr als 8 Std. erhöht sich die Pauschale auf 200,— DM. Kosten für etwaige Übernachtungen werden dem Patienten in Rechnung gestellt.

44.6. Berechnung der Sachkosten

Praxiskosten (z. B. Miete, Gehälter, Investitionen für Apparate, Energie, Kfz-Kosten) sind bereits mit der Vergütung für die einzelne Leistung abgegolten.

Die Kosten für Arzneimittel, Verbandmittel und sonstige Materialien, die der Patient zur weiteren Verwendung behält oder die mit einer einmaligen

Anwendung verbraucht sind (Sachkosten), dürfen berechnet werden. Sie müssen in der Rechnung gesondert aufgeführt und bei Beträgen über 50,— DM pro einzelne Auslage belegt werden.

Versand- und Portokosten können neben Leistungen der Abschnitte M, N und O berechnet werden.

44.7. Analoge Bewertung

Eine nicht unerhebliche Zahl von privatärztlich erbrachten Leistungen ist in der GOÄ 82 nicht enthalten. Soweit es sich um selbständige Leistungen handelt und sie nicht eine besondere Ausführung einer anderen Leistung darstellen, können sie entsprechend einer gleichwertigen Leistung berechnet werden. Sie müssen in der Rechnung für den Zahlungspflichtigen verständlich beschrieben und mit dem Hinweis „entsprechend" sowie der Nummer und der Bezeichnung der als gleichwertig erachteten Leistung gekennzeichnet werden.

Eine Hilfe gibt hierbei die von der Bundesärztekammer verfaßte „Liste der analogen Bewertungen".

44.8. Erstattungsmöglichkeiten für Patienten

Jeder Privatpatient muß seine Rechnungen selbst bezahlen. Ob und inwieweit er Ansprüche gegenüber Dritten auf teilweise oder völlige Erstattung der Kosten hat, ist für den Arzt nach den Bestimmungen der GOÄ ohne Belang. Die Berufsordnung für Ärzte schreibt jedoch vor, daß auch die Vermögens- und Zahlungsverhältnisse des Patienten bei der Rechnungserstellung zu berücksichtigen sind. Erstattungen ärztlicher Kosten können durch

- *Private Krankenversicherungen* (in der Höhe des versicherten Risikos)
- die *Beihilfe* (bei Beamten und Angestellten des öffentlichen Dienstes entsprechend den Beihilfebestimmungen) oder
- durch Geltendmachen als *Sonderausgabe* in der Steuererklärung (aussichtsreich, wenn die Kosten 1 bis 2 Prozent des steuerpflichtigen Verdienstes überschreiten)

erfolgen. In jedem Falle bleibt der Patient gegenüber dem Arzt der Zahlungspflichtige. Ihm muß die Rechnung gestellt werden und er muß sie auch bezahlen, unabhängig davon, ob alle Kosten einem Dritten übernommen werden.

44.9. Besondere Vereinbarungen

Soldaten der Bundeswehr

Bei Soldaten der Bundeswehr mit freier Heilfürsorge und Kostenübernahmeerklärung richtet sich die Honorierung von Leistungen niedergelassener Ärzte nach dem zwischen KBV und Bundesverteidigungsministerium abgeschlossenen Vertrag (§ 368 n RVO, siehe Kapitel 42).

Zum 1. April 1984 ist zwischen dem Bundesverteidigungsministerium und ärztlichen Verbänden eine Vereinbarung über die Inanspruchnahme ziviler Ärzte außerhalb des den Kassenärztlichen Vereinigungen nach § 368 n übertragenen Sicherstellungsauftrages geschlossen.
Hiernach ist folgende Vergütung festgelegt:
- bei Untersuchungen und Behandlungen von Soldaten der Besoldungsgruppe A 8 und höher bei Inanspruchnahme der Wahlleistung „gesondert berechenbare ärztliche Leistung" bei stationärer Behandlung in zivilen Krankenhäusern die ärztlichen Leistungen mit dem *zweifachen,* die Leistungen nach den Abschnitten A, E, M und O mit dem *1,4fachen* Satz der GOÄ 82.
- bestimmte Untersuchungen, z. B. im Rahmen der Feststellung von Tauglichkeit, Verwendungsfähigkeit, Einstellung und Entlassung sowie Untersuchung und Behandlung von Soldaten fremder Staaten, mit dem *1,3fachen* Satz der GOÄ 82,
- sowie die außerhalb der freien Heilfürsorge im ambulanten Bereich anfallenden Leistungen nach den Abschnitten A, E, M und O mit dem *1,1fachen* Satz der GOÄ 82.

Beamte des Bundesgrenzschutzes

Außerhalb des mit der KBV nach § 368 n abgeschlossenen Vertrages ist für heilfürsorgeberechtigte Beamte des BGS ab Besoldungsgruppe A 8 für stationäre Behandlung in Krankenhäusern bei Inanspruchnahme der „gesondert berechenbaren ärztlichen Leistungen" entsprechend der Regelung bei der Bundeswehr der *2fache* und *1,4fache* Satz der Einfachsätze der GOÄ 82 vereinbart.

Begutachtung für Rentenversicherungen

Der Verband Deutscher Rentenversicherer und die Bundesärztekammer haben für ihre Mitglieder eine Empfehlung (vom 5. Februar 1986) erarbeitet. Dort ist die Honorierung für Formulargutachten (von 47,50 DM bis 71,— DM) und für formfreie ärztliche Begutachtungen (71,— DM bis 211,50 DM) sowie der im Rahmen dieser Gutachten zu erbringende Leistungsumfang festgelegt.
Ärztliche Sonderleistungen, die über diesen Rahmen hinausgehen, werden nach den Bestimmungen der GOÄ 82 unter Zugrundelegung eines Punktwertes von 0,11 DM abgerechnet. Portokosten werden erstattet, als Schreibgebühr für eine DIN-A4-Seite werden 3,50 DM vergütet. Schreibkosten bei Formulargutachten werden nicht erstattet.
Wird durch die Beurteilung mitgebrachter Röntgenaufnahmen, Szintigrammen oder EKG-Streifen eine erneute Untersuchung entbehrlich, können für die Beurteilung nicht über 12 Monate alter Röntgenaufnahmen sowie Szintigrammen jeweils 15,— DM und nicht über 6 Monate alte EKG-Streifen 10,— DM abgerechnet werden.

44.10. Privatärztliche Verrechnungsstellen

Viele Ärzte bedienen sich bei ihren Privatliquidationen besonderer Einrichtungen. Die größte Bedeutung haben die Privatärztlichen Verrechnungsstellen. Hierbei handelt es sich um durch einen ärztlichen Vorstand geleitete Vereine, die sich zum Ziel gesetzt haben, ihre Mitglieder insbesondere von dem mit der Privatliquidation zusammenhängenden Verwaltungsaufwand zu entlasten. Die Mitgliedschaft der Ärzte und Zahnärzte in den Privatärztlichen Verrechnungsstellen besteht auf freiwilliger Grundlage.

Zu den Aufgaben gehört die Erstellung von Privatrechnungen nach Anweisung des Arztes, gegebenenfalls auch die Beratung des Arztes, die Erledigung des in diesem Zusammenhang anfallenden Schriftverkehrs und die Überwachung der fristgerechten Honorareingänge einschließlich eventuell notwendig werdender Mahnungen und gerichtlicher Einziehungen.

44.11. Sonstiges

Mehrwertsteuer darf für ärztliche Leistungen nicht berechnet werden. Zweitschriften sind deutlich als „Duplikat" zu kennzeichnen.

Rechnungen sind im verschlossenen Umschlag zuzustellen. Adressat ist **der Patient**, bei Minderjährigen der Zahlungspflichtige.

45 Datenverarbeitung in der Praxis

45.1. Übersicht

Durch die Entwicklung der modernen Computertechnik in den letzten 10 Jahren ist es auch für die Arztpraxis interessant geworden, die Einführung eines Computers in Erwägung zu ziehen. Die Möglichkeiten der elektronischen Datenverarbeitung (EDV) für die ärztliche Praxis sind unübersehbar. Leider gilt dies auch für die auf dem Markt befindlichen Angebote an Geräten und Programmen.

So verwundert es nicht, daß zur Zeit etwa nur in 2 Prozent der Arztpraxen sogenannte „Praxiscomputer" zum Einsatz kommen. Die relativ hohen Kosten (etwa 20 000,— DM) führen bei noch nicht überall überzeugenden Erfahrungen aus denjenigen Praxen, die EDV schon in bestimmten Bereichen einsetzen, zu einer abwartenden Haltung. Viele Ärzte halten Computer noch für überflüssig.

Ohne Zweifel werden aber schon in den nächsten Jahren Computer in vielen Praxen für den Einsatz in Teilbereichen angeschafft werden. So gibt es schon jetzt leistungsfähige Computersysteme, die zu Preisen, die unter dem Anschaffungspreis einer Büroschreibmaschine liegen, moderne Textverarbeitung erlauben, andererseits aber auch für andere Anwendungsbereiche Möglichkeiten bieten.

Neben der Textverarbeitung sind Hauptanwendungsgebiete für den Praxiscomputer besonders die Dokumentation von Patientendaten und erbrachten Leistungen.

Kernfunktionen der Datenverarbeitung in der Praxis sind
die Erfassung
- der Patienten in der Annahme,
- der Stammdaten der Patienten,
- der Leistungsdaten,
- der Abrechnungsdiagnosen sowie

die Durchführung
- der Abrechnung mit der Kassenärztlichen Vereinigung und
- der Privatliquidation.

Aus diesen Kernfunktionen leiten sich eine Fülle von weiteren möglichen Funktionen wie Speicherung von Anamnese, Untersuchungs- und Befunddaten, medizinischer Diagnosen und Therapie aber auch im organisatorischen Bereich die Terminvergabe, Berechnung der Praxiskosten, Durchführung des Mahnwesens u. a. m. ab.

Die *Wirtschaftlichkeit von Praxiscomputern* ist im Hinblick auf eine Verminderung der Praxiskosten bisher nicht erwiesen. Auch scheint heute schon sicher zu sein, daß Personal durch den Einsatz von Praxiscomputern nicht eingespart werden kann. Die Befürchtungen, daß Arbeitsplätze für Arzthelferinnen „wegrationalisiert" werden, sind nach dem heutigen Stande der Erfahrungen nicht angebracht.

Die Vorteile der Praxiscomputer liegen in den den Anforderungen des „Betriebes" Arztpraxis gerecht werdenden Organisationsmöglichkeiten. So wird eine Qualitätskontrolle ebenso ermöglicht wie die Berechnung der Praxiskosten, eine Übersicht über die Morbidität der Patienten ist genauso möglich wie über die Fallwerte (pro Patient und Quartal entstehenden Kosten).

Damit erhält der niedergelassene Arzt eine genau arbeitende Entscheidungshilfe, die es ihm auf der Grundlage „harter" Daten ermöglicht, seine Praxis im betriebswirtschaftlichen und ärztlichen Bereich optimal zu führen. Dies ist auch im Hinblick auf die sich ständig erhöhenden Praxiskosten ein nicht gering zu bewertender Vorteil.

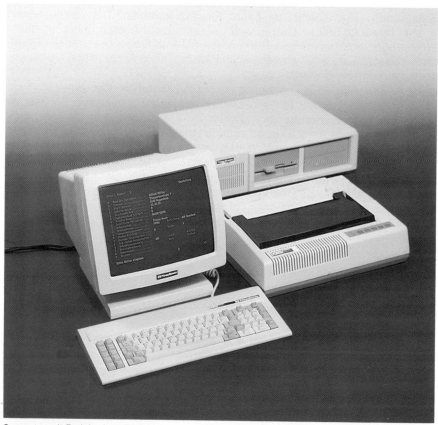

Computer mit Peripheriegeräten.

45.2. Elektronische Datenverarbeitung

45.2.1. Allgemeines

Für die Datenverarbeitung werden *„Hardware"* und *„Software"* benötigt. Unter „Hardware" („harter Ware") versteht man alles, was man anfassen kann, also Eingabetastatur, Zentraleinheit, Bildschirm, Speicher und Drucker. Im Gegensatz dazu besteht die „Software" („weiche Ware") aus den Anweisungen für die Hardware, also dem Betriebssystem und den Programmen. *Ohne Software ist die Hardware funktionsunfähig.*

Der Vergleich mit dem Menschen bietet sich an: der Zentraleinheit des Computers entspricht das Gehirn, der Arbeitsspeicher dem Gedächtnis, die Eingabetastatur den Sinnesorganen, Bildschirm und Drucker entsprechen Sprache und Motorik.

Der Computer kann allerdings nur im Rahmen seines Betriebssystems und der Programme Aufgaben bearbeiten, alle Möglichkeiten von Transferleistungen und eigener Initiative und Kreativität fehlen ihm. Der Computer kann nicht einmal Fehler machen. Er kann nur entsprechend der ihm durch ein Programm vorgegebenen Anweisungen Aufgaben bearbeiten. Ist das Programm (und damit die Anweisung für den Computer) fehlerhaft, wird auch das Arbeitsergebnis des Computers fehlerhaft sein.

45.2.2. Zentraleinheit

Die Zentraleinheit des Computers besteht aus einem *Mikroprozessor,* der sich zur Speicherung der Informationen eines internen Speichers, des *Arbeitsspeichers,* bedient. Der Arbeitsspeicher besteht aus Speicherchips, die allerdings nur so lange Informationen speichern können, wie sie mit Strom versorgt sind. In den Arbeitsspeicher müssen die Informationen gebracht werden, die im Mikroprozessor bearbeitet werden sollen. Hierbei handelt es sich zum einen um die Anweisungen zum Bearbeiten von Daten, die Programme, zum anderen um die Daten, die verarbeitet werden sollen.

Je umfangreicher die Speicherkapazität des Arbeitsspeichers, um so mehr Möglichkeiten bestehen für den Anwender, umfangreiche Programme zu speichern und zahlreiche Daten zu bearbeiten.

Mikroprozessor
Für den Computer gibt es nur zwei Zustände, die sich aus der Verarbeitung von Stromzuständen ergeben. Entweder fließt Strom (= Zustand 1) oder es fließt kein Strom (= Zustand 0). Alle Vorgänge in dem Computer werden auf diese beiden Zustände zurückgeführt. Die Null oder Eins nennt man einen Bit. Acht Bits zusammen nennt man einen Byte. 1000 Bytes sind 1 kB (Kilobyte). Acht Bits werden (bei den Heimcomputern und einfacheren Personalcomputern) benötigt, um ein Zeichen, wie z. B. einen Buchstaben oder eine Zahl, zu schreiben.

Arbeitsspeicher
Grundsätzlich werden zwei Arten von Speichern unterschieden, die die Abkürzung **ROM** und **RAM** tragen.

Unter **ROM** (Read Only Memory) versteht man einen Speicher, der nur gelesen werden kann. Hier werden Programme gespeichert, die immer wieder gebraucht werden, die aber nicht verändert werden können. Hierzu gehört das Programm, das den Computer nach dem Einschalten in die Lage versetzt, weitere Programme zu verarbeiten. Nicht selten ist im ROM auch das Betriebssystem abgelegt, das die Verbindung zwischen Mikroprozessor und Anwenderprogramm steuert.

Unter **RAM** (Random Acess Memory) versteht man einen Speicher, der „beschrieben" und „gelesen" werden kann. Hierbei handelt es um den eigentlichen Arbeitsspeicher, der dem Anwender für Programme und Daten zur Verfügung steht. Die Größe des RAM ist von wesentlicher Bedeutung für die Leistungsfähigkeit des Computers. Ist zum Beispiel die RAM-Kapazität kleiner als ein bestimmtes Programm, das man gerne mit seinem Computer nutzen möchte, kann es nicht geladen werden. RAM-Speicher von in der Arztpraxis sinnvoll verwendbaren Computern sollten mindestens die Größe von **256 Kilobyte**, besser aber **512 Kilobyte** haben.

Die Größe des RAM allein muß aber auch nicht entscheidend sein, da durch ein entsprechendes Betriebssystem die Möglichkeit besteht, Teile des Programms, die gerade nicht benötigt werden, auf einem externen Speicher (einem Diskettenlaufwerk oder einer Magnetspeicherplatte) abzuspeichern und bei Bedarf wieder nachzuladen. Auch kann ein RAM-Speicher bei gleicher Leistung des Computers kleiner sein, wenn das Betriebssystem bereits im ROM gespeichert ist und nicht im RAM-Bereich Platz wegnimmt.

Es gibt verschiedene Betriebssysteme und verschiedene Programmiersprachen. Auf beides im einzelnen einzugehen, würde die Möglichkeiten dieses Kapitels sprengen.

Betriebssysteme

Von der Wahl des Betriebssystems, mit dem die internen Arbeitsabläufe des Computers gesteuert werden, hängt die Auswahl an jeweils verwendbarer Software ab. Gängige Betriebssysteme sind z. B. **CP/M** und **MS/DOS**. Wichtig ist heute im Zusammenhang mit Praxiscomputern, über ein Betriebssystem zu verfügen, das *IBM-kompatibel* ist, da hierzu die meiste einschlägige Software für die Arztpraxis zu erhalten ist.

Programmiersprachen

Eine wichtige Programmiersprache ist *BASIC* (Beginners All Purpose Instruction Code). Programmiersprachen haben die Aufgabe, dem Benutzer den „Dialog" mit seinem Computer zu erleichtern. Die einzige „Sprache", die der Computer tatsächlich versteht, ist die sogenannte „Maschinensprache", die allerdings für Ungeübte praktisch nicht anwendbar ist. Die in Anlehnung an die englische Sprache entwickelten Programmiersprachen erlauben das Programmieren eines Computers mit verhältnismäßig einfachen Befehlen. Neben BASIC gibt es als weitere Programmiersprachen z. B. FORTH, FORTRAN, PASCAL, LOGO, ALGOL, COBOL und ASSEMBLER, die jeweils auf die Anwendung in bestimmten Bereichen ausgerichtet sind. Die einfachsten Programmiersprachen sind BASIC und LOGO.

```
19 REM ***RECHNUNGSKOPF*****************************************************
20 OPEN1,4
23 PRINT"DATUM, DATEN ZWEISTELLIG":INPUT H$
24 SM=0:AR$="N"
25 PRINT#1,"DR.MED.PETER MUELLERLEI                BAD SEGEBERG, "H$
26 PRINT#1,"ARZT FUER ALLGEMEINMEDIZIN"
27 PRINT#1,"AM BAHNHOF 7"
29 PRINT#1,"2360 BAD SEGEBERG":PRINT#1:PRINT#1
31 PRINT"VORNAME, NAME":INPUT NA$
33 PRINT"STRASSE,HAUSNUMMER":INPUT ST$
34 PRINT"POSTLEITZAHL,ORT":INPUTPO$
35 GOSUB9100:PRINTNA$,ST$,,,PO$
36 PRINT#1,"HERR,FRAU,FRL. ":PRINT#1,NA$:PRINT#1,ST$:PRINT#1,PO$
37 PRINT"▓▓DIAGNOSE(N)":PRINT#1:PRINT#1
38 INPUTDI$,DN$,DS$:PRINT#1,"DIAGNOSE(N)":PRINT#1,DI$:PRINT#1,DN$:PRINT#1,DS$
39 PRINT#1:PRINT#1:PRINT#1
40 PRINT#1,"FUER DIE BEHANDLUNG ERLAUBE ICH MIR ZU BERECHNEN"
42 PRINT"▓▓NAME DES PATIENTEN"
43 INPUTPT$
44 PRINT#1,"FUER PATIENT "PT$
50 PRINT" GEBURTSDATUM, DATEN ZWEISTELLIG"
52 INPUT GB$
54 PRINT#1,"GEBOREN AM  ";GB$
56 PRINT#1
84 REM ***LEISTUNGSROUTINE 1 ***********************************************
85 PRINT#1,"DATUM      GOAE-NR.  BEZEICHNUNG                   FAKTOR        DM"
100 PRINT"DATUM DER LEISTUNG, DATEN ZWEISTELLIG"
110 INPUTD$
120 AR$="N"
150 PRINT"▓▓BITTE BEI LEISTUNGEN EINES TAGES GGF.   GOAE-NR.1 ZUERST EINGEBEN!"
151 FORI=1TO3000:NEXTI:PRINT"▓▓▓▓"
152 PRINT"▓▓GEBUEHRENNUMMER?"
200 PRINT"↑▪▪▪▪↑   BITTE RECHTSBUENDIG!"
205 POKE 211,2:POKE214,2:SYS58640
210 INPUT P
239 PRINT"FAKTOR"
240 PRINT"↑▪▪.▪▪↑"
245 POKE 211,2:POKE214,5: SYS58640
250 INPUT F
262 IFF<=3.5THEN 4000
264 IFF>  3.5THEN900
899 REM ***ABDINGUNG*****************************************************
900 PRINT"▓▓LIEGT EINE ABDINGUNG VOR?(J/N)"
902 INPUTA$
904 IFA$="J"THEN 4000
906 IFA$="N"THEN PRINT"OHNE ABDINGUNG KEIN FAKTOR UEBER 3.5"
907 FOR T=1TO2000:NEXT
908 IFA$<>"N"THEN 900
971 GOTO1100
980 PRINT"▓▓BEGRUENDUNG"
982 INPUT B$
985 PRINT#1,"BEGRUENDUNG: ";B$
990 GOTO1100
```

Auszug aus einem GOÄ-Programm in BASIC.

45.2.3. Weitere Hardware

Externe Speicher

Nach dem Abschalten des Computers gehen die im Arbeitsspeicher vorhandenen Informationen verloren, da mangels Strom kein Zustand „ein" (= 1) und „aus" (= 0) mehr bestehen kann. Damit die Daten nicht verloren gehen, ist es erforderlich, daß sie in einem (externen) Speicher konserviert werden. Als Speichermöglichkeiten werden *Kassettenrecorder, Diskettenlaufwerke* oder *Magnetspeicherplatten* verwendet. Im Heimcomputerbereich finden Kassettenrecorder mit ganz normalen auch zur Aufnahme von Musik üblichen Kassetten die häufigste Anwendung. Praxiscomputer benutzen als externen Speicher entweder ein oder zwei Diskettenlaufwerke (Floppy-Disk) oder Festplattenlaufwerk (Hard-Disk) mit Magnetspeicherplatten.

Beim Ausschalten des Computers wie auch bei Stromausfall gehen alle Daten aus dem Arbeitsspeicher verloren. Deswegen ist es sehr wichtig, in regelmäßigen Zeitabständen die in den Arbeitsspeicher eingegebenen Daten im externen Speicher abzuspeichern. Ohne diese Vorsichtsmaßnahme können leicht Daten eines ganzen Tages verloren sein. Vor dem Ausschalten müssen selbstverständlich die Daten in jedem Falle abgespeichert werden.

> Merke: In regelmäßigen Abständen Daten auf externem Speicher abspeichern. Auf jeden Fall muß dies vor dem Ausschalten geschehen, da sonst die Daten im Arbeitsspeicher verloren sind.

Datenträger sind (außer den Tonbändern) magnetisierbare Platten, entweder sogenannte „Disketten" oder Festspeicherplatten. Besonders die Disketten sind gegen Hitze, Staub und Magneten sehr empfindlich. Aus diesem Grunde ist es unbedingt erforderlich, in regelmäßigen Abständen von den Disketten Sicherheitskopien anzufertigen.

Disketten befinden sich in Hüllen aus Papier oder Plastik. Sie dürfen nicht auf dem sichtbaren Teil angefaßt werden. Der Computer darf ebenso wie das Diskettenlaufwerk nie ausgeschaltet werden, wenn sich noch eine Diskette im Laufwerksschacht befindet. Dadurch können die auf den Disketten befindlichen Daten zerstört werden.

Bildschirm

Der Bildschirm, auch Monitor genannt, ist ein um den Empfangsteil vermindertes Fernsehgerät. Im Gegensatz zu den Fernsehbildschirmen, die insbesondere bei Heimcomputern auch Verwendung finden, werden die feinen Zeichen sehr viel feiner aufgelöst und wirken genauer und schärfer. Ein Praxiscomputer sollte immer mit einem speziellen Monitor betrieben werden.

Üblicherweise werden die eingegebenen Daten zunächst auf dem Bildschirm sichtbar, bevor sie durch eine besondere Taste („RETURN" oder „ENTER") in den Arbeitsspeicher übernommen werden. Solange die Taste nicht gedrückt ist, besteht die Möglichkeit, die auf dem Bildschirm befindlichen Daten zu korrigieren, zu ergänzen oder zu löschen. Hierfür gibt es in der Eingabetastatur neben den üblichen Schreibmaschinentasten bestimmte Spezialtasten.

Ein (mitunter blinkendes) Quadrat, der sogenannte „CURSOR", zeigt auf dem Bildschirm an, an welcher Stelle sich die Eingabe gerade befindet. Er kann mit vier speziellen Tasten oder mit zwei Tasten, die mittels der Großschreibtaste (SHIFT) in zwei verschiedene Funktionszustände versetzt werden können, nach oben, unten, rechts und links versetzt werden. Eine „DELETE"-Taste erlaubt, auf dem Bildschirm Zeichen zu löschen, eine „INSERT"-Taste ermöglicht das Einfügen von Zeichen.

Drucker

Hierbei handelt es sich um eine Art Schreibmaschine ohne Tastatur, die von der Zentraleinheit und einem eigenen Betriebssystem gesteuert wird. Häufig handelt es sich um sogenannte „Nadeldrucker", bei denen sich die Zeichen jeweils computergesteuert aus einzelnen Punkten zusammensetzen. Je mehr Punkte zur Bildung eines Zeichens verwendet werden, desto besser ist die Lesbarkeit der Schrift. Die sogenannten „NLQ-Drucker" bieten ein Schriftbild, das kaum noch von dem einer normalen Schreibmaschine zu unterscheiden ist. Mit dem Drucker ist es häufig möglich, lediglich durch wenige Befehle unter mehreren Schriftarten zu wählen, durch Fettdruck und Unterstreichen zu betonen u. a. m.

Eine Alternative sind die „Typenraddrucker", die alle Vorteile der Typenradschreibmaschine bieten, allerdings den Nachteil einer verhältnismäßig geringen Schreibgeschwindigkeit haben. Viele ganz normale Typenradschreibmaschinen erlauben heute schon den Anschluß eines Computers über ein spezielles Anschlußteil („Interface").

45.3. Anwenderprogramme

Für die vielen speziellen Einsatzmöglichkeiten des Computers gibt es eine entsprechend angepaßte Software. So sind für den Einsatz als Praxiscomputer derzeit etwa 150 verschiedene, mehr oder minder erprobte Programme auf dem Markt. Diese „branchenspezifischen" Programme werden auch als *„vertikale Software"* bezeichnet. *Im Gegensatz dazu beschränkt sich die* branchenunabhängige *„horizontale Software"* nur auf einige wenige Standardprogramme, die es meist preiswert für praktisch alle Computer bzw. Betriebssysteme zu kaufen gibt. Hierbei handelt es sich um Programme zur

- *Textverarbeitung,*
- *Dateiverwaltung,*
- *Buchführung, Kalkulation und Erstellung von Grafiken.*

Im folgenden sollen einige grundsätzliche Merkmale dieser Programme dargestellt werden. Einzelheiten müssen für die jeweils vorliegende Software den dazugehörigen Handbüchern entnommen werden.

Textverarbeitung

Textverarbeitungsprogramme treten mehr und mehr an die Stelle der Schreibmaschine. Mit einem Textverarbeitungsprogramm können Texte auf dem Bildschirm entworfen, korrigiert, verändert, dann im externen Speicher abgespeichert und mit dem Drucker ausgedruckt werden. Textblöcke können verschoben oder in anderer Reihenfolge zusammengesetzt werden, gleichlautende Briefe über eine Verbindung („Schnittstelle") zu einer Adressendatei an verschiedene Empfänger erstellt werden u. a. m.

Viele Textverarbeitungsprogramme arbeiten mit einer sogenannten *Menuestruktur,* die besonders anwenderfreundlich ist und vom Benutzer keine speziellen Vorkenntnisse verlangt. Durch Druck einer Taste kann z. B. im Menue ausgewählt werden, ob ein Text erstellt oder bearbeitet werden soll, welche Aufteilung auf der Seite gewünscht ist, wie der Text ausgegeben werden soll. Dabei zweigen sich die einzelnen Bestandteile des Hauptmenues in weitere „Untermenues" auf. Jeweils durch Verschiebung des Cursors wird der Teil des Menues gewählt, mit dem es weitergehen soll. Die Bestätigung erfolgt durch die „RETURN"- oder „ENTER"-Taste. Am Ende der Verzweigung führt der Computer nach Drücken der „RETURN"- oder „ENTER"-Taste den gewünschten Befehl aus. Bei eingreifenden Befehlen, wie z. B. dem Löschbefehl, wird vorher noch eine Bestätigung erforderlich, die entweder durch Drücken der „J"-Taste für „ja" oder der „N"-Taste für „nein" oder auf andere Weise erfolgen kann.

Dateiverwaltung

Datenverwaltungsprogramme treten an die Stelle von *Karteikarte und Karteikasten.* Auch diese Programme sind häufig menuegesteuert. Den jeweiligen Bedürfnissen entsprechend, kann auf unterschiedliche Art und Weise eine Datei eingerichtet werden, Daten können entsprechend den Wünschen des Anwenders sortiert, ausgewertet und ausgegeben werden. Hierbei besteht die Möglichkeit, innerhalb einer Datei einen oder mehrere Datensätze auf Grund typischer Merkmale (z. B. einer Nummer, einiger Buchstaben des Namens, der Postleitzahl, der Telefonnummer usw.) herauszusuchen, sie zu lesen, zu ergänzen oder anderweitig zu ändern. Adressen können nach frei bestimmbaren Merkmalen sortiert und auf geeignete Etikette ausgedruckt werden. Überweisungsträger können zu Zahlterminen automatisch beschriftet werden, Kundenkarteien (selbstverständlich auch Patientenkarteien) können geführt werden, Arzneimittelverzeichnisse gespeichert und bei Bedarf auf dem Bildschirm ausgegeben werden. Begrenzungen ergeben sich durch die Größe des Arbeitsspeichers und mehr noch des externen Speichers.

Buchführungs-, Kalkulations- und Grafikprogramme

Mit *Buchführungsprogrammen* können Konten angelegt, auf den Konten gebucht, Kontoblätter gedruckt, Umsatzsteuer berechnet, Summen- und Saldenlisten erstellt, das Betriebsergebnis festgestellt werden.

Kalkulationsprogramme erlauben die Darstellung von miteinander verknüpften Entwicklungen und die Vornahme von Kalkulationen auf Grund von Veränderungen einzelner Werte. Wenn ein Wert sich unter vielen in dem elektronischen Rechenblatt ändert, wird dies bei allen mit diesem Wert verknüpften Werten der Kalkulation berücksichtigt. Die Darstellung kann in Grafiken, die vom Computer erstellt werden, erfolgen.

45.4. Einsatz in der Arztpraxis

Der Einsatz des Computers ist von den vorgesehenen Einsatzgebieten und der verwendeten Software abhängig.

Die Installation eines Computers und Einrichtung von Diagnosedateien, Leistungsverzeichnissen, einer Krankenkassen- und Ortsnamendatei, der in der Praxis verwendeten Gebührenordnungen (BMÄ, E-GO, GOÄ), einer Arzneimitteldatei sowie zahlreicher weiterer Dateien wird in aller Regel mit Hilfe der das System liefernden Firma erfolgen.

Wie auch sonst wird der Patient an der Anmeldung empfangen, entsprechend den Patientenwünschen erfolgt eine Eingabe in den Computer. Der Patient wird in eine *Tagesliste* aufgenommen, Patienten, die in die Sprechstunde oder zur Untersuchung wollen, erhalten ein *Tagesblatt*. Dieses informiert den Arzt über die Patientendaten sowie die letzten veranlaßten Maßnahmen bei dem Patienten und dient ihm als Träger für seine handschriftlichen Eintragungen. Es übernimmt vorübergehend die Funktion der Karteikarte. Die handschriftlichen Eintragungen des Arztes auf dem Tagesblatt sind Grundlage für die Eingaben der Arzthelferin in die Patientendatei.

Direkte Eingaben in den Computer werden nach Möglichkeit auf ein Minimum beschränkt, da der Arzt hierdurch vom Patienten abgelenkt wird. Sinnvoll wird es aber sein, daß mit bestimmten Codes die zu verordnenden Medikamente wie auch Texte für Überweisungsscheine u. ä. eingegeben werden.

Nach Verlassen des Sprechzimmers erhält der Patient die durch den in der Anmeldung befindlichen Drucker mittlerweile ausgedruckten Formulare.

Es müssen für den Fall, daß der Computer nicht einsatzbereit ist, Vorkehrungen getroffen werden. In der Karteimappe werden folgende Unterlagen neben den im

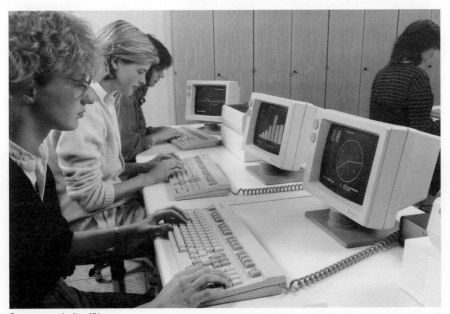

Computerarbeitsplätze.

Beispiel für die Bedienung des Computers und die Gestaltung des Bildschirmes bei einer bestimmten Software (ADAM)

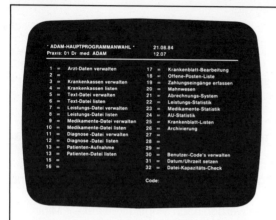

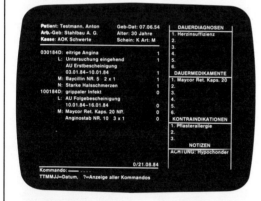

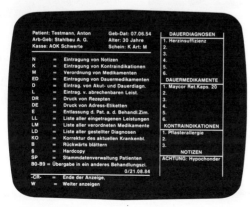

Programme für Praxiscomputer sind in den meisten Fällen leicht anzuwenden, da die erforderlichen Eingaben vom Bediener abgefordert werden. Die Verfahren sind bei den verschiedenen Softwares unterschiedlich.

Anmeldung

Meldet sich ein Patient an, wird als erstes überprüft, ob er schon mit einem „Krankenblatt" gespeichert ist. Dies geschieht durch Eingabe der ersten Buchstaben des Patientennamens. Ist eine Speicherung noch nicht erfolgt, wird ein neues „Krankenblatt" durch Eingabe der erforderlichen Daten in den Computer angelegt.

Krankenblattauskunft

Der Aufbau des Krankenblattes auf dem Bildschirm entspricht weitgehend der normalen Karteikarte und zeigt dem Arzt alle wichtigen Daten. Weitere Angaben können bei Bedarf abgefordert werden.

Krankenblattbearbeitung

Ohne große Umstände können in das angezeigte Krankenblatt alle erforderlichen Einträge (Leistungen, Diagnosen, Medikamente usw.) erfolgen, Auskünfte (über zeitlich zurückliegende Eintragungen u. a.) eingeholt, Besonderheiten (Kontraindikationen u. ä.) abgefragt und Formularausdrucke (Rezepte, A.U.-Bescheinigungen, Krankenhauseinweisungen u. a.) veranlaßt werden.

Die Bedienung des Computers erfolgt durch Kurzbefehle, die jeweils auf dem Bildschirm aus einer Liste ausgewählt werden können. Nach Durchführung einzelner Bearbeitungsschritte wird immer wieder das Krankenblatt des Patienten angezeigt.

System befindlichen Daten ständig bereit gehalten: die letzten Tagesblätter, vorbereitete Rezept- und Überweisungsformulare und weitere je nach Praxisorganisation unterschiedliche — für einen geordneten Ablauf erforderliche — Unterlagen.

Die Verwendung eines entsprechend programmierten Computers erlaubt nicht nur am Ende des Quartals den Ausdruck der Kassenabrechnung auf Aufkleber, sondern ermöglicht auch die Durchführung der Rechnungserstellung für Privatpatienten, die Krankenscheinmahnung, die Prüfung der vorhandenen Dateien auf fehlende Angaben u. a. m.

Entscheidender *Vorteil* des Einsatzes eines Praxiscomputers ist der schnelle Zugriff auf alle Daten, die Verfügbarkeit von Entscheidungshilfen für den Arzt und die einwandfreie Abwicklung aller formalen Vorgänge von der Formularerstellung bis hin zur Kassenabrechnung. *Nachteile* sind in den Mühen zu sehen, ein geeignetes System zu installieren und auf die jeweiligen Bedürfnisse der Praxis möglichst optimal anzupassen. Auch ist heute die erforderliche Übersichtlichkeit insbesondere auf dem „branchenspezifischen" Softwaremarkt noch nicht im wünschenswerten Umfange gegeben.

46 Praxisorganisation

46.1 Allgemeines

Bei der Organisation einer Arztpraxis sind viele Faktoren zu berücksichtigen. Im Vordergrund aller Überlegungen sollten bei der Festlegung organisatorischer Vorgänge die Bedürfnisse der Patienten stehen. Daneben sind u. a. die Einhaltung gesetzlicher und vertraglicher Bestimmungen, Arbeitszeitregelungen, Absprachen mit Mitarbeitern, Sprechstundenzeiten, medizinische Erfordernisse und wirtschaftliche Gesichtspunkte im Hinblick auf eine möglichst rationelle Erbringung von Leistungen von Bedeutung.

Praxiskosten
Der Anteil der Praxisausgaben am Umsatz beträgt heute durchschnittlich über 50 Prozent, d. h., jede zweite Mark der Praxiseinnahmen wird wieder für Praxiskosten ausgegeben. Bei diesem Sachverhalt sind die in der ärztlichen Praxis noch vorhandenen Rationalisierungsreserven von besonderem Interesse, damit das seit Jahren zu beobachtende Ansteigen der Praxiskosten sich nach Möglichkeit nicht fortsetzt.

Organisation, Organisationsformen
Unter Organisation versteht man das Festlegen von Verhaltensweisen für häufig wiederkehrende, ähnliche oder gleichwertige Sachverhalte, die regelmäßig mit der Frage nach der
- Notwendigkeit
- Nützlichkeit
- Zweckmäßigkeit

überprüft werden sollten.

Durch folgende Möglichkeiten können Tätigkeiten in der Praxis gegebenenfalls rationalisiert werden:

Wegfall
Verminderung
Kombination
Vereinfachung
} von Aufgaben

Regeln für eine gute Organisation
Mit gegebenen Mitteln den größtmöglichen Nutzen erzielen!
und
Ein bestimmtes Ziel mit den geringsten Mitteln erreichen!

Unter- und Überorganisation

In der ärztlichen Praxis ist der Ablauf der Tätigkeiten häufig durch ein hohes Maß an Improvisation bestimmt. Improvisieren ist eine Form der Unterorganisation, ein „Zuwenig" an praxisbezogenen Sachverhaltsregeln. Im Gegensatz dazu kann aber auch eine Überorganisation, ein „Zuviel" an praxisinternen Regelungen, zu unzweckmäßigen Festlegungen führen, so wie sie nicht selten bei Behörden gefunden wird.

Planung der Praxisorganisation

Um eine möglichst gute Organisation in der Praxis zu erreichen, sind zunächst die Arbeitsabläufe unter Berücksichtigung einschränkender Faktoren, wie z. B. der Bedürfnisse der Patienten, des Arztes und der Mitarbeiter, zu analysieren. Erst danach kann eine erste Festlegung des Vorgehens bei wiederkehrenden Arbeitsabläufen erfolgen. Dabei muß auch die wirtschaftliche Leistungserbringung mit Hilfe moderner Techniken und eindeutiger Aufgabenverteilung unter den Mitarbeitern des Arztes Berücksichtigung finden. Es folgt die Erprobung der festgelegten Arbeitsabläufe und — falls sich die Neuregelungen bewähren — deren endgültige Einführung.

Die Planung und Festlegung organisatorischer Regelungen in einer Arztpraxis können nie Aufgabe allein der Arzthelferin sein. Sie kann aber dem Arzt durch ihre Erfahrung wertvolle Hinweise geben und mit ihren Vorschlägen viel Leerlauf und Improvisation abbauen helfen.

Kennzeichen einer guten Organisation in einer Arztpraxis
- Optimale Berücksichtigung der Belange der Patienten (führt zu zufriedenen Patienten)
- Wirtschaftlichkeit (Verminderung der Praxiskosten)
- Schnelle Abwicklung der Tätigkeiten (z. B. reibungsloser Ablauf der Sprechstunde, geringe Wartezeiten)
- Richtigkeit, Vollständigkeit (ordnungsgemäße Erledigung der Aufgaben ohne Beanstandungen)

46.2. Sprechstunde und Besuche

Während der Sprechstunde ist der Arzt überwiegend mit der Beratung, Untersuchung und Behandlung seiner Patienten beschäftigt. Aufgabe der Arzthelferin ist es, durch entsprechende organisatorische Vorkehrungen dafür zu sorgen, daß dieses ohne lange Wartezeiten für die Patienten, aber auch ohne Leerzeiten für den Arzt, möglich ist. Soweit es irgend geht, sollte sie Störungen durch Telefongespräche vermeiden helfen.

Aus diesem Grunde muß der Ablauf der Sprechstunde weitgehend von der Arzthelferin organisatorisch gestaltet werden. Neben der Annahme der Patienten in der Anmeldung muß an die Möglichkeit einer Assistenz für den Arzt im Sprechzimmer ebenso gedacht werden, wie an ein funktionsfähiges Behandlungszimmer und eventuell sogar Labor. Bei Krankheit oder Urlaub von Arzthelferinnen muß auch berücksichtigt werden, daß neben der Durchführung der Sprechstunde Bestrahlungen oder Laborarbeiten eventuell nicht mehr möglich sind. Zur Vermeidung von Überraschungen empfiehlt sich in größeren Arztpraxen ein Dienstplan, der einen Überblick über die Einsetzbarkeit der Mitarbeiter der Praxis gibt.

Vor Beginn der Sprechstunde
- Wartezimmer aufschließen, dabei Sprechzimmertür zum Warteraum hin abschließen, damit die Spechräume nicht unbefugt betreten werden,
- Heizung aufdrehen, soweit nötig, Beleuchtung einschalten, soweit nötig.

Nach Beendigung der Sprechstunde
- Praxisräume lüften, Wartezimmer abschließen, Heizung drosseln,
- Ordnung in die ausgelegten Zeitschriften bringen, Blumen gießen,
- Fußboden in Ordnung bringen (soweit das nicht Sache der Raumpflegerin ist),
- Rezeptformulare und andere Vordrucke vor Diebstahl sicher verschließen,
- Apparatezuleitungen herausnehmen, Beleuchtung ausschalten.

Durchsicht und Einordnung
- Karteiführung,
- Eintragung eingegangener Barbeträge,
- Prüfung der Sprechanlage,
- Abschreiben der Diktate,
- Durchsicht auf anzufordernde Medikamente, Spritzen, Kanülen und dgl.

Aufnahme der Personalien

Jeder Patient muß sich zunächst nach Betreten der Praxis bei der Arzthelferin in der Anmeldung melden. Soweit er zu Bestrahlungen, Verbandwechsel, Injektionen oder Laboruntersuchungen bestellt ist, wird der Patient in die jeweiligen Bereiche geschickt. Ist der Patient nicht angemeldet oder bestellt, müssen seine Wünsche und Beschwerden erfragt werden. Bei neuen Patienten müssen die persönlichen Daten aufgenommen werden. Dies darf selbstverständlich nicht im Wartezimmer geschehen.

Merke: Persönliche Daten dürfen nie im Beisein anderer Patienten aufgenommen werden.

Bestellsysteme

Zur Verkürzung von unnötigen Wartezeiten gibt es unterschiedliche Bestellsysteme, von denen zwei hier dargestellt werden.

Patienten, die sich telefonisch oder persönlich anmelden, erhalten je nach eigenem Wunsch und medizinischer Dringlichkeit einen genauen Termin (Tag und Uhrzeit) genannt. Erforderlich ist für ein solches Vorgehen, daß die Zeit, die ein Patient durchschnittlich den Arzt in Anspruch nimmt, ungefähr abgeschätzt werden kann. Auch muß nach einer Reihe von Bestellpatienten Zeit für unbestellte Patienten, die den Arzt direkt aufsuchen wollen und im Wartezimmer warten, vorgesehen werden.

Bei diesem Verfahren kann es Überraschungen durch Notfallbesuche und Notfallpatienten geben, die vorgezogen werden müssen und dadurch den Zeitplan durcheinander bringen. Unerwartete Ereignisse wie z. B. Ausfall von Patienten durch schlechte Witterungsverhältnisse, langsamerer Ablauf der Sprechstunde durch Erkrankung von Arzthelferinnen oder des Arztes (durch noch nicht erfolgte Einarbeitung des Vertreters) können ebenfalls zu Störungen führen.

Diese Nachteile lassen sich zum Teil durch das etwas flexiblere Nummernsystem vermeiden. Die Patienten müssen allerdings zweimal in die Praxis kommen. Dies ist insbesondere für Patienten, die einen weiten Weg haben, ein großer Nachteil.

Bei Verwendung des Nummernsystems holen sich die Patienten zu Beginn oder während der Sprechstunde Nummern, die der Reihe nach vergeben werden. An einer Anzeigetafel können sie sehen, welche Nummer gerade aufgerufen ist. An einem Anschlag wird ihnen bekanntgegeben, zu welchem Zeitpunkt sie, entsprechend ihrer Nummer, etwa damit rechnen können, den Arzt zu sprechen.

Da die Nummern erst am gleichen Tage vergeben werden, ist das Bestellsystem etwas weniger störanfällig. In gewissem Umfange können noch kurzfristig Störungen berücksichtigt werden. Bei großem Patientenandrang führt es allerdings zu Schwierigkeiten, da die Sprechstunde nicht unbegrenzt ausgedehnt werden kann.

Bei Verzögerungen oder Störungen sollte den Patienten der Grund mitgeteilt werden, um Verärgerung zu vermeiden.

Wartezimmer

Jeder Patient sollte einen Sitzplatz haben. Sind alle Sitzplätze belegt, muß für zusätzliche Sitzgelegenheiten gesorgt werden. Stehende Patienten werden mißmutig und neigen gelegentlich zum Kollaps.

Körperbehinderten und älteren Patienten sollte bei Ablegen des Mantels geholfen werden. Für Kinder, die ihre Mütter begleiten oder selbst Patienten sind, sollte Spielzeug im Wartezimmer zur Verfügung stehen.

Reihenfolge der Behandlung

Patienten sollen grundsätzlich in der Reihenfolge zum Arzt vorgelassen werden, wie sie zur Sprechstunde erscheinen bzw. wie sie bestellt sind. Unvermeidliche Ausnahmen muß der Arzt bestimmen.

Bevorzugt werden vorgelassen
- akut Schwerkranke
- Unfallverletzte
- hoch fieberhaft Erkrankte
- Hochschwangere
- Mütter mit kleinen Kindern (besonders Säuglingen)

- ansteckend Erkrankte
- Schwerbeschädigte
  (soweit sie nicht warten können)
- Blinde (in Begleitung)

In der Bestellpraxis werden die zu einer bestimmten Zeit bestellten Patienten möglichst pünktlich vorgelassen.

Ansteckend erkrankte Patienten dürfen nicht zusammen mit anderen Patienten im Wartezimmer sitzen. Wenn für diese Fälle keine separate Wartemöglichkeit besteht, müssen sie dem Arzt sofort vorgestellt werden.

Nach dem Verlassen des Sprechzimmers

Ehe der Patient nach der Beratung durch den Arzt die Praxis verläßt, muß geklärt werden, ob und wann er sich wieder vorstellen soll. Zweckmäßig wird eine bestimmte Zeit an einem bestimmten Tag vereinbart (Notiz ins Bestellbuch machen!). In vielen Praxen wird dem Patienten eine kleine Merkkarte dafür mitgegeben. Bei Bedarf wird dem Patienten eine Bescheinigung für den Arbeitgeber über seine Anwesenheit in der Praxis ausgestellt.

Telefongespräche

Hauptanlaß für Telefongespräche sind *Terminwünsche,* der *Wunsch um eine Auskunft* oder *Besuchsbestellungen.* Jeder Anruf ist mit Namen, Inhalt und Zeitpunkt zu notieren.

In einer Bestellpraxis ist der Terminwunsch leicht zu erfüllen. Dem Patienten wird ein Tag und Uhrzeit genannt und der Name des Patienten an richtiger Stelle in das Bestellbuch eingetragen. Wird die Praxis nicht als Bestellpraxis geführt und sind besondere Termine nicht üblich, wird dies dem Patienten erklärt. Er wird für einen Hinweis dankbar sein, zu welcher Tageszeit die Wartezeiten voraussichtlich am kürzesten sind.

Auskünfte darf die Arzthelferin am Telefon ohne ausdrücklichen Auftrag des Arztes nicht geben. Dies gilt auch für Anfragen, ob eine bestimmte Person den Arzt aufgesucht hat. In Zweifelsfällen muß das Gespräch dem Arzt übergeben werden.

Besuchsbestellung

Bei Bestellung eines Krankenbesuches ist es wichtig, alle erforderlichen Angaben zu erfragen, damit sich der Arzt gegebenenfalls einen Eindruck über die Dringlichkeit der Besuchsbestellung verschaffen kann. Auch wenn der Patient in der Praxis bekannt ist, sollte sicherheitshalber die Adresse verglichen werden, damit für den Arzt bei der Ausführung des Besuches nicht unnötige Verzögerungen entstehen.

In entsprechender Weise ist bei persönlicher Besuchsbestellung durch Angehörige oder Nachbarn zu verfahren.

Handelt es sich um eine Besuchsbestellung zu einem neuen Patienten, sind Adresse, Angaben über den Patienten und dessen Telefonnummer festzuhalten. Bei Untermietern ist der Name des Hauptmieters zu notieren. Die Frage nach der Hausglocke ist wichtig.

AOK			
Segeberg			
Name des Versicherten	Vorname		geb. am
Wartung,	Klaus		17.07.40
Ehegatte/Kind/Sonst. Angeh.	Vorname		geb. am
Arbeitgeber/Dienststelle/Mitgl.-Nr./Krankensch.-Nr./Freiw./Rentner			
Wege zweckl. verband			
Wohnung des Patienten			
Seestr. 17, 2360 Bad Segeberg			

0123456
Dr. med. Peter Müllerlei
Arzt für Allgemeinmedizin
Am Bahnhof 7
2360 Bad Segeberg

Arztstempel

NACHTRÄGLICHE Bescheinigung

TERMINGEBUNDENE UNTERSUCHUNG – NACHTRÄGLICHE BESCHEINIGUNG

- **(D)** Der/die Obengenannte war zu dem angegebenen Zeitpunkt zu einer termingebundenen Untersuchung hier anwesend.
- **(TR)** Yukarıda adı geçen mezkûr gün ve saatte, zamana merbut hususî muayeneye gelmiştir.
- **(YU)** Pacijent je bio, kako je bilo vremenski predvideno, na specijalnom pregledu.
- **(GR)** Ὁ/ἡ ὡς ἄνω ἀναφερόμενος/η ἦταν ἐδῶ παρὼν κατὰ τὸ ἀναφερόμενο χρονικὸ σημεῖο διὰ μίαν εἰδικὴν ἐξέτασιν δεσμευμένης προθεσμίας.
- **(I)** Il/la suddetto/a paziente è stata, nel giorno in questione, qui presente per una visita speciale vincolata ad un determinato giorno.
- **(E)** La persona arriba mencionada se sometió en este consultorio, en la fecha prevista, a una inspección médica especial.
- **(P)** A pessoa mencionada acima esteve aqui na data e hora indicadas para um exame médico especial em data prefixada.

(D) Datum	Zeit	von		bis	
(TR) Tarih	Saat	den		do	e kadar
(YU) datum	vrijeme	od	11.00	do	11.25
(GR) Ἡμερομηνία	ὥρα	ἀπό		ἕως	
(I) Data	Orario	dalle		allo	
(E) Fecha	Horario	de las		hasta	
(P) Data	Hora	das		às	

Datum: 01.04.86

- **(D)** Der/die Obengenannte wird gebeten, diese Bescheinigung schnellstens beim Arbeitgeber abzugeben.
- **(TR)** Yukarıda adı geçenin bu vesikayı acele olarak işverene vermesi rica olunur.
- **(YU)** Pacijent se umoljava da ovu potvrdu što prije uruči svojem poslodavcu.
- **(GR)** Ὁ/ἡ ὡς ἄνω ἀναφερόμενος/η παρακαλεῖται, ὅπως παραδοθῇ αὐτὴ ἡ βεβαίωσις ὁ γρηγορώτερον εἰς τὸν ἐργοδότην.
- **(I)** Il/la paziente è pregato/a di consegnare al più presto possibile questo certificato al datore di lavoro.
- **(E)** Se ruega a la persona en cuestión, que entregue este certificado, lo más rapidamente posible, en la firma donde trabaja.
- **(P)** Solicita-se à pessoa mencionada acima que entregue este certificado ao empregador quanto antes.

Bescheinigung über Anwesenheit in der Praxis.

732 Praxisorganisation

Stets sind die näheren Umstände der Besuchsbestellung zu erfragen, z. B. ob bettlägerig, ob Bauchbeschwerden, ob Luftmangel, ob akut aufgetreten. Wie hoch ist die Körpertemperatur?

Es wird eine Karteikarte angelegt mit den vorläufig bekannten Angaben. Am Schluß der Sprechstunde stellt man die für die Besuche benötigten Karteikarten zusammen. Die Reihenfolge der Besuche bestimmt der Arzt.

Telefonische Besuchsbestellung

- *Es ist zu notieren:*
  - *Zeit des Anrufes, Namen des Anrufers*
    Namen und Alter des Patienten
    Anschrift der Besuchsstelle, Stockwerk?
    Wegbeschreibung, besondere Kennzeichen des Hauses?
    Telefonisch erreichbar?
  - *Grund der Besuchsanmeldung:*
    Ist der Patient bettlägerig?
    Warum kann er nicht in die Praxis kommen?
    Leidet er unter Atemnot?
    Leidet er unter starken Schmerzen?
    Wo? Und wie?
    Fieber? Axillar oder rektal?
    Sonstige Beschwerden?
  - *Dabei Feststellung, ob nach dem Beschwerdebild* sofortiger Besuch oder eventuell Notarztwagen
    Besuch noch heute? Oder morgen? Oder gelegentlich?
    Befindet sich der Namen am Glockenschild?
    Wie lange kann geöffnet werden?
    Um neuerlichen Anruf bei Befundänderung bitten!
- Die Besuchsanmeldung s o f o r t dem Arzt mitteilen!

Besuchstasche

Für Besuchsfahrten benötigt der Arzt eine Besuchstasche, in der die notwendigsten Instrumente und Medikamente gut übersichtlich untergebracht sind. Die Tasche ist täglich auf Vollständigkeit zu überprüfen. Das Fehlen eines wichtigen Medikamentes kann das Leben von Menschen gefährden! Notwendige Ergänzungen der Besuchstasche sind insbesondere auch im Hinblick auf eventuelle Besonderheiten der Erkrankung der besuchten Patienten vorzunehmen.

Der Inhalt der Tasche wird vom Arzt bestimmt und ist aus diesem Grunde von Fall zu Fall unterschiedlich. In der nachfolgenden Tabelle sind aus diesem Grunde nur allgemeine Hinweise gegeben.

Notfallkoffer

Die Ausstattung eines etwaigen Notfallkoffers ist auch von den speziellen Fähigkeiten des Arztes abhängig. In jedem Falle sollten in ihm enthalten sein (ggf. auch zusätzlich in der Besuchstasche): Schienen, Verbandmaterial, Mundkeil, Zungenzange, Tubus, Notintubationsbesteck, Volumenersatzmittel.

Inhalt der Besuchstasche	
Diagnostik	Taschenlampe, Stethoskop, Blutdruckapparat, Otoskop, Bandmaß, Ophthalmoskop, Mundspatel, Reflexhammer, Einmalhandschuhe und Fingerlinge, Thermometer
Therapie	Einwegspritzen und -kanülen, Alkoholtupfer, Staubinde, Katheter mit Gleitmittel, Ampullensägen, Schere, Pinzette, Verbandmaterial, sterile Wundauflagen, Heftpflaster
Labor	Einweggefäße für Blut, Urin, Stuhl, Urin-Mehrfachteststreifen, Dextrostixstreifen zur Blutzuckeruntersuchung
Medikamente	(nur nach Anweisung des Arztes) z. B. Herz- und Kreislaufmittel, Schmerzmittel (Morphium, Dolantin, Schmerztabletten), Spasmolytika, Antibiotika, Sedativa, Antihistaminika, Diuretika, Lokalanästhetika, Atropin, Medikamente für Schocktherapie (Volumenersatzmittel, Cortison usw.)

Hinzu kommen Formulare aller Art, insbesondere
  Rezepte, Überweisungsformulare, Krankenhauseinweisungen, Krankentransportscheine, Notfallbehandlungsscheine
sowie
  Kugelschreiber, evtl. Diktiergerät

46.3. Patientendokumentation

Schriftliche Eintragungen müssen lesbar sein! Äußerste Gewissenhaftigkeit beim Eintragen von Nummern der Gebührenordnungen (Verwechslungsmöglichkeit!). Formulare, Karteikarten und sonstige patientenbezogene Unterlagen sind vor Diebstahl geschützt aufzubewahren. Insbesondere dürfen Rezeptformulare keinem Fremden zugängig sein (Diebstahl durch Süchtige!). Die für den Kassenarzt wichtigen Formulare sind für alle Kassen (bis auf geringe Abweichungen) einheitlich. Von Zeugnissen und Gutachten sind Durchschriften anzufertigen und zu den Krankenpapieren zu legen.

Karteikarte und Karteiführung

Für jeden erstmals vom Arzt behandelten Kranken wird auf Grund seiner Angaben und der Daten auf dem Krankenschein eine Karteikarte ausgestellt. Man benutzt zweckmäßig Karteikarten, die mit Klappen versehene gefaltete Mappen sind; in diese können alle Befunde, Belege, der Krankenschein für das laufende Quartal u. a. eingelegt werden. Der obere Karteikartenrand zeigt das Alphabet; es wird der Anfangsbuchstabe des Familiennamens vom Patienten angestrichen oder mit Zange ausgestanzt. Sofern möglich, fertigt man eine Schablone für die Adressiermaschine. Personalien dürfen nicht in Gegenwart anderer Patienten erfragt werden.
Die Karteikarte enthält Raum für:
- Familiennamen, Vornamen, Geburtstag des Hauptversicherten,

- Familiennamen, Vornamen, Geburtstag des Familienversicherten (bei Ehefrauen auch Mädchenname),
- Name und Anschrift des Sorgeberechtigten bei Kindern und Jugendlichen, falls andere Adresse als die vom Hauptversicherten,
- Postleitzahl, Wohnung (Wohnort, Straße, Nr.), Fernruf (bzw. über welche Telefonnummer erreichbar?), besondere Kennzeichnung des Hauses (z. B. Briefkasten am Haus, Haus der Bäckerei Lehmann u. a.), Stockwerk? Aufgang?,
- Beruf (des Versicherten),
- Arbeitgeber,
- Kasse und Mitgliedsnummer (bzw. Leitnummer, laufende Nummer und dgl.), der Kassenname muß genau angegeben werden.
  Stets wird kenntlich gemacht, ob der Krankenschein vorliegt; das geschieht im allgemeinen durch handschriftliche Eintragung des Quartals.
- Vermerke (eventuell in Farbe) auf Anordnung des Arztes, wie Diabetes, Glaukom, Hypertonie, Allergie,
- Bei Übergabe eines Überweisungsscheins: Überwiesen von ...

Es werden mindestens *zwei* Karteien geführt,
1. die laufende Kartei für die im laufenden Quartal behandelten Kranken,
2. die Ablegekartei für Karten von Patienten, deren Behandlung abgeschlossen und abgerechnet ist.

Die *Ordnung innerhalb der Kartei* erfolgt alphabetisch. Dabei sind die Regeln der DIN 5007 zugrunde zu legen.

Bei Unfallkranken ist zusätzlich zu notieren:
1. Unfall bei welcher Tätigkeit? (Arbeitsunfall? [Betrieb, Wegeunfall zum und vom Betrieb]; Berufsgenossenschaft? Bei Arbeitsunfähigkeit Überweisung zum D-Arzt). Schulunfall? (dreiteiliges Formblatt 13 S ausfüllen); dauert die Behandlung voraussichtlich 1 Woche?, wenn kürzer: rosa Unfallmeldung an Gemeindeunfallversicherung; wenn länger: mit blauem Formular an D-Arzt überweisen (der die Unfallmeldung übernimmt).
2. *Wann?* Unfallzeit, Zeit der ersten Unfallbehandlung, wer leistete erste Hilfe? (anderer Arzt?)
3. *Wer?* Personalien des Verletzten; wer war am Unfall beteiligt?, wer war Zeuge?
4. *Wie?* Unfallhergang.
5. *Wo?* Unfallort, Örtlichkeit.
6. Wundbeschreibung, Wundbehandlung; Unfallfolgen?, Tetanusprophylaxe.

Kopf einer Karteikarte

Regeln für alphabetische Ordnung einer Kartei (nach DIN 5007)
1. *Der Familienname ist erstes, der Vorname zweites Ordnungswort.*
2. *Familiennamen ohne Vornamen* werden vor den gleichen Familiennamen mit Vornamen eingeordnet. Abgekürzte Vornamen — auch einzelne Buchstaben — werden dabei als vollständige Worte angesehen.
3. *Familiennamen* mit *mehreren Vornamen* stehen hinter den gleichen Familiennamen mit nur einem (gleichen) Vornamen.
4. Bei häufig vorkommenden Familiennamen und gleichen Vornamen können als *zusätzliche Ordnungsmerkmale* in der Reihenfolge der Zweckmäßigkeit berücksichtigt werden: Geburtstag, Beruf, Ort.
5. *Zusammengesetzte Familiennamen* (Doppelnamen) folgen den jeweiligen Einzelnamen als Sondergruppe.
6. *Akademische Grade,* Berufs- und Adelstitel (z. B. Prof., Dr., Dipl.-Ing., Graf) und *Vorsatzwörter* (z. B. von, van, de la) werden in der Ordnungsreihenfolge nicht berücksichtigt. Dies gilt nicht, wenn die Letztgenannten mit dem Namen zu einem Wort verschmolzen sind.
7. Die *Umlaute ä, ö, ü* werden wie ae, oe, ue behandelt, *ß wie ss.*

Nicht mehr benötigte Karteikarten werden in besonderen Karteikästen, ebenfalls in alphabetischer Ordnung, verwahrt. Es gibt auch andere Ablage- und Verwahrsysteme, z. B. — wie bei den Rentenversicherungsträgern durchgeführt — nach Zahlen, die dem Geburtstage entsprechen. Belege, Befunde und dgl. sollen, wenn sie die Karteikartenmappe zu dick werden lassen, getrennt nach alphabetischer Ordnung abgelegt werden. Wird ein anderes Ablagesystem verwendet, muß die Ablagenummer sowohl auf der Karteikarte als auch auf der Ablage identisch sein.

Ärztliche Leistungen

Die ärztlichen Leistungen werden mit Nummer (GOÄ, BMÄ, E-GO) in die entsprechende Datumsrubrik eingetragen.

Außerdem sind Aufzeichnungen, gegebenenfalls nach Diktat des Arztes, zu machen über
- Dauer der Arbeitsunfähigkeit,
- Anamnese, bei Unfällen über Unfallhergang (s. oben),
- Befunde (auch Laborbefunde, Befunde von Spezialisten),
- Verordnungen (Medikamente, Sachleistungen, Heilmittel, Hilfsmittel),
- erfolgte Meldungen (z. B. von anzeigepflichtigen Infektionskrankheiten),
- bei Schwangeren Daten (letzte Periode, erste Kindsbewegungen, voraussichtlicher Niederkunftstermin u. a. m.),
- Dauer eines Krankenhausaufenthaltes,
- Überweisungsdaten an andere Ärzte, ob zur Mit- oder Weiterbehandlung, zur Auftragsleistung oder Konsiliaruntersuchung,
- andere Arztbefunde, Krankenhausberichte sind an die Krankenkartei zu heften oder in besonderem Ordner abzulegen (Bemerkung auf die Karteikarte machen!).

46.4. Postbearbeitung

Posteingang

Üblicherweise wird die Praxispost vom Briefträger zugestellt oder — wesentlich seltener — bei Vorhandensein eines Postfachs von der Post abgeholt. Geschieht dies durch die Arzthelferin, ist eine Postvollmacht erforderlich.

Die Poststücke werden von der Arzthelferin — mit Ausnahme offensichtlicher Privatpost — geöffnet, auf Unversehrtheit und Vollständigkeit überprüft und das eventuelle Fehlen von Anlagen auf dem Schriftstück vermerkt. Fehlt auf dem Schriftstück ein Absender, so ist der Umschlag aufzubewahren oder der Absender vom Umschlag auf das Schriftstück zu übertragen.

Zeitschriften, Werbematerialien und Briefe werden voneinander getrennt und mit einem Eingangsstempel versehen. Die Briefe werden zusammen mit den Vorgängen (Karteikarte, bisherige Schreiben usw.) in einer Postmappe dem Arzt vorgelegt.

Weitere Bearbeitung

Entsprechend den Anweisungen des Arztes wird weiter verfahren. Ein Teil der Post erfordert keine Beantwortung und wird nach Kenntnisnahme durch den Arzt entweder in der Karteikarte des Patienten abgelegt oder in einem Ordner abgeheftet.

Da Arztbriefe von anderen Ärzten zunächst mit den Patienten besprochen werden müssen, empfiehlt sich eine zumindestens vorübergehende Ablage in der Karteimappe. Später können umfangreichere Arztbriefe auch in Ordnern aufbewahrt werden, um die Karteimappe nicht zu umfangreich werden zu lassen. Befunde von hinzugezogenen Spezialisten sollten nach Möglichkeit in die Karteikarte eingetragen oder der Karteimappe beigefügt werden.

Ein anderer Teil der Post kann von der Arzthelferin auf Grund kurzer Anweisungen des Arztes, z. B. in Form von Stichworten, bearbeitet werden. Antwortbriefe werden dem Arzt unterschriftsfertig vorgelegt.

Soweit eine sofortige Bearbeitung nicht möglich oder erforderlich ist, wird der Vorgang in eine Wiedervorlagemappe zu einem bestimmten Termin „auf Wiedervorlage" gelegt. Eine Bearbeitung oder Ablage erfolgt, sobald es möglich ist.

Postausgang

Ausgehende Poststücke sind einmal am Tage zu einem Zeitpunkt, der noch eine Abfertigung durch die Post ermöglicht, fertigzumachen und entweder in den Briefkasten zu werfen oder beim Postamt abzugeben. Soweit Frankiermaschinen benutzt werden, muß die Post beim Postamt abgegeben werden.

Ein häufiger, kostspieliger Fehler ist die unzureichende Frankierung von Poststücken. In Zweifelsfällen muß mit einer Briefwaage das Gewicht des Briefes und die ihm entsprechende Postgebühr ermittelt werden. Einschreibbriefe müssen in jedem Falle direkt beim Postamt aufgegeben werden, die Quittung ist sorgfältig aufzubewahren.

Frankiermaschinen beschleunigen und erleichtern die Abwicklung des Frankiervorganges im Rahmen der Postabfertigung. Der Brief wird maschinell mit einem Gebührenstempel versehen, wobei ein Registrierautomat den Stempel sperrt, sobald der Wert der an das Postamt vorausbezahlten Geldsumme erreicht ist.

46.5. Kaufvertrag

Der Abschluß von Kaufverträgen spielt für die Arzthelferin in ihrer täglichen Tätigkeit keine besondere Rolle. Immerhin ist sie jedoch häufig mit dem Einkauf des Praxisbedarfs für Labor, Sprechzimmer und Büro, gelegentlich sogar mit Einkäufen von Praxisinventar befaßt. Aus diesem Grunde wird an dieser Stelle auf die wichtigsten Grundlagen für die Durchführung von Einkäufen für die Praxis eingegangen.

46.5.1. Anfrage, Angebot, Bestellung

Anfrage

Um sich eine Übersicht über die für die gewünschten Güter marktgängigen Preise zu verschaffen, besteht die Möglichkeit, sich mit einer Anfrage an die in Frage kommenden Lieferanten zu wenden. Soweit nur allgemeine Unterlagen (Katalog, Preisübersicht u. ä.) erbeten werden, spricht man von *allgemeiner Anfrage* bei der Nachfrage nach ganz konkreten Einzelheiten handelt es sich um eine *bestimmte Anfrage*. Die Anfrage hat keine rechtliche Wirkung.

Angebot

Unter einem Angebot versteht man eine an eine bestimmte Person gerichtete Willenserklärung, mit der sich der Anbieter bereit erklärt, unter bestimmten Bedingungen Waren zu überlassen oder Leistungen zu erbringen.

Verbindlichkeit

Soweit nicht Verbindlichkeit ausdrücklich ausgeschlossen wurde („unverbindlich und freibleibend" = sog. *freibleibendes Angebot),* ist der Anbieter an sein Angebot ganz oder teilweise („Solange der Vorrat reicht!, Preise freibleibend!") gebunden. Ein Angebot ist entweder von vornherein befristet, dann gilt die Frist; ansonsten gilt für unbefristete Angebote, soweit sie mündlich erteilt sind, daß sie sofort angenommen werden müssen. Schriftlich abgegebene Angebote gelten solange, bis der Anbieter auf normalem Wege eine Antwort erwarten kann.

Inhalt
Folgende Angaben soll ein Angebot enthalten:

Inhalt des Angebotes
- Art, Beschaffenheit und Güte der Ware
- Menge der Ware
- Preis für die Einheit
- Lieferbedingungen
- Zahlungsbedingungen
- Erfüllungsort und Gerichtsstand

Lieferbedingungen

Lieferbedingungen können vertraglich vereinbart werden. Ohne besondere Vereinbarung kann der Lieferer sofort liefern, der Käufer sofortige Lieferung verlangen. Der Käufer hat die Kosten der Verpackung und die Beförderungskosten zu tragen. Ein Lieferzeitpunkt kann vertraglich genau vereinbart werden (*Fixkauf*).

Zahlungsbedingungen

Soweit keine besondere Vereinbarung besteht, ist sofort bei Übergabe der Ware zu zahlen. *Skonto* kann für Zahlung bis zu einem bestimmten Zeitpunkt vereinbart werden (z. B. zahlbar innerhalb von 14 Tagen mit 2 Prozent Skonto). Man versteht darunter das Recht für den Kunden, bei Zahlung innerhalb einer bestimmten Frist einen vereinbarten Prozentsatz von der Rechnung absetzen zu dürfen. Im Gegensatz dazu wird unter *Rabatt* ein Preisnachlaß verstanden, der z. B. bei Abnahme größerer Mengen oder für Stammkunden gegeben wird.

Erfüllungsort und Gerichtsstand

Gesetzlich (BGB § 269) ist der Erfüllungsort derjenige Ort, an dem die Leistung des Verkäufers bzw. die Gegenleistung des Käufers erfüllt wird. Ohne besondere, abweichende Vereinbarung ist der gesetzliche Erfüllungsort auch der Gerichtsstand. In der Regel sind Warenschulden „*Holschulden*", Geldschulden „*Bringschulden*" (BGB § 270). Am gesetzlichen Erfüllungsort ändert sich hierdurch jedoch nichts. Dies bedeutet, daß bei nicht ordnungsgemäßer Lieferung der Käufer am Ort des Lieferers klagen muß, bei nicht ordnungsgemäßer Bezahlung muß der Lieferer am Ort des Käufers klagen. Im Kaufvertrag kann eine andere Regelung getroffen werden.

Besondere Formen des Kaufvertrages	
Kauf auf Probe	— Der Kauf wird unter der Bedingung getätigt, daß der gekaufte Gegenstand bei Nichtgefallen zurückgegeben werden kann.
Kauf zur Probe	— Der Käufer bestellt nur eine kleine Menge, um die Ware auszuprobieren.
Kauf nach Probe	— Der Verkäufer ist verpflichtet, die Ware entsprechend einem vorher übersandten Muster zu liefern.
Kauf auf Abruf	— Der Käufer kann die bestellte Ware innerhalb einer vereinbarten Frist vom Verkäufer abrufen.

Bestellung

Unter einer Bestellung wird die Willenserklärung des Käufers verstanden, eine bestimmte Ware zu den Bedingungen des Verkäufers zu kaufen.

Wenn ein Angebot (Antrag) vorliegt und die Bestellung (Annahme) des Käufers rechtzeitig erfolgt, erfolgt die Lieferung zu den Bedingungen des Angebotes, ansonsten geht der Käufer von der (in der Regel berechtigten) Annahme aus, daß die üblichen oder die aus vorherigen Vertragsabschlüssen bekannten Vertragsbedingungen gelten. *Die Bestellung ist rechtlich bindend,* ein eventueller Widerruf hat nur rechtliche Bedeutung, wenn er spätestens gleichzeitig mit der Bestellung beim Lieferanten eintrifft. Soweit eine Bestellung nicht rechtzeitig auf Grund eines Angebotes erfolgt, kommt der Kaufvertrag erst durch eine *Auftragsbestätigung* zustande. In diesem Falle ist die Bestellung als „Kaufantrag" zu werten, der zum Zustandekommen des Vertrages der „Annahme" bedarf.

46.5.2. Störungen bei der Erfüllung des Kaufvertrages

Nicht immer verläuft die Erfüllung eines Kaufvertrages ohne Störungen. In der ärztlichen Praxis spielen besonders der Mangel einer gelieferten Ware sowie der Lieferungsverzug eine Rolle. Weitere Störungen wären der Annahmeverzug und der Zahlungsverzug. Bestimmungen hierzu finden sich insbesondere im Bürgerlichen Gesetzbuch.

Störungen bei der Erfüllung des Kaufvertrages
- Mangelhafte Lieferung
- Lieferungsverzug
- Annahmeverzug
- Zahlungsverzug

Mangelhafte Lieferung (Mängelrüge)
Unter einer Mängelrüge wird die Beanstandung einer mangelhaften Lieferung verstanden. Mängel können in bezug auf die *Güte, Beschaffenheit, Art* und *Menge* der gelieferten Ware vorkommen. Die Mängelrüge erfordert keine besondere Form. Bei offen erkennbaren Mängeln muß sie unverzüglich erfolgen, verborgene Mängel müssen unverzüglich nach Entdeckung beanstandet werden. Die Mängel müssen in der Beanstandung genau beschrieben werden. Soweit die Mängelrüge mündlich oder telefonisch erfolgt, sollte auf einer schriftlichen Bestätigung bestanden werden.
Der Käufer hat bei Mängeln die Wahl zwischen folgenden Gewährleistungen:
- Wandlung (der Kauf wird rückgängig gemacht)
- Minderung des Kaufpreises
- Neulieferung
- Schadenersatz in bestimmten Fällen (zugesicherte Eigenschaft der Ware fehlt, Ware entspricht nicht Muster, Mangel wurde arglistig verschwiegen)

Lieferungsverzug
Voraussetzung für das Auftreten eines Lieferungsverzuges sind
- die Fälligkeit der Ware
- eine schriftliche Mahnung des Käufers (bei Fixkauf nicht erforderlich)
- Verschulden des Lieferanten

Wenn diese Voraussetzungen gegeben sind, kann der Käufer auf der Lieferung bestehen und Schadenersatz verlangen, nach einer angemessenen, dem Lieferanten gesetzten Nachfrist vom Vertrag zurücktreten oder die Lieferung ablehnen und Schadenersatz verlangen.

Annahme- und Zahlungsverzug

Wenn ein Käufer die Annahme einer bestellten Ware verweigert, hat der Lieferant die Möglichkeit, den Käufer auf Annahme der Ware und Erstattung der entstandenen Kosten zu verklagen oder einen sogenannten „Selbsthilfeverkauf" auf Kosten des Käufers durchzuführen.

Wenn kein Zahlungstermin ausdrücklich (unter Angabe des genauen Datums) bestimmt ist, kommt der Käufer erst nach Mahnung des Verkäufers in Verzug. Ab diesem Zeitpunkt können Verzugszinsen berechnet werden.

47 Schriftverkehr

47.1. Formvorschriften im Schriftverkehr

Bei der Abfassung von Briefen sollten von der Arzthelferin die allgemeinen Formvorschriften, so wie sie auch im kaufmännischen Bereich Verwendung finden, beachtet werden. Alle Schriftstücke sollten so verfaßt werden, daß sie den Leser ansprechen, insbesondere das steife, wenig natürliche Verwaltungsdeutsch sollte vermieden werden. Dabei darf selbstverständlich die Genauigkeit der Aussage nicht leiden.

47.1.1. DIN-Formate

Je nach Umfang des Schreibens muß das richtige Briefformat gewählt werden. Für kurze, unverfängliche (Schweigepflicht!) Mitteilungen, Erinnerungen u. ä. kann eine Postkarte genommen werden, in Zweifelsfällen sollte aber auch hier trotz der höheren Portokosten dem Brief Vorzug gegeben werden.

Papierformate

Ganzbriefblatt	DIN A4	210 mm × 297 mm
Halbbriefblatt	DIN A5	148 mm × 210 mm
Postkarte	DIN A6	105 mm × 148 mm

Briefhüllenformate

Briefhülle	DIN C4	229 mm × 324 mm
	DIN DL	110 mm × 220 mm
	DIN C5	162 mm × 229 mm
	DIN C6	114 mm × 162 mm

Verwendung der Formate

Aus Format A0 (841 mm × 1189 mm = 1 m²) entstehen durch ständiges Halbieren die Formate der A-Reihe (A1, A2, A3, A4, A5, A6, usw.). Von Bedeutung für die ärztliche Praxis sind in aller Regel nur die Formate A4 bis A6. Etwas größer als die entsprechenden A-Formate sind die C-Formate der Briefhüllen. Dies ist erforderlich, damit die Briefblätter ohne unnötiges Falten in den Briefhüllen Platz finden. Üblicherweise werden DIN-A4-Briefe entweder zweimal entsprechend gefaltet in DIN-C6-Briefhüllen oder in DL DIN 678 oder 680 (Langhüllen) versandt. DIN-A5-Briefe kommen einmal gefaltet in DIN-C6-Briefhüllen. Für DL-Briefhüllen (DL DIN 678) und die sehr praktischen DL-Fensterbriefhüllen (DL DIN 680) ist nur das Format A4 verwendbar.

47.1.2. Formgerechte Gestaltung eines Schreibens

Schreiben müssen so gestaltet werden, daß der Empfänger die Möglichkeit hat, sie ohne Beschädigung des Textes abzuheften. Aus diesem Grunde muß auf Vorderseiten von Schreiben links, auf Rückseiten rechts ein ausreichend breiter Rand gelassen werden. Bei Schreiben mit der Schreibmaschine beginnen die Zeilen bei Grad 10 und enden auf der Vorderseite bei Grad 75, auf der Rückseite bei Grad 70. Der Absender auf Briefhüllen und Briefblättern ist in der ärztlichen Praxis in der Regel vorgedruckt, er sollte alle für den Empfänger wichtigen Angaben enthalten. Ärzte müssen bei der Abfassung von Briefköpfen die Bestimmungen der Berufsordnung beachten.

Regeln für die Anschrift
Anschriften werden im Anschriftfeld und auf Briefhüllen in gleicher Anordnung geschrieben. Der Anschriftenaufbau ist im folgenden wiedergegeben. Der Punkt kennzeichnet jeweils eine Leerzeile. Wie jeder Text auf dem Briefblatt beginnt auch die Anschrift auf Grad 10. Soweit die Angabe einer Sendungsart erforderlich ist, kommt sie auf Zeile 1, die Empfängerbezeichnung beginnt auf Zeile 3. Die Anschrift darf nicht über Grad 40 hinausgehen.

	Beispiel
Sendungsart, Versendungsform	Einschreiben
●	
Empfängerbezeichnung	Herrn
Empfängerbezeichnung	Dr. med. A. Schneider
Postfach oder Straße, Hausnummer	Hamburger Straße 15
●	
Postleitzahl, Bestimmungsort, Zustellpostamt	3000 Hannover 1
●	
Bestimmungsland (falls eine Sendung ins Ausland erfolgt)	

Empfängerbezeichnung
Längere Empfängerbezeichnungen können sinngemäß auf mehrere Zeilen verteilt werden. Berufs- und Amtsbezeichnungen (z. B. Amtsrat) werden in der Regel neben die Anrede, wenn sie länger sind (z. B. Regierungsmedizinaldirektor), unter den Namen gesetzt. Akademische Grade (z. B. Dr., Dipl.-Ing.) werden vor den Namen als dessen Bestandteil geschrieben.

Straßennamen
Das Schreiben der Straßennamen bereitet häufig gewisse Schwierigkeiten. Wir unterscheiden grundsätzlich vier Möglichkeiten:
- Ist der ortsbezeichnende Begriff unverändert, wird der Straßenname in einem Wort geschrieben.
  Beispiele: Querstraße, Langgasse, Rundbogen, Bahnhofstraße, Schillerstraße, Bismarckallee, Rantzaustraße
- Ist der ortsbezeichnende Begriff verändert (gebeugt), wird die Straßenbezeichnung getrennt in zwei Wörtern geschrieben.
  Beispiele: Quere Straße, Lange Gasse, Runder Bogen, Lübecker Straße, Münchner Allee, Roter Platz, Schwarzer Weg, Alter Markt

- Besteht der ortsbezeichnende Begriff aus Titel und Namen oder Vornamen und Namen, werden die Wörter getrennt, aber mit Bindestrich verbunden geschrieben.
  Beispiele: Ignaz-Semmelweis-Platz, Theodor-Storm-Straße, Professor-Anschütz-Platz
- Ist ein Verhältniswort (eine Lagebezeichnung) Bestandteil des Straßennamens, wird die Straßenbezeichnung getrennt ohne Bindestrich geschrieben.
  Beispiele: Am Alten Bahnhof, Hinter dem Speicher, Am Hofplatz.
  Beachte: Präpositionen und Adjektive werden groß geschrieben!

Bezugszeichenzeile, Datum

Die in Schreiben von Behörden oder im kaufmännischen Bereich übliche Bezugszeichenzeile wird in ärztlichen Schreiben meist weggelassen. Das Datum wird dann in Höhe des Absendernamens rechts oben auf dem Briefblatt mit Ortsangabe geschrieben. Nach dem Ort folgt ein Komma, dann (ohne Artikel) Tag, Monat und Jahr jeweils zweistellig. Bei einstelligen Tages- und Monatsdaten wird eine Null vorangestellt, vom Jahr werden die beiden Jahresendziffern angegeben.
Beispiele: Bad Segeberg, 30. 11. 84; Hannover, 01. 04. 85; München, 31. 05. 85

Betreff

Zwischen Anschrift und Betreff sind bei Verwendung der Schreibmaschine vier Leerzeilen vorzusehen. Der Betreff soll so kurz wie möglich auf den Inhalt des Schreibens hinweisen, das Wort „Betreff" wird weggelassen. Zwei Leerzeilen nach dem Betreff folgt die Anrede.

Anrede

In die Anrede wird der akademische Titel aufgenommen. Mehrere selbständige Anreden kommen jeweils in eine neue Zeile. „Sehr geehrte Damen und Herren", die Standardanrede bei Schreiben an Behörden, Firmen, Krankenkassen u. ä., wird dagegen einzeilig geschrieben. Falls bei bestimmten Schreiben (an Verwaltungen, Firmen usw.) ganz auf die Anrede verzichtet wird, sind zwischen Betreff und Text zwei Leerzeilen freizulassen. Die Anrede kann mit einem Komma oder Ausrufezeichen abgeschlossen werden, nach dem Komma wird der von der Anrede durch eine Leerzeile getrennte Text klein weitergeschrieben.

Text

Der Text wird immer einzeilig geschrieben, Absätze werden durch eine Leerzeile kenntlich gemacht.

Grußformel

Am Ende des Textes folgt nach einer weiteren Leerzeile die Grußformel. Für die Unterschrift bleiben drei Leerzeilen Platz, dann wird die Unterschrift noch einmal mit Schreibmaschine wiedergegeben. Unter den vielen in Frage kommenden Grußformeln sollten für förmliche Briefe das „Hochachtungsvoll!", ansonsten das nahezu immer verwendbare „Mit freundlichen Grüßen" und unter Ärzten das „Mit freundlich kollegialen Grüßen" benutzt werden.

Anlagenvermerke
Anlagenvermerke folgen der maschinenschriftlichen Unterzeichnerangabe nach einer Leerzeile. Die Leitwörter sollen unterstrichen werden. Bei Platzmangel kann der Anlagenvermerk auch auf Grad 50 beginnen.

Durchschläge
Im allgemeinen werden Durchschläge angefertigt, die abgelegt werden. Bei Arztbriefen müssen die Durchschläge mindestens 10 Jahre aufbewahrt werden, bei sonstigem allgemeinen Schriftwechsel 6 Jahre.

Wichtige Aufbewahrungsfristen in der ärztlichen Praxis	
Arbeitsunfähigkeitsbescheinigungen (Muster 1 c)	1 Jahr
Teile 3 der Betäubungsmittelverordnung	3 Jahre
Kontoauszüge, Kassenbücher, Einnahme- und Ausgabebelege, Mahnvorgänge, Versicherungsunterlagen, Durchschläge (Kopien) aus dem allgemeinen Schriftwechsel (nicht einzelne Patienten betreffend)	6 Jahre
Patientenunterlagen, Durchschläge von Arztbriefen, Unterlagen über Röntgenuntersuchungen	10 Jahre
Unterlagen über Röntgenbehandlungen	30 Jahre

47.1.3. Beschriften der Briefhülle

Beim Beschriften mit der Schreibmaschine wird die DIN-C6-Briefhülle beim Einspannen so ausgerichtet, daß der linke Rand immer unter Grad 0 liegt. Meist ist der Absender bei Briefhüllen von Arztpraxen aufgedruckt. Ist dies nicht der Fall, so ist die Absenderanschrift auf die Vorderseite der Briefhülle zu schreiben. Sie steht ohne Leerzeilen links oben in der Zeile 5 und reicht von Grad 5 bis Grad 20. Die Empfängeranschrift beginnt bei Grad 30 in Zeile 13 und wird wie in 47.1.2. angegeben abgefaßt. Sie sollte bei Grad 55 enden. Die Briefe werden für die Briefhülle C6 auf das Format DIN A6 gefaltet, wobei Fensterbriefhüllen so zu falten sind, daß die Anschrift sichtbar bleibt (siehe Abbildung).
Bei Briefhüllen DL DIN 678 beginnt die Empfängeranschrift bei Grad 40 und ebenfalls in Zeile 13. Bei den Fensterbriefhüllen DL DIN 680 ist das Briefblatt so zu falten, daß die Anschrift im Fenster sichtbar ist (siehe Abbildung).

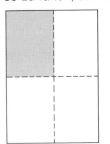
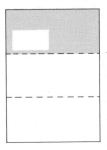
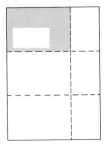

Falten eines DIN-A4-Briefblattes
auf DIN A6 für einen DIN-C6-Umschlag

auf DIN A6 für einen Fensterumschlag

für den DL-DIN-680-Fensterumschlag

Dr. med. Fritz Meier
Internist
Feldstraße 3
3002 Haland

Haland, 09.01.1985

Herrn
Dr. med. Stephan
Gildestraße 18

3000 Hannover

Patient Karl Müller, Bürgerstraße 3, 3000 Hannover, geb. 12.02.09

Sehr geehrter Herr Kollege,

für die Überweisung Ihres Patienten Herrn Karl Müller aus Hannover bedanke ich mich.

Die Untersuchung ergab ein Vitium cordis, und zwar eine Pulmonalstenose. Es war deutlich ein systolisches Geräusch über der Pulmonalis zu hören. Das Elektrokardiogramm ergab eine Veränderung der P-Zacke. Im Phonokardiogramm waren die typischen Veränderungen nachweisbar.

Die Durchleuchtung zeigte eine Kugelform des Herzens. Der Holzknechtsche Raum war deutlich im unteren Drittel eingeengt. Die verschiedenen Serumuntersuchungen zeigten ein entzündliches Bild, so war die Elektrophoresekurve deutlich verschoben, die Gammawerte waren erhöht. Die Blutsenkungsreaktion war auf 34/89 mm erhöht.

Ich nehme an, daß ein endokarditischer Prozeß vorliegt bzw. noch nicht abgeklungen ist.

Ich würde vorschlagen, den Patienten in die Innere Abteilung des Stadtkrankenhauses zu überweisen, weil eine unter Empfindlichkeitsprüfungen durchzuführende Behandlung mit Antibiotika erforderlich ist, was ambulant kaum durchführbar sein wird.

Die Röntgen-, EKG- und Phonokardiogrammergebnisse lege ich bei, bitte jedoch nach Einsichtnahme und nach Einsichtnahme durch den Krankenhausarzt um Rückgabe.

Mit kollegialem Gruß

Dr. Meier
Dr. med. Meier

Anlagen
Röntgen-, EKG- und
Phonokardiogrammergebnisse

47.2. Sendungsarten und Versendungsformen

47.2.1. Verschiedene Briefsendungen

Die Deutsche Bundespost unterscheidet zwischen verschiedenen Briefsendungsarten, deren Beschreibung und wesentliche Merkmale (Gewichtsstufen, Maße) in der folgenden Tabelle wiedergegeben sind.

Sendungsarten (Inland)	Beschreibung	Gewichtsstufen in g		Maße in cm	
		Standard	andere	Standard	andere
Briefe	Schriftliche Mitteilung in offener oder verschlossener Umhüllung. Sendung muß nach Umfang und Inhalt sicher verpackt sein. Beispiele: private Mitteilung, Geschäftsbrief.		bis 50, 100, 250, 500, 1000		**Rechteckform** Höchstmaße: Länge 60 Breite 30 Höhe 15 Mindestmaße: bei einer Höhe bis 0,5: Länge 14 Breite 9 bei einer Höhe über 0,5: Länge 10 Breite 7 **Rollenform** Höchstmaße: Länge 80 Durchmesser 15 Mindestmaße: Länge 10 Durchmesser 5
Drucksachen	Vervielfältigung auf Papier oder Karton, hergestellt mit Druckform, Schablone oder Negativ. Vermerk „Drucksache". Sonstige Vervielfältigung, z. B. Schreibmaschinendurchschlag. Vermerk „Drucksache/Geb. gepr.", Mindesteinlieferung 20 inhaltsgleiche Stücke. Unverschlossene Umhüllung, Streifband oder Karte, Verschluß leicht zu öffnen und wiederherstellbar, z. B. durch eingesteckte Klappe. Wenige Nachtragungen möglich, z. B. Ort und Datum oder Berichtigung offensichtlicher Druckfehler.	bis 20	bis 50, 100, 250, 500	Länge 14 bis 23,5 Breite 9 bis 12 Höhe bis 0,5 Länge mindestens das 1,41-fache der Breite	
Briefdrucksache	Drucksache, bei der bis zu zehn Wörter oder Buchstaben und beliebig viele Zahlen nachgetragen oder geändert sein dürfen. Vermerk „Briefdrucksache" oder Briefdrucksache/Geb. gepr.". Beispiele: Rechnungsvordruck mit nachgetragenen Ziffern, Einladung mit nachgetragener Orts- und Zeitangabe.				
Warensendung	Kleine Proben und Muster in offener Umhüllung. Es dürfen Drucksachen sowie kurze, den Inhalt kennzeichnende Angaben und eine Rechnung beigelegt werden. Vermerk „Warensendung" oder „Warensendung/Geb. gepr.".		bis 50, 100, 250, 500		
Büchersendung	Bücher, Broschüren, Bücherzettel, Notenblätter, Landkarten in offener Verpackung. Keine Anpreisungen, kein geschäftlicher Inhalt. Vermerk „Büchersendung". Gebühr niedriger als bei Drucksache.	—	bis 100, 250, 500, 1000	—	
Postkarte	Ist nach amtlichem Muster zu drucken; möglich mit Anschriftenklappe oder Antwortkarte. Gebühr niedriger als beim Brief. Beispiele: geschäftliche Kurzmitteilung, Glückwunsch- und Ansichtskarte.	Papiergewicht: mindestens 170 g/m², höchstens 500 g/m²		Länge 14 bis 14,8 Breite 9 bis 10,5	

Für Auslandssendungen gelten meist besondere Regelungen. Standardbriefe in einige Länder Europas, wie z. B. Belgien, Frankreich, Italien, die Niederlande, Österreich und der Schweiz, werden zu Inlandsgebühren befördert.
Gewöhnliche Briefe und Postkarten kann der Absender, alle anderen Briefsendungen muß er mit Briefmarken, Postfreistempel, Absenderfreistempel oder Freistempel einer Datenverarbeitungsanlage (DV) freimachen. Für nicht oder unzureichend freigemachte Briefe und Postkarten erhebt die Post vom Empfänger die fehlende Gebühr zuzüglich Einziehungsgebühr.

47.2.2. Versendungsformen

Für besondere Zwecke, wie z. B. Einziehen von Geld, Beschleunigung von Sendungen, Bestätigung der Auslieferung, Empfangsbescheinigung des Empfängers u. ä., bietet die Post besondere Versendungsformen, die der Absender über der Anschrift vermerkt. Hierfür werden zusätzliche Gebühren erhoben. Eine Übersicht gibt die nachfolgend wiedergegebene Tabelle.

Besondere Versendungsformen für Briefe und Postkarten	Beschreibung
Wertangabe	Bei Wertangabe bis 500 DM keine, über 500 DM mindestens 2 Siegelabdrucke und Briefhülle aus einem Stück erforderlich. Mehrere Briefmarken einzeln mit Abstand aufkleben. Vermerk z. B. „Wert 1500 DM". Wertangabe möglichst bis 100 000 DM, bei Luftpost 10 000 DM. Post bescheinigt Einlieferung und läßt sich Auslieferung bestätigen. Haftung bei Verlust des Briefes oder Beschädigung des Inhalts bis zur Höhe der Wertangabe. Wertangabe bei Postkarten nicht möglich.
Einschreiben	Vermerk „Einschreiben". Post bescheinigt Einlieferung und läßt sich Auslieferung bestätigen. Bei Verlust der Sendung zahlt die Post 40 DM.
Eigenhändig	Soll eine Wert- oder Einschreibsendung nur an den Empfänger selbst ausgehändigt werden, Vermerk „Eigenhändig".
Nachnahme	Vermerk des einzuziehenden Betrags, z. B. „Nachnahme 1108,60 DM". Höchstbetrag 3000 DM. Amtliches Nachnahmezeichen aufkleben oder aufdrucken. Vorbereitete Zahlkarte der Sendung beifügen. Auftraggeber erhält den um die Zahlkartengebühr gekürzten Nachnahmebetrag nach Einzug durch die Post auf Postgirokonto überwiesen.
Rückschein	Wünscht der Absender einer Wert- oder Einschreibsendung eine Empfangsbescheinigung des Empfängers, Vermerk „Rückschein". Formblatt „Rückschein" ausgefüllt beifügen.

| Eilzustellung | Vermerk „Eilzustellung", Zustellung durch besonderen Boten. In bestimmten Orten gegen höhere Gebühr Nachtzustellung (22 bis 6 Uhr) möglich. Wird sie gewünscht, Vermerk „auch nachts" hinzufügen. |

Einschreiben, Eilzustellungen

Briefe und Päckchen wichtigen Inhalts (z. B. Urkunde) sind als „Einschreiben" abzusenden. Dann wird dicht oberhalb der Adresse „Einschreiben" geschrieben. Der *Einlieferungsschein* ist vorzubereiten und wird bei Annahme als Quittung mit dem Poststempel versehen. Der Empfang muß quittiert werden, bei Verlust werden 40,— DM ersetzt. Empfangsberechtigt sind nur der Empfänger, erwachsene Familienmitglieder und Bevollmächtigte.

Geld soll niemals im Brief versendet werden (vielmehr benutzt man dazu Postanweisungen, Zahlungsanweisungen, Zahlkarten). Postsendungen, die am Zustellungsort schneller als mit der normalen Postzustellung dem Empfänger ausgehändigt werden sollen, sind in Form der Eilzustellung abzusenden. Dabei ist zu berücksichtigen, daß die Beförderung mit normaler Post erfolgt, erst am Bestimmungsort wird durch Eilboten zugestellt. Die dafür vorgesehene rote Klebemarke ist auf der Vorderseite des Briefes anzubringen. Die Kennzeichnung durch rote Schrägstriche ist untersagt, weil rote Schrägstriche im Ausland die Bedeutung von „unzustellbar" haben. Eilzustellung und Einschreiben dürfen gekoppelt werden.

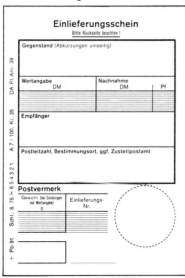

Einlieferungsschein für Einschreibesendung (weißes Papier, schwarzer Druck)

47.2.3. Versendung von Gegenständen

Pakete/Päckchen

Das Paket oder Päckchen muß ordnungsgemäß verpackt, verklebt oder verschnürt werden. Ins Innere ist ein Doppel der Anschrift zu legen. Die Klebeadresse wird in den rechten unteren Quadranten geklebt. Die Postleitzahl ist zweckmäßig links der Mittellinie mit Filzstift groß anzugeben. Die gelbe Paketkarte wird gleichlautend ausgefüllt. Pakete sind beim Paketschalter des Postamtes aufzugeben. Einen Teil der Paketkarte erhält der Aufgeber als Quittung.

Mit einer Paketkarte dürfen bis zu 10 gewöhnliche oder bis zu 10 unversiegelte Wertpakete mit gleichem Wertbetrag oder ein versiegeltes Wertpaket an einen Empfänger eingeliefert werden. Pakete dürfen bis zu 20 kg wiegen. Pakete bis zu 2 kg können ohne gelbe Paketkarte als „Päckchen" gekennzeichnet und zu einem verbilligten Tarif aufgegeben werden, wenn sie die Höchstmaße, die für Briefe gelten, nicht überschreiten. Für die Paketzustellung erhebt die Post eine Zustellgebühr. Sofern der Absender diese Gebühr bei der Paketaufgabe mit bezahlt, ist dies in der Rubrik „Freigebühr" der gelben Paketkarte anzugeben.

Sendungsart	geeignet für .../Sonderleistungen/Vermerke	Berechnung der Beförderungsgebühr
bis 20 kg **Paket**	Gegenstände aller Art ● Beschleunigungen: „Schnellpaket", „Eilzustellung" ● Geldeinziehen: „Nachnahme ... DM" ● Haftung bei Verlust oder Beschädigung bis 1000 DM bei Wertpaketen (Wert ... DM) bis zur Höhe der Wertangabe ● Sonderregelung für Großkunden	nach Gewichtsstufen und Entfernungszonen, Standardpakete und -postgüter bis 50×50×70 cm (Quaderform) gebührenbegünstigt
bis 20 kg **Postgut**	Gegenstände aller Art ● Vereinfachte Einlieferung durch Großkunden ● Vermerk „Postgut" ● Beschleunigen: „Schnellpostgut", „Eilzustellung" ● Geldeinziehen: „Nachnahme ... DM"	
bis 2 kg **Päckchen**	Gegenstände aller Art ● Vermerk „Päckchen" ● Beschleunigen: „Schnellpäckchen", „Eilzustellung" ● Geldeinziehen: „Nachnahme ... DM" ● „Einschreiben" (40 DM Ersatz bei Verlust) ● Gebühr niedriger als beim Brief (ab 500 g)	Einheitsgebühr
bis 1 kg **Brief**	Gegenstände aller Art ● Beschleunigen: „Eilzustellung" ● Geldeinziehen: „Nachnahme ... DM" ● „Einschreiben" (40 DM Ersatz bei Verlust) ● „Wert ... DM" (Haftung bei Verlust oder Beschädigung bis zur Höhe der Wertangabe)	nach Gewichtsstufen
bis 0,5 kg **Warensendung**	Kleine Gegenstände (Proben, Muster, Filme) in offener Verpackung. Drucksachen sowie kurze, den Inhalt kennzeichnende Angaben und eine Rechnung dürfen beiliegen. ● Vermerk: „Warensendung" oder „Warensendung/Geb. gepr.", Gebühr niedriger als beim Brief	

Warensendungen, Versand von Körpermaterial

Als „Warensendung" bezeichnet man den verbilligten Versand von Gegenständen ohne briefliche Mitteilungen. In der ärztlichen Praxis handelt es sich häufig um Sendungen an medizinische Untersuchungsinstitute, wenn sie 500 g nicht überschreiten.
Für den Versand von Körpermaterial hat die Bundespost Vorschriften erlassen. Jedes Material ist doppelt zu verpacken und gegen Stoß, Druck und Auslaufen zu sichern. Dazu verwendet man ein verstöpselbares Glasgefäß, das seinerseits zunächst in eine Blechhülse zu bringen ist. Die Blechhülse ist mit einem überstülpbaren Deckel zu versehen. Nunmehr bringt man die

Gelbe Paketkarte

Blechbüchse in ein Holzkästchen. Gegen Bruch ist das Glasgefäß in der Blechumhüllung durch Watte oder Papplagen zu sichern; insbesondere müssen auf den Boden und den Deckel genügend Lagen von Fließpapier oder Watte gebracht werden. Der Holzbehälter wird mittels Scharnier geschlossen und samt Begleitzettel in einen festen Versandbeutel gebracht und verschlossen. Die Holzbehälter sind so in den Versandbeutel zu bringen, daß sie durch Abstempeln nicht beschädigt werden. Die zum Abstempeln vorgesehene Stelle wird zweckmäßig mit dem Vermerk „hier stempeln" versehen. Jede Sendung, die mit der Post geschickt wird, muß die Aufschrift tragen: „Vorsicht! Menschliche (tierische) Untersuchungsstoffe!" An Stelle der Blechhüllen finden heute auch Plastikbehälter Verwendung.

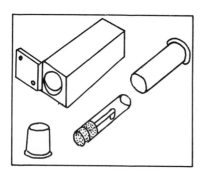

Die Teile eines Versandbehälters für Körpermaterial

Postsendungen mit Untersuchungsmaterial dürfen nicht in den Briefkasten gesteckt werden; vielmehr sind die Sendungen an einem Postschalter abzugeben bzw. auf dem Lande dem Briefzusteller zu übergeben. Der Versand von Pest-, Cholera-, Tularämie-, Maul- und Klauenseuche-, Rotz- und Schweinepesterregermaterial ist telefonisch oder telegrafisch im voraus anzukündigen. Der Empfang ist dem Absender zu bestätigen. Erfolgt keine Benachrichtigung, hat der Absender nachzufragen und ggf. eine Suchmeldung bei der Post unverzüglich aufzugeben.

47.2.4. Telegramme

Formblätter für die Aufgabe von Telegrammen werden am Postschalter ausgegeben. Vorder- und Rückseite enthalten die wichtigsten Hinweise für das Abfassen von Telegrammen. Telegrammvordrucke sind gut leserlich auszufüllen. Empfänger und dessen Wohnung sind anzugeben, daneben die Nummer des Fernsprech- oder Telexanschlusses, Telegramme werden bis 22 Uhr zugestellt, später nur, wenn sie mit „nachts" oder „D" (= Dringend) vor der Empfängeranschrift gekennzeichnet sind. Für Schmuckblattausfertigung ist die Schmuckblattbezeichnung (s. Fernsprechbuch) vor den Text zu setzen. Falls der Text fremdsprachlich abgefaßt wird, ist dies auf der Rückseite des Formulars zu bescheinigen.

Die Gebühren setzen sich aus den Wortgebühren (10 Schriftzeichen = 1 Wort) und den Gebühren für die vom Absender verlangten Sonderdienste (z. B. Dringend!) zusammen.

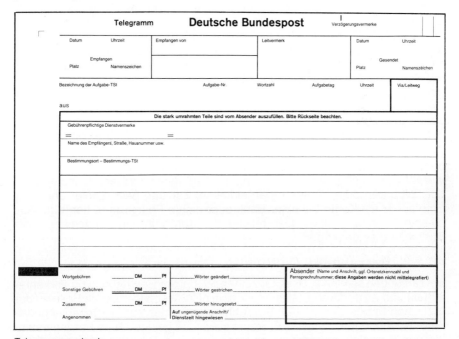

Telegrammvordruck

48 Zahlungsverkehr, Mahnverfahren

Die Abwicklung von Zahlungsvorgängen gehört selbstverständlich auch in die ärztliche Praxis. Bezahlung von Rechnungen, Entgegennahme von Barzahlungen, die Durchführung und Abwicklung von Einkäufen sollten auch von der Arzthelferin zumindestens in den Grundzügen beherrscht werden. Die Arzthelferin soll die Möglichkeiten des Zahlungsverkehrs beschreiben, Zahlungsvorgänge abwickeln und überwachen sowie das Mahnverfahren einleiten können.

48.1. Arten der Zahlung, Bankgiroverkehr

48.1.1. Allgemeines

Der Tausch von Ware gegen Ware oder Leistung gegen Leistung bzw. Ware wäre ein viel zu umständlicher und wenig praktikabler Weg zum Austausch von Gütern und Leistungen. Erst durch ein „Tauschmittel", das beliebig gegen Güter und Leistungen eingetauscht werden kann, das Geld, sind heutige Wirtschaftssysteme denkbar. Leistungen und Waren werden gegen Geld hingegeben und können für Geld erlangt werden.

Neben dem Papiergeld (Banknoten) und dem Metallgeld (Münzen), die vom Staat über Zentralnotenbanken (in der Bundesrepublik Deutschland durch die Deutsche Bundesbank) herausgegeben werden, kennen wir das Buchgeld (Giralgeld). Hierunter wird das täglich fällige Guthaben bei einer Bank, Sparkasse oder beim Postgiroamt verstanden. Die Zahlung mit Buchgeld, über das z. B. in Form von Schecks oder Überweisungen verfügt wird, ist in den letzten Jahrzehnten zur wichtigsten Zahlungsweise geworden.

Auch wenn sehr viele Zahlungen heute bargeldlos durchgeführt werden, haben Barzahlungen und halbbare Zahlungen in bestimmten Bereichen nach wie vor eine nicht geringe Bedeutung. Im Gegensatz zur Barzahlung wird bei der halbbaren oder unbaren (bargeldlosen) Zahlung beim Zahler und/oder Empfänger ein Konto bei einer Bank oder einem Postgiroamt benötigt. Aus diesem Grunde wird vor Darstellung der Kontoführung zunächst auf die Barzahlung eingegangen.

48.1.2. Barzahlung, Quittung

Barzahlungen spielen z. B. im Einzelhandel, bei der Benutzung von Verkehrsmitteln und an anderen Stellen mehr eine nicht wegzudenkende Rolle. In der ärztlichen Praxis werden sich Barzahlungsvorgänge auf die Bezahlung kleinerer Rechnungen, kleinerer Einkäufe sowie auf gelegentliche Entgegennahme von Bargeldbeträgen bei der Bezahlung von Privatliquidationen durch

Zahlungsverkehr, Mahnverfahren

	Empfänger hat	kein Konto	Konto bei	
Zahler hat			einem Kreditinstitut	einem Postgiroamt
kein Konto		**Barzahlung** — Zahler gibt Empfänger Bargeld — Wertbrief — Postanweisung	**Halbbare Zahlung** Zahlschein	**Halbbare Zahlung** Zahlkarte
Konto bei Kreditinstitut		**Halbbare Zahlung** Barscheck	**Unbare Zahlung** — Verrechnungsscheck — Banküberweisung	— Banküberweisung auf Postgirokonto des Empfängers
Konto bei Postgiroamt		— Postbarscheck — Postzahlungsanweisung	— Postüberweisung auf Postgirokonto der Bank des Empfängers — Postzahlungsanweisung	— Postverrechnungsscheck — Postüberweisung auf Postgirokonto des Empfängers — Postzahlungsanweisung

modifiziert Fritsch/Kugler

Patienten beschränken. Die anderen Formen der Barzahlung (Bote, Wertbrief, Postanweisung), die ohnehin nur sinnvoll sind, wenn Zahler und Empfänger über kein Konto verfügen, sind in der ärztlichen Praxis unüblich, da der niedergelassene Arzt immer über Konten verfügt.

Quittung
Bei der Barzahlung wird die Zahlung vom Zahler an den Empfänger mittels Bargeld geleistet. Der Zahler hat Anspruch auf eine Quittung. Diese sollte stets folgende Angaben enthalten:
- Name des Zahlers
- Grund der Zahlung
- Betrag (bei höheren Summen in Buchstaben)
- Bestätigung des Empfangs
- Ort und Datum
- Unterschrift und ggfs. Stempel der Praxis

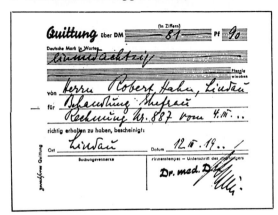

Die Arzthelferin darf Bargeld nur entgegennehmen und Quittungen ausstellen, wenn sie vom Arzt eine entsprechende Vollmacht (Inkassovollmacht) erhalten hat.

Barquittung

48.1.3. Girokonto

Ein Girokonto ist Voraussetzung für die Teilnahme am bargeldlosen Zahlungsverkehr. Der Eröffnung eines Girokontos bei einem Kreditinstitut geht ein schriftlicher Kontoeröffnungsantrag voraus, der vom Kreditinstitut ausdrücklich oder stillschweigend angenommen wird (Kontovertrag). Ein Postgirokonto wird (auf Antrag beim Postamt oder Postgiroamt) vom Postgiroamt eingerichtet. Der Antragsteller muß sich in beiden Fällen bei der Kontoeröffnung ausweisen, falls er nicht persönlich bekannt ist. Er muß zum Zeitpunkt der Antragstellung voll geschäftsfähig sein, also das 18. Lebensjahr vollendet haben. Jüngere Antragsteller bedürfen der Zustimmung des gesetzlichen Vertreters.

Unterschriftsproben von den Verfügungsberechtigten werden entgegengenommen, die für die Teilnahme am Giroverkehr erforderlichen Vordrucke (Schecks, Überweisungen) werden ausgehändigt.

Konten können bei allen Kreditinstituten eröffnet werden. Das Konto trägt eine Nummer und eine Leitnummer; jede Bank hat für den innerdeutschen Verkehr eine Bankleitzahl, die bei Überweisungen an Dritte anzugeben ist.

Für die Führung eines Bankkontos sind Kontoführungsgebühren zu zahlen. Dafür geben die Banken meist geringe Guthabenzinsen (die für ein laufendes Konto niedriger liegen als für ein gleichzeitig vorhandenes Sparkonto mit ggf. auf Monate oder Jahre festgelegten Beträgen). Überziehen des Kontos ist nur nach Vereinbarung mit der Bank möglich.

Man kann vom Bankkonto sowohl Bargeld abheben (persönlich oder durch eine bevollmächtigte Person) als auch Überweisungen vornehmen oder Schecks ausstellen (Bezogener ist die Bank).

Durch Kündigung (Kreditinstitut) bzw. formlose Mitteilung (Postgiroamt) wird das Konto wieder aufgelöst.

Konto-Nr.	GB.	Text	SE	Wert	Soll	Haben
9876543210	010	BAR		26.02	1.000,00	
	015	LASTSCH		25.02	962,00	
	016	SCH.123		25.02	38,00	
	040	UEBERW		26.02	10.000,00	
Tagesauszug	060	ANLAGE		27.02		2.500,00
	070	ANLAGE		27.02		7.500,00

Herrn/Frau/Fräulein/Fa.   VA   Buchungsdatum   Auszug Nr. Blatt

                                              99   26.02.86   003 01
DR. MED.   Alter Saldo
PETER MUELLERLEI   HABEN   500,00
BAHNHOFSTR. 7

2360 BAD SEGEBERG   SOLL   1.500,00
                                                                Neuer Saldo

Scheck- und Wechselgutschriften erfolgen Eingang vorbehalten. Reklamationen bitte an unsere Revisionsabteilung, 4000 Düsseldorf 1, Postfach 26 09.

Kontoauszug

Kontoauszug

Mit einem Kontoauszug wird der Kontoinhaber über die Veränderungen auf seinem Konto unterrichtet. Dem Kontoauszug sind Gut- bzw. Lastschriftenzettel beigefügt. Kontoauszüge können selbst abgeholt oder in vereinbarten Zeitabständen zugesandt werden. Im letzten Falle berechnen Banken und Sparkassen in der Regel eine besondere Gebühr. Das Postgiroamt unterrichtet über jede Kontoveränderung sofort auf dem Postwege ohne Berechnung einer Gebühr.

Der Kontoauszug enthält folgende Angaben:
- Name und Anschrift des Kontoinhabers
- die Bewegungen (Umsätze) auf dem Konto mit Datum der Wertstellung und einer kurzen Erklärung durch einen Buchungstext
- den alten und den neuen Saldo

Die im Buchungstext verwendeten Abkürzungen sind meist auf der Rückseite des Kontoauszuges erläutert. Das Datum der Wertstellung gibt den

Zeitpunkt an, an dem der angegebene Betrag dem Konto gutgeschrieben oder abgebucht wurde. Der Saldo kann positiv (dann besteht ein Guthaben) oder — bei Einräumung eines Überziehungskredites durch das Kreditinstitut — negativ (es besteht gegenüber dem Kreditinstitut eine Verbindlichkeit) sein.

48.1.4. Halbbare Zahlung, Scheck

Diese Zahlungsart muß immer dann Verwendung finden, wenn entweder der Zahler oder der Empfänger nicht im Besitz eines Kontos sind. Entweder wird Bargeld mit einem Zahlschein oder einer Zahlkarte auf das Konto des Empfängers eingezahlt oder der Empfänger erhält vom Konto des Zahlers durch einen Barscheck, Postbarscheck oder eine Postzahlungsanweisung Bargeld. Von besonderer Bedeutung für die halbbare Zahlung ist der Barscheck, auch kurz Scheck genannt.

Scheck

Der Scheck ist eine Urkunde. Sie weist das Kreditinstitut oder Postgiroamt an, vom Guthaben des Ausstellers den auf dem Scheck genannten Betrag auszuzahlen. Voraussetzung ist ein Girokonto, der ausgezahlte Betrag wird von diesem Konto abgebucht.

Der Scheck enthält gesetzlich vorgeschriebene und kaufmännisch erwünschte Bestandteile (siehe Kasten).

Bestandteile des Schecks

Gesetzlich vorgeschrieben (bei Fehlen ist der Scheck ungültig)	Kaufmännisch erwünscht
1. Name der Bank, Sparkasse usw.	1. Schecknummer
2. Zahlungsort (Sitz der Bank usw.)	2. Kontonr. des Ausstellenden
3. Wort „Scheck" im Text	3. Bankleitzahl
4. Anweisung, einen Betrag zu zahlen (in Buchstaben)	4. Betrag in Ziffern
5. Ort und Tag der Ausstellung	5. Zahlungsempfänger
6. Unterschrift des Ausstellers	6. Überbringerklausel

Wurde der Ausstellungsort vergessen, gilt der neben dem Namen des Ausstellers angegebene Ort. Beim Abweichen der Angabe des Betrages in Ziffern von der in Buchstaben gilt der in Buchstaben geschriebene Betrag.

Der Zusatz „oder Überbringer" entbindet die Bank von der Verpflichtung, die Berechtigung des Scheckeinlösers zu überprüfen. Aus diesem Grunde wird von den Kreditinstituten auch auf den Scheckformularen vermerkt, daß die Streichung des Vermerkes „oder Überbringer" als nicht erfolgt gilt.

Heute enthalten die Schecks in ihrem unteren Teil noch eine sogenannte „Codierzeile", die maschinell lesbar ist und die wichtigsten Scheckdaten enthält.

Vertragspflicht zur Einlösung

Gegenüber dem Aussteller ist das Kreditinstitut zur Einlösung verpflichtet, nicht jedoch gegenüber dem Scheckberechtigten. Dies gilt nicht für von der

Landeszentralbank bestätigte Schecks sowie Euroschecks (mit Scheckkartennummer) bis zur Höhe von 400,— DM.

Fristen, Zeitpunkt der Einlösung
Ein Scheck wird von der kontoführenden Einrichtung zum Zeitpunkt der Vorlage eingelöst. Ein in Deutschland ausgestellter Scheck muß innerhalb von 8 Tagen (europäische und ans Mittelmeer angrenzende Länder innerhalb von 20 Tagen) vorgelegt werden, danach ist das Kreditinstitut nicht mehr zur Einlösung verpflichtet. Ein vordatierter Scheck kann auch vor dem Ausstellungsdatum eingelöst werden.

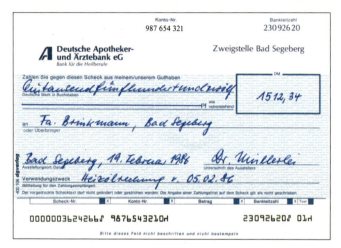

Scheck

Euroscheck
Für Euroschecks („eurocheques") garantiert das bezogene Kreditinstitut oder Postgiroamt die Einlösung bis zum Betrag von 400,— DM. Mit Euroschecks ist es also möglich, Rechnungen bis zu 400,— DM zu begleichen, ohne daß der Scheckaussteller persönlich bekannt sein muß bzw. der Scheckempfänger ein Risiko eingeht. Voraussetzung hierfür ist, daß die Nummer der Euroscheckkarte ordnungsgemäß auf der Rückseite des Euroschecks eingetragen ist. Gegen das Verlustrisiko ist der Euroscheckinhaber durch Versicherungen weitgehend geschützt, die von dem die Euroschecks ausgebenden Institut abgeschlossen werden. Diese gelten allerdings nur für den Verlust von Euroschecks und Scheckkarte sowie den dadurch möglichen Mißbrauch, nicht jedoch für den Mißbrauch von verlorengegangenen Euroschecks, die gefälscht ohne Euroscheckkarte in den Verkehr gebracht werden.

Verrechnungsscheck
Der Verrechnungsscheck unterscheidet sich vom bisher beschriebenen Scheck äußerlich lediglich durch den auf der Vorderseite angebrachten Vermerk „Nur zur Verrechnung". In diesem Falle darf der (Verrechnungs-)Scheck vom bezogenen Kreditinstitut nicht bar ausgezahlt, sondern muß

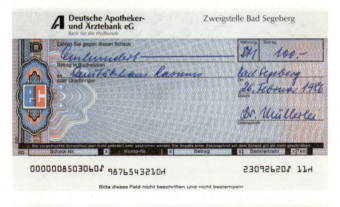

Euroscheck
Vorder- und Rückseite eines ausgefüllten eurocheques, eurochequekarte.

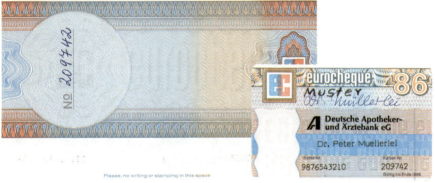

dem Konto des Scheckberechtigten gutgeschrieben werden. Dies gilt entsprechend für die per Postkarte oder Brief übersandten Verrechnungsschecks. Der Verrechnungsscheck gehört also nicht zu der Zahlungsart „halbbare Zahlung", sondern zur bargeldlosen Zahlung. Eine Streichung des Vermerkes „Nur zur Verrechnung" bleibt ohne Wirkung.

Sonstiges
Wird ein Scheck innerhalb der Vorlegungsfrist vorgelegt, aber (von der bezogenen Bank) nicht eingelöst, kann sich der Scheckberechtigte dies mit dem Vermerk „Vorgelegt und nicht eingelöst" bescheinigen lassen. Der Scheckinhaber hat dann gegenüber dem Aussteller ein Rückgriffsrecht, das er innerhalb von vier Tagen geltend machen muß. Er hat Anspruch auf Ersatz der ihm entstandenen Kosten sowie Zinsen und Provision.

Bei Verlust eines Schecks muß das bezogene Kreditinstitut unverzüglich benachrichtigt werden; der Scheck kann dann gesperrt werden.

Scheckformulare und Scheckkarten müssen sorgfältig aufbewahrt werden. Bei nachlässiger Handhabung ist die Haftung des Kreditinstitutes durch die „Allgemeinen Geschäftsbedingungen" stark eingeschränkt.

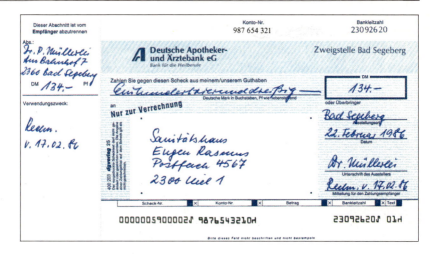

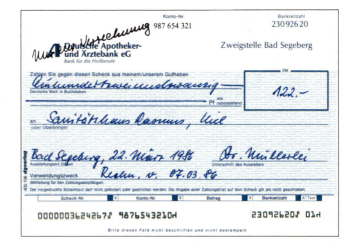

Verrechnungs-scheck
Oben: Ausgefüllter Briefverrechnungs-scheck.
Unten: Normaler Scheck als Ver-rechnungsscheck durch Vermerk „Nur zur Verrechnung".

48.1.5. Unbare Zahlung, Überweisung

Bei der unbaren (bargeldlosen) Zahlung wird der Betrag vom Konto des Zahlers abgebucht und dem Konto des Empfängers gutgeschrieben. Dieses Verfahren zeichnet sich durch Sicherheit und Einfachheit aus. Es ist bequem und übersichtlich und wegen der relativ geringen Gebühren preisgünstig. Unbare Zahlungen können

- bei Banken und Sparkassen durch Verrechnungsschecks und Banküber-weisungen
- bei Postgiroämtern durch Postverrechnungsschecks, Postüberweisungen und Postzahlungsanweisungen

durchgeführt werden.

Überweisung

Der kontoführenden Stelle wird der Auftrag erteilt, den angegebenen Betrag vom Konto des Zahlenden auf das Konto eines Empfängers zu geben. Diesen Vorgang nennt man *Überweisung*. Dabei kann sich das Konto des Empfängers beim gleichen oder jedem anderen Kreditinstitut befinden. Voraussetzung sind Verbindungen zwischen den Kreditinstituten, die eine Weitergabe der Überweisungsaufträge in kurzer Zeit ermöglichen.

Es gibt eine ganze Reihe von Gironetzen, z. B. das Gironetz der Deutschen Bundesbank, der Postgiroämter sowie der Kreditinstitute (Großbanken, Genossenschaftsbanken, Sparkassen), über die Überweisungen vom Konto des Zahlers zum Konto des Empfängers durchgeführt werden können.

Da die Kreditinstitute nach Möglichkeit die Überweisungsaufträge innerhalb ihres eigenen Gironetzes abwickeln, enthält der Überweisungsvordruck den Zusatz *„oder ein anderes Konto des Empfängers"*. Soll der Betrag in jedem Falle auf das angegebene Konto gebucht werden, muß dieser Zusatz gestrichen werden. Wird er nicht gestrichen, hat das Kreditinstitut das Recht, den Betrag auf ein anderes als das angegebene Konto des Empfängers zu überweisen.

Grundsätzlich besteht jeder Überweisungsvordruck aus drei Teilen:
a) dem Überweisungsauftrag
b) dem Lastschriftteil für den Auftraggeber
c) der Gutschrift für den Empfänger.

Banken und Sparkassen haben einheitliche, aus drei Blättern bestehende, durchschreibende Überweisungsformulare, der Postgirodienst verwendet ein Blatt, das in drei Teile geteilt ist. Ein besonderes Überweisungsformular ist der kombinierte Vordruck Zahlschein/Überweisung, der dem Zahler mit der Rechnung zugesandt wird und der als Zahlschein für die Einzahlung auf das Konto des Empfängers oder als normale Überweisung verwandt werden kann. Häufig sind in diesem Formular schon Empfänger mit Konto-Nummer, Geldinstitut, Bankleitzahl, Verwendungszweck und Betrag vorgegeben, lediglich das eigene Kreditinstitut, Datum und Unterschrift müssen noch ergänzt werden.

Sonderformen der Überweisung

Dauerauftrag

Regelmäßige Zahlungen mit festen Beträgen werden zweckmäßigerweise über Daueraufträge abgewickelt. Dies gilt z. B. für Mieten, Ratenzahlungen, Vereinsbeiträge u. ä. Daueraufträge werden ebenso wie normale Überweisungen durchgeführt und können jederzeit widerrufen werden.

Lastschriftverfahren

Regelmäßige oder unregelmäßige Zahlungen, die ihrer Art, aber nicht der Höhe nach feststehen, wie z. B. Strom-, Wasser-, Telefonrechnung u. ä., werden zweckmäßigerweise über das Lastschriftverfahren abgewickelt. Entweder wird das Kreditinstitut durch eine entsprechende Erklärung des Kontoinhabers ermächtigt, bestimmte Zahlungen zu leisten *(Abbuchungsauftrag)*, oder es erfolgt eine entsprechende Erklärung gegenüber dem Zah-

Zahlungsverkehr, Mahnverfahren 761

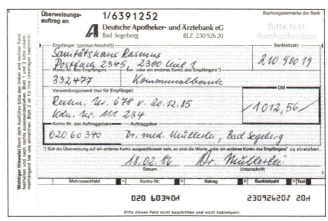

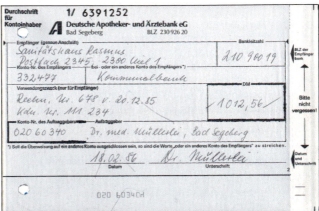

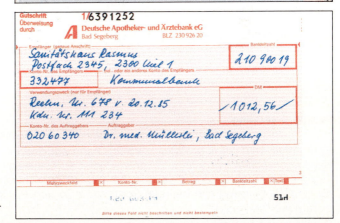

Überweisung

Dreiteiliges Überweisungsformular der Banken und Sparkassen.

Oben: Überweisungsauftrag.

Mitte: Durchschrift für Kontoinhaber. Die Durchschrift läßt sich durch ruckartiges Auseinanderziehen des Formulares leicht herausnehmen. Unten: 2. Durchschrift zur Gutschrift für den Empfänger. Die Gutschrift enthält weder Datum noch Unterschrift.

lungsempfänger *(Einzugsermächtigung)*, die ihn berechtigt, Zahlungen ohne besonderen Auftrag des Kontoinhabers von dessen Konto einzuziehen. Abbuchungsauftrag und Einzugsermächtigung können jederzeit widerrufen werden.

Sammelüberweisungen
Sammelüberweisungen finden Verwendung, wenn ein Kontoinhaber gleichzeitig mehrere Überweisungen an verschiedene Empfänger tätigen will.

48.2. Zahlungen im Postgiroverkehr

Seit dem 1. Januar 1984 ist der Postscheckdienst in „Postgirodienst" umbenannt. Die Umbenennung gilt für alle im Postgirodienst üblichen Bezeichnungen bis auf diejenigen, bei denen der Begriff „Postscheck" von der Sache her hingehört (z. B. Postscheck, Postbarscheck u. a.). Es heißt jetzt also „Postgiroamt" statt Postscheckamt, „Postgirokonto" statt Postscheckkonto, „Postgirobrief" statt Postscheckbrief, „Postgirokunde" statt Postscheckkunde usw.

Jede volljährige Person kann sich ein Postgirokonto eröffnen lassen. Dieses hat eine Nummer und eine Leitnummer, die bei allen Überweisungen anzugeben sind. Für die Kontoführung zieht die Post monatlich eine Pauschalgebühr ab, die sich nach der Zahl der Buchungen richtet. Gutschriften werden nicht verzinst. Kredit wird nicht gewährt. Kurzfristiges Überziehen des Kontos ist nur in gewissen Grenzen (1000 DM) möglich. Alle Sendungen an das Postgiroamt sind bei Verwendung des gelben Postgirobriefumschlages gebührenfrei.

Abkürzungen auf dem Kontoauszug (Postgirokonto)

DA = Dauerauftrag
EA = Einziehungsauftrag/Lastschrift
GB = Gebühr
KS = Kassenscheck
RS = Scheck-Rückgabe
S = Scheck
SG = Sammelauftrag (Gut)
SL = Sammelauftrag (Last)
UE = Überweisung
Z = Zahlungsanweisung

Postüberweisung
Dient der Überweisung von einem auf ein anderes Postgirokonto. Hat der Empfänger kein eigenes Postgirokonto, kann auf das Postgirokonto seiner Bank überwiesen werden (dabei an die Bank adressieren und auf den linken Abschnitt der Postgiroüberweisung schreiben: Zur Gutschrift auf Konto ... für ...). In diesem Falle müssen Postgirokonto und Postgiroamt der Bank erfragt werden.

Das Postgiroamt schickt nach Verbuchung neben dem Tagesauszug (der den neuen Guthabenbetrag ausweist) die Belege in Form des Lastschriftzettels (bei Aufträgen) oder des linken Abschnitts des Überweisungsformblattes (bei Zahlungen) zurück. Der Arzt kann einer anderen Person (z. B. Ehefrau, Arzthelferin) Vollmacht über sein Postgirokonto geben. Nachbestellung der Formulare auf Vordruck.

Postscheck

Die Vordrucke der Postschecks mit blauem Aufdruck entsprechen den von der Deutschen Bundesbank bekanntgegebenen Richtlinien für einheitliche Zahlungsverkehrsvordrucke.

Postzahlungsverkehr

Übermittlungsart/Höchstbetrag	Besonderheiten
Postüberweisung: Betrag unbegrenzt • bargeldlos von Postgirokonto zu Postgirokonto bzw. Girokonto bei Banken und Sparkassen • gebührenfrei	• telegrafische, fernschriftliche und Eilaufträge • Dauer-, Einziehungs-, Sammelaufträge • Datenträgeraustausch
Postscheck: Betrag unbegrenzt • als Zahlungsmittel zur Verrechnung (Verrechnungsscheck) • zur Barauszahlung beim Postgiroamt (Kassenscheck) • zur Barauszahlung beim Postamt (Postbarscheck, Höchstbetrag 20 000 DM)	• „eurocheque" (bis 400 DM)
Zahlungsanweisung: Betrag unbegrenzt • Zustellung von Bargeld vom Postgirokonto	• Dauer- und Sammelaufträge • telegrafische und Eilaufträge • Zahlungsanweisung zur Verrechnung (Betrag begrenzt)
Zahlkarte: Betrag unbegrenzt • am Postschalter einzahlen • auf eigenes Postgirokonto gebührenfrei • auf ein anderes Postgirokonto gegen Gebühr • Gebührenstufen: bis 10 DM, über 10 DM	• telegrafische und Eilaufträge • Klarschriftleseverfahren
Postanweisung: Höchstbetrag 1000 DM • am Postschalter einzahlen • an Empfänger auszahlen • Gebührenstufen: bis 100, 200, 500, 1000 DM	• Eilzustellung • telegrafische Postanweisung

Postschecks kann man wie folgt verwenden:
a) als Postbarscheck
b) als Kassenscheck
c) als Verrechnungsscheck.

Mit einem *Postbarscheck* kann man, wenn gleichzeitig die grüne Ausweiskarte vom Postgiroamt vorliegt, beim vereinbarten Postamt Geld abheben. Bei diesem Postamt muß die Unterschrift des Kontoinhabers hinterlegt sein.

Mit einem *Kassenscheck* kann man beim kontoführenden Postgiroamt ohne Vorlage einer Ausweiskarte Geld bar abheben.

Mit einem *Verrechnungsscheck* werden Rechnungen bargeldlos beglichen. Dieser Scheck wird durch den Vermerk „Nur zur Verrechnung" in der linken oberen Ecke gekennzeichnet. Eine Bareinlösung ist dadurch ausgeschlossen.

Zahlungsanweisung zur Barauszahlung

Wenn eine Barzahlung nicht zu umgehen ist, benötigt man eine Zahlungsanweisung. Das Zahlungsanweisungsformblatt (dreiteilig, grüner Druck) wird entsprechend ausgefüllt und an das eigene Postgiroamt geschickt. Der Empfänger muß mit seiner vollständigen Anschrift bezeichnet sein.

Der Empfänger bekommt den Betrag durch den Postzusteller bar ausgezahlt und erhält den linken Abschnitt der Zahlungsanweisung.

Einzahlung mit Zahlkarte

Zahlungen auf Zahlkarten können in unbegrenzter Höhe erfolgen.

Zahlkarte für fremdes Konto

Sie wird verwendet für Bareinzahlungen beim Postamt zugunsten eines Postgiroinhabers, wird also von denjenigen Personen gebraucht, die kein eigenes Postgirokonto haben. Die Einzahlung ist gebührenpflichtig.

Auf Antrag wird dem Empfänger der eingezahlte Betrag telegrafisch oder telefonisch bekanntgegeben, oder es wird dem Postgiroamt des Empfängers entsprechende Nachricht erteilt (Formblatt beim Postamt erhältlich).

Zahlkarte für eigenes Konto

Wird vom Postgiroinhaber ein Barbetrag auf das eigene Postgirokonto eingezahlt, bedient er sich einer besonderen Zahlkarte (Farbe dunkelblau-hellblau). Die Einzahlung ist gebührenfrei.

Zahlkarte / Postüberweisung

Sie kann wahlweise als Zahlkarte oder Postüberweisung Verwendung finden. Sie können der Liquidation beigefügt werden und erleichtern dem Patienten den Zahlungsvorgang.

Mit Zahlkarten/Postüberweisungen können Beträge in beliebiger Höhe auf Postgirokonten eingezahlt werden. Postgirokunden verwenden diese Vordrucke als Überweisungsauftrag, wenn der Zahlungsempfänger ebenfalls ein Postgirokonto besitzt.

Postanweisung

Sie wird für Bareinzahlungen beim Postamt verwendet. Der Betrag wird dem Empfänger zugestellt. Das Verfahren wird also dann in Anspruch genommen, wenn weder Absender noch Empfänger ein Postgirokonto haben. Die Überweisung ist gebührenpflichtig. Höchstbetrag 1000 DM. Wird wegen hoher Gebühren heute nur noch selten benutzt.

48.3. Mahnverfahren

Das Überwachen und der Einzug der Honorarforderungen gehört in vielen Praxen zu den Aufgaben der Arzthelferin.

Für die Praxis empfiehlt sich die Führung eines *Rechnungskontrollbuches*, in das der Rechnungsempfänger, das Datum der Rechnungsstellung, der

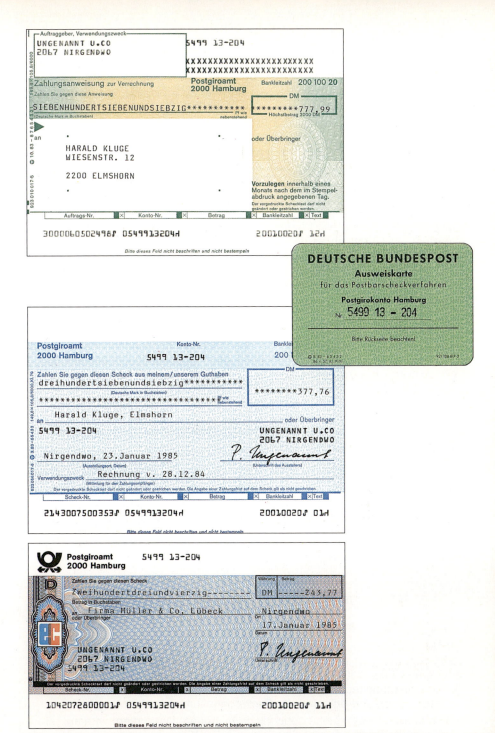

Oben: Zahlungsanweisung zur Verrechnung, Mitte: Postbarscheck mit Ausweiskarte, unten: Posteuroscheck

Rechnungsbetrag und gegebenenfalls die Rechnungssumme eingetragen werden. Bei säumigen Zahlern findet dort das Datum der 1., 2. und 3. Mahnung Platz.

Andere Verfahren wie eine gesonderte Mahnkartei o. ä. sind ebenfalls denkbar.

Viele niedergelassene Ärzte sind Mitglieder von Privatärztlichen Verrechnungsstellen (PVS), die den Ärzten die mit der Rechnungserstellung und der Einziehung des Betrages verbundenen Mühen gegen eine Gebühr abnehmen.

48.3.1. Mahnung

Wird eine Rechnung nicht innerhalb von 4 Wochen bezahlt, kann gemahnt werden; ein Durchschlag des Mahnbriefes ist aufzuheben. Der Zahlungspflichtige kommt in Verzug, wenn im Mahnschreiben eine Frist gesetzt wird und verstreicht. — Inwieweit eine zweite und dritte Mahnung (gegebenenfalls durch Einschreiben absenden) erfolgen soll, entscheidet der Arzt; notwendig sind sie nicht.

48.3.2. Zahlungsfrist

Mit der Mahnung muß eine Zahlungsfrist gesetzt werden, weil dadurch der Absender der Rechnung in der Lage ist, Verzugszinsen zu berechnen. Es ist jedoch niemand verpflichtet, eine Mahnung zu schicken. Mahnungen unterbrechen nicht den Ablauf der gesetzlichen Verjährungsfristen, selbst wenn sie durch „Einschreiben" erfolgen. Säumige Zahler müssen durch Rechtsmittel zur Zahlung bewegt werden. Man übergibt daher die Forderung einem Rechtsanwalt. Ohne eine solche Inanspruchnahme kann der Arzt auch selbst die Beitreibung vornehmen (Mahnbescheid).

Bad Segeberg, 01. 08. 84

Zahlungserinnerung

Sehr geehrter Herr Meyer,

wahrscheinlich haben Sie übersehen, die Ihnen mit Datum vom 02. 03. 84 zugegangene Liquidation von 92,50 DM zu begleichen.

Ich wäre Ihnen verbunden, wenn Sie den genannten Betrag bis zum 15. 08. 84 zahlen würden.

Sollte der Betrag zwischenzeitlich bereits überwiesen sein, wäre ich Ihnen für eine kurze Mitteilung dankbar.

Mit freundlichem Gruß

Beispiel für eine Mahnung

48.3.3. Mahnbescheid

Der Mahnbescheid ist vom Antragsteller auf Formularvordruck (mit 2 Durchschlägen) auszufüllen und bei Forderung bis 3000 DM dem Amtsgericht, bei Forderung über 3000 DM dem für den Antragsgegner zuständigen Landgericht einzureichen. Die Kosten des Mahnbescheids sowie Zinsen, Rechtsanwaltskosten und dgl. sind der Forderungssumme zuzuschlagen.

Der Mahnbescheid ist eine gerichtliche Mahnung. Der Patient wird aufgefordert, innerhalb von 14 Tagen zu zahlen oder Widerspruch einzulegen.

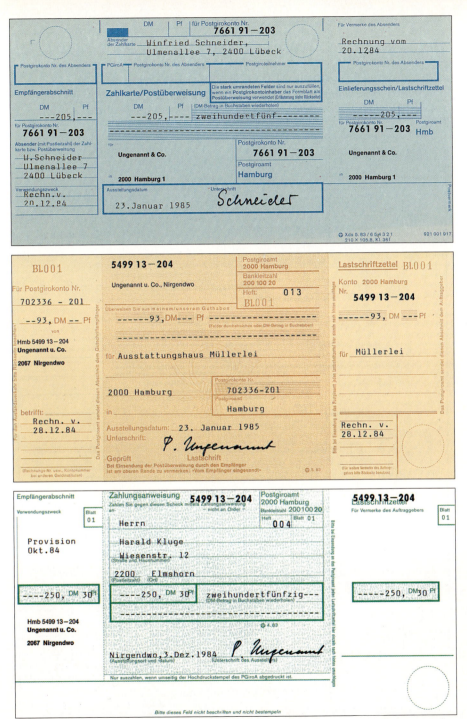

Oben: Zahlkarte/Postüberweisung, Mitte: Postüberweisung, unten: Zahlungsanweisung

Zahlt der Patient, ist das Verfahren beendet, *widerspricht* er, kann auf *Antrag* eine *mündliche Verhandlung* stattfinden. Der Arzt erhält in einem Urteil einen *vollstreckbaren Titel*, damit wird die *Zwangsvollstreckung* möglich.
Unternimmt der Patient nichts, kann der Arzt innerhalb von 6 Monaten Antrag auf *Vollstreckung des Mahnbescheides* (Vollstreckungsbescheid) stellen.

Der Antrag wird gerichtet an das
Amtsgericht
Plz, Ort
① 2360 Bad Segeberg

500 139 567
Geschäftsnummer des Amtsgerichts
Bei Schreiben an das Gericht stets angeben

② Antragsgegner/ges. Vertreter
Herr
Erwin Schneider
Grüne Allee 15

2360 Bad Segeberg

Raum für Kostenmarken/Freistempler (falls nicht ausreichend, unteres Viertel der Rückseite benutzen)

Plz   Ort

Mahnbescheid   18.01.85   ← Datum des Mahnbescheids

③ **Antragsteller**, ges. Vertreter, Prozeßbevollmächtigte(r); Bankverbindung

Allgemeinarzt
Dr.med. Müllerlei
Am Bahnhof 7
2360 Bad Segeberg

Deutsche Apotheker- und Ärztebank
Bad Segeberg
987 654 3210
BLZ 210 900 19

④ macht gegen -Sie-
                                                                  als Gesamt-
                                                              [X] schuldner

⑤ **folgenden Anspruch geltend** (genaue Bezeichnung, insbes. mit Zeitangabe):   Geschäftszeichen des Antragstellers:

Liquidation v. 13.03.1984

⑥ Hauptforderung DM 235.-	Zinsen 19,56 DM				
⑦ Vorgerichtliche Kosten DM 9.-					
⑧ Kosten dieses Verfahrens (Summe ③ bis ⑤) DM 44,70	① Gerichtskosten 12.- DM	② Auslagen d. Antragst. 0,80 DM	③ Gebühr d. Prozeßbev. 25.- DM	④ Auslagen d. Prozeßbev. 3.- DM	⑤ MWSt. d. Prozeßbev. 3,90 DM
⑨ Gesamtbetrag DM 288,70	zuzügl. der Zinsen [X] nicht abhängig.		Der Anspruch ist nach Erklärung des Antragstellers von einer Gegenleistung abhängig; diese ist aber bereits erbracht.		

Das Gericht hat nicht geprüft, ob dem Antragsteller der Anspruch zusteht. Es fordert Sie hiermit auf, innerhalb von **zwei Wochen** seit der Zustellung dieses Bescheids **e n t w e d e r** die vorstehend bezeichneten Beträge, soweit Sie den geltend gemachten Anspruch als begründet ansehen, zu begleichen **o d e r** dem (oben bezeichneten) Gericht auf einem Vordruck der beigefügten Art (s. Hinweis auch auf der Rückseite) mitzuteilen, ob und in welchem Umfang Sie dem Antragsteller widersprechen.

Werden die geforderten Beträge nicht beglichen und wird auch nicht Widerspruch erhoben, kann der Antragsteller nach Ablauf der Frist einen Vollstreckungsbescheid erwirken, aus dem er die Zwangsvollstreckung betreiben kann. Ein streitiges Verfahren in Ihrem allgemeinen Gerichtsstand würde nach Angabe des Antragstellers durchzuführen sein vor dem

⑩ [X] Amtsgericht [ ] Landgericht [ ] Landgericht -Kammer für Handelssachen-   in   Plz, Ort   2360 Bad Segeberg

An dieses Gericht, dem eine Prüfung seiner Zuständigkeit vorbehalten bleibt, wird die Sache im Falle Ihres Widerspruchs abgegeben.

Tennbach
Rechtspfleger

⑪ Anschrift des Antragstellers/Vertreters/Prozeßbevollmächtigten

Antrag   Ort, Datum   Bad Segeberg, 18.01.85

Rechtsanwalt und Notar
Dr. Fritz Schmidt
Lübecker Str. 237

2360 Bad Segeberg

Eingangsstempel des Gerichts

Es wird beantragt, aufgrund der vorstehenden Angaben einen Mahnbescheid zu erlassen.

⑫ Im Falle des Widerspruchs wird die Durchführung des streitigen Verfahrens vor dem vorstehend bezeichneten Gericht beantragt.

⑬ Ordnungsgemäße Bevollmächtigung wird versichert.

⑭ Hier die Zahl der ausgefüllten Vordrucke angeben, falls sich der Antrag gegen mehrere Antragsgegner richtet.

Schmidt
Unterschrift des Antragstellers/Vertreters/Prozeßbevollmächtigten

Blatt 1: Antrag und Urschrift

48.3.4. Verjährung

Wird ein Patient nicht rechtzeitig an die Begleichung der Rechnung erinnert, kann er bei der Honorarforderung von Ärzten nach einer Zweijahresfrist die Bezahlung verweigern. Die Forderung ist „verjährt".
Verjährung bedeutet Schuldverweigerungsrecht nach bestimmten Fristabläufen. Die Forderungen aus einer ärztlichen Behandlung verjähren am 31. Dezember des nach der Leistungserbringung folgenden zweiten Jahres (§ 196 Abs. 1, 201 BGB).

> Ist die Behandlung z. B. am 10. August 1980 beendet, wird die Liquidation am 15. September 1980 zugestellt, verjährt die Forderung am 31. Dezember 1982. Hat der Zahlungspflichtige nicht gezahlt, muß spätestens am 31. Dezember 1982 ein Mahnbescheid bei Gericht erwirkt werden. Sonst verfällt die Klagbarkeit der Forderung.

Ist der Arzt im Verzug hinsichtlich der Bezahlung von gelieferter Ware, gilt für den Gläubiger eine vierjährige Frist (§ 196 Abs. 2 BGB).

Unterbrechung und Hemmung der Verjährung

Unterbrechung der Verjährung

Bei einer Unterbrechung der Verjährung beginnt die Verjährungsfrist am Tage des unterbrechenden Ereignisses wieder von vorne; der Verjährungszeitraum vor der Unterbrechung bleibt also unberücksichtigt.

Die Verjährung wird unterbrochen, wenn

- der Zahlungspflichtige eine Abschlagzahlung vornimmt,
- der Zahlungspflichtige Verzugszinsen zahlt,
- dem Gläubiger für die Schulden Sicherheit geleistet wird,
- dem Gläubiger durch einen Anwalt eine Anerkenntnis der Forderung mitgeteilt wird,
- durch Geltendmachung bei Gericht die Verjährung unterbrochen wird (z. B. durch Zahlungsbefehl, Klage, Zwangsvollstreckung),
- im Falle des Konkurses des Zahlungspflichtigen der Anspruch beim Konkursverwalter geltend gemacht wird,
- in einem Prozeß gegen den Zahlungspflichtigen die Schulden geltend gemacht werden,
- ein Aufrechnungsbetrag geltend gemacht wird.

Der Lauf der Verjährungsfrist beginnt dann erneut mit dem Tage der Anerkenntnis durch den Gläubiger (§ 208 BGB).
Mahnschreiben führen nicht zur Unterbrechung der Verjährung. Ist ein Anspruch rechtskräftig festgestellt (Urteil), tritt für diesen Anspruch eine Verjährungsfrist von 30 Jahren ein.

Hemmung der Verjährung

Wenn der Arzt einem Patienten die Bezahlung stundet, wird die Verjährung gehemmt, d. h. die Verjährungsfrist wird entsprechend der Stundungsfrist hinausgeschoben.

49 Grundlagen der Buchführung

49.1. Sinn und Zweck der Buchführung

Die Arzthelferin soll befähigt sein, die in der Arztpraxis übliche Buchführung zu verstehen und auch selbst durchzuführen.

Unter Buchführung versteht man die laufende und geordnete Aufzeichnung aller Geldvorgänge, die das Vermögen und das Einkommen beeinflussen.

Die Buchführung muß den Steuergesetzen entsprechen und übersichtlich sein. Zweck der Buchführung ist es, daß man sich jederzeit einen Überblick über Vermögen und Erfolg der Berufsarbeit verschaffen kann; sie dient ebenso der Ermittlung der Steuern. Grundlage für die Steuererhebung ist die auf gewissenhafter Buchführung beruhende Steuererklärung, die bis zu der vom Finanzamt gesetzten Frist eingereicht werden muß. Man bedient sich zweckmäßig dabei der Hilfe eines Steuerberaters.

Die Steuererklärung löst einen Steuerbescheid aus, in dem die Höhe der Steuern und die Zahlungsfristen festgesetzt werden. Dagegen kann Einspruch beim Finanzamt eingelegt werden. Sofern das Finanzamt dem Einspruch nicht abhilft, kann Klage beim Finanzgericht, gegen ein abschlägiges Urteil Revision beim Bundesfinanzhof eingelegt werden (Fristbeachtung: 1 Monat). Außerdem gibt es unter bestimmten Voraussetzungen Steuerstundung, Aussetzung der Vollziehung, Steuererlaß und Steuerniederschlagung. Sind solche Möglichkeiten nicht beantragt worden, ist fristgerecht zu zahlen, da sonst Mahnung mit Säumniszuschlag, bei erfolgloser Mahnung Pfändung eintritt. Wer falsche Buchführung betreibt oder auf Grund der Buchunterlagen eine falsche Steuererklärung abgibt, begeht Steuerhinterziehung und wird mit Geldstrafe belegt, ggf. zusätzlich mit Freiheitsentzug.

49.2. Grundsätze ordnungsgemäßer Buchführung

Aus der Buchführung ergeben sich die Einnahmen, die Ausgaben und die daraus abzuleitende Gewinnermittlung mittels der Einnahmeüberschußrechnung oder die Gewinnermittlung durch Vermögensvergleich. Grundsätzlich müssen alle Einnahmen und alle Ausgaben, welche die Praxis betreffen, fortlaufend (täglich) und vollständig mit der Buchführung erfaßt werden. Für die Gewinnermittlung durch Vermögensvergleich müssen außerdem die allgemeinen Grundsätze einer kaufmännischen Buchführung beachtet werden.

Grundsätze ordnungsgemäßer Buchführung
1. Einnahmen und Ausgaben müssen einzeln aufgezeichnet werden.
2. Einnahmen und Ausgaben müssen in chronologisch richtiger Reihenfolge eingetragen werden.

3. Die Seiten müssen numeriert sein.
4. Die Eintragungen müssen mit Tinte oder Tintenstift vorgenommen werden.
5. In den Büchern darf nicht radiert werden.
6. Fehleintragungen dürfen nur so gestrichen werden, daß die ursprüngliche Eintragung noch lesbar ist.
7. Zwischen den Buchungen dürfen keine leeren Räume gelassen werden.
8. Der Arzt ist nicht verpflichtet, Einnahmen aus dem rein privaten Bereich und private Ausgaben aufzuzeichnen.
9. Für jede Ausgabe muß ein Beleg vorhanden sein.
10. Die Zahlen sind nicht zu groß in die entsprechenden Kästchen einzutragen.
11. Bücher, Inventare und Bilanzen müssen 10 Jahre, andere Unterlagen 6 Jahre aufbewahrt werden.
12. Um Rechenfehler zu vermeiden, sind die Zahlen wertmäßig richtig untereinander zu schreiben.

49.3. Aufzeichnungen der Einnahmen und Ausgaben

Zu führen sind Kassenbuch, Tagebuch, Inventarverzeichnis und Belegmappe. Sofern ein Rechnungsausgangsbuch geführt wird, wird dies automatisch Bestandteil der Buchführung.

Praxiseinnahmen

Der Arzt hat mehrere Arten von Einnahmen:

Einnahmen aus kassenärztlicher Tätigkeit beruhen auf dem Umfang der ärztlichen Tätigkeit für Versicherte in der sozialen Krankenversicherung, also aus Behandlung von RVO- und Ersatzkassenmitgliedern.

Einnahmen aus privatärztlicher Tätigkeit beruhen auf dem Umfang der ärztlichen Tätigkeit für Selbstzahler.

Sonstige Einnahmen als Arzt bestehen aus Vergütungen für nicht kassen- und privatärztliche Tätigkeiten, z. B. auch freiberufliche Nebentätigkeiten aus Vertretungen, beim Gesundheitsamt, Berufsschule, Fortbildung usw. sowie aus Hilfsgeschäften (Verkauf von Praxisgegenständen).

Übrige Einnahmen sind nicht praxisgebunden, z. B. aus schriftstellerischer Tätigkeit, Vermietung und Verpachtung, Kapitalvermögen, Renten.

Vorstehende Einnahmen berühren das zu versteuernde Einkommen, Einnahmen aus Privatverkäufen (z. B. Verkauf einer Kücheneinrichtung) sind dagegen einkommensteuerfrei.

Praxisausgaben

Ausgaben zur Führung der Praxis: Praxisgebundene Ausgaben können zur Ermittlung des zu versteuernden Einkommens als Betriebsausgaben abgesetzt werden. Sie sind einzeln aufzuzeichnen und zu belegen. Ausgabeposten, die teilweise private Nutzung gestatten, sind ihrem prozentualen Anteil nach als Betriebsausgaben einzutragen.

Kassenbuch

Bareinnahmen und Barausgaben, soweit sie die Praxis betreffen, werden täglich fortlaufend eingetragen. Das Kassenbuch ist für die Aufzeichnung der

Einnahmen/Ausgaben so gestaltet, daß die Rubriken für Einnahmen und Ausgaben nebeneinanderstehen, links die Rubrik für die Einnahmen, rechts die für die Ausgaben. Unbare Geschäftsvorgänge gehören nicht in das Buch.

Datum	Bareinnahmen und Barausgaben, soweit sie die Praxis betreffen, müssen täglich fortlaufend eingetragen werden	Bar-Einnahmen	Bar-Ausgaben	Kontierung
1.6.74	Laborbedarf		6,10	
	Mishke, Kurt R.Nr. 120/74	18,80		
2.6.	Medizin. Zeitschrift "Med. Klin."		12,-	
	Drucksachen		14,30	
	Homann, Emilie Nr. 89/74	14,-		
	Eingänge und Ausgänge auf Bank und Postscheck gehören nicht in dieses Buch			

Muster eines Kassenbuches.

Belegmappe, Belege

Die den Buchungen im Tagebuch zugrundeliegenden Unterlagen werden in zeitlich geordneter Reihenfolge mit Buchungsnummern versehen und in einer Belegmappe abgelegt. Die Ablage muß so erfolgen, daß jederzeit eine Verbindung zwischen der Buchung und dem Beleg hergestellt werden kann. Das ist besonders wichtig für die vom Finanzamt durchgeführten Betriebsprüfungen (sogenannte Außenprüfungen).
Sämtliche Belege müssen ordnungsgemäß aufbewahrt und numeriert werden. Die Numerierung dient der schnelleren Auffindung des Belegs. Es bieten sich verschiedene Möglichkeiten der Aufbewahrung an:

a) Die Belege werden alle fortlaufend numeriert und jahrgangsweise in einem Ordner aufgehoben.

b) Die Nummer eines Belegs setzt sich aus der Seitenzahl und der entsprechenden Zeile des Einnahmen- oder Ausgabenbuches zusammen, z. B. 5/13 bedeutet: Seite 5, Zeile 13.

c) Die Buchungsbelege werden getrennt nach den verschiedenen Spalten in der Reihenfolge des Einnahmen- oder Ausgabenbuches abgelegt, z. B. Raumkosten, Personalkosten, Praxisbedarf, Fahrtkosten, Versicherungen usw.

Die Postgiro- und Bankauszüge müssen allerdings getrennt von den anderen Belegen in zeitlicher Reihenfolge abgeheftet werden, damit man die Wertänderungen auf diesen Konten genau verfolgen kann.

Die Belegablage sollte so gestaltet sein, daß jeder gewünschte Beleg sofort griffbereit ist.

Tagebuch

Das Tagebuch nimmt alle Postgiro-, Bank- und Kassenvorgänge auf und wird monatlich geführt und abgeschlossen. Diese Eintragungen können bei Einschaltung eines Steuerberaters von diesem vorgenommen werden. Der Arzt hat dann die Aufgabe, jeweils unmittelbar nach Ablauf eines Monats die von ihm geführten Baraufzeichnungen, die gesamten (also auch private Geldvorgänge betreffenden) Postgiro- und Bankauszüge, die von der KV-Abrechnungsstelle zugesandten Unterlagen und alle Ausgabenbelege dem Steuerberater zu übersenden. Das Tagebuch ist ein Spaltenbuch. Je nach Notwendigkeit können beliebig viele Spalten geführt werden. Die Aufteilung erfolgt nach Einnahme- und Ausgabearten. Die Einnahmespalten umfassen den Vorgang, die Zahlungsart (Kasse = bar, Postgiro, Bank), die Praxiseinnahmen (unterteilt nach Kassenpraxis, Privatpraxis und sonstigen Einnahmen) und die Belegnummer. Die Ausgabenspalten sind unterteilt nach der Zahlungsart (Kasse = bar, Postgiro, Bank), Vorgang, Belegnummer, Betriebsausgaben (unterteilt nach ihrer Art wie Raumkosten, Personalkosten, Kraftfahrzeugkosten, Telefon, Porto, Instrumente, Laborbedarf, Gebühren und Beiträge, Einrichtungsgegenstände der Praxis), Sonderausgaben, Privatausgaben und ggf. Kosten für ein Haus.

Eine buchmäßige Trennung von reinem Entgelt und Umsatzsteuer wie reiner Aufwand und Vorsteuer ist bei Ärzten nicht erforderlich, da ärztliche Leistungen nicht mehrwertsteuerpflichtig und deshalb auch nicht vorsteuerabzugsberechtigt sind. Die im Tagebuch gewonnenen Monatssummen werden in eine besondere Jahreszusammenstellung übertragen, die am Jahresende abgeschlossen wird. Die Gewinnermittlung erfolgt dann in der Weise, daß von den betrieblichen Einnahmen die Betriebsausgaben und die auf das Jahr entfallende Absetzung für Abnutzung (AfA) abgezogen werden. Der Überschuß stellt sich als Einkünfte aus selbständiger Arbeit dar.

Beispiel einer Einnahmeüberschußrechnung

Einnahmen		155 122,32	
Betriebsausgaben			
Raumkosten	10 234,11		
Personal u. Vertretung	32 090,80		
Telefon, Porti, Büro	2 817,93		
Bücher, Zeitschriften	1 678,43		
Instrumente, Reparaturen	1 141,83		
Geringwertige Anlagen	1 034,56		
Medikamente, Labor	2 712,58		
Laborgemeinschaft	2 291,68		
Autobetriebskosten	5 196,76		
Gebühren, Beiträge, Praxisversicherungen	4 971,07		
Reinigungsmittel, Wäsche	1 264,05		
Fortbildung	616,93		
Schuldzinsen	2 566,60		
Sonstige	1 416,58		
Absetzung für Abnutzung (AfA)	6 676,69		
	76 710,60		
Privatanteil Kfz	1 622,97	75 087,63	
Gewinn = Einkünfte aus selbständiger Arbeit		80 034,69	

Grundlagen der Buchführung

Tagebuch (Spaltenbuch)

Einnahmen (linke Seite)									
Dat.	Text	Zahlungsart			Praxiseinnahmen			Sonstige Einnahmen	Beleg Nr.
		Kasse	Postgiro	Bank	Kassenpraxis	Privatpraxis			

Ausgaben (rechte Seite)									
Zahlungsart			Betriebsausgaben			Sonderausgaben	Privat	Haus	
Kasse	Postgiro	Bank	Raumkosten		sonstig.				

Inventarverzeichnis

Das Inventarverzeichnis bzw. -buch ist eine listenmäßige Erfassung der Praxiseinrichtungsgegenstände, die eine Nutzungsdauer von mehr als einem Jahr besitzen und deren Anschaffungspreis nicht sofort voll abgesetzt werden kann. Dies ist der Fall bei Überschreiten der Grenze von 912 DM (800 DM + MwSt.).

Inventarverzeichnis

Gegenstand	Anschaffungsjahr	AfA %	Kaufpreis	AfA 19....	Bestand am 1. Jan. 19....	AfA 19....	Bestand am 1. Jan. 19....

Das Inventarverzeichnis enthält die Bezeichnung des Gegenstandes, das Datum der Anschaffung, den Anschaffungspreis. Die weiteren Spalten sind so eingerichtet, daß jeweils die erste Spalte die auf das Jahr entfallende Absetzung für Abnutzung (AfA), die zweite Spalte den Restbestand enthält. Die Gesamtsumme der auf ein Jahr entfallenden anteilmäßigen Absetzungen wird in die Überschußrechnung beim Jahresabschluß übernommen.

Absetzung für Abnutzung (AfA)

Wir unterscheiden zwei Methoden. Am gebräuchlichsten ist die lineare Abschreibung, bei der die Anschaffungskosten in gleichen Jahresbeträgen abgesetzt werden.

Formel für lineare AfA $\dfrac{100}{\text{Nutzungsdauer}} = \text{AfA in \%}$

oder $\dfrac{\text{Anschaffungspreis}}{\text{Nutzungsdauer}} = \text{jährlicher Abschreibungsbetrag}$

Beispiele:

	Nutzungsdauer	Lineare AfA in %
Lichtmikroskop	8	12
Büromöbel	10	10
Diktiergerät	5	20

Eine weitere Methode ist die degressive AfA. Hier gibt es keinen gleichbleibenden, sondern einen fallenden Abschreibungsbetrag, da der jährliche Abschreibungsprozentsatz jeweils vom Restwert berechnet wird. Der degressive Abschreibungssatz darf das 3fache der linearen Abschreibungssätze betragen, höchstens aber 30 Prozent. Es ist gestattet, jederzeit von der degressiven zur linearen Absetzung für Abnutzung zu wechseln. Dies gilt jedoch nicht für den Wechsel von der linearen zur degressiven Absetzung.

Formel für die degressive AfA

$$\frac{100}{\text{Nutzungsdauer}} \times 3 = \text{AfA in \% (höchstens aber 30 \%)}$$

Im Jahr der Lieferung kann bis zum 30. Juni der volle Jahresbetrag der AfA, danach die Hälfte der Jahres-AfA angesetzt werden.

49.4. Doppelte Buchführung

Die kaufmännische Buchführung in Form der doppelten Buchführung wird von Angehörigen freier Berufe nicht verlangt. Sie dient der Gewinnermittlung durch Vermögensvergleich.

Bilanz am Anfang des Jahres (Beispiel)

Aktiva		Passiva	
Kasse	300,—	Schulden	2 100,—
Postgiro	650,—	Eigenkapital	14 850,—
Bank	2 300,—		
Forderungen	7 900,—		
Einrichtung	2 600,—		
Auto	3 200,—		
	16 950,—		16 950,—

Das Führen von Kassenbuch, Hauptbuch (nimmt sämtliche Vorgänge aus dem Kassenbuch und alle übrigen auf), Kontokorrentbuch (dient der Spezifizierung des Kunden- und Lieferantenkontos im Hauptbuch und gibt einen Überblick über Schulden und Guthaben der einzelnen Kunden und Lieferanten), Inventarbuch und Belegmappe ist erforderlich. Die doppelte Buchführung bedient sich des Kontos (in Buch- oder Karteiform), das bei Besitz- und Aufwandskonten links die Zugänge und rechts die Abgänge, bei Schuld- bzw. Ertragskonten links die Abgänge und rechts die Zugänge aufnimmt. Dabei bezeichnet man die linke Seite mit „Soll", die rechte mit „Haben". Jede Einnahme und Ausgabe muß zweimal verbucht werden. Jeder Änderung auf einem Konto folgt die auf einem anderen Konto. Dadurch können Vermögens- und Erfolgswirkung jederzeit ausgewertet werden. Die Feststellung des Gewinns ergibt sich aus der Bilanz und aus der Erfolgsrechnung. Am Ende des Wirtschafts- bzw. Kalenderjahres werden alle Konten abgeschlossen. Mit Hilfe der Inventur wird das Eigenkapital festgestellt. Inventur ist die listenmäßige Erfassung aller Vermögensteile (Bilancia = Waage, italienisch). Die linke Seite der Bilanz erfaßt die Vermögenswerte (= Aktiva), die rechte Seite die Schulden (= Passiva) und das Eigenkapital.

Ein Vergleich des Vermögens am Schluß des Jahres mit dem am Anfang des Jahres ergibt den Gewinn. Hierbei wäre allerdings zu beachten, daß Privatentnahmen und Privateinlagen berücksichtigt werden müssen.

Bilanzierungspflicht besteht für Ärzte — sie erzielen in ihrer freiberuflichen Tätigkeit Einkünfte aus selbständiger Arbeit — nicht, sie können sich aber freiwillig für die Bilanzierung entscheiden. Damit besteht auch die Pflicht zur ordnungsgemäßen kaufmännischen Buchführung und zur Erstellung von Jahresabschluß- und Jahreseröffnungsbilanzen. In diese müssen z. B. die Außenstände per 31. Dezember bzw. 1. Januar übernommen werden. Das gleiche gilt auch für die gewinnmindernden Verpflichtungen.

Bilanz am Ende des Jahres (Beispiel)

Aktiva		Passiva		
Kasse	600,—	Schulden		21 300,—
Postgiro	1 250,—	Kapital:	14 850,—	
Bank	3 700,—	+ Gewinn	49 700,—	
Forderungen	23 800,—		64 550,—	
Einrichtung	2 200,—	./. Entnahmen	28 000,—	
Kraftfahrzeug	22 800,—		36 550,—	
Mietvorauszahlung	6 000,—	+ Einlagen	4 000,—	40 550,—
Jahresabgrenzung	1 500,—			
	61 850,—			61 850,—

49.5. Gehaltsbuchführung

Der Arzt ist verpflichtet, vom Bruttogehalt seiner angestellten Mitarbeiter die Lohnsteuer, Kirchensteuer und Sozialversicherungsbeiträge (siehe Kapitel 14) einzubehalten und an Finanzamt, Krankenkasse usw. abzuführen.

Neben der Verbuchung der Personalkosten im Ausgabenbuch ist es erforderlich, daß Gehaltskonten geführt werden, damit jederzeit ein genauer Überblick über die Gehaltsabrechnungen möglich ist. Zum Gehaltskonto gehören Lohnsteuerkarte und Sozialversicherungsnachweise.

Bemessungsgrundlage für die gesetzlichen Abzüge, also Lohnsteuer und Sozialversicherungsbeiträge, ist das Bruttoarbeitsentgelt. Dies besteht aus dem Bruttogehalt und sonstigen Bezügen (z. B. Sachleistungen, Arbeitgeberanteil der vermögenswirksamen Leistungen).

Für alle Angestellten des Arztes besteht Versicherungspflicht in der Renten- und Arbeitslosenversicherung. Die Pflicht zur Mitgliedschaft in einer gesetzlichen Krankenversicherung ist dagegen von der Höhe des Jahresarbeitsverdienstes abhängig (siehe Kapitel 18). Die Angestellten müssen sich an den Beiträgen zu den genannten Versicherungen zur Hälfte beteiligen. Die andere Hälfte wird vom Arbeitgeber getragen. Von der Sozialversicherung befreit sind sogenannte geringfügig oder kurzfristig Beschäftigte. Dies gilt nicht für die gesetzliche Unfallversicherung.

49.6. Steuern

Die hauptsächlichsten Steuern sind neben der Lohnsteuer die Einkommensteuer und Umsatzsteuer. Der Lohnsteuer und Gewerbesteuer unterliegt der praktizierende Arzt nicht; bei Privatklinikbesitzern entsteht Gewerbesteuerpflicht nur dann, wenn sie keine Konzession haben und nicht in besonderem Maße der minderbemittelten Bevölkerung dienen bzw. die Pflegehöchstsätze überschreiten. Für bestimmte Freibeträge übersteigendes Vermögen ist Vermögensteuer, für Grundbesitz Grundsteuer zu zahlen.

Umsatzsteuer

Die Umsatzsteuer ist eine Nettoumsatzsteuer (Mehrwertsteuer genannt). Mit der Mehrwertsteuer wird brutto das Entgelt der Endstufe besteuert. Sie wird auf einer Rechnung gesondert ausgewiesen.

Die Mehrwertsteuer erfaßt jede Stufe des Wirtschaftsablaufs; die in den Vorstufen liegende Umsatzsteuer kann jedoch als sogenannte Vorsteuer von der zu zahlenden Mehrwertsteuer abgezogen werden (Vermeiden der Häufung von Steuerbelastungen einer Steuerart). Der Lieferant stellt dem Abnehmer die Mehrwertsteuer in Rechnung; bei der Folgelieferung wird sie aber als Vorsteuer in Abzug gebracht. Die Differenz aus der eigenen Mehrwertsteuer und der an die Vorlieferanten gezahlten Vorsteuer ist als Zahllast an das Finanzamt abzuführen. Nur der Endverbraucher zahlt die Mehrwertsteuer voll. Beispiel:

Zahlungsverpflichtung der Kunden	3420,— DM
Aufwendungen des Betriebs, die in den Vorstufen der Steuer unterlagen	2280,— DM
Erlöse netto 3000,— DM; Steuer 14 %	420,— DM
Aufwendungen netto 2000,— DM; Vorsteuer	280,— DM
Zahllast an das Finanzamt	140,— DM

Die Höhe der Mehrwertsteuer beträgt 14 Prozent; für bestimmte, im Gesetz vorgesehene Umsätze ermäßigt sich der Satz auf 7 Prozent. Umsätze aus der Tätigkeit als Arzt sind von der Mehrwertsteuer ausgenommen. Die Befreiung erstreckt sich auch auf den Verkauf von Praxisgegenständen, die ausschließlich zur Erzielung steuerfreier Umsätze verwendet wurden.

Nicht befreit sind Umsätze aus schriftstellerischer Tätigkeit und aus Lieferungen von in der eigenen Praxis hergestelltem Zahnersatz der Zahnärzte.

Die Umsatzsteuer wird nicht erhoben, wenn die steuerpflichtigen Umsätze im Vorjahr 20 000 DM und im laufenden Jahr voraussichtlich 100 000 DM nicht übersteigen.

Wird von dieser Kleinbetragsregelung kein Gebrauch gemacht, so wird die Steuer nur zu 20 Prozent erhoben.

Für steuerpflichtige Umsätze zwischen 20 000 DM und 60 000 DM erhöht sich der Satz von 20 Prozent stufenweise bis zur vollen Erhebung.

Einkommensteuer

Arztpraxis

Steuerpflichtig ist das zu versteuernde Einkommen, das sich aus folgenden Einzelteilen ermittelt. Es sind zunächst die einzelnen Einkünfte festzustellen, die sich bei der freiberuflichen Arztpraxis (Einkünfte aus selbständiger Arbeit) aus dem Reingewinn ergeben. Zur Ermittlung des Reingewinns sind — wie schon unter den Ausführungen zur Buchführung dargestellt — die Betriebsausgaben abzugsfähig (bei Gehaltsempfängern nennt man die gleichartigen Kosten Werbungskosten).

Betriebsausgaben

Betriebsausgaben sind alle Aufwendungen, die durch die Berufsausübung des niedergelassenen Arztes veranlaßt sind. Diese Ausgaben können in der Steuererklärung von den Einnahmen abgesetzt werden.

Als Betriebsausgaben kommen insbesondere in Betracht:

Raumkosten, Personalkosten, Vertretungskosten, Kosten für Arzneien, Labor, Drucksachen, Büro, Kraftfahrzeugkosten (nach dem Umfang der beruflichen Benutzung), fremde Verkehrsmittel, Reparaturen, Berufsbeiträge, Berufsfortbildung, berufliche Anschaffungen bis 800 DM, beruflich veranlaßte Umzugskosten, Grundstücksaufwendungen (nach dem Umfang der beruflichen Benutzung des Grundstücks), medizinische Bücher und Zeitschriften, Praxisversicherungen, Telefon, etwaige Umsatzsteuer, betriebliche Schuldzinsen und allgemeine andere Betriebsausgaben, die durch die Praxis veranlaßt sind.

Wirtschaftsgüter mit Anschaffungskosten über 800 DM sind entsprechend ihrer Nutzungsdauer in jährlichen gleichen Teilbeträgen (AfA) abzugsfähig.

Nach der erfolgten Gewinnberechnung (Einkünfte aus selbständiger Arbeit) und Ermittlung der übrigen Einkünfte sind die sogenannten Sonderausgaben und Freibeträge abzugsfähig.

Sonderausgaben

Als Sonderausgaben kommen in Betracht:

— Beiträge zur Kranken-, Unfall-, Privathaftpflicht-, Angestellten-, Arbeiterrenten-, Erwerbslosen-, Lebens- und Sterbegeldversicherungen, Versorgungskassen (all diese Versicherungsbeiträge und Bausparbeiträge, sofern eine Wohnungsbauprämie nicht beantragt wird, sind abzugsfähig in begrenzter Höhe je nach Familienstand).
— Weiterhin abzugsfähig sind Rentenanteile, dauernde Lasten, Spenden, Kirchensteuern, Steuerberatungskosten (soweit nicht Betriebsausgaben).

Als Mindestbeträge kommen Vorsorgepauschbetrag und Sonderausgabenpauschbetrag zum Abzug. Arbeitnehmer haben Anspruch auf Vorsorgepauschalen, sofern ein Einzelnachweis nicht zu einem höheren Abzug führt.

An Freibeträgen gibt es z. B. folgende:
— Altersentlastungsbetrag
— für freie Berufe

— wegen außerordentlicher Belastung
— Altersfreibetrag
— Haushaltsfreibetrag für Alleinstehende mit Kindern
— Kinderfreibeträge

Nach Abzug der Sonderausgaben und Freibeträge ergibt sich das zu versteuernde Einkommen.

Ärzte, die andere Ärzte in ihrer freiberuflichen Praxis vertreten, gelten für die Vertretungstätigkeit nicht als Arbeitnehmer und unterliegen daher weder der Lohnsteuer noch der Sozialversicherung. Das gilt sowohl für hauptberuflich als auch für nebenberuflich ausgeübte Vertretungen. Die Bezüge des Arztvertreters sind als Einkünfte aus selbständiger Arbeit in der Einkommensteuererklärung zu erfassen.

Berechnung des zu versteuernden Einkommens

Einkünfte aus Land- und Forstwirtschaft		DM...............
Einkünfte aus Gewerbebetrieb		DM...............
Einkünfte aus selbständiger Arbeit		
— zu übernehmen aus Gewinnermittlung —		DM...............
Einkünfte aus nichtselbständiger Arbeit		
— Tätigkeit als Arbeitnehmer —		DM...............
Einkünfte aus Kapitalvermögen		DM...............
Einkünfte aus Vermietung und Verpachtung		DM...............
sonstige Einkünfte		DM...............
Summe der Einkünfte		DM...............
./. Altersentlastungsbetrag		DM...............
Gesamtbetrag der Einkünfte		DM...............
./. Freibetrag für freie Berufe	DM...............	
Sonderausgaben	DM...............	
außergewöhnliche Belastungen	DM...............	DM...............
Einkommen		DM...............
./. Sonderfreibeträge	DM...............	
Altersfreibeträge	DM...............	DM...............
zu versteuerndes Einkommen		DM...............

Kirchensteuer

Die Kirchensteuer bemißt sich nach der Höhe der Einkommen- bzw. Lohnsteuer und ist ländermäßig unterschiedlich.

Gewerbesteuer

Sie wird von der Gemeinde erhoben. Aus Gewerbeertrag und Gewerbekapital errechnet sich der Steuermeßbetrag. Der Arzt ist nicht gewerbesteuerpflichtig.

Grundsteuer

Die Grundsteuer ist eine von der Gemeinde erhobene Steuer auf den Grundbesitz, wobei vom Einheitswert ausgegangen wird, der über die Steuermeßzahl einen Grundsteuer-Meßbescheid auslöst. Darauf setzt die Gemeinde die Grundsteuer mit einem Hebesatz fest.

50 Literaturübersicht

Hinweise

Die folgende Literaturübersicht erhebt keinen Anspruch auf Vollständigkeit.
Nicht alle angegebenen Veröffentlichungen sind für die Arzthelferin geschrieben.
Der Autor hat die Verfügbarkeit der einzelnen Bücher nicht überprüft.
Bewußt sind Preise und Erscheinungsjahre nicht aufgeführt.
Vor der eventuellen Beschaffung eines der hier angegebenen Bücher ist es ratsam, sich die fehlenden Informationen zu beschaffen.

W. Pschyrembel, Klinisches Wörterbuch,
Walter de Gruyter, Berlin

H. Redies, Fachkunde für Arzthelferinnen,
Girardet, Essen

Teil A Ausbildung und Beruf

E. Effer, F. Nienhaus und G. Vogt, Praxisfibel, Berufskunde, Rechtskunde, Vertragswesen für die Arzthelferin
Deutscher Ärzte-Verlag, Köln

2. Der niedergelassene Arzt und seine Praxis

M. Arnold, H.-P. Brauer, J. F. V. Deneke, E. Fiedler, Der Beruf des Arztes in der Bundesrepublik Deutschland
Deutscher Ärzte-Verlag, Köln

J. Dreibholz, K.-D. Haehn (Hrsg.), Hausarzt und Patient,
Schlütersche Verlagsanstalt und Druckerei, Hannover

3. Ausbildung der Arzthelferin

Ausbildung und Beruf — Rechte und Pflichten während der Berufsausbildung, Der Bundesminister für Bildung und Wissenschaft, Postfach 20 01 08, 5300 Bonn 2 (kostenlos erhältlich)

D. Brück, K.-W. Ratschko, Die Arzthelferin in der Prüfung,
Schlütersche Verlagsanstalt und Druckerei, Hannover

5. Arbeitsschutz und Unfallverhütung – rationelle Energieverwendung

Sichere Technik in der Medizin, Die Medizingeräteversorgung,
Bayerisches Staatsministerium für Arbeit und Sozialordnung

6. **Recht am Arbeitsplatz**

   G. Brenner, M. Adelhardt — Rechtskunde für das Krankenpflegepersonal
   Gustav Fischer Taschenbücher

7. **Umgang mit Gesunden und Kranken**

   H. Heuser-Schreiber (Hrsgb.) Patientenführung in der Praxis,
   Aesopus Verlag, Zug

Teil B: Medizin

H. Aengenendt, G. Borchert, Compendium für die Arzthelferin,
Medipress Verlags GmbH, Köln

C. Maurer, Lehrbuch für Arzthelferinnen,
Enke Verlag, Stuttgart

B 1 Anatomie, Physiologie und Pathologie

O. Ungerer, Der gesunde Mensch,
Verlag Handwerk und Technik, Hamburg

E. Jecklin, Arbeitsbuch Anatomie und Psychologie
Gustav Fischer Verlag, Stuttgart

A. Faller, Der Körper des Menschen,
Georg Thieme Verlag, Stuttgart

J. Brücker, Anatomie und Physiologie, Lehrbuch für ärztliches Hilfspersonal,
Georg Thieme Verlag, Stuttgart

H. Lippert, Anatomie, Text und Atlas
Urban und Schwarzenberg, München

9. **Medizinische Fachsprache**

   R. Porep, W.-I. Steudel, Medizinische Terminologie,
   Georg Thieme Verlag, Stuttgart

B 2 Mikrobiologie, Hygiene und Pharmakologie, Prophylaxe und Rehabilitation

24 **Prävention, Prophylaxe und Rehabilitation**

   M. E. Schabacker, Gesundheitserziehung für die Praxis,
   Hippokrates Verlag, Stuttgart

   K. Klein, Praktische Gesundheitserziehung,
   Quelle und Meyer, Heidelberg

   Die Rehabilitation Behinderter, Wegweiser für Ärzte
   Deutscher Ärzte-Verlag, Köln

D. Hosenfeld, Gesunde Kinder — unsere Verantwortung,
Aufgaben und Möglichkeiten der genetischen Beratung,
Landesvereinigung für Gesundheitserziehung e. V. in Schleswig-Holstein, Flämische Straße 6 bis 10, 2300 Kiel 1
Ärztekammer Schleswig-Holstein, Bismarckallee 8 bis 12, 2360 Bad Segeberg (kostenlos erhältlich)

B 3 Diagnostik und Therapie

26. Behandlung des Patienten

P. Klaue, Checkliste Ambulante Chirurgie,
Georg Thieme Verlag, Stuttgart

27. Besondere diagnostische und therapeutische Maßnahmen

R. Felix, B. Ramm, Das Röntgenbild
Georg Thieme Verlag, Stuttgart

28. Physikalische Therapie

R. Laun, Leitfaden der medizinischen Technologie, Soldi-Verlag im Druckzentrum Harburg, Hamburg 90
H. Sing, Allgemeine Fachkunde,
Grundlagen zur Physiologie und Gerätemedizin,
Frey Druck GmbH, Postfach 18 45, Ulm

29. Verbandlehre

E. Most, N. Kaiser, Verbandlehre,
Georg Thieme Verlag, Stuttgart

B 4 Praxislaboratorium

P. Heim, G. Schlicht, Laborkunde,
Kiehl Verlag, Ludwigshafen

J. G. Meyer-Bertenrath, Leitfaden der Labormedizin,
Deutscher Ärzte-Verlag

R. Laun, Leitfaden der medizinischen Technologie,
Soldi-Verlag im Druckzentrum Harburg, Hamburg 90

D. Kutter, Schnelltest in der klinischen Diagnostik
Urban und Schwarzenberg, München

31. Urinuntersuchungen

R. Heintz, S. Althof, Das Harnsediment,
Georg Thieme Verlag, Stuttgart

Teil C   Verwaltung

C 1 Kassenpraxis

E. Effer, F. Nienhaus und G. Vogt, Praxisfibel, Berufskunde, Rechtskunde, Vertragswesen für die Arzthelferin

G. Siry, Die Kassenabrechnung,
Kiehl Verlag, Ludwigshafen

S. Häußler, R. Liebold, H. Narr, Die kassenärztliche Tätigkeit,
Springer Verlag, Berlin

H. Frenzel, S. Schmid, R. Mundenbruch, E. Ulbrich, Kassenärztliches Praxis-Lexikon,
Hans Zauner Verlag, Dachau

Verträge der Kassenärztlichen Bundesvereinigung, Dienstauflage der Kassenärztlichen Bundesvereinigung,
Deutscher Ärzte-Verlag

34. Sozialgesetzgebung

Sozialgesetze, Textausgabe mit einer Einführung von Prof. Dr. P. Krause
Hermann Lucherhand Verlag, Neuwied und Darmstadt

Unsere Sozialversicherung,
Bundesanstalt für Angestellte, Postfach, 1000 Berlin 88
(kostenlos erhältlich)

35. Gesetzliche Kranken- und Unfallversicherung

H.-C. Titze, G. Braun, Ärzte-Abkommen, Das ärztliche Vertragsrecht in der gesetzlichen Unfallversicherung,
ecomed-verlagsgesellschaft, Landsberg (Lech)

36. Kassenärztliche Versorgung

Buschmann, Wilken, Vordrucke für die kassenärztliche und vertragsärztliche Versorgung mit Erläuterungen,
Erich Schmidt Verlag

C 2 Verordnungen, Bescheinigungen und Abrechnungen

K. Sponer, Das leistungsgerechte Arzthonorar,
Deutscher Ärzte-Verlag, Köln

40. Gebührenordnungen

GOÄ, Gebührenordnung für Ärzte vom 12. November 1982,
Deutscher Ärzte-Verlag, Köln

GOÄ, Gebührenordnung für Ärzte mit Gebührenverzeichnis für ärztliche Leistungen, Bundesärzteordnung,
Beck-Texte im dtv
Verlag C.H. Beck, München

Bewertungsmaßstab für kassenärztliche Leistungen (BMÄ)
Deutscher Ärzte-Verlag, Köln

Ersatzkassen-Gebührenordnung (E-GO)
Deutscher Ärzte-Verlag

4.1 Abrechnung von Leistungen

BMÄ 78, E-GO,
Verlag H. Zauner, Dachau

C 3 Verwaltungsarbeiten

F. Lösch, P. Gerhard, Praxiskunde für Arzt und Zahnarzthelferinnen,
Verlag Dr. Max Gehlen, Bad Homburg vor der Höhe

45. Datenverarbeitung in der Praxis

C. O. Köhler, O. P. Schaefer
Computer in der Arztpraxis
ecomed verlagsgesellschaft mbH, Landsberg

49. Grundlagen der Buchführung

H.-W. Löbbecke, J. Staßen, Buchführung für Arzt- und Zahnarzthelferinnen
Verlag H. Stam GmbH, Köln-Porz

M. Buhr, Buchführung für Arzt- und Zahnarzthelferinnen,
Verlag Dr. Max Gehlen, Bad Homburg vor der Höhe

R. Bernau, S. Kastner, Buchführung für Arzthelferinnen
Merkur Verlag, Rinteln

Abbildungsnachweis

Soweit Abbildungen noch von Dr. Dietrich Brück in frühere Auflagen der „Arzthelferin" aufgenommen wurden, ist dem Verfasser die Herkunft im einzelnen nicht bekannt. Zeichnungen, die im folgenden nicht aufgeführt sind, wurden von Uta Schmidt-Thielemann, Dr. Dietrich Brück bzw. dem Verfasser angefertigt.

Die zum Abdruck gekommenen Formulare wurden zum überwiegenden Teil von der Kassenärztlichen Vereinigung Schleswig-Holstein, der Ortskrankenkasse Segeberg, der Deutschen Apotheker- und Ärztebank, Zweigstelle Bad Segeberg, und der Deutschen Bundespost, Hamburg, zur Verfügung gestellt.

Der Verfasser bedankt sich bei allen Einrichtungen, Firmen und Verlagen für die Formulare, Abbildungen und die Nachdruckgenehmigungen.

Bundesärztekammer, Köln: S. 3, 13, 14, 15
Bundesgesundheitsamt, Berlin: S. 6
Hausarzt und Patient, Lehrbuch für Allgemeinmedizin, Hrsg. J. Dreibholz, K.-D. Haehn, Schlütersche, Hannover: S. 21
Ärztekammer Niedersachsen, Hannover: S. 43, 44
Presto-Verlag, Hannover: S. 53
Stadt Bad Segeberg: S. 54
Sichere Medizin in der Technik, Bayrisches Staatsministerium für Arbeit und Sozialordnung, München: S. 105, 381, 382, 383, 394
Detlef Hosenfeld, Gesunde Kinder — unsere Verantwortung, Landesvereinigung für Gesundheitsförderung, Kiel: S. 122, 143 (unten)
Zeichnungen: Ernst Theel, Hannover: S. 155, 156, 158, 159 (oben), 162, 163 (unten), 164, 167, 236, 246 (unten), 283 (unten), 288 (unten), 291, 292
C. Boyle, Farbatlas der Rheumatologie, Schlütersche, Hannover, 1985: S. 171, 172, 187, 233, 271
G. Schettler, Der Mensch ist so jung wie seine Gefäße, Piper & Co., München, 1982: S. 205
Prof. Dr. Buchwald, Neumünster: S. 138, 207, 208, 227, 385
„Jedes Kind hat ein Recht erwünscht zu sein", Broschüre der Bundeszentrale für gesundheitliche Aufklärung: S. 258
J. Sobotta, Atlas der Anatomie des Menschen, Band 2, 18. Auflage, 1982, Verlag Urban & Schwarzenberg: S. 285, 289
„Gesundheit für Herz und Gefäße", Broschüre der Landesvereinigung für Gesundheitserziehung, Kiel: S. 322
Aesculap-Werke AG, Tuttlingen. (Die Verwendung der Artikelnummern soll dazu dienen, eine einheitliche Nomenklatur für die Bezeichnung der Instrumente zur Verfügung zu haben): S. 347 (unten), 349, 350, 351, 362 (Rekordspritze), 363, 366 (unten), 367—374, 391 (unten), 392, 401
Firma W. C. Heraeus GmbH, Produktbereich Original Hanau, Hanau: S. 414, 415
Firma Dr. Bruno Lange, Berlin: S. 461
Firma Boehringer Mannheim GmbH, Mannheim: S. 471—474, 482, 515, 529, 537
Nordmark-Werke GmbH, Hamburg: S. 493, 495, 497, 499, 511, 513
S. Geyer, A. Grabner, Die Tierarzthelferin, Schlütersche, Hannover: S. 481, 494, 498, 500
nach Vorlagen von Dennig, Hallmann, Shi Hong Kang, Zschokke erstellt: S. 534
Firma Pitney Bowes, Hamburg: S. 716
Firma Wang, Hamburg: S. 723
Tappeser-Informatik GmbH, Schwerte-Westhofen: S. 724

51 Stichwortverzeichnis

A

ABO-System 195
Abfallbeseitigung 312
Abgabetermine 690
Abgeleitete Einheiten 468
Abklatschungen 418
Abkommen Ärzte/Unfall-
 versicherungsträger 681
Ablatio retinae 277
Ableitende Harnwege 247
Ableitungen nach Nehb 357
Abnutzungskrankheiten 136
Abort 266
Abortkürettage 392
Abortkürette 392
Abortzangen 392
Abrechnung von Leistungen 646
Abrechnung „Sonstiger Hilfen" 696
Abrechnungseinschränkungen Besuche 652
Abrechnungshinweise (GOÄ) 706
Abschlußprüfung 29, 31
Absetzung für Abnutzung 774
Absorption 462
Absorptionsphotometrie 460
Abwaschungen 418
Abwehr 188
Abwehrspannung 232
Abweichende Vereinbarung 642
Acetabulum 158
Achillessehne 152
Achtertour 427
Acromion 162
ACTH 182
Adamsapfel 237
Addisonsche Krankheit 187
Adduktoren 170
A-Deklination 110
Adenoide 242
Adenotomie 242
Aderhaut 274
Adipositas 233
Adiuretin 183, 246
Adnexitis 265
Adrenalin 184

Adrenocorticotropes Hormon 182
Ähnliche Untersuchungen 674
Aerosolvernebelung 417
Ärztekammer 23
Ärztliche Berufsverbände 25
Ärztliche Körperschaften 23
Ärztliche Kreisvereine 24
Ärztlicher Beruf 12
Äußerer Gasaustausch 239
Äußerer Gehörgang 278
Äußeres Ohr 278
AEV 575
AfA 774
Agranulozytose 194
AIDS 302
Akkomodation 275, 396
Akkusativ 110
Akne vulgaris 270
Akromegalie 187
Aktive Schutzimpfung 337
Akute Bronchitis 242
Akute Gastritis 231
Akute Krankheit (Begriff) 133
Akute Tonsillitis 242
Akute Zystitis 249
Akutkrankenhäuser 8
Albustix 487
Albym-Test 487
Aldosteron 184
Allergie 130, 403
Allergie vom Soforttyp 403
Allergie vom Spättyp 403
Allgemeinarzt 16
Allgemeine Bestimmungen (E-BM) 634
Allgemeine Bestimmungen (E-GO) 638
Allgemeine Ortskrankenkassen 555
Allgemeine Unfallversicherung 559
Allgemeinmedizin 16
Allgemeinmedizinische Versorgung 16
Allgemeinuntersuchung 344
Alpha-1-Fetoprotein 325
Altersatrophie 137

Altershilfe für Landwirte 547
Alterskrankheiten 137
Altersruhegeld 546
Alveolen 238
Amboß 179
Ambulante Operationen 660
Ambulante Versorgung 5
Amenorrhoe 265
Ametropie 277
Aminosäuren 215
Amitose 121
Amöben 296
Amöbentafel 534
Amylasen 215, 227
Anämie 193
Anästhesie 388
Anästhesien, ambulante (Abrechnung) 660
Anästhesiologie 18, 388
Analgetika 318
Analoge Bewertung 644, 712
Analysenwert 462
Anamnese 343
Anaphylaktischer Schock 104
Anatomie 115
Anatomische Pinzetten 368
Androkortikoide 184
Anfechtung (von Rechtsgeschäften) 71
Anfrage 737
Angebot 737
Angestelltenkrankenkassen 556
Angestelltenversicherung 544
Angina lacunaris 230, 242
Angina pectoris 201
Angiographie 384
Anisokorie 277
Anisozytose 516
Anlagenvermerke 744
Anmeldung 20
Annahmeverzug 740
Anode 381
Anomale Blutungen 264
Anrede 743
Anschrift 742
Anspannungszeit 199
Anspruchberechtigte nach Mutterschutzgesetz 631

Stichwortverzeichnis

Antagonisten 151
Anti-Baby-Pille 254
Antiallergika 318
Antibiotika 318
Antidiabetika 186, 318
Antiemetika 318
Antiepileptika 319
Antigen 130, 299
Antigen-Antikörper-Reaktion 131, 299
Antihypertonika 319
Antihypotonika 319
Antikoagulantia 319
Antikoagulantienausweis 628
Antimykotika 272, 319
Antiphlogistika 319
Antirheumatika 318
Antisepsis 304
Antitussiva 319
Anulus fibrosus 159
Anurie 248
Anwenderprogramme 721
Anzeigen 577
AOK 555, 575
Aorta 203
Aorteninsuffizienz 202
Aortenklappe 198
APGAR-Index 325
Apoplektischer Insult (Begriff) 142
Apoplex 205
Apothekenhandverkaufsmittel 313
Apotheker 9
Apparategemeinschaft 23
Appendizitis 232
Approbation 12
Aqua destillata 465
Arachnoidea 174
Arbeiterersatzkassen 556
Arbeiterversicherung 544
Arbeitsabläufe (in der Praxis) 20
Arbeitsbefreiung 49
Arbeitseinheit 469
Arbeitsgemeinschaft Ärzte/Ersatzkassen 638
Arbeitsgerichtsbarkeit 46
Arbeitshygiene 320
Arbeitslosengeld 548
Arbeitslosenhilfe 548
Arbeitslosenversicherung 547
Arbeitslosenversicherungsträger 547
Arbeitsmedizin 18
Arbeitsmedizinische Vorsorgeuntersuchung 334
Arbeitsphase 199
Arbeitsschutz 57
Arbeitsumsatz 214
Arbeitsunfall 57

Arbeitsunfähigkeitsbescheinigung 622
Arbeitsunfähigkeitsbescheinigung (Abr.) 658
Arbeitsunfälle 559
Arbeitsunfälle (Erste Hilfe) 95
Arbeitsverhältnis 41
Arbeitsvertrag 41
Arbeitszeit 47
Arm 164
Armstützverband (mit Dreiecktuch) 439
Armverbände 432
Arteria carotis 284
Arteria femorales 292
Arteria radiales 291
Arterien 203
Arterienverkalkung 204
Arteriosklerose 137, 204
Arthritis (Begriff) 150
Arthrographie 384
Arthrosis deformans 137
Arzneimittel 313
Arzneimittelaufbewahrung 314
Arzneimitteldosierung 317
Arzneimittelformen 314
Arzneimittelgruppen 318
Arzneimittelnebenwirkungen 318
Arzneimittelverabreichung 315
Arzneispezialitäten 313
Arzneiverordnungsblatt 608
Arzt-Ersatzkassenvertrag 570
Arztbezeichnungen (Führen von) 16
Arztbrief (Abrechnung) 659
Arztfachhelferin 55
Arzthelfer-/Arzthelferinnenbrief 39
Arztnummer 608
Aschoff-Tawara-Knoten 200
Ascites (Begriff) 142
Asepsis 304
Aspirationsversuch 376
Assistenz 654
Astheniker 130
Asthma bronchiale 242
Asthma kardiale 243
Asthma kardiale (Erste Hilfe) 101
Astigmatismus 277
Atemfrequenz 241
Atemmechanik 240
Atemspende 92
Atemtiefe 241
Atemvolumen 241
Atemwege (Freimachen der) 92
Atemzentrum 240
Athlet 130
Atlas 159

Atmung 235
Atmungsorgane 235
Atmungssyndrom 181
Atrioventrikularknoten 200
Atrophie 137
Atteste 619
Audiometrie 403
Aufbau des Körpers 115
Aufbewahrungsfristen 734
Aufklärungspflicht 79
Auflösungsvermögen (Mikroskop) 458
Aufschläge 418
Auftragsbestätigung 739
Auftragsleistung 583
Aufzeichnungen 384
Augapfel 274
Auge 273
Augenbrauen 273
Augendeckelverband 426
Augenform 396
Augenhintergrund 275
Augenhöhle 155
Augenhüllen 274
Augenkompressen 421
Augenlider 273
Augenmuskeln 274
Augenmuskelnerven 179
Augensalbe (Verabreichung) 399
Augenspiegel 395
Augentropfen (Verabreichung) 399
Augenuntersuchung 395
Ausatmung 240
Ausbildung (der Arzthelferin) 26
Ausbildung (zum Arzt) 12
Ausbildung und Beruf 1
Ausbildungsberufsbild 30
Ausbildungsordnung 26, 30
Ausbildungsplan 30
Ausbildungsrahmenplan 32
Ausbildungsvertrag 28
Ausblaspipetten 451
Ausführungsbehörde für Unfallversicherung 559
Ausführungsgänge (Mundspeicheldrüsen) 283
Ausgaben 771
Ausgußstein 137
Auskünfte 577
Auskultation 343
Auslagenersatz 645
Auslandssendungen 747
Auslaufpipetten 451
Ausreise aus der DDR (Bescheinigung) 632
Aussagepflicht 76
Ausscheidungsfunktion 245

Stichwortverzeichnis 789

Austreibungsperiode 263
Austreibungszeit 199
Auswaschpipetten 451
Auszahlungsschein für
 Krankengeld 625
Autoanalyzer 463
Autoklav 310
Autosom 121
Axone 128
A-Zellen 184
Azetessigsäure 489
Azeton 489
Azostix 528

B

Babinski-Reflex 179
Backenzähne 220
Badeärztliche
 Überweisungsscheine 601
Badearztvertrag
 (Postbeamtenkranken-
 kasse) 602
Badearztvertrag
 (Rentenversicherungs-
 träger) 602
Bakterien 293
Bakteriendifferenzierung 538
Bakteriennachweis 535
Ballaststoffe 213, 218
Ballon-Katheter 353
Bandhaft 149
Bandscheibe 159
Bandscheibenvorfall 161
Bandwürmer 296
Bankleitzahl 754
Barleistungen 558
Barmer Ersatzkasse 556
Bartholinische Drüsen 255
Barzahlung 752
Basaliom 271
Basaltemperatur 254
Basaltemperatur-Methode 258
Basedowsche Krankheit 186
BASIC 718
Basiseinheiten 468
Basisuntersuchungen 675
Basophile Granulozyten 192
Basophiler Granulozyt 515
Basophiler Myelozyt 513
Basophiler Segementkerniger
 513
Bauchdeckenreflex 179
Baucheingeweide 285, 289
Bauchfell 288
Bauchhöhle (Topographie) 286
Bauchhöhlenschwangerschaft
 266
Bauchmuskulatur 164
Bauchnetz 288

Bauchpresse 164
Bauchspeicheldrüse 229
Bauchtücher 421
Bauchverletzung (Erste Hilfe)
 103
Bazillen 294
Bechergläser 453
Becherzellen 125
Becken 162
Beckenarterien 207
Beckenmuskulatur 169
Bedarf (von Nährstoffen) 214
Befruchtung 253, 257
Befruchtungsfähigkeit 253
Befruchtungshügel 257
Befundbericht (Abrechnung)
 659
Befundung 467
Begleitung eines Patienten
 (Abrechnung) 652
Begründung (GOÄ) 643
Begründungen 696
Begutachtung für
 Rentenversicherung 713
Behälter 374
Behandlung 363
Behandlungsausweis
 Psychotherapie) 602
Behandlungsausweise 578
Behandlungsfall 651
Behandlungsreihenfolge 729
Behandlungsschein
 Geschlechtskranke 631
Behandlungsvertrag 72
Behandlungszimmer 22
Behinderung 340
Beihilfe 703
Bein 167
Beineinhüllverband 436
Beinmuskulatur 170
Beistand bei ärztlicher Leistung
 655
Beitragsbemessungsgrenze
 545
BEK 576
Belegärztliche Behandlung 695
Belegärztliche Versorgung 9
Belegarztschein 601
Belege 772
Belegkrankenhäuser 8
Belegmappe 772
Belegzellen 224
Bemessungsgrenze
 (Krankenversicherung) 554
Bemessungskriterien 643
Benzidinprobe 532
Beratung (GOÄ) 650
Beratung (bei
 Auftragsleistungen) 649
Beratungen (BMÄ/E-GO) 646

Beratungen (Einschränkungen)
 648
Beratungsarztverfahren 562
Berechtigungsscheine 578
Bereitschaftsdienst 47
Beri-Beri-Krankheit 217
Berichte 577
Berichtsheft 30
Berichtsvordruck
 (Krebs-Früherkennung
 Frauen) 595
Berichtsvordruck
 (Krebs-Früherkennung
 Männer) 596
**Berufsausbildungsverhältnis
 27**
Berufsausübung (der
 Arzthelferin) 41
Berufsbildungsgesetz 27
Berufsunfähigkeit 546
Berufsunfähigkeitsrente 546
Berufsverband der
 Arzthelferinnen 56
Beschäftigte (im
 Gesundheitswesen) 3
Beschäftigungsverbote
 (Mutterschutzgesetz) 550
Bescheinigungen 619
Besondere Vereinbarungen
 (Privatliquidation) 712
Besondere Verfahren
 (Unfallversicherung) 562
Bestandsverzeichnis 65
Bestellsysteme 728
Bestellung 738
Besuchbestellung 730
Besuche 572, 653
Besuche (Organisation) 727
Besuchstasche 732
Betäubungsmittel 319
Betäubungsmittelrezepte 606
Betäubungsmittelverordnungs-
 formulare 607
Beteiligung (an kassenärztlicher
 Versorgung) 570
Betreff 743
Betriebsausgaben 778
Betriebskrankenkassen 555
Betriebssysteme 718
Bewegungsapparat 145
Bewegungsnerven 178
Bewegungssystem 145
Bewerbung 41
Bewertungsausschuß (E-BM)
 634
Bewertungsmaßstab für Ärzte
 637
Bezirksärztekammern 24
Bezugszeichenzeile 743
BGW 560

Stichwortverzeichnis

Bifokalgläser 397
Bifurkatio 238
Bilanz 775
Bildentstehung im Auge 276
Bili-Merckognost 524
Bilirubin 483
Bilirubin (im Serum) 524
Bilirubinnachweis 484
Bilur-Test 524
Bindegewebe 125
Bindehautentzündung 277
Bindehautspülung 399
Bindenbahn 427
Bindenkopf 427
Bindenmaterial 422
BKK 555, 575
BKS 518
Blase 270
Blasenentzündung 249
Bleibende Zähne 220
Blepharitis 277
Blinddarmentzündung 232
Blinder Fleck 276
Blindwert 462
Blut 188
Blutadern 203
Blutalkoholbestimmung 504
Blutalkoholuntersuchungen 628
Blutausstrich (Herstellung) 509
Blutbilddifferenzierung 514
Blutdruck 209
Blutdruck (Abrechnung) 648
Blutdruck (Normalwerte) 348
Blutdruckmessung 347
Blutentnahme 502
Blutentnahme (Abrechnung) 665
Blutentnahme durch die Arzthelferin 74
Bluterkrankheit 143, 197
Blutfarbstoff 189
Blutgefäße 203
Blutgerinnung 196
Blutgruppen 195
Blutiger Harn 248
Blutkörperchen 188, 190
Blutkörperchensenkungsreaktion 518
Blutkonserve 196
Blutkreislauf 205
Blutlanzette 503
Blutnachweis (Urin) 482
Blutnachweis (im Stuhl) 531
Blutplättchen 192
Blutplasma 188
Blutsenkung (Abrechnung) 668
Blutsenkungsapparat 518
Blutsenkungspipetten 449
Blutserum 189
Blutstatus 504

Blutübertragung 196
Blutungen (Begriff) 142
Blutungen (Erste Hilfe) 94
Blutungsanomalien 264
Blutuntersuchungen 502
Blutvergiftung 212
Blutzuckerspiegel 186
Blutzuckertagesprofil 527
BMÄ 637
BMV 570
Bogengänge 279
Botschaft 84
Bowmannsche Kapsel 245
Bradykardie 202
Brandfall (Verhaltensregeln) 67
Brandwunden 272
Braun-Schiene 444
Braunschweiger 576
Braunschweiger Kasse 556
Brechreiz 230
Breiter Rückenmuskel 166
Brennwerte 214
Brief 746
Briefdrucksache 746
Briefhülle 744
Brieftext 743
Briefumschlagkristalle 500
Brille 397
Brillenverordnung 398, 615
Brochialkarzinom 243
Bronchien 238
Bronchiolen 238
Bronchitis 242
Bronchoskopie 393
Bronchospasmolytika 319
Broteinheit 186
Brühler Ersatzkasse 556
Brustbein 161
Brustdrüsenentzündung 266
Brusteingeweide 283, 289
Brustfell 239
Brusthöhle (Topografie) 284
Brustkorb 160
Brustkorb (Topografie) 284
Brustmuskel 166
Brustorgane 240
Brustwandableitungen 357
BSR 179, 518
Buchdrucker 576
Buchdrucker-Krankenkasse 556
Buchführung 770
Buchführungsgrundsätze 770
Büchersendung 746
Bündelung (Abrechnung) 698
Bulbus 226
Bulbus oculi 274
Bundesärztekammer 24
Bundesbahn-Betriebskrankenkasse 683

Bundesbehandlungsschein 596
Bundesentschädigungsgesetz 552
Bundeserziehungsgeldgesetz 551
Bundesgesundheitsamt 6
Bundesgrenzschutz 684
Bundesmantelvertrag Ärzte 570
Bundesopiumstelle 606
Bundesversorgung 684
Bundesversorgungsgesetz 596
Bundeswehr 685
Bunsenbrenner 466
Bunte Reihe 535
Bursitis 154
B-Zellen 184
Cabotscher Ring 511
cal 214
Calcitonin 183
Calciumoxalat 500
Calor 135
Candida albicans 295
Caput femoris 158
Caput humeri 158
Carotisangiographie 208
Cellophanprobe 534
Cellulae ethmoidales 237
Cerumen 278
Chalazionentfernung 399
Chemische Blutuntersuchungen 523
Chemische Verhütungsmittel 258
Chiragra 233
Chirurgie 18
Chirurgische Händedesinfektion 306
Chirurgische Leistungen (Abrechnung) 674
Chirurgische Pinzetten 368
Choanen 242
Cholelithiasis 232
Cholezystitis 233
Cholezystographie 383
Chorioidea 274
Choriongonadotropin 260
Chromosomen 121
Chromosomenveränderungen 142
Chronische Bronchitis 243
Chronische Gastritis 231
Chronische Krankheit 133
Chylus 211
Clamydien 294
Claudicatio intermittens 205
Clavicula 162
Clinistix 489
Clitoris 255
Clostridien 294

Codiernummer 607
Coenzym 216
Coitus interruptus 258
Colibakterien 294
Colon 227
Columna vertebralis 158
Coma diabeticum 185
Commotio cerebri 177
Commotio cerebri (Erste Hilfe) 103
Corium 443
Cremes 315
Crista 151
Cumarin-Therapie 197
Cursor 721
Cutis 269
Cyanid-Hämoglobin-Methode 523

D

DAK 576
Dampfsterilisation 310
Darmbein 162
Darmverschluß 232
D-Arzt-Überweisung 561
D-Arztverfahren 561
Dateiverwaltung 721
Datenverarbeitung 715
Dativ 110
Datum 743
Deckgläschen 455
Defibrillator 105
Degenerativer Rheumatismus 172
Degressive AfA 775
Deltamuskel 166
Dendriten 128
Derma 268
Dermatika 319
Dermatom 300
Dermatophyten 295
Desault-Verband 434
Desinfektion 304
Desinfektionsmittel 60, 305
Desoxyribonukleinsäure 295
Deutsche Angestellten Krankenkasse 556
Dextrostix 525
Diabetes insipidus 187
Diabetes mellitus 185
Diabur-Test 5000 489
Diätplan (Abrechnung) 659
Diagnose 132, 343
Diagnosedatei 723
Diagnostisch-technische Berufe 10
Diaphragma 286
Diaphyse 147
Diarrhoe 230

Diastix 489
Diastole 199
Dickdarm 227
Dickdarm-Doppelkontrastdarstellung 227
Dickdarmkrebs 232
Dienstunfälle Bundesbahn 684
Dienstunfälle Postbeamte 687
Dienstvertrag 72
Differentialdiagnose 132, 343
Digitaluntersuchung Enddarm (Abrechnung) 669
DIN-Formate 741
Diphtherie 303
Diplode 409
Diplokokken 294
Disaccharide 215
Discus intervertebralis 159
Diskettenlaufwerk 720
Disposition 129
Distorsion 150
Diuretika 319
DNS-Viren 295
Dokumentationspflicht 78
Dolor 135
Dominant 122
Doppelte Buchführung 775
Doppelzählkammern 455
Dopplerverfahren 359
Dosimeter 386
Dottersack 259
Douglasscher Raum 288
Dragees 315
Dreiecktuch 437
Dreimonatsspritze 258
Dreizipfelklappe 198
Drepanozyten 512
Druck 469
Druckatrophie 137
Druckausgleich 282
Drucker 721
Druckmessung (im Auge) 395
Drucksache 746
Drüsengewebe 125
Drüsenzellen 125
Duales System 26
Dünndarm 225
Dunkelfeldeinrichtung 459, 539
Duodenum 226
Dura mater 174
Durchgangsarztverfahren 561
Durchleuchtung 382
Durchschläge 744
Dysmenorrhoe 265
Dysurie 248

E

E-BM 634
Eckzahn 219

E-Deklination 112
EEG 359
E-GO 638
Ehegattenrente 546
Ehrlichsche Probe 485
Eichel 252
Eichgesetz 469
Eichnachkontrollen 470
Eichpflicht 469
Eichzeichen 470
Eierstöcke 184, 252
Eigelenk 150
Eigenhändig 747
Eigenunfallversicherung 559
Eileiter 254
Eilzustellung 748
Einatmung 240
Einbrennzeit 462
Einfachteststreifen 480
Eingehende neurologische Untersuchung 672
Eingehende psychiatrische Untersuchung 672
Eingeweidemuskelgewebe 126
Einheitlicher Bewertungsmaßstab 634
Einkommensteuer 52, 778
Einleitung und Koordination 647
Einnahmen 771
Einnahmeüberschußrechnung 773
Einnistung 259
Einschreiben 747
Einsichtsrecht (in Arztaufzeichnungen) 78
Eintracht 576
Eintrittspforten 297
Einwegspritzen 362
Einzeller 296
Eisprung 252
Eiweiße 215
Eiweißnachweis 486
Eiweißstoffwechsel 215
Eiweißverdauung 215
Ejakulat 257
EKG (Abrechnung) 672
EKG-Streifen 356
Eklampsie 266
Ektoderm 259
EKV 570
Ekzem 272
Elastische Fixierbinde 422
Elastische Mullbinde 422
Elastische Pflasterbinden 423
Elektro- und Lichttherapie (Abrechnung) 670
Elektroenzephalogramm 359
Elektrokardiogramm 356
Elektronenmikroskopie 456
Elektrophorese 520

Stichwortverzeichnis

Elektrotherapie 406
Elektrounfälle 97
Elle 164
Ellenbogengelenk 165
Ellenbogenverband 433
Ellipozyten 516
Embolie 142
Embryo 259
Embryoblast 259
Embryonalentwicklung 260
Emesis gravidarum 266
Empfänger 83
Empfängerbezeichnung 742
Empfängnisverhütung 257
Empfang des Patienten 86
Empfangsraum 20
Empfangsregelung
 (Abrechnung) 662
Empfindlichkeitstest 536
Empfindungsnerven 178
Empfindungszentrum 175
Emphysem 243
Emulsion 215
Emulsionen 315
Endokard 198
Endokarditis 202
Endokrine Drüsen 125
Endokrinologie 18
Endometritis 265
Endoskopie 393
Endungen 113
Energiebedarf 214
Energieeinsparung 69
Energieverwendung 57, 68
Entartung 138
Entbindungspfleger 11
Entbindungstermin
 (Bescheinigung) 626
Enteral 315
Entoderm 259
Entschädigungen (GOÄ) 644
Entspannungszeit 199
Entwickeln 384
Entzündung 134
Enzymbestimmung 462
Enzyme 213
Enzympipetten 451
Eosinophilenzählung 517
Eosinophile Granulozyten 192
Eosinophile Zellen (im Sputum) 534
Eosinophiler Granulozyt 515
Eosinophiler Stabkerniger 513
Epidermis 268
Epithelzylinder 498
Erbkrankheiten 142
Erbrechen 230
Erbrechen (Erste Hilfe) 101
Erdalkaliphosphate 500
Erektion 252, 257

Erepsin 215, 227
Ergometrische Untersuchung 358
Erkältung 242, 302
Ermächtigung 570
Eröffnungsphase 263
Erörterung und Planung
 (Abrechnung) 645
Erregungsleitung 200
Erregungsleitungssystem 200
Ersatzkassen 556
Ersatzkassengebührenordnung 634, 638
Erstattungsmöglichkeiten 712
Erste Hilfe bei Lebensgefahr 90
Erwachsenengebiß 220
Erwerbsunfähigkeit 546
Erwerbsunfähigkeitsrente 546
Erythrozyten 189
Erythrozytenbestimmung 522
Erythrozytennormalwerte 507
Erythrozytenpipette 505
Erythrozytenvolumen 524
Erythrozytenzahl (Berechnung) 506
Erythrozytenzählung 505
Erythrozytenzylinder 498
Erziehungsgeld 551
Erziehungsrente 546
Erziehungsurlaub 552
Esbachsche Probe 487
Esmarchscher
 Unterkieferhandgriff 92
Eunuch 187
Eurocheck 755
Eustachische Röhre 279
Exanthem 299
Exokrine Drüsen 125
Expektorantien 319
Externe Speicher 720
Extinktion 462, 463
Extrasystole 202
Extrauteringravidität 266
Extremitäten 164
Extremitäten (Topografie) 290
Extremitätenableitungen 356

F

Fachsprache 109
Facialis 179
Facialis-Parese 179
Färbefolie 510
Färbeindex 494
Fallzahlenvordruck 698
Familienangehörige 576
Familienbesuche 697
Faradisation 411
Farbeschichtete Objektträger 510

Fehlbildungen (Häufigkeit) 144
Fehler 470
Fehlersuche 472
Fehlgeburt 266
Fehlingsche Probe 488
Fehlsichtigkeit 396
Feindesinfektionsmittel 305
Feldgröße 416
Femur 167
Fermente 213
Fernmündliche Beratung 650
Fertigverbände 442
Festplattenlaufwerk 720
Fette 215
Fettgewebe 126
Fettkugeln 501
Fettsäuren 215
Fettsucht 233
Fettverdauung 215
Fettzylinder 498
Feuchte Wickel 418
Feuerwehrunfallversicherungs-
 kassen 559
Fiberskop 394
Fibrinogen 189
Fibula 167
Fieber 135
Fingereinhüllverband 432
Fingerkuppenschnellverband 424
Fixieren 384
Flächendesinfektion 305, 307
Fleck 270
Flimmerepithel 237
Flimmerhaare 123
Floppy-Disk 720
Flügelkanüle 364
Flügelkaumuskel 157
Fluor 266
Fluoreszenzmikroskopie 456
Foet 259
Follikelhormon 184, 252
Follikelreifung 252
Follikelstimulierendes Hormon 182
Fontanellen 154
Foramen ischiadicum 292
Foramen magnum 155
Foramen mentale 155
Foramen ovale 155
Formen ärztlicher
 Zusammenarbeit 23
Formular 13 S 565
Fortbildungspflicht
 (für den Arzt) 14
Fortbildungsveranstaltungen 56
Fortpflanzung 250
Fotometer 460
Frakturen 147

Stichwortverzeichnis 793

Frauenheilkunde und
  Geburtshilfe 17
Freimachen der Atemwege 92
Freizeithygiene 320
Fremdkörperaspiration (Erste
  Hilfe) 101
Fremdkörperentfernung 399
Fremdkörperzange 370
Fruchtblase 261
Fruchtmerkmale 260
Fruchtwasser 261
Fruchtwasseruntersuchung 325
Früherkennung Krebs 333, 662
Früherkennungsrichtlinien 593
**Früherkennungsuntersuchung
  Kinder 326, 591, 662**
Frühgeburt 266
FSH 182
Fuchs-Rosenthal-Zählkammer
  454
Füllungszeit 199
Functio laesa 135
Fungi 295
Funiculus spermaticus 251
Fuß 170
Fußeinhüllverband 435
Fußmuskulatur 170
Fußschildkrötenverband 436
Fußverband 435
Fußverband (mit Dreiecktuch)
  440
Fußwurzelknochen 167, 169

G

Gänsehaut 270
Gärtner 576
Gärtner-Krankenkasse 556
Gallenblase 229
Gallenfarbstoffe (Urin) 483
Gallensaft 229
Gallensäuren 215
Gallensteinleiden 232
Galvanisation 411
Ganzkörperstatus 656
Gasaustausch 239
Gaster 223
Gastritis 231
Gastroenteritis 232
Gastroenterologie 18
Gastroskopie 393
Gaumen 221
Gaumenbein 156
Gebärmutter 254
Gebärmutterausräumung 392
Gebärmutterhalskarzinom 266
Gebärmutterkorpuskarzinom
  265
Gebärmuttermyom 265
Gebärmutterpessar 258

Gebärmutterschleimhaut-
  entzündung 265
Gebietsbezeichnungen 12, 16
Gebühren (Bemessung) 643
Gebührenbemessung (GOÄ)
  709
Gebührenhöhe 643
Gebührenordnung für Ärzte
  634, 640
**Gebührenordnungen 634
Geburt 263**
Geburtsablauf 263
Geburtstermin 262
Gefahren (in der Arztpraxis) 65
Gehalt der Arzthelferin 48
Gehaltsbuchführung 776
Gehaltstabelle 50
Gehaltstarifvertrag 50
Gehirn 174
Gehirnerkrankungen 176
Gehirnerschütterung 177
Gehirnerschütterung (Erste
  Hilfe) 103
Gehirn-Rückenmark-Wasser
  176
Gehirnschädel 154
Gehörknöchelchen 279
Gehörnerv 279
Gehörzellen 279
Geißeln 294
Geisteskrankheiten 177
GEK 576
Gekröse 226, 288
Gelber Fleck 276
Gelbkörper 253
Gelbkörperhormon 252
Geldrollenlage 516
Gelees 315
Gelenke 149
Gelenkerkrankungen 150
Gelenkfraktur 148
Gelenkgicht 233
Gemeindeunfallversicherungs-
  verband 55
Gerinnungsuntersuchungen
  676
Gesäßmuskel 169
Gesamtblutbild 504
Geschäftsfähigkeit 70
Geschäftsführung ohne Auftrag
  73
Geschlechtsmerkmale 250
Geschlechtschromosomen 121
Geschlechtskrankheiten 263
Geschlechtskrankheiten,
  Gesetz 80
Geschlechtsorgane 250
Geschlechtsreifung (der Frau)
  253
Geschlechtsverkehr 257

Geschlossene Fraktur 147
Geschmacksknospe 280
Geschmacksnerven 179
Geschmacksorgan 280
Geschmacksqualität 280
Geschmacksstoffe 213, 218
Geschwülste 138
Geschwür 270
Gesetz über Entschädigung von
  Zeugen und
  Sachverständigen 627
**Gesetzliche
  Krankenversicherung 554
Gesetzliche
  Unfallversicherung 559**
Gesichtsfeldbestimmung 396
Gesichtsmuskulatur 157
Gesichtsschädel 156
Gestose 266
Gesundheit 320
Gesundheit (Begriff) 129
Gesundheitsamt 7
Gesundheitsamt
  (Aufgaben) 7
Gesundheitsaufklärung 2
Gesundheitsberatung 321
Gesundheitsmaßnahmen
  (Rentenversicherung) 546
Gesundheitspflege 2
Gesundheitsschutz 2
Gesundheitswesen 2
Gesundheitszeugnis 42
Gewebearten 123
Gewebelehre 122
Gewebeschwund 136
Gewerbeaufsichtsämter 7
Gewerbesteuer 779
Gibsonfilter 462
Gicht 233
Gießbeckenknorpel 237
Gipsbinden 423
Gipshülsen 446
Gipslonguetten 446
Gipsscheren 367
**Gipsverbände 444
Giralgeld 752
Girokonto 754**
Glandulae vesiculosae 251
Glaselektroden 406
Glasgeräte 448
Glaskatheter 353
Glaskörper 275
Glaukom 276
Glied 252
Glomerula 245
Glomerulonephritis 248
Glukagon 184
Glukokortikoide 184
Glukosebelastung 527
Glukosenachweis (Urin) 488

Stichwortverzeichnis

Glukosenachweis (im Blut) 525
Glyzerin 215
GOÄ 82 634
Gonagra 233
Gonokokken 294
Gonokokkennachweis 538
Gonorrhoe 263
Gowersche Lösung 522
Graafscher Follikel 252
Gramfärbung 538
Granulate 315
Granulationsgewebe 192
Granulierte Zylinder 498
Granulozyten 191
Granulozytose 192
Graue Substanz 175
Grauer Star 277
Grenzstrang 180
Grenzwerthypertonie 210
Griffelfortsatz 155
Grimmdarm 227
Grippaler Infekt 242, 302
Grippe 302
Grobe Fehler 471
Grobsortierung (Abrechnung) 697
Große Kurvatur 223
Großer Keilbeinflügel 155
Großer Kreislauf 206
Großes Becken 162
Großhirn 174
Grüne Tasche 616
Grüner Star 277
Grundimmunisierung 380
Grundleistungen (BMÄ/E-GO) 646
Grundsteuer 779
Grundumsatz 214
Grußformel 743
Gürtelrose 300
Gumbrechtscher Kernschatten 511
Gutachten (Abrechnung) 659
Gynäkologische Untersuchung 390
Gynäkomastie 187

H

Haare 269
Haargefäße 204
Hämatemesis (Begriff) 142
Hämatokritbestimmung 521
Hämatologie 18
Hämatom (Begriff) 142
Hämatopnoe (Begriff) 142
Hämaturie 482
Hämaturie (Begriff) 142
Haemoccult 531
Hämoglobin 189

Hämoglobinbestimmung 523
Hämoglobinpipetten 449
Hämoglobinzylinder 498
Haemo-Glukotest 20-800 525
Hämolyse 504
Hämolytischer Ikterus 484
Hämophilie 197
Hämorrhoiden 205
Händedesinfektion 306
Häusliche Krankenpflege (Verordnung) 617
Haften 149
Haftung 74
Hagelkorn 399
Haken 371
Hakenzange 392
Halbbare Zahlung 756
Hals 284
Halskrawattenverband 431
Hals-Nasen-Ohren-Untersuchung 400
Halsverbände 431
Haltemuskeln 127
Haltungsschäden 161
Hamburg-Münchner Ersatzkasse 556
Hamburgische Zimmerer-Krankenkasse 556
Hammer 279
HaMü 576
Hand 167
Handelskrankenkasse 556
Handgelenk 165
Handgelenkverband 433
Handverband 433
Handverband (mit Dreiecktuch) 440
Handwerker-Rentenversicherung 547
Handwerkerversicherungsgesetz 5
Handwurzelknochen 165
Hanseatische Ersatzkasse 556
Hardware 717
Harnbereitung 246
Harnblase 247
Harnblasenpunktion 354
Harnleiter 247
Harnorgane 245
Harnröhre 247
Harnröhrenentzündung 249
Harnsäurekristalle 500
Harnsediment 492
Harnsediment (Abrechnung) 675
Harnstoff 215
Harnstoffbestimmung 528
Harte Hirnhaut 174
H-Arzt 562
Haubenverband 430

Hauptlymphstamm 212
Hauptzellen 224
Hausarzt 17
Haut 268
Hauttestungen 667
Hayemsche Lösung 505
Hebamme 11
Hefepilze 295
Heftpflaster 424
Hegarstifte 391
Heilberufe 9
Heilmittelverordnung 614
Heilpackungen 418
Heilpraktiker 11
Heil- und Hilfsmittel (Verordnung) 614
Heil- und Hilfsmittelrichtlinien 615
Heiserkeit 242
Heißluftsterilisation 309
HEK 576
Helferinnenberufe 9
Hemmung (der Verjährung) 769
Henlesche Schleife 247
Hepatitis 232, 301
Hepatitis-B-Schutzimpfung 59
Hepatitisformen 301
Herpes simplex 301
Herpes zoster 300
Herz 197
Herzbeutel 197, 286
Herzfehler 202
Herzfehlerzellennachweis 534
Herzflimmern 202
Herzfunktionsprüfung (Abrechnung) 672
Herzinfarkt 201
Herzinfarkt (Erste Hilfe) 101
Herzinsuffizienz 201
Herzklappen 197
Herzmassage 93
Herzmißempfindungen 181
Herzmuskelgewebe 126
Herzrhythmusstörungen 202
Herzscheidewand 197
Herzschlag 200
Herzspitze 284
Herzspitzenstoß 199
Herztöne 200
Heterogamet 122
Heterosom 121
Hexenschuß 173
Hilfe in besonderen Lebenslagen 549
Hilusdrüsen 212
Hinterhauptsbein 155
Hirnanhangsdrüse 182
Hirnhäute 174
Hirnhautentzündung 176, 303
Hirnhöhlen 176

Hirnnerven 179
Hirnödem 176
Hirnschädel 282
Hirnstamm 176
Hirnwindungen 174
Hirnzentren 174
Hissches Bündel 200
Histologie 115, 122
Hitzeeschäden (Erste Hilfe) 102
Hitzschlag (Erste Hilfe) 102
HKK 576
Hochdruck 210
Hochfrequenztherapie 406
Hoden 184, 250
Höchstwerte 675
Höhensonne 415
Hören 278
Hörhilfe (Verordnung) 402, 615
Hörnerv 179
Hörorgan 278
Hörrohr 349
Hörschaden 280
Hohlfuß 170
Hohlsonde 373
Hohlvene 206
Homogamet 122
Honorarvereinbarung 642
Hormondrüsen 181
Howell-Jolly-Körperchen 511
Hüftbein 162
Hüftgelenk 167
Hüftgelenkverband 437
Hüftlendenmuskel 169
Hühneraugenpflaster 426
Human-Choriongonadotropin 491
Humerus 164
Husten 242
Hustenreflex 237
Hydrocele (Begriff) 142
Hydrocephalus (Begriff) 142
Hydrokortison 184
Hydrotherapie 418
Hydrothorax (Begriff) 142
Hygieneplan 59
Hygienische Händedesinfektion 306
Hyperchrome Anmie 194
Hyperemesis gravidarum 266
Hyperglykämie 527
Hypermenorrhoe 264
Hypermetropie 277
Hypermie 141
Hyperopie 396
Hypersegmentierter Segmentkerniger 513
Hyperthyreose 186
Hypertonie 210
Hyperurikämie 233

Hyperventilationsprüfung (Abrechnung) 672
Hypervitaminosen 216
Hypnotika 319
Hypochrome Anämie 192
Hypoglykämie 527
Hypomenorrhoe 264
Hypophyse 182
Hypophysenhinterlappen 182
Hypophysenhormone 182
Hypophysenmittellappen 182
Hypophysenvorderlappen 182
Hyposensibilisierung 404
Hypothalamus 176
Hypotonie 210
Hypovitaminosen 216
HZK 576

I

Icotest — Tablettentest 524
Idealbinden 423
Idealgewicht 344
IKK 555, 575
Ileum 226
Ileus 232
Immunität 130, 299
Immunmangelsyndrom 302
Impfausweis 339, 628
Impfbuch 628
Impfkalender 338
Impfstoffe 667
Impfungen (Abrechnung) 667
Impulsechoverfahren 359
Inaktivitätsatrophie 137
Indikatorstreifen 309
Indirekte Zellteilung 121
Infarkt 141
Infektionsepidemiologie 297
Infektionskrankheiten 299
Infiltrationen (Abrechnung) 665
Infiltrationsanästhesie 389
Influenza 302
Infrarot 414
Infusionen (Abrechnung) 665
Inhalation 315, 416
Inhalationen (Abrechnung) 670
Injektion (Vorbereitung) 365
Injektionen (Abrechnung) 666
Injektionen (Durchführung) 374
Injektionen durch die Arzthelferin 74
Injektionsarten 375
Inkubationszeit 298
Innenohr 279
Innere Atmung 120
Innere Medizin 17
Innere Sekretion 181
Innerer Gasaustausch 240
Innungskrankenkassen 555

Inspektion 343
Instrumente 362
Instrumentenfaßzange 369
Insulin 184
Insulineinheiten 363
Insulinspritze 363
Intensivmedizinische Leistungen (Abrechnung) 667
Interaktion 83
Intestinum crassum 227
Intestinum tenue 225
Intraartikulär 316
Intrakutan 316
Intrakutan-Test 404
Intrakutane Injektion (Durchführung) 375
Intramuskulär 316
Intramuskuläre Injektion (Durchführung) 376
Intravenös 316
Intravenöse Injektion (Durchführung) 377
Intrinsic factor 225
Inventarverzeichnis 774
Iontophorese 411
Iris 274
Ischämie 141
Ischiasnerv 292
Isotope 387

J

J 214
Jahreszeichen 470
Jejunum 226
Jochbein 155
Joule 214
Jugendarbeitsschutzuntersuchung (Abrechnung) 685
Jugendarbeitsschutzgesetz 60
Jugendarbeitsschutzuntersuchungen 63, 333
Juveniler Diabetes 185

K

Kältetherapie 419
Kalorie 214
Kalotte 154
Kalzium 217
Kalziumstoffwechsel 217
Kammer 197
Kammersystole 198
Kanülen 364
Kapillaren 204
Kapillarpipetten 451
Kapseln 314
Kardiaka 319
Kardiologie 18
Karies 230

Karteiführung 733
Karteikarte 733
Karunkel 273
Karzinom 138
Kassenabrechnung 689
Kassenärztliche Bundesvereinigung 567
Kassenärztliche Vereinigung 567
Kassenärztliche Vergütung 568
Kassenärztliche Versorgung 567, 572
Kassenarzt 569
Kassenarzt (Rechte und Pflichten) 571
Kassenbuch 771
Kassenrezept 608
Kastration 187
Katalysator 213
Katarakt 277
Katecholamine 184
Katgut 373
Kathepsin 224
Katheter 353
Katheterisierung (der Harnblase) 353
Kathode 381
Kauf auf Abruf 738
Kauf auf Probe 284
Kaufmännische Krankenkasse 556
Kaufvertrag 737
Kaumuskeln 157
KBV 567
kcal 214
Kchldcckcl 237
Kehlkopf 237, 284
Kehlkopfspiegel 401
Keilbein 155
Keilbeinhöhle 237
Keimblätter 259
Keimdrüsen 184
Keimnachweis (im Urin) 536
Kennzeichnungssymbole 678
Kernschleifen 121
Kerzenfleckphänomen 271
Keto-Merckognost 490
Ketonkörper 489
Ketonkörpernachweis 489
Ketostix 490
Ketur-Test 490
Keuchhusten 303
Kieferhöhlen 237
Kiemenbogennerven 179
Kilojoule 214
Kilokalorie 214
Kinderfrüherkennung 662
Kinderheilkunde 17
Kinderkardiologie 17
Kinderkrankenschwester 10

Kinderkrankheiten 299
Kinderlähmung 302
Kinderrichtlinien 591
Kinder- und Jugendpsychiatrie 17
Kindervorsorgeuntersuchungen 326
Kinnschleuderverband 431
Kinocilien 123
Kirchensteuer 779
Kitzler 255
kJ 214
KKH 576
Klammern 369
Klammerpinzetten 369
Klebsiellen 294
Kleiderschere 367
Kleine Kurvatur 223
Kleiner Kreislauf 206
Kleines Becken 162, 290
Kleines Blutbild 505
Kleinhirn 176
Klemmen 370
Klimakterium 253
Knappschaft 575
Knappschaftliche Versicherung 547
Knappschaftskrankenversicherung 556
Knaus-Ogino 258
Kneippsche Güsse 418
Knickfuß 170
Kniegelenk 168
Kniegelenkverband 436
Kniescheibe 168
Knochen 145
Knochenaufbau 145
Knochenbruch (Erste Hilfe) 103
Knochenbrüche 147
Knochenenden 147
Knochenformen 145
Knochengerüst 145
Knochengewebe 126
Knochenhaft 149
Knochenhaut 145
Knochenmark 147
Knochenschaft 147
Knötchen 270
Knopfscheren 366
Knopfsonde 373
Knorpelgewebe 126
Knorpelhaft 149
Körpergewicht 344
Körpergewichtbestimmung (Abrechnung) 648
Körpergröße 344
Körperhygiene 320
Körperkreislauf 206
Körpermaterial (Versand) 749
Körperregionen 115

Körperschaften öffentlichen Rechts 23
Körpertemperatur 345
Körperumfang 345
Körperverletzung 77
Kohlenhydrate 215
Kohlenhydratstoffwechsel 215
Kohlenhydratverdauung 215
Kohlenmonoxidvergiftung (Erste Hilfe) 102
Kokken 294
Kolik 230
Kollaps 211
Kolonkarzinom 232
Kolorimetrie 465
Koloskopie 393
Kolpitis 266
Kombinationsteststreifen 480
Kommunikation 83
Kommunikationskanal 84
Kompakta 145
Komplementärluft 241
Komplikationen (i. m. Injektion) 377
Komplikationen (i. v. Injektion) 378
Komplizierte Fraktur 147
Kondensor 456
Kondom 258
Konjunktivitis 277
Konsiliarische Erörterung 655
Konsiliaruntersuchung 583
Konsilium 654
Konsonantische Deklination 111
Konstitution 129
Konstitutionstypen 129
Kontaktblutung 266
Kontaktinfektion 197
Kontaktschalen 399
Kontoauszug 755
Kontoführungsgebühren 755
Kontrollkarte 472, 474
Kontusion 141
Konus 362
Konzentration (von Desinfektionsmitteln) 305
Kopf (Topografie) 282
Kopfleiste 575
Kopfnicker 284
Kopfverband (mit Dreiecktuch) 437
Kopfverbände 430
Kopfwender 157
Koplіksche Flecke 300
Kornzange 369
Koronarinfarkt 319
Korotkowsches Geräusch 348
Korpuskarzinom 265
Kortikosteroide 184

Stichwortverzeichnis 797

Kortison 184
Kosten (bei Erbringung von Leistungen) 635
Kosten (des Gesundheitswesens) 2
KOV 552
Kraft 469
Krampfadern 205
Krampfanfälle 177
Krampfanfälle (Erste Hilfe) 102
Krankenbeförderung (Verordnung) 616
Krankengeld (bei Erkrankung eines Kindes) 625
Krankengeldauszahlungsschein 625
Krankengymnast 10
Krankengymnastik 419
Krankengymnastik (Abrechnung) 670
Krankenhausfinanzierung 8
Krankenhausorganisation 8
Krankenhauspflege (Verordnung) 615
Krankenhauswesen 5, 7
Krankenkasse Eintracht 556
Krankenkassenleistungen 556
Krankenpflegeberufe 10
Krankenschein 578
Krankenversicherung 554
Krankenversicherung der Arbeitslosen 548
Krankenversicherungsbeiträge 554
Krankenversicherungsträger 554
Krankenversorgung der Bundesbahnbeamten 683
Krankheit (Begriff) 129
Krankheitsbericht (Abrechnung) 659
Krankheitsende 134
Krankheitserreger 293
Krankheitslehre 115, 129
Krankheitssymptome 132
Krankheitsursachen 129
Krankheitsverlauf 133
Krankheitszeichen 132
Krebs 138
Krebs-Früherkennungsuntersuchung 333, 593
Kreislauf 197
Kreislaufregulationsstörungen 181
Kreislaufstillstand 104
Kreislaufstörungen 141
Kreistour 427
Kreuzbein 163
Kreuzprobe 196
Kreuztisch 456

Kriegsopferversorgung 552
Kristalle (Sediment) 500
Krummdarm 226
Kündigung 49
Kündigung (der Ausbildung) 29
Kündigung (eines Arbeitsverhältnisses) 45
Kündigung, fristlose 45
Kündigungsfrist (in der Probezeit) 29
Kündigungsschutzgesetz 45
Kündigungsverbot (Mutterschutzgesetz) 550
Kürettage 392
Küretten 368
Küvetten 453
Kugelgelenk 149
Kugelpipetten 449
Kunststofffäden 373
Kuppelraum 279
Kurative Medizin 2
Kurze Bescheinigung (Abrechnung) 659
Kurznarkose 388
Kurzsichtigkeit 277, 396
Kurzwellentherapie 406
Kutan 316
KV 567
KVB 683
Kyphose 161

L

Labferment 224
Labien 255
Laboratorium 242
Larynx 237
Lastschriftverfahren 760
Lateinische Formenlehre 110
Laxantia 319
Leber 228
Leberegel 296
Leberentzündung 232
Leberfleck 271
Leberpforte 228
Leberschrumpfung 232
Leberzirrhose 232
Lederhaut 269, 274
Leerdarm 226
Leerwert 462
Leichenschau 628
Leichenschauschein 628
Leistung 469
Leistungen (der gesetzlichen Unfallversicherung) 58
Leistungen auf Verlangen (GOÄ) 640

Leistungsinhalt (Abrechnung) 634
Leistungsverzeichnis 534
Leistungsverzeichnis (E-BM) 636
Leistungsverzeichnis (GOÄ) 641
Leitungsanästhesie 389
Leptosomer 130
Lerngebiete 39
Leukämie 194
Leukozyten 189
Leukozyten (im Blutbild) 513
Leukozytenbeurteilung 514
Leukozytenformen 515
Leukozytennachweis 490
Leukozytenpipette 507
Leukozytenzählung 507
Leukozytenzylinder 498
Leukozytose 192
Leydigzellen 184
LH 182
Lichtbad 413
Lichtkasten 413
Lidentzündung 277
Lider 273
Lidspalte 273
Lieferungsverzug 739
Lineare AfA 774
Linea terminalis 162
Lingual 316
Linksverschiebung 190
Linse 274
Lipase 215, 227
Liquor cerebrospinalis 176
LKK 556, 575
Löfflers Methylenblau 538
Lösungen 315
Logopädin 10
Lohnfortzahlung 625
Lohnsteuer 51
Lohnsteuerjahresausgleich 53
Lohnsteuerkarte 52, 54
Lohnsteuerklassen 52
Lohnsteuertabelle 53
Lokal 315
Lokalanästhesie 388
Lokalanästhesie (Abrechnung) 671
Lordose 161
LTH 182
Luer-Konus 362
Lues 264
Luft (Zusammensetzung) 236
Luftnot (Erste Hilfe) 101
Luftröhre 238
Luftweg 237
Lumbago 173
Lumbal 316
Lumbalpunktion 355
Lunge 238

Lungen- und
 Bronchialheilkunde 18
Lungenbläschen 238
Lungenembolie (Erste Hilfe) 101
Lungenentzündung 244
Lungenerkrankungen 243
Lungenfell 239, 286
Lungenflügel 238
Lungenfunktion 241
Lungenkreislauf 206
Lungenlappen 238
Lungenödem 243
Lungenödem (Erste Hilfe) 101
Luteinisierungshormon 182
Luteotropes Hormon 182
Luxation 150
Lymphadenitis 212
Lymphangitis 212
Lymphatische Leukämie 195
Lymphbahnen 211
Lymphkapillaren 211
Lymphkreislauf 211
Lymphorgane 212
Lymphozyt 192, 513, 515
Lymphzellen 192

M

Macula 270
Mäanderlinie 514
Mängelrüge 739
Männliches Glied 252
Magen 223
Magen-Darm-
 Röntgenuntersuchung 383
Magendrüsen 224
Magenfundus 223
Magengeschwür 231
Magenkarzinom 232
Magenkatarrh 231
Magenpförtner 223, 225
Magenschleimhautentzündung 231
Magnesium 217
Magnetspeicherplatte 720
Mahlzähne 220
Mahnbescheid 766
Mahnung 766
Mahnverfahren 764
Makrometerschraube 456
Makrophagen 192
Makrozyten 516
Mamma 256
Mammakarzinom 267
Mammastützverband (mit Dreiecktuch) 439
Mandelentzündung 230
Mandibula 155
Mandrin 364
Mangelhafte Lieferung 739

Manometer-
 Blutdruckmeßapparat 347
Manteltabletten 314
Manteltarifvertrag 46
Manuelle Therapie 419
Markhöhle 147
Markierungsfeld links 612
Marschfraktur 147
Masern 300
Massagen 419
Massagen (Abrechnung) 670
Maßeinheiten 459
Masseur 10
Masseur und medizinischer Bademeister 10
Master-Test 358
Mastitis 266
Mastopathie 267
Maxilla 155
M. biceps brachii 166
M. deltoideus 166
Mediastinum 286
Medikamentenvergiftung (Erste Hilfe) 102
Medizinaluntersuchungsämter 7
Medizingeräteverordnung 64
Medizinische Bäder 418
Medizinische Hilfe für
 Einreisende aus der DDR 558
Medizinisch-technische
 Assistentin 10
Medulla oblongata 175
Megaloblast 511
Megalozyt 511
Mehrwertsteuer 777
Meiose 122
Melaena (Begriff) 142
Melanom 272
Melanozytenstimulierendes Hormon 182
Meldepflicht 79
Meldungen 577
Menarche 253
Mendel-Mantoux-Test 361
Meningea 174
Meningitis 176
Meningitis epidemica 303
Meningokokken 294
Meniskus 168
Menopause 253
Menorrhagie 264
Menstruation 253
Menstruationszyklus 253
Merckognost 477
Merckognost-Harnstoff 528
Mesenterium 226, 228
Mesoderm 259
Meßzylinder 453

Metallblockthermostat 465
Metallkatheter 353
Metamyelozyt 513
Metaphysen 147
Metastasen 139
Methode außer Kontrolle 475
Metrorrhagie 265
Metrorrhagie (Begriff) 142
M. glutaeus maximus 169
Migräne 181
Mikrohämaturie 482
Mikrometerschraube 456
Mikrophagen 191
Mikroprozessor 717
Mikroskop 456
Mikroskopische
 Untersuchungen
 (Abrechnung) 676
Milchmolaren 220
Milchsekretion 256
M. iliopsoas 169
Milz 212
Mimische Muskulatur 157
Mineralien 217
Mineralokortikoide 184
Miniphotometer 463
Minipille 258
Minode 409
Miosis 277
Mißbildungen 144
Mitgliedernummer 576
Mitose 121
Mitra 430
Mitralinsuffizienz 202
Mitralstenose 202
Mitteilung nach § 368 s RVO 632
Mittelfell 286
Mittelfußknochen 167
Mittelhandknochen 166
Mittelhirn 175
Mittelohr 278
Mittelohrentzündung 280
Mittelstrahlurin 477
Mittelwert 473
M. latissimus dorsi 166
M. masseter 157
Mongolismus 143
Monitor 720
Monochromator 461
Monode 409
Monosaccharide 215
Monozyt 515
Monozyten 192
Morbilli 300
Morbus Cushing 187
Morbus haemolyticus neonatorum 196
Morbus Koch 244
Morgenurin 477

Moro-Probe 360
**Morphologische
 Blutuntersuchungen 504**
Motorisches Zentrum 175
M. pectoralis major 166
M. pectoralis minor 166
M. rhomboideus 166
M. serratus anterior 166
MSH 182
M. sternocleidomastoideus 157
M. temporalis 157
M. triceps brachii 166
Mündliche Beratung zweier
 Ärzte 656
Mull 420
Mullbinden 421
Mullkompressen 421
Multiple Sklerose 179
Multistix 486
Mumps 302
Mundhöhle 219
Mund-zu-Mund-Beatmung 92
Mund-zu-Nase-Beatmung 92
Musikknochen 291
Muskelarten 127
Muskeldegeneration 154
Muskelfasern (im Stuhl) 533
Muskelformen 152
Muskelgewebe 126
Muskelrheumatismus 173
Muskelschwund 154
Muskelzellen 127
Musterarbeitsvertrag 43
Mutterkuchen 260
Muttermal 271
Muttermund 254
Mutterpaß 323, 326
Mutterschaftsgeld
 (Bescheinigung) 626
Mutterschaftsrichtlinien 587
Mutterschaftsurlaub 551
Mutterschaftsvorsorge 661
Mutterschaftsvorsorgeschein 587
Mutterschaftsvorsorgeschein
 (Abrechnung) 589
**Mutterschaftsvorsorge-
untersuchung 325**
Mutterschutzfristen 550
Mutterschutzgesetz 550
Myalgien 173
Mydriasis 277
Myeloblast 513
Myeloische Leukämie 194
Myelon 147
Mykobakterien 294
Mykoplasmen 295
Myokard 198
Myopie 277, 396
Myxödem 187

N
Nabelpflaster 425
Nabelschnur 261
Nachgeburtsperiode 263
Nachnahme 747
Nachtblindheit 217
Nackenverband 431
Nadeldose 373
Nadeldrucker 721
Nadelhalter 372
Nadeln 372
Nägel 270
Nährbodenträger 536
Nährstoffe 213
Naevus 271
Nahrungsbestandteile 213
Nahrungsmittel 213
Nahtmaterial 372
Narbenbildung 141
Narkose 388
Narkosemerkmale 388
Narkosestadien 388
Narkosevorbereitung 388
Nase 236, 280
Nasenbein 155
Nasenhöhlen 156, 236
Nasen-Mund-Schutz 421
Nasenmuscheln 156
Nasennebenhöhlen 156, 237
Nasennebenhöhlen (Topografie) 282
Nasenscheidewand 156
Nasenschleuderverband 430
Nasenspekulum 403
Nativpräparat 459
Naturalprinzip 6
Nebenhoden 251
Nebenhöhlenentzündung 280
Nebennieren 184
Nebennierenmark 184
Nebennierenrinde 184
Nebenschilddrüse 184
Nebenwirkungen 318
Negativliste 613
Nekrose 141
Nelaton-Katheter 353
Neodynamische Ströme 412
Neoplasma 138
Nephrolithiasis 249
Nephrologie 18
Nephromerkognost 487
„Neptun" 576
„Neptun"-Berufskrankenkasse 556
Nervengewebe 127
Nervensystem 174
Nervus cochlearis 279
Nervus facialis 179
Nervus ischiadicus 291
Nervus trigeminus 179

Nervus ulnaris 291
Nervus vagus 180
Nervus vestibularis 279
Nesselsucht 271
Netzhaut 274
Netzhautablösung 277
Netz, soziales 3
Netzverbände 423, 442
**Neugeborenen-Erst-
untersuchung 329, 591**
Neugeborenenbasis-
 untersuchung 328, 591
Neunerregel 273
Neurologie 18
Neurologische Leistungen
 (Abrechnung) 672
Neuron 127
Neurone, motorisch 129
Neurone, sensibel 129
Neurosen 177
Neutrophile Granulozyten 191
Newtonsche Ringe 455
Niederfrequenztherapie 411
Niere 245
Nierenangiographie 208
Nierenbecken 247
Nierenbeckenentzündung 249
Niereninsuffizienz 248
Nierenkelche 247
Nierenkolik 249
Nierenmark 246
Nierenpforte 245
Nierenrinde 245
Nierenschale 374
Nierenschwelle 186, 488
Nierensteinleiden 249
Nierenversagen 248
Nitritnachweis 490
Noctu 610
Nominativ 110
Non-A-non-B-Hepatitis 301
Non-verbale Kommunikation 84
Noradrenalin 184
Normalgewicht 344
Normochrome Anämie 194
Notfälle (in der Praxis) 98
Notfallausweis 628
Notfallkoffer 730
Notfallschein 585
Nucleus pulposus 159
Nullinie (Wandern der) 358
Nylander-Probe 488

O
Oberarmknochen 164
Oberbauch (Topografie) 287
Oberflächensensibilität 281
Oberhaut 268

Oberkiefer 156
Oberkieferknochen 155
Oberschenkelknochen 167
O-Deklination 110
Ödem 142
Öffentlicher Gesundheitsdienst 5
Ösophagoskopie 393
Ösophagus 222
Ohrmuschel 278
Ohrpinzetten 368
Ohrschmalz 278
Ohrspeicheldrüse 222
Ohrspritze 364
Ohrspülung 350
Ohrtrichter 400
Ohrtrompete 278
Ohrtrompeten 282
Ohruntersuchung 349
Okular 456
Oligomenorrhoe 265
Oligurie 248
Omentum majus 288
Operationen, ambulante (Abrechnung) 660
Oral 316
Orangefarbener Behandlungsschein 598
Orbita 155
Orchitis 263
Ordnung (in Praxisräumen) 311
Organe 119
Organisation 726
Organisationsformen 726
Organismus 257
Organsystem (Definition für Abrechnung) 656
Organsysteme 116
Orthopädie 18
Orthoptistin 10
Orthostatisches Syndrom 181
Os coxae 162
Os frontale 155
Os ilium 162
Os ischii 162
Os nasalis 155
Os occipitale 155
Os parietale 155
Os pubis 162
Os sacrum 158
Os temporale 155
Osteomalazie 217
Os zygomaticum 155
Otoskop 349, 400
Ovar 184, 252
Ovulation 252
Ovulationsblutung 265
Ovulationshemmer 254
Oxytozin 183
Oxyureneier 534

P

Packungsgröße 317
Päckchen 748
Pakete 748
Palmaraponeurose 167
Palpation 343
Pankreas 229
Pankreaserkrankungen 233
Pankreasinsuffizienznachweis 532
Papel 270
Papierbinden 423
Papillen 246
Parasiten 296
Parasympathikus 180
Parathormon 183
Parenteral 315
Parodontopathie 230
Parotitis epidemica 302
Passive Schutzimpfung 338
Pasten 315
Patella 168
Patellarsehne 152
Patellarsehnenreflex 179
Pathogenität 298
Pathologie 115
Patientendokumentation 733
Paukenhöhle 278
Pauschalerstattungen 679
Pelvis renalis 247
Penis 252
Pepsin 224
Pepsinogen 224
Perforation 232
Periarthropathia humeroscapularis 173
Periarthrosis coxae 173
Perikard 197, 286
Perimeter 396
Perimetrie 276
Periost 145
Peripheres Nervensystem 178
Peristaltik 224
Peritoneum 288
Perkussion 343
Perlen 314
Perniziöse Anämie 194, 217, 225
Personalien 728
Pertussis 303
Pes cavus 170
Pes equinus 170
Pes planovalgus 170
Pes planus 170
Pes transversus 170
Petrischalen 454
Pflaster 424
Pflasterklebemassen 421
Pflichtmitgliedschaft (Rentenversicherung) 545

Pfortaderkreislauf 206
Phänotypus 122
Phagozytose 125
Pharyngitis 242
Pharynx 237
Phenistix 492
Phenylbrenztraubensäurenachweis 492
Phonokardiogramm 359
Phosphat 218
Photometer 460
Photometrische Bestimmung 464
Phototherapie 416
pH-Wert-Skala 478
Physikalisch-medizinische Leistungen (Abrechnung) 670
Physikalische Blutuntersuchungen 518
Physikalische Therapie 405
Physiologie 115
Physiologisches Milieu 188
Pia mater 174
Pigmentnaevus 271
Pille 258
Pillen 314
Pilze 295
Pilzerkrankungen 272
Pinzetten 368
Pipetten 449
Pipettenarten 449
Pipettierhilfen 451
Pipettierregeln 451
Plantaraponeurose 170
Plasmafarbe (bei Blutsenkung) 520
Plasmazelle 513
Plasmodien 296
Plattfuß 170
Plattknickfuß 170
Plazenta 260
Plazentarkürette 392
Plazentarzangen 392
Pleura 286
Pleura costalis 286
Pleuraempyem 244
Pleurahöhle 286
Pleura pulmonalis 286
Pleurapunktion 355
Pleuritis 244
Pneumatische Unfallschiene 444
Pneumokokken 294
Pneumonie 244
Pneumothorax 244
Podagra 233
Poikilozyten 516
Polarimetrie 465
Poliomyelitis epidemica 302

Stichwortverzeichnis 801

Polizei 685
Pollakisurie 248
Polymenorrhoe 264
Polypeptide 215
Polysaccharide 215
Polyurie 248
Polyzythämie 194
Portiokappe 258
Postanweisung 764
Postbeamte 686
Postbeamtenkrankenkasse 686
Postbearbeitung 736
Postgiroverkehr 762
Postkarte 746
Postscheck 763
Postüberweisung 762
Praeeklampsie 266
Präparate 459
Präpariertupfer 421
Prävention 661
Prävention, primäre 2
Prävention, sekundäre 2
Prävention, tertiäre 2
Präventive Untersuchung (Abrechnung) 661
Präzisionskontrolle 471
Praktische Übungen 30
Praktischer Arzt 17
Praxiscomputer 722
Praxisgemeinschaft 23
Praxishygiene 304
Praxiskosten 635, 726
Praxislabor 448
Praxisorganisation 726
Praxisschilder (Inhalt) 16
Prick-Test 404
Primär chronische Polyarthritis 172
Primäre Wundheilung 141
Primärfollikel 252
Primärharn 246
Privatärztliche Verordnungen 605
Privatärztliche Verrechnungsstellen 713
Privatliquidation 703
Privatrezept 605
Probekürettage 391
Probezeit (während Berufsausbildung) 29
Probezeit (zu Beginn des Arbeitsverhältnisses) 42
Processus mastoideus 155
Processus styloideus 155
Progesteron 252
Prognose 134
Programmiersprachen 718
Proktoskopie (Abrechnung) 669
Proliferationsphase 184
Promotion 12

Promyelozyt 513
Pronation 165
Prostatakarzinom 264
Protozoen 296
Provokationstest 404
Prüfungen 29
Prüfungsfächer 30
Prüfungsordnung 39
Psoriasis vulgaris 272
PSR 179
Psychiatrische Leistungen (Abrechnung) 672
Psychosen 177
Psychotherapeutische Behandlung (Abrechnung) 672
Psychotherapeutische Leistungen (Abrechnung) 672
Psychotherapie-Vereinbarung 602
Ptyalin 222
Pubertät 253
Pulmo 238
Pulmonalklappe 198
Puls 206
Puls (Normalwerte) 347
Pulsfrequenz 206
Pulsmessung 346
Pulsrhythmus 206
Pulsstärke 206
Pulver 314
Punktionen 355
Punktionen (Abrechnung) 666
Punktionskanüle 364
Punktwert 637, 643, 646
Punktzahl 637, 643, 646
Pupille 275
Pupillenreflex 179
Pupillenspiel 275
Pupillenveränderungen 277
Pustel 270
Pustula 270
PUVA 416
Pyelogramm 384
Pyelonephritis 249
Pykniker 129
Pylorus 225

Q

Quaddel 270
Qualitätskontrolle 470
Qualitätssicherung 469
Qualitative Untersuchung 480
Quantitative Untersuchung 480
Quarzbrenner 415
Quecksilber-Blutdruckmeßapparat 347

Quecksilberhochdrucklampe 415
Querdurchflutung 407
Querschnittslähmung 178
Quetschungen 141
Quick-Test 522
Quittung 752

R

Rachen 237
Rachenmandel 237
Rachenpolypen 282
Rachitis 217, 234
Radius 164
Räumliche Gliederung (der Praxis) 20
Rahmenlehrplan 37
RAM 717
Rapidognost Protein 487
Raucherbein 205
Rautenmuskel 166
Reagenzgläser 448
Rechnungserstellung 704
Rechnungskontrollbuch 764
Rechtfertigender Notstand 75
Rechtliche Stellung (der Arzthelferin) 73
Rechtsfähigkeit 70
Rechtsgeschäfte 71
Rechtsverschiebung 190
Rechtswidrigkeit 75
Recipe 606
Record-Konus 362
Reflex 178
Reflexbogen 178
Reflexion 528
Reflexionsmessung 526
Reflexionsphotometer 528
Reflexionsphotometrie (Urin) 482
Reflotest Urea 528
Refraktionsbestimmung 396
Regel 253
Regelspanne 643
Regenbogenhaut 274
Regio colli anterior 284
Regio colli lateralis 284
Regio glutea 292
Regulationsfunktion 245
Rehabilitation 340
Rehabilitationsleistungen 58, 342
Rehabilitationsrichtlinien 632
Rehabilitationsträger 340
Rehabilitationsverfahren 341
Reichsversicherungsordnung 5
Reifezeichen 263
Reinigung (der Praxisräume) 311

Reiseentschädigung 644
Reizdarm 181
Reizmagen 181
Rekonvaleszenz 134
Rekordspritze 363
Rektal 316
Rektale Untersuchung 352
Rektoskopie 359
Ren 245
Rentenversicherung 544
Rentenversicherungsbeiträge 545
Rentenversicherungsleistungen 545
Rentenversicherungsträger 545
Rentner 576
RES 125
Reserveluft 241
Resorption 215
Restluft 241
Retard-Tabletten 314
Retikuloendotheliales System 125
Retikulozytenzählung 516
Retroflexio uteri 265
Retrograde Amnesie 177
Retroperitoneum 290
Rettungssanitäter 11
Rezept 606
Rezeptpflichtige Arzneimittel 313
Rezessiv 122
Rezidiv (Begriff) 133
Rhagade 270
Rhesusfaktor 195
Rheumapflaster 426
Rheumatischer Formenkreis 170
Rheumatisches Fieber 171, 303
Rheumatismus 170
Rheumatologie 18
Rhinitis 242, 280
Rhinologika 319
Rh-System 195
Ribonukleinsäure 295
Richtigkeitskontrolle 472
Richtigkeitsmaß 473
Richtlinien 573
Richtungsbezeichnungen 113
Rickettsien 295
Riechfäden 280
Riechnerv 179
Riechorgan 280
Riechzellen 237, 280
Ringknorpel 237
Ringmuskeln 127
Rippe 160
Rippenbogen-Pflasterverband 432
Rippenfell 239, 286

Rippenfellentzündung 244
Riva-Rocci 348
RNS-Viren 295
Röhrenknochen 145
Röntgenaufnahmen 383
Röntgendiagnostik 381
Röntgenfilm 383
Röntgennachweisheft 384
Röntgenpaß 384, 387
Röntgenröhre 381
Röntgenstrahlen 381
Röteln 300
Rötelnembryopathie 144
Rötung 135
Rollenträger 86
ROM 717
Rosafarbener Bundesbehandlungsschein 598
Rote Blutkörperchen 190
Rote Liste 317
Rotes Blutbild 505
Rp 606
Rubella 300
Rubor 135
Rucksackverband 431
Rückenmark 177
Rückenmark-Gehirn-Wasser 178
Rückenmuskulatur 163
Rückschein 747
Rufbereitschaft 47
Ruhephase 199
Rumpf 157
Rumpf (Topografie) 284
Rumpfverbände 431
Rundwürmer 296
RVO-Kassen 555

S

Sacculus 279
Sachkosten (GOÄ) 711
Samenbläschen 251
Samenstrang 251
Sammelglas 397
Sangur-Test 532
Sargdeckelkristalle 500
Sarkom 138
Sattelgelenk 150
Sauerstoff (im Blut) 188
Saugwürmer 296
Sägemuskel 166
Sägezahngrundlinien 358
Scapula 162
Scarlatina 299
Schädel 154
Schädelbasis 155
Schädelbasisbruch 282
Schädelbruch (Erste Hilfe) 104
Schädeldach 154

Schädelkalotte 154
Schambein 162
Schambeinfuge 163
Schamlippen 255
Scharfe Löffel 367
Scharlach 299
Scharniergelek 150
Schaufensterkrankheit 205
Scheck 756
Scheide 255
Scheidenentzündung 266
Scheidenpessar 258
Scheidenspekulum 372
Scheitelbein 155
Schenkelhals 167
Scheren 266
Schichttabletten 314
Schichtzeit 60
Schielen 277
Schienbein 167
Schienenverbände 443
Schilddrüse 183, 284
Schilddrüsenerkrankungen 186
Schildknorpel 237
Schillingsche Tafel 516
Schimmelpilze 295
Schläfenbein 155
Schläfenkaumuskel 157
Schlagadern 203
Schlaganfall 205
Schlauchverbandtechnik 440
Schlauchverbände 422, 440
Schleimbeutel 152
Schleimbeutelentzündung 154
Schleimhäute 269
Schleimhautanästhesie 389
Schleimzellen 224
Schlemmscher Kanal 274
Schluckvorgang 223, 237, 282
Schlüsselbein 162
Schmerz 135
Schmerzen, akute (Erste Hilfe) 99
Schmierinfektion 297
Schnecke 279
Schneidezahn 219
Schnellfärbung (Blutausstrich) 510
Schnellsenkung 519
Schnupfen 241, 280
Schock 211
Schock (Erste Hilfe) 99
Schraubentour 427
Schreibgebühren 622, 660
Schreibzimmer 22
Schriftverkehr 741
Schrunde 270
Schülerunfallversicherung 565
Schuldhaftigkeit 75
Schulterblatt 162

Schultergelenk 165
Schultergelenkverband 434
Schultergürtel 162
Schultergürtel (Topografie) 284
Schultergürtelmuskulatur 166
Schulterhöhe 162
Schulterverbände 432
Schulunfall 561, 565
Schulunfälle (Abrechnung) 683
Schuppe 270
Schuppenflechte 271
Schutzbekleidung 59
Schutzimpfungen 337
Schutzimpfungen (Abrechnung) 668
Schwäbisch Gmünder Ersatzkasse 556
Schwangerschaft 257
Schwangerschaftsabbruch 627, 663
Schwangerschaftsdauer 262
Schweigepflicht 76
Schwellenwert 643, 710
Schwellkörper 252, 255
Schwellung 135
Schwertfortsatz 161
Seborrhoe 270
Sedativa 319
See-Berufsgenossenschaft 560
See-KK 555
See-Krankenkasse 555
See-Unfallversicherung 560
Segmentkerniger Granulozyt 513, 515
Sehen 273
Sehnen 152
Sehnenrisse 154
Sehnenscheiden 152
Sehnenscheidenentzündung 154
Sehnenschrumpfung 154
Sehnerv 179, 276
Sehnervenaustritt 276
Sehorgan 273
Seide 373
Seitenlagerung, stabile 90
Sekretion 125
Sekretionsphase 185
Sektion 134
Sekundäre Wundheilung 141
Sekundärharn 246
Selbständige Leistungen 695
Sella turcica 155
Semiquantitative Untersuchung 480
Sender 83
Sendungsarten 746
Senkwehen 263
Sensibilitätsorgane 281
Sepsis 212

Septum 156
Serumgewinnung 503
Serumhepatitis 301
S-Glukotest 489
Sichelzellen 512
Sicherheitspipetten 451
Sicherung, soziale 3
Siebbeinzellen 237
Siebplatte 155
SI-Einheiten 467
Signa 606
Simultanimpfung 340
Spinalganglion 178
Sinus frontalis 237
Sinusitis 280
Sinusknoten 200
Sinus maxillaris 237
Sinus paranasales 237
Sinus sphenoidalis 237
Sitzbein 162
Skabies 272
Skalpelle 366
Skelett 145
Skelettmuskelgewebe 126
Skelettmuskulatur 151
Sklera 274
Skorbut 217
Skotom 396
Software 717
Solidaritätsprinzip 3
Solluxlampe 414
Somatogramm 329
Somatotropes Hormon 182
Sonden 373
Sonderabfälle 312
Sonderauftrag 760
Sonderausgaben 778
Sonderkrankenhäuser 8
Sonnenstich (Erste Hilfe) 103
Sonografie 359
Sonstige Hilfen 663
Sonstige Kostenträger 681
Soor 295
Soziale Beratung 626
Soziale Beratung (Abrechnung) 663
Sozialgerichtsbarkeit 5
Sozialgesetzbuch 4
Sozialgesetzgebung 543
Sozialhilfe (Abrechnung) 687
Sozialhilfegesetz 548
Sozialhilfeträger 549
Sozialrecht 4
Sozialstaatsprinzip 4
Sozialversicherung 2, 5, 543
Sozialversicherung (der Arzthelferin) 55
Sozialversicherung, Prinzipien 2
Spätgestose 266

Spaltlampe 395
Spasmolytika 319
Speiche 164
Speichel 222
Speicheldrüsen 222
Speiseröhre 222
Speiseweg 237
Spektralphotometer 462
Spekula 390
Spekulum 372
Spermien 250
Spermienbildung 250
Spezielle Laboruntersuchungen (Abr.) 677
Spirochätennachweis 539
Spitzbecher 453
Splitterpinzetten 368
Splitterzange 370
Spongiosa 147
Sporenpäckchen 309
Sportärztliche Bescheinigungen 620
Sprachzentrum 175
Sprechstunde 572
Sprechstunde (Organisation) 727
Sprechstundenbedarf (Verordnung) 612
Sprechzimmer 21
Spreizfuß 170
Spritzen 362
Sproßpilze 295
Sprühverfahren 307
Sprunggelenk 169
Spulwürmer 296
Spurenelemente 218
Sputumschichtung 534
Sputumuntersuchungen 534
Squama 270
Staatliche Gewerbeärzte 7
Stabkerniger Granulozyt 513, 515
Stabsichtigkeit 277
Stäbchen 294
Stäbchen (Auge) 276
Stärkenachweis (im Stuhl) 533
Standard 463
Standardableitungen 356
Standardabweichung 473
Standrad 462
Staphylokokken 294
Stargläser 399
Stativ 456
Staubinfektion 297
Stechapfelform 511
Steigbügel 279
Steigbügelverband 435
Steinbildung 137
Stempeltest 361, 667
Sterilisation 258, 309

Stichwortverzeichnis

Sterilisation (Abrechnung) 663
Sterilisierbehälter 374
Sterkobilin 484
Sternkarte (Bild einer) 301
Sternum 161
Stethoskop 349
Steuern 777
Steuertermine 780
Steuerung (des Körpers) 174
STH 182
Stieltupfer 374
Stille Feiung 299
Stillzeit 551
Stimmbänder 237
Stimmbildung 237
Stimmritze 237
Stirnbein 155
Stirnbeinhöhle 237
Stirnspiegel 400
Störungen des Kaufvertrages 739
Stoffwechselkrankheiten 233
Stomatitis 230
Stomatitis aphthosa 230
Strabismus 277
Strafbare Handlung 74
Straffe Gelenke 150
Straffes Bindegewebe 125
Strafrechtliche Verantwortung 74
Strahlentherapie 387
Straßennamen 742
Streifentest (Abrechnung) 678
Streifentest (BMÄ/E-GO) 675
Streptokokken 294
Streuglas 397
Struma 187
Stützgewebe 125
Stuhlentnahme 531
Stuhluntersuchungen 531
Subakute Krankheit (Begriff) 133
Subkutan 316
Subkutane Injektion (Durchführung) 375
Subsidiaritätsprinzip 4
Sulfonamide 319
Sulfosalizylsäureprobe 486
Supination 165
Suppositorien 315
Sympathikus 180
Symphyse 163
Symptombezogene klinische Untersuchung 652
Synergisten 151
Syphilis 264
Systematische Fehler 471
Systole 198

T

T 4 183
Tabletten 314
Tachykardie 202
Tagebuch 773
Tagesurin 477
Tampons 422
Targetzelle 511
Tatbestand 75
Tauchverfahren 536
Techniker Krankenkasse 556
Technische Räume 22
Teesiebgeflechtbrille 410
Teilgebietsbezeichnungen 12, 19
Teilzeitarbeit 48
Telefongespräche 730
Telegramme 751
Tendovaginitis 154
Terminologie 109
Testes 184, 250
Testosteron 184
Testpflaster 426
Teststreifen 480
Teststreifenuntersuchung (Urin) 480
Testungen (Abrechnung) 667
Tetanie 187
Tetanus 303
Tetanusprophylaxe 379
Textverarbeitung 721
Thalamus 176
Therapeutisch-rehabilitative Berufe 10
Therapie 343
Thermostat 465
Thoma-Zählkammer 454
Thorax 160
Thoraxverband (mit Dreiecktuch) 438
Thoraxverletzung (Erste Hilfe) 103
Thrombophlebitis 205
Thrombose 142, 205
Thrombozyten 511
Thrombozytenzählung 517
Thromozyten 192
Thymusdrüse 183
Thyreotoxikose 186
Thyreotropes Hormon 182
Thyroxin 183
Tibia 167
Tiefensensibilität 281
Tiemann-Katheter 353
Tierarzt 9
Tierfellnaevus 271
Tinetest 361
TK 576
Todesbescheinigung 628

Tonometer 395
Tonsillitis 230
Tonus 151
Topografie 282
Totalkapazität 241
Totenschauschein (Abrechnung) 660
Totenschein (Liquidation) 708
Toxine 297
Toxische Granulation 513
Toxoplasmen 296
Toxoplasmenfetopathie 144
Trachea 238
Tracheitis 242
Tränenapparat 273
Tränenbein 156
Tränendrüse 273
Tränenkanälchen 273
Tränennasengang 237, 274
Transfusion 196
Transkutan 316
Transmission 462
Transport 188
Trapezmuskel 166
Trichinen 296
Trichomonaden 296
Trichomonadennachweis 539
Trichophytie 272
Trichter 449
Trichterbrust 161
Trifokalgläser 397
Trigeminus 179
Trigeminus-Neuralgie 179
Trigonum caroticum 284
Trijodthyronin 183
Trikotschlauchverbände 423
Tripper 263
Trisomie 21 143
Trochanter 151
Trockenchemie 528
Trockenreagenzträger 529
Tröpfcheninfektion 297
Troikar 364
Trommelfell 278
Trommelfellriß 280
Trommelfellspannmuskel 278
Trommer-Probe 488
Tropfanästhesie 399
Trophoblast 259
Trypsin 215
TSH 182
TSH-Bestimmung 329
TSH-Bestimmung (Abrechnung) 591
Tuba auditiva 278
Tubargravidität 266
Tuberculum 360
Tuberkulose 244, 303
Tuberositas 151
Tubus 456

U

Tuchklemmen 370
Türkensattel 155, 282
Türksche Lösung 507
Tumor 135
Tupfer 421
Tupferzange 370
Typenraddrucker 721

U-Deklination 112
Übelkeit (Erste Hilfe) 101
Übergangsepithel 247
Übersichtigkeit 277, 396
Überstunden 47
Überweisung (Zahlungsverkehr) 759
Überweisung (Mutterschaftsvorsorgeuntersuchung) 589
Überweisung zum Durchgangsarzt 561
Überweisungsarten 582
Überweisungsscheine 581
Ugen-Test 486
Uhrglasverband 426
Uhrzeitangabe 696
Ulbrichtsche Kugel 528
Ulcus 138, 270
Ulcus crurus 270
Ulcus duodeni 231
Ulcus molle 264
Ulcus ventriculi 231
Ulltraschalluntersuchungen 671
Ulltraschallvernebler 417
Ulna 164
Ultrafrequenztherapie 410
Ultrarot 414
Ultraschalldiagnostik 359
Ultraschalltherapie 413
Ultraviolettbehandlung 415
Ultraviolette Strahlen 415
Umgang mit Patienten 85
Umsatzsteuer 777
Umschläge 418
Unbare Zahlung 759
Unfallärzte 585
Unfallanzeige 561
Unfallbericht (an die Krankenkasse) 585
Unfallheilverfahren (RVO-Kassen) 585
Unfallverhütung 57
Unfallverhütungsvorschriften 58
Unfallversicherung 559
Unfallversicherung, gesetzliche 57
Unfallversicherungsleistungen 560

Unfallversicherungsmitglieder 560
Unfallversicherungsträger 559
Unfallversicherungsträger 560
Unterarmknochen 164
Unterarmverband 433
Unterbindungsnadel 373
Unterbrechung (der Verjährung) 768
Unterernährung 234
Unterhaut 269
Unterkiefer 156
Unterkieferknochen 155
Unterkieferspeicheldrüse 222
Unterlassene Hilfeleistung 78
Unterschenkelgips 446
Unterschenkelknochen 167
Unterschriftsproben 754
Untersuchung 343
Untersuchung (der Augen) 351
Untersuchung (des Nervensystems) 351
Untersuchung (des Rachens) 351
Untersuchungsheft (für Kinder) 329
Untersuchungszimmer 22
Unterzungenspeicheldrüse 222
Unwirksamkeit (von Rechtsgeschäften) 71
Urämie 215, 248
Urastrat 528
Uratzylinder 498
Ureter 247
Urethritis 249
Urinaufbewahrung 477
Urinentnahme 353
Urinfarbe 477
Uringeruch 478
Uringewinnung 476
Uringläser 454
Urinmenge 480
Urinreaktion 478
Urinsediment 492
Urintrübungen 477
Urinuntersuchungen 476
Urinverunreinigung 476
Urlaub 49
Urobilin 484
Urobilinogen 484
Urobilinogen 485
Urobilinogennachweis 485
Urobilistix 486
Urogramm 384
Urologie 18
Urometer 478
Urtica 270
Urticaria 271
Uterus 254
Uterus-Dilatator 391

Uteruskürette 368, 392
Uterussonde 392
Utriculus 279
UV 575
Uvula 222

V

Vagina 255
Vaginalspekulum 390
Vagus 180
Variationskoeffizient 473
Varizellen 300
Varizen 205
Varizenverödung 380
VdAK 556, 575
Vegetative Dystonie 180
Vegetatives Nervensystem 174, 180
Vena mediana cubiti 291
Vena subclavia 284
Venen 203
Venenerkrankungen 205
Venenhaken 371
Ventriculus 223
Verätzungen 97, 272
Verbandbefestigung 429
Verbandlehre 420
Verbandmaterialien 420
Verbandpäckchen 421
Verbandpflaster 424
Verbandscheren 366
Verbandtechnik 426
Verbandtrommel 374
Verbände (Abrechnung) 664
Verbrennungen 98, 272
Verbrennungsgrade 272
Verdampfungsapparate 417
Verdauung (im Dünndarm) 227
Verdauungsenzyme 227
Verdauungsorgane 218
Verdünnungstabelle 305
Vererbung 122
Vergiftungen (Erste Hilfe) 102
Vergütung (der Auszubildenden) 28
Vergütung (für Auszubildende) 51
Verhütungsmittel 257
Verjährung 769
Verjährungsfrist 769
Verletzungen (Erste Hilfe) 98, 103
Verletzungsartenverfahren 562
Vermögenswirksame Leistungen 48
Verordnungen 605
Verordnungsblattgebühr 609
Verrechnungsscheck 755

Verrechnungsstellen 713
Verrenkung 150
Versandkostenpauschale
 (Abrechnung) 680
Versand (Röntgenfilme) 384
Verschlucken 237
Verschlußikterus 484
Versendungsformen 747
Versichertengruppe 576
Versicherter Personenkreis (UV) 559
Versicherungspflicht
 (Krankenvers.) 554
Verstauchung 150
Vertebrum 159
Verträge 72
Verträge (in der
 kassenärztlichen
 Versicherung) 570
Vertragsarzt 569
Vertragsfreiheit 70
Vertragsleistungen (E-GO) 638
Verwaltung 541
Verweilgebühr 654
Verzitterung 358
Vesica urinaria 247
Vesicula 270
Vestibularapparat 279
Vertreterschein 585
Viren 295
Virulenz 298
Virushepatitis 301
Virus HIV 302
Visidex 525
Visiten 649
Vitalkapazität 241
Vitamin B12 194, 225
Vitamin K 228
Vitamine 216
Vitaminmangelerkrankungen 217
Vliesstoffe 422
Vliesstoffkompressen 421
Volkmann-Schiene 444
Vollpipetten 449
Volumen 469
Vordere Augenkammer 274
Vorderwurzel 178
Vordruckmuster 572
Vordruckvereinbarung 574
Vorgeburtliche Schädigungen 143
Vorhaut 252
Vorhof 197
Vorleistungspflicht 340
Vorsilben 112
Vorsorgescheine 578
Vorsteherdrüse 252
Vorwehen 263
Vulva 255

W

Wärme 135
Wärmeanwendungen 413
Wärmebehandlung
 (Abrechnung) 670
Wärmeregulation 188
Wärmetherapie 413
Warzenentfernung 380
Warzenfortsatz 155, 279
Waschmittelvergiftung (Erste Hilfe) 102
Wasser 216
Wasserbad 465
Wasserharnruhr 187
Wasserstoffionenkonzentration 478
Wassersucht (Begriff) 142
Watten 420
Watteträger 403
Wegegebühren (Abrechnung) 697
Wegegebühren (GOÄ) 644, 654, 710
Wegegeld/Wegepauschale (BMÄ) 637
Wegegeld/Wegepauschale (E-GO) 639
Weibliche Brust 256
Weiche Hirnhaut 174
Weicher Schanker 264
Weichteilrheumatismus 173
Weiße Blutkörperchen 189
Weißes Blutbild 505
Weiße Substanz 175
Weiterbildung 12
Weiterbildung (zur
 Arztfachhelferin) 55
Weitsichtigkeit 396
Werbeverbot 16
Werkvertrag 72
Wertangabe 747
Wetzsteinkristalle 500
Wiederholungsrezepte 647, 658
Wimpern 273
Windpocken 300
Wirbel 159
Wirbelbruch (Erste Hilfe) 104
Wirbelsäule 157
Wirkstoffe 213, 216
Wischverfahren 307
Wissenschaftliche
 Fachgesellschaften 25
Witwenrente 546
Witwerrente 546
Würmer 296
Wundbehandlung 378
Wunden 140
Wunden (Erste Hilfe) 98
Wundhaken 371

Wundnahtpflaster 425
Wundstarrkrampf 303
Wurmeier (im Stuhl) 533
Wurmeiertafel 534

X

X-Chromosom 121
Xiphoid 161

Y

Y-Chromosom 121

Z

Zählkammern 454
Zählnetz 455
Zähne 219
Zäpfchen 222
Zäpfchen (Auge) 276
Zäpfchen (Suppositorien) 315
Zahlkarte 764
Zahlungsanweisung zur
 Barauszahlung 764
Zahlungserinnerung 766
Zahlungsfrist 766
Zahlungsverkehr 752
Zahlungsverzug 740
Zahnarzt 9
Zahnaufbau 221
Zahnerkrankungen 230
Zahnfäule 230
Zahnhals 221
Zahnhalteapparat 221
Zahnkrone 221
Zahnschmelz 221
Zahnwurzel 221
Zangen 369
Zapfengelenk 150
Zeitwahlmethoden 258
Zelle 119
Zelle, Bau 120
Zelle, Bestandteile 120
Zellehre 119
Zellstoff 420
Zellstoff-Mull-Kompressen 420
Zellvermehrung 121
Zentraleinheit 717
Zentralwindungen 175
Zentrifuge 466
Zentrifugenröhrchen 448
Zerebralsklerose 176
Zerebrospinales Nervensystem 174
Zerumenentfernung
 (Abrechnung) 673
Zervixkarzinom 266
Zeugnisverweigerungsrecht 76
Ziegelmehlkristalle 500
Ziegenpeter 302

Ziliarkörper 274
Ziliarkörpermuskel 275
Zinkleimbinden 423
Zirbeldrüse 182
Zivildienst 687
Zoster 300
Zotten 226
ZSEG 627
Zuckerkrankheit 185
Zufällige Fehler 470
Zulassung zum Kassenarzt 569
Zulassung zur Prüfung 29, 102
Zunge 219
Zungenbeinmuskeln 157
Zungenzange 370
Zusatzbezeichnung 12

Zuschläge 50
Zuschlag für Besuche 652
Zuschlag für symptombezogene Untersuchung 657
Zuständige Stellen 26
Zuwendungsintensive Leistungen 646
Zweizipfelklappe 198
Zwerchfell 240, 286
Zwirn 373
Zwischenhirn 175, 176
Zwischenprüfung 29, 31
Zwischenstaatliches Krankenversicherungsrecht 558

Zwischenwirbelscheibe 159
Zwischenzellsubstanz 121
Zwölffingerdarm 226
Zwölffingerdarmgeschwür 231
Zyanose 242
Zyanose (Erste Hilfe) 101
Zyklus 252
Zylinder 496
Zylinderglas 397
Zylindroide 498
Zystitis 249
Zytologie 119
Zytologie (Begriff) 115
Zytostatika 319
Zytotechnikerin 10